COURS

DE

PHYSIOLOGIE

PRINCIPAUX TRAVAUX DU PROFESSEUR MATHIAS DUVAL

Note pour servir à l'étude de quelques papilles vasculaires (vaisseaux et substances médullaires des poils) *(Journ. de l'anat. et de la phys.*, 1873).

Manuel du microscope dans ses applications au diagnostic et à la clinique [en collaboration avec le docteur Lereboullet], 1 vol. in-18, avec 100 figures, 1re édition. Paris, 1873. — 2e édition, Paris, 1877.

Précis de technique microscopique et histologique, ou introduction pratique à l'anatomie générale, 1 vol. avec figures. Paris, 1878.

Recherches sur l'origine réelle des nerfs crâniens *(Journ. de l'anat. et de la physiol.* de Ch. Robin et Pouchet, 1876, 1877, 1878, 1879, 1880).

Recherches sur le sinus rhomboïdal et son développement ; mémoire accompagné de 4 planches *(Journ. de l'anat. et de la physiol.*, 1877).

Étude sur l'origine de l'allantoïde *(Revue des sciences naturelles*, Montpellier, 1878, et tirage à part avec deux planches, Paris, 1877).

Études sur la spermatogenèse '(publiées in *Revue des sciences naturelles*, Montpellier) : 1º sur les mollusques gastéropodes, 1878 ; 2º sur la paludine vivipare, 1879 ; 3º sur les batraciens, 1880.

Études sur la ligne primitive de l'embryon ; Mémoire accompagné de 6 planches *(Annales des sciences naturelles*, 1879 : 6e série, t, VII, nos 5 et 6).

Anatomie des centres nerveux. par Huguenin, trad. par Keller et annoté par Mathias Duval, 1 vol. gr. in-8, 280 pages avec 149 fig. Paris, 1879.

De l'emploi du collodion en histologie *(Journ. de l'anat.*, 1879).

Sur le développement de l'appareil génito-urinaire de la grenouille : 1re partie, le rein précurseur, 1882.

La corne d'Ammon ; morphologie et embryologie, avec planches *(Arch. de neurologie*, octobre et novembre 1881).

Précis d'anatomie à l'usage des artistes. Paris, 1882.

Manuel de l'anatomiste (anatomie descriptive et dissection) [en collaboration avec le professeur C. Morel], Paris, 1883.

Études histologiques et morphologiques sur les annexes des embryons d'oiseau *(Journ. de l'anat. et de la physiol.*, 1884).

Dictionnaire usuel des sciences médicales, par A. Dechambre, Mathias Duval et Lereboullet. Paris, 1885.

Le Darwinisme, leçons professées à l'École d'anthropologie (1 volume de la *Biblothèque des sciences anthropologiques.* Paris, 1886).

De la formation du blastoderme dans l'œuf d'oiseau *(Annales des sciences naturelles, zoologie*, 1884, t. XVIII, nº 1, 2, 3).

Atlas d'embryologie (40 planches. comprenant ensemble 652 fig.), Paris, 1889.

L'Anatomie des maîtres, par Mathias Duval et Albert Bical (30 planches reproduisant les originaux de Léonard de Vinci, Michel-Ange, Raphaël, Géricault. etc. ; avec une histoire de l'anatomie plastique). Paris, 1891.

Le placenta des Rongeurs *(Journal de l'anat. et de la physiol.*, 1889, 1890, 1891, 1892).

Articles : Génération, Goût. Greffe épidermique, Histologie, Hypnotisme, Main, Microscope, Mastication, Muscle, Nerveux (système), Nutrition, Ouïe, Ovaire, Pouls, Poumon, Respiration, Rétine. Sécrétion, Sommeil, Sperme, Vaso-moteurs, du *Nouveau Dictionnaire de médecine et de chirurgie pratiques.*

Lyon. — Imp. Pitrat Aîné, A. Rey Successeur, 4, rue Gentil. — 3845

COURS

DE

PHYSIOLOGIE

PAR

Mathias DUVAL

PROFESSEUR A LA FACULTÉ DE MÉDECINE DE PARIS
MEMBRE DE L'ACADÉMIE DE MÉDECINE

SEPTIÈME ÉDITION

Du cours de Physiologie de Küss et Duval

COMPLÉTÉE PAR L'EXPOSÉ DES TRAVAUX LES PLUS RÉCENTS

Avec 220 figures intercalées dans le texte.

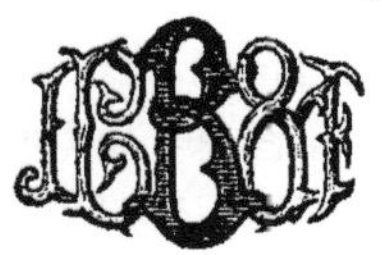

.PARIS

LIBRAIRIE J.-B. BAILLIÈRE ET FILS

19, RUE HAUTEFEUILLE, PRÈS LE BOULEVARD SAINT-GERMAIN

—

1892

Tous droits réservés

PRÉFACE

Vingt ans sont écoulés depuis le jour où nous livrions au public la première édition de cet ouvrage, sous un titre un peu différent de celui qu'il porte aujourd'hui[1]. Depuis cette époque, j'ai eu parfois la douleur d'entendre des personnes qui appartenaient au monde médical, me parlant de cet ouvrage, le désigner en disant « *Votre traduction de Kuss* », comme si elles avaient oublié que Strasbourg était une ville française, que l'enseignement se donnait en français à la Faculté de Médecine de Strasbourg, et que Kuss, le professeur de Physiologie, fut aussi le dernier maire de la capitale de l'Alsace, et le dernier député du département du Bas-Rhin.

C'est pourquoi nous pensons qu'il n'y aura rien de banal à rappeler, après vingt ans, ce que fut la vie et l'enseignement de notre premier maître. Nous dirons ainsi ce que fut ce livre à sa première apparition, et en indiquant ensuite les modifications que nous lui avons fait successivement subir, nous expliquerons ce qu'il est devenu aujourd'hui.

Né à Strasbourg le 1er février 1815, Emile Kuss aborda, en 1833, l'étude de la médecine, sous le patronage de Lobstein et de Lauth ; prosecteur en 1837, chef des travaux anatomiques en 1843, il conquit, au concours, le titre d'agrégé en 1844.

---

[1] *Cours de Physiologie, professé à la Faculté de Médecine de Strasbourg, par E. Kuss, rédigé par le D<r Mathias Duval, prosecteur de la Faculté de Médecine de Strasbourg*, Paris, 1872.

L'Ecole de Strasbourg venait de s'engager, la première en France, dans le mouvement scientifique ouvert par les études microscopiques. C'est dans cette voie que Kuss marcha avec ardeur, et dès cette époque nous trouvons, dans le mémoire qu'il publia en 1846 sur l'épithélium de l'intestin, la trace de ses efforts pour pénétrer dans les actes intimes de la vie de l'élément anatomique, de la cellule. On croyait alors à l'existence de bouches absorbantes au sommet des villosités intestinales. Kuss étudie ces villosités, et, au lieu de bouches béantes, il trouve un revêtement épithélial complet et continu. C'est à cette cellule épithéliale qu'il attribue dès lors le rôle essentiel dans l'absorption, et on verra, au cours du présent volume, que les recherches les plus récentes n'ont fait que confirmer cette manière de voir. « La cellule épithéliale ne se borne pas, disait Kuss en 1846 *(Gazette médicale de Strasbourg*, 1846, page 41), à extraire de la masse chymeuse et par une espèce d'attraction, des matières nutritives qui s'y trouveraient toutes formées. Tout prouve, au contraire, que le petit organisme en question jouit, en outre, de la propriété métabolique, comme disent les physiologistes allemands, c'est-à-dire qu'il fait subir aux substances dont il s'imbibe des transformations assez importantes pour en faire des matières nouvelles. »

Le rôle de l'épithélium dans toute l'économie était le sujet préféré de ses études; il le trouvait différent, selon les lieux : dans le tube digestif il était organe essentiel d'absorption et de transformation; dans la vessie il constituait un revêtement défensif contre toute absorption ; dans les glandes il présidait à l'acte intime de la sécrétion.

Ces idées sur le rôle de la cellule, il les introduisait également dans l'étude des processus pathologiques. Dans son mémoire sur la *Vascularité et l'Inflammation (Gazette médicale de Strasbourg*, 1846, page 212), pour lequel on a souvent dit, et avec raison, qu'il avait été le *précurseur de la pathologie cellulaire*, il attaque vigoureusement et réfute les idées qu'on se faisait alors de l'inflammation : « Les observateurs, dit-il, ont mal saisi la nature des phénomènes inflammatoires en exagérant le rôle de la circulation, et cela parce qu'ils lui accordent une influence trop générale et trop directe sur les actes nutritifs. Ce n'est pas le sang qui est l'aliment immédiat de la nutrition, c'est le suc qui remplit toutes les parties vivantes, qui remplit ce rôle ; les organes de la circulation ne sont qu'un appareil perfectionné et complémentaire attaché à certains tissus, absent dans d'autres, qui n'a rien d'essentiel, dont les fonctions peuvent se résumer en deux mots : maintenir l'équilibre de composition et de distribution du suc nourricier inhérent aux organes, et celui de la chaleur animale. »

C'est par le concours qu'à cette époque on arrivait non seulement à l'agrégation, mais encore à la chaire de professeur ; c'est à la suite d'un concours que Kuss fut nommé professeur de Physiologie en 1846. La thèse qu'il publia à cet effet avait pour titre : « *Appréciation générale des progrès de la Physiologie depuis Bichat.* » Aucun sujet ne se serait mieux prêté à un exposé de doctrine. Nous ne saurions nous abstenir d'y relever les passages suivants : — « C'est au microscope que la science de la vie est redevable de conquêtes et de vérités qui simplifient l'histoire entière des actes nutritifs, qui établissent un lien naturel, depuis longtemps soupçonné, entre les différents actes de l'absorption, des sécrétions, les changements intimes des organes et le développement des êtres. » — « Les découvertes de Schleiden et de Schwann ont fait du microscope un moyen physiologique plutôt qu'anatomique. » — « La forme élémentaire est ce qu'on appelle cellule ; en elle s'est refugié le problème de la vie... C'est sur elle que devra se concentrer l'attention de ceux qui se sont imposé la tâche de scruter les mystères de l'organisme. » — « Dans l'accomplissement des actes vitaux, la nature accorde peu d'importance aux masses, à la forme extérieure des êtres. Tous ses soins, elle les conserve aux éléments (cellule); dans les cellules réside le mystère de la vie... ».

Chacune de ces formules est un programme de recherches, que malheureusement Kuss ne put accomplir, les exigences de la pratique médicale ne lui laissant que peu de temps à consacrer aux travaux de laboratoire. Mais du moins ce programme fut celui de son enseignement, qui, tenu sans cesse au courant du mouvement scientifique, présentait à ses auditeurs les faits nouveaux groupés et interprétés de manière à mettre en évidence les fonctions intimes des éléments anatomiques.

Après les malheurs de 1870, après la mort de Kuss, qui succomba à Bordeaux, le jour même où l'Assemblée nationale consentait au douloureux sacrifice de la nationalité française de l'Alsace, nous avons voulu rendre un pieux hommage à la mémoire du maître et laisser un souvenir de ce qu'avait été l'Ecole française de Strasbourg, en publiant un modeste volume, depuis longtemps rédigé avec les conseils et pour ainsi dire sous la dictée du professeur.

Nous ne pensions pas que cette première édition dût être suivie d'aucune autre. Le *Cours de Physiologie*, tel qu'il était publié alors, s'adressait surtout aux anciens élèves de Strasbourg, et n'avait d'autre but que de leur rappeler l'enseignement d'un maître aimé et regretté. Ces élèves étaient nombreux et répandus par toute la France, puisque c'est à la Faculté de Strasbourg qu'était annexée, avant 1870, l'Ecole de Santé militaire. Telle fut certainement la principale cause du succès général qu'obtint cette publication, car nous ne saurions attribuer d'importance aux quelques notes et additions que nous avions cru pouvoir ajouter au texte primitif, afin de présenter au lecteur un tableau d'ensemble de la science, plus complet que ne peut l'être un enseignement personnel, toujours placé dans des points de vue spéciaux et nécessairement restreints.

Cependant ce petit volume se répandit en dehors de ceux auxquels il était primitivement destiné, en dehors de ce que nous pouvons appeler la famille dispersée des anciens élèves de l'Ecole de Strasbourg. Un exposé simple et lucide de la physiologie, telle que l'avaient faite les conquêtes récentes de la science, parut utile aux élèves et à tous ceux qui avaient besoin de trouver, à côté des ouvrages plus considérables que nous possédions en France, un résumé où l'ensemble des faits était rattaché par un même lien et expliqué par une même doctrine, celle de la *Physiologie cellulaire*. C'est pourquoi, moins d'un an après la publication du *Cours de Physiologie*, nous devions en faire paraître une seconde édition qui, cette fois, présentait un tout autre caractère, car elle s'adressait à un plus large ensemble de lecteurs, elle était destinée à être un manuel à mettre entre les mains des étudiants de nos Facultés de médecine. Dans cette édition de 1873, l'esprit général du livre n'était pas modifié ; et du reste ne l'a pas été depuis. Conformément aux données actuelles de la science, l'idée directrice était et est encore le rôle assigné aux cellules, aux éléments anatomiques. Mais tout en respectant les opinions de Kuss, nous nous étendions avec moins d'insistance sur certaines théories qui lui étaient chères, théories trop hypothétiques ou que les progrès de la science rendaient insoutenables. En même temps nous multiplions les additions et notes, cherchant à indiquer avec impartiabilité toutes les opinions des diverses écoles, de façon à répondre aux besoins les plus urgents de l'enseignement.

La bienveillance avec laquelle cet ouvrage, sous sa nouvelle forme, fut accueilli en France et à l'Étranger [1], nous montra qu'il était venu remplir une véritable lacune et avait acquis définitivement sa place parmi les ouvrages d'enseignement. En 1876, puis en 1879, nous en dûmes publier les troisième et quatrième éditions. Pour marquer le caractère nouveau que prenait de plus en plus cette publication, nous reproduirons le passage suivant de la préface de la quatrième édition (1879) :

---

[1] Traduction anglaise : *A Course of lectures on physiology*, as delivered by prof. Kuss. etc. ; translated by Robert Amory, Boston, 1875, in-18.

Traduction espagnole: *Curso de Physiologia*, etc., traducito por D.-J. Mitjavila y Ribas, Madrid, 1876.

« Quant aux additions destinées à mettre cet ouvrage au courant des progrès de la science, nous pouvons, sans les énumérer toutes en particulier, les classer en deux catégories bien distinctes ; celles qui se rapportent à des questions générales, celles qui ont trait à des faits particuliers.

« Dans le premier groupe, nous devons appeler avant tout l'attention du lecteur sur les développements que nous avons donnés aux questions de *Physiologie générale*. Cette science, que les travaux de Cl. Bernard ont portée si loin, est d'abord l'objet des considérations préliminaires dans lesquelles, en retraçant rapidement son histoire, nous avons cru devoir caractériser, par quelques exemples et développements anticipés, l'œuvre de Bichat, de Magendie et de Cl. Bernard, notre illustre maître ; puis, comme il est impossible de faire de la physiologie générale sans connaître les fonctions particulières de l'organisme, nous avons repris, après l'étude des principales de ces fonctions, l'analyse des actes élémentaires qui s'y rapportent, et c'est ainsi notamment, qu'après les articles consacrés à la digestion et à la respiration, nous donnons, sous le nom de *Nutrition*, dans un chapitre entièrement nouveau, un essai de synthèse auquel devra se reporter le lecteur pour saisir dans une vue d'ensemble les rapports généraux des actes fonctionnels de l'organisme et de ses rapports d'échange avec le milieu extérieur. C'est aussi comme additions d'une importance générale que nous signalerons les nombreux résumés anatomiques dont nous avons fait précéder l'étude de chaque fonction : ces considérations anatomiques ont reçu des développements tout particuliers pour les appareils du système nerveux central (moelle, bulbe, encéphale), et si l'auteur s'est plu à donner ces nombreux détails anatomiques, par ce fait qu'ils ont été et sont l'objet de ses recherches particulières, il croit pouvoir en même temps espérer que le lecteur sera bien aise de trouver en eux une base solide pour l'interprétation des faits expérimentaux et cliniques qui viennent, tous les jours, en si grand nombre, constituer l'étude physiologique des centres nerveux.

« Parmi les additions qui se rapportent à des questions particulières, c'est encore celles faites à l'analyse des fonctions du système nerveux que nous citerons tout d'abord : les *localisations cérébrales*, question à l'ordre du jour, ont été l'objet de développements qui, en présentant l'état actuel des données cliniques et expérimentales, donnent l'interprétation que ces faits nous paraissent appelés à recevoir. Une question importante, et que cependant nous avions complètement omise dans les éditions précédentes, a trouvé ici la place qui lui était due : nous voulons parler de l'étude du *liquide céphalo-rachidien*. Enfin, signalons seulement l'indication des travaux récents de P. Bert sur le *gaz du sang*, de Hayem et Pouchet sur l'origine des *hématies*, les recherches sur la *spermatogenèse*, sur l'origine de l'*ovule*, sur le *pourpre rétinien*, etc. »

Dans une cinquième édition, en 1883, semblables additions (notamment sur les *nerfs sécrétoires*, sur les *phénomènes intimes de la fécondation*, etc.) furent faites, avec remaniement complet de nombreux chapitres. Dans ces éditions, comme dans la présente, la nature même des développements consacrés à diverses questions nous a décidé à employer deux textes différents, de manière à signaler au lecteur les parties qui sont d'une importance primordiale et celles qui, plus particulières, peuvent être relativement négligées à une première lecture, pour devenir l'objet d'une étude plus attentive après que l'étudiant se sera assimilé les notions relativement élémentaires. C'est ainsi que nous avons mis au second plan, c'est-à-dire en petit texte, l'analyse intime de quelques fonctions des organes des sens, l'étude de quelques questions importantes, mais fort délicates, d'embryologie (origines du corps de Wolff et des glandes génitales), l'exposé de quelques théories nouvelles, etc.

Le succès de cette cinquième édition, en France et à l'Étranger [1] nous montrent que nos efforts avaient été appréciés.

---

[1] Nouvelle traduction espagnole : *Curso di Fisiologia*, etc., Quinta edicion, traducita por Antonio Espina y Capo, Madrid, 1884.

Traduction grecque : Μαθήματα φυσιολογίας, ὑπὸ Κανελλ., ἔν Ἀθήνη, 1887.

Cependant le texte primitif de l'ouvrage au milieu de ces remaniements et additions successives, avait peu à peu disparu. Ce qui était d'abord le résumé de l'enseignement de Kuss, s'était complètement transformé sous l'influence de Cl. Bernard, car l'auteur doit rappeler ici, avec un juste sentiment de fierté, que l'illustre professeur du Collège de France l'avait admis dans son laboratoire, lui confiant le soin de recueillir ses expériences, de les publier dans la *Revue des Cours Scientifiques*. Bien plus, Cl. Bernard nous avait chargé de la publication d'un certain nombre de ses leçons destinées à paraître en volumes. C'est ainsi que nous avons rédigé sous sa dictée le volume des *Leçons sur les Anesthésiques* et *sur l'Asphyxie* en 1873, celui des *Leçons sur la Chaleur animale* en 1876, en 1877 les *Leçons sur le Diabète* et la *Glycogenèse animale* et enfin, en 1879, les *Leçons de Physiologie opératoire*. Une pareille collaboration ne pouvait manquer d'imprimer son cachet à notre œuvre de vulgarisation, et il est dans ce volume des séries de chapitre entièrement inspirés de l'enseignement de Cl. Bernard.

D'autre part nous avait été confiée la rédaction d'un grand nombre d'articles, presque tous de Physiologie, dans le nouveau *Dictionnaire de Médecine et de Chirurgie pratique* (articles : génération, goût, greffe, histologie, hypnotisme, main, microscope, mastication, muscle, nerveux (système), nutrition, ouïe, ovaire, pouls, poumon, respiration, rétine, sécrétion, sommeil, vaso-moteurs). Cette série de monographies nous avait montré bien des modifications à faire et bien des compléments à ajouter au texte primitif du *Cours de Physiologie*. Pour lui conserver cependant ses dimensions et son format modestes, qui n'étaient certainement pas des conditions étrangères à son succès, il avait fallu condenser toute la rédaction antérieure et opérer une fonte homogène de ces diverses parties, puisées à des sources si diverses et publiées à des époques si différentes.

Lorsque, en 1887, une sixième édition fut nécessaire, le *Cours de Physiologie*, comparé à ce qu'il avait été en 1872,

était devenu une œuvre entièrement nouvelle. C'est pourquoi
le titre en fut légèrement modifié, selon la forme où il se présente aujourd'hui. Le nom de Kuss ne pouvait disparaître,
car on sentait encore, dans l'ensemble de l'œuvre, l'inspiration et l'idée directrice du premier maître; mais il devait
passer au second plan, afin que le titre correspondît véritablement à ce qu'était l'ouvrage. Dans cette sixième édition,
les additions les plus importantes étaient relatives au système
nerveux (diverses formes d'aphasie, mémoire visuelle, sommeil), au cœur (inexcitabilité périodique du cœur, travaux
de Marey, de Dastre, de Morat), à la chaleur animale (travail
de Frédéricq, sur la lutte de l'organisme contre le froid et
contre le chaud), aux fonctions du foie (réfutation de l'ancienne distinction du foie biliaire et du foie glycogénique),
au mécanisme de la sécrétion urinaire, etc.

Cependant, les professeurs de l'enseignement secondaire
qui, pour l'histoire naturelle, préparent les élèves aux bac-
calauréat, nous témoignaient le désir de pouvoir mettre le
Cours de Physiologie entre les mains des élèves des classes
supérieures; mais il était difficile d'introduire dans un lycée
un livre écrit pour des étudiants en médecine, auxquels on
peut et doit tout dire. Pour pouvoir faire profiter l'enseignement secondaire d'un livre trop complet à certains égards,
trop incomplet à d'autres (nécessité de résumés élémentaires
d'anatomie humaine et d'anatomie comparée, de classifications
zoologiques, etc.), un remaniement était nécessaire. Ce travail
délicat d'adaptation a été accompli par un élève de l'École
normale, aujourd'hui l'un des plus distingués parmi les
jeunes professeurs de nos lycées, M. Paul Constantin. C'est
ainsi qu'aujourd'hui le *Cours de Physiologie* se trouve doté
d'un frère cadet [1], destiné à l'enseignement secondaire, qui,
entre autres avantages, aura au moins celui de servir d'introduction aux futurs étudiants en médecine, en les familiari-

---

[1] *Anatomie et Physiologie animales*, par Mathias Duval et Paul Constantin; ouvrage rédigé conformément aux programmes officiels. Paris, 1892.

sant dès le début avec l'esprit et la méthode scientifique de nos écoles.

Telle est l'histoire du *Cours de Physiologie*, dont nous publions aujourd'hui la septième édition. Nous avions, dès 1872, cherché à donner une idée exacte de l'état de la science dans un précis dont la place est marquée à côté des traités plus complets et plus volumineux que nous possédons en France. C'est dans ce même sentiment que nous avons redoublé de soins pour faire de cette nouvelle édition un ouvrage qui, mis au courant des travaux récents, répondît le plus directement possible aux besoins les plus immédiats de l'étudiant en médecine. Les progrès de la science sont aujourd'hui rapides ; chaque année apporte son tribut de faits nouveaux ; de même que nous avions donné précédemment une large place aux travaux de Claude Bernard, de Paul Bert, de Marey, de Ranvier, etc., nous avons dû ne pas oublier ceux de Brown-Séquard, Chauveau, Bouchard, Dastre, François-Franck, Gréhant, Malassez, Laborde, etc.; aussi, les additions que nous avons dû faire encore sont-elles plus nombreuses qu'on ne le croirait *a priori;* parmi les principales, nous citerons : *la physiologie des conducteurs dans la moelle et l'encéphale* (faisceaux pyramidaux poursuivis, depuis la moelle, à travers le bulbe et les pédoncules cérébraux, jusque dans la capsule interne) ; de nombreuses figures schématiques ont été introduites pour résumer les faits aujourd'hui incontestablement démontrés ; les *processus d'hématopoièse* et la manière dont il faut comprendre la *production des globules rouges aux dépens des globules blancs ; le mécanisme intime des sécrétions* (distinction, d'après Ranvier, des sécrétions holocrines et des sécrétions mérocrines) ; le *chimisme stomacal;* les *sécrétions internes* (du pancréas, de la thyroïde, du thymus) ; la physiologie des *organes des sens* (rétine, perception des couleurs, images consécutives, contrastes), la composition de l'*urine* (matières colorantes, acides sulfo-conjugués), etc.

Dans l'étude de ces questions nouvelles, nous avons toujours obéi à la même idée directrice, c'est-à-dire cherché, dans les propriétés de l'élément anatomique, l'explication des fonctions de l'organe. Telle a été, du reste, le principal objet de notre enseignement depuis que nous a été confiée la chaire d'*Histologie* à la Faculté de médecine; amené nécessairement à examiner les fonctions de chaque espèce de cellule après en avoir étudié la morphologie, nous avons dû faire aussi bien de la *physiologie générale* que de l'*anatomie générale*, tant est exact l'aphorisme de Kuss, précédemment cité : « Les découvertes de Schleiden et de Schwann ont fait du microscope un moyen physiologique plutôt qu'anatomique. »

La pratique des examens nous a trop souvent montré combien l'étudiant est peu renseigné sur les données biographiques, même les plus élémentaires, relatives aux auteurs même les plus célèbres. A part quelques contemporains bien connus, les plus étranges confusions sont faites sur la nationalité de physiologistes comme Harvey ou Magendie; et les anachronismes ne sont pas moins graves. Il faut donc, en exposant les découvertes, donner quelques brèves indications sur leurs auteurs; c'est ce que nous avons fait dans de très courtes notes.

Ces quelques indications suffiront pour montrer que nous nous sommes attaché, comme précédemment, à répondre aux besoins les plus élémentaires du débutant, tout en cherchant à présenter à l'étudiant, comme au médecin, un exposé succinct, mais complet, de l'état actuel de la physiologie.

MATHIAS DUVAL

Mai 1892.

COURS

DE

PHYSIOLOGIE

PREMIÈRE PARTIE

PHYSIOLOGIE GÉNÉRALE

I. PHYSIOLOGIE. — HISTORIQUE (BICHAT, MAGENDIE, CL. BERNARD).

La *Biologie* est la science des êtres vivants; elle comprend deux grandes branches principales : l'*Anatomie*, qui a pour objet l'étude des organes et des tissus de ces êtres; la *Physiologie*, qui a pour objet l'étude des fonctions de ces organes et des propriétés de ces tissus.

Les phénomènes qui résultent de ces fonctions et de ces propriétés ont été longtemps regardés comme les phénomènes les plus impénétrables, et l'on avait été conduit à admettre que les manifestations vitales s'accompliraient en dehors des lois physico-chimiques, qu'elles seraient régies par des causes impossibles à saisir et à *localiser (principe vital, esprit, âme physiologique* ou *archée)*, causes qui auraient une existence immatérielle, indépendante du substratum organique qu'elles régissent. La chimie moderne, avec Lavoisier[1], nous a montré que les phénomènes qui se passent dans les êtres vivants sont des phénomènes physico-chimiques identiques à ceux que présentent les corps bruts : c'est ainsi que le phénomène de la *respiration*, de la *production de la cha-*

---

[1] Lavoisier, chimiste français (1743-1794). Par sa découverte de la constitution de l'air atmosphérique et sa théorie de la combustion, il fut amené à étudier la respiration pulmonaire qu'il a, le premier, assimilée à une combustion. Le 8 mai 1794, Fouquier-Tainville l'envoya à l'échafaud.

leur animale a pu être identifié aux combustions qui se passent dans nos foyers.

Ce n'est pas à dire que la physique et la chimie nous permettent aujourd'hui d'expliquer tous les phénomènes que présentent les *êtres vivants ;* mais du moins ces sciences nous permettent toujours, grâce à leurs puissants moyens d'investigation, de saisir et de *localiser* ces phénomènes, de les rattacher à un substratum organique, et nous dispensent d'invoquer l'existence d'un principe entièrement indépendant des formes organiques dans lesquelles il se manifesterait.

Alors même qu'on conserverait le nom de *force vitale* pour exprimer d'une manière générale les phénomènes d'évolution que présentent les éléments anatomiques (ci-après : *Physiologie de la cellule),* on ne peut songer à considérer cette force comme un principe intelligent, capricieux ou volontaire, mais seulement comme une propriété de la matière, comme un mode spécial de mouvements moléculaires.

C'est au commencement de ce siècle que Xavier Bichat[1] formula le premier nettement cette idée, que la raison des phénomènes qui caractérisent les êtres vivants doit être cherchée non pas dans l'activité mystérieuse d'un principe d'ordre supérieur immatériel, mais, au contraire, dans les propriétés de la matière au sein de laquelle s'accomplissent ces phénomènes. Bichat, fondateur de l'*anatomie générale*, créateur de la science des tissus, devait être fatalement amené à considérer les phénomènes vitaux comme résultant des propriétés, des activités particulières des tissus. En s'en tenant à cet énoncé général, Bichat nous apparaît comme le fondateur de la physiologie générale, quoique, jusqu'à un certain point, il soit retombé dans une hypothèse vitaliste lorsqu'il s'agit de définir les propriétés de ces tissus; puisqu'il pose en principe que les propriétés vitales des tissus sont absolument opposées aux propriétés physiques : la vie est à ses yeux une lutte entre des actions opposées, entre les actions physico-chimiques et les actions vitales, car il admet que les propriétés vitales conservent le corps vivant en entravant les propriétés physiques qui tendent à le détruire. Quand la mort survient, c'est le triomphe des propriétés physiques sur leurs antagonistes. Bichat, d'ailleurs, résume complètement ses idées dans la définition qu'il donne de la vie : *La vie est l'ensemble des fonctions qui résistent à la mort;* ce qui signifie pour

---

[1] Bichat, anatomiste français (1771-1802); son *Traité d'anatomie générale* a créé la science qui traite des tissus et qu'on nomme aujourd'hui *Histologie*. Il a fait faire les plus grand progrès à l'anatomie, à la physiologie et à la médecine, malgré sa mort prématurée à trente et un ans. Il a attaché son nom à plusieurs découvertes d'anatomie descriptive (*canal de Bichat,* et *grande fente cérébrale de Bichat,* dans l'encéphale).

lui : La vie est l'ensemble des propriétés vitales qui résistent aux propriétés physiques.

L'œuvre de Magendie[1] fut une vive réaction contre la doctrine de Bichat : Magendie s'appliqua à l'étude des phénomènes physico-chimiques des êtres vivants, et chercha à ramener autant que possible les actes dits vitaux à des actes physico-chimiques.

Mais c'est surtout à Claude Bernard[2] que la physiologie est redevable de la démonstration de la nature physico-chimique des actes élémentaires de l'organisme, c'est-à-dire des phénomènes intimes dont les éléments anatomiques sont le siège. Nous en citerons ici un seul exemple, qui recevra plus loin des développements spéciaux ; nous voulons parler de la fonction propre du globule rouge du sang. Comme l'a démontré Claude Bernard, le globule rouge du sang se charge d'oxygène et en devient le véhicule, du poumon vers les tissus. Cette propriété de l'hématie (ou globe rouge) n'est autre chose que le résultat des propriétés chimiques d'une substance qui entre dans sa constitution ; l'hémoglobine, ou matière rouge du globule, est avide d'oxygène, elle s'oxyde. Sans entrer ici dans des détails techniques, cet exemple suffira pour faire comprendre qu'un phénomène physiologique, dit vital, est expliqué du moment qu'il est ramené à un acte physico-chimique. Nous voyons, en effet, que, dans le globule sanguin, ce qu'il y a de spécial, c'est la substance organique, l'hémoglobine, mais que les propriétés de cette substance sont semblables à celles des corps inorganiques : c'est une affinité chimique, et cette affinité s'exerce aussi bien dans l'organisme vivant qu'en dehors de lui, car le globule du sang défibriné conserve les mêmes propriétés ; bien plus, l'hémoglobine, chimiquement isolée et en dissolution, présente la même avidité pour l'oxygène.

Ainsi donc les phénomènes de l'organisme vivant n'ont rien qui les distingue des phénomènes physiques ou chimiques généraux, si ce n'est les instruments qui les manifestent. Le muscle produit des phénomènes de mouvement, qui, comme ceux des machines inertes, ne sauraient échapper aux lois de la mécanique générale ; les poissons électriques produisent de l'électricité, qui ne diffère en rien de l'électricité d'une pile métallique. D'Arsonval a fait fonctionner des lampes à incandescence avec des poissons-torpilles. (Oc. der. 95)

Ces propriétés physico-chimiques des appareils et éléments organiques

[1] Magendie, physiologiste français (1783-1855), célèbre par l'impulsion qu'il a donnée à l'étude expérimentale : outre sa découverte fondamentale sur les propriétés des racines des nerfs rachidiens, il a expérimenté sur les diverses parties de l'encéphale, sur l'absorption, la circulation, etc. Il fut le maître de Claude Bernard.

[2] Claude Bernard, physiologiste français (1813-1878), professeur de *Médecine expérimentale* au collège de France, professeur de *Physiologie générale* au Muséum. Il a été le fondateur de la physiologie générale ; élève de Magendie, ses recherches expérimentales ont porté sur toutes les parties de la physiologie, et on peut citer comme les plus célèbres celles sur la glycogénie, sur les liquides digestifs, sur le curare, la chaleur animale, les vaso-moteurs, les poisons, etc., etc.

n'entrent en jeu que dans certaines circonstances; mais il en est de même des propriétés des corps inorganiques; seulement les conditions qui mettent en jeu les propriétés des êtres organisés sont le plus souvent si complexes que, dans l'impossibilité de déterminer les causes, on a pu croire à une certaine spontanéité. Un examen exact montre ce qu'il faut voir au-dessous de cette prétendue spontanéité, surtout quand on étudie les formes élémentaires. Ainsi dans les êtres inférieurs, tels que les infusoires, il n'y a pas d'indépendance réelle de l'organisme vis-à-vis du milieu cosmique. Ces êtres ne manifestent les propriétés vitales, souvent très actives, dont ils sont doués, que sous l'influence de l'humidité, de la lumière, de la chaleur extérieure; et dès qu'une ou plusieurs de ces conditions viennent à manquer, la manifestation vitale cesse, parce que les phénomènes physico-chimiques, qui lui sont parallèles, s'arrêtent.

Nous pouvons donc dire, empruntant à Claude Bernard ses propres expressions, « qu'il n'y a en réalité qu'une physique, qu'une chimie et qu'une mécanique générales, dans lesquelles rentrent toutes les manifestations phénoménales de la nature, aussi bien celles des corps vivants, que celles des corps bruts; tous les phénomènes, en un mot, qui apparaissent dans un être vivant, retrouvent leurs lois en dehors de lui, de sorte qu'on pourrait dire que toutes les manifestations de la vie se composent de phénomènes empruntés, quant à leur nature, au monde cosmique extérieur. »

II. PHYSIOLOGIE SPÉCIALE ET PHYSIOLOGIE GÉNÉRALE
PHYSIOLOGIE CELLULAIRE

A. Distinction de la physiologie générale et de la physiologie spéciale. — D'après les considérations que nous venons de passer en revue, et notamment d'après l'exemple choisi des fonctions du globule rouge du sang, nous voyons qu'aujourd'hui la physiologie porte ses recherches jusque sur les actes dont les éléments anatomiques eux-mêmes sont le siège : tel est le caractère de la *physiologie générale*, qui étudie les propriétés des éléments anatomiques et des tissus, par opposition à la *physiologie spéciale* qui s'occupe des fonctions des organes. La *physiologie spéciale* était seule l'objet des recherches expérimentales avant les travaux de Claude Bernard : le *De usu partium*, de Galien[1], était encore et semblait devoir être toujours l'objectif unique des investigateurs. Aussi la vivisection consistait-elle essentiellement en ablations d'organes, en lésions de nerfs ou de vaisseaux, l'expérimentateur cherchant à conclure des troubles observés à la nature et à l'importance des fonctions de l'organe enlevé.

---

[1] Galien, médecin de Pergame (131-200 ap. J.-C.); ses doctrines ont fait loi en anatomie et en physiologie jusqu'à l'époque de Harvey.

On éclaircissait ainsi la question des mécanismes fonctionnels, et, par exemple, pour ce qui est des fonctions de la respiration, on déterminait le rôle de la glotte, de la trachée, du poumon; mais tous ces appareils mécaniques ne sont que pour amener l'air au contact du sang, et le sang lui-même n'est que pour amener l'oxygène au contact des tissus. Que le mécanisme respiratoire soit accompli par un poumon, des branchies ou des trachées, ce qui semble indiquer la différence la plus absolue dans le mode de respiration, l'acte intime d'utilisation de l'oxygène par les éléments des tissus est cependant toujours le même. Au-dessous des variétés les plus infinies de mécanismes préparatoires, nous trouvons toujours les mêmes phénomènes élémentaires. Les mécanismes sont l'objet de la physiologie spéciale, presque exclusivement cultivée au commencement de ce siècle; les phénomènes élémentaires, c'est-à-dire se passant dans les éléments anatomiques des tissus, sont l'objet de la physiologie générale : avoir créé cette physiologie générale sera à tout jamais le titre le plus glorieux de Cl. Bernard.

Mais qu'il s'agisse du domaine de la physiologie générale ou de celui de la physiologie spéciale, c'est toujours, nous le répétons, à des phénomènes de nature physico-chimique ou même purement mécanique que nous avons affaire.

C'est ainsi que, d'une part, l'appareil de la circulation nous présente des phénomènes qui relèvent des lois les plus simples de la mécanique ; que l'œil est un véritable appareil physique de dioptrique; que la transformation de l'amidon en sucre, dans le tube digestif, est un fait essentiellement chimique. Ce que les phénomènes vitaux présentent de particulier, ce ne sont ni les résultats qu'ils produisent, ni les forces qu'ils mettent en jeu, mais la manière dont ils combinent ces forces : il n'y a pas de *phénomènes vitaux* proprement dits, il y a des *procédés vitaux*.

B. Physiologie cellulaire. — Ces phénomènes se localisent, avec leurs caractères de procédés spéciaux, dans les *éléments anatomiques*, et se trouvent au plus haut degré dans les *globules* ou *cellules*, ou dans des formes dérivées des *cellules* et en ayant conservé les propriétés *(fibres musculaires*, par exemple). Les cellules présentent un aspect essentiellement changeant : d'une existence éphémère, elles subissent des métamorphoses incessantes de *forme* et de *composition*, depuis un moment qu'on peut appeler leur *naissance*, jusqu'à celui qui constitue leur *mort;* en un mot, elles ont des *âges*, elles présentent une *évolution*. L'évolution est précisément ce qu'offrent de plus particulier les êtres, comme les éléments organisés.

Ces métamorphoses sont, avons-nous dit, « des changements de *forme* et de *composition* ». Les changements de composition ne suffisent pas pour caractériser la vie, car tout corps organique au contact de l'air absorbe de l'oxygène et dégage de l'acide carbonique, jusqu'à ce qu'il soit complètement brûlé, putréfié. Le globule, au contraire, loin de se détruire par cet échange, se transforme, se multiplie : telle est la *vie*.

C'est donc par l'étude de la cellule en général que nous devons commencer, et c'est autour d'elle que tout doit se grouper, puisqu'elle est l'élément essentiellement vivant.

C. **La cellule; propriétés de la cellule.** — Les cellules, éléments essentiellement vivants, sont tout d'abord caractérisées par *leurs dimensions microscopiques*. De là l'importance du *microscope* dans les études de physiologie générale. En effet, le diamètre des cellules est assez petit pour que les histologistes aient cru devoir adopter comme unité de mensuration le millième de millimètre (désigné généralement par la lettre μ). Un seul, l'*ovule*, atteint chez les mammifères jusqu'à 2/10 de millimètre, de façon à être déjà visible à l'œil nu, et présente chez les autres animaux des dimensions très considérables (jaune de l'œuf d'oiseau).

Si, après leurs dimensions exiguës, nous passons en revue les caractères des cellules, en commençant par leurs propriétés physiques et chimiques pour terminer par celles qui se rapportent à leur évolution, nous trouvons successivement à noter :

Forme de la cellule. — Toutes les cellules ont primitivement *la forme d'une petite masse sphérique*, constituée par une substance albumineuse, d'aspect plus ou moins granuleux, et dite *protoplasma*[1]. C'est ainsi qu'elles se présentent à l'état jeune (*protoblastes* de Kœlliker, *gymnocytodes* de Hœckel) ; on dit alors que ces éléments, qui méritent bien plus le nom de *globules* que celui de *cellules*, sont formés par une simple masse de *protoplasma* homogène. Mais ils peuvent ensuite, par diverses causes, changer à l'infini de forme et d'aspect. Ainsi leur substance homogène peut se diviser de façon que vers la superficie se groupent des parties solides, tandis qu'une matière plus liquide restera vers le centre ; le protoplasma s'est sécrété une enveloppe, et l'on a de la sorte un corpuscule formé d'une *membrane limitante* et d'un

---

[1] De πρῶτος, premier, πλάσμα (de πλάσσω, je forme); le protoplasma est la matière vivante par excellence.

contenu. Alors ce *globule* prend la forme qui lui a mérité généralement le nom de *cellule* [1]. La cellule ainsi constituée domine presque uniquement dans le règne végétal (fig. 1). A l'*état de cellule* l'élément vital se compose d'*une enveloppe amorphe (cellulose* chez les végétaux), d'un *contenu granuleux et transparent (protoplasma* et diverses substances élaborées par lui), au milieu duquel on trouve une vésicule nommée *noyau (nucléus),* laquelle renferme elle-même une autre vésicule nommée *nucléole.*

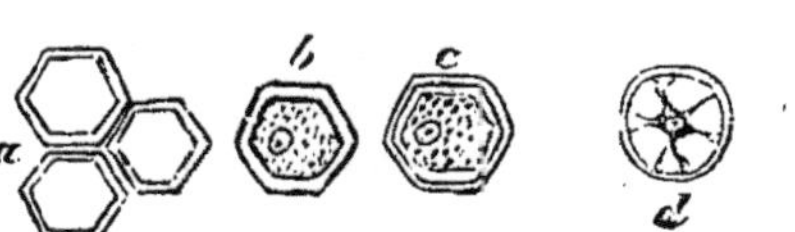

FIG. 1. — Cellules végétales (pomme de terre) [*].

Les cellules à l'état de simple masse de protoplasma sont celles qui présentent la vie la plus active, et un grand nombre d'animaux inférieurs (monères) sont réduits à une sphère de protoplasma. Aussi plusieurs auteurs font-ils aujourd'hui de l'étude des *propriétés du protoplasma* la base de la *physiologie générale,* et en effet, étudier les propriétés des cellules vivantes, c'est étudier les propriétés du protoplasma.

Outre ce groupement de la masse primitivement homogène, les formes extérieures de la cellule peuvent se modifier à l'infini : par exemple, par les progrès de la nutrition, la cellule grossit; alors, pressée par ses voisins et les pressant lui-même, elle prend des formes plus ou moins géométriques (fig. 1). Ailleurs, dans les centres nerveux, par exemple, les rapports que les cellules nerveuses doivent affecter avec les fibres nerveuses obligent les premières à s'éloigner de la forme typique pour prendre des prolongements en étoile. C'est ainsi, et par bien d'autres causes à voir par la suite, que nous trouvons, dans les cellules achevées et modifiées, les formes polyédriques, lamellaires, cylindro-coniques, fusiformes, étoilées.

[1] Le nom de *cellule* a été employé en ayant égard surtout à la cavité circonscrite par l'enveloppe du globule, et à une époque où l'on ne tenait guère compte du protoplasma contenu dans cette cavité. Or c'est ce protoplasma qui est la partie essentiellement vivante. C'est pourquoi le nom de *globule* devrait être préféré à celui de *cellule;* mais l'usage contraire a prévalu.

[*] *a,* Cellules à parois épaisses, régulièrement polygonales; — *b* et *c,* cellules isolées, avec enveloppe, contenu finement granuleux, noyau et nucléole; — *d,* par l'action de certains réactifs (eau), on a produit une rétraction et un aspec étoilé dans le contenu cellulaire ou *protoplasma.* (Virchow, *Pathologie cellulaire.)*

Propriétés du protoplasma. — La propriété la plus caractéristique du protoplasma est d'être doué de mouvements particuliers : si le protoplasma forme une cellule sans enveloppe, on le
voit, à l'état vivant, émettre des prolongements (pseudopodes) qu'il
peut ensuite rétracter, mais dans l'un desquels peut aussi se porter
graduellement toute sa masse, de sorte que la cellule se déplace.
On fait facilement l'observation de ces phénomènes sur les *amibes
(amœba)*, animaux inférieurs dont chacun est réduit à un simple
globule de protoplasma, et c'est pourquoi on a donné aux phénomènes sus-indiqués les noms de *prolongements amiboïdes,
mouvements amiboïdes :* les globules blancs du sang de tous les
animaux présentent les mêmes phénomènes, et, actuellement, un

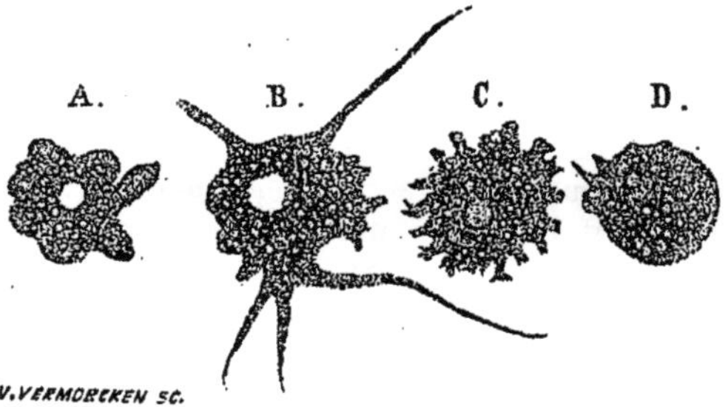

Fig. 2. — Amibe, vue sous diverses formes successivement présentées
pendant un quart d'heure.

très grand nombre d'éléments anatomiques (cellules des divers
tissus) ont donné lieu à des observations semblables, grâce aux
procédés particuliers d'étude (chambres chaudes et chambres
humides), qui permettent d'observer au microscope les éléments
anatomiques isolés et vivants. — Le protoplasma contenu dans une
enveloppe cellulaire présente aussi des mouvements qui se traduisent par les déplacements de ses granulations, des courants
agitant sa masse, des vacuoles contractiles apparaissant et disparaissant de façon plus ou moins régulière. Les liquides acides
arrêtent ces mouvements et tuent le protoplasma. Nous reviendrons
sur ces phénomènes à propos de l'étude de diverses cellules.

Couleur. — Les cellules sont, en général, incolores ; quelques-
unes cependant sont diversement colorées : le globule sanguin est
rouge. D'autres sont *pigmentés,* c'est-à-dire renferment des granulations opaques qui, chez l'homme, sont généralement d'un noir
foncé.

Élasticité. — Les cellules jouissent, en général, d'une grande élasticité. Ainsi un globule aplati par une force physique au point de devenir discoïde, peut, en se retrouvant libre, reprendre exactement sa forme primitive. On en voit qui, pour traverser une ouverture trop étroite, s'allongent en cylindre pour redevenir parfaitement ronds, le défilé une fois franchi. Ces phénomènes s'observent parfaitement sur les *globules du sang* en circulation (dans le mésentère ou la membrane digitale de la grenouille, par exemple).

Composition chimique. — Toutes les cellules ont cela de commun, que leur composition chimique est très compliquée.

L'élément dominant est l'eau : elle y entre pour les 4/5 et forme l'une des conditions de vitalité du globule, car elle sert de menstrue aux autres substances.

Après l'eau, vient, en ligne d'importance, l'*albumine :* cette substance est presque caractéristique de la cellule, du protoplasma.

A côté de l'albumine, nous trouvons toujours une certaine proportion de corps gras dans un état de combinaison intime avec les éléments précédents, surtout dans les jeunes cellules, comme le prouve leur transparence. *Cette combinaison intime de l'eau, de l'albumine et de la graisse* paraît être un des phénomènes essentiels de la vitalité de la cellule ; quand celle-ci arrive à la maturité, les corps gras s'y accumulent et on les voit, alors seulement, paraître à l'état libre sous forme de perles sphériques donnant à la cellule un aspect opaque. Cette apparition doit être souvent regardée comme un signe de mort prochaine ou au moins de vétusté de la cellule. En exceptant, d'une part, les *cellules adipeuses*, qui ont un rôle particulier à remplir, et notamment celui d'emmagasiner des matériaux combustibles (graisses), et, d'autre part, l'*ovule*, qui chez certains animaux renferme une provision nutritive sous forme de graisse, on peut dire que tout élément normal ou pathologique qui s'infiltre de graisse est destiné à périr et à disparaître par résorption.

A côté de ces trois éléments principaux on en trouve d'autres en moindre quantité, mais non moins essentiels ; ce sont toutes les substances minérales qui entrent dans la composition générale du corps : tel est le potassium (à l'état de sel de potasse), le phosphore (ces deux substances se trouvent surtout dans les éléments nerveux), le soufre incorporé à l'albumine ou représenté par des sels. Il en est de même du sodium, du calcium, du fer, du magnésium et de quelques autres métaux encore. Il nous suffit de remarquer l'extrême richesse chimique des cellules, ce qui doit nous faire prévoir de la part de corps si complexes une grande disposition aux métamorphoses.

Pouvoir électro-moteur. — C'est sans doute aussi à la multi-

plicité des éléments constitutifs qu'il faut rapporter le *pouvoir
électro-moteur des globules ;* cette propriété de dégager de l'électricité est surtout connue pour les nerfs ou tubes nerveux, qui ne
sont pas des cellules, mais en dérivent et sont en connexion intime
avec eux.

Ténacité de composition. — Mais de toutes les propriétés relatives à leur composition, la plus importante et la plus essentiellement vitale que présentent les cellules, c'est leur ténacité à
maintenir leur constitution, malgré les milieux ambiants ; leur
force pour repousser certaines substances et s'en assimiler d'autres
par une *véritable sélection.* Exposée à une atmosphère avide
d'humidité, une cellule vivante ne perdra pas son eau de constitution : c'est ainsi que les cellules du tégument, chez l'animal comme
chez la plante, maintiennent dans l'intérieur de l'organisme l'humidité nécessaire à la vie. C'est ainsi que le globule sanguin, riche
en potasse et en phosphates, nage dans un liquide *(liquor* du sang)
riche seulement en soude, presque privé des sels précédents, et
cependant le globule garde sa potasse et repousse la soude par un
véritable *phénomène de répulsion ;* ailleurs le même globule sanguin se charge d'oxygène dans le poumon et en devient ensuite le
véhicule à travers l'économie. Citons encore l'épithélium de la
vessie urinaire qui s'oppose exactement au passage de l'urine à
travers les parois, passage qui s'effectuera six ou sept heures après
la mort du sujet, alors seulement que cet épithélium aura cessé de
vivre à son tour.

En regard de ces phénomènes, que nous pouvons appeler *de
refus,* nous avons d'autres cas où le globule *favorise, au contraire, le passage ;* c'est ainsi que l'épithélium intestinal, à un
moment donné, laisse passer les aliments élaborés avec une rapidité qui rend presque impossible l'étude de ce phénomène.

Vie et évolution de la cellule. — Enfin ce qui doit à nos yeux
former le caractère essentiel de la cellule, c'est *sa vie, son évolution ;* cet élément naît, fonctionne, et, au bout d'un temps très
variable, tend à disparaître par des transformations très diverses.

Naissance des cellules. — La science a été longtemps indécise
sur la question de savoir si les globules (ou éléments cellulaires)
peuvent prendre naissance d'une manière spontanée dans un liquide
plus ou moins amorphe, sans procéder d'aucun globule préexistant :
telle était la théorie de la *formation libre des cellules* (Schleiden
et Schwann, 1838 [1]). Schwann donnait au liquide générateur le nom

---

[1] Schleiden, botaniste allemand (1804-1881).
Schwann, anatomiste belge (1810-1882) ; il a donné son nom à diverses
parties constituantes des fibres nerveuses (gaine de Schwann).

de *cytoblastème*. Raspail comparait volontiers la formation de la cellule dans ce cytoblastème à la *formation des cristaux* dans un liquide qui contient la matière cristallisable en dissolution. Puis la théorie du *blastème* ou de la genèse a été longtemps soutenue par Ch. Robin. Aujourd'hui cette manière de voir a été complètement abandonnée, par le fait d'observations plus exactes.

Ces observations plus exactes, qui ont eu pour point de départ les travaux de Remak[1] (1852) sur la formation (par segmentation) des globules du sang, ont montré que toute cellule provient d'une cellule préexistante *(omnis cellula a cellula et in cellula)*. C'est ce qui résulte de toutes les études d'embryologie (formation du *blastoderme*, et formation des éléments des tissus par évolution des cellules du blastoderme).

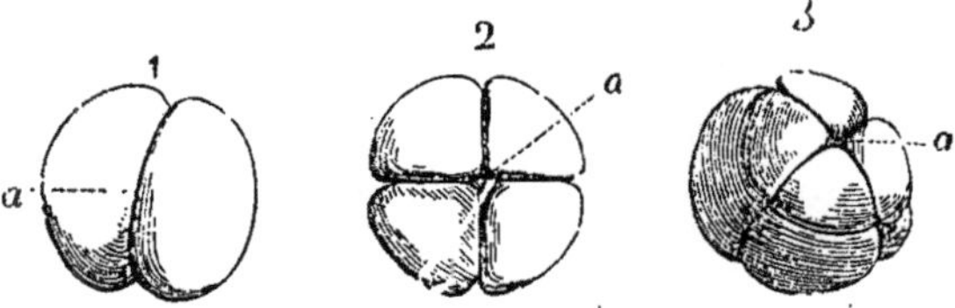

Fig. 3. — Divers degrés successifs du sillonnement et de la segmentation consécutive d'un globule (ovule de la grenouille, d'après Baer) *.

La *division* est le mode selon lequel se fait cette production des cellules; c'est-à-dire qu'une cellule primitive se divise en deux ou quelquefois un plus grand nombre (bourgeonnement), et la forme type de cette division nous est présentée par la première cellule d'un organisme, par l'ovule. A un moment donné on voit la cellule mère (fig. 3, 1) présenter un étranglement superficiel, qui, se prononçant de plus en plus, divise la cellule primitive en deux nouvelles cellules : quand se sont produits deux sillons disposés comme des méridiens (fig. 2, 2), on en voit apparaître un nouveau dans le sens de l'équateur, de sorte que finalement nous avons quatre, puis huit cellules au lieu d'une (fig. 2, 3). Nous aurons à étudier ces phénomènes avec plus de détails pour les diverses cellules et en particulier pour l'ovule, sous le nom de *segmentation du vitellus*. Contentons-nous de dire, d'une façon générale, que toute cellule naît d'une autre cellule par une *segmentation*, et que

---

[1] Remak (R), anatomiste et physiologiste allemand (1815-1868), connu surtout par ses études sur l'embryologie et sur l'histologie du système nerveux.

---

* 1, Premier sillonnement vu un peu de côté; 2, second sillonnement vu directement du haut ; 3, troisième vu obliquement du haut.

cette division a pu recevoir des noms divers selon les conditions où elle s'accomplit : si elle porte sur une masse de protoplasma incluse dans une enveloppe cellulaire, on dit qu'il y a *formation endogène ;* si elle porte sur une masse nue de protoplasma, qui se trouve divisée en deux parties inégales, dont la plus petite semble comme un bourgeon de la plus grosse, on dit qu'il y a *gemmation* ou bourgeonnement.

Enfin on a reconnu, dans ces dernières années, que le *noyau* était, pendant la division de la cellule, le siège de phénomènes particuliers, qui révèlent de sa part une activité spéciale dans l'acte de division. On a donné à ces phénomènes le nom de *Caryokinèse* (de κάρυον, noyau ; κίνησις, mouvement, activité). Nous en tracerons ici un rapide tableau dont les figures 4, 5, 6 donnent les principaux stades.

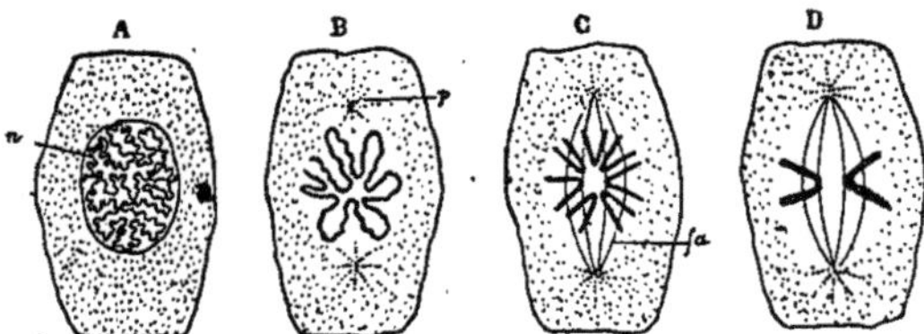

Fig. 4. — Caryokinèse.

On a reconnu que le noyau, à l'état de repos, est composé, outre sa membrane périphérique, d'une partie liquide, dite suc nucléaire, et d'un réseau solide, se colorant facilement par les réactifs colorants, d'où le nom de *réseau chromatique.* Lorsque la cellule va se diviser, les éléments du réseau chromatique se concentrent et se condensent en un long filament qui décrit de nombreux méandres dans la cavité circonscrite par la membrane du noyau *(stade du spirème* ou peloton chromatique, A, fig. 4). Ce filament chromatique s'épaissit, se raccourcit, et bientôt ses méandres dessinent une sorte de rosette, formée d'une série d'anses en forme de V ; en même temps la membrane du noyau a disparu, et, d'autre part, il se dessine, en deux points opposés du protoplasma de la cellule, deux figures en étoiles (en *p*, fig. 4, B, *stade de la rosette, du filament en rosette)* dont les rayons sont dessinés par la disposition radiée des granulations du protoplasma. Ces deux étoiles ou *aster* [1] marquent les points où vont se réunir, en deux nouveaux noyaux, les fragments du noyau primitif, les fragments du filament chromatique primitif.

En effet, les anses en V qui forment la rosette du stade B (fig. 4) se séparent les unes des autres pour former autant de fragments en forme de V

---

[1] On verra plus loin (V. le chap. sur la *Fécondation*) comment des figures semblables se dessinent dans l'ovule, et comment elles méritent alors les noms d'*amphiaster* (double étoile), de *fuseau,* etc.

(filaments en V), dont la pointe est tournée vers la région centrale (C, fig. 4, *stade de la segmentation transversale du filament chromatique*); en même temps on voit se dessiner des filaments incolores ou peu colorables (filaments achromatiques, *fa*, fig. 4, C), qui vont d'un aster à l'autre, dessinent ainsi une figure en *fuseau*, et paraissent formés par des parties provenant aussi bien du liquide du noyau que du protoplasma de la cellule (puisque depuis le stade B, il n'y a plus de membrane séparant le liquide nucléaire d'avec le protoplasma cellulaire).

Bientôt les filaments en V se disposent en un plan perpendiculaire à l'axe du fuseau et passant par le milieu de ce fuseau : cet état est représenté dans la figure 4, en D *(stade de la plaque équatoriale*, l'ensemble des anses chromatiques formant une plaque disposée dans l'équateur du fuseau, perpendiculairement à son axe); seulement, pour simplifier, on n'a ici figuré que deux gros filaments en V.

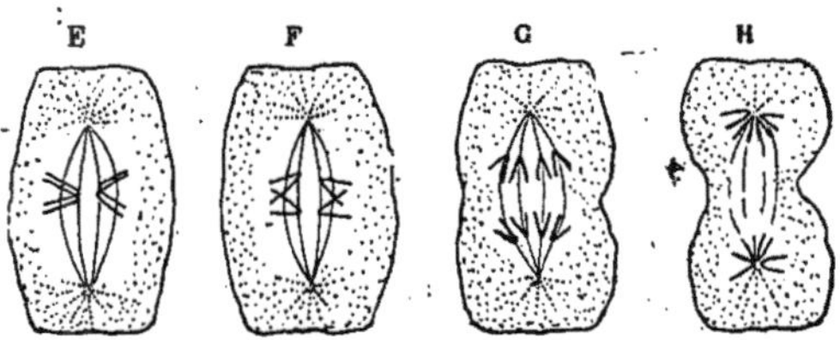

FIG. 5. — Caryokinèse.

A un stade suivant (E, fig. 5) chaque filament en V se dédouble selon sa longueur, en deux filaments *(stade du dédoublement longitudinal des anses chromatiques)*, dont chacun s'écarte, par son sommet, de l'axe du fuseau (F, fig. 5), comme pour se diriger, par ce sommet, chacun vers l'un des pôles du fuseau (c'est-à-dire vers l'aster correspondant); c'est ce qui a lieu en effet, c'est-à-dire que les nouveaux filaments forment deux groupes (fig. 4 en G, *stade du dédoublement de la plaque équatoriale)*, qui s'éloignent de plus en plus l'un de l'autre, et se dirigent vers l'aster qui leur correspond, en paraissant cheminer le long des filaments achromatiques du fuseau, la pointe de chaque V regardant ce pôle (dans la figure G on a représenté seulement quatre filaments en V pour chaque groupe). — Ils atteignent ce pôle (fig. 5, H), et alors se disposent en rosette autour de ce pôle (autour du centre de l'aster). La figure 6 (en I) représente ce stade avec des fragments en V devenus légèrement tortueux. Enfin ces filaments en V s'unissent entre eux par leurs extrémités périphériques, de sorte que la rosette est alors constituée par un seul filament décrivant des anses en V (fig. 6, en J); à ce moment, le corps de la cellule, qui déjà s'était légèrement étranglé selon un plan perpendiculaire à l'axe du fuseau, s'étrangle de plus en plus, et bientôt (en K), cet étranglement aboutit à la division de la cellule en deux nouvelles cellules; en même temps, dans chacune de ces cellules filles, le filament chromatique, disposé en rosette, s'allonge et décrit des méandres multiples, figurant une masse qui présente plus ou moins rapidement un aspect reticulé et autour de laquelle apparaît une membrane nucléaire (fig. 6, en K). Ainsi se trouvent constitués les noyaux des deux cellules filles (comparer avec la figure 4, en A; l'ensemble des figures H, I, J, K, représente le *stade* dit *d'achèvement* des nouveaux noyaux).

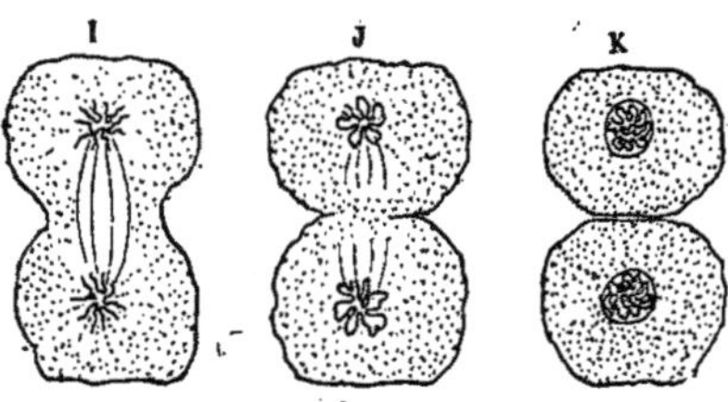

Fig. 6. — Caryokinèse.

On voit par cette rapide description combien est complexe l'activité du noyau dans la division cellulaire, et on conçoit que la caryokinèse puisse être considérée comme l'acte essentiel dans cette division [1].

Fonctionnement des cellules. — Une fois formées, les cellules, sous l'influence des excitants, fonctionnent de diverses manières. Pour les unes, nous trouvons de simples *changements de forme ;* c'est ainsi que certaines cellules de la peau des batraciens, sous l'influence de la lumière seule comme excitant, passent de la forme sphérique à la forme étoilée et même chevelue [2]. Ce changement de forme est ce qu'on connaît depuis longtemps sous le nom de *contraction.* Nous pouvons encore citer, comme changement de forme ou contraction, les mouvements des *cils vibratiles,* dont est pourvue la surface libre de certaines cellules épithéliales, mouvements qui tiennent uniquement à la vie de la cellule, sans l'intervention du système nerveux, puisque, quarante-huit heures après la mort, ils subsistent ou peuvent reparaître sous l'influence excitante d'une solution très légère de potasse ou de soude. Les autres cellules fonctionnent en élaborant divers composés chimiques (voy. *Sécrétions),* en emmagasinant les produits (voy. *Nutrition),* en présidant au passage des substances absorbées, en transportant l'oxygène dans l'économie (globules du sang), etc.

Mort des cellules. — La cellule étant *essentiellement éphé-*

---

[1] Nos connaissances sur ces phénomènes sont dues principalement aux travaux de Strasburger, Flemming, Balbiani, Guignard, etc.

[2] Ces changements de forme amènent des changements de coloration dans les globules qui sont chargés de pigment (chromoblastes). Voyez les travaux de G. Pouchet sur la couleur et les changements de coloration des crustacés et des poissons *(Journ. de l'anatomie,* 1873-74).

mère, il arrive un moment où, après avoir manifesté spécialement quelques-uns des phénomènes que nous avons signalés, cet élément se transforme et disparaît. Cependant quelques-unes peuvent persister à l'état de cellules pendant de longues années, mais alors elles ne vivent pour ainsi dire plus, elles sont plongées dans une espèce de sommeil qu'on peut déjà comparer à leur mort. Ce cas est très commun chez les végétaux; il est plus rare de voir chez l'homme des cellules cesser de fonctionner, perdre leur caractère de vitalité active tout en conservant la forme cellulaire. La plupart des cellules restent peu de temps sous la forme globulaire; ou bien elles meurent ou bien elles se transforment.

Dans le *premier cas*, la cellule ne laisse plus ou presque plus de *formes déterminées*. — Ou bien elle se dessèche et tombe en poussière (couches furfuracées et desquamation incessante de la surface épidermique); ainsi les lamelles et débris pulvérulents qui constituent le furfur épidermique peuvent reprendre la forme cellulaire au contact d'une solution alcaline; mais on n'en a pas moins affaire à un cadavre de globule. Ou bien, et c'est le cas le plus fréquent, la cellule s'infiltre de graisse ou d'autres substances sur lesquelles elle exerce une puissante attraction; puis elle se liquéfie, elle tombe en déliquium, et ses débris forment divers liquides; tel est le mécanisme de quelques sécrétions.

Dans le *second cas*, les cellules perdent la forme globulaire, mais elles donnent naissance à de *nouvelles formes anatomiques*, en se soudant, en se confondant les unes avec les autres, pour former des fibres, des lames, des canaux. Telle est l'origine de la plupart des parties non cellulaires de l'économie. Quelques-uns de ces éléments anatomiques ainsi formés jouissent encore au plus haut degré des propriétés caractéristiques de la cellule primitive; c'est ainsi que la fibre musculaire, outre l'élasticité, est douée de la propriété essentielle de changer de forme sous l'influence des excitants. La fibre nerveuse jouit de propriétés, sinon semblables, du moins tout aussi caractéristiques de l'état de vie.

Tels sont les principaux phénomènes qui peuvent donner l'idée la plus générale de la *physiologie des cellules*. Tous ont lieu sous l'influence des excitants ou irritants; ceux-ci ont pu être divisés en physiques, chimiques et vitaux; cette division est assez juste et intéressante pour le physiologiste, quoique les excitants les plus différents puissent produire le même effet: un choc, un contact amène la contraction cellulaire et surtout musculaire; l'électricité, certains acides même produisent le même phénomène, qui, cependant, à l'état physiologique, se manifeste presque exclusivement sous l'influence du système nerveux. Une division d'un bien plus grand intérêt aurait pour base, non la nature, mais les effets de l'excitant ; malheureusement elle est impossible. C'est ainsi qu'on a essayé de reconnaître *trois espèces d'irritabilité : irritabilité de formation* ou *de développement, irritabilité nutritivé, irritabilité fonctionnelle.* Mais nous avons vu que développement, nutrition, fonction et même mort, tous ces différents phénomènes forment pour la cellule un tout physiologique que nous avons dû artificiellement séparer pour la commodité de l'étude : l'irritabilité de développement pourra-t-elle se séparer de l'irritabilité nutritive, et n'avons-nous pas vu que les cellules, des glandes, par exemple, fonctionnent parfois en disparaissant comme éléments cellulaires, et se liquéfiant en un produit de sécrétion ?

III. DIFFÉRENTES ESPÈCES DE CELLULES
LEURS RÔLES PARTICULIERS — SCHÉMA DE L'ORGANISME
PLAN DE CETTE PHYSIOLOGIE

Dans l'origine, un organisme se compose d'une cellule unique, l'*ovule*, dont nous avons déjà parlé, et dont nous avons rapidement décrit la *segmentation*, comme type de génération, de prolifération des cellules en général.

Cette segmentation, en se poursuivant, finit par donner naissance à des couches continues de cellules ; c'est ce qu'on appelle les *feuillets du blastoderme.* Quoique nous devions revenir sur cette question dans le chapitre consacré à la physiologie de la génération (embryologie), il est nécessaire de donner ici une idée de ces formations, afin de faire ressortir l'importance des cellules, puisque c'est des cellules des feuillets blastodermiques que dérivent les éléments anatomiques de l'organisme.

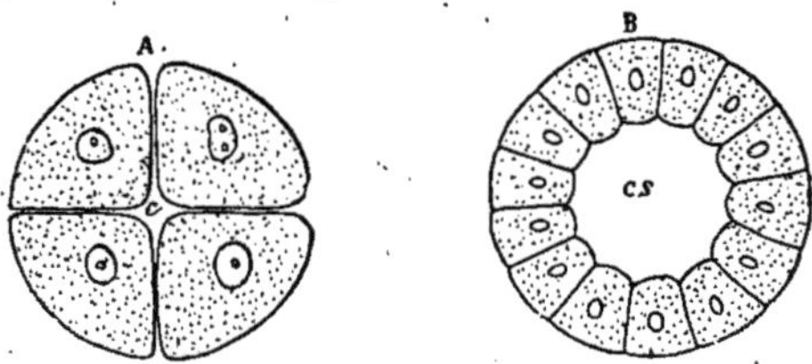

Fig. 7. — Segmentation de l'œuf.

Dès que l'ovule est divisé en quatre segments, ces segments limitent déjà entre eux, par leur léger écartement, un espace dit cavité de segmentation *(c*, fig. 7, A). A mesure que la segmentation se poursuit, cette cavité augmente de plus en plus (CS, fig. 7,

B), et finalement l'œuf segmenté forme une sphère creuse (fig. 8, C)
dont la paroi est constituée par une simple couche de cellules comparable à un *épithélium*. La large cavité circonscrite par cette
couche de cellules mérite toujours le nom de *cavité de segmentation*
(CS). Il se produit alors des transformations assez différentes selon
les animaux (invertébrés, poissons, oiseaux, mammifères [1]), mais
qui peuvent cependant être ramenées au type suivant, c'est-à-dire

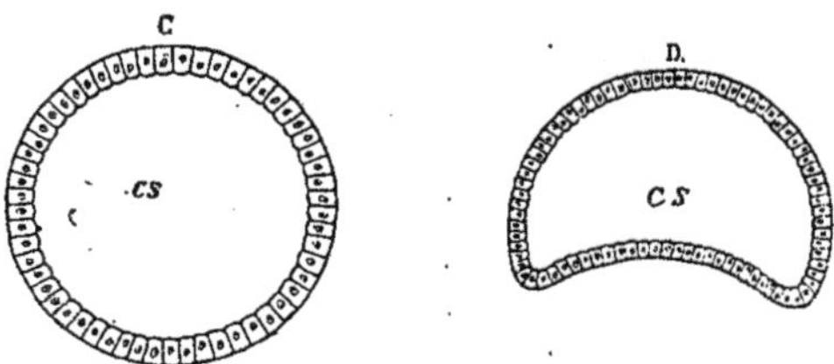

FIG. 8. — Cavité de segmentation.

à la formation d'une *gastrula* (théorie de la gastrula de Hœckel) :
L'un des hémisphères de la sphère creuse s'aplatit, puis s'invagine
graduellement dans l'intérieur de l'autre hémisphère (fig. 8, D, et
fig. 9, E) : il se produit ainsi une nouvelle cavité, dite cavité
d'invagination (CI, fig. 9) ou cavité de la *gastrula* (de γαστήρ,
estomac, tube digestif, puisque cette cavité correspond à la future
cavité intestinale). La cavité de segmentation (CS, fig. 8, D) est
ainsi réduite à une fente (fig. 9, E) séparant deux feuillets cel-

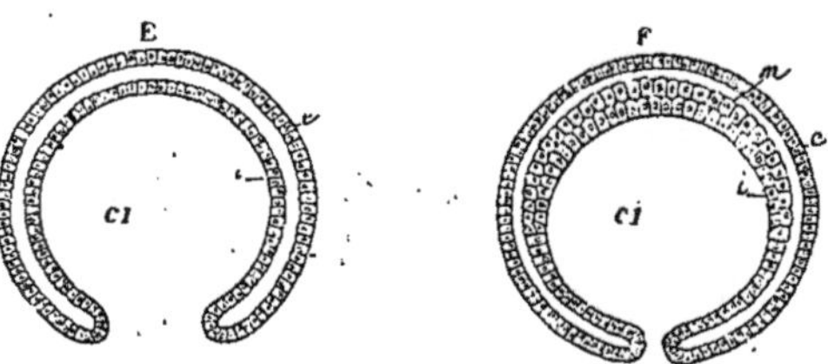

FIG. 9. — Cavité de la gastrula.

lulaires : l'un de ces feuillets, placé vers l'extérieur, est dit *feuillet
externe (e,* fig. 9, E), l'autre feuillet *feuillet interne (i).* Bientôt
le feuillet interne, par division de ses cellules, se divise en deux
couches, dont l'une est le *feuillet interne* proprement dit (*i,* fig. 9,

---

[1] Voy. Mathias-Duval, *De la formation du blastoderme dans l'œuf
d'oiseau (Annales des sciences naturelles : zoologie,* 1884, t. XVIII, n° 1,
2 et 3), et *Atlas d'embryologie,* Paris, 1889.

F), l'autre le feuillet moyen *(m)* ou *mésoderme*. — Telle est l'origine de la *vésicule blastodermique* et de ses trois feuillets.

Le *feuillet externe*, nommé *feuillet corné*, *ectoderme*, reste à l'état cellulaire ; c'est lui qui formera notre *épiderme*, notre *écorce externe* et les différents organes qui en dérivent (éléments spéciaux des organes des sens ; *cellules nerveuses* des organes nerveux centraux ; voy. *Embryologie*).

Le *feuillet interne* ou *entoderme* donnera, grâce à l'enveloppement qui détermine la cavité interne de l'embryon, l'*écorce interne* de celui-ci, l'*épithélium de son futur canal intestinal*, et par suite des nombreuses annexes de ce canal, les cellules du plus grand nombre des glandes, du poumon lui-même.

Quant aux cellules du *feuillet moyen* ou *intermédiaire* ou *mésoderme*, elles subissent des transformations bien plus compliquées : les unes se transforment, par le mécanisme déjà indiqué à propos des cellules en général, en fibres, fibres musculaires, fibres élastiques, connectives et toutes les formes du tissu connectif ; d'autres restent à l'état de cellules, mais en changeant de forme, et alors les unes se mêlent aux éléments fibreux du tissu connectif *(cellules embryonnaires* ou *mésodermiques*, cellules du tissu conjonctif, du cartilage, des os, des tendons), les autres nagent dans un liquide *(globules sanguins) ;* une partie enfin donne naissance aux *épithéliums* dits d'*origine mésodermiques* (épithéliums des séreuses, épithélium des appareils génitaux mâles et femelles, épithélium de l'appareil urinaire ; voir *Embryologie*).

Nous voyons, en résumé, que les cellules primitivement semblables des trois couches du blastoderme, en se différenciant chez le fœtus et finalement chez le sujet développé, ont donné lieu aux cellules de l'*écorce externe* ou *épiderme*, aux *cellules des écorces interne* ou *épithéliales*, aux *cellules embryonnaires*, aux *globules sanguins*, aux *cellules nerveuses*.

Les éléments de l'*écorce externe*, ceux de l'*écorce* ou *épithélium interne*, et une partie des cellules mésodermiques peuvent être réunis, vu leurs analogies, sous le nom de *cellules épithéliales* [1], puisqu'ils tapissent également des surfaces ; nous n'avons donc, en somme, que quatre espèces principales de cellules types à étudier : la *cellule épithéliale*, la *cellule nerveuse*, le *globule sanguin*, et la *cellule des tissus conjonctifs*.

---

[1] En effet, le mot *épithélium* a été primitivement employé pour désigner l'épiderme du mamelon, puis a été étendu à la désignation de l'épiderme des muqueuses pour lesquelles on tend à l'employer exclusivement. On trouve dans Astruc : « La peau fine et délicate qui recouvre le mamelon et qu'on apppelle *épithélion* (ἐπὶ, sur ; θηλή mamelon). »

1° Les *cellules épithéliales*, étendues sur des membranes fibreuses destinées seulement à les soutenir, forment la partie vraiment vivante de ces membranes : aussi, selon l'activité de leurs fonctions, présentent-elles diverses formes :

Si dans une région ces cellules n'ont pas de fonctions vitales très actives, elles ne sont qu'en petit nombre, et pour recouvrir, malgré cela, complètement la surface qui leur est destinée, elles s'aplatissent, forment une espèce de carrelage ou paviment, et l'on a ainsi l'*épithélium pavimenteux* (fig. 10, A).

Si, au contraire, comme en général sur les muqueuses très importantes, leurs fonctions vitales sont

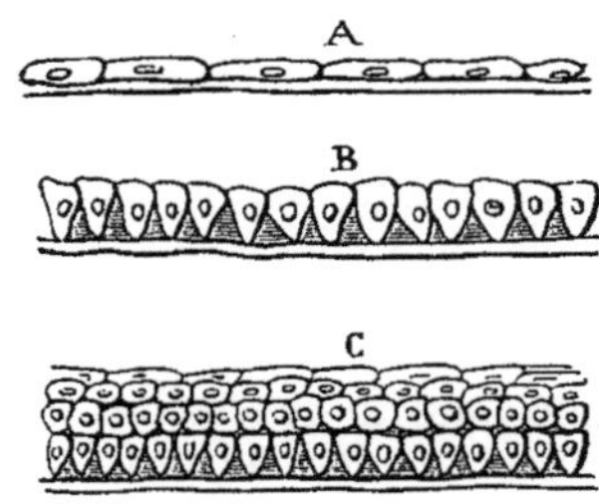

FIG. 10. — Diverses formes d'épithélium *.

très actives, ces cellules se multiplient, s'accumulent en grand nombre sur un même espace, et, pour se faire mutuellement place, elles se compriment latéralement et de rondes deviennent cylindriques; on a alors l'*épithélium cylindrique* (fig. 10, B).

Enfin, si une simple couche est insuffisante, les cellules se superposent, et l'on a l'*épithélium stratifié* (fig. 10, C.).

De plus, pour présenter des surfaces plus étendues sans occuper trop d'espace, ces épithéliums se plissent sur eux-mêmes, et, selon que le plissement se fait vers la surface libre ou vers la profondeur, on a des *papilles* ou des *glandes ;* nous insisterons particulièrement sur la formation de ces organes à propos des épithéliums de la muqueuse buccale.

Mais ce qui est peut-être plus important encore que leurs formes, ce sont les fonctions de ces épithéliums: ici encore nous trouvons *trois modes* différents :

Certaines cellules épithéliales agissent comme barrière, s'opposent exactement aux phénomènes de passage : elles sont imperméables. Nous aurons à étudier ce fait avec l'épithélium de la vessie, par exemple.

D'autres, au contraire, absorbent activement les substances (gaz ou liquide) avec lesquelles elles sont en contact, pour les transmettre aux parties situées plus profondément, au sang, par exemple. Ce sont des *cellules d'absorption.*

Enfin des cellules d'une troisième catégorie attirent à elles certaines substances contenues dans les tissus ou liquides voisins et

---

* A, Epithélium pavimenteux; B, épithélium cylindrique; C, épithélium stratifié.

en débarrassent l'organisme soit en se détachant elles-mêmes, soit
en expulsant le produit qu'elles ont élaboré : tel est le mécanisme
d'un grand nombre de *sécrétions*, et ces cellules sont des *cellules
de sécrétion*. Ces cellules de sécrétion sont caractérisées, plus que
toutes les autres, par une existence très éphémère ; ce sont elles
qui forment la plupart des glandes : la glande mammaire, par
exemple, n'est autre chose qu'une membrane canaliculée, couverte
de cellules qui jouissent à certaines époques d'une vie excessivement
active ; alors elles se multiplient très rapidement et se désagrègent
presque aussitôt ; l'ensemble de leurs débris constitue le lait.

2° Les *cellules nerveuses*, quoique provenant, comme le montre
l'embryologie, du feuillet externe du blastoderme, ne sont pas
établies sur des surfaces sous forme de membranes : elles sont
cachées dans la profondeur, constituant l'élément essentiel de ce
qu'on nomme la *substance grise nerveuse*. Ces cellules présentent
des phénomènes de vie très active ; nous traiterons bientôt de
leurs fonctions. Rappelons ici qu'on peut les considérer comme en
continuité avec les tubes nerveux qui les mettent en rapport avec
les surfaces sensibles ou les organes contractiles.

3° Les *globules sanguins*, que nous avons précédemment (p. 3)
choisis comme exemple des études de physiologie générale, sont, en
effet, ceux dont les propriétés sont le mieux connues, et pour lesquels on a le mieux démontré que ces propriétés sont d'ordre purement physico-chimique (V. plus loin : *Respiration*, combinaison
de l'oxygène avec l'hémoglobine) ; ces globules sanguins forment
dans le sang, et, par suite, dans le corps, une masse considérable,
presque 1/12 de notre masse totale. Loin d'être comme les précédents placés dans un coin de l'économie, ils sont entraînés par un courant perpétuel ; leur forme discoïde se prête à ces transports. Pendant
cette existence nomade, le globule sanguin est encore cacactérisé
par des phénomènes de répulsion, d'attraction, de changements de
forme et de composition, se chargeant en certains points de principes chimiques qu'il est destiné à aller déposer ailleurs (oxygène).

4° Les *cellules des tissus conjonctifs, cellules mésodermiques*
qu'on a souvent nommées *cellules embryonnaires* [1] parce qu'en
général elles restent chez le sujet achevé ce qu'elles étaient chez
l'embryon, sont disséminées au milieu des tissus, où elles continuent
à servir à leur production (cellules du périoste formant continuellement l'os), ou à la réparation des brèches qui peuvent accidentellement entamer ces tissus (bourgeons charnus et cicatrices) : de là

---

[1] *Corps fibro-plastiques* de Ch. Robin ; *cellules plasmatiques* de Virchow ;
cellules plates du tissu conjonctif de Ranvier, etc.

aussi leur nòm de *cellules plasmatiques*. Quelques-unes de ces cellules subissent une sorte de déchéance, en accumulant la graisse dans leur intérieur et donnant ainsi lieu au tissu adipeux : à cet état, elles ne sont plus guère susceptibles de subir des transformations. Mais la plupart, quoique changeant de forme (cellule plasmatique étoilée, fig. 11), conservent à l'état latent toutes leurs propriétés vitales, prétes à se réveiller sous une excitation suffisante: c'est ainsi qu'elles peuvent donner lieu à des produits relativement nouveaux, la plupart pathologiques, tel que le cancer, les diverses tumeurs et en général les globules purulents des abcès.

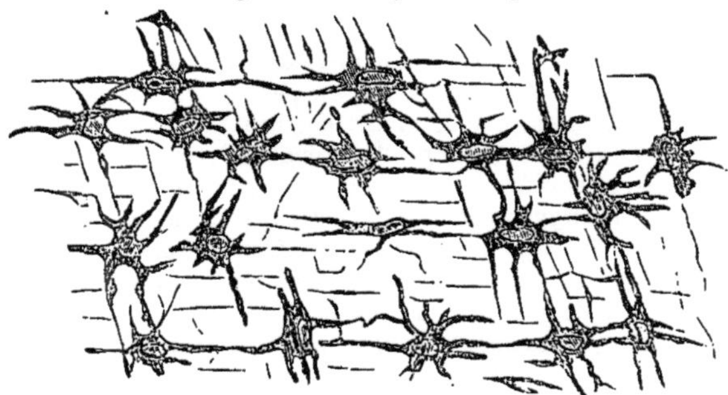

Fig. 11. — Cellules du tissu conjonctif *.

Maintenant que nous connaissons les *diverses espèces de cellules* qui, *pour le physiologiste*, constituent par leur association l'organisme achevé, nous pouvons essayer de nous représenter d'une façon schématique le groupement et les fonctions de ces catégories de cellules.

Nous pouvons nous représenter l'organisme comme une masse homogène, plutôt liquide que solide, à la surface de laquelle est une couche de cellules épithéliales (AAA, fig. 12), dont les unes absorbent, les autres excrètent, les autres enfin sont *imperméables* dans un sens comme dans l'autre, neutres en un mot. Dans l'intérieur, vers le milieu, loin de la surface (fig. 12, B), se trouve un groupe de cellules relativement permanentes, les cellules nerveuses, qui, par leurs prolongements, sont en communication avec les cellules périphériques de manière à être excitées par les unes et à réagir sur les autres (actes réflexes). Enfin les globules sanguins voyagent de la périphérie au centre et *vice versa* (fig. 12, CC), et ce courant circulaire amène vers le centre les éléments nutritifs

---

* *Coupe de la cornée parallèle à la surface.* Corpuscules étoilés, aplatis, avec leurs prolongements anastomotiques (d'après His).

absorbés par certaines cellules de la surface, et entraîne les déchets des cellules centrales vers des cellules de la surface, qui ont pour but de les rejeter (sécrétions toutes plus ou moins excrémentitielles); le globule sanguin et sa circulation effectuent ainsi un commerce d'échanges, qui chez les animaux inférieurs se fait par simple imbibition.

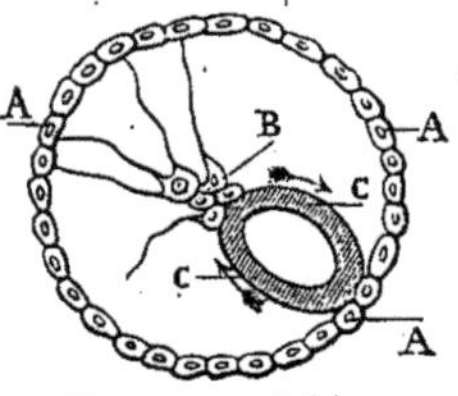

Fig. 12. — Schéma de l'organisme *.

Telle est la forme la plus simple à laquelle peut se ramener l'organisme le plus compliqué. Dans cet organisme, tous les éléments anatomiques peuvent être considérés comme autant de petits êtres qui, tout en formant une sorte de *colonie*, vivraient indépendamment les uns des autres. En effet, on peut isoler des parties de cette colonie, sans qu'elles cessent de vivre; on peut les transplanter, comme l'ont montré les expériences de greffe animale (P. Bert [1]). Rappelons seulement l'expérience suivante : Paul Bert coupe, sur un petit rat tout jeune, la queue sur une longueur de 2 centimètres; il la laisse plusieurs heures (parfois même plusieurs jours, par une température basse) dans un flacon; puis il introduit sous la peau du même rat, ou de tout autre animal de même espèce, ce segment de queue préalablement dépouillé de sa peau. Dans cette nouvelle condition, le segment continue à vivre, et grandit, si bien que, six mois après, on le retrouve mesurant 5 centimètres au lieu de 2. Avec un bout de la patte, on obtient le même résultat. Chaque partie du corps, chaque élément anatomique vit donc d'une vie personnelle, mais, dans cette sorte de colonie qui constitue l'organisme, tous ces phénomènes d'activité cellulaire sont intimement liés les uns aux autres et liés à des phénomènes chimiques et physiques qu'il faut étudier en même temps : ainsi le globule sanguin semble être au service de la cellule nerveuse, en établissant, au point de vue nutritif, la communication entre cette cellule profonde et celles des surfaces; mais sa circulation exige l'intervention de la cellule nerveuse, laquelle excite la fibre musculaire et donne ainsi lieu à des phénomènes mécaniques d'hydrostatique, etc.

Ainsi, dans l'organisme, les cellules vivent ensemble, quoique nous ayons vu qu'elles peuvent mourir séparément. Elles vivent ensemble, surtout grâce au système nerveux et à l'appareil de la circulation, de sorte qu'on

---

[1] Paul Bert, professeur de physiologie à la Sorbonne (1833-1886). Elève de Claude Bernard, il a abordé comme lui l'étude expérimentale de la plupart des questions de physiologie, et s'est rendu célèbre spécialement par ses études sur les propriétés des nerfs, sur la respiration, sur l'influence des changements de pression atmosphérique, sur les greffes animales, etc. Homme politique en même temps que physiologiste, il a péri étant résident général de la République française au Tonkin.

* AAA, globules de la surface, de l'écorce, épithélium. — B, globules centraux nerveux avec leurs prolongements venant de la surface ou s'y rendant. — CC, le cercle de la circulation, qui va de la périphérie au centre et revient du centre à la périphérie.

peut dire qu'une cellule retentit sur toutes les autres et que toutes les autres retentissent sur elle.

On voit donc que l'ensemble des phénomènes de l'économie animale constitue une chaîne vivante qu'il faut artificiellement briser pour la commodité de l'étude. Le phénomène le plus frappant est la pérégrination du globule sanguin : c'est peut-être par lui qu'il serait le plus naturel d'aborder le problème ; mais nous préférons commencer :

1° Par la *cellule nerveuse*, parce qu'elle nous amènera naturellement à étudier :

2° Les formes dérivées *(muscles)* avec lesquelles elle est en communication, et, par suite, les *mouvements* et les autres phénomènes mécaniques et physiques de l'organisme, ainsi que les tissus qui en sont le siège.

3° Nous passerons alors au *globule sanguin* et à sa *circulation*.

4° Alors seulement nous pourrons aborder, forts de toutes ces connaissances, l'*étude des écorces internes, et externes*, auxquelles nous rattacherons les *organes des sens* ; et enfin nous terminerons par une écorce interne particulière, l'épithélium des *organes génitaux*, dont une dépendance, l'épithélium de l'ovaire, nous ramènera à notre point de départ, l'ovule.

Nous devons cependant rappeler, qu'au point de vue des manifestations d'ensemble auxquelles donne lieu la vie de l'organisme, on peut diviser ses fonctions, selon le tableau classique de tous les traités de physiologie, en deux grandes classes : 1° Les fonctions relatives à la conservation de l'espèce, ou *fonctions de génération ;* 2° les fonctions relatives à la conservation de l'individu, et comprenant les *fonctions de nutrition* et les *fonctions de relation ;* les fonctions de nutrition comprennent la *digestion*, la *circulation*, la *respiration*, et les *sécrétions ;* les fonctions de relation comprennent enfin l'*innervation*, la *contraction musculaire*, et les *fonctions des organes des sens*. Nous ne suivrons pas cette division, qui s'éloigne trop de la nature intime des choses.

RÉSUMÉ. — La physiologie est l'étude des phénomènes que présentent les êtres vivants ; partout où l'analyse de ces phénomènes a été poussée assez loin, on les voit se réduire à des actes physico-chimiques. On peut donc dire, avec de Blainville[1], que la physiologie est l'art de rapporter les phénomènes vitaux aux lois générales de la matière. Ces phénomènes doivent être étudiés dans les éléments anatomiques, dont la cellule est la forme la plus simple et le point de départ. Les éléments anatomiques vivent d'une vie indépendante, et c'est la réunion harmonique, le concours de toutes ces vies individuelles qui constitue la vie de l'organisme entier. La classification générale des cellules à propriétés bien caractérisées nous donne l'aperçu le plus général sur les fonctions de l'organisme, et nous permet d'établir l'ordre dans lequel doivent être étudiées ces fonctions.

---

[1] Blainville, naturaliste français (1777-1850), rival et successeur de Cuvier ; il fut surtout remarquable par ses vues élevées, s'inspirant de Bichat, et de l'anatomie générale.

DEUXIÈME PARTIE

DU SYSTÈME NERVEUX

I. ÉLÉMENTS ANATOMIQUES ET PHYSIOLOGIE GÉNÉRALE
DU SYSTÈME NERVEUX

1° Éléments anatomiques. — La cellule nerveuse est en général de petites dimensions (1 à 8 centièmes de millimètre); mais dans certaines régions (cornes antérieures de la moelle, cellules dites motrices), cet élément atteint des proportions relativement considérables, au point d'être presque aperçu à l'œil nu (moelle épinière du bœuf). Ces cellules ne présentent pas d'enveloppe; elles ont un noyau sphérique et un nucléole très apparent. Les cellules nerveuses étant destinées à établir des connexions fonctionnelles, à recevoir des impressions et à être l'origine de mouvements (voy. ci-après : actes réflexes) sont munies de prolongements, et, selon qu'elles en possèdent un plus ou moins grand nombre, on distingue les cellules *multipolaires, bipolaires* et *unipolaires*. — Le type de la cellule multipolaire est représenté par la cellule nerveuse des cornes antérieures de la moelle (fig. 13, en A), qui présente des prolongements de divers ordres; les uns, dits *prolongements de protoplasma,* se ramifient dichotomiquement et donnent ainsi naissance à un réseau fibrillaire *(réseau nerveux de Gerlach* [1]*)*; tandis qu'un autre prolongement, toujours unique pour ces cellules, reste indivis, et va se continuer avec le cylindre axe d'une fibre nerveuse ; on l'a nommé *prolongement cylindre-axe* en raison de ses connexions, ou encore *prolongement de Deiters* [2], du nom de l'anatomiste qui en

[1] Gerlach, anatomiste allemand, professeur à Erlangen (Bavière).

[2] Deiters, anatomiste allemand (1834-1863), mort à vingt-neuf ans, alors qu'il était déjà célèbre par ses recherches, restées inachevées, sur l'histologie du système nerveux.

a démontré la signification. — Le type de la cellule bipolaire est représenté par la cellule nerveuse des ganglions rachidiens des poissons (B, fig. 13), et se présente comme une cellule interposée sur le trajet d'une fibre nerveuse, c'est-à-dire possède deux prolongements opposés qui se continuent chacun avec le cylindre-axe d'une fibre nerveuse. — Enfin la cellule unipolaire se trouve dans les ganglions rachidiens des mammifères, mais les recherches de Ranvier ont montré que cette cellule est en réalité bipolaire, son prolongement unique étant en réalité constitué par deux prolongements accolés, qui se séparent bientôt, pour se comporter

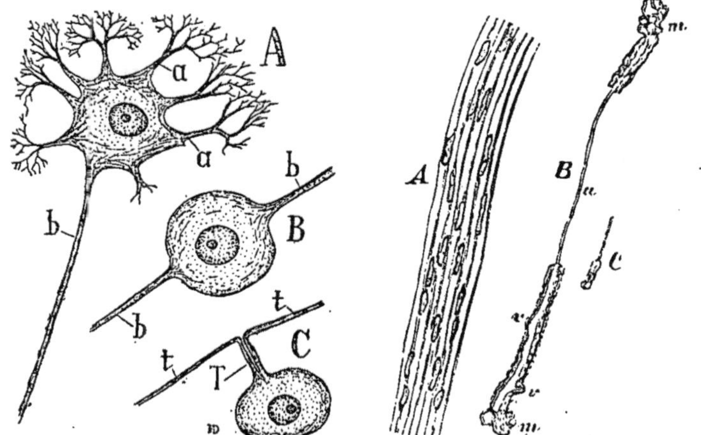

Fig. 13. Cellules nerveuses *.   Fig. 14. Fibres nerveuses grises et blanches **.

comme les deux prolongements du type précédent, c'est-à-dire se continuer chacun avec le cylindre-axe d'une fibre nerveuse (fig. 13 en C); on a donné à cette disposition le nom de fibres ou prolongements en T. — Ajoutons qu'il n'y a pas, qu'on ne conçoit même pas, au point de vue physiologique, l'existence de cellules *nerveuses apolaires*, c'est-à-dire sans prolongements, sans connexions.

* A, Cellule multipolaire avec ses prolongements de protoplasma et le réseau nerveux *(a)* qui en résulte, et son prolongement cylindre-axe *(b)*; — B, cellule bipolaire, avec ses deux prolongements *(b, b)*; — C, cellule en apparence unipolaire, avec son prolongement en T, c'est-à-dire formé de deux prolongements accolés (T), qui se séparent bientôt et vont dans deux directions opposées *(t, t)*.

** A, Fascicule gris, gélatineux, provenant d'un mésentère et traité par l'acide acétique; — B, fibre primitive large, blanche, provenant du nerf crural; — *a*, cylindre-axe mis à nu; *vv*, fibre avec sa gaine médullaire, devenue variqueuse et sortant en gouttelettes en *mm*; — C, fibre primitive fine et blanche provenant du cerveau. — Grossis., 300 diam. (Virchow, *Pathologie cellulaire)*.

Les *fibres nerveuses* (ou *tubes* nerveux, fig. 14), minces et allongées, se composent d'une *enveloppe mince (vv, gaine de Schwann)*, renfermant une *substance médullaire (myéline m,m)*, qui se décompose facilement en gouttelettes graisseuses, et au milieu de celle-ci un cordon axile mince *(a)*, le *cylindre-axe*. Quelques fibres nerveuses peuvent être réduites au cylindre-axe et à la gaine de Schwann avec peu ou pas de substance médullaire (fibres fines).

De plus, ces fibres ne sont pas complètes sur toute l'étendue de leur trajet : certaines de leurs parties constituantes peuvent manquer vers leurs extrémités centrales ou périphériques. Ainsi, lorsqu'un tube nerveux moteur arrive près de la plaque motrice terminale, la myéline disparaît et la fibre nerveuse se trouve réduite à la gaine de Schwann renfermant le cylindre-axe. Dans la substance blanche des centres nerveux (cordons blancs de la moelle, par exemple), c'est la gaine de Schwann qui disparaît, c'est-à-dire que les fibres obtenues par la dissociation de ces parties se présentent comme des cylindres-axes auxquels sont attachées des gouttelettes et des traînées moniliformes de myéline (myéline devenue variqueuse), sans membrane enveloppante. Enfin, dans la substance grise centrale, les cylindres-axes paraissent être tout à fait nus, c'est-à-dire constituer seuls la fibre nerveuse.

Nous voyons donc, en somme, que la partie la plus essentielle de cette fibre est le *cylindre-axe*, puisque seul il existe toujours dans toute la longueur de la fibre, et que seul il représente les origines centrales (connexions avec la cellule nerveuse) de la fibre. C'est donc en lui que se produisent les phénomènes de conduction, de propagation d'irritation, que nous étudierons bientôt comme constituant essentiellement le mode de fonctionnement des nerfs. La membrane de Schwann et la myéline ne seraient, par suite, que des appareils de protection et d'isolement pour le cylindre-axe.

Les travaux récents sur la structure des tubes nerveux montrent bien leur origine cellulaire, ainsi que nous l'avons indiqué précédemment d'une manière générale. En effet, il résulte des recherches de Ranvier que les tubes nerveux sont formés de *cellules soudées bout à bout*. La membrane de Schwann ne forme pas un manchon cylindrique continu, comme on le croyait jusque dans ces derniers temps; elle présente à des distances régulières des *étranglements* en forme d'anneaux. Ces étranglements, placés à des distances qui varient suivant les dimensions des tubes, limitent des segments dits *segments interannulaires*. Chacun de ces segments paraît représenter une cellule, et, en effet, au centre de chacun de ces segments, et sur la face interne de la membrane de Schwann, il existe un noyau plat, ovalaire (fig. 15, et *b* en *b'*) noyé dans une *lame de proto-*

plasma qui double la *membrane de Schwann*. Plus en dedans, se trouve la *myéline*, qui, au point de vue de la morphologie générale, a dans le segment interannulaire la même signification que la graisse dans une cellule adipeuse. Ces segments interannulaires sont plus courts chez les sujets jeunes que chez l'adulte; leur accroissement est progressif, comme la taille elle-même. Quant au cylindre-axe, qui parcourt sans interruption toute la série de ces segments, sa signification est toute spéciale : les recherches les plus récentes, notamment celles qui ont trait à la régénération des nerfs sectionnés, démontrent (Ranvier) que le cylindre-axe est un prolongement d'une cellule nerveuse qui se loge ainsi successivement dans une série de manchons représentés par la cellule du segment interannulaire. Le cylindre-axe, quelle que soit sa longueur, et en quelque point de son trajet qu'on le considère, serait donc toujours une émanation directe d'une cellule nerveuse centrale, c'est-à-dire qu'il appartient à la substance de cette cellule, et non à celle des éléments du segment interannulaire. Le cylindre-axe, prolongement de cellule nerveuse, est donc une formation qui végète du centre à la périphérie, de la cellule nerveuse vers les organes terminaux. Les faits nombreux que Ranvier a constatés à cet égard l'ont amené à formuler la théorie dite de la *croissance des fibres nerveuses* (cylindre-axe) par bourgeonnement. Récemment Van Lair (de Liège) a fait d'ingénieuses

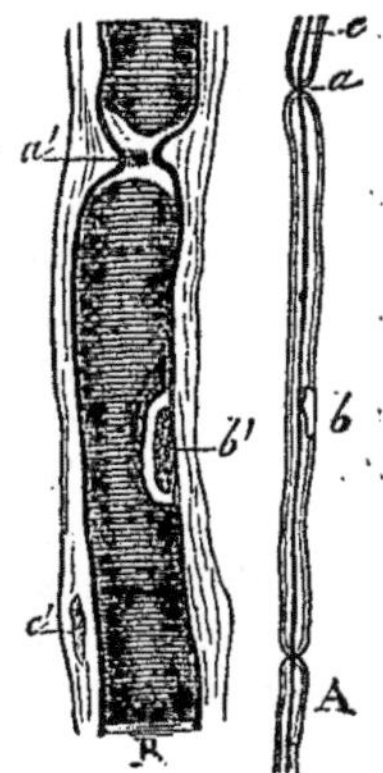

Fig. 15. — Tubes nerveux d'après les recherches de Ranvier[*].

expériences qui viennent confirmer cette théorie. Ayant enlevé par résection un segment de nerf chez l'animal vivant, et l'ayant remplacé par un cylindre d'os décalcifié d'égale longueur, il a vu, lorsque la régénération nerveuse s'est produite, des fibres nerveuses nouvelles (cylindre-axe) engagées dans les canaux de Havers de l'os transplanté, pour atteindre le bout périphérique du nerf réséqué. *utilisé en chirurgie (Drain de Neuber)*

Une autre forme de tubes nerveux se trouve dans les rameaux du grand sympathique ; ces fibres plates, pâles, amorphes ou à peine fibrillaires, et munies de noyaux très apparents (fig. 14, A : fascicule gris, gélatineux), sont les *fibres de Remak* [1], que quelques histologistes avaient considérées comme appartenant au tissu conjonctif; mais l'histoire du développement de la fibre nerveuse,

---

[1] Remak, anatomiste allemand (1815-1868); a découvert un grand nombre d'éléments anatomiques.

[*] A, Tube nerveux vu à un faible grossissement; — *a*, étranglement ; — *b*, noyau du segment interannulaire; — *c*, cylindre-axe. — B, l'étranglement et une portion du segment interannulaire vus à un fort grossissement. (Préparation par l'acide osmique.) *a'*, étranglement; *b'*, noyau du segment interannulaire; — *c'*, noyau externe de la gaine (gaine de Henle).

l'étude des éléments nerveux pâles des animaux inférieurs, tout indique la nature nerveuse de ces fibres. Ajoutons que dans certains petits troncs isolés du système nerveux grand sympathique la quantité de ces fibres pâles est tellement grande et le nombre des tubes à substance médullaire tellement faible, que l'on est obligé (surtout pour les nerfs spléniques) de considérer les fibres de Remak comme de véritables fibres nerveuses. En outre, ces fibres se divisent et s'anastomosent entre elles, ce que ne font jamais les fibres conjonctives intra-fasciculaires des nerfs. De plus Ranvier, dans ses études sur le sympathique, a montré qu'au voisinage des ganglions il y a de nombreuses fibres à myéline dont on peut suivre la transformation en fibres de Remak.

Pour constituer les nerfs visibles à l'œil nu, des fibres nerveuses microscopiques se groupent en s'entourant de tissu conjonctif : d'abord les tubes et faisceaux primitifs sont enveloppés dans une gaine tubuleuse de substance homogène en apparence *(périnèvre* de Robin), mais que Ranvier a démontrée formée de nombreuses lamelles disposées en fines couches concentriques *(gaine lamelleuse* de Ranvier). Les faisceaux secondaires ainsi formés sont alors entourés par une gaine formée véritablement de tissu *conjonctif* (ou *lamineux)* lâche, dans lequel rampent les capillaires nourriciers des nerfs : c'est le *névrilème*. Enfin le tronc nerveux total est compris dans une *enveloppe générale* de tissu conjonctif, dont le névrilème n'est qu'une dépendance. Sappey a montré que ces enveloppes névrilématiques reçoivent des filets nerveux qui sont aux nerfs ce que les *vasa vasorum* sont aux vaisseaux, d'où le nom de *nervi nervorum* sous lequel il les a désignées. (On nomme *vasa vasorum* les petits vaisseaux qui se ramifient dans les parois des gros vaisseaux et servent à leur nutrition.)

Quand on poursuit ces prolongements des cellules nerveuses ou tubes nerveux vers leurs extrémités périphériques, on les voit quelquefois se terminer par des extrémités libres (au milieu des cellules de certains épithéliums, de celui de la cornée, par exemple), mais le plus souvent arriver dans des muscles *(plaques motrices)*, ou bien dans des organes appelés *corpuscules tactiles* et qu'on trouve spécialement dans la peau. On voit donc qu'en général les fibres nerveuses ne sont que des commissures, des ponts jetés d'une cellule nerveuse à un élément d'une autre espèce ou simplement à une autre cellule nerveuse.

Ces fibres nerveuses paraissent ne faire qu'un tout physiologique avec la cellule nerveuse qui leur donne naissance : toute excitation portée sur la fibre retentit sur la cellule et *vice versa ;* la fibre séparée de sa cellule subit une dégénérescence complète.

2° Nutrition du système nerveux. — Ce tout physiologique (cellule et ses prolongements) vit et se nourrit ; les centres nerveux, composés essentiellement de cellules, ont besoin d'une quantité considérable de matériaux et rendent aux milieux ambiants (par l'intermédiaire du sang) une grande quantité de déchets. Nous verrons bientôt, à propos du muscle, que les matériaux consommés par cet élément physiologique pendant son fonctionnement sont surtout des hydrocarbures (sucre et graisses), et fort peu d'albuminoïdes. Au contraire, l'élément nerveux paraît surtout exiger des matériaux albuminoïdes, et plus le travail nerveux est intense, plus les déchets de la combustion des albuminoïdes (surtout l'urée) sont abondants dans les excrétions, dans l'urine et dans les produits du foie. Il résulte, en effet, des recherches de Byasson (1868) que la quantité d'urée excrétée par l'homme varie selon que l'activité cérébrale est nulle, d'intensité moyenne, ou portée au plus haut degré ; représentée par 20 dans le premier cas, elle monterait à 22 dans le second et à 23 dans le troisième. D'après Flint (de New-York), le produit excrémentitiel formé par la désassimilation du cerveau et des nerfs serait plus spécialement représenté par la cholestérine, séparée du sang par le foie et déversée dans l'intestin avec la bile.

Ces actes de nutrition produisent dans les nerfs des dégagements de forces qui se manifestent par des courants électriques. Il y a constamment, à l'état de repos, des courants qui parcourent les nerfs, courants allant de la surface à l'intérieur, et se comportant comme si les nerfs étaient composés de deux éléments emboîtés, la gaine étant positive et le centre négatif. En effet, chaque fois que l'on établit, à l'aide des fils d'un multiplicateur, une communication entre la surface extérieure et la surface de section d'un nerf, on observe un courant allant de la périphérie vers le centre. Ce phénomène électrique, appelé *force électro-motrice du nerf*, disparaît ou s'affaiblit dès que la fibre est soumise à une irritation, dès qu'elle sert de conducteur, en un mot, dès qu'elle fonctionne ; c'est cette disparition du *pouvoir électro-moteur* que l'on nomme *oscillation négative*. (Voir plus loin les quelques indications qui seront données à propos de l'*oscillation négative* observée sur les muscles, les propriétés électro-motrices des muscles et des nerfs étant de même ordre.)

D'autre part, l'expérience directe a montré que le nerf qui fonctionne consomme davantage : il se produit alors un dégagement de chaleur, dont Schiff a démontré l'existence jusque dans les centres nerveux, sous l'influence de la peur, de l'excitation des sens, de toute cause, en un mot, qui produit l'activité cérébrale.

3° Propriétés générales et fonctionnement général des éléments nerveux. — En quoi consiste donc le fonctionnement spécial de l'appareil nerveux, fibre et cellule ? Il consiste essentiellement dans un phénomène nommé *réflexe*. Lorsqu'une excitation est portée au niveau des terminaisons d'un nerf sur une surface (peau ou toute autre surface épithéliale), cette irritation se transmet par une *fibre centripète* à une *cellule nerveuse* centrale, qui la *réfléchit*, par une *fibre centrifuge*, sur une autre organe plus ou moins périphérique, par exemple sur un muscle, dont elle va ainsi provoquer la contraction, ou sur une glande, dont elle amène la sécrétion (fig. 16).

Ainsi les *fibres* ont pour fonction d'amener l'excitation vers la cellule nerveuse, ou de la transporter de celle-ci vers la périphérie : de là les noms de *centripèdes* ou *sensitifs* donnés aux premiers nerfs, de *centrifuges* ou *moteurs* donnés aux seconds.

Cette expression de *nerf sensitif* ou *moteur*, de fibre *centripète* ou *centrifuge*, doit indiquer seulement que tel est le sens dans lequel se manifeste le fonctionnement de la fibre, et cela en raison même de l'organe avec lequel la fibre est en connexion ; mais il ne saurait indiquer une différence essentielle entre les filets centripètes et centrifuges ; car, d'une part, il n'y a pas de différence anatomique essentielle entre les nerfs reconnus sensitifs et les nerfs moteurs, et, d'autre part, il n'y a pas non plus, au point de vue des propriétés générales, des différences essentielles entre les conducteurs centripètes et les conducteurs centrifuges ; les propriétés sont les mêmes dans les uns et dans les autres, la fonction seule diffère, sans doute à cause des connexions périphériques et centrales des uns et des autres. Il est même permis de penser que chaque espèce de fibres conduit aussi bien dans un sens que dans l'autre, et que l'une, par exemple, ne manifeste un rôle centrifuge que parce qu'elle est seule en connexion à la périphérie avec les organes terminaux propres à faire passer l'excitation dans le muscle. C'est cette *conductibilité indifférente* que Vulpian avait voulu démontrer en cherchant à souder un segment de nerf moteur avec un segment de nerf sensitif, et c'est conformément à cette hypothèse qu'au lieu d'assigner aux fibres centripètes une propriété différente dite *sensibilité*, et aux fibres motrices une autre propriété dite *motricité*, cet auteur avait proposé de se contenter de désigner sous un nom général *(neurilité)* la propriété de conduction qui est commune aux deux ordres de fibres. Mais la démonstration de l'hypothèse n'a été réalisée que par P. Bert dans des expériences consistant à greffer l'extrémité libre de la queue d'un rat sous la peau du dos du même animal : la queue est laissée ainsi en anse de la région coccygienne vers la région dorsale, jusqu'à ce que la greffe se soit bien établie en cette dernière région. Alors on coupe la queue vers sa base, et cet appendice ne se trouve plus adhérer à l'animal que par son extrémité greffée sur le dos. Si alors on porte une excitation sur la queue, par exemple en la saisissant entre les mors d'une pince, on constate que l'animal a conscience de cette excitation et éprouve de la douleur. Or, cette excitation est alors transmise par les nerfs sensitifs de la queue, nerfs qui se sont soudés avec les nerfs cutanés dorsaux et qui conduisent vers eux l'excitation portée sur un point de leur trajet. Donc ces nerfs, qui, dans la queue occupant ses rapports normaux, conduisaient les excitations de la pointe vers la base, les conduisent maintenant de la base vers la pointe devenue seule partie adhérente à l'animal, c'est-à-dire que les nerfs sensitifs peuvent conduire indifféremment dans les deux sens ; seulement, pour constater la conduction dans le sens inverse à celui qui produit normalement les sensations, il fallait mettre vers l'extrémité périphérique de ces nerfs un centre perceptif, un cerveau ; c'est ce qu'a réalisé l'expérience en soudant ces nerfs avec ceux du dos, qui sont en rapport avec les centres nerveux. Dans ces premières expériences, P. Bert n'avait interrogé la sensibilité de la queue greffée par sa pointe et sectionnée à sa base qu'après un temps qui permettait de supposer que les nerfs dans lesquels se faisait alors la conduction sensitive étaient, non les anciens nerfs de la queue, mais de nouvelles fibres développées dans la gaine de ces nerfs dégénérés. La nouvelle forme sous laquelle ce même physiologiste a présenté ultérieurement *(Société de Biologie,* décembre 1876) cette expérience, lui a paru la mettre à l'abri d'une objection de ce genre :

Il y a cependant, quand on tient bien compte des phénomènes de dégénérescence et de régénération des nerfs sectionnés, il y a encore à faire bien des objections à la curieuse expérience de P. Bert. Nous n'entrerons pas ici dans ces détails, nous contentant d'avoir donné par cet exposé une idée suffisante d'une question générale qui a fort préoccupé les physiologistes, mais qui, à bien des égards, paraît encore insoluble.

Le rôle de la cellule nerveuse est de favoriser le passage de l'excitation d'une fibre dans une autre : elle représente un *centre de détente ;* mais ce rôle peut être très complexe ; ainsi souvent un premier globule réfléchit l'action, par une fibre commissure, sur un ou plusieurs autres globules qui peuvent la diriger diversement à leur tour, directement sur une fibre centrifuge proprement dite, ou d'abord sur de nouveaux globules nerveux ; l'action nerveuse parcourt alors des *arcs nerveux* plus complexes que celui représenté par la figure 16 ; il y a interposition, dans l'arc nerveux simple, de plusieurs centres ou cellules nerveuses reliées entre elles par des fibres commissurales, d'où ricochets de *réflexes centraux* avant d'arriver au phénomène *réflexe final.* Les éléments cellulaires peuvent même absorber pour ainsi dire l'action et la conserver à l'état latent, pour la réfléchir seulement à un moment donné, sous l'influence de nouvelles excitations. On voit donc que les *centres réflexes* présentent des phénomènes fort complexes, par lesquels ils peuvent devenir les centres de la *diffusion,* de la *coordination* des mouvements, de la *mémoire,* etc. ;

ces centres peuvent enfin être le siège de la *sensation* des excitations périphériques. Ainsi les organes auxquels vient aboutir finalement l'excitation initiale peuvent être aussi bien un organe nerveux qu'un muscle, ou qu'une glande, et l'acte terminal pourra être une *idée* aussi bien qu'une contraction musculaire ou une sécrétion.

En dehors des phénomènes centraux, qu'il est difficile d'analyser, nous voyons que le rôle des nerfs est essentiellement un rôle de conduction. En quoi consiste cette conduction. Quel est le phénomène intime qui la caractérise ? On a longtemps non seulement comparé, mais même identifié ce qui se passe alors dans les nerfs avec un *courant électrique*. La principale objection qu'on peut faire à cette manière de voir est basée sur la différence qu'il y a entre la vitesse de transmission, infiniment rapide pour l'électricité, relativement très lente par ce qu'on appelle l'influx nerveux. En effet, en appliquant une excitation à un nerf, successivement en deux points différemment éloignés de son organe terminal (muscle pour le nerf moteur, cerveau pour le nerf sensitif), et en appréciant la différence de temps après lequel a lieu la réaction (contraction ou sensation), on a reconnu que la vitesse de conduction du nerf est seulement, en moyenne, de 30 mètres par seconde pour les nerfs moteurs, de 60 mètres pour les sensitifs. Bien plus, cette vitesse, bien différente de celle du fluide électrique, varie avec la température du nerf. D'après Helmholtz, dans un nerf de grenouille refroidi à 0°, la vitesse de l'agent nerveux n'est plus que de 1/10 de ce qu'elle était à 15 ou 20°[1]. Cependant les nouvelles recherches de Marey ont

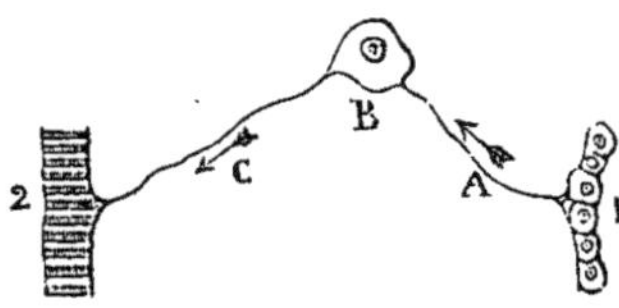

Fig. 16. Schéma d'un réflexe simple [*].

[1] D'après les recherches de Chauveau *(Académie des sciences,* juillet et août 1878), tandis que la vitesse moyenne de propagation des excitations nerveuses est de 21 mètres par seconde sur la grenouille, elle est en moyenne de 65 mètres chez les mammifères (âne, cheval) ; mais elle présente des variétés notables, car elle peut dépasser 75 mètres chez les animaux énergiques et de race, tandis qu'elle descend au-dessous de 40 mètres chez les sujets mous et débiles. — D'autre part, L. Frédéricq et G. Vandevelde *(Acad. des sciences,* juillet 1880) ont constaté que chez le homard la vitesse de conduction du nerf moteur est seulement de 6 mètres par seconde, avec une température de 12°, et de 10 à 12 mètres par une température de 20°, c'est-à-dire que cette vitesse est infiniment moindre chez ce crustacé que chez la grenouille et surtout que chez les mammifères à sang chaud.

[*] 1, Surface (épithélium) ; 2, muscle ; — A, fibre centripète ; — B, cellule nerveuse centrale ; — C, fibre centrifuge. — A, B et C, forment l'*arc nerveux* qui préside au réflexe : *arc diastaltique* de Marshall-Hall ; dans la nomenclature de cet auteur, A représente la *fibre eisodique*; B, le centre excito-moteur, et C, la *fibre exodique*.

porté ce physiologiste à penser que si, en excitant un nerf refroidi, on observe un retard dans l'apparition de la contraction musculaire, ce retard résulte moins d'une diminution dans la vitesse de conduction du nerf, que d'une augmentation dans la durée de ce que Helmholtz a appelé le *temps perdu* ou l'*excitation latente* du muscle. Il faut de plus ajouter que cet argument, emprunté à ces différences de vitesse, perd de sa valeur si on réfléchit qu'il s'agit, dans la comparaison précédente, de la vitesse de propagation de l'électricité dans des fils métalliques et non dans des conducteurs organiques comme les nerfs. Or Beaunis a constaté que la vitesse de propagation de l'électricité dans les conducteurs organiques (nerfs, fils organiques humides, etc.) est assez lente pour permettre l'assimilation des fluides nerveux et électrique. Et d'autre part d'Arsonval a réalisé des conditions expérimentales dans lesquelles l'électricité peut se propager avec une vitesse aussi faible que celle d'un son *(Soc. de Biologie*, 1886).

Nous dirons donc simplement que, dans le nerf qui fonctionne, paraît se faire une sorte de *vibration moléculaire* qui se propage de proche en proche avec une vitesse de 28 à 30 mètres par seconde. Ce mouvement nerveux présente ce caractère de s'accroître au fur et à mesure qu'il se transmet, à mesure qu'il progresse dans le conducteur nerveux ; c'est ce qu'on a exprimé en disant qu'il fait *boule de neige,* qu'il s'accroît comme l'avalanche[1]. Si, en effet, on porte successivement sur deux points d'un nerf moteur une excitation identique, l'excitation du point le plus éloigné du muscle produit une contraction plus forte que celle du point le plus rapproché, et le maximum de contraction correspond au maximum d'éloignement. De même, pour les nerfs sensitifs, Ch. Richet a constaté que l'excitation périphérique produit plus d'effet que l'excitation portée sur le tronc nerveux plus près des centres.

4° **Excitants du système nerveux.** — Les excitants qui peuvent amener le fonctionnement des nerf sont nombreux.

A. Les uns sont chimiques, comme les acides, l'ammoniaque, etc.; nous verrons que ces agents excitent aussi les muscles ; mais pour agir sur les nerfs ils ont besoin d'être plus concentrés que pour agir sur l'élément musculaire. On peut classer ces excitants chimiques en : ceux qui changent la réaction alcaline normale du nerf (acides);

[1] La théorie de l'avalanche (de Pflüger) a été l'objet de nombreuses objections de la part de Rosenthal et de Marey, puis de Vulpian *(Acad. des sc.,* 20 avril 1885). Mais Marey, qui avait d'abord repoussé la théorie de l'avalanche de Pflüger, admet aujourd'hui, d'après ses propres expériences, la réalité de l'accroissement de l'excitation le long du nerf moteur.

ceux qui enlèvent de l'eau au nerf (deshydratants, sels); ceux qui enlèvent des sels (eau).

B. Les autres sont de la nature des phénomènes mécaniques ou physiques, comme un choc, l'électricité, la chaleur. L'électricité excite les nerfs par les changements brusques qu'elle produit dans leur état moléculaire : aussi un courant appliqué sur un nerf n'amène-t-il de réaction que quand il commence ou quand il cesse de passer par celui-ci comme conducteur (à la *fermeture* et à l'*ouverture* du courant) ; pendant toute la durée de son passage, il ne produit aucune action. Il faudra donc, pour exciter les nerfs, leur appliquer de brusques décharges électriques, et c'est pourquoi l'on se sert plus souvent dans ce but d'un courant induit fréquemment interrompu : à chaque interruption a lieu une excitation du nerf.

Dans les conditions physiologiques normales, c'est sur les extrémités dites sensitives des nerfs que les excitants extérieurs portent leur action; aussi les extrémités périphériques des nerfs présentent-elles des dispositions qui les rendent plus aptes à être impressionnées par les agents extérieurs, et qui même les mettent en état d'être excitées plus spécialement par des agents particuliers: telles sont les extrémités du nerf optique pour la lumière, celles du nerf acoustique pour les sons, etc., en un mot, les organes des sens *(corpuscules de Pacini* sur les nerfs collatéraux des doigts et des orteils ; *corpuscules du tact* ou de Meissner à la face tactile des doigts et à la langue, etc.).

Parmi les faits relatifs à l'excitation des nerfs par l'électricité, il en est d'une importance capitale; nous les indiquerons rapidement :

1° Le nerf est plus sensible (plus excitable) à l'électricité que le muscle, (par contre, nous avons vu précédemment que le nerf est moins sensible que le muscle à l'action excitante produite par le contact des acides ou des bases).

2° L'excitation produite par l'électricité se traduit par un changement d'état du nerf; c'est-à-dire que si l'on excite électriquement un nerf qui est en état de repos, on le voit entrer en activité; mais inversement, si l'on excite électriquement un nerf déjà en activité pour une cause quelconque, on le voit revenir à l'état de repos. Le fait est facile à vérifier par de nombreuses expériences dont nous citerons seulement la suivante : on installe une patte galvanoscopique, de manière que son nerf plonge en partie dans une petite cupule pleine d'une dissolution concentrée de chlorure de sodium; sous l'influence de l'excitation produite par le contact de ce sel, le nerf est en activité et provoque dans les muscles une série continue de petites convulsions. Si alors on applique les électrodes sur le nerf, on voit les convulsions des muscles s'arrêter chaque fois que le courant est ouvert ou fermé, c'est-à-dire que chaque excitation électrique, au moment où elle se produit, ramène le nerf à l'état de repos. Ce fait est d'une importance

générale, car dans l'histoire du système nerveux il est plus d'une circonstance où l'on voit qu'une excitation, appliquée à un appareil nerveux en
activité, a pour résultat de le faire rentrer dans l'état du repos.

C'est ainsi que certains nerfs viennent agir sur d'autres appareils nerveux
pour les faire rentrer dans le repos. Ainsi s'explique l'action en apparence
si paradoxale du pneumogastrique sur le cœur : quand on excite le pneumogastrique (en agissant sur le bout périphérique du nerf coupé), le cœur
s'arrête ; ce résultat paraît en contradiction absolue avec ce fait général, à
savoir que l'excitation du bout périphérique d'un nerf musculaire produit
des contractions dans le muscle ; mais il ne faut pas oublier que le muscle
cardiaque contient dans son épaisseur des ganglions nerveux, des petits
centres moteurs à activité autonome et grâce auxquels le cœur continue à
battre même après qu'il a été extrait de la cavité thoracique. Or, l'excitation du pneumo-gastrique interrompt cette action et ramène l'état de repos,
comme dans l'expérience précédente l'excitation électrique réduisait à zéro
l'activité produite par le contact du chlorure de sodium. Un phénomène
semblable se produit dans l'innervation des vaisseaux, et la théorie que
nous venons d'indiquer a été, dans ce cas particulier, consacrée par Cl. Bernard sous le nom de *théorie de l'interférence nerveuse* ; il admet, en effet,
que les éléments contractiles des parois des artérioles sont dans un état
permanent de demi-contraction, de tonus, sous l'influence des nerfs vaso-
constricteurs ; lorsque, par l'excitation d'autres nerfs dits vaso-dilatateurs,
l'artère est paralysée et se laisse dilater par l'afflux sanguin, c'est que
l'action des nerfs vaso-dilatateurs vient agir sur les vaso-constricteurs en
supprimant leur état d'activité. Ici encore une excitation ajoutée à une
autre excitation produit la non-activité, comme, dans les faits d'optique
désignés sous le nom d'*interférence*, des vibrations lumineuses annulent
d'autres vibrations lumineuses auxquelles elles viennent s'ajouter. Tous les
nerfs dont l'excitation produit un arrêt, une paralysie dans les organes où
ils se distribuent sont dit *nerfs d'arrêts* ou *nerfs frénateurs*, en comparant leur action à celle d'un frein ; non seulement il y a des nerfs d'arrêts
à action centrifuge, mais il existe aussi des nerfs centripètes ou sensitifs dont
l'excitation arrête l'état d'activité des centres auxquels ils aboutissent ; ainsi
quand on coupe le nerf laryngé supérieur et qu'on excite son bout central,
on peut arrêter la respiration, c'est-à-dire l'activité des centres respiratoires
du bulbe (où aboutissent les fibres centripètes du pneumogastrique).

Brown-Séquard a montré que le champ des phénomènes *inhibitoires*
ou *d'arrêt* est infiniment plus étendu qu'on n'aurait cru, et que l'étude de
ces phénomènes est d'une importance considérable pour les futurs progrès
de la physiologie et de la médecine. Il considère comme pouvant être produits par inhibition nerveuse divers phénomènes, tels que l'arrêt du cœur,
l'arrêt des mouvements respiratoires, divers arrêts de l'activité cérébrale
(perte de connaissance, aphasie, amaurose, etc., etc.), de l'activité des
cellules nerveuses formant le centre réflexe des sphincters vésical et
anal, etc., etc. Dans sa théorie, ces diverses sortes de cessation d'activité
sont produites par une irritation partant d'un point excité (pathologiquement ou expérimentalement) conduite par des nerfs aux cellules nerveuses.

possédant l'activité qui va disparaître, et agissant sur ces cellules de façon à suspendre, arrêter complètement ou diminuer notablement leur activité propre.

Pour en revenir à l'étude de l'électricité, nous insisterons sur ce point, à savoir que cet agent est en somme l'excitant le plus énergique de l'activité nerveuse : le nerf, sous l'influence de perturbations fonctionnelles plus ou moins connues, peut devenir insensible à l'action de tous les excitants et demeurer sensible à l'électricité seule. C'est ce qu'a observé Ch. Richet chez les malades atteintes d'hémianesthésie hystérique : en traversant avec une épingle la peau de la région anesthésiée, il ne provoquait aucune douleur ; mais, s'il faisait passer l'électricité par deux épingles implantées à courte distance, il provoquait immédiatement une sensation douloureuse très vive.

C. Enfin les organes centraux jouent le rôle d'*excitants physiologiques* dans l'action réflexe, où ils ne font que transmettre l'excitation qu'ils ont reçue, et dans les phénomènes dits de *volonté* (qui ne sont sans doute qu'une forme plus compliquée d'actes réflexes), grâce au pouvoir qu'ont les cellules nerveuses de conserver certaines excitations *(mémoire)* pour ne les laisser se manifester qu'à un moment donné. Peut-être aussi peut-on supposer que les globules centraux, par le simple effet de leur nutrition, et sans excitation venue de l'extérieur, sont capables de dégager des forces qui agissent sur les fibres ; c'est ce qu'on a désigné sous le nom d'*automatisme des centres nerveux* (tonus musculaire ?). Nous examinerons plus loin cette question. Il est en tout cas démontré que l'afflux plus ou moins abondant du sang dans les centres nerveux, que la nature des gaz ou autres principes que contient ce liquide, peuvent devenir des causes d'excitation directe des centres nerveux.

5° **Excitabilité des éléments nerveux.** — L'excitabilité de l'élément nerveux, du nerf en particulier dans les recherches expérimentales, peut varier selon un grand nombre de circonstances. La chaleur l'augmente jusqu'à un certain point (jusqu'à 40 degrés, car au-dessus de 40 degrés le nerf périt, comme du reste tous les éléments anatomiques) ; le froid la diminue. Certains agents médicamenteux, comme la strychnine, ont le pouvoir d'exciter la puissance réflexe des centres nerveux ; d'autres, comme le bromure de potassium, l'affaiblissent. Le curare, par contre, paraît agir spécialement sur la terminaison motrice des nerfs et y arrêter la transmission.

Le curare, dont les Indiens de l'Amérique méridionale empoisonnent leurs flèches, est un extrait de diverses plantes du genre *Strychnos*. Cette substance est devenue, entre les mains de Cl. Bernard, un si précieux moyen d'analyse physiologique que nous devons ici rapporter au moins les faits les plus essentiels relativement à son emploi dans l'étude du système nerveux. Si l'on injecte une solution de curare sous la peau d'une grenouille, on voit bientôt l'animal demeurer immobile et flasque, avec toutes les apparences de la mort; mais on peut constater que son cœur continue à se contracter, et que la circulation se fait régulièrement dans les vaisseaux examinés au microscope. L'animal continue donc à vivre, et cette mort

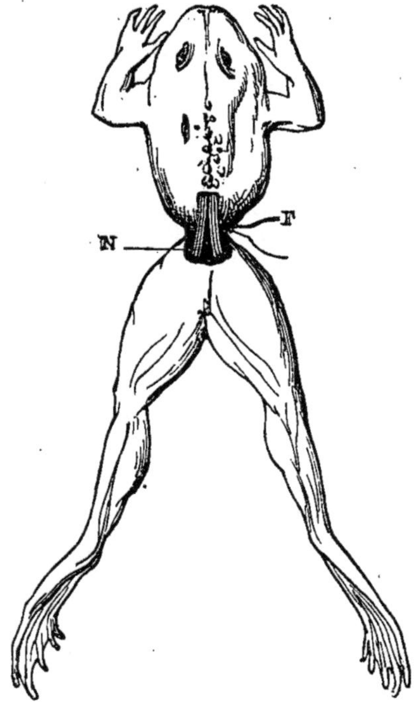

FIG. 17. — Grenouille préparée pour l'étude de l'action des poisons sur les nerfs *

apparente n'est due qu'à la suppression des fonctions de certains éléments anatomiques. Une expérience de Cl. Bernard, devenue aujourd'hui classique, montre qu'il n'y a qu'une seule espèce d'élément anatomique frappé d'inertie, c'est le nerf moteur. Si, en effet, on prépare une grenouille de manière à séparer par une forte ligature le train antérieur du train pos-

* Une ligature F embrasse toutes les parties de l'abdomen, excepté les nerfs lombaires N, de sorte qu'il n'y a plus, entre le train antérieur et le train postérieur, que des communications nerveuses (Cl. Bernard).

térieur (fig. 17), en ne laissant subsister comme trait d'union entre ces deux moitiés que la masse des nerfs lombaires (N, fig. 17), et si l'on injecte une dissolution de curare sous la peau du train antérieur, on observe bientôt que cette moitié antérieure présente toutes les apparences de la mort, tandis que la moitié postérieure peut être le siège de mouvements spontanés, et qu'il s'y produit des contractions musculaires énergiques quand on pince l'extrémité des pattes postérieures; ce premier fait prouve bien que les centres nerveux (moelle épinière), d'où partent les nerfs lombaires, bien que se trouvant dans la partie antérieure empoisonnée, n'ont subi aucune atteinte, c'est-à-dire que le curare est sans action sur les centres nerveux. Mais les nerfs sensitifs eux-mêmes ont été respectés par ce poison; en effet, si l'on pince une patte antérieure du même animal, il n'y a pas de mouvement dans cette patte, mais il s'en produit aussitôt dans les membres postérieurs ; le curare n'avait donc détruit que les fonctions des nerfs moteurs de la partie antérieure, et respecté les nerfs sensitifs correspondants, lesquels sont encore aptes à conduire vers les centres une impression qui s'y réfléchit dans les nerfs moteurs du membre postérieur. Le curare est donc un poison qui supprime uniquement les fonctions des nerfs centrifuges. Il ne les atteint que lorsqu'il est porté aux contact de leur extrémité périphérique: si, en effet, on prend une patte galvanoscopique et que l'on fasse plonger son nerf seul dans un verre de montre rempli d'une dissolution de curare, on observe que ce nerf, sous l'influence des excitations, continue à provoquer les contractions musculaires; il n'a pas été empoisonné, comme il l'aurait été si le curare introduit sous la peau avait été amené, par l'imbibition des tissus et par la circulation, jusqu'au contact des extrémités périphériques des filets nerveux centrifuges, jusqu'au contact des plaques motrices.

L'électricité elle-même agit à la fois comme excitant et comme agent modificateur de l'excitabilité du nerf. En effet, quand un courant est appliqué sur un nerf, l'excitabilité est augmentée au pôle positif; c'est ce phénomène que l'on a désigné plus spécialement sous le nom d'*électrotonus*.

Mais l'excitabilité du nerf est encore liée à sa nutrition, et celle-ci dépend de la conservation des connexions du nerf avec ce qu'on appelle son centre trophique. Nous verrons plus loin *(nerfs rachidiens)* que le centre trophique des nerfs sensitifs est dans le ganglion de leurs racines, que le centre trophique des nerfs moteurs est dans la substance grise de la moelle épinière. Toute section d'un nerf amène, dans la partie qui n'est plus en connexion avec le centre trophique, une perte d'excitabilité qui est complète dès le troisième jour après la section, et qui est en rapport avec des phénomènes particuliers de dégénérescence (destruction du cylindre axe) qui se passent dans le nerf.

Un repos absolu diminue aussi l'excitabilité du nerf, car le fonctionnement est nécessaire au maintien de la vie, de la nutrition ; par contre, les excitations exagérées produisent momentanément l'épuisement du nerf, qui a besoin de se rétablir par le repos. Cet état de *fatigue* se produit plus lentement pour le nerf que pour le muscle, et le processus de réparation (rétablissement de l'irritabilité), se fait aussi plus lentement dans le nerf que dans le muscle.

II. DISPOSITIONS GÉNÉRALES DES CENTRES (MASSES GRISES) ET DES CONDUCTEURS (NERFS ET CORDONS BLANCS)

Le volume et la situation de l'encéphale avaient engagé les anciens physiologistes à le considérer comme le centre principal du système nerveux : la moelle n'était à leurs yeux que l'ensemble des nerfs allant aboutir au cerveau ou en partant.

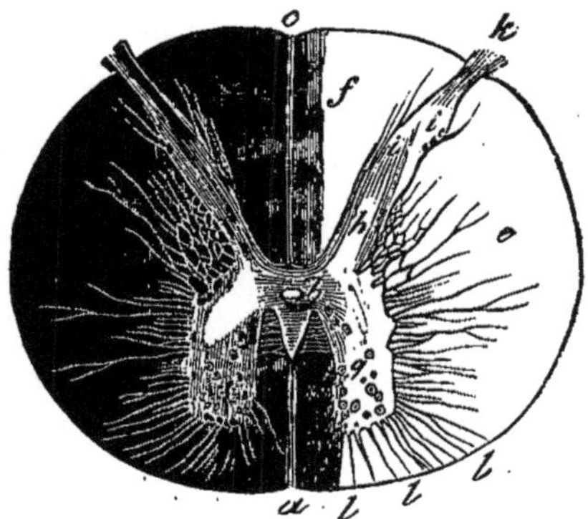

FIG. 18. — Section transversale de la moelle épinière de l'homme *.

L'étude histologique de l'axe gris de la moelle et les expériences physiologiques de Legallois[1] nous font, au contraire, considérer aujourd'hui la moelle comme le principal centre nerveux de l'organisme. C'est sur la moelle qu'ont porté les principales expériences, et on a étendu par analogie aux autres parties nerveuses centrales les caractères que l'observation y a fait découvrir.

[1] Legallois, physiologiste français, 1770-1814.

* Région cervicale (gross., 10 diam.) ; *f*, cordons postérieurs ; *ii*, substance gélatineuse de la corne postérieure ; *k*, racine postérieure ; *ll*, racines antérieures ; *a*, sillon médian antérieur ; *c*, sillon médian postérieur ; *b*, canal central de la moelle ; *g*, cornes antérieures ; *h*, cornes postérieures ; *e*, cordon antéro-latéral.

Centres nerveux, substances grises, commissures nerveuses.
— Dans l'état actuel de nos connaissances, nous avons trois objets
principaux dans les masses nerveuses centrales : le *cerveau*, la
moelle, et de petits centres nerveux nommés *ganglions (système
du grand symphatique)* disséminés dans les cavités viscérales, et
n'ayant que des connexions indirectes avec le cerveau.

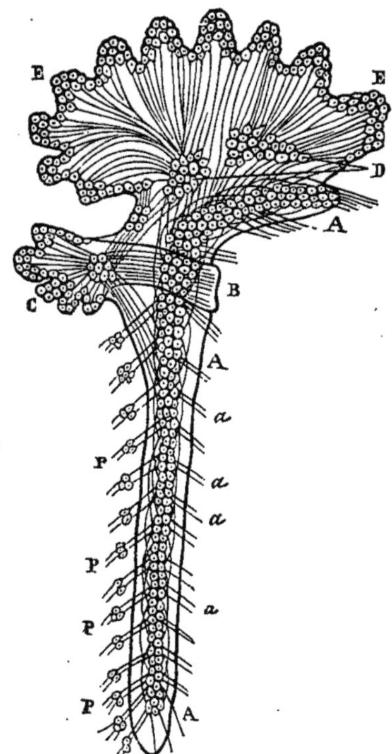

Fig. 19. Schéma du système nerveux central *.

Au point de vue anatomique, les parties centrales
sont caractérisées par la présence des cellules nerveuses;
au point de vue physiologique,
elles sont caractérisées par
l'acte réflexe.

Les cellules nerveuses de
la *moelle* forment dans cet
organe une masse centrale
continue *(substance grise,
axe gris)*, s'étendant d'une
extrémité à l'autre de l'organe
(fig. 18 et 19). Mais si l'anatomie place la limite supérieure de la moelle au niveau
de l'articulation occipitoatloïdienne, pour le physiologiste la moelle s'étend dans
l'intérieur du crâne ; elle va
jusqu'au niveau de l'aqueduc
de Sylvius (origines réelles
des nerfs moteur oculaire
commun et pathétique) et
même jusqu'au niveau du
troisième ventricule (substance grise des parois de ce
ventricule) (fig. 19, A, A).

Dans la *masse encéphalique* proprement dite (cerveau et cervelet), les cellules nerveuses
sont disposés en couches étendues ou forment des îlots disséminés :
ces masses sont placées au-dessus de l'extrémité céphalique de la
moelle et y forment des espèces de lames transversales.

* A, A, A, Moelle épinière avec ses commissures; B, région de la protubérance;
C, cervelet; D, couches optiques et corps striés; E, E, substance grise (corticale)
des circonvolutions cérébrales; a, a, a, racines antérieures; P, P, P, racines postérieures.

Ainsi, dans le point où la moelle se courbe pour arriver à la base de l'encéphale, nous trouvons dans son voisinage un certain nombre d'amas non continus d'archipels de substance grise (cellules nerveuses) constituant dans la cavité crânienne des étages séparés et placés concentriquement les uns au-dessus des autres (fig. 19). Ces étages ont reçu divers noms : le plus superficiel d'entre eux occupe la surface des hémisphères du cerveau et se présente sous la forme d'une lame grise ondulée; c'est la substance corticale de l'encéphale *(substance grise des circonvolutions cérébrales*, fig. 19, E, E); entre celle-ci et le prolongement encéphalique de la moelle (A) se trouvent deux îlots importants (D), les corps *striés* en avant, et les *couches optiques* en arrière. Enfin, à la partie postérieure de la masse encéphalique, le cervelet reproduit en petit la disposition précédente (fig. 19, C, *circonvolutions grises et corps rhomboïdal* du cervelet).

Nous savons de plus que les cellules nerveuses émettent des prolongements qui les font communiquer les unes avec les autres : ainsi un groupe de ces prolongements fait communiquer dans le cerveau la couche superficielle des cellules avec la moyenne, puis avec la série des couches et groupes sous-jacents, et jusqu'avec la substance grise de la moelle *(couronne radiante* ou *rayonnée, pédoncules cérébraux)*. Dans le cervelet, il en est de même : des faisceaux de prolongements nerveux s'étendent, d'une part, de la surface ou *couche corticale* au *corps rhomboïdal* du cervelet, puis de ce dernier vers les autres parties de l'encéphale et de la moelle *(pédoncules du cervelet*, distingués en *supérieur, moyen, inférieur)*. En un mot, l'encéphale est un système très compliqué de gros et petits continents de substance nerveuse grise ou centrale, communiquant entre eux et avec la moelle par de nombreuses commissures.

La moelle présente également des commissures semblables; mais ici elles sont en général longitudinales et entourent le noyau gris de la moelle d'une enveloppe de substance blanche *(cordons antéro-latéral* et *postérieur)* et font communiquer les cellules de la moelle entre elles et avec la masse encéphalique.

. De plus, comme les masses nerveuses médullaires et encéphaliques présentent une disposition symétrique, on constate des *commissures transversales* entré les masses d'un côté et celles du côté opposé. Ces commissures sont surtout faciles à constater entre les hémisphères cérébraux (corps calleux, etc.).

III. PHYSIOLOGIE SPÉCIALE DU SYSTÈME NERVEUX
FONCTIONS DES NERFS PÉRIPHÉRIQUES

La physiologie des nerfs qui se détachent de l'encéphale et de la moelle constitue une étude des plus vastes et des plus intéressantes : les dissections minutieuses, les expériences chez les animaux, les observations pathologiques recueillies chez l'homme doivent être tour à tour invoquées pour déterminer la fonction de chaque filet nerveux. Nous ne pouvons ici qu'indiquer rapidement les principaux résultats qui, pour les nerfs crâniens, ne peuvent être compris que grâce à une connaissance exacte de la topographie si compliquée de cette partie du système nerveux ; aussi la physiologie des nerfs de l'encéphale doit-elle être plutôt une annexe de leur anatomie descriptive qu'un chapitre de physiologie proprement dite.

1° Nerfs crâniens. — Les douze nerfs qui se détachent de la partie encéphalique des centres nerveux (base du cerveau, protubérance bulbe) président soit à la sensibilité générale, soit à la sensibilité spéciale, soit au mouvement des parties auxquelles ils se distribuent. Ils peuvent présider à l'une de ces fonctions d'une manière exclusive ou bien se composer de diverses fibres (nerfs mixtes), dont les unes sont sensitives, les autres motrices. Quelques-uns enfin portent vers les parties (centres nerveux ganglionnaires du sympathique, ganglions viscéraux) une influence dite *modératrice*. (V. *Influence du pneumo-gastrique sur le cœur*, et ci-dessus, p. 35, l'étude des *actions d'inhibition*.)

Nous étudierons ici les nerfs crâniens au point de vue de leur mode particulier de conduction (sensitive ou motrice, ou modératrice).

Nerf olfactif. — Ce nerf est insensible aux excitations mécaniques qui, dans d'autres conducteurs nerveux, amèneraient la sensation de douleur. Il préside uniquement à la *sensibilité spéciale* qui donne la sensation spéciale des *odeurs* (V. *Organes des sens olfaction*). Cependant, Cl. Bernard a réuni un certain nombre d'observations (et surtout le cas si explicite de Marie Lemens) où l'absence complète des nerfs olfactifs, constatée à l'autopsie, ne s'était point révélée pendant la vie par l'absence de l'odorat. Nous pensons que ces cas doivent s'expliquer par le fait d'une atrophie considérable des nerfs olfactifs, lesquels étaient réduits à quelques fibres qui ont échappé à l'examen anatomique, mais qui étaient suffisantes pour l'exercice de l'olfaction si rudimentaire que possède l'homme dans nos conditions actuelles de civilisation [1]. En étudiant l'olfaction (V. *Oryanes des sens*), nous indiquerons ce qu'ont de particulier les fonctions des nerfs olfactifs, et nous verrons comment Magendie avait confondu parfois leur *sensibilité spéciale* avec la *sensibilité générale* que le trijumeau vient donner à la muqueuse olfactive.

Nerf optique. — C'est le nerf de *sensibilité spéciale* qui porte à l'encéphale les impressions lumineuses que reçoit la rétine (V. *Organes des sens);* aussi toute excitation (section, compression, etc.) portée sur le nerf optique produit-elle, non une sensation de douleur, mais uniquement une impression lumineuse.

Les deux nerfs optiques s'entre-croisent au niveau du *chiasma optique;* cet entre-croisement paraît être complet chez les oiseaux, chez les poissons, et en général chez les animaux dont les yeux sont placés latéralement et qui par suite ne paraissent pas jouir de la vision binoculaire (vision d'un

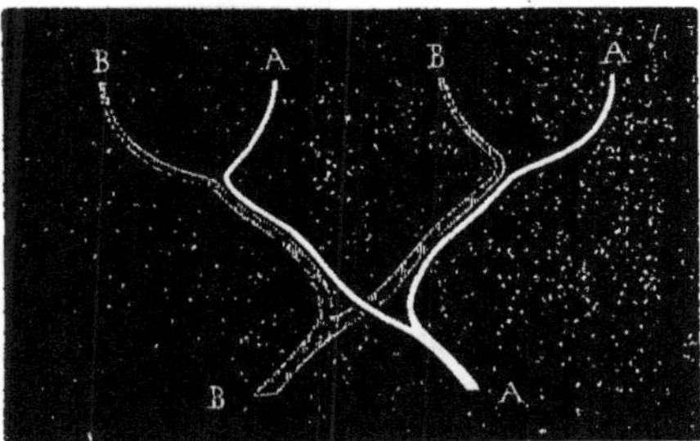

FIG. 20. — Chiasma des nerfs optiques.

même objet simultanément avec les deux yeux), mais chez l'homme et quelques mammifères (chats, singes) dont les deux yeux sont dirigés en avant et qui ont par suite la vision binoculaire, il n'y a que les parties internes des bandelettes optiques qui s'entre-croisent, comme le font déjà pressentir les simples recherches par dissection, et comme l'ont montré les

[1] Voy. sur cette question Mathias Duval, *Sur un cas d'absence des nerfs olfactifs (Comp. rend. de la Soc. de biologie*, 24 novembre 1883). — *Du degré d'atrophie des nerfs olfactifs compatible avec la persistance de l'olfaction chez l'homme (Bullet. de la Soc. d'anthropologie*, 1884, p. 829). Le professeur Testut a publié *(Traité d'anat..*, II, p. 677) un cas semblable à ceux relatés dans les notes ci-indiquées et arrive à la même interprétation que celle que nous avons proposée.

vivisections. En effet, en expérimentant sur des chats, Nicati a constaté que les animaux à chiasma sectionné sur la ligne médiane ont pu continuer à se conduire sûrement et donner les preuves les plus diverses de l'existence de la vision. Le chiasma est donc, chez le chat, formé par une décussation incomplète des nerfs optiques ; il en est de même chez l'homme (fig. 20). Cet entre-croisement incomplet est en rapport avec la vision simple au moyen des deux yeux ; en effet, cette disposition est telle que la *bandelette optique* gauche (B, fig. 20) par exemple, se partage au niveau du chiasma, de manière qu'elle va, par le nerf optique droit et le nerf optique gauche, constituer les moitiés gauches des deux rétines (la moitié externe de la rétine gauche et la moitié interne de la rétine droite). Un objet placé à droite, dans l'exemple que nous venons de choisir, serait donc perçu uniquement par la bandelette optique gauche, si l'on tient compte des points des deux rétines sur lesquels vient se peindre son image (théorie *des points identiques* ; pour tous les points de la moitié gauche d'une rétine, les points identiques se trouvent dans la moitié gauche de l'autre, et inversement). Nous verrons, en étudiant la rétine, que cette explication perd beaucoup de son importance pour ce qui est de la *vue nette* ou *distincte*, dans laquelle les deux images de l'objet doivent venir se peindre sur la *tache jaune* de chaque œil.

Le nerf optique porte les impressions lumineuses vers les corps genouillés, de là vers les tubercules quadrijumeaux, et enfin aux lobes occipitaux du cerveau. En présence de ce fait clinique qu'une lésion d'un hémisphère peut produire l'*amblyopie croisée* (dans l'hémianesthésie de cause cérébrale), on a émis l'hypothèse (Landolt, Charcot) que les fibres centrales des nerfs optiques, en partant de tubercules quadrijumeaux pour se rendre aux lobes occipitaux, subiraient un nouvel entre-croisement, complétant l'entre-croisement partiel du chiasma, de manière qu'en définitive tout le nerf optique gauche se rendrait au lobe occipital droit et inversement. C'est là une question trop complexe et encore trop hypothétique pour que nous ayons à entrer ici dans plus de détails.

Nerf moteur oculaire commun. — Ce nerf, qui prend son *origine réelle* dans un noyau de substance grise situé presque immédiatement au-dessous de l'aqueduc de Sylvius (V. ci-après, fig. 35) est uniquement moteur ; il donne le mouvement aux muscles auxquels il se distribue, c'est-à-dire au releveur de la paupière, au droit supérieur, au droit interne, au droit inférieur, au petit oblique, et, par la racine motrice qu'il fournit au ganglion ophtalmique, il innerve encore les muscles de la pupille (constricteur) et de la choroïde (appareil de l'*adaptation*).

Aussi quand ce nerf est coupé, ou comprimé par une tumeur, on remarque les symptômes suivants, qui résument parfaitement la physiologie du moteur oculaire commun, et pourraient se déduire *a priori* de sa distribution anatomique : 1° Exophtalmie ; 2° Chute de la paupière supérieure ; 3° Strabisme externe ; 4° Abolition de la rotation de l'œil lorsque la tête s'incline du côté opposé au côté lésé, ou plutôt, d'après les recherches récentes, lorsque le regard se porte obliquement en haut et en dehors (Donders). Il y a alors diplopie, avec images croisées : l'image fournie par le côté lésé est inclinée de ce côté et située plus haut que l'image fournie par le côté sain ; 5° Dilatation de la pupille ; 6° Impossibilité d'adapter l'œil aux courtes distances.

Nerf pathétique. — Les nerfs pathétiques émergent sur les parties latérales des freins de la valvule de Vieussens, mais leur origine réelle se fait plus profondément dans le noyau même du nerf moteur oculaire commun (C' A', ci-après, fig. 35). Parties des extrémités supéro-externes de ces noyaux, les fibres radiculaires (P, fig. 35) contournent l'aqueduc de Sylvius, et, arrivées à la partie supérieure des pédoncules cérébelleux, elles présentent ce fait très remarquable qu'elles subissent une décussation complète dans la partie la plus antérieure de la valvule de Vieussens, de telle sorte que le nerf qui a pris naissance dans le noyau droit est celui qui vient émerger du côté gauche et *vice versa.*

Le nerf pathétique va innerver le muscle grand oblique ; il préside donc aux mouvements de rotation et de regard oblique. Quand il est coupé ou pathologiquement détruit, on observe des symptômes qui sont précisément l'inverse de ceux que nous avons cités en quatrième lieu pour la paralysie du moteur oculaire commun : c'est-à-dire abolition de la rotation de l'œil, lorsque la tête s'incline du côté lésé, ou dans certaines directions obliques du regard (particulièrement dans le regard en bas et en dehors). De plus, à l'état de repos, l'œil est légèrement dévié en haut et en dedans. Il y a donc diplopie, avec images non croisées (directes) ; l'image fournie par l'œil dont le grand oblique est paralysé est située plus bas que celle fournie par le côté sain.

Nerf moteur oculaire externe. — Ce nerf prend son origine réelle dans un noyau de substance grise situé à la partie moyenne du plancher du quatrième ventricule (V. ci-après, fig. 32, en M), noyau qui lui est commun avec une partie du facial (facial supérieur). Il innerve le droit externe et préside aux mouvements de l'œil, en dehors ; sa destruction amène par suite un strabisme interne. Chose remarquable, le moyen moteur oculaire externe d'un côté (de gauche, par exemple) donne quelques fibres qui, par un trajet dans l'épaisseur de la protubérance, vont se rendre dans le nerf moteur oculaire commun du côté opposé (de droite, dans l'exemple choisi) ; par ces filets, qui vont dans le muscle droit interne de l'œil droit, la contraction de ce muscle se trouve associée à celle du droit externe de l'œil gauche, c'est-à-dire qu'ainsi se trouve assurée l'association du mouvement des deux yeux dans la direction latérale du regard [1].

Nerf trijumeau. — Ce nerf se compose (deux racines) de fibres centripètes (sensitives) et de fibres centrifuges (motrices et sécrétoires).

L'origine réelle de ces deux racines est bien différente: 1° La racine sensitive naît de toute la substance grise qui prolonge, dans le bulbe et la protubérance, la corne postérieure de la moelle ; c'est elle qui se montre sur toutes les coupes du bulbe (T, fig. 29, 32, 33, 34), sous la forme d'un cordon à coupe semi-lunaire, montant depuis le tubercule de Rolando jusqu'au niveau de son lieu d'émergence protubérantielle (fig. 34); c'est cette racine du trijumeau qu'on désigne généralement sous le nom de racine ascendante ou bulbaire ; au niveau de son émergence, elle reçoit de plus des fibres qui viennent de la substance grise du plancher du quatrieme ventricule (TT, fig. 34), du point nommé *locus cæruleus* (B, fig. 34) ; 2° La racine motrice présente, dans son origine réelle, une disposition beaucoup plus simple : elle part d'un petit noyau (MA, fig. 34), dont nous avons, avec le professeur Sappey, indiqué la situation et la nature : ce noyau se trouve situé, comme celui du facial, sur le prolongement des cornes antérieures de l'axe gris médullaire. Il se voit en dedans de l'extrémité supérieure de la racine ascendante ou bulbaire, à 2 ou 3 millimètres au-dessous du plancher du quatrième ventricule ; il est reconnaissable surtout aux grosses cellules multipolaires qui contribuent à le former ; les filets qui en partent longent obliquement le côté interne de la grosse racine, dont ils se rapprochent progressivement, et au-dessus de laquelle leur tronc commun vient se placer à son point d'émergence. Comme cette racine motrice est la source de toutes les branches motrices que donne ultérieurement le trijumeau (par le maxillaire inférieur), et comme ces branches motrices vont uniquement dans les muscles de la mastication, il en résulte que cette racine motrice préside aux mouvements de la mâchoire et qu'elle est, en physiologie, désignée sous le nom de *nerf masticateur.*

Quant aux fibres dites *trophiques* [2], la question est aujourd'hui

---

[1] Voy. Mathias Duval et Laborde, *De l'innervation des mouvements associés des yeux (Journal de l'anat. et de la physiol.*, janvier 1880). |

[2] L'observation clinique, après avoir rattaché à une lésion traumatique ou spontanée de certains nerfs périphériques les éruptions vésiculeuses ou pemphigoïdes siégeant sur le trajet ou sur les points d'épanouissement de ces nerfs, a été amenée à établir le même lien étiologique entre ces mêmes lésions nerveuses et des troubles trophiques plus profonds, tel que l'atrophie musculaire et certaines arthropathies, effets dépendant les uns et les autres; soit d'une

encore trop controversée pour que nous abordions la discussion de
leur existence et par suite de leur origine. Les troubles trophiques
que l'on observe après la section du trijumeau, comme après celle
de plusieurs autres nerfs, tiennent peut-être à une perte de sensibilité aux injures extérieures (Snellen) ou à des troubles vaso-moteurs (Schiff). On a même prétendu que les lésions capables d'amener
des troubles trophiques (ulcération de la cornée, zona ophtalmique)
dans le domaine du trijumeau, devraient siéger sur le ganglion de
Gasser, ou en avant de ce ganglion, c'est-à-dire en des points où
le trijumeau a reçu de nombreuses anastomoses, surtout du grand
sympathique, Ces fibres dites trophiques seraient donc des fibres
d'emprunt. Nous croyons avoir, au contraire, démontré, par des
expériences de section intrabulbaire. du trijumeau (racine inférieure
de ce nerf), que ces fibres dites trophiques appartiennent bien réellement au trijumeau [1]. C'est là une question sur laquelle nous reviendrons en étudiant les nerfs *vaso-moteurs*.

Les fibres sensitives et motrices du trijumeau se distribuent de
la manière suivante dans les trois branches de ce nerf.

L'ophtalmique de Willis préside à la *sensibilité* de toute la
peau du front, de la racine et du dos du nez, de la paupière supérieure ; à la sensibilité de la conjonctive, de la cornée, de l'iris, et
même de la rétine (sensibilité générale) par le *nerf central de la
rétine)*. Il donne des fibres *sécrétoires* à la glande lacrymale.

Le *maxillaire supérieur* préside à la *sensibilité* de la paupière
inférieure, de la joue, de l'aile du nez, de la lèvre supérieure, de
la muqueuse nasale (sensibilité générale), des dents de la mâchoire
supérieure, etc. Il donne des *filets sécrétoires* aux glandules de
ces diverses régions et particulièrement aux glandes de la muqueuse
olfactive. Les rameaux moteurs qu'il semble donner (azygos de la
luette, péristaphylin interne) ne sont que des fibres d'emprunt qui
lui viennent du facial par un trajet très compliqué (nerf grand
pétreux et nerf vidien).

Le *maxillaire inférieur* préside à la *sensibilité* des dents de la
mâchoire inférieure, de la peau du menton, de la lèvre inférieure,
de la région auriculo-temporale, de la muqueuse buccale et linguale ;

action morbide des nerfs, soit du simple fait de la cessation de l'influx nerveux. Ainsi, en employant l'expression de *nerfs trophiques*, on ne veut pas
toujours dire que des nerfs présideraient normalement à la nutrition des tissus,
mais que les lésions de ces nerfs pourraient aussi, par une irritation morbide,
difficile à préciser dans sa nature, amener des troubles trophiques dans les
parties où ils se distribuent (V. *Vaso-moteur* et *Gr. Sympathique* pour le
rôle des nerfs des vaisseaux dans la *nutrition)*.

[1] Voy. Mathias Duval et Laborde, *Soc. de biologie*, 18 novembre 1877, et
janvier 1878.

il préside de plus à la *sensibilité spéciale* de la moitié antérieure de la langue (sens du goût) par son rameau *lingual;* mais ce nerf lingual doit cette sensibilité gustative spéciale à des fibres d'emprunt (Voir : *Organes des sens; goût).*

C'est encore du *maxillaire inférieur* que se détachent les fibres motrices (venues de la petite racine au *nerf masticateur*) pour innerver tous les muscles masticateurs, dont les uns élèvent la mâchoire (masséter, temporal, ptérygoïdiens), et dont les autres l'abaissent (mylo-hyoïdien et ventre antérieur du digastrique); peut-être ce nerf donne-t-il encore au muscle interne du marteau, car la contraction de ce petit muscle se produit quand on excite la racine motrice (nerf masticateur) du trijumeau [1]. L'anatomie montre que le ganglion otique, annexé au maxillaire inférieur, donne un filet moteur au muscle péristaphylin externe ; mais ce dernier filet paraît être plutôt un rameau d'emprunt que le maxillaire inférieur doit au facial, ainsi que les filets *sécrétoires* qui vont aux glandes sous-maxillaires (corde du tympan) et parotide.

On voit, en somme, que le trijumeau préside essentiellement à la sensibilité des trois grandes régions de la face (front, joues, menton), d'où le nom de trijumeau ou *trifacial.*

Nerf facial. — Les origines réelles (noyaux) de ce nerf ont été fort diversement interprétées ; mais, d'après les recherches que nous avons faites et qui sont résumées par les figures schématiques 32 et 33 ci-après, il est facile de voir que ce nerf, suivi de son émergence vers la profondeur, se dirige d'abord vers le plancher du quatrième ventricule, et, arrivé sur les côtés de l'extrémité postérieure du raphé, se trouve en contact avec le noyau moteur oculaire externe (M, fig. 32 et 33) dont il reçoit quelques fibres radiculaires ; mais ce noyau, commun au facial et au moteur oculaire externe, n'est pas le principal noyau du facial. Pour arriver vers son véritable noyau, le facial se recourbe, suit dans la longueur de 1 millimètre environ un trajet parallèle à l'axe du bulbe *(fasciculus teres,* F T, fig. 32 et 33), puis se coude brusquement,

---

[1] Le muscle interne du marteau est une portion du segment musculaire embryonnaire de l'arc maxillaire. On conçoit donc que ce muscle doive tirer son innervation de la racine motrice du trijumeau, comme tous les autres muscles de cet arc, c'est-à-dire qu'il partage l'innervation des muscles masticateurs. (Voy. Mathias Duval, *L'origine embryonnaire et l'innervation du muscle interne du marteau. Soc. de biologie,* 4 novembre 1882.) — Or Vulpian *(Acad. des sciences,* 29 avril 1878) a constaté que, après section du facial, le nerf du muscle interne du marteau ne contient pas de fibres dégénérées, tandis que dans le cas de section du trijumeau, toutes les fois que les branches masticatrices sont altérées, le nerf du muscle interne du marteau présente aussi une dégénérescence complète.

pour se diriger en avant et en dehors vers un noyau (**F I**, fig. 32) situé au milieu des parties latérales du bulbe et faisant suite.à la tête des cornes antérieures de la substance grise médullaire. Ce noyau peut recevoir le nom de *noyau inférieur* du facial, tandis qu'on donnerait le nom de *noyau supérieur* au noyau commun au facial et au moteur oculaire externe. Entre l'émergence du facial et celle de l'acoustique, on voit sortir un nerf très grêle, dit *intermédiaire de Wrisberg*, dont l'origine réelle est difficile à interpréter (V. *Organes des sens : nerf du goût*).

Le nerf facial est essentiellement centrifuge (moteur et sécrétoire); les fonctions sécrétoires paraissent surtout dévolues à l'*intermédiaire de Wrisberg* (Cl. Bernard) dont la *corde du tympan* serait la continuation. Le facial reçoit quelques anastomoses sensitives qui lui viennent du pneumogastrique et du trijumeau.

Par ses rameaux terminaux il préside aux mouvements de tous les muscles peauciers de la tête, depuis le frontal et l'occipital, y compris le buccinateur, jusqu'au muscle peaucier du cou. Par les filets à trajet si compliqué qu'il émet dans l'intérieur ou immédiatement à la sortie de l'aqueduc de Fallope[1], il préside à la sécrétion des diverses glandes salivaires, à la contraction des muscles qui agissent dans les premiers temps de la déglutition (voile du palais, muscles styliens, ventre postérieur du digastrique, etc.), ainsi qu'à la contraction des muscles de l'oreille moyenne (certainement au muscle de l'étrier, et peut-être au muscle du marteau, si ce dernier n'est pas innervé par le nerf masticateur; V. ci-dessus : *Trijumeau*).

D'après ces notions physiologiques, on comprend que les paralysies du facial de cause superficielle ne sont caractérisées que par la déviation des traits de la face, tandis que les paralysies de cause profonde amènent de plus une certaine gêne dans la déglutition (déviation de la luette, etc.) et dans l'audition.

Présidant aux mouvements dè la face, le *nerf facial* constitue essentiellement le nerf de l'*expression*.

Nerf acoustique. — C'est un nerf de *sensibilité spéciale* qui donne les perceptions de l'ouïe (V. *Organes des sens*). Son excitation ne peut donner lieu qu'à des sensations sonores ; sa section produit une surdité complète et provoque des *mouvements de rotation* ou une *perte d'équilibre* (Flourens[2]), que l'on a voulu

---

[1] Fallope, anatomiste italien (1526-1562), professeur à Padoue.

[2] Flourens, physiologiste français (1794-1867), célèbre par ses expériences sur le système nerveux (le *nœud vital* du bulbe rachidien), sur la respiration, sur le développement des os, etc.

expliquer par un *vertige des sens* (Gratiolet[1], Vulpian[2]). Peut-
être serait-il plus vrai d'admettre que.le nerf acoustique est composé de deux nerfs distincts : l'un, *l'acoustique proprement dit,*
en rapport avec le limaçon, le saccule et l'utricule ; l'autre dit *nerf
de l'espace* (Cyon), en rapport avec les canaux semi-circulaires,
qui seraient considérés comme le siège des impressions destinées à
donner la notion de l'orientation de la tête dans l'espace, la notion
de l'équilibre en un mot. (V. ci-après : *Organes des sens : physiologie des canaux semi-circulaires).*

Glosso-pharyngien. — Ce nerf est mixte dès son origine
(Mueller[3], Cl. Bernard) ; c'est à tort que Longet[4] le considérait
comme primitivement sensitif, et ne possédant ensuite que des
filets moteurs d'emprunt. Des expériences plus précises ont permis
de constater, dès son origine, ses propriétés. Du reste, l'étude des
origines (noyaux) de ce nerf montre qu'il est mixte dès son émergence. En effet, cette origine se fait, d'une part, dans un noyau
placé sur les côtés du plancher du quatrième ventricule, et qui fait
suite aux cornes postérieures de l'axe gris médullaire (P N, fig. 29
ci-après) ; mais ce noyau représente seulement le centre des fibres
sensitives du nerf glosso-pharyngien ; les fibres motrices vont,
d'autre part, par un trajet récurrent, à un noyau situé dans les
parties antéro-latérales du bulbe (S, fig. 29), noyau qui fait suite,
comme le noyau accessoire du grand hypoglosse (N' H', fig. 29), à
la tête de la corne médullaire antérieure. Le glosso-pharyngien
préside donc *aux mouvements* du pharynx (avec le facial, le
pneumo-gastrique et le spinal), à la *sensibilité générale* de la
région de l'isthme du gosier et de la base de la langue ; et enfin
à la *sensibilité spéciale* ou *gustative* de la base de la langue
(V. *Organes des sens : goût).*

Pneumogastrique. — Bischoff et Longet ne voulaient voir dans
les racines de ce nerf que des fibres sensitives ; mais les expériences
de Cl. Bernard, Vulpian, Jolyet prouvent que le pneumo-gastrique
est moteur et sensitif dès son origine. Il est vrai qu'il reçoit un
grand nombre d'anastomoses motrices des nerfs voisins ; mais
l'étude de ses origines réelles, lesquelles ont lieu par une double

---

[1] Gratiolet, anatomiste français (1815-1865), connu surtout par ses études
sur le système nerveux.

[2] Vulpian, physiologiste français (1826-1887), doyen et professeur à la Faculté de médecine de Paris.

[3] Mueller (Jean), anatomiste et physiologiste allemand (1801-1858); professeur, puis recteur à l'Université de Berlin.

[4] Longet, physiologiste français (1811-1871), professeur de physiologie à la
Faculté de médecine de Paris.

série de noyaux (moteur et sensitif), comme pour le glosso-pharyngien (fig. 29), montre que le pneumogastrique est bien réellement un nerf mixte dès son origine.

La physiologie très compliquée de ce nerf, vu sa distribution anatomique très complexe, se trouvera exposée à propos de chaque organe auquel il fournit des rameaux. (V. *Circulation, Digestion, Respiration*). Nous ne pouvons ici que jeter un coup d'œil d'ensemble sur ses fonctions. Le pneumogastrique peut être appelé un *nerf mixte trisplanchnique,* c'est-à-dire qu'il donne la sensibilité et le mouvement aux trois grands organes splanchniques (cœur, poumon, estomac) et à leurs dépendances; mais il faut remarquer que la sensibilité qu'il donne à ces organes est une sensibilité en général *obtuse*, nullement *localisée*, et ne fournit que des sensations vagues de l'ordre de celles que l'on appelle *sentiments* (V. plus loin: *Physiologie de l'encéphale)*, ou bien donne lieu à des réflexes le plus souvent inconscients. De même les mouvements auxquels il préside sont presque tous réflexes et rarement volontaires.

A l'*appareil de la respiration*, le pneumo-gastrique donne : *la sensibilité* à la glotte, à la trachée, au poumon (centripète du besoin de respirer); le *mouvement* à la glotte (mouvements respiratoires et non phonateurs, Cl. Bernard), aux fibres musculaires lisses de la trachée et des bronches (Williams, Paul Bert).

A *l'appareil central de la circulation*, il donne des nerfs sensitifs et *modérateurs cardiaques.* (V. *Circulation*). Mais l'arrêt du cœur, qui est déterminé par l'irritation du pneumo-gastrique, ne dépend pas de ce nerf même, mais du rameau interne du *spinal* qui s'anastomose avec lui. (Voir: *Spinal*, ci-dessous).

A l'*appareil digestif* il donne : la *sensibilité* au pharynx, à l'œsophage, à l'estomac, et le *mouvement* à ces mêmes parties; et peut-être aussi à l'intestin grêle.

Enfin il préside à la sécrétion des glandes de la trachée et des bronches, et peut-être à celle des glandes de l'estomac; mais les expériences sont contradictoires et encore peu concluantes sur ces derniers points; il en est de même des fibres sécrétoires pour la formation du sucre dans le foie : ces fibres, d'après Cl. Bernard, seraient centripètes; de leur extrémité périphérique placée dans les poumons, elles exciteraient réflectivement les nerfs qui augmentent la formation du sucre dans le foie (vaso-moteurs).

Spinal. — Par sa *branche externe*, comme par sa branche interne, le spinal est un nerf purement moteur. — Par sa branche externe, il innerve les muscles sterno-cléido-mastoïdien et trapèze, lesquels reçoivent, en outre, des branches nerveuses du plexus cervical. L'innervation donnée à ces muscles par le spinal paraît, ainsi qu'il résulte des expériences de Cl. Bernard, n'être appelée à entrer en jeu que dans la phonation, le chant; l'émission du son vocal nécessite, en effet, une certaine durée de l'expiration, pendant laquelle le son doit se soutenir; c'est à cet effet que, pendant l'expiration sonore, les muscles trapèze et sterno-cléido-mastoïdien se contractent, pour ménager ainsi le soufflet à air de l'appareil laryngien. Lorsqu'on arrache le spinal sur un animal, on voit que celui-ci ne peut plus émettre que des sons brefs, que son expiration se fait brusquement et d'un seul coup, qu'il est essoufflé après le moindre effort.

La *branche interne* du spinal, parvenue dans le tronc du pneumogastrique, ne mêle pas intimement ses fibres à celles de ce nerf: nous venons de voir que c'est elle qui donne au pneumogastrique ses fibres cardiaques modératrices. De plus, la plus grande partie de cette branche interne du spinal, après un trajet commun avec le tronc du pneumogastrique, s'en détache bientôt pour former le *nerf récurrent* et aller innerver tous les muscles internes du larynx. C'est cette branche interne aussi qui paraît fournir les fibres motrices que le pneumogastrique donne, par le laryngé supérieur, au muscle crico-thyroïdien, car Buckhardt a observé qu'après l'arrachement du spinal le laryngé supérieur contient des fibres dégénérées, et que, chez les animaux ainsi opérés, l'excitation du nerf laryngé supérieur ne produit plus la contraction des muscles crico-thyroïdiens. La branche interne du spinal mérite donc le nom de *nerf vocal*, puisqu'elle préside à la contraction de tous les muscles qui peuvent modifier l'ouverture de la glotte. Mais les expériences de Cl. Bernard montrent que, si le nerf récurrent est formé principalement par la branche interne du spinal, il contient aussi des fibres motrices propres au pneumogastrique, fibres qui vont également innerver les muscles du larynx. Ici, comme pour les muscles trapèze et sterno-cléido-mastoïdien, cette double innervation a pour but de présider isolément à deux actes d'ordre tout différent et jusqu'à un certain point en antagonisme : le pneumogastrique préside aux mouvements involontaires de la glotte dans la respiration normale, simple, aphone ; le spinal préside aux mouvements volontaires vocaux de la glotte dans le cri, la parole, le chant.

On peut donc dire que ce nerf, que Bischoff et Longet considèrent comme l'*accessoire* (la partie motrice) du pneumogastrique, est bien réellement un nerf à part, et, au point de vue physiologique, il est plutôt l'*antagoniste* du pneumogastrique, puisqu'il préside aux mouvements phonateurs, presque tous opposés aux mouvements respiratoires proprement dits, tant dans la glotte (branche interne

du spinal) que dans la cage thoracique (branche externe, Cl. Bernard). On trouvera, après l'étude de la *phonation*, d'autres indications spéciales à la physiologie du spinal, qu'on peut considérer
comme le *nerf de la phonation et de la mimique*, ainsi que
l'étude des rapports qui unissent ses origines avec celles du facial
et du grand hypoglosse, et établissent ainsi la plus étroite solidarité
entre les trois nerfs de l'expression. Cette solidarité est surtout
prouvée par les faits pathologiques, et particulièrement par cette
singulière paralysie qui atteint les trois nerfs de l'expression, la
paralysie glosso-labio-laryngée (branche interne du spinal,
facial, grand hypoglosse) étudiée par Duchenne (de Boulogne[1]).

Grand hypoglosse. — Son origine réelle se fait dans un noyau
situé, sous forme d'une colonne grise, sous le plancher du quatrième
ventricule, de chaque côté de la ligne médiane (N H, fig. 29).
Ce noyau se continue jusque dans les parties du bulbe situées au
niveau de l'entre-croisement des pyramides (portion sensitive des
pyramides ; V. ci-après), c'est-à-dire qu'il descend jusque dans la
région où le canal central de la moelle n'est pas encore élargi en
quatrième ventricule (C' A', fig. 28). Cette colonne grise, connue dès
les premières recherches de Stilling[2] sous le nom de noyau de l'hypoglosse, représente la base de la corne antérieure de la substance
grise médullaire; mais, ainsi que nous l'avons démontré, ce n'est
pas là le seul noyau d'origine de ce nerf; il faut encore considérer
comme lui donnant naissance, par des fibres à trajet récurrent, une
partie des masses grises bulbaires qui représentent la tête de la
corne antérieure de la moelle (C A, fig. 28), tête qui, après avoir
été séparée de la partie basilaire correspondante, se divise plus
haut (fig. 29) en une partie externe (S, fig. 29) formant le noyau
moteur des nerfs mixtes, et une partie interne (N' H', fig. 29) for -
mant ce que nous avons appelé le noyau accessoire de l'hypoglosse
(V. ci-après *Bulbe rachidien*).

C'est un nerf exclusivement moteur pour la langue et pour les
muscles sus et sous-hyoïdiens. Quand le grand hypoglosse a été
coupé chez un chien, l'animal ne peut plus mouvoir sa langue, qui
pend entre les dents : il la mord dans les mouvements des mâchoires, il sent douloureusement ces morsures, puisque les nerfs
de la sensibilité de la langue *(lingual* du trijumeau) sont intacts,

---

[1] Duchenne (de Boulogne), médecin français (1806-1875), célèbre par ses
recherches d'électro-physiologie appliquées spécialement à l'étude de la fontion
des muscles (mécanisme des muscles de la face dans l'expression) et par ses
découvertes dans la pathologie du système nerveux.

[2] Stilling (Benedikt), anatomiste allemand (1810-1879), connu surtout par
ses recherches sur l'anatomie microscopique des centres nerveux.

mais il est impuissant à retirer sa langue derrière les arcades dentaires, vu la paralysie des muscles de la langue.

A propos du rôle probable des deux noyaux bulbaires que nous avons signalés pour ce nerf, nous devons indiquer le cas suivant : Chez un malade atteint de paralysie glosso-labio-laryngée, MM. Gubler et Raymond avaient observé que les mouvements de la langue nécessaires à l'articulation des mots étaient anéantis, tandis que les mouvements de déglutition étaient conservés. L'autopsie, c'est-à-dire l'examen microscopique des préparations de ce bulbe débité en fines coupes, nous a démontré que le noyau principal était complètement détruit, tandis que le noyau accessoire offrait encore un certain nombre de cellules à peu près normales. En comparant l'anatomie pathologique et la clinique, on arrive donc à penser que le noyau principal sert aux mouvements de la parole et le noyau accessoire aux mouvements de la déglutition.

2° Nerfs rachidiens. — Trente et une paires nerveuses, qui se détachent de la moelle, forment les nerfs mixtes rachidiens ou spinaux, contenant un mélange inextricable de *nerfs centripètes et centrifuges ;* mais ces deux éléments, si opposés, sont un instant parfaitement séparés, au niveau de ce qu'on appelle les *racines rachidiennes.*

Les *racines antérieures* (fig. 21, A, A, A) contiennent les fibres *centrifuges*, c'est-à-dire les nerfs moteurs, tant pour les muscles striés que pour les muscles lisses (entre autres les vaso-moteurs).

Les *racines postérieures* (fig. 21, P, P, P) contiennent les *fibres centripètes* ou *sensitives.*

Cette détermination exacte du rôle des racines rachidiennes est généralement attribuée à Charles Bell[1], mais il est reconnu aujourd'hui que toute la gloire en revient à Magendie (Vulpian). Cette découverte a été le point de départ de toutes nos conquêtes modernes sur la physiologie du système nerveux.

Ces expériences, qui datent de 1822, sont les suivantes : Ayant coupé une racine rachidienne antérieure et porté une excitation sur le bout central, Magendie constata que cette excitation ne provoquait aucune réaction ; au contraire, en excitant le bout périphérique, il vit se produire des contractions dans le membre à l'innervation duquel cette racine prenait part. Donc les racines antérieures ne manifestent leurs propriétés conductrices que du

---

[1] Charles Bell, chirurgien anglais (1774-1842), directeur de l'École huntérienne à Londres, célèbre par ses recherches sur le système nerveux. Cependant c'est à tort qu'on lui attribue la découverte des propriétés différentes des racines antérieures et postérieures des nerfs rachidiens, découverte qui appartient au physiologiste français Magendie.

centre vers la périphérie, elles sont centrifuges ou motrices. En
opérant d'une manière analogue sur une racine postérieure,
c'est-à-dire en coupant tout d'abord cette racine et en portant
l'excitation sur son bout périphérique, Magendie ne vit se produire
aucune réaction, tandis qu'en agissant sur le bout central, il provoquait une réaction générale de l'animal, qui s'agitait, criait,
cherchait à se soustraire à la douleur, qui sentait, en un mot.
Donc les racines postérieures ne manifestent leur conductibilité que
de la périphérie vers les centres ;
elles sont à fonctions centripètes ou
sensitives.

Cependant les racines antérieures
possèdent aussi quelques fibres sensitives, mais ces fibres leur sont
données par les racines postérieures :
ce sont des *fibres récurrentes*, et
elles donnent lieu à ce qu'on a appelé
la *sensibilité récurrente* (Magendie, Cl. Bernard). En effet, ces
fibres sensitives suivent, pour aller
à la moelle, les racines antérieures
du centre à la périphérie, puis, soit
au niveau de l'anastomose des deux
racines, soit plutôt au niveau des
plexus (cervical, thoracique, lombaire, etc.), soit plus loin, vers la
périphérie, elles se réfléchissent
pour gagner les racines postérieures
et rentrer avec elles dans le centre
médullaire. La sensibilité récurrente
des racines antérieures ne fait donc
pas exception à la règle générale :
tout dans ces racines est centrifuge ;
tout dans les racines postérieures

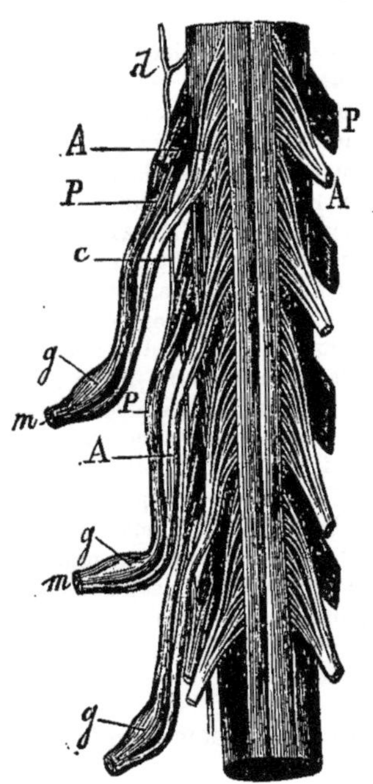

Fig. 21. — Origines des racines
rachidiennes *.

est centripète. Aussi, quand on coupe une racine antérieure, c'est
son bout périphérique seul qui se trouve encore sensible ; cette
expérience est la démonstration la plus complète de la sensibilité
récurrente, si l'on ajoute que la section d'une racine postérieure

* La moelle est vue par sa face antérieure : A, A, A, racines antérieures rachidiennes naissant par des divisions radiculaires qui se réunissent ensuite pour constituer les faisceaux de la racine ; — P, P, P, racines postérieures ; — c, d, filaments anastomotiques existant parfois entre les racines postérieures ; — g, g, g, ganglions des
racines postérieures ; — m, m, nerfs mixtes formés par la réunion des deux racines.

fait immédiatement disparaître la sensibilité récurrente de la racine antérieure correspondante.

Cette étude de la *sensibilité récurrente* des nerfs n'est pas seulement un fait intéressant de physiologie expérimentale, mais cette propriété nerveuse est encore appelée à intervenir dans l'interprétation de phénomènes cliniques en apparence énigmatiques. Plusieurs fois, chez l'homme, le nerf médian, accidentellement divisé, fut réuni à l'aide d'un point de suture, et, bientôt après l'opération, la sensibilité avait en partie reparu dans les parties auxquelles ce nerf se distribue. Pour se rendre compte de ces faits singuliers signalés à différentes reprises (S. Laugier, Richet), plusieurs auteurs crurent à une restauration de sensibilité qu'ils expliquèrent par l'hypothèse d'une réunion immédiate. Plus vraisemblable était l'hypothèse d'anastomoses nerveuses qui venaient, par un trajet récurrent, ramener la sensibilité dans les parties et même dans le tronçon de nerf situé au-dessous de la section. C'est ce qui a été démontré par les expériences de MM. Arloing et Tripier[1]. Ils ont divisé trois nerfs collatéraux sur le doigt d'un chien, et ils ont constaté que la sensibilité à la douleur avait cependant persisté sur tous les points du doigt; ils sectionnèrent alors le quatrième nerf collatéral, et aussitôt l'analgésie devint absolue. Ils ont de plus constaté que, lorsqu'on coupe un des nerfs cutanés de la main, les deux bouts restent sensibles, et que la sensibilité du bout périphérique consiste en une sorte de sensibilité d'emprunt due à la présence de fibres récurrentes venues des autres nerfs cutanés. — Dans un travail ultérieur *(Arch. de physiol.*, 1874) en tout confirmatif du précédent, Arloing et Tripier ont de même constaté la sensibilité récurrente sur les nerfs de la face; sur le cheval, quand la section du facial est faite près de ses branches terminales, on constate dans son bout périphérique une sensibilité qui est due à des anastomoses récurrentes empruntées au trijumeau. Le nerf trijumeau présente lui-même une sensibilité récurrente provenant en partie d'un entre-croisement ou d'une récurrence du nerf du côté opposé.

Chaque racine postérieure présente sur son trajet un petit ganglion, un peu avant le point où elle se réunit à la racine antérieure : ce ganglion *(ganglion rachidien* ou *spinal)* offre une agglomération de cellules ayant avec les tubes nerveux qui le traversent des rapports encore mal définis[2]. Les fonctions de ce gan-

---

[1] Arloing et Tripier, *Recherches sur la sensibilité récurrente des nerfs de la main (Archives de physiologie*, 1869).

[2] Ces cellules, chez les mammifères, sont unipolaires, c'est-à-dire n'émettent qu'un prolongement ; mais bientôt ce prolongement se bifurque, et l'une des branches de bifurcation se continue avec une fibre afférente, l'autre branche avec une fibre afférente du ganglion. Grâce à cette bifurcation (tubes nerveux en T de Ranvier) ces cellules unipolaires représentent de véritables cellules bipolaires interposées sur le trajet des fibres nerveuses des racines postérieures (Voir ci-dessus, p. 26, fig. 13, en C).

glion sont ignorées ; on ne connaît que son rôle trophique, découvert par Waller et vérifié depuis par Cl. Bernard et un grand
nombre de physiologistes. Lorsqu'on coupe une racine antérieure,
c'est le bout périphérique qui se désorganise, tandis que le bout
central· reste intact, parce qu'il est encore en connexion avec son
centre trophique, la moelle; au contraire, quand on coupe une
racine postérieure entre la moelle et le ganglion, c'est le bout

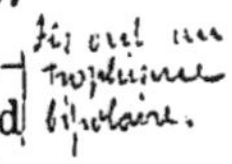

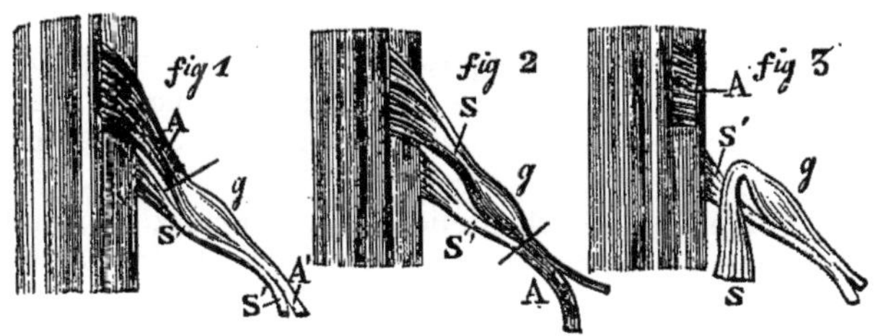

FIG. 22. — Altération consécutive à la section des racines rachidiennes *.

resté en connexion avec le ganglion qui demeure intact, pendant
que le bout adhérent à la moelle se désorganise (fig. 22 ; 1 et 3);
les ganglions des racines postérieures jouent donc le rôle de *centres trophiques* vis-à vis des nerfs sensitifs. En effet, il va sans
dire que si l'on coupe le nerf mixte au delà du ganglion, la partie
périphérique s'altère, aussi bien les éléments sensitifs que les éléments moteurs (fig. 22; 2).

IV. PHYSIOLOGIE SPÉCIALE DU SYSTÈME NERVEUX
FONCTIONS DE L'AXE CÉRÉBRO-SPINAL

Moelle épinière. — Les *nerfs centripètes* ou *sensitifs* arrivent
à la moelle par les *racines rachidiennes postérieures ;* après
avoir pris une plus ou moins grande part à la constitution des cordons blancs postérieurs, ils se mettent en rapport avec la substance

* Fig. 1. La section a porté sur la racine postérieure avant le ganglion. La portion A, comprise entre la section et la moelle, est seule altérée ; la portion A', atte-
nant au ganglion g, n'a pas subi d'altération, de même que la racine antérieure S.

Fig. 2. — La section a porté sur le nerf mixte immédiatement après la réunion
des deux racines. La portion A du nerf mixte est altérée, tandis que les deux racines
(dont la postérieure S et son ganglion g) n'ont subi aucune altération.

Fig. 3. La racine postérieure a été arrachée de la moelle en A, son bout périphérique S rabattu) n'offre pas d'altération (Cl. Bernard).

grise. Les *nerfs centrifuges* ou *moteurs* émanent des cornes antérieures de la substance grise, traversent les *cordons antérolatéraux*, et ensuite, comme nous l'avons vu, sortent de la moelle par les *racines antérieures* des nerfs rachidiens (fig. 18, p. 39).

La substance blanche de la moelle est formée par les racines nerveuses qui la traversent plus ou moins obliquement, et par des fibres verticales *(cordons* proprement dits).

Les fonctions de ces cordons, leurs rapports avec la substance grise et avec les racines nerveuses, les rapports de ces racines avec la substance grise, sont des questions très difficiles à étudier. Nous pensons qu'il sera bon d'en donner d'abord un aperçu général avant d'entrer dans l'explication des détails et l'exposé des expériences.

Nous dirons donc que les vivisections, mais surtout l'étude des dégénérescences de la moelle consécutives à des sections expérimentales ou à des altérations pathologiques, ont prouvé : 1° Que les racines postérieures vont se perdre presque immédiatement dans la substance grise, les unes par un trajet plus ou moins horizontal, les autres par un trajet plus ou moins oblique en haut ou même en bas. 2° De ces éléments des racines postérieures, les uns vont jusqu'aux cornes grises antérieurs, origines des racines motrices, et, formant avec celles-ci ce qu'on nomme l'arc *nerveux réflexe*, président aux *mouvements réflexes* (étude de la moelle considérée comme centre nerveux). 3° Les autres éléments de ces racines postérieures s'arrêtent dans les cornes grises postérieures, d'où partent alors des fibres qui montent dans les cordons postérieurs jusqu'au plancher du quatrième ventricule, et jusqu'à l'encéphale. 4° Le reste des cordons postérieurs est formé par des fibres commissurales qui unissent une région des cornes postérieures à une autre région de ces cornes situées au-dessous. 5° Les racines antérieures partent des cornes antérieures et traversent presque horizontalement le faisceau blanc antéro-latéral ; ce faisceau est constitué par des fibres qui viennent du cerveau dans les cornes antérieures, et par des commissures verticales d'une partie de ces cornes à une autre partie située au-dessus ou au-dessous (fig. 19, p. 40).

Nous avons donc à étudier la moelle sous deux points de vue : 1° comme *conducteur* (cordons blancs et axe gris) ; 2° comme *centre* des racines rachidiennes (axe gris seulement, actes réflexes).

1° *Voies de conduction dans la moelle*. — Pour établir les fonctions conductrices de la moelle, on expérimente successivement sur les divers faisceaux qui la composent, en les excitant, en les sectionnant, en observant les troubles produits par leurs diverses lésions expérimentales ou morbides. On verra, par l'exposé qui va suivre, que ces expériences n'arrivent le plus souvent qu'à poser le problème des voies de conduction, à montrer la complexité de ce problème ; mais sans le résoudre dans ses détails. Mais alors intervient l'étude anatomique faite par l'examen des dégénerescences qui succèdent à la section d'un cordon séparé ainsi de ses cellules d'origine, c'est-à-dire de son centre trophique. En général, ces nouvelles données anatomiques apportent des solutions suffisantes aux diverses questions qu'ont fait surgir les expériences de vivi-sections. Comme ces études de dégénérescences des cordons sont aujourd'hui relatées avec détail dans tous les traités d'anatomie [1], nous nous bornerons ici à en reproduire les résultats quant à la *localisation* des voies de conduction, sans entrer dans l'étude dé-taillée des dégénérescences produites soit par des sections expéri-mentales soit par des lésions pathologiques révélées par l'observa-tion clinique et l'autopsie chez l'homme,

Nous allons donc passer en revue chaque cordon de la moelle en indiquant les résultats obtenus par ces divers modes d'inves-tigation : ces résultats devront nous montrer à quelle *espèce de conduction* (motrice ou sensitive) président ces faisceaux, et si cette conduction se fait d'une manière *directe* ou *croisée*, c'est-à-dire avec décussation partielle ou complète sur la ligne médiane.

Faisceaux postérieurs. — Tous les physiologistes, depuis Magendie, ont reconnu que les faisceaux blancs postérieurs sont directement excitables par les irritants même les plus légers, et donnent alors lieu, de la part de l'animal, à des réactions générales marquant qu'il éprouve de la douleur, en même temps que se pro-duisent des mouvements réflexes énergiques. Mais on a dû se demander si dans ces expériences on mettait réellement en jeu l'excitabilité des cordons postérieurs, ou seulement celles des fibres des racines postérieures, et van Deen, Stilling, Brown-Séquard n'avaient pas hésité à refuser aux cordons postérieurs toute excitabi-lité propre, autre que celle qu'ils emprunteraient aux fibres radiculaires correspondantes. Mais les recherches de Longet, Cl. Bernard, Chauveau, Schiff ont mis hors de doute l'excitabilité de ces cordons. Schiff expérimentait en isolant ces cordons dans une longueur de 5 à 6 centimètres, et en excitant l'extrémité infé-rieure de la bandelette blanche, qui n'avait plus alors de connexion

---

[1] Nous recommandons spécialement à cet égard la lecture de : L. Testut, *Traité d'anatomie humaine*, t. II, névrologie. — A. Charpy, *Cours de splanchnologie ; les centres nerveux.*

avec la moelle que par son extrémité supérieure. Ces cordons sont donc excitables par eux-mêmes, et n'empruntent pas cette excitabilité aux racines sensibles qui les [traversent. Mais il ne faut pas se hâter d'en conclure que les cordons postérieurs représentent uniquement des voies conductrices de la sensibilité, ni surtout qu'ils sont les conducteurs de tous les modes de sensibilité. En effet, les expériences qui consistent à couper transversalement toute la moelle à l'exception des faisceaux postérieurs, ou bien à couper les faisceaux postérieurs en respectant le reste de la moelle, prouvent que ces faisceaux ne sont pas les conducteurs de toutes les impressions périphériques vers l'encéphale, car dans la première expérience on constate l'abolition complète de la sensibilité à la douleur, tandis que dans la seconde cette sensibilité est conservée. D'après Schiff, en effet, les animaux chez lesquels on a coupé transversalement toute la moelle, à l'exception des cordons postérieurs, ont perdu toute sensibilité à la douleur ; mais ils ont conservé la sensibilité de contact. Si on cautérise un point d'un de leurs membres postérieurs, ils ne crient pas, mais ils tournent la tête et regardent vers la région cautérisée, ayant seulement conscience d'un contact en ce point.

Ainsi les expériences de vivisections sont impuissantes pour nous dire si les fibres des racines postérieures se continuent directement avec celles des cordons postérieurs ; elles nous montrent bien que ces cordons contiennent des conducteurs de la sensibilité vers l'encéphale ; mais elles ne nous précisent pas d'une manière suffisante dans quelles portions des cordons sont placés ces conducteurs, et où passent les autres conducteurs de sensibilité qui ne sont pas dans ces cordons postérieurs.

A ces diverses questions répondent jusqu'à un certain point les données anatomiques résultant de l'étude des dégénérescences.

En effet, après la section d'une racine postérieure on constate, dans le cordon postérieur, la présence de fibres dégénérées nombreuses au niveau même de l'origine de la racine sectionnée, et qui se poursuivent, mais en devenant de plus en plus rares, au-dessus et au-dessous de ce niveau. Donc les fibres radiculaires sensitives ou postérieures, à leur entrée dans la moelle, s'épanouissent en fascicules ascendants et descendants pour se terminer bientôt dans la substance grise de la moelle. C'est alors de cette substance que naissent les fibres qui portent les impressions vers le cerveau, ces fibres subissant dans la substance grise une interruption, par interposition de cellules nerveuses, comme elles en ont déjà subi une dans les ganglions spinaux, par interposition des cellules bipolaires (ou à prolongement en T) de ces ganglions.

Quant aux cordons postérieurs, les données anatomiques résultant de l'étude des dégénérescences montrent que ces cordons se composent de deux parties : 1° En dedans, le *faisceau de Goll* (fig. 23 en G), composé de fibres longitudinales qui naissent par une de leurs extrémités dans les cornes postérieures et se terminent par l'autre extrémité, après un trajet plus ou moins long, dans ces mêmes cornes ; ce sont donc là des fibres commissurales longitudinales étendues entre les divers étages de la substance grise ; il semble qu'il y a en outre des fibres du faisceau de Goll qui montent jusque dans le cervelet. 2° En dehors (fig. 23 en B) le *faisceau de Burdach* [1] qui renferme aussi des fibres commissurales longitudinales, et de plus des fibres conduisant les impressions sensitives jusqu'à l'encéphale. Mais ces fibres sensitives du faisceau de Burdach se comportent elles-mêmes de trois manières différentes : *a)* les unes, demeurant dans ce faisceau, vont jusqu'à l'encéphale, mais après avoir subi une interruption par interposition de cellules nerveuses au niveau du bulbe, et après avoir subi, dans le bulbe, une décussation, que nous étudierons plus loin sous le nom de décussation des cordons postérieurs et formation de la partie sensitive des pyramides du bulbe. *b)* Les autres quittent bientôt le faisceau de Burdach, qui les renfermait primitivement, pour s'infléchir en dedans et, passant par la commissure postérieure, se rendre dans l'autre moitié de la moelle où elles se placent dans le faisceau sensitif latéral, comme les fibres de la troisième catégorie, dont nous allons parler. *c)* En effet, le troisième ordre de fibres s'infléchit au contraire en dehors, et, quittant le faisceau de Burdach, traverse obliquement la corne postérieure, pour, restant ainsi toujours dans la même moitié de la moelle, venir former un faisceau qui occupe la partie profonde des cordons latéraux, dans l'angle de séparation de la corne antérieure et de la postérieure, et qu'on nomme *faisceau latéral sensitif* (fig. 23, en SL). Ce faisceau monte alors jusqu'à l'encéphale, mais subit aussi dans le bulbe une décussation complète.

On voit d'après ces faits que tous les conducteurs de la sensibilité s'entre-croisent avant d'arriver à l'encéphale, et on comprend pourquoi une lésion de l'hémisphère gauche produit une anesthésie à droite, c'est-à-dire une anesthésie croisée.

Ces faits anatomiques nous expliquent aussi pourquoi les lésions expérimentales de la substance grise de la moelle produisent les troubles sus-indiqués de la sensibilité ; car, outre les conducteurs de sensibilité que renferme cette substance grise, elle est traversée

---

[1] Burdach, physiologiste allemand (1776-1847), professeur à Dorpat, puis à Breslau.

par les fibres de sensibilité qui vont gagner leur place définitive dans les cordons latéraux du même côté et du côté opposé.

Cordons antérieurs et latéraux. — Les cordons antérieurs et latéraux sont excitables, mais ce fait n'a été nettement démontré que par des expériences récentes (Vulpian). Calmeil et Flourens n'avaient pas obtenu de résultats en portant l'excitation sur ces cordons ; Longet les avait trouvés excito-moteurs ; mais van Deen, Brown-Séquard et Chauveau, après de nombreuses expériences, étaient revenus à l'ancienne opinion de Flourens et de Calmeil. Vulpian a montré que ces résultats contradictoires tenaient aux modes divers d'excitation mis en usage. Il a constaté qu'il faut une excitation très énergique pour déterminer les contractions dans les muscles recevant leur innervation des parties situées au-dessous du faisceau excité ; que les attouchements, les piqûres, les grattages superficiels ne produisent aucun résultat, mais qu'on met en jeu l'excitabilité de ces faisceaux en les pressant entre les mors d'une pince. L'expérience suivante de Vulpian est on ne peut plus explicite à ce sujet : « Sur un lapin ou un chien, on met à nu, après éthérisation, la partie postérieure de la région dorsale de la moelle et la partie antérieure de la région lombaire, puis on coupe la moelle en travers le plus en avant possible. On laisse reposer l'animal pendant une heure environ, après avoir recousu la plaie. On ouvre de nouveau cette plaie, on coupe toutes les racines antérieures et postérieures dans toute la longueur de la portion de la moelle mise à nu en arrière de la section transversale, puis on enlève, soit par arrachement, soit par incision, les faisceaux postérieurs et même une partie des faisceaux latéraux dans toute cette longueur. Si l'on pique alors avec une grosse épingle les faisceaux antérieurs à une faible distance de l'endroit où la moelle avait été préalablement coupée en travers, on détermine des contractions plus ou moins fortes, un soubresaut plus ou moins violent dans le train postérieur de l'animal, surtout dans le membre correspondant au faisceau piqué. Les effets sont encore plus accusés si, au lieu de piquer les faisceaux subsistants, on les comprime entre les mors d'une pince à dissection. » Ces résultats, obtenus par des excitations mécaniques, ont une valeur incomparablement supérieure à ceux que, dans diverses expériences que nous n'analyserons pas ici, on a obtenus en employant l'excitation électrique ; car, quelque moyen qu'on emploie pour éviter, dans des expériences de ce genre, les courants dérivés, on n'est jamais certain d'avoir limité l'excitation électrique aux parties directement excitées. Plus récemment encore *(Société de biologie,* 3 juillet 1886); Laborde a montré que sur le lapin on pouvait mettre en jeu l'excitabilité des cordons antéro-latéraux de la moelle en frôlant simplement et légèrement, avec une pointe mousse, la surface de ces cordons, sur la moelle préalablement sectionnée; en opérant sur la région dorso-lombaire, on produit ainsi des contractions dans le membre postérieur ; il va sans dire que dans ces expériences on a grand soin que l'excitation ne porte pas directement sur les racines antérieures correspondantes.

Des résultats fournis par l'excitation nous pouvons donc déjà conclure que les cordons antérieurs et latéraux représentent, du moins pour leur plus grande partie, des conducteurs centrifuges, c'est-à-dire moteurs.

L'étude des résultats fournis par les sections simples vient encore compléter cette première notion. Quand on coupe transversalement la moelle épinière de manière à ne laisser d'intacts que les cordons antérieurs et latéraux, on voit que les parties (membres postérieurs) situées en arrière du lieu de section ont conservé leurs mouvements volontaires. D'autre part, quand on coupe uniquement les faisceaux antéro-latéraux, la mobilité volontaire est abolie dans les parties situées en arrière de la section. Donc les cordons antéro-latéraux servent, au moins en grande partie, à conduire les ordres de la volonté ; *ils font communiquer les centres encéphaliques avec la substance grise de la moelle (cornes antérieures).*

Il s'agit donc maintenant de voir où sont exactement situés, dans les cordons antérieur et latéral, ces conducteurs de la volonté, et s'ils ont une marche directe ou croisée.

Comme on sait que, au-dessus de la moelle, dans le bulbe, ces conducteurs sont représentés par les *pyramides*, la question se réduit à chercher ce que deviennent les pyramides dans la moelle c'est-à-dire où et comment sont disposés dans la moelle les *faisceaux pyramidaux*.

L'anatomie a depuis longtemps montré que les pyramides du bulbe s'entre-croisent plus ou moins complètement pour se continuer avec les cordons antéro-latéraux de la moelle. Ces données de l'anatomie normale sont très exactement complétées par celles des dégénérescences consécutives à la destruction d'une pyramide bulbaire. Supposons que la pyramide *gauche* ait été détruite ; dans ce cas on constate dans la moelle deux faisceaux dégénérés ; l'un est situé dans le cordon latéral *droit*, c'est-à-dire du côté opposé à la pyramide lésée; on le nomme *faisceau pyramidal croisé* (fig. 23, P C); l'autre est situé dans la partie la plus interne du cordon antérieur gauche, c'est-à-dire du même côté que la pyramide lésée; on le nomme donc *faisceau pyramidal direct*

ou *faisceau de Turck* (fig. 23, P D). Ainsi l'étude des génération-
cences précise ce que l'anatomie indiquait : les conducteurs de la
volonté, c'est-à-dire les pyramides bulbaires se continuent dans
les cordons antérieurs et latéraux de la moelle, mais une partie,
la plus considérable, va dans le cordon latéral du côté opposé, une
autre partie, moins considérable, va daus le cordon antérieur du
même côté. Ces données sont confirmés du reste par l'anatomie
pathologique (affections systématiques de ces faisceaux pyramidaux)
et par l'étude du développement, les fibres de ces faisceaux restant
longtemps distinctes des fibres voisines par ce fait qu'elles n'acquièrent que tardivement leur gaine de myéline.

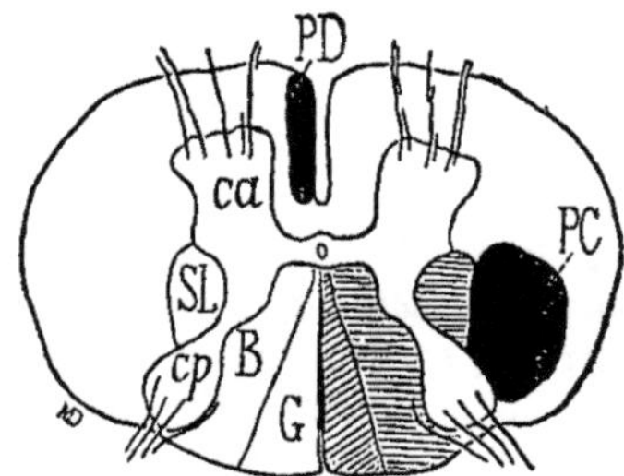

Fig. 23. — Situation, dans la moelle épinière, des faisceaux pyramidaux
venant de l'hémisphère cérébral gauche *.

Cependant les expériences de vivisection et les observations
cliniques ont démontré qu'une lésion de l'hémisphère gauche
produit une hémiplégie, c'est-à-dire une paralysie à droite ; les
conducteurs des mouvements volontaires subissent donc une
décussation complète avant de se rendre aux cornes antérieures.
Il en est bien ainsi, comme le montre l'anatomie microscopique et
l'étude des dégénérescences, c'est-à-dire que le faisceau pyramidal
direct ou de Turck, malgré son trajet direct (non croisé) va se
.terminer dans les cornes antérieures du côté opposé ; à cet effet
ses fibres, en approchant de leur terminaison inférieure, se jettent
dans la commissure antérieure et passent ainsi dans l'autre moitié

* PD, faiseeau pyramidal direct ; — PC, faisceau pyramidal croisé ;— on a de plus
représenté sur cette figure le cordon de Goll (G, à droite il est ombré de traits
obliques), le cordon de Burdach (B, ombré à droite de traits horizontaux), et le cordon
sensitif latéral (SL, ombré à droite de traits horizontaux).

de la moelle, pour y atteindre les cornes antérieures de substance
grise. Donc la décussation des fibres pyramidales se fait en plusieurs temps ; d'abord, d'un seul coup, et pour le plus grand
nombre des fibres, au niveau de la continuité du bulbe et de la
moelle (collet du bulbe, en 3, fig. 24), puis successivement, dans
toute la longueur de la moelle, au niveau de la commissure antérieur (en PD, fig. 24). Les fibres pyramidales ou conducteurs de la
volonté se rendent donc en définitive dans la moitié de la moelle
opposée à l'hémisphère cérébral d'où elles partent, et la lésion d'un

hémisphère doit produire l'hémiplégie,
c'est-à-dire la supression du mouvement volontaire dans la moitié opposée
du corps. En d'autres termes, à l'état
normal, c'est l'hémisphère cérébral
gauche qui commande les mouvements
de la moitié droite des corps, et l'hémisphère droit ceux de la moitié
gauche. La figure 24 donne un schéma
de l'ensemble de ces dispositions; on
y voit que le faisceau pyramidal, venu
de l'hémisphère situé à gauche, va en
entier se terminer, aussi bien la partie
croisée que la partie dite directe, dans la
corne antérieure située à droite, grâce à
la décussation terminale du faisceau de
Turck (voyez la coupe figurée en 6).

Connaissant, dans les cordons antéro-
latéraux, la situation des faisceaux
pyramidaux, il reste à déterminer ce
que réprésentent les autres parties de
ces cordons. Nous savons déjà que la
partie profonde du cordon latéral représente un faisceau sensitif, centripète,

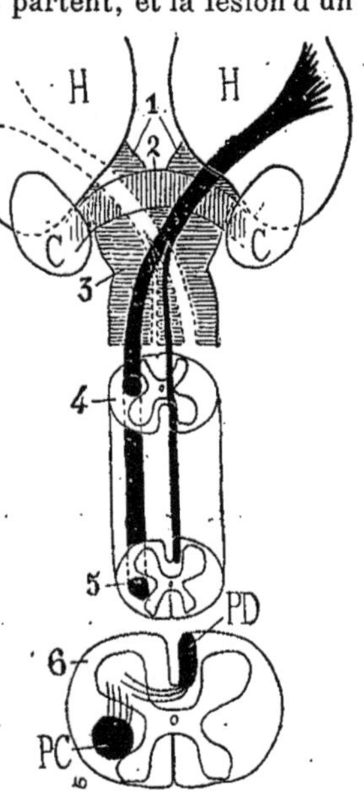

FIG. 24. Schéma du trajet complet
des faisceaux pyramidaux *.

portant les sensations vers l'encéphale, et étudié ci-dessus (p. 61)
sous le nom de *faisceau sensitif latéral* (S L, fig. 23).

* H, H, Les hémisphères cérébraux (le cerveau est vu par la face antéro-inférieure ;
donc l'hémisphère gauche est sur le côté droit de la figure ; de même pour la moelle) ;
— C, C, les hémisphères du cervelet ; — 1, pédoncules cérébraux ; — 2, protubérance
annulaire ; — 3, collet du bulbe, où se fait la décussation imcomplète des pyramides
(leur faisceau le plus externe ne se décusse pas) ; — de 4 à 5, un tronçon de moelle
où on suit le trajet des faisceaux pyramidaux venant de l'hémisphère gauche ; ils sont
en noir ; les faisceaux pyramidaux venus de l'hémisphère droit et figurés en blancs
ne sont pas indiqués ici dans ce tronçon ; — en 6, coupe de moelle (surface de section
de l'extrémité inférieur du tronçon précédent) pour montrer la décussation, dans la
moelle, des faisceaux de Turck.

L'étude des dégénérescences ascendantes ou descendantes consécutives aux sections 'de ces cordons, l'étude de leur développement (époques de l'apparition de la myéline autour de leurs fibres), enfin l'étude de leurs maladies systématiques. ont permis d'y distinguer divers faisceaux, que nous nous contenterons d'énumérer ici, d'après la figure 25, renvoyant pour plus de détails aux *Traités d'anatomie.*

Dans le cordon latéral proprement dite est un faisceau dit *cérébelleux direct* qui sert de commissure entre la moelle et le cervelet (F C, sur la partie gauche de la figure 25), sur la partie droite ce faisceau est ombré de traits verticaux). En avant est un autre faisceau, dit *faisceau de Gowers* (F G, fig. 25, à gauche; à droite

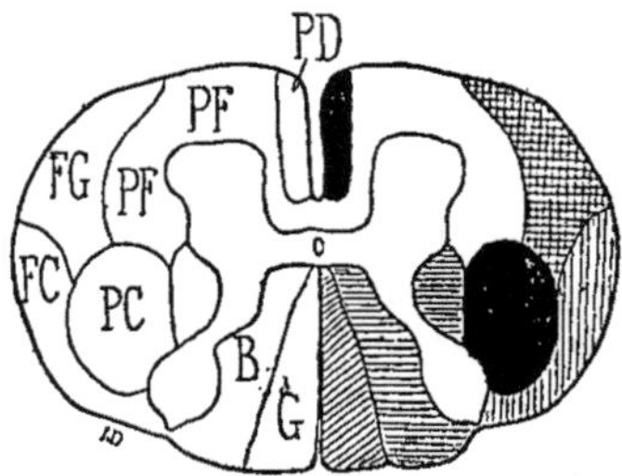

Fig. 25. — Schéma de l'ensemble des faisceaux qui composent les cordons blancs de la moelle *.

il est ombré de traits verticaux et horizontaux croisés), que quelques auteurs considèrent comme un conducteur de la sensibilité et qui probablement représente. seulement de longues commissures entre les étages éloignés de la moelle. Enfin tout ce qui reste dans le champ des cordons latéraux et antérieurs, c'est-à-dire tout ce qui ne prend pas part aux faisceaux que nous venons d'indiquer et ceux précédemment décrits (faisceau sensitif latéral, faisceaux pyramidaux direct et croisé), forme ce qu'on nomme la *partie fondamentale* (P F, P F, fig. 25) des cordons antéro-latéraux et est considéré comme représentant des commissures courtes entre les étages voisins de la substance grise de la moelle.

Substance grise de la moelle. — Nous étudierons plus loin

* A droite ces faisceaux sont ombrés de traits diversement dirigés pour rendre les faisceaux bien distincts; à gauche, dans le champ de chaque faisceau, est la lettre indicatrice : — PD, faisceau pyramidal direct; — PC, faisceau pyramidal croisé; — SL, faisceau sensitif latéral (voir fig. 23); — FC, faisceau cérébelleux direct; — FG, faisceau de Gowers; — PF, PF, partie fondamentale du cordon antéro-latéral; — B, faisceau de Burdach; — G, cordon de Goll.

l'axe gris de la moelle au point de vue de ses fonctions comme centre nerveux; mais cet axe gris, soit par divers minces faisceaux blancs qu'il renferme (principalement dans la corne postérieure), soit par sa substance grise elle-même, c'est-à-dire par l'ensemble de ses cellules avec leurs prolongements, subdivisés et étendus au loin, joue encore le rôle de conducteur. A cet égard tous les physiologistes sont d'accord pour reconnaître que la substance grise de la moelle n'est pas excitable expérimentalement. C'est là, du reste, un fait qui s'observe dans tous les autres amas de substance grise de l'axe nerveux cérébro-spinal, et qui ne perdra son caractère général que lorsqu'il aura été bien prouvé que la substance grise corticale des hémisphères est directement excitable par les moyens expérimentaux. Les recherches faites par l'application d'excitations diverses sont donc absolument impuissantes à nous instruire sur les fonctions conductrices de l'axe gris médullaire. Mais déjà, par le fait des rapports intimes des fibres des racines postérieures et des fibres des cordons postérieurs avec la substance grise des cornes postérieures on est amené à penser que par l'axe gris pourraient bien s'effectuer certaines conductions sensitives.

Les expériences de section de la moelle confirment cette manière de voir et jettent un jour tout nouveau sur le mode selon lequel se fait la conduction de la sensibilité dans la moelle.

L'expérience montre, en effet, tout d'abord que la section des faisceaux postérieurs, des faisceaux latéraux et des faisceaux antérieurs laisse persister en partie la sensibilité. La vivisection la plus concluante serait celle qui consisterait à couper transversalement la substance grise, en laissant intactes les parties blanches qui l'enveloppent; mais si l'on a présente aux yeux la forme qu'affecte l'axe gris médullaire (fig. 18, p. 39), on comprendra facilement qu'une semblable opération peut être regardée comme impossible, et qu'il n'y a que peu de confiance à accorder aux expériences, dans lesquelles on suppose l'avoir à peu près correctement réalisée. Mais on peut du moins, ainsi que l'indique Vulpian, « faire une excision profonde des parties postérieures de la moelle dans une largeur de 1, 2, 3 centimètres, et lorsque la sensibilité est conservée dans les membres postérieurs, on reconnaît, après la mort, qu'on a laissé en place, en rapport avec les faisceaux antérieurs, une partie plus ou moins étendue de la substance grise. » Ces expériences, variées de mille manières, ne laissent aujourd'hui aucun doute sur ce fait, que *la conduction des impressions sensitives se fait, dans la moelle, en partie par la substance grise.*

Mais, chose remarquable, les sections portées expérimentalement sur
la substance grise prouvent que cette substance grise ne conduit point les
impressions sensitives par des voies anatomiquement préétablies, mais
pour ainsi dire d'une manière *indifférente*. Ces faits singuliers, et qui
sont en contradiction avec les théories les plus classiques et notamment
avec la théorie des conducteurs sensitifs spéciaux, ont été mis dans toute
leur évidence par Vulpian. Ce physiologiste a montré, en effet, que la
moelle épinière peut transmettre à l'encéphale les impressions reçues à
la périphérie, même lorsqu'elle a subi des mutilations expérimentales
considérables. S'il s'agit seulement de sections transversales, ces sections
peuvent diviser la moelle épinière dans une grande partie de son épaisseur,
et dans un sens quelconque, sans interrompre la transmission des impressions sensitives, à la condition qu'une petite partie de la substance grise
(une sorte de pont) ait été respectée par l'incision. Quel que soit le sens
de l'incision transversale incomplète de la moelle, l'animal conserve incontestablement la possibilité de reconnaître le point du corps irrité, c'est-
à-dire qu'il conserve encore des notions plus ou moins exactes sur la
position respective des diverses régions de son corps qui sont en relation,
par leurs nerfs, avec la partie de la moelle épinière située en arrière du
siège de la lésion.

Il est impossible d'accepter, en présence de ces faits si remarquables,
l'hypothèse qui voudrait que chaque parcelle d'une tranche transversale,
passant par un point quelconque de la substance grise médullaire, contienne des éléments conducteurs en rapport avec toutes les fibres sensitives des nerfs naissant en arrière de ce point. On est donc conduit ainsi
à se demander si les impressions, arrivant dans la substance grise médullaire, n'y provoqueraient pas une opération physiologique spéciale, se
produisant dans la région même qui reçoit l'impression, variant suivant le
lieu d'où part l'excitation, suivant l'étendue de la région impressionnée,
suivant le genre d'excitation qui donne lieu à l'impression périphérique.
De cette opération physiologique résulterait une sorte d'impression centrale, médullaire, qui pourrait être ensuite transmise à l'encéphale par
une voie quelconque, par un petit nombre d'éléments conducteurs comme
par un plus grand nombre, et qui conserverait plus ou moins exactement,
dans les éléments conducteurs, tous les caractères de forme, d'intensité,
et jusqu'à une sorte d'empreinte originelle, permettant au sensorium de
reconnaître le siège du point de départ périphérique de l'excitation qui
a provoqué la formation de cette impression médullaire (Vulpian).

Ces vues nouvelles ne sont pas en désaccord avec les faits cliniques.
Nous citerons, pour montrer comment chez l'homme la continuité physiologique de la moelle peut être rétablie par le fait d'une continuité
anatomique très restreinte, un cas qui nous paraît venir à l'appui des
résultats expérimentaux. Charcot *(Leçons sur la compression lente de
la moelle épinière)* a pu examiner l'état de la moelle chez un sujet dont
la paraplégie, suite du mal de Pott, avait disparu depuis deux ans. Au
niveau du point de compression, la moelle n'avait que le volume d'un
tuyau de plume d'oie, et la coupe correspondait au tiers de la surface de

section d'une moelle normale ; on pouvait y voir, au sein de tractus fibreux durs et épais, une grande quantité de tubes nerveux munis de myéline et de cylindres-axes ; la substance grise n'y était plus représentée que par une seule corne, où on ne trouvait qu'un petit nombre de cellules intactes.

2° *La moelle centre nerveux ; centres réflexes en général.* — Jusqu'à présent nous n'avons considéré la moelle que comme conducteur, mais elle joue aussi un rôle de *centre* (colonnes grises) très important. Les *cellules* de sa substance grise établissent d'une façon plus ou moins directe la connexion fonctionnelle entre les *fibres centripètes* qui y arrivent et les *fibres centrifuges* qui en partent : ce sont elles qui président à ce qu'on appelle *actes* ou *phénomènes nerveux réflexes.*

Ainsi la substance grise de la moelle suffit pour *transformer la sensibilié en mouvement*, et le plus souvent elle le fait toute seule, sans qu'il y ait intervention de la fonction cérébrale. Si l'on coupe la moelle au-dessous du cerveau, il n'en résulte pas pour cela que les parties périphériques cessent d'être en communication avec un centre nerveux réflexe ; seules les excitations volontaires, qui émanent du cerveau, ne peuvent plus arriver dans la moelle, et il y a paralysie des mouvements volontaires dans toute la partie du corps située au-dessous du niveau où la moelle a été sectionnée. Mais on peut dans ce cas provoquer le mouvement des extrémités, par exemple, en grattant la plante des pieds. Ce même fait s'observe encore dans les paralysies d'origine cérébrale, où le choc, le froid, la titillation et autres excitants des nerfs centripètes peuvent produire des mouvements et des sécrétions.

Pour étudier nettement les phénomèmes réflexes au point de vue expérimental, il faut se placer dans des conditions qui suppriment, de la part de l'animal en expérience, tous les mouvements spontanés ou voulus, et ne laissent de manifestes que ceux qui sont le résultat direct des excitations que l'on porte sur ses surfaces sensibles. A cet effet, il faut supprimer les fonctions de l'encéphale en interrompant toute communication entre lui et la moelle épinière, siège des réflexes les plus élémentaires, les plus simples et les plus faciles à analyser. On décapite donc l'animal, s'il s'agit d'un animal à sang froid, d'une grenouille ; s'il s'agit d'un animal à sang chaud, on coupe l'axe nerveux entre l'occipital et la première vertèbre cervicale, et, comme cette mutilation abolit les mouvements respiratoires, on pratique la respiration artificielle pour maintenir l'hématose, la circulation, les conditions de la vie, en un mot.

Mouvements réflexes. — La moelle peut donc produire certains mouvements très compliqués sans le secours du cerveau; tels sont les *mouvements de défense*, que l'on observe chez les animaux décapités que l'on soumet à des irritations (grenouilles, tritons). En expérimentant sur des mammifères adultes, Chauveau a constaté que les actes musculaires réflexes, sur l'animal dont la moelle épinière est entièrement séparée de l'encéphale, sont aussi énergiques, et souvent aussi bien coordonnés (les chevaux donnent des coups de pied) que les mouvements volontaires. Ces mouvements réflexes sont caractérisés surtout par leur *instantanéité*, et par la facilité avec laquelle ils se produisent. Un animal, à l'état physiologique, pourra supporter une excitation intense sans faire le moindre mouvement; après la section de la moelle, le plus léger attouchement sur la partie du corps innervée par le segment postérieur de la moelle suffira pour provoquer des secousses énergiques dans les membres correspondants. Le plus souvent aussi les mouvements de progression (marche, saut, natation) se font sans qu'il y ait intervention de l'intelligence; la volonté peut être parfaitement absente dans la marche, et nous marchons d'ordinaire pour ainsi dire sans le savoir. Ce phénomène est· le fait exclusif de la moelle épinière. Le cerveau n'intervient qu'à certains moments, quand, par exemple, il s'agit de régler la marche, de la modérer ou de la hâter. Ce qu'il y a de plus remarquable dans ce fait, comme dans plusieurs autres semblables (par exemple, pour l'homme qui écrit, pour le pianiste qui exécute un morceau en pensant à autre chose), c'est que des mouvements dont la coordination n'a pu être acquise que par de longs efforts d'attention et de volonté, arrivent, par l'habitude et l'exercice, à prendre le caractère de mouvements purement réflexes; c'est alors ce que, dans le langage ordinaire, on appelle un *mouvement machinal.*

Du moment qu'il est reconnu que tous les actes organiques sont de nature à être considérés comme le résultat d'une impression périphérique, tous ces actes ont une essence réflexe : aussi tous les organes nous présenteront-ils à étudier dans leur fonctionnement une série de réflexes où nous verrons la moelle agir non comme un auxiliaire du cerveau, mais comme un centre qui, dans certains cas, peut se suffire parfaitement à lui-même. Quelques exemples de réflexes nous feront mieux comprendre le mode de fonctionnement des centres nerveux (en particulier de la moelle et de sa portion bulbaire).

L'*éternuement* est un phénomène provoqué, soit par une excitation portant sur la muqueuse nasale, soit par l'arrivée brusque des rayons lumineux sur les membranes de l'œil; cette irritation périphérique se transmet par le nerf trijumeau vers le ganglion de

Gasser, d'où elle passe jusqu'aux centres gris de la moelle allongée et de la protubérance; de là, par une série de réflexes nombreux et compliqués, elle se transforme, par l'intermédiaire de la moelle, en une excitation centrifuge qui s'irradie par les nerfs rachidiens jusque dans les muscles expirateurs.

Le *mouvement respiratoire* dépend de la moelle; c'est elle qui préside à son rythme régulier. Pour que ce phénomène réflexe puisse se produire, il faut que les surfaces sensibles de la trachée et des vésicules pulmonaires soient impressionnées par l'air extérieur introduit, ou par l'air vicié et chargé d'acide carbonique à la suite des échanges pulmonaires.

C'est aussi à la classe des phénomènes nerveux réflexes qu'appartiennent les *sécrétions*. On peut admettre, comme règle générale, que, toutes les fois qu'il y a sécrétion, il y a eu préalablement une impression qui s'est transmise aux centres nerveux et de là à la glande. La sécrétion salivaire se fait grâce aux nerfs centripètes du goût, qui amènent les impressions gustatives vers la moelle allongée, d'où elles se refléchissent par la voie centrifuge jusque sur les glandes elles-mêmes et sur leurs vaisseaux. Ces nerfs centrifuges paraissent agir directement sur les cellules de l'organe sécréteur, indépendamment de l'élément vasculaire, car si l'on supprime la circulation d'une glande, tout en excitant ses fonctions, elle emprunte alors aux tissus environnants les matériaux qui ne lui sont plus fournis par le sang, et elle continue à sécréter.

L'*acte réflexe* est toujours le fait fondamental dans le fonctionnement de tout centre nerveux : on comprend donc que l'on se soit attaché à étudier les réflexes, à les classer, à déterminer les influences qui peuvent en exagérer ou en diminuer la production, et cela principalement sur la partie spinale de l'axe cérébro-rachidien, où l'arc réflexe est plus facile à isoler expérimentalement de tous les phénomènes qui viennent le compliquer. Nous ne pouvons que passer rapidement en revue les résultats obtenus par cette étude, commencée seulement à la fin du siècle dernier.

Quoique Astruc [1], dès 1743, eût employé l'expression de *réflexes*, en comparant la transformation d'une impression en mouvement à un rayon lumineux qui se réfléchit sur une surface, ce n'est qu'avec les recherches de Robert Wytt, de Prochaska, de Legallois sur la moelle et sur ce qu'on appelait le *sensorium commune*, que Prochaska lui-même put nettement indiquer et le siège principal

---

[1] Astruc, célèbre médecin français (1684-1766), qui fut professeur successivement à Montpellier, à Toulouse et à Paris.

(moelle) et l'essence même des phénomènes qui prirent dès lors le nom de *réflexes (impressionum sensoriarum in motorias reflexio ;* 1784) ; enfin les études histologiques de la cellule nerveuse et de ses rapports avec les fibres nerveuses ont permis de se rendre un compte encore plus exact du mode par lequel se fait cette réflexion, quoique sur ce dernier point la plupart des données soient encore fort hypothétiques. Dès lors, Marshall-Hall (V. fig. 16, p. 32), Mueller, Lallemand[1], Flourens, Longet, Cl. Bernard, etc., enrichirent la science des faits si nombreux qui permettent aujourd'hui de *classer* les réflexes, de préciser les *lois* de leur production ainsi que les influences qui les *modifient* (surtout pour les réflexes médullaires).

Classification des actes nerveux réflexes. — On divise généralement les réflexes d'après les voies que suivent et l'*action centripète* et l'*action centrifuge ;* à chacune de ces actions se présentent deux voies: ou les nerfs du système cérébro-rachidien, que nous avons seuls étudiés jusqu'ici, ou les branches du grand sympathique, par lequel nous terminerons l'étude du système nerveux.

Les réflexes les plus nombreux suivent comme voie centripète et comme voie centrifuge les filets nerveux rachidiens ; tels sont la plupart de ceux que nous avons cités jusqu'ici : déglutition, éternuement, toux, clignement des paupières, marche, etc.

Une seconde classe, presque aussi nombreuse, se compose de réflexes dont la voie centripète est un nerf sensitif du système céphalo-rachidien, et la voie centrifuge un nerf moteur du grand sympathique, le plus souvent un vaso-moteur; tels sont les réflexes qui donnent lieu à des sécrétions (salive, etc.), aux phénomènes de rougeur ou de pâleur de la peau, à l'érection, à certaines modifications dans les battements du cœur, et, en pathologie, à un grand nombre de phénomènes que l'on disait *métastatiques*, comme un grand nombre d'ophtalmies, d'orchites, de coryzas qui tiennent à une hyperémie réflexe; et, d'autre part, comme tenant à une anémie réflexe, certains cas d'amaurose, de paralysies, de paraplégies, etc.

Une troisième classe renferme les réflexes dont l'action centripète a pour siège les nerfs du sympathique (sensibilité obtuse, dite *organique*, des viscères) et pour voie centrifuge les nerfs moteurs céphalo-rachidiens *(de la vie de relation);* la plupart de ces phénomènes sont du ressort de la pathologie : telles sont les convulsions que peut amener l'irritation viscérale produite par là présence de vers intestinaux, les éclampsies réflexes, l'hystérie, etc. ;

---

[1] Lallemand, célèbre professeur à l'École de Montpellier (1790-1853).

comme phénomène normal de ce genre on pourrait citer le réflexe respiratoire, car l'impression que la surface pulmonaire envoie au bulbe est transmise par le pneumogastrique, qui, sous bien des rapports, se rapproche des nerfs du grand sympathique, ou tout au moins constitue une transition physiologique entre les rameaux du grand sympathique et ceux du système céphalo-rachidien.

Enfin, on peut comprendre dans une quatrième et dernière classe les réflexes dont les voies de conduction, centripète comme centrifuge, se trouvent dans les filets du grand sympathique : nous aurons à examiner plus tard si pour ceux-ci l'action centrale se passe dans les masses de substance grise du système céphalo-rachidien, ou dans celles des ganglions de la chaîne sympathique : tels sont les réflexes obscurs et encore difficiles à bien analyser qui président à la sécrétion des divers liquides intestinaux ; ceux qui peuvent nous expliquer en partie les sympathies qui unissent les divers phénomènes des fonctions génitales, surtout chez la femme ; la dilatation des pupilles par la présence de vers intestinaux dans le canal digestif ; en général tous les actes d'innervation des organes de la nutrition, et, d'autre part, de nombreux réflexes pathologiques analogues à ceux que nous avons précédemment cités (la souffrance de l'estomac amenant la pâleur et le refroidissement de la peau, etc.).

Lois des actes nerveux réflexes. — Lorsqu'une irritation sensitive amène un phénomène réflexe, la production de celui-ci (en général *mouvement)* est soumise, dans son intensité et dans sa distribution anatomique, à certaines règles bien précises, que Pflüger a d'abord établies par l'expérimentation sur des grenouilles (lois de Pflüger), et que Chauveau a confirmées par ses recherches sur de grands mammifères. Ainsi une irritation faible, portée sur la peau d'un membre inférieur (par exemple, du côté droit), détermine un mouvement réflexe dans les muscles de ce même membre, c'est-à-dire dans les muscles dont les nerfs moteurs sortent de la moelle du même côté et au même niveau que les fibres sensitives excitées *(loi de l'unilatéralité);* si l'excitation devient plus intense, la réaction motrice se manifeste aussi du côté opposé, dans le membre correspondant, c'est-à-dire par les nerfs moteurs symétriques *(loi de la symétrie);* et ce membre correspondant (gauche, dans l'exemple choisi) présente toujours des mouvements moins intenses que celui (droit) qui a reçu l'excitation *(loi de l'intensité),* Enfin si l'excitation augmente encore, la réaction motrice s'étendra à des fibres centrifuges d'un niveau différent, mais toujours en s'avançant vers la partie supérieure (ou antérieure de la moelle), c'est-à-dire que l'irradiation s'étend de bas en haut, de la moelle épinière vers la moelle encéphalique (bulbe, protubérance, etc.) *(loi de l'irradiation)*. En dernier lieu, si l'excitation, et, par suite, la réaction motrice sont assez énergiques pour se propager de bas en haut jusqu'au bulbe et à la protubérance, la réaction devient générale, se propage en tous sens, même de haut en bas, de sorte que tous les muscles du corps y prennent part, le bulbe formant comme un foyer général d'où s'irradient tous les mouvements réflexes *(loi de la généralisation)*.

Les mouvements réflexes, obéissant aux cinq lois que nous venons de citer, présentent encore ceci de remarquable, qu'ils se produisent avec une régularité, une coordination, qui semblent indiquer que ces réactions réflexes sont adaptées à un but. Il semble qu'il y a dans les dispositions histologiques de la moelle un *mécanisme préétabli*, dont les manifestations avaient si fortement impressionné les premiers vivisecteurs, qu'ils n'ont pas hésité (Robert Wytt, Prochascka [1], Legallois, Pflüger) à doter la moelle de quelquesunes de ces propriétés psychiques, si vagues et si mal définies, que l'on désigne sous les noms de *sensorium commune, volonté, perception, âme*, etc. Ainsi une grenouille à laquelle on a enlevé le cerveau (pour éliminer toute influence étrangère à la moelle) réagit quand on pince une de ses pattes, comme pour se défendre : si on cautérise la peau d'un de ses membres avec une goutte d'acide, elle l'essuie immédiatement avec cette patte, si, par exemple, l'acide a été déposé sur la racine de la cuisse ou sur le bassin : bien plus, si on ampute le membre qui se fléchit ainsi vers la cuisse, on voit l'animal, réduit à son centre médullaire, après de vains efforts du moignon, pour atteindre la partie lésée (loi de l'unilatéralité), si l'irritation persiste et surtout si elle augmente, se servir du membre du côté opposé (loi de symétrie) pour aller frotter et essuyer la place irritée. L'irritation continuant, il peut se produire des mouvements dans tous les membres de l'animal, un saut en avant, la fuite, en un mot. Des mouvements de ce genre, quoique moins complets, se manifestent chez l'homme pendant le sommeil, quand les organes cérébraux sont complètement inactifs, et que l'action de chatouiller la plante du pied, quoique non perçue, n'en amène pas moins le retrait brusque du membre correspondant, ou des deux membres, etc. On voit qu'un grand nombre des réflexes coordonnés ont le caractère de mouvements de défense.

Variations d'intensité des mouvements réflexes. — Quels que soient les phénomènes qui se passent dans les centres de sub-

---

[1] Prochaska, anatomiste et physiologiste autrichien (1749-1820), professeur à Vienne pendant de longues années.

stance grise (cellules nerveuses) lors de la production d'un réflexe, on désigne sous le nom de *pouvoir réflexe* la propriété qu'a l'axe gris de la moelle (ou les centres semblables) de transformer des impressions centripètes en réactions centrifuges; cette expression offre une certaine commodité de langage, car il est des agents qui paraissent porter leur action sur le *pouvoir réflexe* pour l'exagérer ou le diminuer, sans agir aucunement sur la partie centripète ou centrifuge de l'acte (conduction), mais uniquement sur l'acte central. Nous ne pouvons rapporter ici les nombreuses recherches par lesquelles on est parvenu à préciser ainsi l'action centrale de ces agents et distinguer ceux-ci des agents analogues qui portent plus spécialement leur action sur les voies périphériques; il nous suffira de rappeler les belles expériences de Cl. Bernard sur le curare et les nerfs moteurs (V. *Physiologie des muscles, irritabilité musculaire*). Quant aux agents qui modifient le pouvoir réflexe, nous citerons :

La température ambiante : les *mouvements* réflexes sont chez la grenouille plus énergiques et plus faciles à provoquer en été qu'en hiver (Brown-Séquard, Cayrade), mais aussi le pouvoir réflexe s'épuise plus vite pendant la saison chaude. Les sections de la moelle ou sa séparation de l'encéphale : dans ces cas, les réflexes sont exagérés, ce qui est peut-être dû à une irritation des centres par le fait même de la section, mais tient surtout au fait même de l'interruption de toute communication entre ces centres et d'autres *centres* dits *modérateurs* (Setschenow); en effet, les centres supérieurs (surtout le cerveau) exercent une action modératrice sur le *pouvoir réflexe* ou *excito-moteur* de la moelle ; sur un animal intact, on produit la diminution de l'activité réflexe de la moelle par l'excitation des centres supérieurs, dont on exagère ainsi l'action modératrice (voir, ci-dessus, p. 35, la théorie générale des nerfs modérateurs). Un certain nombre de poisons portent directement leur action sur les centres pour en exagérer le pouvoir réflexe : tels sont la strychnine, la picrotoxine, la nicotine et certains produits plus ou moins pathologiques de l'organisme, comme dans les infections septiques, l'urémie, l'ictère grave.

Par contre, le pouvoir réflexe est diminué par l'anémie, par de nombreuses excitations antérieures qui l'ont épuisé, et par certaines substances toxiques ou médicamenteuses, comme l'acide cyanhydrique, le bromure de potassium et certains principes de l'opium [1].

---

[1] Les recherches de Cl. Bernard sur les anesthésiques ont montré que tous les principes de l'opium ne sont pas des calmants ; les uns sont excitateurs du système nerveux (excito-réflexes); ce sont : la thébaïne, la papavérine et la

3° *Des centres réflexes spéciaux de la moelle.* — Lorsque, sous l'influence d'excitations faibles ou spécialement localisées, les mouvements réflexes ne s'irradient pas de manière à produire des contractions générales, lorsqu'ils restent circonscrits dans un domaine particulier de la sphère motrice, ce domaine est toujours dans un rapport constant avec la partie de la sphère sensitive sur laquelle a été portée l'excitation, c'est-à-dire' que, selon que telle partie de la peau aura été excitée, ce sera toujours tel ou tel muscle, tel ou tel groupe de muscles, qui entrera en action. C'est ce que Ch. Richet a appelé la *loi de la localisation* des réflexes. En d'autres termes, il y a un groupement, un rapport anatomique préétabli entre certains amas de cellules nerveuses de l'axe gris, d'une part, et certaines fibres centripètes et centrifuges, d'autre part; et tant que le phénomène réflexe reste circonscrit, il est toujours, par l'excitation de mêmes fibres sensitives, localisé dans les mêmes fibres motrices. Aussi l'expérimentation permet-elle de distinguer dans la moelle des centres circonscrits, c'est-à-dire des *localisations fonctionnelles médullaires* formant comme le premier échelon de la série des localisations plus élevées qu'on a établies dans les organes de la base de l'encéphale, et que la physiologie expérimentale et la physiologie pathologique poursuivent aujourd'hui jusque dans la couche grise corticale des circonvolutions. Les différents centres fonctionnels dont l'existence dans la moelle est aujourd'hui bien établie sont :

Centre cardiaque (Cl. Bernard). — Ce centre correspond à la partie inférieure de la région cervicale et à la partie moyenne de la région dorsale; son excitation accélère les battements du cœur; la transmission de cette excitation se fait par les nerfs cardiaques sympathiques qui émergent de la moelle avec les racines du ganglion cervical inférieur; c'est le nerf accélérateur du cœur.

Centre cilio-spinal. — Par la précieuse méthode d'étude que lui a fournie la recherche des dégénérescences des nerfs sectionnés, Waller a pu montrer que les filets donnés à l'iris par le sympathique cervical

narcotine; les autres sont, en effet, modérateurs de l'excitabilité des centres nerveux, ce sont : la codéine, la narcéine et la morphine.

A côtés des modérateurs du pouvoir réflexe du centre médullaire, il faut citer quelques agents qui portent plus spécialement leur action sur des centres nerveux plus élevés; ce sont les *anesthésiques*, qui diminuent ou abolissent la fonction des *centres de perception;* tels sont : le chloroforme, l'éther, le chloral, le bromoforme, le bromal. (V. Cl. Bernard, *Leçons sur les anesthésiques et sur l'asphyxie.* Paris, 1875.) Ces agents (surtout le chloroforme et le chloral) abolissent d'abord l'action des centres supérieurs ou intellectuels (sommeil); mais, à plus haute dose, ils agissent aussi sur les centres médullaires, sur les réflexes.

naissent de la région cervicale inférieure de la moelle. Chauveau a montré qu'à ce niveau existe un centre dit *cilio-spinal*, qui s'étend de la sixième vertèbre cervicale à la deuxième dorsale, et préside à la dilatation de l'iris ; l'excitation des racines sensitives qui aboutissent à cette région de la moelle produit la dilatation de l'iris.

Centre ano-spinal (Masius). — Ce centre siège, chez le lapin, au niveau du disque intervétébral unissant les sixième et septième vertèbres lombaires. Il préside à la tonicité musculaire et à la contraction réflexe du sphincter anal. La section de la moelle faite au-dessus de ce centre augmente les contractions toniques et réflexes du sphincter, et nous avons vu, en effet (p. 75), que toute section de la moelle augmente le pouvoir excito-moteur des régions sous-jacentes à la section. Gluge a publié des expériences qui l'ont amené à admettre l'existence de deux centres ano-spinaux, l'un présidant à la tonicité, l'autre aux mouvements réflexes du sphincter.

Centre vésico-spinal (Giannuzzi). — Ce centre est situé au-dessus du précédent, au niveau de la troisième et de la cinquième vertèbre lombaire ; il préside aux contractions des muscles de la vessie. Chez un chien dont la moelle est coupée au-dessous de la région dorsale, si on touche le gland ou le prépuce, ou si on chatouille le pourtour de l'anus, la vessie se vide par suite d'un phénomène réflexe dont le centre est dans la région sus-indiquée (Goltz).

Centre génito-spinal (Budge). — Ce centre, situé au niveau de la quatrième vertèbre lombaire chez le chien, n'aurait que quelques lignes de longueur. Il siège probablement chez l'homme vers le milieu de la moelle dorsale. Il préside à la contraction des canaux déférents et des vésicules séminales chez le mâle, à celle de l'utérus chez la femelle. En effet, lorsque la moelle est coupée immédiatement au-dessus de ce centre, on peut encore, par des excitations appropriées, produire tous les phénomènes dont est normalement le siège l'appareil génital. On détermine chez le chien l'érection et des mouvements rythmiques du bassin en chatouillant le pénis (Goltz) ; une chienne, dont la moelle avait été coupée à la hauteur de la première lombaire, a présenté les phénomènes du rut, a été fécondée, enfin a mis bas, comme une chienne dont la moelle est intacte.

Enfin, la moelle, par l'ensemble de divers centres préside à la coordination des mouvements de la locomotion ; nous avons déjà insisté sur cette coordination médullaire de réflexes généraux adaptés à un but. Nous ajouterons seulement ici que, après l'ablation du cerveau sur une grenouille, non seulement l'équilibre et les mouvements d'ensemble sont possibles, mais qu'ils s'exécutent avec une sorte de fatalité, comme si le libre fonctionnement du cerveau protégeait l'indépendance des groupes musculaires. Quand l'un des membres se meut, les autres se meuvent aussitôt. Quand l'un d'eux est mis au repos, les autres cessent également de se mouvoir (Onimus). Mais nous verrons bientôt que d'autres organes, notamment le cervelet, jouent, surtout chez les animaux supérieurs, un rôle important dans la coordination des mouvements.

En résumé, l'étude de la moelle, considérée comme centre, nous montre que, de même que chez les articulés, chaque centre d'action du système nerveux est distinct, et que leur ensemble forme deux cordons parallèles présentant des renflements successifs, de même le système nerveux cérébro-spinal est composé d'un certain nombre de centres nerveux échelonnés ayant chacun une certaine spécialité, recevant chacun ses impressions d'un département déterminé du corps, et provoquant par ses réactions le mouvement dans un département correspondant. Chacun de ces centres est intimement relié aux centres voisins, supérieurs et inférieurs; mais il n'en est pas moins vrai que l'être humain est, à ce point de vue, une collection d'individus élémentaires. Si la zoologie et l'embryologie montrent qu'au point de vue de leur organisation les animaux supérieurs sont de véritables *colonies* d'organismes élémentaires, la physiologie des centres nerveux montre semblablement que l'être sentant et agissant est, en définitive, une collection de *moi* distincts; l'unité apparente est tout entière dans l'harmonie d'un ensemble hiérarchique dont les éléments, rapprochés par une coordination et une subordination étroites, portent néanmoins, chacun en soi, tous les attributs essentiels, tous les caractères primitifs de l'animal individuel[1].

B. Bulbe, protubérance annulaire. — Nous avons dit que, pour le physiologiste, la *moelle* dépassait en haut les limites du rachis et s'étendait dans la boîte crânienne jusque vers la selle turcique. Cette manière de voir est confirmée et par l'anatomie et par la physiologie, c'est-à-dire par l'étude des actes réflexes qui ont leurs centres dans ces régions. L'étude de ces centres réflexes doit être précédée de quelques considérations sur la composition anatomique de ces parties et sur les fonctions des cordons blancs correspondants.

1° *Substance blanche.* — Etant connue la disposition des parties blanches et des parties grises de la moelle au niveau des régions cervicales moyennes (fig. 18, p. 39), quand on examine une coupe de la partie supérieure de la moelle cervicale, près du collet du bulbe, on observe, à quelques différences près, dans le contour des parties, les mêmes dispositions dans la substance grise et les cordons blancs; mais on remarque que les côtés de la substance grise, dans sa limite concave entre les cornes antérieure et postérieure, sont moins nettement circonscrits; en ce point, la substance grise semble s'étendre en dehors sous forme de réseau et aller empiéter sur le territoire des cordons blancs latéraux (V. fig. 26). Cet aspect, auquel on a donné le nom de *formation réticulée de Deiters*, est dû en réalité à ce qu'à ce niveau les cordons latéraux *(faisceau pyramidal croisé,* voy. p. 65) se massent en petits faisceaux distincts, qui pénètrent dans la substance grise et vont bientôt la traverser entièrement de dehors en dedans et d'arrière en avant, pour s'entre-croiser, ceux de droite avec ceux de gauche, ainsi qu'on l'observe à un niveau un peu plus élevé (fig. 27).

1 V. Edmond Perrier, *Les Colonies animales et la formation des organismes,* Paris, 1881.

Ce niveau est celui du collet du bulbe : l'entrecroisement bien connu qu'on observe sur ce point est exclusivement formé par les portions des cordons latéraux étudiées précédemment sous le nom de *faisceau pyramidal croisé* (p. 63) et sans doute par le *faisceau sensitif latéral* (p. 61); les cordons postérieurs n'y prennent aucune part. Cet entre-croisement se produit de la manière suivante : les deux cordons latéraux s'inclinent l'un vers l'autre, pour se porter en dedans (*x*, fig. 27), en avant et en haut, et se décussent par couches successives qui s'étagent de bas en haut: les couches les plus internes se rapprochent, en effet, du canal central, puis échancrent les cornes antérieures au niveau de leur continuité avec la substance grise qui entoure le canal central ; d'autres couches

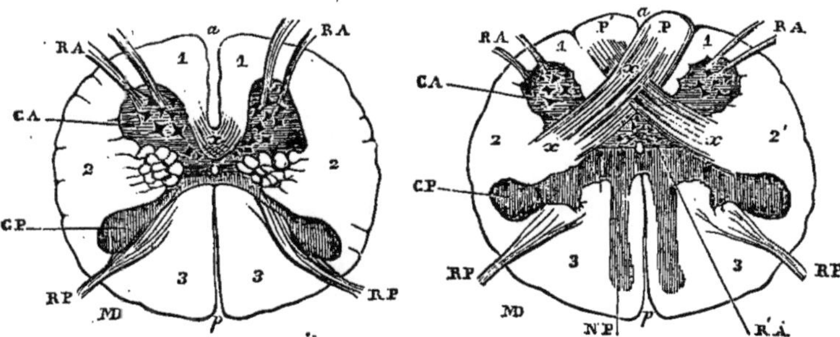

Fig. 26. — Schéma d'une coupe de la moelle cervicale au niveau des racines de la première paire rachidienne *.

Fig. 27. — Coupe de la partie inférieure du bulbe rachidien au niveau de l'entrecroisement des pyramides (partie motrice) **.

blanches obliques s'ajoutent aux précédentes, agrandissent l'échancrure et enfin la complètent de telle sorte que les deux cornes antérieures se trouvent, en fin de compte, complètement décapitées. Après leur entrecroisement, les deux cordons montent parallèlement sur les côtés du sillon médian antérieur, celui de droite occupant le côté gauche du sillon et réciproquement. C'est ainsi que se trouvent constituées les pyramides antérieures du bulbe ou, pour mieux dire, la *portion motrice des pyramides* (P et P', fig. 27), portion qui en effet renferme essentiellement des fibres conductrices des mouvements volontaires *(faisceaux pyramidaux croisé*

* *a*, Sillon médian antérieur ; *p*, sillon médian postérieur ; 1, cordon antéro-interne ; 2, cordon antéro-latéral; 3, cordon postérieur; *x*, commissure blanche (fibres décussées); CA, corne antérieure; RA, racines antérieures; CP, cornes postérieures; RP, racines postérieures.

** 1, 2, 3, Cordons antéro-interne, antéro-latéral et postérieur; — CA, RA, cornes et racines antérieures; — CP, RP, cornes et racines postérieures; — R' A', segment central de la corne antérieure, dont la tête (CA) a été détachée; — *x*, entrecroisement des cordons latéraux (2, 2') allant former les pyramides (P, P'); — NP, noyau des pyramides postérieures ; — *a* et *p*, sillons médians antérieur et postérieur

et direct, voir la figure 30, en B). Cette partie motrice des pyramides passe
du bulbe dans la protubérance, traverse celle-ci, s'étale ensuite sur la face
inférieure des pédoncules cérébraux (étage inférieur des pédoncules) et se
porte vers les hémisphères cérébraux *(capsule interne,* voir ci-après). La
figure 30 représente le trajet de ces faisceaux pyramidaux moteurs, depuis
la moelle épinière (A, fig. 30), dans le bulbe (fig. 30, B, en P), la protubérance (C) et jusque dans les pédoncules cérébraux (D).

Nous avons dit que les cordons latéraux formaient, après leur entre-
croisement, la *portion motrice des pyramides;* la *portion sensitive* est
formée par les cordons postérieurs, dont nous avons décrit, avec Sappey,
l'entre-croisement [1]; en effet, les cordons postérieurs de la moelle
(3, fig. 28), parvenus au-dessus de l'entre-croisement des cordons laté-

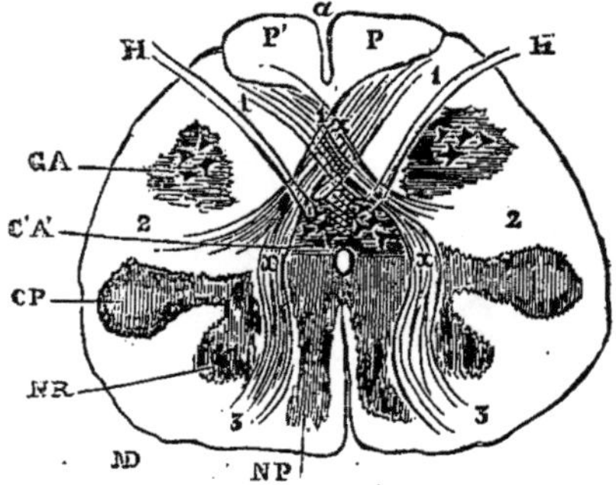

FIG. 28. — Coupe du bulbe au niveau de la partie supérieure de l'entrecroisement
des pyramides (partie sensitive) *.

raux, se comportent comme ceux-ci, mais ils ne commencent à s'entre-
croiser que lorsque l'entrecroisement des précédents est tout à fait terminé.
On les voit alors s'infléchir en avant *(x, x,* fig. 28) et se décomposer en un
certain nombre de faisceaux, qui décapitent la corne postérieure en traversant son extrémité profonde, et qui contournent ensuite la substance
grise située au-devant du canal central, pour se porter, ceux de droite
vers le côté gauche, et ceux de gauche vers le côté droit *(x',* fig. 28).
Ainsi entre-croisés, les deux cordons postérieurs forment d'abord un large
raphé triangulaire, à base postérieure *(x);* mais bientôt ce raphé épais

---

[1] V. Sappey et Duval, *Trajet des cordons nerveux qui relient le cerveau à la moelle épinière (Compt. rend. de l'Ac. des sc.,* 19 janvier, 1876).

* *a* et *p,* Sillons médians antérieur et postérieur; — CA, tête de la corne antérieure; — C'A', base de la corne antérieure (noyau de l'hypoglosse); H, fibres radiculaires de l'hypoglosse; — 1, 2, 3, cordons blancs antéro-interne, antéro-latéral (ceux-
ci presque disparus par le fait de la décussation précédente, fig. 27), et postérieur; —
x, x, fibres venant des cordons postérieurs et s'entre-croisant en *x';* — P, P', pyramides (partie motrice constituée par la décussation précédente, fig. 27); — NR, noyau
des corps restiformes.

s'allonge d'arrière en avant, en passant entre les cordons antéro-internes, qu'il sépare, et ne tarde pas à prendre la figure d'un cordon à coupe rectangulaire appliqué derrière la portion motrice des pyramides et divisé en une moitié droite et une moitié gauche, d'autant plus distinctes que l'entrecroisement s'achève : lorsque celui-ci est complété, les deux cordons postérieurs de la moelle se trouvent, en définitive, appliqués derrière la portion motrice des pyramides (en S; fig. 30, B). Cette partie sensitive des pyramides s'engage aussi dans la protubérance (en S, fig. 30, C), la traverse et vient prendre part à la constitution des pédoncules (en S fig. 30, D); nous reviendrons plus loin sur son trajet ultérieur.

Vu les deux entre-croisements que nous venons de décrire, et qui portent tout en avant les faisceaux sensitifs et volontaires, le reste des cordons antéro-latéraux, et notamment ce que sur la figure 25 (en PF) nous avons

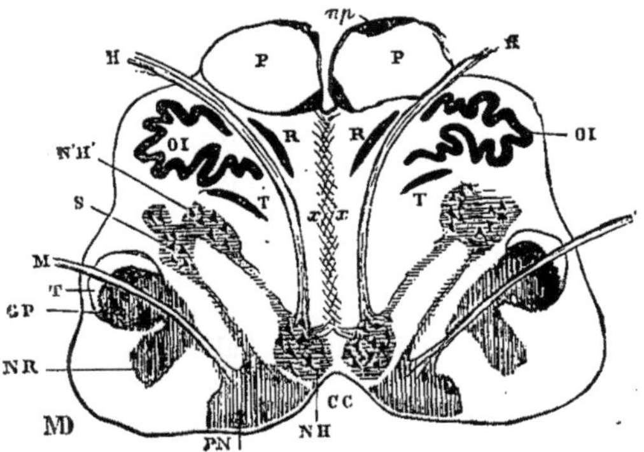

Fig. 29. — Schéma d'une coupe de la partie moyenne du bulbe rachidien *.

désigné sous le nom de *partie fondamentale*, se trouve complètement déplacé : ces faisceaux, dont l'ensemble était placé dans la partie antérieure de la moelle, occupent actuellement dans le bulbe sa partie centrale (en PF, fig. 30, B), puis répondent bientôt à sa face postérieure. On les voit ainsi, par suite de leur déplacement progressif, arriver jusqu'à la paroi inférieure du quatrième ventricule, c'est-à-dire qu'ils deviennent postéro-supérieurs. C'est dans cette situation, toujours sous-jacents au plancher gris du quatrième ventricule, qu'ils traversent la protubérance et viennent prendre part à la constitution de l'étage supérieur des pédoncules cérébraux pour aller pénétrer dans les couches optiques (PF, fig. 30, C, D).

* P, P, Pyramides; — C, C, plancher du quatrième ventricule; — H, fibres radiculaires du nerf grand hypoglosse; — NH, noyau classique du grand hypoglosse; — N'H', noyau accessoire de l'hypoglosse; — S, noyau accessoire (moteur) des nerfs mixtes; — PN, noyau sensitif des nerfs mixtes (glosso-pharyngien, pneumogastrique); — NR, noyau des corps restiformes; — CP, substance gélatineuse de Rolando (tête de la corne postérieure); — T, racine ascendante du trijumeau; — M, fibres radiculaires du pneumogastrique; — OI, lame grise olivaire; — R, noyau juxta-olivaire interne; — T, noyau juxta-olivaire externe; — x, x, raphé.

M. Duval, Physiol.   6

Fonctions des faisceaux blancs faisant suite à ceux de la moelle. — L'anatomie suffit, jusqu'à un certain point, pour établir les fonctions des faisceaux blancs du bulbe, puisqu'elle nous montre ces faisceaux, après entre-croisement, se continuant avec ceux de la moelle, dont les fonctions sont à peu près établies. Du reste, l'expérience directe confirme les inductions anatomiques. Quoique tous les résultats expérimentaux ne soient pas bien concordants, il est suffisamment établi, par les vivisections de Longet, que l'excitation des pyramides antérieures produit des mouvements. Mais nous savons qu'en arrière de la partie motrice des pyramides se trouve un cordon que l'anatomie amène à considérer comme un conducteur sensitif, et en effet, d'après Vulpian, lorsqu'on excite les pyramides, il se produit à la fois des mouvements et de la douleur. Quant à la route directe ou croisée que suivent les divers conducteurs, nous savons qu'au-dessus du tiers inférieur du bulbe tous les cordons se sont entre-croisés, les uns successivement dans la moelle (p. 65), les autres au niveau et un peu au-dessus du collet du bulbe. Aussi toutes les lésions encéphaliques unilatérales frappent-elles le mouvement et la sensibilité dans le côté opposé du corps. La figure 30 donne un schéma, par une série de coupes, de la situation occupée par ces divers conducteurs, dans la moelle, le bulbe, la protubérance et les pédoncules cérébraux.

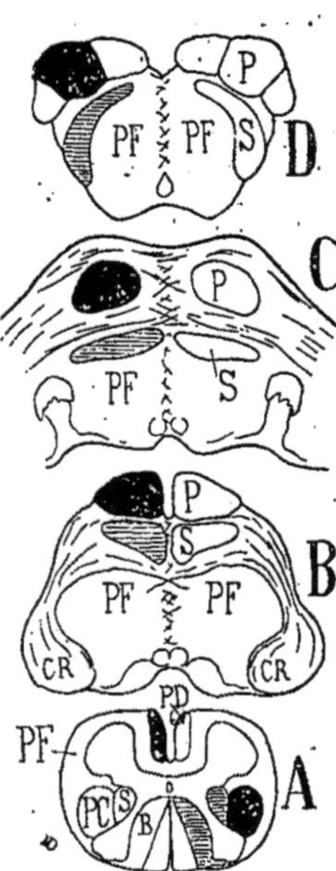

Fig. 30. — Schéma du trajet des fibres pyramidales (motrices volontaires) et des fibres sensitives dans la moelle (A), le bulbe (B), la protubérance (C) et les pédoncules cérébraux (D) [*].

Mais, outre les faisceaux blancs qui, dans les parties supérieures de l'axe spinal, font suite aux faisceaux de la moelle, on trouve dans ces régions de nouvelles colonnes blanches. Dans le bulbe, ce sont d'abord les colonnes blanches qui occupent la place laissée libre par les cordons postérieurs, et qui forment les limites latérales du quatrième ventricule ;

---

[*] Les faisceaux pyramidaux sont en noir, et les faisceaux sensitifs ombrés de traits horizontaux, sur l'un des côtés de la figure; sur l'autre côté, le champ de ces faisceaux porte les lettres indicatrices : PD, faisceau pyramidal direct; — PC, faisceau pyramidal croisé; — P, ensemble des faisceaux pyramidaux; — S, conducteurs sensitifs; — PF, partie fondamentale des cordons antérieurs.

ce sont, en un mot, les corps restiformes. Ces corps restiformes, si bien
nommés par les anciens *processus cerebelli ad medullam oblongatam*
(GR, fig. 32), paraissent être, en effet, des faisceaux blancs qui, venus du
cervelet, descendent vers le bulbe où ils se résolvent (CR, fig. 30, B), par
leur face profonde ou adhérente, en une infinité de tractus blancs, lesquels,
sous le nom de *fibres arciformes,* sillonnent la substance du bulbe sous la
forme de fibres à trajet curviligne, les unes superficielles, mais la plupart
profondes. Dans la protubérance, à part quelques faisceaux nerveux radiculaires (trijumeau), on ne trouve comme fibres blanches longitudinales
que les faisceaux blancs précédemment indiqués, c'est-à-dire (P, P, fig. 27,
28, 29, 32, 33 et 34) la portion motrice des pyramides (continuant les
cordons antéro-latéraux), leur portion sensitive (cordons postérieurs de la
moelle) et les cordons antéro-internes prolongés (portion dite fondamentale). Mais on trouve de plus, surtout dans les couches inférieures ou superficielles de la protubérance, un grand nombre de faisceaux blancs transversaux (Pr, fig. 32, 33, 34). Ceux-ci (pédoncules cérébelleux moyens)
forment une première couche inférieure ou superficielle qui recouvre les
pyramides (portion motrice), et une seconde couche profonde qui passe
entre la portion motrice et la portion sensitive des pyramides (entre P
et S, fig. 30, C) et établit déjà ainsi une démarcation nette entre les faisceaux
blancs longitudinaux qui formeront l'étage supérieur ou *calotte,* et ceux
qui formeront l'étage inférieur ou *pied* des pédoncules cérébraux. Enfin,
indiquons encore ce fait qu'au niveau des pédoncules cérébraux, de nouveaux faisceaux blancs viennent s'adjoindre aux faisceaux prolongés depuis
la moelle; comme au niveau du bulbe (corps restiformes), ces nouveaux
faisceaux blancs sont des fibres cérébelleuses ; ce sont les *pédoncules cérébelleux supérieurs.* Les pédoncules cérébelleux supérieurs, émergeant
du cervelet, occupent d'abord, sur les parties latérales de la moitié supérieure du quatrième ventricule, une position analogue à celle que les corps
restiformes (3, 3, fig. 31) occupaient à la moitié inférieure de ce même
ventricule ; mais, à mesure qu'ils se dirigent en haut et en avant, ils se
rapprochent (1, 1, fig. 31) de la ligne médiane, pénètrent dans l'étage
supérieur du pédoncule, et, sans se mêler intimement aux fibres blanches
de cet étage, atteignent la ligne médiane, s'y entre-croisent, et, après une
décussation complète, vont se perdre dans les couches optiques..

En somme, les cordons blancs, dont nous venons de rappeler la
disposition comme parties s'ajoutant aux cordons blancs médullaires
prolongés, sont essentiellement représentés par les trois ordres de
pédoncules cérébelleux ; or, nous verrons bientôt que les fonctions
du cervelet, quoique mal définies encore, sont certainement en
rapport avec la motricité ; c'est pourquoi les pédoncules cérébelleux paraissent présider à certaines coordinations des mouvements,
c'est-à-dire que leur lésion ou leur excitation unilatérale produit
une perte d'équilibre et des mouvements dans un sens plus ou
moins nettement déterminé. Ces mouvements (de roulement, de

rotation en rayon, de manège, etc.), ont été beaucoup étudiés par les physiologistes, sans que les travaux entrepris à ce sujet aient encore jeté une lumière parfaite sur les fonctions des organes en question.

Quoi qu'il en soit, il importe de bien fixer le sens de ces expressions. Il est très facile de comprendre ce qu'on entend par un mouvement de manège de gauche à droite, car alors l'observateur est censé placé au centre du cercle décrit par l'animal ; mais il est souvent difficile de comprendre ce que dit l'observateur en parlant de roulement de gauche à droite, ou de droite à gauche. Nous dirons donc que « dans le *mouvement de rotation* (ou *mouvement giratoire*, ou *roulement)*, l'animal tourne autour d'un axe longitudinal qui traverserait le corps dans sa longueur ; cette rotation commence par une chute sur un côté, et le sens de la rotation est déterminé par le côté par lequel a débuté la chute » (Beaunis). Enfin, outre le mouvement de manège, qui n'a pas besoin d'être défini, et le mouvement de rotation proprement dit (rotation sur l'axe), on a encore décrit un mouvement de *rotation en rayon de roue*. « Dans ce cas, l'animal tourne autour du train postérieur qui sert d'axe, la tête se trouvant à la circonférence du cercle. Ce mode de rotation ne se produit, du reste, qu'assez rarement. »

Ces mouvements de rotation se produisent dans les cas de lésions expérimentales ou pathologiques des pédoncules cérébelleux ; ils sont variables selon que tel ou tel pédoncule a été atteint, et selon que la lésion a porté sur telle ou telle de ses parties. 1° La lésion d'un pédoncule cérébelleux moyen détermine la rotation autour de l'axe ; si la lésion atteint la partie postérieure, la rotation se fait du côté lésé (Magendie) ; si c'est la partie antérieure qui est atteinte, la rotation se fait du côté opposé. 2° La lésion des pédoncules cérébelleux inférieurs ne produit que rarement des mouvements circulaires, mais amène l'animal à prendre une attitude particulière et qui rentre dans l'ordre général des phénomènes précédents : le chien, par exemple, se roule en cercle du côté de la lésion, c'est-à-dire que le corps s'incurve en arc de ce côté. 3° La lésion d'un pédoncule cérébelleux supérieur produit un mouvement de manège du côté opposé au pédoncule atteint ; mais ce mouvement ne se produit que quand on a lésé non seulement le pédoncule cérébelleux supérieur *(processus cerebelli ad testes)*, mais encore une partie du pédoncule cérébral sous-jacent.

L'opinion la plus vraisemblable pour expliquer les mouvements de rotation déterminés par les lésions unilatérales d'une partie de l'encéphale est celle qui fait dépendre ces mouvements d'une tendance au vertige, provoquée par la rupture de l'équilibre fonctionnel des deux moitiés symétriques de la région de l'encéphale qui est lésée, soit qu'on admette, dans chacun des pédoncules de chaque côté, l'existence d'une force tendant à faire tourner l'animal dans un sens, soit qu'au lieu de forces excitatrices on admette l'existence de forces modératrices dans chaque ordre de pédoncules : en tout cas, comme une simple piqûre peut produire les mouvements de roulement et que dans ce cas l'abolition des fonctions de la partie piquée ne saurait être mise en question, il semble plus rationnel d'admettre d'une manière générale, que ces phénomènes sont dus à une excitation plutôt qu'à une paralysie (suppression de fonction) des pédoncules. Les expériences instituées à ce sujet par Vulpian ont fait connaître un certain nombre de faits non signalés avant lui, entre autres la coexistence assez fréquente de la tendance au mouvement de rotation sur l'axe longitudinal du corps avec la tendance au mouvement de rotation en circuit plus ou moins restreint, observation que Vulpian a faite sur les mammifères, les têtards de grenouilles, les grenouilles elles-mêmes et les poissons, et qui a été plus tard faite aussi par Baudelot sur ces derniers animaux. C'est qu'en effet les

mouvements de rotation produits par des lésions unilatérales de l'isthme encéphalique sont aussi apparents chez les vertébrés inférieurs que chez les mammifères ; ce sont tantôt des mouvements de manège, tantôt un mouvement giratoire ou de rotation sur l'axe. D'après les recherches de Prévost, le sens du mouvement sur l'axe est le même que celui de manège et ces deux mouvements s'exécutent dans le sens indiqué par la déviation des yeux.

2° *Substance grise.* — Pour s'orienter dans l'étude de la substance grise du bulbe, il faut d'abord jeter un coup d'œil sur les formes extérieures que présente la face postérieure (grise) de cet organe : quand on met à jour cette face, c'est-à-dire le plancher du quatrième ventricule, en enlevant le cervelet et sectionnant ses pédoncules (fig. 31 : 1, pédoncules cérébelleux supérieur ; 2. *idem* moyen ; 3, *idem* inférieur), on voit que ce plancher, en

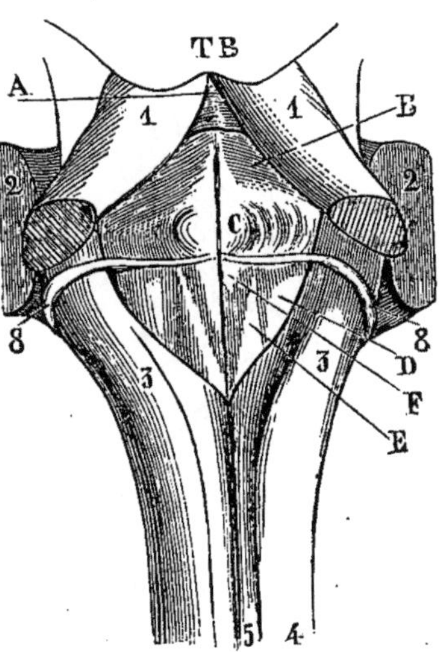

Fig. 31. — Position des noyaux des nerfs bulbo-protubérantiels relativement au plancher du quatrième ventricule.

forme de losange, correspond à la face postérieure du bulbe et de la protubérance, et qu'il présente de légères saillies formées par les nerfs ou par les noyaux des nerfs ; — B, région d'où naît la partie sensible du trijumeau *(locus cæruleus* des auteurs allemands) ; — C, saillie correspondant au noyau commun du facial et du moteur oculaire externe *(eminentia teres)* ; — A. région du noyau du moteur oculaire commun et du pathé-

tique (au-dessous et autour de l'aqueduc de Sylvius) ; — D, noyau de
l'acoustique ; — F, du grand hypoglosse ; — E, saillie qui correspond,
successivement et de haut en bas, aux noyaux du glosso-pharyngien, du
pneumogastrique et du spinal (jusque dans la moelle cervicale).

Si maintenant on cherche à compléter cette première étude par l'inspection de coupes faites à différents niveaux dans le bulbe et la protubérance, il semble que la substance grise de ces parties ne rappelle en rien
la disposition de la substance grise de la moelle. Mais une étude attentive
de nombreuses coupes échelonnées graduellement de bas en haut permet
de constater qu'il est possible de reconnaître, dans le bulbe, la protubérance et les pédoncules cérébraux, des parties grises dont les unes représentent les cornes antérieures ou les cornes postérieures de la moelle,
\prolongées jusque dans les étages supérieurs (comme le sont les cordons
blancs médullaires), tandis que les autres sont des amas gris surajoutés
de même que les cordons blancs surajoutés : corps restiformes, pédoncules cérébelleux).

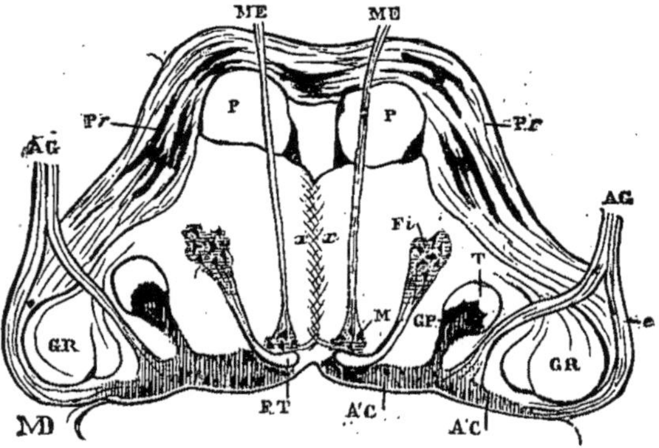

Fig. 32. — Schéma d'une coupe au niveau de la ligne de jonction
du bulbe de la protubérance *.

a) *Masses grises qui prolongent les cornes antérieures*. — Ces
masses représentent les noyaux d'origine des nerfs moteurs bulbaires et
protubérantiels. Lorsque les cordons antéro-latéraux ont, par leur décussation, décapité les cornes antérieures (fig. 27 et 28, p. 79 et 80), ainsi
que nous l'avons décrit précédemment, chacune de ces cornes se trouve

. * P, P, Pyramides ; Pr, Pr, fibres transversales de la protubérance ; — entre les
couches diverses de ces fibres sont irrégulièrement stratifiés des amas de substance
grise ; — ME, ME, racines du nerf moteur oculaire externe ; — M, noyau commun
du moteur oculaire externe et du facial ; — FT, *fasciculus teres* (portion verticale de
l'anse du facial) ; — Fi, noyau inférieur du facial (dans lequel prennent naissance les
fibres radiculaires qui vont former le *fasciculus teres*) ; — GP, substance gélatineuse
de Rolando (tête de la corne postérieure) ; — T, racine ascendante du trijumeau ; —
A' C', substance grise du plancher du quatrième ventricule (noyau de l'acoustique) ;
— AG, tronc du nerf acoustique ; — e, sa racine externe ; — GR, corps restiforme.

divisée en deux parties distinctes: 1° l'une, la *base* de la corne, reste contiguë au canal central (R′A′, fig. 27, et C′A′, fig. 28), se prolonge sur toute la longueur du plancher du quatrième ventricule, de chaque côté de la ligne médiane, et y forme les amas connus sous le nom de *noyau de l'hypoglosse*(NH, fig. 29), de *noyau commun du facial et du moteur oculaire externe* (facial supérieur; M, fig. 32) : plus haut, au niveau des pédoncules cérébraux, au-dessous de l'aqueduc de Sylvius et de chaque côté de la ligne médiane, ce prolongement de la base de la corne antérieure s'éteint en formant le noyau d'origine du *moteur oculaire commun* et du *pathétique* (C′A′, fig. 35 ci-après, p. 89). 2° L'autre partie, la *tête* de la corne décapitée se trouve rejetée en avant et en dehors (CA, fig. 27), mais elle ne disparaît pas, comme on a paru généralement le croire : seulement les amas gris qu'elle forme sont coupés et fragmentés par le passage des fibres arciformes venues du corps restiforme. Une étude attentive, à l'aide de nom-

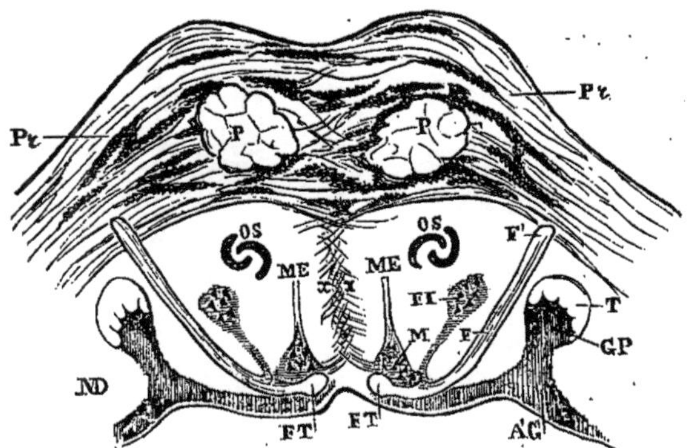

FIG. 33. — Schéma d'une coupe de la protubérance au niveau de son bord inférieur *.

breuses coupes, permet de constater que cette partie toute périphérique et isolée de la corne antérieure donne naissance d'abord à la formation grise connue sous le nom de *noyau antéro-latéral* depuis les travaux de Stilling, Kœlliker, L. Clarke et J. Dean. Ce noyau antéro-latéral (S et N′H′, fig. 29) est le noyau moteur des nerfs mixtes (pneumogastrique et glosso-pharyngien, S, fig. 29), et plus bas du spinal; il représente aussi, par ses parties les plus internes (le plus souvent fragmentées par le passage des fibres arciformes), *un noyau antérieur accessoire de l'hypoglosse* (N′H′, fig. 29). Plus haut, au niveau du plan de séparation entre le bulbe et la protubérance, les formations grises qui font suite au noyau antéro-latéral,

---

* P, Pr, T, CP, ME, M, comme dans la figure précédente ; — FT, partie supérieure du *fasciculus teres* se recourbant en dehors, puis en avant, pour former le facial (qui se dirige vers son lieu d'émergence F, F′), et recevant encore quelques fibres radiculaires du noyau inférieur (FI) ; — OS, olive supérieure ; — A′ C′, noyau de l'acoustique. — T, racine ascendante du trijumeau ; — GP, substance gélatineuse de Rolando.

c'est-à-dire à la partie détachée de la corne antérieure, sont représentées par le *noyau inférieur du facial* (FI, fig. 32 et 33), et par le *noyau masticateur* du trijumeau, ce dernier noyau étant situé en pleine protubérance, à peu près au niveau même de l'émergence du nerf (MA, fig. 34).

b) Masses grises qui prolongent les cornes postérieures. — Les cornes postérieures sont décapitées, comme les cornes antérieures, mais seulement par le passage des cordons postérieurs marchant vers leur décussation, ainsi que nous l'avons décrit précédemment (fig. 28, p. 80); comme pour les cornes antérieures, une partie des cornes postérieures, leur base, reste contre le canal central, et une autre partie, la tête, est rejetée vers la périphérie.

1° La *base* de la corne postérieure présente des modifications importantes au-dessous du niveau où les cordons postérieurs se dirigent vers

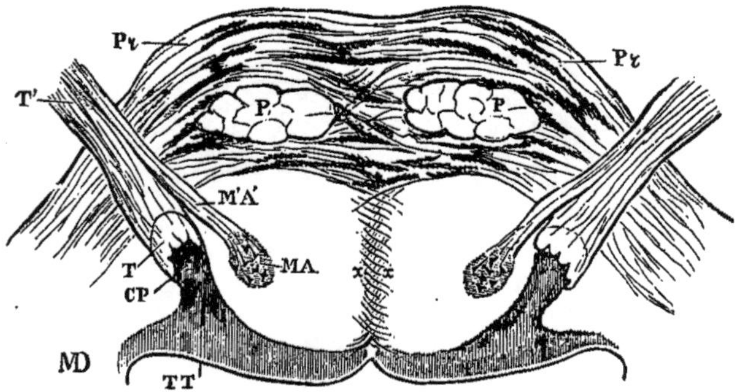

Fig. 34. — Schéma d'une coupe de la protubérance au niveau de l'émergence de la cinquième paire (n. trijumeau) *.

leur décussation (fig. 27); elle envoie, en effet, dans la partie la plus interne de ces cordons (dans les cordons grêles ou pyramides postérieures), un prolongement gris, dont la signification est inconnue et qu'on a nommé *noyau des cordons grêles* ou des pyramides postérieures (NP, fig. 27, 28); plus haut, un prolongement semblable va s'irradier dans les corps restiformes et porte le nom de *noyau restiforme* (NR, fig. 28 et 29). Mais à mesure que le canal central s'étale pour former le plancher du quatrième ventricule, la base de la corne postérieure, que ne recouvrent plus les cordons postérieurs, se trouve à découvert sur ce plancher (fig. 29), dont

* P, P, Pyramides; — P*r*, fibres transversales de la protubérance avec stratifications de substance grise; — TT, substance grise du plancher du quatrième ventricule *(locus cæruleus*, fig. 31); — CP, substance gélatineuse de Rolando; — T, racine ascendante du trijumeau, se recourbant pour émerger de la protubérance (grosse racine ou racine sensitive du trijumeau); — MA, noyau moteur du trijumeau; — M'A', petite racine du trijumeau (nerf masticateur); — T', la cinquième paire à son émergence.

elle forme les parties externes (PN), en dehors des masses grises situées de chaque côté de la ligne médiane et appartenant à la base de la corne antérieure (NH). Il est, en effet, facile de comprendre que, le canal central s'étalant en plancher du quatrième ventricule, les bases des cornes antérieures et postérieures, qui confinaient au canal, doivent devenir les parties grises de ce plancher, et se placer, les cornes antérieures (base) en dedans, c'est-à-dire de chaque côté de [la ligne médiane, les cornes postérieures (base) en dehors. Ces masses grises externes, faisant suite, nous ne craignons pas de le répéter encore, à la base des cornes postérieures, se trouvent ici, comme dans la moelle, en rapport avec des racines sensitives, et, en effet, les noyaux qu'elles forment sont connus sous le nom de *noyaux sensitifs des nerfs mixtes*, c'est-à-dire du glosso-pharyngien et du pneumogastrique (PN, fig. 29); au-dessus de ces noyaux, elles constituent une vaste surface grise dans laquelle s'implantent les barbes du calamus, et qui repré

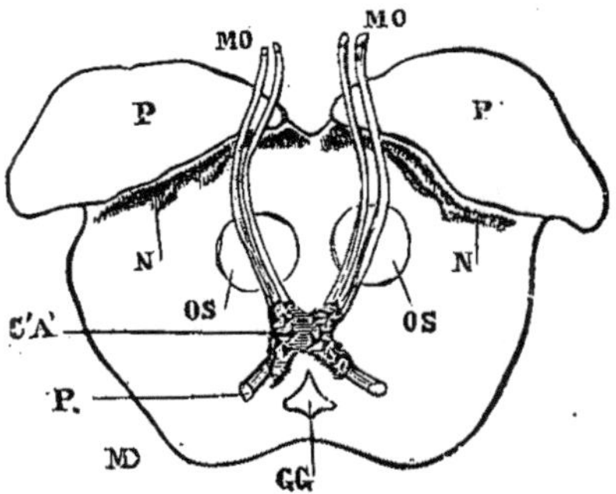

FIG. 35. — Schéma d'une coupe des pédoncules cérébraux *.

sente l'un des centres bulbaires du nerf acoustique (fig. 32); plus haut enfin, la base des cornes postérieures se termine en s'étalant sur la partie supérieure du quatrième ventricule, où elle forme l'une des masses d'origine du trijumeau (TT, fig. 34).

2° La *tête* de la corne postérieure se trouve fortement rejetée en dehors, déjà au-dessous du niveau où se fait l'entre-croisement des cordons postérieurs (V. fig. 27). Cette tête, suivant le mouvement général par lequel toutes les parties postérieures de la moelle se portent, dans le bulbe, en avant et en dehors, est dès lors fortement éloignée de sa congénère du côté opposé, de façon à atteindre les couches superficielles des parties latérales du bulbe; ce qu'on nomme en anatomie descriptive *tubercule cendré de Rolando* n'est autre chose que la tête de la corne

---

* P, P, Étage inférieur; — N, N, *locus niger*; — OS, noyaux rouges de Stilling situés au milieu de l'étage supérieur; — MO, MO, nerf moteur oculaire commun; — C' A', noyau commun du moteur oculaire et du pathétique; — P, nerf pathétique; — GG, aqueduc de Sylvius.

postérieure devenue plus ou moins apparente à l'extérieur, selon les sujets, tant est mince la couche de substance blanche qui la sépare de la surface du bulbe. A mesure qu'on observe des coupes faites à un niveau plus élevé dans le bulbe et la protubérance, on voit toujours cette tête de la corne postérieure (fig. 29, 32, 33, 34, en CP) et l'on constate qu'elle accuse toujours une position de plus en plus antérieure; en même temps, on voit se grouper à son bord externe (finalement bord antérieur) un cordon de fibres blanches (T, fig. 29, 32, 33, 34) qui montent avec elle jusque dans la partie moyenne de la protubérance. A ce niveau (fig. 34), ce cordon se dirige en avant et forme la plus grande partie du trijumeau, dont il représente la racine inférieure ou bulbaire; c'est à ce niveau que s'arrête la tête de la corne postérieure (fig. 34, CP). Nous avons vu que là aussi les masses de substance grise qui font suite à la tête de la corne antérieure constituaient le noyau moteur (masticateur) du trijumeau et se terminaient à ce niveau. Les formations terminales des têtes des cornes antérieures et postérieures se trouvent ainsi côte à côte dans la protubérance; ces formations, c'est-à-dire ces noyaux terminaux, sont placés au niveau de l'émergence du trijumeau, le noyau moteur en dedans, la masse grise dite noyau sensitif en dehors, absolument comme, sous le plancher du quatrième ventricule, les noyaux moteurs et les noyaux sensitifs sont disposés, les premiers de chaque côté de la ligne médiane, les seconds dans les régions latérales externes.

Fonctions des parties grises faisant suite à l'axe gris de la moelle. — Dans l'isthme de l'encéphale, l'axe gris se trouve anatomiquement divisé en noyaux distincts; ces noyaux sont des centres réflexes particuliers, comme ceux que les expériences de Legallois, de Masius et Van Lair ont déterminés dans la moelle épinière. Ces centres réflecteurs président au fonctionnement des nerfs qui en partent, et les données de l'anatomie sont complètement confirmées, sur ce point, par celles de la physiologie pathologique.

Ainsi, les vivisections de Vulpian et Philippeaux ont prouvé que les masses grises désignées sous le nom de *noyau du facial* sont le véritable centre, le vrai foyer des actions réflexes du nerf facial. Il suffit que ce centre soit intact et que le facial soit en relation avec lui pour que les mouvements réflexes des muscles faciaux puissent être mis en jeu. C'est ainsi que l'on voit, dans ces conditions, persister le clignement réflexe des paupières. De plus ces expériences ont montré que le noyau d'origine du facial du côté droit et le noyau d'origine du facial du côté gauche sont mis en communication l'un avec l'autre par des fibres commissurales, qui permettent et assurent le synchronisme du clignement bilatéral. En effet, une incision antéro-postérieure faite au milieu du sillon médian du quatrième ventricule abolit ce synchronisme.

Le centre des mouvements réflexes involontaires, émotionnels, qui succèdent à une impression brusque de l'ouïe, ce centre est dans la région bulbo-protubérantielle, ainsi que devaient le faire prévoir les rapports anatomiques intimes des noyaux de l'acoustique avec les noyaux moteurs voisins. Du reste, les expériences de Vulpian sont très explicites à ce sujet. Si après avoir enlevé à un rat, par exemple, le cerveau proprement dit, les corps striés et les couches optiques, on vient à produire près de lui un bruit qu'on sait avoir habituellement le privilège de faire tressaillir l'animal, on voit aussitôt celui-ci, très tranquille depuis l'opération qui lui a enlevé tout mouvement spontané, faire aussitôt un brusque soubressaut qui se reproduit chaque fois que le même bruit se renouvelle. Le *centre de la sensibilité auditive excito-réflexe simple* (sans participation de la mémoire et de l'intelligence) est donc dans la protubérance, d'après ces expériences.

La physiologie pathologique, à son tour, nous présente l'analyse d'affections bien déterminées qui ont leurs origines dans des lésions plus ou moins circonscrites des noyaux gris bulbaires. Est-il besoin de rappeler cette maladie à symptomatologie si curieuse découverte par Duchenne (de Boulogne) et caractérisée par une paralysie des muscles de la langue, du voile du palais et des lèvres ? C'est ce que Trousseau a appelé du nom de *paralysie glosso-labio-laryngée*. Les troubles liés à la paralysie de la langue constituent le principal symptôme en même temps que le début de la maladie ; l'orbiculaire des lèvres ne tarde pas à se paralyser à son tour ; et enfin, dans les phases ultimes de la maladie, des symptômes plus graves se développent ; accès d'étouffement, syncopes ; à l'autopsie, on constate que les noyaux bulbaires de l'hypoglosse, du facial (noyau inférieur), des nerfs mixtes, sont atteints d'une dégénérescence de leurs cellules, qui peuvent avoir subi une atrophie si complète qu'elles ont parfois complètement disparu. Les noyaux des hypoglosses sont ceux que l'on trouve constamment le plus profondément altérés ; ceux du spinal, du facial inférieur et du masticateur sont pris plus ou moins profondément.

La connaissance des noyaux des nerfs bulbaires et de leur situation au contact des fibres blanches médullaires entre-croisées permet de se rendre compte de certaines formes de paralysies intéressant la face ou quelques muscles de la face d'un côté, et les membres du côté opposé (*paralysies alternes* de Gubler). Si nous nous rappelons le mode de groupement des noyaux d'origine des nerfs bulbaires, voici les déductions que nous pouvons tirer *a priori* et que les faits cliniques viennent confirmer entièrement : 1° Supposons une tumeur ou une lésion quelconque désorganisant une des moitiés latérales de la région de la protubérance, ou de la partie supérieure du bulbe, ou de la partie postérieure des pédoncules cérébraux. A ces divers niveaux existent, soit le noyau du facial et du moteur oculaire externe, soit le noyau masticateur, soit enfin le noyau du moteur oculaire commun et pathétique. Tandis que la lésion des faisceaux blancs circonvoisins produira, en raison de l'entre-croisement de ces faisceaux au niveau du collet du bulbe, une hémiplégie du côté opposé à la lésion centrale, cette même lésion atteignant les noyaux sus-indiqués, produira une paralysie directe dans le domaine du facial et du moteur oculaire externe, une anesthésie directe dans le domaine du trijumeau, avec une paralysie également directe du nerf masticateur, ou bien encore et selon le niveau, une paralysie directe du moteur oculaire commun ; et toutes ces paralysies directes, c'est-à-dire du même côté que la lésion centrale, présenteront, parce qu'elles atteignent le noyau même des nerfs, les caractères des paralysies d'origine périphérique, c'est-à-dire qu'elles s'accompagneront de l'atrophie rapide des muscles et de la perte précoce de l'excitabilité électrique.

Ces quelques exemples nous suffisent pour montrer le rôle des noyaux gris du bulbe comme centres de phénomènes réflexes spéciaux aux nerfs correspondants, et pour faire sentir tout l'intérêt de ces études au point de vue du diagnostic des lésions localisées dans cette région. Mais les noyaux gris du bulbe, par leur groupement, par leurs connexions intimes, président à quelque chose de plus qu'à de simples réflexes localisés dans le domaine de tel ou tel nerf bulbaire ; ils président encore à l'association des divers actes de sensibilité et de mouvement destinés à assurer l'accomplissement de fonctions importantes, telles que la respiration, la déglutition, la circulation, etc. ; en un mot, le bulbe, la protubérance et les pédoncules cérébraux jouent le rôle de centres coordonnateurs, et nous allons rapidement passer en revue les fonctions qu'ils dirigent.

Expressions émotives excito-réflexes. — Ce que nous avons dit précédemment sur le rôle de la protubérance (p. 91), comme centre de la sensibilité auditive excito-réflexe, montre déjà que ce centre nerveux est le foyer excitateur de certains mouvements émotionnels ; c'est en effet, à la protubérance que, d'une manière générale, on paraît être autorisé à faire jouer le rôle le plus important dans les grandes expressions émotionnelles, dans le rire et les pleurs, dans le cri de douleur, en un mot dans l'expression involontaire. C'est dans ce sens qu'il faut comprendre le nom de *sensorium commune* appliqué à la protubérance. En effet, lorsque, comme l'a fait Vulpian, on enlève à un animal successivement les corps striés, les couches optiques, les tubercules quadrijumeaux et le cervelet, on constate que, malgré ces mutilations, l'animal manifeste encore, par des agitations caractéristiques et par des cris d'une nature *plaintive*, la douleur qu'il ressent lorsqu'on le soumet à de vives excitations extérieures, lorsqu'on écrase une de ses pattes entre les mors d'une forte pince, lorsqu'on excite un nerf mis à nu. Si alors on détruit la protubérance elle-même et la partie supérieure du bulbe, aussitôt l'animal cesse de répondre aux mêmes excitations par les mêmes cris et la même agitation. « Ce ne sont plus ces cris prolongés indubitablement plaintifs, que l'animal pousse successivement, au nombre de plusieurs pour une seule excitation ; c'est alors un cri bref qui se produit, toujours le même, unique pour une seule excitation, comparable enfin à ces sons qu'émettent certains jouets d'enfants, dépourvu, en un mot, d'aucune espèce d'expression, et, par conséquent, véritable cri réflexe. »

L'animal qui vient de perdre sa protubérance a donc perdu un centre perceptif des impressions sensitives, tandis que l'on voit se continuer encore chez lui la circulation, la respiration et les autres fonctions dont les centres coordonnateurs sont en partie dans la moelle et en partie, nous allons le voir, dans les deux tiers inférieurs du bulbe. Donc les impressions sensitives perçues par la protubérance peuvent provoquer des mouvements complexes sans la participation du cerveau proprement dit, et, par conséquent, sans intervention de la volonté : aussi a-t-on très heureusement proposé d'appliquer à ces phénomènes le nom de *sensitivo-moteurs* ou *sensori-moteurs* (Carpenter, Vulpian), par opposition à l'expression de *phénomènes idéo-moteurs*, réservés pour les mouvements que provoquent les idées, c'est-à-dire le fonctionnement des hémisphères cérébraux.

Respiration. — Le rôle du bulbe dans la coordonnation des divers actes qui ont pour but l'hématose sera étudié à l'article RESPIRATION. Nous rappellerons donc seulement ici que le *nœud vital*, découvert par Flourens, siège à la partie inférieure du plancher du quatrième ventricule (vers la pointe du V du *calamus scriptorius*). Le nom singulier donné par Flourens à cette partie circonscrite des centres nerveux est justifié, jusqu'à un certain point, parce que la section, ou simplement la piqûre de cette région, arrête immédiatement la respiration (et non, comme on l'a prétendu, les mouvements du cœur) et produit une mort subite chez les animaux à sang chaud ; mais si on supplée au manque de mouvements respiratoires spontanés par l'insufflation du poumon et la respiration artificielle, on peut prolonger la vie des animaux. La mort n'est donc pas due, dans l'expérience de Flourens, à ce qu'on serait allé atteindre le siège mystérieux d'un principe inconnu de la vie, mais simplement à ce qu'on a détruit le lieu où s'enchaînent et se coordonnent les mouvements respiratoires.

Cœur et circulation. — L'excitation du bulbe par un fort courant d'induction produit un arrêt du cœur ; nous avons vu que le pneumogastrique (ou le spinal) est le nerf modérateur du cœur, et que son excitation produit l'arrêt de cet organe en diastole. Il est donc probable que dans l'expérience sus-indiquée on agit sur le noyau ou sur les fibres radiculaires de ces nerfs. On n'a pas précisé davantage les parties du bulbe qui seraient le centre coordonnateur des mouvements du cœur. Quant à l'étude des centres *vaso-moteurs* placés dans le bulbe, nous renvoyons au chapitre VASO-MOTEURS.

Déglutition, phonation. — On ne possède non plus aucune notion sur un centre coordonnateur des divers éléments moteurs qui, du bulbe, vont présider aux mouvements de la déglutition et de la phonation.

Centres sécrétoires. — Les expériences de Cl. Bernard ont montré que la lésion de certains points du plancher du quatrième ventricule produit des modifications bien déterminées dans un grand nombre de sécrétions. Comme le mécanisme de ces effets sera discuté plus loin (V. *Vaso-moteurs et sécrétions),* nous nous contenterons d'indiquer ici uniquement les résultats obtenus : 1° la piqûre, au niveau des origines du pneumogastrique, produit un diabète temporaire ; pour que l'opération sur le lapin réussisse bien, la piqûre, dit Cl. Bernard[1], doit porter entre les tubercules de Wenzel (origine des nerfs acoustiques) et les origines des pneumogastriques (V. fig. 36, en P') ; 2° une piqûre portée un peu plus bas produit la polyurie simple ; 3° portée un peu plus haut, elle produit l'albuminurie. On trouve donc, dans une étendue restreinte du plancher du quatrième ventricule, une série de points dont la lésion influe sur la sécrétion urinaire, tantôt en en modifiant simplement la quantité, tantôt en y déterminant la présence anormale du sucre ou de l'albumine. La clinique a présenté des faits de modifications semblables de la sécrétion urinaire par suite de lésions bulbaires ; 4° une piqûre faite un peu plus haut que les précédentes, au niveau de la partie la plus large du plancher du quatrième ventricule (région bulbo-protubérantielle, fig. 36, en P), produit une exagération de la sécrétion salivaire.

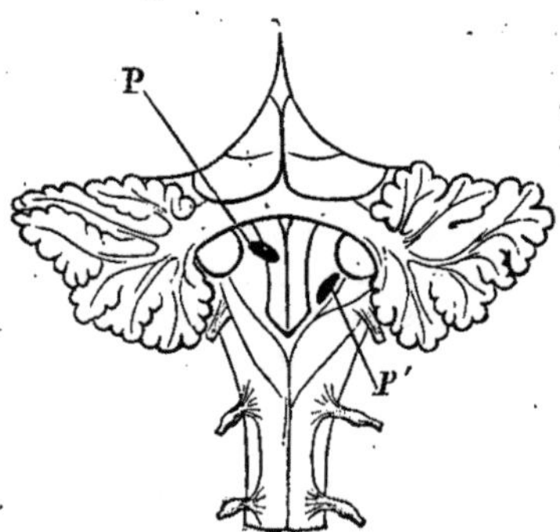

FIG. 36. — Plancher du quatrième ventricule chez le lapin.

---

1 Claude Bernard, *Leçons sur la physiologie et la pathologie du système nerveux,* Paris, 1858, t. I.

Ce que nous venons de voir relativement aux fonctions centrales du bulbe et de la protubérance nous montre que ces parties représentent des centres plus élevés, plus nobles, pour ainsi dire, que les centres inférieurs ou médullaires; ici les actes réflexes se combinent, se coordonnent, prennent notamment un caractère expressif et jusqu'à un certain point instinctif. Encore quelques degrés à franchir dans notre marche ascensionnelle vers les masses grises corticales des hémisphères, et nous verrons successivement apparaître les lieux coordinateurs des actes instinctifs proprement dits et des actes intellectuels. Rien n'est plus instructif que cette gradation des centres échelonnés dans l'axe nerveux cérébro-spinal, gradation dont Cl. Bernard a si bien signalé la signification générale. « Chaque fonction, dit-il (discours de réception à l'Académie française), chaque fonction du corps possède ainsi son centre nerveux spécial, véritable cerveau inférieur dont la complexité correspond à celle de la fontion elle-même. Ce sont ces centres organiques ou fonctionnels qui ne sont pas encore tous connus, et dont la physiologie expérimentale accroît tous les jours le nombre. Chez les animaux inférieurs, ces centres inconscients constituent seuls le système nerveux; mais dans les organismes élevés, au-dessus des centres nerveux fonctionnels, inconscients, viennent se placer les centres instinctifs proprement dits. Ils sont le siège de facultés également innées, dont la manifestation est involontaire, irrésistible et indépendante de l'expérience acquise (ex. du canard et du castor). Il y a donc des *intelligences innées*; on les désigne sous le nom d'*instincts*. Ces facultés sont invariables et incapables de perfectionnement; elles sont imprimées d'avance dans une organisation achevée et immuable et sont apportées toutes faites en naissant, soit comme conditions immédiates de viabilité, soit comme moyens d'adaptation à certains modes d'existence nécessaires pour assurer le maintien des espèces. »

Outre les parties grises qui font suite à l'axe gris de la moelle, le bulbe et la protubérance renferment encore des masses grises particulières, telles que les *olives* (OI, fig. 29), les *noyaux rouges* de Stilling (OS, fig. 35), la substance du *locus niger*. Pour ce qui est de la physiologie de ces parties grises surajoutées, nous ne possédons sur leurs fonctions aucune donnée expérimentale; il a été fait sur elles des hypothèses plus ou moins ingénieuses, plus ou moins vraisemblables, lesquelles ont uniquement pour base quelques faits indécis d'anatomie comparée, quelquefois d'anatomie pathologique, mais jamais aucun résultat expérimental. C'est ainsi que Schröder van der Kolk a fait des *olives bulbaires* un centre de coordination pour les mouvements de la parole; semblablement les olives protubérantielles *(olives supérieures* OS, fig. 33, p. 87) seraient pour le même auteur un centre coordinateur pour le facial, c'est-à-dire pour l'expression mimique.

Quant à la substance grise du *locus niger*, à celle des noyaux rouges de Stilling, on a usé de plus de réserve à leur égard, et, en l'absence de toute donnée physiologique, on s'est abstenu de faire même des hypothèses sur leur fonction.

C. Pédoncules cérébraux et tubercules quadrijumeaux. — Pour ne pas interrompre l'étude des noyaux gris qui font suite aux cornes de la moelle, nous avons précédemment étudié (fig. 35), les noyaux du nerf moteur oculaire commun et du pathétique. Mais il nous reste à parler des fonctions de la substance blanche des pédoncules cérébraux et de celles de la substance grise qui forme les tubercules quadrijumeaux.

a) Dans ce qu'on appelle l'*étage supérieur* (ou calotte) des pédoncules cérébraux on trouve un faisceau particulier (R. fig. 37), qui, comme l'indique la figure 30, représente des faisceaux sensitifs (voir S, dans la figure 30, en B, C, D), faisant suite à la portion sensitive des pyramides bulbaires. Ce faisceau, comme le montre la flèche sur la partie gauche de la figure 37, quitte sa place primitive (fig. 30, B, C), pour se diriger vers les tubercules quadrijumeaux ; il est connu en anatomie sous le nom de Ruban de Reil, et on sait qu'après avoir passé par les tubercules quadrijumeaux il pénètre dans l'hémisphère cérébral en prenant part à la constitution de la partie la plus postérieure de la capsule interne (voir ci-après). Nous voyons donc ainsi le faisceau sensitif (S, de la fig. 30), arriver jusqu'à l'encéphale, jusque dans la partie postérieure (lobes occipitaux) des hémisphères cérébraux.

b) Dans ce qu'on appelle le pied du pédoncule (I, fig. 37), nous savons déjà, par les descriptions précédentes (résumées dans la figure 30) que nous devons trouver la suite du *faisceau pyramidal* (P, figure 30, D), ou conducteur des mouvements volontaires. Mais ce faisceau pyramidal n'occupe qu'une petite partie du pied du pédoncule (en P, fig. 37). Dans le reste du pédoncule, l'étude anatomo-pathologique des dégénerescences a permis de distinguer divers autres faisceaux, qui unissent les hémisphères cérébraux avec la substance grise du bulbe et de la protubérance. Nous retrouverons donc ces faisceaux lorsque nous étudierons les conducteurs qui sortent de l'hémisphère cérébral ou y entrent, et alors nous comprendrons la signification des noms donnés à ces faisceaux, dénominations tirées soit de leur situation dans la capsule interne (*faisceau géniculé*, qui passe par le *genou* de la capsule) soit de leurs rapports avec l'écorce cérébrale (faisceau frontal, faisceau de l'aphasie). Pour le moment nous nous contenterons de préciser la place de ces faisceaux dans le pied du pédoncule.

En prenant pour point de repère le faisceau pyramidal (P, fig. 37), nous trouvons : — 1° En arrière et en dehors de lui un faisceau formé par des conducteurs sensitifs et dit *faisceau sensitif du pédoncule* (S, fig. 37) ; il vient principalement des noyaux sensitifs du bulbe et de la protubérance, et se rend dans la partie postérieure de la capsule interne (voir fig. 38 ci-après, page 108) où il se mêle aux autres conducteurs sensitifs représentés par le ruban de Reil, dont nous avons parlé quelques lignes plus haut (fig. 37, en R). — 2° En dedans du faisceau pyramidal, et en allant successivement vers la ligne médiane : *Le faisceau géniculé* (G, fig. 37), formé de fibres motrices qui vont de l'encéphale aux noyaux moteurs du bulbe et de la protubérance, faisceau qui conduit les incitations de la volonté vers ces noyaux, et qui par conséquent est pour ces noyaux ce que le faisceau pyramidal est pour les cornes antérieures de la moelle; les fibres de ce faisceau géniculé se décussent dans le raphé de la protubérance et du bulbe avant d'atteindre les noyaux en question, de sorte que ces fibres obéissent à la loi générale qui fait qu'un hémisphère préside aux mouvements

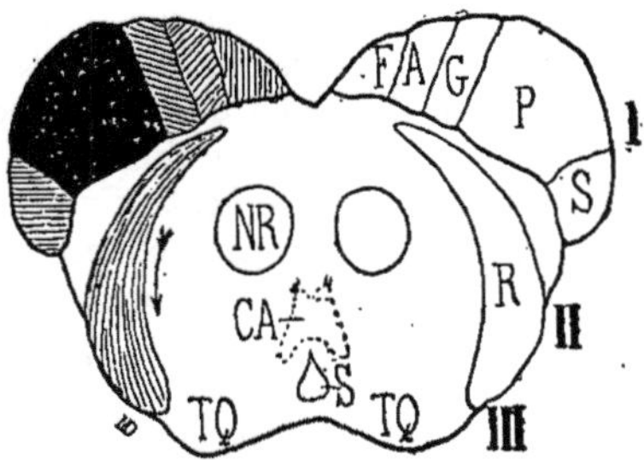

Fig. 37. — Schéma des principaux faisceaux des pédoncules cérébraux *.

volontaires du côté opposé du corps. Le *faisceau de l'aphasie* (A, fig. 37), qui va de l'encéphale (circonvolution de Broca), à divers noyaux du bulbe et de la protubérance, où il conduit les incitations volontaires en rapport avec les mouvements de la parole; ce faisceau, comme le précédent, appartient donc au même système que le faisceau pyramidal, et ses fibres se décussent de même avant d'arriver aux noyaux bulbaires. Le *faisceau frontal* (F, fig. 37), qui vient de la région frontale des hémisphères et descend dans le bulbe et la protubérance; sa signification et ses terminaisons sont

* I, Étage inférieur du pédoncule. On y distingue un faisceau sensitif (S); le faisceau pyramidal (P); le faisceau géniculé (G); le faisceau de l'aphasie (A), et le faisceau frontal (F).
II, Étage supérieur ou calotte : on y distingue le ruban de Reil (R); — en NR, NR, sont les noyaux rouges de Stilling.
III, Étage des tubercules quadrijumeaux (TQ); — en S, l'aqueduc de Sylvius. — Comparer avec la figure 35 (CA, noyau du moteur oculaire commun et du pathétique).

insuffisamment connues. On l'appelle aussi *faisceau psychique* ou intellectuel parce que la région frontale des hémisphères, d'où il provient, est considérée comme étant plus spécialement le centre des facultés intellectuelles. — Nous retrouverons ces divers faisceaux à leur passage à la base de l'hémisphère, dans la capsule interne (fig. 38, ci-après, page 108).

c) Enfin la partie la plus supérieure de la région des pédoncules cérébraux est formée par quatre saillies grises, enveloppés de substance blanche, les *tubercules quadrijumeaux*. Chez les oiseaux ces saillies sont au nombre de deux seulement (les *tubercules bijumeaux*), très volumineuses, en rapport évident de par l'anatomie avec les nerfs optiques, et dites pour cela *lobes optiques*.

En effet, les fonctions des tubercules quadrijumeaux sont en rapport avec les perceptions visuelles, du moins avec la coordination des mouvements des globes oculaires et des mouvements réflexes qui amènent la dilatation ou le resserrement des deux iris (Herbert Mayo, Flourens); mais, en l'absence des hémisphères cérébraux, les impressions lumineuses, quoique parfaitement perçues (l'animal suit des yeux et de la tête les mouvements d'une bougie allumée), ne sont pas conservées et ne peuvent pas donner lieu à une élaboration intellectuelle; ce sont, à ce point de vue seulement, des sensations imparfaites : l'animal *voit*, mais il ne regarde pas spontanément. Les tubercules quadrijumeaux sont aux sensations visuelles ce que la protubérance est, en général, aux sensations de tact, de douleur, etc. Il est probable que ces tubercules président encore à d'autres fonctions, jusqu'à présent indéterminées, puisqu'on les voit très développés chez les animaux complètement privés de la vue (Taupe asiatique, Cécilie, Myxine); aussi Serres avait-il considéré ces organes comme des centres de coordination des mouvements.

Les excitations portées dans la région des tubercules quadrijumeaux donnent lieu à des troubles du mouvement (Serres, Flourens), mais ces effets paraissent tenir à ce que les pédoncules cérébraux, ou tout au moins les pédoncules cérébelleux supérieurs sont fatalement atteints dans les expériences de ce genre. C'est qu'en effet les blessures des pédoncules cérébraux et même celles des hémisphères cérébraux (dont ils représentent les fibres afférentes et efférentes) produisent aussi des mouvements de rotation qui, du reste, rentrent tous dans la variété des mouvements de manège, le cercle décrit étant plus ou moins distinct. D'après les expériences de Prévost, ce mouvement de manège aurait lieu, dans ce cas, invariablement du côté de l'hémisphère lésé. Ce mouvement devient plus manifeste quand on atteint les couches profondes de l'hémisphère (corps strié, couches optiques et enfin pédoncules cérébral). Il n'y a donc pas à parler avec certitude. des tubercules quadrijumeaux, comme organes coordinateurs des mouvements généraux.

D. Hémisphères cérébraux. *Fonctions générales des centres cérébraux proprement dits.* — En généralisant l'expression de *phénomènes réflexes,* nous pouvons l'appliquer aux phénomènes qui se passent entre la moelle et l'encéphale. En effet, le cerveau reçoit les impressions qui ont passé par la moelle (ou par les prolongements encéphaliques de la moelle). Puis, dans le cerveau, les réflexes se font pour ainsi dire à l'infini, entre les nombreux centres réunis par des commissures multiples ; et c'est après cette série d'actions, qui constituent pour le *moi* ce qu'on appelle la *perception,* que le cerveau réagit sur la moelle et de là sur l'extérieur, dans les phénomènes qui sont considérés comme *volontaires.*

Sensations. — Le cerveau est donc le siège du phénomène de la *perception,* sous l'influence d'un agent extérieur dont l'action lui est transmise par les nerfs périphériques et par la moelle. En effet, la perception ne se produit pas dans le sommeil, pendant lequel le cerveau est hors de service. (V. plus haut, p. 93, le rôle de la protubérance comme siège des *sensations brutes,* c'est-à-dire qui ne se transforment pas en idées.)

Les *phénomènes de perception* se divisent en : ceux qui nous donnent des renseignements précis sur les objets extérieurs ; ce sont les *sensations spéciales,* que nous étudierons à propos des organes des sens ; et ceux nommés *sensations générales,* qui nous avertissent seulement des modifications que subissent nos organes, sans donner de renseignements précis sur la nature des agents qui amènent ces modifications : la *douleur* est le type de cette seconde espèce de sensations. On trouve des transitions entre ces deux espèces de sensations, que l'on nomme encore les premières *objectives* et les secondes *subjectives.*

Les *sensations générales* ou *subjectives* peuvent elles-mêmes présenter deux formes : dans la première forme, la sensation (de douleur, par exemple) se *localise* parfaitement, comme la sensation d'une brûlure sur un point de notre tégument ; dans la seconde forme, au contraire, la sensation est *vague* et difficile à localiser, comme le malaise général que fait éprouver un commencement d'asphyxie. On a cherché à exprimer cette différence en appliquant à cette dernière forme de sensation le nom de *sentiment* et réservant à la première celui de *sensation* proprement dite. Mais une même influence peut faire naître à la fois une sensation générale localisée, et une sensation vague ou sentiment. C'est ainsi que la faim se manifeste par une *sensation* que nous localisons en général

dans le creux épigastrique (estomac), et par un *sentiment* vague·
et indéfini qu'on éprouve dans tout l'organisme et qui s'étend jus-·
qu'aux extrémités sous forme de fatigue. Il en est de même de la
soif, qui se traduit par une *sensation* gutturale, et un *sentiment*
général de langueur.

Les *sensations localisées* se produisent d'ordinaire sous l'influence d'une action extérieure portée sur une partie déterminée de
nos surfaces, et parviennent aux centres nerveux par des nerfs
toujours également déterminés. Mais si une cause vient agir sur ces
nerfs en un point quelconque de leur trajet, nous percevons la sensation qui en résulte comme se produisant vers le point de la surface
d'où viennent les nerfs en question. Si l'on comprime brusquement
le nerf cubital vers la partie postéro-interne du coude (gouttière
épitrochléo-olécrânienne), c'est vers l'extrémité cutanée de ce nerf,
c'est-à-dire vers la partie interne de la main (et surtout vers le
petit doigt) que nous localisons l'impression douloureuse ainsi produite. Ce phénomène constitue ce qu'on nomme l'*excentricité des
sensations*. Quel que soit le point où le nerf est atteint; la sensation
est toujours excentrique; même quand le centre nerveux est atteint,
c'est à l'extrémité périphérique du nerf sensitif en rapport avec ce
centre que nous localisons la sensation. Les malades frappés d'apoplexie cérébrale se plaignent de douleurs périphériques dont la
cause est entièrement centrale.

Ces considérations nous donnent la clef du mécanisme par lequel
se produisent les *hallucinations*, dont la cause réside dans l'encéphale et qui donnent lieu à des sensations que le malade rapporte
à la périphérie.

C'est ainsi que s'expliquent également les *sensations associées :*
une sensation extérieure parvenant à un centre nerveux peut y
produire une excitation assez forte pour s'irradier vers des centres
voisins ; ceux-ci nous donneront alors des sensations identiques à
celles que nous éprouverions s'ils avaient été mis en jeu par les
nerfs qui les font communiquer avec la périphérie. Ainsi, un corps
introduit dans l'oreille (conduit auditif externe) peut produire
comme sensation associée un sentiment de chatouillement dans
l'arrière-gorge, par suite la toux et même le vomissement. Ces
associations se font dans ce cas grâce au voisinage du noyau gris
central du trijumeau et du noyau du glosso-pharyngien et du pneumogastrique, d'où irradiation des excitations perçues par le premier jusque sur les seconds (V. les fig. 29 et 31, p. 81 et 85).
Assez rares à l'état normal, ces sensations associées ou sensations
sympathiques, sont très communes dans l'état de maladie : tels sont
le point de côté, la névralgie brachiale, dans la pleurésie ; la dou-

leur de l'épaule droite, dans les maladies du foie ; les sensations de
démangeaison qu'éprouvent au bout du nez les enfants dont l'intestin est tourmenté par des parasites ; les névralgies si diverses
qui accompagnent souvent les maux d'estomac, etc. [1].

Mémoire et volonté. — Enfin les sensations présentent encore
ce fait particulier qu'elles peuvent être *emmagasinées* dans les
organes cérébraux ; les impressions s'y fixent, pour reparaître plus
tard ; ainsi se produisent les phénomènes désignés sous le nom de
mémoire. Les sensations, ainsi conservées comme à l'état latent,
reparaissent alors, par un mécanisme analogue à celui des sensations associées, et la *reviviscence* d'une sensation particulière peut
amener celle d'une foule d'autres voisines ou analogues.: *une idée
en appelle une autre;* c'est ce qu'on appelle l'*association des
idées.*

Tous ces phénomènes (perception avec mémoire, idées, volonté)
sont aujourd'hui parfaitement localisés dans la couche grise corticale des circonvolutions cérébrales : cette partie des hémisphères
cérébraux est, en un mot, le siège des facultés intellectuelles et
instinctives. En effet, Flourens a montré qu'un animal privé de ses
lobes cérébraux prend l'air assoupi, n'a plus de volonté par lui-
même, ne se livre à aucun mouvement *spontané;* quand on le
frappe, quand on le pique, il ne réagit que par les réflexes coordonnés qui ont leur siège dans la protubérance et le bulbe. Un oiseau,
auquel on a enlevé les hémisphères, reste immobile; il se laisse
mourir de faim en présence de sa nourriture (il n'a pas l'*idée* de
manger); mais il déglutit quand on place cette nourriture sur sa
langue et qu'on l'enfonce presque au fond de la bouche pour provoquer le réflexe de la déglutition. De même, il ne vole que quand
on le jette en l'air; si c'est une grenouille, elle ne saute que quand
on la touche. Flourens semblait en conclure que l'animal n'avait
plus de sensations. Il est bien plus légitime de dire que les actions
que nous venons d'indiquer ne peuvent s'opérer sans être provoquées par des sensations; seulement elles ne sont pas raisonnées;
l'animal s'échappe sans but; il n'a plus de *mémoire* et va se cho-
quer à plusieurs reprises contre le même obstacle. On peut donc
dire que les lobes cérébraux sont le réceptacle principal où les
sensations se transforment en perceptions capables de laisser des
traces et des souvenirs durables; qu'ils servent, en un mot, de
siège à la mémoire, propriété au moyen de laquelle ils fournissent

---

[1] Voy. sur ce sujet la thèse de G. Fromentel, *Des sympathies douloureuses
ou synalgies*, Nancy, 1883.

à l'animal les matériaux de ses jugements : ils sont le siège de
l'*intelligence*, et de la plupart des *instincts* chez les animaux.

La fonction des lobes cérébraux, comme organes de l'intelligence, se trouve établie non seulement par la physiologie et la
pathologie, mais encore par l'anatomie comparée, c'est-à-dire par
les rapports évidents entre le degré d'intelligence et le degré de
développement des hémisphères. L'encéphale de l'homme blanc
pèse en moyenne 1300 grammes ; dans ce chiffre, le cerveau proprement dit représente environ 1200 grammes. L'encéphale du
cheval pèse environ 650 grammes ; celui du bœuf 500 grammes.
Toutes les fois que, chez un homme blanc, le cerveau pèse moins
de 1000 grammes, le sujet peut être classé parmi les idiots. Dans
l'anomalie remarquable connue sous le nom de *microcéphalie* et
caractérisée par un arrêt de développement des lobes cérébraux
(on en a trouvé dont le cerveau ne pesait que 300 grammes), l'observation a établi que cet état coïncide toujours avec un avortement plus ou moins complet des facultés intellectuelles. Par contre,
la plupart des hommes d'une intelligence supérieure ont eu un gros
cerveau. Celui de Cuvier pesait 1830 grammes, celui de Broca 1484.
Mais ceci n'a rien d'absolu, car on cite quelques exceptions, c'est-
à-dire que des hommes incontestablement éminents ont pu présenter à l'autopsie un poids cérébral un peu inférieur à la moyenne ;
dans ces cas on trouve d'ordinaire des circonvolutions très riches en
méandres (cas de Gambetta : poids du cerveau 1160 grammes ,
circonvolutions cérébrales très développées [1]).

Le phénomène central de la *volonté* nous échappe, du reste, à
moins qu'il ne rentre dans la série des associations d'idées [2]. Mais
nous savons du moins que les lésions du cerveau détruisent les
manifestations dites volontaires, paralysent les mouvements volon-

---

[1] Voir Mathias Duval. *Description morphologique du cerveau de Gambetta (Bulletin de la Soc. d'anthrop.*, 1886, p. 399) ; — *L'aphasie depuis,
Broca (Ibid.*, 1887, p. 743 et 765).

[2] « Cette hypothèse ferait disparaître la difficulté de chercher dans l'*organe
central* le commencement et la fin d'une série de dégagements non rythmiques
et non continus (c'est-à-dire spontanés et sans cause physique). Dans ce cas,
les phénomènes matériels qui se passent dans l'organe central ne se distingue-
raient des simples phénomènes réflexes que par une extension plus grande,
soit dans le temps, soit dans l'espace, localisée dans de nombreux organes dont
l'excitation est unie à la manifestation d'idées... Or, comme 'on peut admettre
que toutes les idées forment des séries non interrompues (des chaînes de pensées) dont le point de départ se rattache à une excitation nerveuse (sensation)
et dont le point terminal est à son tour une idée unie à une excitation nerveuse (volonté?)... on n'aurait donc à chercher l'origine de toute excitation
nerveuse volontaire que dans l'excitation d'un organe terminal nerveux périphérique.. » (Hermann, *Physiologie*, trad. française, p. 437.)

taires d'une manière *croisée : les mouvements du côté droit du corps sont abolis par une lésion siégeant dans l'hémisphère gauche, et vice versa.* Les nerfs centrifuges conducteurs de la volonté s'entre-croissent donc en s'éloignant du cerveau. Mais nous avons vu (p. 65, et fig. 37, étude du *faisceau géniculé* et du *faisceau de l'aphasie*, comparativement au *faisceau pyramidal)* qu'il ne faut pas localiser cet entre-croisement uniquement à l'extrémité inférieure des pyramides (collet du bulbe rachidien ; *faisceaux pyramidaux) ;* il se fait sur une région plus vaste, depuis ce point jusqu'à la partie la plus antérieure de la protubérance d'une part (faisceau géniculé) ; et une lésion qui siégera en un point de cette étendue pourra donc atteindre à la fois des fibres déjà entre-croisées et des fibres qui ne le sont point encore, et produire ainsi ces curieuses *paralysies alternes*, qui siègent du côté droit pour la face, par exemple, et du côté gauche pour le reste du corps. Nous savons d'autre part, qu'une portion des faisceaux pyramidaux (faisceau de Turk ou *pyramidal direct)* ne s'entre-croise que dans la moelle épinière, au moment d'atteindre la corne antérieure (voir les figures 23 et 24).

Nous trouvons pour les phénomènes volontaires et pour les phénomènes de motilité en général des *associations* analognes à celles que nous avons trouvées pour la sensibilité. Un centre entrant vivement en action peut le faire de telle sorte que son activité s'irradie jusque sur des centres voisins. C'est là le mécanisme de tous les tics et de bien des mouvements involontairement associés. C'est ainsi que pendant un effort général et intense, pour soulever un poids, par exemple, on contracte involontairement le muscle frontal ; que dans l'éternûment, on ferme énergiquement les yeux, etc.

On peut dire qu'en général *tous nos mouvements volontaires sont des mouvements associés*, car nous ne pouvons contracter à part un muscle, mais bien un groupe de muscles ; cette association est toute faite dans la moelle par certains groupements de cellules et de fibres, et le cerveau ne fait qu'exciter ce groupe de cellules ; cette association se retrouve dans les mouvements purement réflexes comme les mouvements de défense que l'on observe expérimentalement sur les animaux décapités *(Physiol. de la moelle*, p. 76).

Fonctions spéciales de quelques centres cérébraux ou encéphaliques proprement dits. — Nous avons déjà rapidement esquissé le rôle des différents centres de substance grise qui se trouvent à la base de l'encéphale, en les rattachant à la physiologie de la moelle épinière ; nous avons vu qu'il existait, au point de vue physiologique, une transition ménagée entre les centres médullaires et les centres cérébraux proprement dits (V. *Protu-*

bérance, p. 95). Si nous abordons l'étude de ces derniers, nous nous trouvons en général en face de données scientifiques très incertaines, et nullement en rapport avec l'impatience que les philosophes et les physiologistes ont montrée de tout temps à pénétrer les phénomènes intimes de la *perception*, de la *pensée* et de la *volonté;* aussi n'entrerons-nous pas dans le détail des nombreuses hypothèses qui, jusqu'aux recherches expérimentales de l'école moderne, ont constitué la physiologie des organes encéphaliques. Jusqu'à ces derniers temps les philosophes (psychologues) et les physiologistes s'étaient refusés à chercher dans de justes limites un mutuel secours dans leurs études respectives; on reconnaît aujourd'hui qu'on ne peut étudier judicieusement l'homme en le dichotomisant, en l'étudiant, par exemple, simplement dans l'esprit sans tenir compte de la matière. De nombreux efforts ont été faits pour amener une utile fusion entre la psychologie et la physiologie.

Couches optiques. — La physiologie des couches optiques est encore aujourd'hui entourée d'obscurité, malgré les travaux nombreux dont ces gros noyaux encéphaliques ont été l'objet. Nous ne nous arrêterons pas sur l'étude des mouvements de manège ou de rotation que leurs lésions peuvent amener, parce que ces troubles du mouvement peuvent être dus à ce que la lésion a atteint en même temps les pédoncules cérébraux sous-jacents, ou les pédoncules cérébelleux qui pénètrent dans les couches optiques. Nous ne nous arrêterons pas non plus à discuter l'opinion de Serres qui plaçait dans les couches optiques les centres des mouvements des membres antérieurs, et dans les corps striés ceux des mouvements des membres postérieurs; ni les faits expérimentaux ni les faits cliniques n'ont confirmé cette manière de voir.

D'après Luys, qui croit voir dans chaque couche optique une série de noyaux en rapports les uns avec l'olfaction, les autres avec la vision, la sensibilité générale, l'audition, etc. (les recherches plus récentes d'anatomie n'ont pas confirmé ces hypothèses), la couche optique, avec ses centres distincts pour chaque espèce de sensibilité, serait un premier lieu de réception des impressions sensitives : « Les impressions sensorielles, dit Luys, traversent la série de ganglions qui se trouvent sur le trajet des différents nerfs sensitifs et y subissent des modifications successives. Après avoir été ainsi successivement perfectionnées et épurées, ces impressions viennent toutes se concentrer dans les cellules ganglionnaires des différents centres de la couche optique. Ces noyaux absorbent ces impressions, les travaillent en quelque sorte, en leur faisant subir une action métabolique qui, en leur donnant une forme nouvelle, les rend plus perfectionnées et plus assimilables pour les éléments de la substance corticale où elles vont se répartir. » Mais, à moins qu'on ne tienne à se payer de mots, on ne voit pas ce que peut entendre l'auteur par ces termes d'impressions perfectionnées et épurées, par cette sorte de conception d'une digestion des impressions.

D'autre part, les troubles observés dans les cas de lésions pathologiques des couches optiques ne donnent que des résultats difficiles à interpréter, parce que les lésions des couches optiques atteignent, soit directement, soit indirectement, les faisceaux blancs (capsule opto-striée) situés en dehors d'elles, et qu'il est bien démontré aujourd'hui que ces faisceaux blancs sont des conducteurs des impressions sensitives dans leur partie postérieure, des excitations motrices dans leur partie antérieure (voir ci-après les localisations dans la capsule interne, page 107). Nous en dirons autant des lésions expérimentales produites par E. Fournié sur des animaux, en pratiquant des injections interstitielles selon le procédé général déjà indiqué par Beaunis [1] : en injectant, après perforation du crâne, dans la substance cérébrale, quelques gouttes d'une solution caustique de chlorure de zinc colorée en bleu avec de l'aniline, ou une solution concentrée de soude caustique colorée avec du carmin, on produit sur des chiens des troubles divers qui ont été soigneusement notés ; puis, l'animal ayant été sacrifié et autopsié, les résultats de l'observation des symptômes ont été disposés sous forme de tableau en regard des lésions reconnues à l'autopsie. De trente-six expériences de ce genre, Fournié conclut que les couches optiques sont des centres de perception. Le sentiment, dit Fournié, a été aboli cinq fois sur sept lorsqu'il y a eu destruction totale d'une couche optique ; le sens de l'odorat a été aboli par la lésion de la partie antérieure des couches optiques ; le sens de l'ouïe a été détruit avec la lésion du tiers postérieur de la couche optique. Mais ces injections de substances caustiques sont passibles d'une objection capitale : non seulement le caustique détruit la partie dans laquelle il est déposé, mais il étend son action sur les parties voisines et jusqu'à une distance qu'il est impossible de préciser, de telle sorte que ces lésions prétendues localisées sont, au contraire, extrêmement diffuses et qu'il est impossible d'en tirer des déductions rigoureuses. Et en effet, Fournié lui-même avoue que lorsqu'on injecte, sur un chien, une solution caustique dans une seule couche optique, celle de droite par exemple, la lésion qu'on y produit s'étend jusque sur celle du côté opposé, sur la couche optique gauche dans l'exemple choisi : « soit que, par une sorte de rayonnement, l'influence du caustique s'étende jusqu'au côté opposé, soit que la destruction des vaisseaux sanguins et des tissus d'un côté retentisse dans la partie homologue du côté opposé ; toutes les fois que nous avons détruit une couche optique, nous avons trouvé celle du côté opposé fortement injectée ou ramollie. »

Meynert, d'après des considérations anatomiques, fait des couches optiques un centre réflexe des mouvements inconscients. D'après

[1] Beaunis, *Des injections interstitielles (Bull. de l'Académie de méd.*, juillet 1868 ; *Gazette médic. de Paris*, 1872).

cet auteur et d'après Wundt, les couches optiques se comporteraient avec la surface sensible tactile comme les tubercules quadrijumeaux avec le nerf optique; elles seraient les centres de relation des impressions tactiles et des mouvements de locomotion [1]. C'est cette interprétation qui est aujourd'hui généralement adoptée, sans qu'il soit possible de la préciser autrement qu'en disant que les couches optiques sont des ganglions cérébraux, sièges des réflexes et voies de conduction.

Corps striés. — Il en est de même des corps striés. Actuellement la plupart des auteurs ne voient dans les corps striés qu'une masse ganglionnaire à fonctions réflexes mal définies. Cependant l'embryologie de l'encéphale nous montre que le corps strié représente un îlot de substance grise corticale du cerveau, îlot qui s'est détaché du manteau cortical pour se développer dans la profondeur [2]. Or, comme la région corticale d'où provient le corps strié est reconnue aujourd'hui comme ayant des fonctions motrices (voir ci-après), il nous paraît que le corps strié pourrait avoir des fonctions semblables; en d'autres termes, le corps strié étant anatomiquement non l'analogue de la couche optique, mais bien une dépendance de l'écorce cérébrale, ses fonctions physiologiques sont probablement de même ordre que celles de cette écorce. Il ne faut donc pas rejeter de parti pris l'opinion des nombreux physiologistes qui ont fait des corps striés les centres des mouvements des membres; les divergences se sont produites seulement quand on a voulu en faire les centres de certains mouvements particuliers : c'est ainsi que Serres en faisait les centres des mouvements des membres abdominaux; c'est ainsi que Magendie admettait dans les corps striés un centre présidant aux mouvements de recul. Aujourd'hui on a renoncé à ces distinctions trop subtiles, en désaccord avec les résultats expérimentaux et cliniques, mais on a nettement établi que les corps striés donnent passage et peut-être naissance aux fibres qui commandent les mouvements volontaires. Chez l'homme, la lésion du corps strié droit s'accompagne toujours d'une paralysie du mouvement du côté gauche, et *vice versa*. Les recherches expérimentales amènent à la même conclusion, pour le noyau caudé (extra-ventriculaire) comme pour le noyau lenticulaire (intra-venticulaire). Nothnagel a observé, chez les lapins, qu'après la destruction des noyaux lenticulaires, l'animal est privé du

---

[1] V. Huguenin, *Anatomie des centres nerveux*, trad. franç., Paris, 1879, p. 183 et suiv.

[2] Mathias Duval, *Le développement de la région lenticulo-optique dans le cerveau humain* (Société de biologie, 21 juin 1879).

mouvement volontaire; il admet, en conséquence, que ces noyaux constituent un carrefour où passent les nerfs des impulsions psycho-motrices. Les résultats sont les mêmes pour les noyaux caudés. D'après Ferrier, l'application des électrodes sur ces noyaux détermine chez le chien un pleurothotonos très énergique. Carville et Duret ont pratiqué avec succès l'extirpation complète du noyau et ont produit une paralysie du mouvement, une hémiplégie dans le côte opposé.

Au corps strié se rattache l'*avant-mur* (A M, fig. 38), mince lame grise placée dans la capsule externe, sur les fonctions de laquelle nous ne possèdons encore aucune donnée, mais que tous les anatomistes s'accordent à considérer comme une dépendance de l'écorce cérébrale.

Substance des hémisphères proprement dits.— Les recherches expérimentales et les observations cliniques tendent aujourd'hui à établir, dans la substance blanche et dans la substance grise corticale des hémisphères, des localisations spéciales de conducteurs sensitifs ou moteurs (volontaires) pour la première substance, de *centres moteurs* ou de *facultés intellectuelles* pour la seconde. Ce sont ces recherches, dont le nombre a été si considérable dans ces dernières années, que nous allons rapidement exposer, en en discutant les résultats.

Localisations dans la substance blanche (capsule interne). Rappelons d'abord que l'épanouissement du pédoncule cérébral dans le centre de l'hémisphère forme une cloison, dite *capsule interne* (la série des parties marquées, F, A, G, P. S, dans la fig. 38), qui est placée entre le noyau lenticulaire (NL, fig. 38), d'une part, et d'autre part, le noyau caudé *(strié proprement dit)* et la couche optique (NC et CO, fig. 38), de telle sorte qu'on peut distinguer à cette capsule une partie antérieure ou *lenticulo-striée*, et une partie postérieure ou *lenticulo-optique.*

Les expériences de vivisections aussi bien que les faits cliniques montrent que la partie postérieure de la région lenticulo-optique renferme des conducteurs centripètes ou sensitifs, à savoir le faisceau sensitif (S, fig. 37 et 38) du pied du pédoncule, et le Ruban de Reil, dont il a été précédemment question (voy. p. 96, et la figure 37 en R). Dans la découverte de ce fait de localisation, c'est la clinique et l'anatomie pathologique qui ont ouvert la voie : Turck (de Vienne) a été le premier à constater dans quatre autopsies que l'anesthésie de toute une moitié du corps avait été produite par une lésion de la partie postérieure de la capsule interne du côté opposé. Ensuite sont venues les observations et les nécropsies confirmatives de Jackson, de Charcot, de Vulpian ; puis une série de monographies parmi lesquelles il faut citer, comme la plus complète, celle de A. F. Raymond (thèse, Paris, 1876). De ces différentes recherches il résulte aujourd'hui que l'abolition de la sensibilité de toute une moitié du corps, abolition persistante, présentant les mêmes caractères pendant toute sa durée, a pour origine des lésions diverses portant sur la région S de la figure 38 (faisceau sensitif de. la capsule interne ; voir sa continuité avec le faisceau le plus externe du pied du pédoncule). Par des vivisections sur. les animaux, Veyssière a confirmé ces résultats de l'observation clinique. En se servant d'un trocart capillaire muni d'un petit ressort qui redressait sa pointe lorsqu'il était enfoncé à une profondeur déterminée, il est parvenu à couper circulairement la partie postérieure de la capsule, et il a toujours produit ainsi, lorsque la section de cette partie se trouvait complète, une anesthésie absolue dans la moitié opposée du corps.

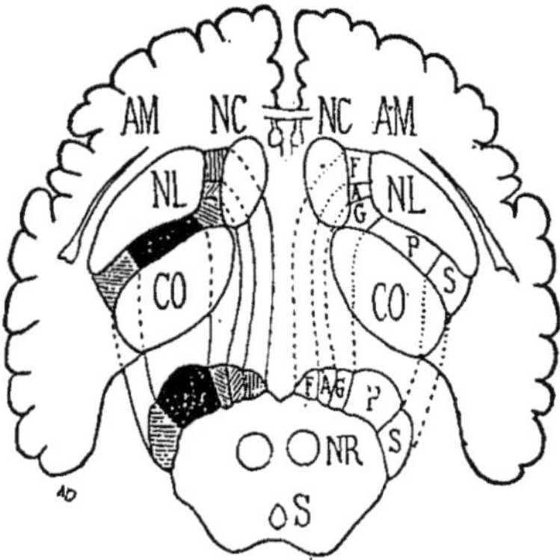

Fig. 38. — Schéma des divers faisceaux de la capsule interne et de leur continuité avec les faisceaux du pied du pédoncule cérébral *.

Le reste de la capsule interne présente, en allant d'arrière en avant, les faisceaux suivants, dont la signification a été établie par l'étude des dégénérescences : — 1° C'est d'abord le *faisceau pyramidal* (P, fig. 38) dont nous avons déjà si souvent parlé à propos de la moelle, du bulbe de la protubérance et des pédoncules cérébraux (voy. les fig. 23, 24, 25, 30, 37). Nous savons avec quelles parties de la moelle il est en connexion en bas ; ajoutons qu'en haut il est en connexion avec les régions dites motrices de l'écorce-cérébrale, c'est-à-dire avec les circonvolutions dites frontale ascendante, et pariétale ascendante (voir figure 40 les centres

* Les hémisphères cérébraux ont été écartés par leurs extrémités postérieures, afin de pouvoir représenter schématiquement le trajet des faisceaux ⸲du pied du pédoncule vers la capsule interne. Dans le pédoncule les faisceaux divers sont représentés comme dans la figure 37, c'est-à-dire à gauche ombrés de traits divers, à droite désignés par des lettres ; les mêmes traits et lettres se retrouvent sur les faisceaux correspondants de la capsule interne. — AM, l'avant-mur (dans la capsule externe) ; NC, tête du noyau caudé du corps strié ; — NL, noyau lenticulaire ; — CO, couche optique ; — S, faisceau sensitif ; — P, faisceau pyramidal ; G, faisceau géniculé ; — A, faisceau de l'aphasie ; — F, faisceau frontal.

des mouvements des membres dans ces circonvolutions). — 2o Plus en avant, dans l'endroit où la partie postérieure (lenticulo-optique) de la capsule interne se continue avec sa partie antérieure (lenticulo-striée) en formant un angle à ouverture externe (*genou* de la capsule) est le *faisceau géniculé*, ainsi nommé à cause de sa situation dans ce genou ; nous avons vu précédemment (p. 97) que ce faisceau est en bas en connexion avec les noyaux moteurs du bulbe ; ajoutons qu'en haut il est en connexion avec la partie inférieure de la circonvolution frontale ascendante. — 3o Dans la région lenticulo-striée proprement dite est ensuite le *faisceau de l'aphasie* (A, fig. 38) et enfin le *faisceau frontal* (F, fig. 38) sur la signification desquels nous nous sommes expliqué en étudiant le pied du pédoncule cérébral (p. 97 et fig. 37).

Toute la partie antérieure de la capsule interne renferme donc des faisceaux moteurs, les conducteurs des mouvements volontaires. L'hémiplégie motrice, sans accompagnement de troubles de la sensibilité, est le résultat des lésions qui atteignent soit les parties antérieures des noyaux intra ou extra-ventriculaire du corps strié, en intéressant la capsule blanche qui les sépare, soit cette capsule seule : l'hémiplégie est d'autant plus prononcée que la capsule est complètement atteinte, et, dit Charcot, les lésions de cette capsule donnent lieu à une hémiplégie motrice non seulement très prononcée, mais encore de longue durée et souvent même incurable.

Localisations dans la substance grise corticale. — Le système de Gall [1] fut une tentative célèbre de localisations cérébrales, tentative entièrement hypothétique, sans bases anatomiques ni physiologiques sérieuses. Ce système devait être abandonné de tous les esprits sérieux, et on s'étonne aujourd'hui du succès immense qu'il obtint pendant longtemps. L'insuccès de la *phrénologie* de Gall s'explique facilement, car, en réalité, Gall est parti de la *cranioscopie*, sa première hypothèse étant que certaines dispositions intellectuelles répondraient à certains renflements extérieurs de la tête.

La chute du système de Gall a jeté longtemps un profond discrédit sur le principe des localisations cérébrales ; cette réaction fut trop absolue. Broca fut un des premiers à revenir à des idées plus justes, faisant remarquer qu'un principe n'est pas démontré faux par cela seul qu'il a pu recevoir de fausses applications. L'anatomie humaine et l'anatomie comparée prouvent que les circonvolutions fondamentales des hémisphères sont, jusqu'à un certain point, des organes distincts ; d'autre part, l'analyse psychologique montre que les facultés cérébrales ne sont pas absolument solidaires les unes des autres, et la pathologie cérébrale nous fait assister à l'abolition de telle faculté isolée. Il paraît donc probable que là où il a à la fois des organes multiples et des fonctions multiples, chaque organe pourrait bien avoir des attributions particulières, distinctes de celles des autres organes.

---

[1] Gall, médecin allemand (1758-1828), auteur de travaux réellement importants sur l'anatomie du cerveau, mais complètement égaré ensuite dans son trop fameux *système phrénologique*.

Aujourd'hui ce principe a reçu sa démonstration par les recherches anatomo-pathologiques, d'une part, et par les expériences de vivisections. Les premières ont eu pour point de départ la découverte de Broca sur le siège de la *faculté du langage;* les secondes établissent certaines localisations des *mouvements volontaires.*

: 1º Broca [1] étudiant les cerveaux des individus qui avaient présenté pendant leur vie le symptôme de l'*aphémie* ou *aphasie,* c'est-à-dire l'abolition ou l'altération de la faculté du langage articulé, sans paralysie des muscles de l'articulation, était arrivé à cette conclusion, que l'exercice de la faculté du langage articulé est subordonné à l'intégrité d'une partie très circonscrite des hémisphères cérébraux et plus spécialement de l'hémisphère gauche. Cette partie est située sur le bord supérieur de la scissure de Sylvius [2], vis-à-vis de l'insula de Reil, c'est-à-dire dans la moitié ou même seulement le tiers postérieur de la troisième circonvolution frontale (en 1, fig. 40, page 113). En effet, c'est cette partie qu'on a trouvée lésée dans l'immense majorité des cas d'*aphasie,* c'est-à-dire des troubles, variés dans leurs formes, mais pouvant toujours se résumer. en cette formule : perte totale ou partielle de la mémoire de l'articulation des mots. Cette localisation dans la troisième circonvolution frontale gauche est assez précise pour être utilisée en chirurgie ; par exemple, un homme étant devenu aphasique à la suite d'une chute violente sur la tête, on a appliqué sur la région temporale gauche une couronne de trépan, et, par le trou ainsi pratiqué au crâne, retiré un fragment d'os qui comprimait précisément cette région de la circonvolution : le symptôme aphasie a aussitôt disparu.

. Mais on a dû se demander pourquoi la faculté du langage articulé est plus particulièrement en rapport avec la troisième circonvolution frontale du côté gauche. Dès 1863 *(Société anatomique,* juillet 1863), Broca présentait de ce fait l'interprétation qui est actuellement adoptée : les circonvolutions frontales de droite et celles de gauche ont, disait-il, comme toutes les parties symétriques des organes pairs, les mêmes propriétés essentielles ; mais le langage articulé étant en quelque sorte une fonction artificielle et conventionnelle, qui ne s'acquiert que par une éducation spéciale et par une longue habitude, on conçoit que l'enfant puisse contracter l'habitude de diriger de préférence avec l'un ou l'autre des deux côtés du cerveau la gymnastique toute spéciale de l'articulation. C'est ainsi que la plupart des actes qui exigent le plus de force ou d'adresse sont exécutés de préférence avec la main *droite,* et dirigés par conséquent par l'hémisphère *gauche* du cerveau ; mais de même qu'il y a quelques auchers qui dirigent ces mêmes actes avec l'hémisphère droit, de même

---

1 Broca (P aul), chirurgien et anatomiste (1824-1880), professeur à la Faculté de médecine de Paris. L'anthropologie fut son étude favorite et c'est à lui que nous devons la création de la *Société d'anthropologie,* de l'*Ecole d'anthropologie,* et du *Laboratoire d'anthropologie* de l'Ecole des Hautes-Etudes.

2 Sylvius, médecin français (1478-1555). Son nom était Dubois (Jacques), qu'il a traduit en latin par Sylvius.

il y a quelques individus qui dirigent de préférence le langage articulé avec la troisième circonvolution frontale droite. Ces hypothèses si ingénieuses de Broca ont été depuis confirmées par des observations qui parlent toutes dans le même sens, c'est-à-dire, d'une part, par les observations où on a vu des gauchers devenus aphasiques après une lésion du territoire du côté droit (qui pour eux est l'hémisphère actif), et, d'autre part, par les observations de gauchers non aphasiques, malgré une lésion de la troisième circonvolution frontale gauche. Enfin, lorsqu'un individu qui a appris à parler, selon le cas ordinaire, avec l'hémisphère gauche, est privé, par suite d'une lésion pathologique ou traumatique, de l'action de la troisième circonvolution frontale gauche, il cesse de parler parce que la circonvolution du côté droit est incapable de lui servir, mais il peut, au bout d'un temps plus ou moins long, à la suite d'une éducation nouvelle, suppléer en partie, à l'aide de cette circonvolution droite, aux fonctions abolies du côté oppposé. Ces observations rendent compte de tous les faits en apparence si contradictoires qu'a fournis l'étude de l'aphasie (Broca, *Société d'anthropologie*, 1865).

Aujourd'hui, grâce aux travaux de Wernick, Kussmaul, Magnan, Charcot, etc., on a analysé d'une manière beaucoup plus complète la faculté du langage, en entendant par langage aussi bien la parole parlée que la parole écrite ; on a reconnu que cette faculté est complexe, et se compose de fonctions cérébrales distinctes ayant des organes cérébraux également distincts[1]. Ces organes cérébraux sont au nombre de quatre, savoir :

La première circonvolution temporale gauche, au moins dans sa partie postérieure (MAV, fig. 39) est le siège de la *mémoire auditive des mots ;* les sujets qui ont une lésion de cette partie de l'écorce cérébrale sont atteints de ce qu'on a appelé la *surdité verbale*, c'est-à-dire que, quoiqu'ils entendent les sons des bruits, quoiqu'ils sachent rapporter ces bruits à l'objet qui les produit, ils ne comprennent plus le *sens* des mots parlés, ni de tous les sons devenus conventionnellement représentations d'idées. Un tel sujet peut parler, lire et écrire, parce qu'il a conservé les autres mémoires dont il va être question ; le seul trouble qu'il présente, c'est que les sons qu'il entend n'éveillent plus en lui une idée correspondant au langage ; les mots sont pour lui comme s'il les entendait pour la première fois ; il a perdu le souvenir des mots parlés ; son cerveau ne possède plus aucune *image auditive des mots.*

Le lobule pariétal inférieur, avec ou sans participation du lobule du pli courbe (MVV), est le siège de la *mémoire visuelle des mots ;* les sujets qui ont une lésion de cette partie de l'écorce cérébrale sont atteints de ce qu'on a appelé la *cécité verbale* (Kussmaul), c'est-à-dire qu'il leur est impossible de lire les lettres, les mots écrits, les signes figurés divers placés sous les yeux, quoiqu'ils en distinguent la silhouette, la position

---

[1] Voy. Mathias Duval, *L'aphasie depuis Broca (Bulletin de la Société d'anthropologie*, 1887, p. 743). — Pour la morphologie comparée, voyez : G. Hervé, *La Circonvolution de Broca*, thèse de Paris, 1888.

relative, l'arrangement général, comme ils voient et reconnaissent, du reste, tous les objets qui les entourent. Un tel sujet comprend les mots qu'il entend prononcer, puisqu'il n'a pas perdu la mémoire de la signification des sons vocaux. Il peut parler, il peut même écrire, puisqu'il n'a pas perdu les autres mémoires dont il va être question; mais il écrit comme il le ferait dans l'obscurité, guidé seulement par la conscience des mouvements de l'écriture ; il est ensuite incapable de lire ce qu'il a écrit. La vue des mots écrits n'éveille plus en lui une idée correspondant au langage; ces mots écrits sont pour lui comme s'il les voyait pour la première fois : il a perdu le souvenir des mots écrits; son cerveau ne possède plus aucune *image visuelle* des mots.

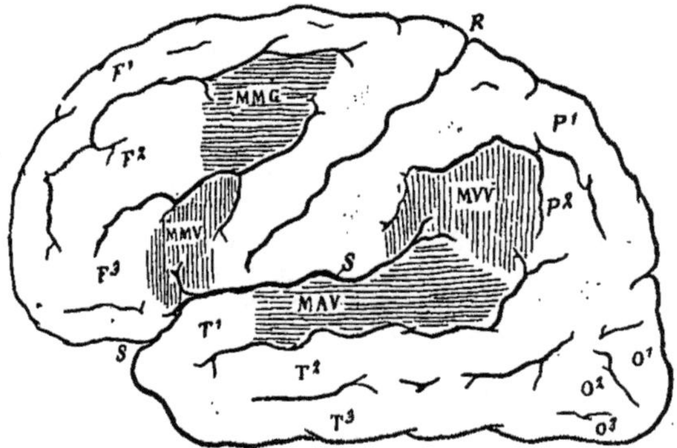

Fig. 39. — L'hémisphère gauche du cerveau *.

Le pied de la seconde circonvolution frontale (MMG, fig. 39) est le siège de la *mémoire des mouvements de l'écriture* ; les sujets qui ont une lésion de cette partie de l'écorce sont atteints d'*agraphie* ou d'*aphasie de la main,* selon l'expression de Charcot, c'est-à-dire qu'il leur est devenu impossible de coordonner les mouvements nécessaires pour écrire ; ils sont comme s'ils n'avaient pas appris à écrire; ils peuvent du reste lire (conservation de la mémoire visuelle des mots), comprendre la parole (conservation de la mémoire auditive des mots), et parler eux-mêmes (conservation de la mémoire motrice verbale, ci-après) ; mais ils ont perdu le souvenir de leur éducation au point de vue de l'écriture; leur cerveau ne possède plus aucune *image motrice graphique.*

Enfin, comme l'avait établi Broca (ci-dessus, page 110), mais sans bien dis-

* R, Sillon de Rolando ; — F1, F2, F3, première seconde et troisième circonvolutions frontales ; — P1, P2, première et seconde pariétales ; — T1, T2, T3 les trois temporales.

MMV, Siège de la mémoire motrice verbale ; — MMG, siège de la mémoire motrice graphique ; — MVV, siège de la mémoire visuelle verbale ; — MAV, siège de la mémoire auditive verbale.

tinguer cette dernière faculté d'avec les précédentes, le pied de la troisième circonvolution frontale gauche est le siège de la *mémoire des mouvements de l'articulation de la voix;* les sujets qui ont une lésion bien limitée de cette partie de l'écorce cérébrale sont atteints d'*aphasie motrice* (type Bouillaud-Broca), c'est-à-dire qu'ils ont perdu la parole articulée, quoiqu'ils ne soient ni paralysés, ni déments, ni aphones. Ils comprennent ce qu'on leur dit, peuvent lire et écrire, mais ne peuvent parler; ils sont comme l'enfant qui n'a pas encore appris à parler; ils ont perdu la mémoire motrice d'articulation; leur cerveau n'a rien conservé de son éducation au point de vue de la parole parlée; il n'a plus aucune *image motrice verbale ou d'articulation.*

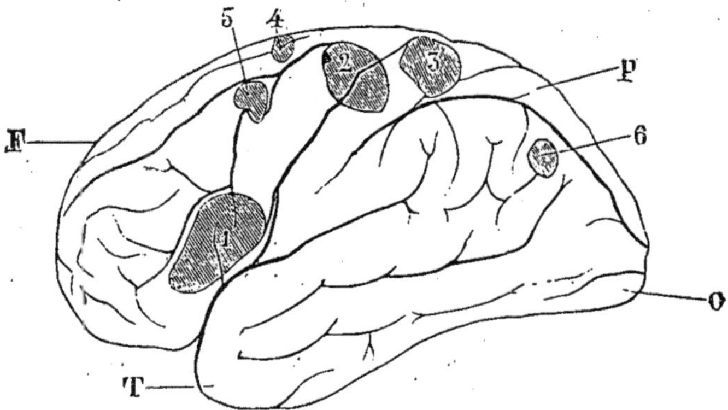

Fig. 40. — Schéma probable des centres moteurs volontaires chez l'homme *.

2° Des localisations cérébrales (dites *motrices*) pourraient être également déterminées et circonscrites par des excitations expérimentales portées sur certaines parties de l'écorce cérébrale. Cependant on admettait généralement jusqu'à ce jour que la substance grise, à l'inverse de la substance blanche, n'est pas directement excitable; mais ce principe ne saurait être posé d'une manière absolue; il n'y a pas en physiologie de principe semblable qui puisse être considéré comme de nature à faire dire non avenus des résultats bien établis par l'expérience. Malheureusement les expériences d'excitation directe de l'écorce cérébrale ne sont pas à l'abri des objections. En présence des résultats contradictoires obtenus par divers expérimentateurs, nous devons procéder à un exposé méthodique des expériences produites et des explications mises en avant, en discutant les objections faites à la théorie des *localisations corticales motrices;* nous arriverons ainsi

---

* F, Lobe frontal; — P, lobe pariétal; — O, lobe occipital; — T, lobe temporal (ou sphénoïdal); — 1, centre du langage articulé (siège des lésions dans l'aphasie); — 2, centre des mouvements du membre supérieur; — 3, centre pour le membre inférieur; — 4, centre pour les mouvements de la tête et du cou; — 5, centre pour les mouvements des lèvres; — 6, centre pour les mouvements des yeux.

à une conclusion qui, sans nier les localisations, attribuera les phénomènes observés bien plus à l'excitation ou à la lésion de la substance blanche qu'à celle de la substance grise corticale située au-dessus de la partie blanche en question.

Les recherches actuelles sur l'excitation expérimentale de certaines circonscriptions corticales des hémisphères ont eu pour point de départ les expériences de Fritsch et Hitzig. Ces auteurs, mettant à nu une certaine étendue des hémisphères d'un chien, portèrent une excitation électrique sur certaines parties de l'écorce cérébrale et produisirent ainsi des mouvements des membres et de la face. Ferrier institua à Londres des expériences semblables et observa les mêmes phénomènes [1]. Les résultats les plus saillants de ces recherches sont les suivants : les parties antérieures des hémisphères sont les seules parties dont l'excitation électrique produise des mouvements du corps ; dans certaines parties des circonvolutions de cette région antérieure se trouvent des lieux bien circonscrits dont l'excitation produit des mouvements isolés des paupières, du globe de l'œil, de la bouche, de la langue, du membre antérieur, du pied, de la queue. Il n'entre pas dans notre plan d'indiquer ici, avec plus de détails, les régions cérébrales dont, chez le chien, l'excitation produit les résultats particuliers sus-indiqués, car le cerveau du chien est trop différent de celui de l'homme pour qu'on puisse conclure de la topographie de l'un à celle de l'autre. Mais Hitzig, en 1874, a continué ses expériences en opérant cette fois sur un singe, dont le cerveau présente, au point de vue de ses principales divisions en lobes et lobules, une analogie assez considérable avec celui de l'homme pour qu'il soit possible de tracer, d'après les résultats obtenus sur l'un, la topographie probable des régions qu'occuperaient chez l'autre les points supposés homologues quant à leurs fonctions motrices. La figure 40 nous montre cette situation probable des centres moteurs chez l'homme. On voit que tous ces centres seraient situés au niveau ou dans le voisinage immédiat des deux circonvolutions ascendantes qui limitent le sillon de Rolando [2]. Tout en haut de la circonvolution pariétale ascendante serait le centre des mouvements du membre inférieur (3, fig. 40) ; en avant de celui-ci et à cheval sur le sillon de Rolando, le centre des membres supérieurs (2) ; à la partie postérieure de la première circonvolution frontale le centre des mouvements de la tête et du cou (4) ; un peu plus bas, le centre pour le mouvement des lèvres (5) ; enfin tout à fait en bas (en 1) le centre des mouvements de la langue (c'est le lieu où siège la faculté du langage ; partie postérieure de la troisième circonvolution frontale).

On sait qu'il est de règle, en physiologie expérimentale, pour étudier les fonctions d'une partie, d'observer non seulement les résultats de son excitation, mais encore ceux de sa destruction. Carville et Duret ont entrepris, pour les centres désignés par Fritsch, Hitzig et Ferrier, ce second

---

[1] Ferrier, *Les Fonctions du cerveau*, trad. par H. C. de Varigny, Paris, 1878.

[2] Rolando, anatomiste italien (1578-1625).

ordre de recherches : ils ont enlevé, à l'aide d'une curette, la substance grise dans les lieux désignés (chez le chien ou le chat) comme centres, et à la suite de ces ablations, ils ont observé des paralysies limitées à des groupes de muscles particuliers.

Nous avons vu que les expériences sur le singe permettaient jusqu'à un certain point de déterminer la situation probable chez l'homme des centres appelés moteurs (psycho-moteurs) par Fritsch, Hitzig et Ferrier. C'est ainsi que les pathologistes ont été amenés à rechercher si, dans les cas de convulsions partielles avec lésions localisées des hémisphères, il n'y aurait pas concordance entre le siège de ces lésions et le lieu indiqué par les expériences précédentes comme centre moteur correspondant aux mouvements observés. Charcot [1] a reconnu que dans ces cas les lésions siégeaient toujours dans les parties antérieures du cerveau ; que les convulsions débutant par le membre supérieur se rapportaient à des lésions de l'extrémité supérieure et postérieure de la première circonvolution frontale, au voisinage de la frontale ascendante ; que dans plusieurs cas d'épilepsie partielle débutant par la face, la lésion cérébrale occupait la partie moyenne de la circonvolution frontale ascendante, qu'en un mot la pathologie permet de cantonner dans le voisinage du sillon de Rolando les circonscriptions corticales dont les lésions produisent les convulsions partielles ou générales du corps et des membres.

Tels sont les faits cliniques et expérimentaux. Mais il s'en faut de beaucoup que tous les physiologistes et tous les cliniciens considèrent ces faits comme démonstratifs, c'est-à-dire qu'ils y voient la preuve de véritables *localisations* motrices corticales ; nous allons donc passer rapidement en revue les objections faites à la théorie de ces localisations.

Brown-Séquard s'est principalement appliqué à opposer aux faits cliniques sus-énoncés des faits cliniques qui parlent en sens inverse. Dans une série de communications à la Société de biologie (1876), il a développé, avec de nombreux exemples à l'appui, cette thèse que, quand il s'agit d'une lésion du cerveau, il n'y a pas de symptômes qui ne puisse être observés, en quelque endroit du cerveau que siège la lésion ; que les lésions les plus considérables peuvent ne donner lieu qu'à des phénomènes à peine appréciables. Brown-Séquard a communiqué, en effet, l'observation d'un cas où il avait trouvé à l'autopsie tout un lobe cérébral entièrement détruit, et n'avait cependant pas constaté pendant la vie d'autres manifestations qu'une amaurose et quelques douleurs de tête. Toutes les fonctions dépendant du cerveau pourraient donc persister, dit Brown-Séquard, malgré la destruction complète d'un lobe cérébral entier ; il serait donc impossible d'admettre des centres parfaitement localisés, c'est-à-dire répartis dans une portion bien limitée de l'encéphale.

Les objections de Brown-Séquard visent surtout les faits cliniques ; les faits expérimentaux ne sont pas moins susceptibles de diverses interprétations. C'est l'excitation électrique qui donne des résultats dans les expériences instituées selon le procédé de Fritsch, Hitzig et Ferrier. Or, on sait combien il est difficile de limiter l'action des courants électriques

[1] Charcot, *Leçons sur les localisations dans les maladies du cerveau.*

aux parties sur lesquelles sont appliqués les électrodes; ne peut-il pas se faire que dans ces expériences, par le fait de courants dérivés, l'excitation électrique n'exerce pas réellement son action sur la substance grise cérébrale, mais aille, à travers cette substance grise, exciter les fibres blanches sous-jacentes? En effet, si l'on détruit par le fer rouge une partie de l'écorce grise désignée comme centre de certains mouvements, on obtient ces mêmes mouvements en appliquant les électrodes sur l'escarre ainsi produite, c'est-à-dire en excitant les fibres blanches sous-jacentes. Cette expérience démontre que l'intégrité de la substance grise corticale n'est pas la condition nécessaire de la production expérimentale des mouvements localisés; elle permet de croire que, dans les expériences par excitation électrique, ce sont les fibres blanches sous-jacentes aux prétendus centres corticaux qui sont excitées, mais elle ne renverse pas la doctrine des localisations motrices; à la formule d'abord adoptée elle substitue celle-ci : au-dessous de certaines parties de l'écorce cérébrale se trouvent des faisceaux blancs assez nettement circonscrits, dont l'excitation provoque des mouvements localisés dans telle partie du corps, dans tel groupe de muscles.

Ramenée à cette formule, la théorie des localisations nous paraît parfaitement établie. Mais du moment qu'on admet des faisceaux blancs sous-jacents à la substance grise et formant les conducteurs spéciaux de certains mouvements, on peut se croire autorisé à considérer comme origine, comme centre de ces faisceaux, la partie de substance grise immédiatement superposée. Cette induction, qui ramène aux localisations corticales, est celle adoptée aujourd'hui par la plupart des auteurs; cependant elle n'est pas rigoureusement légitime, ainsi que le démontre l'étude des effets immédiats et ultérieurs produits par l'ablation d'un de ces prétendus centres corticaux moteurs. En effet, si, après avoir déterminé, au moyen de l'électricité, chez un chien, le centre des mouvements de la patte antérieure, ce centre cortical est enlevé avec une curette, on observe une paralysie des mouvements volontaires dans les muscles dont la contraction était précédemment produite par l'excitation électrique appliquée sur la région en question; mais cette paralysie guérit au bout de peu de jours. En présence de ce fait, nous ne voyons que deux interprétations possibles : ou bien la lésion produite par l'ablation de la substance grise a compromis momentanément le fonctionnement du faisceau blanc sous-jacent, qui est un conducteur dans lequel se localisent spécialement certains actes moteurs; ou bien l'ablation de la substance grise a réellement détruit un centre cortical moteur, dont la fonction a été suppléée par le fonctionnement plus énergique du centre correspondant dans l'hémisphère opposé; il y a en *suppléance*. Or, cette dernière interprétation n'est pas satisfaisante, en présence des résultats suivants : si, après guérison de la paralysie produite par l'ablation d'un centre cortical du côté droit, on enlève le centre cortical homologue du côté gauche, la paralysie se produit de nouveau, mais elle guérit aussi dans un temps relativement court; si alors les mouvements reparaissent malgré l'ablation bilatérale de leurs prétendus centres corticaux, il n'y a plus lieu d'admettre l'existence réelle de ces centres.

Telle est aussi l'interprétation à laquelle était arrivé Vulpian *(Académie des sciences*, 23 mars 1885) à la suite de ses recherches expérimentales sur ce sujet. Les preuves de l'excitabilité de l'écorce, déduites des effets de l'excitation électrique de cette écorce, ne sont valables, disait Vulpian, qu'à la condition que les effets moteurs, en question se manifestent de manières tout à fait différentes selon que l'électrisation ne porte que sur la substance grise corticale ou qu'elle atteint les faisceaux blancs sous-jacents. Cette diversité dans les résultats expérimentaux est admise en effet par les partisans de l'excitabilité corticale du cerveau. D'abord, disent-ils, la couche corticale, dans les régions motrices, est plus excitable que les faisceaux sous-jacents, car un courant faradique tout juste suffisant pour provoquer des mouvements quand on le fait agir sur la région corticale dite par exemple centre moteur des membres postérieurs, n'est plus capable d'amener cette même réaction motrice, quand on a enlevé par excision cette région de la substance grise corticale, et qu'on applique le courant en question sur les faisceaux blancs sous-jacents. Sans doute, disait Vulpian, mais la section qui met à découvert ces faisceaux blancs diminue leur excitabilité par suite de l'ébranlement traumatique et de l'hémorragie. Pour agir dans des conditions bien comparables, Vulpian excitait la substance blanche à l'aide d'un fil de cuivre revêtu de gutta-percha et mettait à nu seulement son extrémité libre; en portant ainsi l'excitation, à travers la substance grise, sur les faisceaux blancs bien intacts, on constate que ceux-ci sont bien plus facilement excitables que la couche corticale. « Je me crois donc, conclut Vulpian, autorisé à dire que les arguments expérimentaux, à l'aide desquels on a voulu prouver l'excitabilité motrice de la substance grise corticale du cerveau, dans certains points déterminés, sont dépourvus de valeur et ne peuvent servir à étayer l'hypothèse des localisations fonctionnelles cérébrales. Il importe de faire remarquer que les fibres nerveuses destinées à porter les incitations motrices cérébrales à telle ou telle partie peuvent sortir de l'écorce cérébrale par un point déterminé, sans qu'il en résulte que ce point soit un centre de mise en action de ces fibres. »

Nous arrivons donc, en définitive, à ne pas trouver dans les faits expérimentaux et cliniques des preuves suffisantes de *localisations motrices* dans la substance grise corticale; mais notons avec soin que ce résultat n'est nullement en contradiction avec le fait qu'une localisation corticale très précise, celle de la faculté du langage, est aujourd'hui parfaitement établie et admise par tous; dans le cas du langage, il s'agit de la localisation d'une *faculté intellectuelle* complexe, de centres qui sont le siège de diverses *mémoires* (voy. la fig. 39); dans les cas de localisations motrices corticales, il s'agirait purement et simplement de *centres moteurs.* Or, les mouvements du membre antérieur ou postérieur, ceux de la face, des yeux, ont pour origine des phénomènes psychiques complexes, ayant eux-mêmes leur point de départ dans les impressions apportées par les divers organes des sens; les sources de ces mouvements doivent donc être multiples. On comprend bien que leurs conducteurs, provenant de parties corticales multiples, se groupent en faisceaux particuliers, pour venir ensuite prendre part à la constitution de la capsule interne, lieu de passage de tous les conducteurs des mouvements volontaires ; mais on ne voit pas *a priori* la nécessité de centres moteurs corticaux distincts.

   Sommeil. — L'observation démontre que, pour tous les organes, tout état d'activité prolongée amène un épuisement qui doit être réparé par un temps de repos fonctionnel. Pour les organes qui, comme le cœur, paraissent incessamment en fonction, il n'est pas difficile de voir que cette fonction même n'est qu'une succession rapide d'alternatives de relâchement et de contraction, c'est-à-dire de repos et d'activité. La loi est donc observée aussi bien par les organes de la vie de nutrition, que par ceux de la vie de relation ; mais pour ces derniers, le repos se produit d'une manière plus prolongée, et selon une forme qui résulte de la cessation et de la diminution d'activité à la fois dans les organes périphériques sensitifs ou moteurs et dans les organes centraux. Comme, dans l'état d'activité, les fonctions de relation résultent de l'association nécessaire des organes des sens, du cerveau qui apprécie les impressions et veut les mouvements, et enfin des muscles qui exécutent ces mouvements, de même dans l'état de repos de ces fonctions, ce sont à la fois les organes des sens, le cerveau et les muscles qui entrent en inactivité. On donne le nom de *sommeil* à cette *cessation réparatrice*, totale ou partielle, des fonctions de relation. Le sommeil est donc caractérisé d'abord par une suspension des impressions extérieures ; puis par un arrêt dans l'élaboration cérébrale, et enfin par une cessation des réactions motrices encéphaliques connues sous le nom de mouvements volontaires. Hâtons-nous cependant d'ajouter que si les organes des sens, les nerfs sensitifs, le cerveau, les nerfs moteurs et les muscles dorment, ils sont encore, les uns comme les autres, parfaitement excitables ; mais leur excitabilité partiellement mise en jeu par telle circonstance particulière, ne sollicitera pas, dans l'ensemble de l'appareil de relation, les réactions coordonées et régulières qui sont caractéristiques de l'état de veille. Une impression périphérique provoquera de simples phénomènes réflexes médullaires, mais non des actes cérébraux voulus, ou bien réveillera dans le cerveau des élaborations sensorielles incohérentes, mal associées et non des mouvements volontaires ; le cerveau lui-même pourra être le siège du retour spontané d'images antérieurement perçues et qui réapparaissent d'une manière désordonnée. Ce qui est donc essentiellement aboli pendant le sommeil, c'est la fonction régulière qui lie les impressions extérieures avec le travail cérébral et celui-ci avec les réactions volontaires, c'est la coordination normale des fonctions de relation.

   Le sommeil, succédant à une grande fatigue intellectuelle ou musculaire, peut s'établir brusquement, d'emblée ; mais d'ordinaire il envahit successivement les diverses parties de l'appareil de relation : après les bâillements, la diminution de l'attention et des mouvements spontanés, survient, dans un ordre assez régulier, l'inertie de certains muscles : d'abord ceux dé la nuque, d'où ces oscillations de la tête que son poids entraîne en avant vers la poitrine ; puis ceux des membres et enfin le muscle releveur de la paupière. Dès lors les sensations visuelles sont supprimées ; celles de l'ouïe subsistent encore un temps, mais affaiblies, comme lointaines : puis avec elles disparaît la conscience du moi et de ses rapports avec le monde extérieur et le sommeil est établi.Quand le sommeil est complètement et profondément établi, le sujet est comparable à l'animal auquel le physiologiste vient d'enlever les hémisphères cérébraux; chez l'un comme chez l'autre, tout mouvement volontaire a disparu; mais aussi les mouvements réflexes, à centres médullaires, subsistent et sont même devenus plus faciles; on sait que chez l'homme, où à l'état de veille les centres cérébraux commandent complètement aux centres médullaires,.ce n'est guère qu'en surprenant un sujet dans le sommeil qu'on peut constater des mouvements purement réflexes, et, par exemple, amener, en chatouillant la peau de la plante du pied, le retrait du membre inférieur par flexion de la jambe sur la cuise et flexion de la cuisse sur le bassin, mouvement identique à celui de la grenouille décapitée sur la patte de laquelle on dépose une goutte d'eau acidulée. Et si, sur la grenouille décapitée, une irritation un peu plus forte (acide moins dilué) produit une réaction réflexe plus générale, un mouvement de fuite coordonné (par les centres médullo-bulbaires), de même chez l'homme endormi, une cause de gêne quelconque (attitude douloureuse pour un membre, piqûres d'insectes, etc.) amène des mouvements de déplacement complet, des changements d'attitude dans le lit, mouvements bien connus, incessamment renouvelés parfois pendant toute la durée du sommeil et qui sont de l'ordre des phénomènes purement réflexes.

Les anciens croyaient que l'état de sommeil serait la conséquence d'une compression opérée sur le cerveau par l'accumulation dans le crâne d'une grande quantité de sang ; le fait que l'homme prend, pour dormir, une position voisine de l'horizontale, et dans laquelle la tête devient relativement déclive, semble avoir été l'origine de cette théorie et, en effet, les anciens supposaient que dans le sommeil la pression du sang sur le cerveau s'exerçait surtout à la partie postérieure de la tête, au point où les vaisseaux veineux de la dure-mère viennent aboutir dans le confluent central dit *torcular* ou *pressoir d'Hérophile ;* l'expression de *vis* ou *pressoir d'Hérophile* était, du reste, une figure qui n'exprimait pas autre chose que cette idée d'un point central de compression en rapport avec l'établissement de l'état de sommeil. En 1860, un médecin anglais, Durham, vint contredire expérimentalement cette vieille théorie et montrer que le sommeil est caractérisé, au contraire, par un état d'anémie. A cet effet, il pratiquait une couronne de trépan chez des chiens et examinait directement, par cette fenêtre crânienne, l'état de la circulation cérébrale pendant le sommeil naturel et pendant l'action des anesthésiques; il vit, quand l'animal s'endormait, le cerveau devenir pâle, exsangue, en même temps qu'il diminuait de volume et s'affaissait notablement au-dessous de la plaie osseuse ; enfin il constata que les petits vaisseaux se vidaient de sang et devenaient incolores, au point d'être bientôt invisibles. Par contre, dès que l'animal se réveillait, le cerveau reprenait son volume ordinaire, sa coloration rouge accoutumée. Ces expériences et d'autres analogues, reprises par divers auteurs, et notamment par Cl. Bernard, ont démontré d'une manière absolue que, dans le sommeil, les vaisseaux de l'encéphale renferment moins de sang ; ils sont contractés (entrée en jeu des *nerfs vaso-constricteurs)* et le cerveau est anémié comme l'est tout organe (les glandes par exemple) dans la période de repos.

Rêves. — Le sommeil peut être complet, absolu, et alors toutes les parties des hémisphères sont en état de repos; mais le plus souvent, quelques régions du ·cerveau veillent partiellement au milieu du sommeil général, et il en résulte les rêves.

De même qu'à l'état de veille, des souvenirs, des images naissent spontanément, une idée surgit tout à coup sans lien apparent avec l'occupation ou le genre de pensées présentes, de même pendant le sommeil, si l'état de repos n'a pas envahi tout le territoire cérébral, des images prennent naissance dans des parties encore à l'état de veille. Ces images peuvent sans doute surgir d'une manière en apparence spontanée, mais bien souvent on peut en rattacher l'origine à une impression des organes des sens, car il s'en faut de beaucoup que les nerfs spéciaux aient alors perdu toute excitabilité. Les impressions ainsi produites ne sont plus, comme à l'état de veille, précises et en rapport avec l'intensité de l'excitant; une excitation énergique pourra, en effet, ne produire aucun effet, tandis que, par contre, une excitation faible réveillera dans certains centres des images terribles, et par le fait de la contiguïté des centres et de l'irradiation de l'un à l'autre, fera naître toute une série de représentations étranges et plus ou moins incohérentes : on approche une bougie des paupières d'un sujet endormi, et celui-ci rêve d'incendie, ou d'éclairs, de tonnerre, d'orage ; on débouche près de ses narines, un flacon de parfums, et à son réveil il raconte avoir rêvé soit d'asphyxie, d'empoisonnement, d'odeur méphitique, ou bien inversement d'odeur délicieuse, d'encens, de parfums et de scènes orientales. L'essentiel, est de remarquer que les images, ainsi liées en un tableau qui se déroule, sont toujours associées d'une manière incohérente, s'interrompant aussi brusquement qu'elles prennent naissance, et toujours incomplètes, quelque nombreuses et complexes qu'elles soient; elles sont au travail normal de la pensée ce que sont des convulsions musculaires partielles aux mouvements normaux de la locomotion. Mais, comme certaines formes de convulsions musculaires peuvent associer un grand nombre de contractions diverses et produire pour ainsi dire un certain ordre dans le désordre, même, de même les associations cérébrales automatiques du rêve vont assez loin pour reproduire l'image, toujours incomplète, de la pensée normale.

Un travail cérébral aussi incomplet et aussi désordonné ne peut laisser que peu de trace dans les organes mêmes où il s'est produit; aussi le souvenir même des rêves est-il très fugace. Au réveil, on voit encore avec précision toutes les scènes incohérentes auxquelles on vient d'assister, et on croit pouvoir en conserver le souvenir : puis, quelques heures après, si la pensée est reportée vers les scènes de la nuit, on est tout étonné d'en retrouver à peine la trace.

Cervelet. — Toutes les recherches expérimentales comme les observations cliniques semblent aujourd'hui d'accord sur deux conclusions, en partie négatives, qui constituent ce que nous savons de plus précis sur les fonctions du cervelet : 1° cette masse encéphalique, relativement si considérable chez les animaux supérieurs, ne

prend cependant aucune part aux fonctions intellectuelles proprement
dites, aux manifestations de la sensibilité, de la mémoire, de la volonté ; 2° les fonctions du cervelet sont en rapport avec la motricité.

1° Le cervelet ne prend aucune part aux actes de l'intelligence proprement dite. Mais ne joue-t-il aucun rôle dans le mécanisme de certains
instincts? On sait que Gall faisait du cervelet le centre de l'*amour physique*, de la *passion érotique*. Malgré des expériences et des observations
contradictoires de Leuret, de Ségalas, de Combette et de Vulpian, nous
voyons plusieurs arguments empruntés à l'expérimentation et à la clinique
par Budge, Valentin, Wagner, Lussana, apporter peut-être quelque apparence de réalité à l'hypothèse de Gall, et assigner, mais au lobe moyen
seulement (plus constant dans la série animale), un rôle important dans
les manifestations et l'exercice de l'instinct génital.

Enfin dans un ouvrage récent, Courmont *(Le Cervelet et ses fonctions*
Paris, 1891), passant en revue tout ce qui a été écrit sur le cervelet,
arrive à en faire un centre de la sensibilité, c'est-à-dire des *facultés
affectives* (centre de la sensibilité psychique). Quelle que soit la valeur de
cette conclusion, nous recommandons la lecture de ce travail, qui est
comme le dossier complet de tout ce qui a été fait en expériences et observé
en clinique sur le cervelet.

2° C'est essentiellement comme appareil coordonnateur des mouvements,
que le cervelet paraît jouer un rôle important. C'est ce qui résultait déjà
anciennement des expériences de Rolando et, plus tard, des recherches si
nombreuses de Flourens; c'est ce que confirme l'expérience sur le pigeon
et toutes les vivisections portant sur les divers ordres de pédoncules cérébelleux (V. p. 84). Cette manière de voir a été adoptée aujourd'hui par la
plupart des physiologistes; mais quant au mode de fonctionnement de cet
appareil coordonnateur, quant aux localisations de ses divers éléments,
nous n'avons encore, à ce sujet, que des résultats peu significatifs.

D'une part, on ne saurait plus aujourd'hui regarder le cervelet comme
le centre de la *sensibilité musculaire*, ainsi que Lussana l'énonçait récemment encore. D'autre part, les faits expérimentaux ne nous donnent que
des renseignements négatifs sur les fonctions des parties grises des hémisphères cérébelleux, car les troubles de la coordination locomotrice ne
se manifestent que si les parties profondes du cervelet ont été lésées. Tout
ce qu'on peut dire, c'est que l'anatomie nous montre une partie du nerf
acoustique venant aboutir dans le cervelet, qu'il est probable que cette
partie de la huitième paire vient des canaux semi-circulaires et que, si
ces canaux doivent être considérés comme des organes périphériques du
sens de l'équilibration (V., ci-après, *Organe des sens*), le cervelet, à son
tour, doit être le centre de cette équilibration ou coordination des mouvements.

V. LIQUIDE CÉPHALO-RACHIDIEN

Situation et distribution du liquide céphalo-rachidien. — Dans la
cavité séreuse de l'arachnoïde (entre le feuillet pariétal et le feuillet

viscéral, dont nous n'avons pas à rappeler ici les dispositions anatomiques), on ne trouve pas de liquide sur le cadavre. Sur l'animal vivant, d'après les recherches de Hitzig sur le chien, on trouverait dans cet espace une certaine quantité de sérosité. Mais le véritable liquide céphalo-rachidien, dans lequel est plongée la masse cérébro-spinale, est logé plus profondément, au contact immédiat de la pie-mère, c'est-à-dire dans l'espace libre entre la pie-mère et le feuillet viscéral de l'arachnoïde, ainsi que l'a démontré Magendie établissant la disposition sous-arachnoïdienne de ce liquide. De plus, ce liquide est répandu jusque dans les ventricules cérébraux, et la continuité de la nappe péri-cérébrale et intra-cérébrale est facile à comprendre, puisque l'espace sous-arachnoïdien, au niveau du point où l'arachnoïde passe du cervelet sur le bulbe, communique avec le quatrième ventricule, et que celui-ci communique par l'aqueduc de Sylvius avec le ventricule moyen, qui lui-même, par les trous de Monro, se continue avec les ventricules latéraux. La quantité de ce liquide, chez l'homme, a été diversement appréciée (de 50 à 150 grammes), et l'on observe, du reste, chez les animaux, que sa sécrétion se produit assez rapidement pour que le liquide soustrait se trouve bientôt remplacé par une nouvelle exhalation. Il est alcalin et présente les caractères généraux des sérosités ; sa composition chimique offre ce fait remarquable que l'albumine y est si peu abondante qu'il ne se trouble ni par l'action de la chaleur ni par celle des acides, fait important pour certains détails du diagnostic dans les fractures du crâne : en effet, lorsque une fracture [du [crâne donne lieu à un écoulement de sérosité, on peut se demander s'il s'agit de liquide céphalo-rachidien ou simplement de sérum du sang ; si le liquide recueilli se coagule par la chaleur, on a affaire à du sérum sanguin ; s'il ne se coagule pas, on a affaire à du liquide céphalo-rachidien. Cl. Bernard a montré que ce liquide renferme du sucre (glycose) à peu près en même proportion que le sang. Tenant compte de ces conditions, de sa plus grande quantité pendant la digestion, de sa diminution pendant l'abstinence, on est conduit à le regarder comme le résultat d'une simple exhalation. Et, en effet, on ne peut trouver de glande qui ait pour fonction de le sécréter : il est exhalé par la pie-mère pour remplir le vide péri-médullaire et péri-cérébral.

Usage du liquide céphalo-rachidien. — Quant aux usages du liquide céphalo-rachidien, c'est là une question qui a soulevé bien des discussions, depuis Magendie et Bourgougnon, jusqu'à Longet et les physiologistes contemporains. Analysant les conditions des expériences en apparence contradictoires de ses devanciers, Richet a nettement expliqué comment il fallait comprendre le rôle du liquide céphalo-rachidien, et a confirmé sa théorie par de nouvelles expériences plus rigoureusement instituées. De ces recherches, il résulte que ce liquide met l'encéphale à l'abri des compressions qui tendent à se produire par le fait de l'afflux intermittent du sang dans le crâne. En effet, dit Richet, à chaque contraction ventriculaire, le sang pénètre si brusquement dans le crâne, que, ne pouvant trouver par les veines un écoulement immédiat proportionnel, il soulève la masse encéphalique et la repousse contre les parois de la boîte crânienne. Ce n'est pas tout : le sang veineux lui-même, au lieu de s'écouler d'une manière continue, éprouve des temps d'arrêt, quelquefois même reflue en sens inverse, en sorte qu'à certains moments la cavité crânienne, d'un côté recevant sans cesse, et, d'autre part, ne pouvant écouler, doit nécessairement éprouver un trop-plein dont les conséquences eussent pu se faire sentir d'une manière fâcheuse, si une disposition spéciale n'eût réalisé les conditions nécessaires au rétablissement de l'équilibre, c'est-à-dire au maintien d'une pression normale. L'appareil qui présente cette disposition, c'est le canal vertébral et le liquide céphalo-rachidien ou sous-arachnoïdien. Le canal vertébral présente, en effet, dit Richet, toutes les conditions d'un tuyau d'échappement ou de dégagement. Situé à la partie la plus déclive et postérieure de la cavité crânienne, avec laquelle il communique par une large ouverture en forme d'entonnoir, il s'étend de l'occipital à la pointe du sacrum. Dans toute sa longueur, il est constitué par des parois en partie osseuses et en partie membraneuses, par conséquent susceptibles d'une certaine extensibilité ; et, de plus, entre la dure-mère, très lâche, et les parois osseuses, existent des plexus veineux multiples et une graisse semi-fluide qui peut, de même que le sang, au besoin, refluer au dehors de la cavité rachidienne. Le liquide sous-arachnoïdien, de son côté, est commun aux deux cavités encéphalique et rachidienne, et peut facilement se porter de l'une à l'autre par l'intermédiaire du trou occipital. Si donc on suppose que la pression augmente dans la cavité crânienne au delà des limites compatibles avec le peu de compressibilité des parties contenues, le liquide céphalo-rachidien fuit devant cette pression et s'échappe dans le canal rachidien, dont les parois sont moins inextensibles, et dans lequel il remplace le sang veineux qu'il expulse. La pression vient-elle à cesser dans le crâne et la tendance au vide commence-t-elle à s'y manifester, le liquide vient y reprendre sa place, favorisé dans ce mouvement de reflux par l'élasticité en retour de toutes les parties qu'il a déplacées.

Mais si les parois crâniennes, au lieu d'être partout rigides, offrent par places des parois élastiques, le liquide céphalo-rachidien, ou directement le cerveau lui-même soulèvera ces parois à chaque mouvement d'expansion de la masse encéphalique sous l'influence de l'afflux sanguin. C'est ainsi qu'en examinant la tête d'un enfant nouveau-né (fontanelles), ou celle d'un adulte dont les parois crâniennes, ayant subi une déperdition de substance, laissent la dure-mère à découvert, on voit les membranes qui remplacent les parois osseuses être agitées d'un double soulèvement : l'un, plus faible, isochrone aux pulsations artérielles; l'autre, plus marqué, correspondant à l'expiration (arrêt de la circulation veineuse). Ces soulèvements ou oscillations peuvent être soumis à une analyse exacte, ainsi que le montrent les expériences sur l'étude graphique des mouvements du cerveau. Ces expériences, pratiquées à l'aide d'un tube communiquant, d'une part, avec la cavité crânienne, et, d'autre part, avec un tambour à levier, ont permis de suivre, chez les animaux, les moindres oscillations du liquide céphalo-rachidien, et de constater que ces oscillations, faibles avec une respiration calme, deviennent très prononcées dans les efforts, les cris. On a pu, inscrire les mouvements du cerveau chez l'homme. Ainsi François Franck [1], étudiant les mouvements du cerveau chez une jeune femme qui, à la suite d'une large nécrose du pariétal droit, présentait une dénudation de la dure-mère recouverte par des bourgeons charnus, a reconnu l'existence de trois ordres de mouvements du cerveau : 1° les *pulsations*, correspondant aux battements artériels; 2° les *oscillations*, mouvements plus étendus que produisent une inspiration et une expiration successives; 3° les *ondulations*, mouvements de variations lentes qu'on suppose subordonnées aux contractions rythmiques des vaisseaux (ou, pour mieux dire, à des changements rythmiques dans la tonicité des petits vaisseaux).

A cette question des *ondulations lentes*, considérées comme le fait de l'indépendance relative des circulations locales, se rattache naturellement l'étude de l'influence de l'activité des centres nerveux. L'activité cérébrale, comme l'a montré Mosso, se traduit par une ascension de la courbe de pression, c'est-à-dire qu'alors les hémisphères cérébraux deviennent comme turgescents; il y a hyperémie de la substance cérébrale pendant son état d'activité. (*Richet, Dict. physiol.* Art. *Cerveau.*)

VI. SYSTÈME DU GRAND SYMPATHIQUE

Le grand sympathique se compose d'une série de *ganglions* disposés le long de la colonne vertébrale, un de chaque côté pour chaque vertèbre (excepté à la région cervicale, où il y a fusion en trois gros ganglions) : les ganglions d'un même côté sont réunis entre eux par des commissures, d'où résultent des cordons en chapelets.

De plus, ces ganglions envoient des commissures, d'une part, vers la moelle épinière *(rami communicantes);* d'autre part, vers les viscères et vers tous les organes en général *(nerfs du grand sympathique).* A diverses distances de la chaîne du grand sympathique, sur le trajet des rameaux qui en partent pour aller à ces viscères, se trouvent de nouvelles masses ganglionnaires; ce sont

[1] François Franck, *Recherches critiques et expérimentales sur les mouvements alternatifs d'expansion et de resserrement du cerveau dans leurs rapports avec la circulation et la respiration (Journ. d'anat. et de physiol.,* mai 1877).

de nombreux amas de cellules nerveuses échelonnés sur les nerfs du grand sympathique ; le plus remarquable de ces amas est le *ganglion semi-lunaire* que Bichat appelait le *cerveau abdominal ;* enfin, encore plus loin, sur le trajet des nerfs viscéraux, au moment où ils se distribuent dans les viscères, on trouve une nouvelle série de ganglions disséminés dans l'épaisseur des parois des organes, et d'ordinaire de dimensions microscopiques : tels sont ceux que l'on trouve dans l'épaisseur des parois intestinales, dans la charpente musculaire du cœur, sur les bronches, etc. *(ganglions viscéraux* ou *parenchymateux).*

Le système nerveux grand sympathique ainsi constitué représente-t-il un système nerveux indépendant du système céphalo-rachidien ? C'est ce qu'on a cru longtemps ; c'est ce que pensait Bichat. On en faisait alors le siège de toute une série de phéno-mènes nerveux plus ou moins mystérieux, que l'on décorait du nom de *sympathies*, et dans lesquels nous ne voyons aujourd'hui que des *réflexes.* On a reconnu en même temps que le grand sympathique n'est nullement un système à part ; il partage les propriétés et les fonctions du système médullaire et s'associe à lui.

En effet, les propriétés et fonctions du système nerveux grand sympathique sont assez analogues à celles du système cérébro-spinal pour que nous puissions nous borner ici à quelques rapides indications, d'autant que, d'une part, ce qui concerne l'innervation spéciale de chaque viscère sera indiqué à propos de la physiologie de l'appareil correspondant, et que, d'autre part, les *nerfs vaso-moteurs*, qui sont la partie la plus importante du système grand sympathique, seront étudiés à part, à propos de l'innervation de l'appareil de la circulation.

Le sympathique contient des fibres nerveuses *sensitives* et *motrices*, et ces fibres sont en rapport avec l'axe cérébro-spinal.

En effet, quoique les viscères innervés par le sympathique ne soient, à l'état normal, le siège que de sensations extrêmement obtuses, il n'en est pas moins vrai que l'expérience directe, par excitation portant sur les plexus nerveux viscéraux, réveille des *sensations douloureuses* chez les animaux. Flourens, Müller, Longet, ont constaté que l'irritation mécanique ou chimique des ganglions semi-lunaires, des plexus rénaux, des ganglions cervi-caux et lombaires, des grands nerfs splanchniques, etc., provoquent des manifestations indubitables de douleur, manifestations qui cependant ne sont jamais aussi vives ni surtout aussi rapides que celles produites par l'excitation d'un nerf sensible de la vie animale. Les sensations douloureuses qui accompagnent les divers états patho-logiques des viscères mettent du reste hors de doute cette sensibi-

lité du sympathique. « Si l'on voulait, dit Longet, regarder avec
Reil, les ganglions comme des demi-conducteurs qui arrêtent ordinairement la propagation des impressions faibles et ne laissent
passer que celles qui ont beaucoup d'intensité, on s'expliquerait,
d'une part, comment dans l'état de santé nous pouvons n'avoir point
conscience d'impressions faites à des viscères, qui, au contraire,
deviennent douloureux dans l'état de maladie, et comment, d'autre
part, des ganglions qui d'abord paraissent insensibles (à l'excitation
expérimentale), deviennent sensibles à la suite d'une excitation
directe, forte et suffisamment prolongée. »

La *motricité* du grand sympathique est plus facile encore à
mettre en évidence par des excitations expérimentales : en touchant
les ganglions solaires avec un fragment de potasse. Longet a vu,
au bout de quelques secondes, les mouvements péristaltiques de
l'intestin se produire d'une manière très vive. On sait que l'excitation des nerfs cardiaques sympathiques accélère les mouvements
du cœur. Remarquons toutefois que parmi les nerfs sympathiques
moteurs ou centrifuges, il en est qui appartiennent à la classe des
nerfs modérateurs ou d'arrêt, c'est-à-dire que leur excitation produit un arrêt dans les contractions des parois musculaires, arrêt
qui doit être considéré non comme le résultat d'une action directe
sur les parois musculaires en question, mais bien d'une action sur
les ganglions périphériques placés sur le trajet des plexus. C'est
là une question dont nous examinerons avec détail la théorie (interférence nerveuse) à propos des nerfs vaso-moteurs (action des
vaso-dilatateurs). Pour nous en tenir pour le moment seulement aux
faits, rappelons que si l'excitation des ganglions solaires ou cœliaques
produit des mouvements dans l'intestin, l'excitation agit d'une
manière bien différente selon qu'elle s'adresse à tel ou tel ordre de
nerfs afférents à ces ganglions (pneumogastrique et splanchnique) ;
l'excitation du pneumogastrique réveille ou exagère les mouvements
du canal intestinal ; l'excitation des nerfs grands splanchniques
immobilise ce canal, paralyse ses tuniques musculaires (Pflüger).

Les conducteurs sensitifs ou centripètes, et les conducteurs moteurs ou centrifuges sont intimement mêlés dans les cordons et filets
du sympathique, lesquels par conséquent sont mixtes. Comme pour
les nerfs de la vie de relation, la séparation systématique entre les
deux ordres de conducteurs ne se fait qu'au niveau de leur émergence de la moelle, au niveau des racines rachidiennes : c'est dans
les racines antérieures des nerfs spinaux que sont tous les conducteurs de motricité ; c'est probablement dans les racines postérieures
de ces nerfs que sont contenus tous les conducteurs de la sensibilité.

D'après ce qui précède, on voit que les filets nerveux du sympa-

thique sont excitables par les mêmes agents que les nerfs rachidiens,
par l'électricité, par les agents chimiques; mais l'excitant physiologique que nous avons désigné précédemment sous le nom de
volonté n'a pas d'action sur ce système : aussi les mouvements qui
se produisent dans le domaine du grand sympathique sont tous
involontaires. D'autre part, ces mouvements, lorsqu'ils sont produits par l'excitation artificielle du nerf, mettent un certain temps
à se produire; ils apparaissent lentement et cessent lentement. Cette
nouvelle différence tient autant à la nature des fibres nerveuses
sympathiques, qui sont surtout des fibres de Remak (V. p. 25 et 27),
qu'à la nature des muscles auxquels elles se distribuent (V. plus
loin, *Muscles lisses*).

Le grand sympathique possède donc des fibres nerveuses qui
fonctionnent par une *conduction centripète* et d'autres qui fonctionnent par une *conduction centrifuge*. Il peut ainsi prendre part
à des *réflexes;* et, en effet, dans la classification des réflexes que
nous avons donnée (p. 72), nous avons vu que ces phénomènes
pouvaient trouver l'une de leurs voies (la centrifuge ou la centripète), où même tous les deux à la fois, dans les nerfs du sympathique. Les réflexes auxquels nous faisions allusion alors avaient,
du reste, leurs centres dans le système médullaire. Mais ici se
présente, sous une nouvelle forme, la question de l'indépendance du
grand sympathique. Les réflexes qui ont ce nerf pour voie de conduction peuvent-ils avoir pour centre uniquement des ganglions
sympathiques, de façon à ne rien emprunter (ni comme conducteur,
ni comme centre) au système céphalo-rachidien? On a cru longtemps
à cette indépendance complète, et c'est dans cette pensée que Bichat
donnait aux ganglions semi-lunaires le nom de *cerveau abdominal*.
On faisait donc présider le grand sympathique, comme centre, aux
fonctions des viscères en général, et plus particulièrement aux
fonctions de nutrition.

Les expériences de Cl. Bernard ont montré que le *ganglion
sous-maxillaire* peut servir de centre à la sécrétion salivaire;
Fr. Franck considère comme démontrée l'action réflexe du ganglion ophtalmique sur les mouvements de la pupille; mais, à part
quelques rares exemples de ce genre, les expériences les plus
attentives n'ont pu démontrer des fonctions centrales dans aucun
des autres ganglions placés sur le trajet des rameaux du grand
sympathique. Il n'en serait pas de même des petits ganglions placés
sur les rameaux terminaux de ces nerfs, dans l'épaisseur même des
viscères; ces derniers ganglions serviraient de centres aux mouvements partiels des muscles viscéraux, et régleraient, par exemple,
les *contractions péristaltiques* des parois intestinales. Les autres

ganglions (ganglion de Wrisberg, ganglions semi-lunaires, ganglions du plexus hypogastrique, etc.) pourraient tout au plus être considérés comme des centres provisoires, des lieux de relais où s'accumulerait l'action nerveuse venue de plus haut. Nous aurons à revenir sur ces interprétations encore bien obscures en étudiant les vaso-moteurs.

Il est donc reconnu aujourd'hui que la plupart des phénomènes nerveux des fonctions viscérales ont pour centre la moelle épinière, et que, même pour ses fonctions *vaso-motrices* (V. *Circulation*), le grand sympathique n'a qu'une force d'emprunt provenant de la partie supérieure de l'axe nerveux rachidien ; il en est de même pour son influence sur le cœur, et pour la plupart des réflexes viscéraux, dont le centre se trouve dans la *moelle*, de telle sorte que l'expression même de *système grand sympathique* ne signifie plus rien aujourd'hui. Du reste, le nerf pneumogastrique présente, sous bien des rapports physiologiques, de même que pour plus d'un point de sa constitution anatomique, les plus grandes analogies avec les rameaux dits sympathiques. Aussi, de même que nous avons remis à l'étude des différentes fonctions auxquelles ils sont annexés l'analyse du rôle des divers rameaux du pneumogastrique (allant au cœur, au poumon, au tube digestif), de même il n'y a pas lieu d'entrer ici dans le détail des fonctions d'innervation du grand sympathique. En étudiant l'œil et l'innervation de l'iris, nous examinerons le rôle oculo-pupillaire de ce nerf ; en étudiant l'innervation du cœur, nous nous expliquerons sur le rôle de ses filets cardiaques ; enfin, en étudiant la circulation et l'innervation des parois vasculaires, nous aurons à nous étendre longuement sur les nerfs *vaso-moteurs·*

Résumé. — Les éléments nerveux sont des *cellules* (en général multipolaires) et des *fibres* ou *tubes nerveux ;* les fibres dites de Remak sont bien réellement des éléments nerveux. La partie essentielle du tube nerveux est le *cylinder axis*, qui représente un véritable prolongement de la cellule nerveuse *(prolongement axile).*

Ces éléments nerveux se nourrissent en consommant plus d'albuminoïdes que d'hydrocarbures ; de plus l'état d'activité d'un nerf, comme d'un centre nerveux, est accompagné de production de chaleur.

Les tubes nerveux servent comme conducteurs de l'agent nerveux, lequel ne saurait être rigoureusement identifié à l'électricité, mais est constitué par une vibration moléculaire qui se propage avec une vitesse seulement de 28 à 30 mètres par seconde.

Vu les connexions normales des nerfs, cette conduction se manifeste pour certains nerfs exclusivement de la périphérie au centre *(nerfs sensitifs)*, et pour certains autres nerfs exclusivement du centre à la périphérie *(nerfs moteurs).* Dans ces conditions, les tubes nerveux associés aux cellules forment la chaîne dans laquelle se produisent les actes réflexes, qui sont la forme élémentaire de tout fonctionnement du système nerveux.

De tous les excitants des nerfs, l'électricité est le plus énergique. Cette excitabilité du nerf est modifiée par diverses circonstances et par divers poisons, dont les uns *(curare)* agissent uniquement sur les nerfs moteurs (ou plutôt sur leurs organes terminaux périphériques), tandis que les autres agissent plus spécialement sur les nerfs sensitifs (ou sur les centres nerveux correspondants).

La moelle est le principal centre des phénomènes réflexes considérés comme mouvements succédant à une impression non sentie.

Les nerfs *olfactif, optique, acoustique,* sont des nerfs d'une sensibilité spéciale, c'est-à-dire qui, par quelque mode qu'ils soient excités, ne donnent que des sensations d'olfaction, de vue, d'ouïe.

Les nerfs moteur oculaire commun, pathétique, moteur oculaire externe, sont des nerfs exclusivement moteurs pour les muscles de l'œil.

Le trijumeau est moteur et sensitif : 1° moteur par sa petite racine (nerf masticateur) pour tous les muscles de la mâchoire, mais non pour le buccinateur. Il innerve encore le mylo-hyoïdien et le ventre antérieur du digastrique (muscles abaisseurs de la mâchoire) ; 2° sensitif; *a)* sensibilité générale de toute la face ; *b)* sensibilité spéciale (gustative) par le nerf lingual ; mais il semble bien démontré que cette sensibilité gustative n'appartient pas en propre au lingual, qui l'emprunte à la *corde du tympan* (c'est-à-dire sans doute au rameau erratique du glosso-pharyngien dit nerf intermédiaire de Wrissberg).

Le facial est essentiellement moteur (tous les muscles de la face, y compris le buccinateur) ; c'est le nerf de l'expression. Il donne encore des rameaux aux muscles de l'oreille moyenne et des filets sécrétoires (une partie de la corde du tympan) aux glandes salivaires (nerfs vaso-moteurs).

Le glosso-pharyngien est un nerf mixte ; 1° moteur pour le pharynx ; 2° sensitif : *a)* sensibilité générale de l'isthme du gosier; *b)* sensibilité spéciale (gustative) de la base de la langue.

Le pneumogastrique est un nerf mixte trisplanchnique pour : 1° l'appareil respiratoire (sensibilité et mouvement du larynx, trachée et ses sécrétions, poumon); 2° le cœur (rôle modérateur emprunté au spinal) : 3° l'appareil digestif.

Le nerf spinal est uniquement moteur ; son rameau interne est destiné au cœur (modérateur) et au larynx (par le nerf récurrent du pneumogastrique); son rameau externe innerve le sterno-cléido-mastoïdien et le trapèze.

Le nerf grand hypoglosse est essentiellement le nerf moteur de la langue.

Les nerfs rachidiens sont mixtes dans tout leur trajet, excepté au niveau de leurs racines (découverte de Magendie) ; les racines postérieures sont sensitives, les antérieures motrices. La sensibilité que présentent les racines antérieures ne leur appartient pas en propre ; elles l'empruntent aux racines postérieures (sensibilité récurrente très importante, car la récurrence de fibres sensitives à la périphérie des nerfs explique des faits cliniques longtemps mal interprétés). Le ganglion des racines postérieures est le centre trophine de ces racines.

I. Par ses cordons blancs et par sa substance grise, la moelle joue le rôle de conducteur :

a) Les *cordons postérieurs* représentent surtout des commissures médullaires longitudinales ; mais ils renferment de plus des conducteurs spéciaux pour la sensibilité tactile.

b) Les *cordons latéraux* (antéro-latéraux) sont composés : 1º de fibres centripètes ou conductrices de la sensibilité (partie postérieure et interne des cordons latéraux proprement dits : *faisceau sensitif latéral*) ; 2º de fibres centrifuges motrices volontaires, les unes entre-croisées déjà au niveau du collet du bulbe (*faisceau pyramidal croisé*, situé dans les cordons latéraux), les autres ne subissant leur décussation que dans leur trajet médullaire (*faisceau pyramidal direct* ou *faisceau de Turck*, situé dans la partie la plus interne des cordons antérieurs) ; 3º le reste des cordons antéro-latéraux est formé de fibres commissurales médullaires longitudinales courtes et longues, et de faisceaux cérébelleux.

c) Les colonnes grises centrales sont aussi des conducteurs de la sensibilité ; elles sont le siège d'une conduction *indifférente*, c'est-à-dire qui ne permet de concevoir ni l'existence de conducteurs spéciaux pour chaque variété de sensation, ni un trajet régulièrement et complètement croisé pour chacun de ces conducteurs.

II. Par sa substance grise, la moelle est le centre des actes réflexes dont les associations s'expliquent facilement par les rapports de voisinage des noyaux des nerfs (notamment les noyaux des nerfs bulbaires).

Les actes *réflexes* sont les actes nerveux les mieux connus : ils se produisent selon les lois désignées sous les noms de lois de l'*unilatéralité*, de la *symétrie*, de l'*intensité*, de l'*irradiation*, et de la *généralisation*. De plus, par exemple sur une grenouille décapitée, ces mouvements réflexes présentent une certaine association, une *adaptation à certains actes* (actes de *défense*).

La protubérance paraît être le siège de ce qu'on nomme les *sensations brutes*.

La couche corticale des hémisphères (substance grise des circonvolutions) est le siège des perceptions avec mémoire, c'est-à-dire des idées, de l'*intelligence* et de l'instinct. Il n'est pas encore possible d'y localiser chaque faculté. Les seules localisations bien établies, grâce aux expériences toutes faites que fournit la clinique et l'autopsie, sont relatives à la fonction du langage et nous montrent des régions corticales qui doivent être considérées comme les organes de la mémoire visuelle, de la mémoire auditive, de la mémoire des mouvements graphiques et vocaux du langage. Les études de Broca sur la troisième circonvolution frontale, dite *circonvolution de Broca*, ont été le point de départ de ces connaissances nouvelles.

Les corps striés sont des centres *excito-moteurs*.

Il en est peut-être de même des *couches optiques*.

Dans la *capsule interne* (cloison blanche placée entre le noyau lenticulaire du corps strié d'une part, et d'autre part le noyau caudé et la couche optique) on est arrivé à localiser très exactement les conducteurs qui relient un hémisphère cérébral aux noyaux gris du *côté opposé* de la protubérance, du bulbe et de la moelle. Les conducteurs de la *sensibilité* occupent la partie la plus *postérieure* de cette capsule *(faisceau sensitif)* ; en avant sont les conducteurs des mouvements volontaires *(faisceau pyramidal, faisceau géniculé, faisceau de l'aphasie, faisceau frontal;* voir la fig. 38, p. 108).

Les tubercules quadrijumeaux sont le centre des nerfs optiques : ils président aux *mouvements de l'iris.*

On a fait du cervelet le centre génital et le centre coordinateur des mouvements de locomotion.

Le liquide céphalo-rachidien, répandu dans les *espaces sous-arachnoïdiens*, ne renferme presque pas d'albumine (pas coagulable par la chaleur) ; ce liquide a pour usage de mettre l'axe encéphalo-médullaire à l'abri des compressions produites par l'afflux intermittent du sang dans le crâne (contraction cardiaque, et intermittence de la circulation veineuse sous l'influence respiratoire).

Le *sommeil* est un état de repos des fonctions de relation, caractérisé surtout par l'arrêt total ou partiel des fonctions des centres cérébraux ; il y a alors *anémie* de l'encéphale. L'entrée en action de divers centres cérébraux, le plus souvent sous l'influence d'excitations extérieures, produit les rêves.

Pour les fonctions du *grand sympathique*, voyez : Innervation des vaisseaux (nerfs vaso-moteurs), du cœur, des glandes et des viscères en général (chap. *Digestion* et *Circulation*).

TROISIÈME PARTIE

LES ÉLÉMENTS CONTRACTILES — MUSCLES ET LEURS ANNEXES

I. DES MUSCLES EN GÉNÉRAL

Les éléments musculaires dérivent par métamorphose des cellules du mésoderme ; c'est en étudiant leur formation qu'on se rend le mieux compte des *trois types* que présente le système musculaire : *cellule contractile, fibre lisse, fibre striée.* On voit en même temps que la propriété de changer de forme (ou *contractilité*), qui caractérise ces différentes espèces de muscles, n'est que l'exagération de la propriété semblable que nous avons constatée dans les cellules en général (mouvements du protoplasma ; *amœboïsme*).

Qu'une cellule s'allonge légèrement, que son noyau s'accuse davantage, etc., et nous aurons la *cellule contractile* (fig. 41, 1) telle qu'on la rencontre, par exemple, dans les petites artères.

Que ces cellules se soudent bout à bout de façon à former une fibre variqueuse, avec noyaux allongés de place en place et contenu granuleux, et nous aurons la *fibre lisse,* dans laquelle on distingue encore tous les éléments de la cellule (fig. 41, 2).

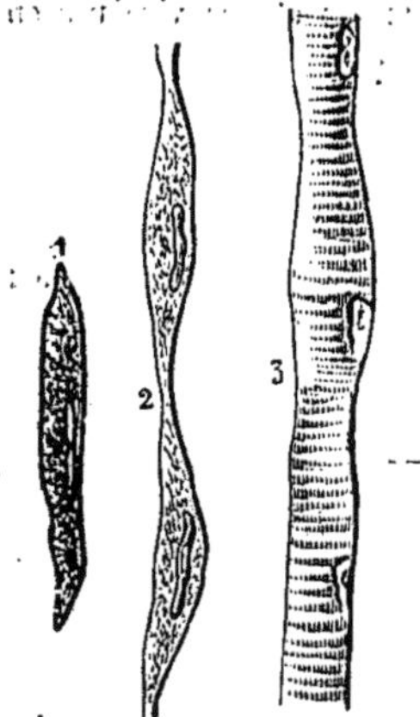

Fig. 41. — Schéma des trois formes de l'élément contractile ou musculaire *.

*, 1 cellule contractile ; — 2, muscle lisse ; — 3, muscle strié.

Enfin, si cette fibre se régularise, si la fusion des cellules devient complète, nous aurons la *fibre striée* (fig, 41, 3), dans laquelle les membranes des cellules primitives sont représentées par l'enveloppe de la fibre ou myolemme, les noyaux cellulaires par des corpuscules placés d'espace en espace sur la face interne de cette enveloppe, et le contenu cellulaire par le contenu granuleux de la fibre, contenu dont nous allons parler dans un instant.

Le *muscle strié* est celui dont l'étude a été faite le plus complètement, c'est par lui que nous commencerons.

II. DES MUSCLES STRIÉS

Ces muscles se présentent comme formés de faisceaux de fibres remarquables par la *striation transversale* (fig. 42). Mais cette fibre n'est pas l'élément le plus simple auquel conduise l'analyse histologique ; elle se compose elle-même de *fibrilles longitudinales* (fig. 43). Ces fibrilles, examinées à un grossissement moyen, semblent présenter de petites nodosités échelonnées les unes au-dessous des autres, et c'est la juxtaposition régulière en séries transversales des nodosités des fibrilles voisines qui produit l'aspect strié de l'ensemble de la fibre (V. fig. 42, *a, b, c, d*). Quant à l'aspect de la fibrille, son étude avec de forts grossissements montre qu'il est dû à ce que la fibrille, dont les bords sont sensiblement parallèles,

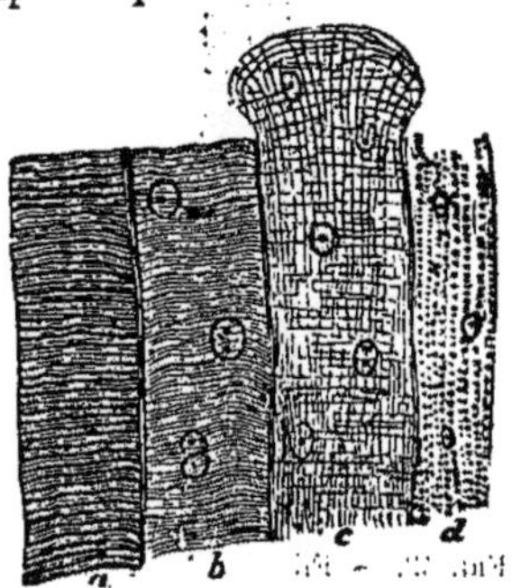

Fig. 42. — Divers aspects du muscle strié [*].

présente une série de bandes alternativement obscures et claires, c'est-à-dire qu'elle est formée d'une série de petits fragments cuboïdes alternativement clairs et foncés. De plus, au milieu de l'espace clair, on aperçoit une strie noire transversale dite *disque mince*, par opposition à la bande obscure dite *disque épais*, figure 43. Il résulte des recherches de Ranvier que la striation transversale existe parfaitement sur le muscle vivant. Voici l'expérience : Un ou deux faisceaux musculaires, pris sur un ani-

* *a*, Aspect normal d'une fibre ou faisceau primitif frais avec ses stries transversales ; — *b*, faisceau traité par l'acide acétique étendu (noyaux plus distincts avec nucléoles) ; — *c*, traité par l'acide acétique concentré, le contenu s'échappe par l'extrémité de l'enveloppe (sarcolemme) ; — *d*, atrophie graisseuse (Wirchow, *Pathologie cellulaire*).

mal, immédiatement après la mort, et placés entre deux plaques de
verre, produisent des *spectres disposés symétriquement de
chaque côté de cette fente* (V., plus loin, à l'étude du *sang*, les
indications relatives à ce qu'on nomme *spectre* et *spectroscopie).*
Un *faisceau musculaire* se comporte donc pour la lumière comme
le fait un *réseau ;* cette propriété est due aux *stries transversales* du muscle. Ranvier est parvenu à construire un *spectroscope*
permettant d'obtenir le *spectre du sang*, et dans lequel le prisme
est remplacé par des fibres musculaires. On peut observer ainsi les
bandes d'absorption de l'hémoglobine réduite. Les muscles de la
vie organique (muscles lisses, non striés) n'ont jamais fourni de
spectre.

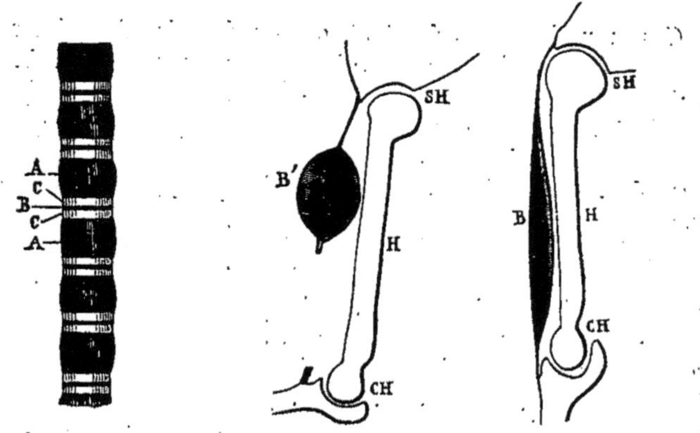

FIG. 43. — Fibrille d'un muscle   FIG. 44. — Schéma du muscle sous ses
        d'insecte *.   deux formes (repos, activité) **.

L'étude de la physiologie du muscle doit être dominée par ce
fait capital que le muscle peut changer de forme, se présenter sous
deux états différents : ainsi un muscle fusiforme devient dans certaines conditions globuleux, si rien ne s'oppose à ce qu'il réalise
cette nouvelle forme (fig. 44). On désigne le premier état sous le
nom d'*état de repos*, le second sous celui d'*état actif*.
Nous allons étudier les propriétés que le muscle présente dans

* A, Bande obscure (disque épais); — C, C, bande claire dans le milieu de laquelle
est la strie noire transversale B, dite disque mince (Grossis., 1800 diamètres).
** SH, Articulation scapulo-humérale ; — CH, articulation du coude ; — H, humérus ; — B, biceps à l'état du repos ; — B', biceps réalisant la forme d'état actif, grâce
à la section de son tendon (En réalité le tendon du biceps s'insère au radius, mais
celui-ci faisant corps pendant la flexion avec le cubitus, on a pu représenter schématiquement l'avant-bras par un seul os, cubitus, auquel le biceps semble s'insérer).

chacun de ces états, sous chacune de ces formes ; nous étudierons ensuite comment le muscle passe d'une forme à l'autre (phénomène de la *contraction*).

A. Du muscle à l'état de repos. — *Élasticité.* — Une des propriétés les plus remarquables du muscle est l'*élasticité*.

Par *élasticité* on entend la propriété qu'ont les corps de se laisser écarter de leur forme primitive et d'y revenir dès que la cause qui les distendait cesse d'agir. A ce point de vue, les corps présentent des différences notables, des propriétés élastiques diverses, selon que l'écartement se fait avec plus ou moins de facilité et que le retour à la forme primitive est plus ou moins complet. Nous dirons que l'*élasticité est parfaite* lorsque ce retour est parfait (ex.: balle d'ivoire); qu'*elle est imparfaite* lorsque ce retour n'est pas complet (ex.: un morceau de pâte); que l'*élasticité est forte* lorsque l'écartement est difficile et le retour très prompt (ex. : lame d'acier); qu'*elle est faible* lorsque l'écartement est facile et la tendance au retour peu énergique (ex. : lame d'osier).

On peut dire que le muscle à l'état de repos est *faiblement* et *parfaitement* élastique : ainsi les muscles sont très mous et se laissent si facilement allonger que le bras dépouillé de son enveloppe musculaire (immédiatement après la mort, avant la rigidité cadavérique) n'oscille pas plus facilement que quand les muscles étaient en place, ce qui prouve qu'en cet état ceux-ci se laissent facilement distendre *(élasticité faible)* et qu'ils reviennent parfaitement ensuite à leur état primitif *(élasticité parfaite)*. De même les sacs musculeux (oreillettes, ventricules, estomac) se laissent si facilement distendre par tout ce qui tend à dilater leur cavité, qu'on peut presque comparer cette élasticité à celle d'une bulle de savon.

Cette *élasticité faible* et *parfaite* n'est pas une propriété *purement physique* du muscle, car elle dépend de la vie, de la nutrition, ou tout au moins de la composition chimique du muscle, composition qui est immédiatement sous l'influence de la vie de cet élément (circulation et innervation). Aussi des muscles tenus longtemps au repos, et qui par suite se sont mal nourris, n'ont-ils plus le même degré d'élasticité, et c'est en partie pour cette cause que l'extension devient difficile et douloureuse dans un avant-bras longtemps tenu en écharpe.

Les muscles du cadavre sont d'abord flasques, extensibles, et gardent la forme qu'on leur donne ; ils sont donc alors faiblement, mais *imparfaitement* élastiques; plus tard, ils entrent dans une période dite de *rigidité cadavérique;* une fois allongés, ils ne reprennent nullement leur forme première, de sorte qu'ils sont devenus *fortement* et *imparfaitement élastiques*. (V. plus loin, p. 147, l'étude de la *rigidité cadavérique*.)

On voit donc que l'*élasticité faible* et *parfaite* est jusqu'à un certain point caractéristique de la vie du muscle, et qu'elle diffère complètement sous ce rapport de l'élasticité des ligaments, des os, et surtout du tissu élastique, élasticité qui reste toujours la même puisqu'elle ne tient qu'à l'arrangement mécanique des fibres qui constituent ces tissus : cette dernière élasticité est purement physique. On n'en peut dire autant de celle du muscle ; sans vouloir cependant en faire une propriété essentiellement vitale, on doit remarquer qu'elle paraît tenir surtout à la composition chimique du muscle, à sa nutrition. En effet, en injectant du sang chaud (expérience de Brown-Séquard) ou du sang défibriné, ou du sérum, ou même simplement un liquide alcalin, dans les artères d'un animal récemment tué, on a pu le soustraire un certain temps à la raideur cadavérique ; l'acidité du muscle amène cette raideur, l'alcalinité s'y oppose.

Tonicité. — Cette élasticité du muscle est toujours sollicitée sur le vivant par les rapports que le muscle présente avec ses points d'attache ; il est toujours tendu au delà de sa longueur naturelle de repos complet. Si, en effet, le bras, par exemple, étant au repos, on coupe le tendon du biceps, on voit immédiatement celui-ci se raccourcir d'une petite quantité : c'est ainsi seulement qu'il réalise sa forme naturelle de repos ; précédemment il était légèrement tendu par l'éloignement de ses points d'insertion, et il exerçait par suite sur ceux-ci une petite traction : c'est ce qu'on a désigné sous le nom de *tonicité* des muscles ; mais si l'on peut dire que ce n'est là que le résultat de l'élasticité du muscle mise en jeu par l'éloignement de ses points d'insertion, il faut cependant remarquer que cette *tonicité*, ou *élasticité parfaite du muscle vivant*, est sous la dépendance du système nerveux. Quand on coupe les nerfs qui se rendent à ces muscles, cette tonicité disparaît, les muscles deviennent flasques, les sphincters se relâchent complètement ; de plus, le muscle ne présente plus des phénomènes d'échange aussi actifs, une nutrition aussi vive[1]. Cette influence des nerfs sur la tonicité du muscle vient du centre gris de la moelle, mais ne doit pas être considérée comme prenant naissance dans la moelle elle-

[1] V. Cl. Bernard, *Leçons sur la chaleur animale*. Quand le nerf d'un muscle est coupé, le sang veineux sort de ce muscle presque à l'état de sang artériel, parce que la combustion et la nutrition y sont alors très peu actives.

même, par une sorte d'*automatisme* de ce centre nerveux. Il est démontré aujourd'hui qu'il faut chercher plus loin encore l'origine de la *tonicité*; elle est de nature réflexe et implique, par conséquent, l'intervention non seulement des nerfs moteurs, non seulement de la substance grise de la moelle, mais encore celle des nerfs sensitifs. Il suffit, comme l'a démontré Brondgest, de faire la section des nerfs sensitifs provenant d'une partie dont les muscles sont en parfait état de *tonicité*, pour faire immédiatement disparaître celle-ci.

Phénomènes chimiques. — Le muscle, à l'état inactif, vit et se nourrit, c'est-à-dire que sa composition chimique change incessamment; il respire. Ainsi un muscle, même détaché du corps, tant qu'il vit encore, absorbe de l'oxygène et dégage de l'acide carbonique, et sa vie se prolonge d'autant plus qu'il peut plus longtemps respirer, c'est-à-dire qu'il est placé, par exemple, dans une atmosphère d'oxygène. Sur l'animal vivant, le sang veineux qui sort du muscle diffère essentiellement du sang artériel qui y entre, par moins d'oxygène et plus d'acide carbonique.

Il faut ajouter que le muscle à l'état de repos est alcalin; sans doute que dans cet état ses phénomènes chimiques (l'oxydation dont il est le siège) ne sont pas assez énergiques pour produire des acides capables de neutraliser l'alcalinité du sang dont il est imbibé.

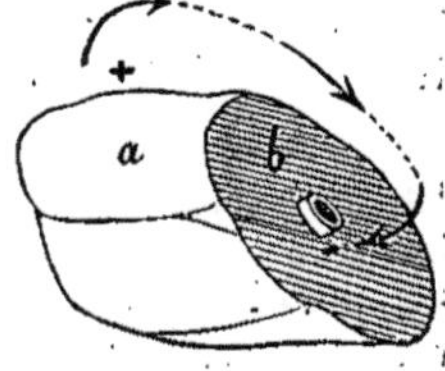

Fig. 45. — Courant musculaire *.

Pouvoir électro-moteur. — Le muscle possède des propriétés électro-motrices, c'est-à-dire qu'il donne naissance à des courants électriques que l'on peut constater toutes les fois que l'on fait communiquer les deux fils d'un galvanomètre, l'un avec la masse intérieure d'un muscle ou sa section transversale, l'autre avec la périphérie du même muscle ou sa section longitudinale; le courant a toujours lieu de la surface au centre, c'est-à-dire que la surface ou coupe longitudinale est positive relativement au centre ou coupe transversale, (fig. 45).

Dans la pensée que ce pouvoir électro-moteur pourrait donner la clef des principales propriétés du muscle, et notamment du passage de l'état de repos à l'état actif (car nous verrons qu'alors le courant change ou disparaît), on a entrepris à ce sujet de longues études, et, après avoir

* Le courant se dirige dans le circuit galvanoscopique de *a* en *b* comme l'indiquent les flèches; *a*, surface longitudinale du muscle positive (+); *b*, section, surface transversale (—).

précisé les conditions du courant, on a cherché à les expliquer par une théorie dite des *molécules péripolaires électriques*. Mais nous n'entrerons pas dans ces détails, parce qu'il est probable que l'étude de ces courants ne doit pas dominer la physiologie du muscle et qu'ils doivent être considérés comme résultant simplement des phénomènes chimiques dont les muscles sont le siège, phénomènes plus ou moins actifs, dans les couches plus ou moins superficielles. En effet, la forme des morceaux de muscle mis en expérience exerce une grande influence sur la direction du courant ; un muscle peut posséder son courant électrique normal et cependant avoir perdu ses autres propriétés : ainsi les poisons qui tuent le muscle n'ont pas toujours une influence semblable sur ses propriétés électro-motrices ; enfin on a pu observer des courants analogues avec des morceaux de tissus vivants quelconques, même de végétaux, par exemple, avec des morceaux de pulpe de pomme de terre.

B. Du muscle sous la forme active. — Le muscle à cet état semble ne différer de ce qu'il était à l'état précédent que par un changement de forme (fig. 44): il est plus court et plus épais ; un muscle fusiforme devient globulaire. En général, la différence peut être évaluée à près des 5/6, c'est-à-dire que, sous la forme active, le muscle s'est raccourci des 5/6 de sa longueur primitive (sous la forme de repos). Mais ses dimensions transversales augmentent en raison directe de la diminution de ses dimensions longitudinales, de telle façon que rien n'est changé dans son volume. En effet, si on met dans un vase gradué et plein d'eau un muscle en repos, et que par une excitation on le fasse passer à la forme active, on n'observe aucun changement dans le niveau du liquide. Cependant, dans ces derniers temps, par des procédés très minutieux, Valentin a constaté qu'en passant de la première à la deuxième forme, un muscle augmente de densité dans le rapport de 1/1300 ; mais cette fraction exprime une si faible diminution de volume qu'elle paraît complètement négligeable.

Le volume restant le même, nous n'avons donc, pour faire l'étude comparée du muscle sous sa forme active, qu'à le considérer au point de vue des propriétés déjà étudiées pour le muscle en repos : élasticité, phénomènes chimiques, pouvoir électromoteur.

Élasticité. — Dans la forme active, le muscle, si rien ne l'empêche de réaliser complètement cette forme (fig. 44), est aussi mou et aussi élastique que dans son état de repos. Si on le palpe alors, on le trouve très mou ; c'est un phénomène que les chirurgiens ont parfois constaté, lorsque, dans un membre amputé, surtout dans la cuisse, les muscles coupés, pris de tétanos, se contractent. Rien ne les empêchant de réaliser complètement leur forme d'état actif, puisqu'ils n'ont plus d'insertions inférieures, ils se retirent vers la

racine du membre et y forment une masse globuleuse, molle, fluc-
tuante, qu'on a comparée à une collection liquide. Il semble même,
et cela est vrai, que le muscle, sous la forme active, est plus mou
que sous la forme de repos. Si l'on cherche à allonger un muscle
libre et contracté, on voit qu'il se laisse étendre facilement, et que,
après avoir été étiré, il revient d'une manière parfaite à la forme
dont on l'a écarté : il est donc, absolument comme dans la forme du
repos, *faiblement* et *parfaitement* élastique.

Ces résultats paraissent singulièrement en contradiction avec ce
qu'on observe sur un muscle contracté normalement, c'est-à-dire
sur un muscle *tendant à réaliser sa forme active*. En effet, tout
le monde a pu constater sur soi-même que le biceps, par exemple,
contracté, est singulièrement dur et paraît fortement élastique,
c'est-à-dire très résistant à la traction, et, dans ce cas, on a peine à
croire à la mollesse que nous venons d'assigner au muscle dans sa
forme active ; c'est que, vu leurs dispositions relativement au squelette, les muscles, dans leurs rapports normaux, ne peuvent presque
jamais réaliser cette forme. Quand, en effet, le biceps passe de la
forme de repos à la forme active, il tend à se raccourcir de près des
5/6 de sa longueur ; mais le déplacement qu'il peut faire subir aux
os lui permet tout au plus de se raccourcir de 1/6 ou 2/6 ; nous
avons donc alors un muscle sous la forme active qui est fortement
violenté, étiré, qui est, en un mot, comme une bande de caoutchouc
violemment tendue ; il est donc forcément très dur et résistant au
toucher. Mais cette dureté provient, non de la contraction du
muscle, mais de la tension qu'il éprouve pendant cette contraction.

Pour qu'un muscle pût réaliser parfaitement la forme qu'il affecte
à l'état actif, il faudrait désarticuler les os, ou couper le muscle à
l'une de ses insertions. On le verrait alors se raccourcir considérablement en s'élargissant (V. ci-dessus, fig. 44, p. 134). C'est ainsi
que nous avons cité la forme des muscles de la cuisse pris de tétanos
chez des amputés de ce membre. Soumis alors à une traction, le
muscle se durcira, et plus l'allongement forcé augmentera, plus
augmentera la résistance, absolument comme pour une bande de
caoutchouc. Que cet allongement soit le résultat des rapports du
muscle avec le squelette résistant, et dans ce cas même le durcissement du biceps, pris pour exemple, sera caractéristique, non
de la forme active, mais de l'élongation qu'il subit et qui l'empêche
de réaliser cette forme.

On voit donc que le muscle raccourci, par le passage à la forme
dite active, présente une grande résistance, en vertu même de son
élasticité, à toute force qui tend à le ramener à la forme de repos.
C'est cette résistance qui est la source du travail musculaire, et

c'est dans ce sens seulement qu'on a pu dire que la contraction est un changement d'élasticité du muscle, c'est-à-dire le passage de l'état d'élasticité de la forme de repos à l'état d'élasticité de la forme active.

Phénomènes chimiques. — Nous avons vu que le muscle sous la forme de repos absorbe de l'oxygène et dégage de l'acide carbonique, en un mot, qu'il est le siège d'une combustion dont le sang fournit les matériaux. Il en est de même sous la forme active, seulement *cette combustion est beaucoup plus active.* Ainsi, en analysant les produits dégagés par un muscle isolé que l'on fait passer à la forme active, ou en examinant les dépenses d'un organisme entier au moment d'un travail musculaire considérable, on observe une plus grande absorption d'oxygène et un plus grand dégagement d'acide carbonique.

C'est l'ensemble de ces phénomènes chimiques qui, même en dehors de tout travail mécanique accompli, nous autorise à employer l'expression de *forme active.*

Les résultats de ces combustions sont, d'une part, mais dans une proportion très faible, presque négligeable (voir la note page 141), les dérivés azotés (créatine, créatinine, acide urique) ; d'autre part, et dans une proportion bien plus considérable, les dérivés hydrocarbonés (acide lactique) et, comme produit ultime, l'acide carbonique. On voit donc que ces combustions forment des acides, de sorte que dans un muscle qui se fatigue, c'est-à-dire qui reste longtemps dans la forme active, le suc musculaire est de moins en moins alcalin et même finirait par devenir acide, si la circulation ne s'élevait pas à un degré d'activité suffisant pour enlever les produits de combustion à mesure de leur formation.

La combustion qui se passe dans le muscle se traduit immédiatement par l'aspect du sang qui en sort, et qui prend d'autant plus les caractères du sang veineux, du *sang noir* (riche en CO^2, et pauvre en O), que le muscle fonctionne avec plus d'énergie. Aussi, lorsque le muscle fonctionne, la circulation devient-elle plus active; on voit aussi la respiration s'accélérer par le plus léger travail musculaire (nécessité de l'apport d'une plus grande quantité d'oxygène); par contre, lorsque toute contraction musculaire est supprimée, comme dans une syncope, la veinosité du sang diminue, au point qu'une veine incisée laisse échapper un sang qui a presque les caractères du sang artériel. (Brown-Séquard, *Du sang rouge et du sang noir*, 1868.—Cl. Bernard, *Liquides de l'organisme*, 1859[1].)

_____

[1] Une expérience très élégante de Cl. Bernard rend on ne peut plus évidentes les modifications des combustions, c'est-à-dire les variations des quan-

Les matériaux de ces combustions intra-musculaires plus ou moins actives sont surtout les hydrocarbures, c'est-à-dire les substances grasses et sucrées apportées par le sang, en d'autres termes, les aliments dits *respiratoires*, car le muscle n'oxyde presque pas de substances azotées, et le travail musculaire n'amène presque pas d'augmentation dans l'excrétion de l'urée[1].

tités d'oxygène absorbé et d'acide carbonique dégagé dans les divers états du muscle. Après avoir isolé une veine émanant d'un muscle, il analyse le sang de cette veine dans différents états du muscle et le compare au sang artériel. Pour cette expérience, le muscle droit antérieur de la cuisse présente, chez le chien, cet avantage d'être suffisamment isolé au point de vue de ses vaisseaux et de ses nerfs; on peut dès lors agir sur lui exclusivement et analyser le sang qui l'a traversé. Ces analyses, faites particulièrement au point de vue de la quantité d'oxygène contenu dans le sang artériel et veineux, sont faites par le procédé indiqué par Cl. Bernard et qui consiste à déplacer l'oxygène par l'oxyde de carbone; en voici le tableau assez expressif par lui-même :

	Oxygène pour 100 cc.
Sang artériel du muscle.	7,31
Sang veineux du muscle. { Etat de paralysie (nerf) coupé.	7,20
Etat de repos (nerf intact). . .	5,00
Etat de contraction.	4,20

Il y a donc bien, comme nous le disions précédemment (p. 136), une différence notable entre le repos (avec tonicité) et l'état de paralysie; la respiration élémentaire est presque nulle dans le muscle paralysé; au contraire, dans le repos normal, le muscle étant en état de tonicité, la consommation d'oxygène est presque du tiers de la quantité totale contenue dans le sang artériel afférent. Enfin pour le muscle en contraction, il faut tenir compte non seulement de ce que le sang qui en sort est plus pauvre en oxygène et plus riche en acide carbonique, mais encore de ce que la circulation du muscle est alors beaucoup plus active; il est traversé, en un même temps, par une bien plus grande quantité de sang (vaso-dilatation dans tout organe en activité, vaso-constriction en tout organe au repos). Il en résulte que le muscle qui travaille, recevant près de neuf fois plus de sang que celui qui se repose, reçoit alors plus d'oxygène et exhale et transmet au sang veineux près de cent fois plus d'acide carbonique (A. Gautier).

Ce fait que le muscle en activité consomme surtout des aliments hydrocarburés et non des substances albuminoïdes, est une conquête récente de la science et se rattache aux connaissances nouvelles sur *l'équivalent mécanique de la chaleur;* il renverse complètement l'ancienne théorie de Liebig, sur la division des aliments en *aliments respiratoires* et *plastiques;* les premiers par leur combustion produiraient la chaleur animale : c'étaient les subtsances grasses et les sucres, les hydrocarbures, en un mot ; les seconds, représentés par les albuminoïdes, seraient destinés à réparer les tissus, et surtout les muscles. Quant au travail musculaire, il aurait été produit, pensait Liebig, par le muscle aux dépens de sa propre substance : c'étaient donc les aliments albuminoïdes qui servaient uniquement au travail musculaire.

Les nouvelles notions sur le travail mécanique et sur ses rapports avec la chaleur montrèrent, grâce aux travaux de Rumford, de Tyndall, de Joule (de Manchester), de Mayer (de Bonn), de Hirn (du Logelbach), que chaleur et

On voit donc que la contraction musculaire (ou le passage du muscle de la forme du repos à la forme active) doit être mise en première ligne parmi les sources de la chaleur animale, grâce à

travail mécanique ne sont qu'une seule et même chose, ou du moins que ce sont deux forces équivalentes ; que l'une se transforme en l'autre d'après la loi de *l'équivalence et la constance des forces,* et que, par exemple, une calorie peut être utilisée pour produire 425 kilogrammètres, c'est-à-dire que la force chaleur qui élève de 1 degré 1 kilogramme d'eau peut aussi bien, sous une autre forme (travail), élever un poids de 1 kilogramme à 425 mètres de hauteut : le nombre 425 exprime donc *l'équivalent mécanique de la chaleur.*

Or, le muscle n'est qu'une machine comme les autres ; il transforme de la chaleur en travail mécanique (V. le texte, quelques lignes plus bas) ; seulement c'est une machine plus parfaite que celle que construit l'industrie, une machine qui, présentant un poids bien moindre, transforme en travail une bien plus grande partie de la chaleur produite (1/5 au lieu de 1/10 que donnent les meilleures machines à vapeur).

Si donc le travail musculaire peut être considéré comme de la chaleur transformée, il doit avoir pour source les combustions qui produisent de la chaleur, et le muscle ne doit plus être considéré que comme un appareil qui brûle non pas sa propre substance, mais qui sert de lieu de combustion aux matériaux qui produisent chaleur ou travail.

Dès lors la division, telle que l'avait donnée Liebig, des aliments en respiratoires et plastiques, en attribuant à ces derniers (albuminoïdes) la source du travail musculaire, ne pouvait plus être admise qu'après vérification directe. D'abord le raisonnement portait à croire que le travail musculaire, étant une forme de la chaleur, devait trouver son origine dans les aliments dont la combustion est capable de fournir le plus de chaleur, c'est-à-dire dans les graisses et les hydrocarbures. Et en effet, puisque le muscle qui travaille devient acide, puisque l'acide formé est de l'acide sarcolactique, et puisque nous savons que l'acide lactique ordinaire est le produit de la fermentation de la glycose, de la dextrine, du glycogène, il est vraisemblable, *a priori,* que les hydrates de carbone se transforment en acide lactique dans le muscle en activité. D'autre part Mayer a calculé que, s'il était vrai que le muscle brûle sa propre substance ou brûle des albuminoïdes (ce qui revient au même), la chaleur développée par l'oxydation de ces substances est si peu considérable qu'un homme brûlerait toute sa masse musculaire après quelques jours de travail.

Mais l'expérience directe devait trancher la question ; il s'agissait d'une constatation assez simple à faire : nous verrons plus loin que les résidus de la combustion des albuminoïdes sont constitués essentiellement par l'urée éliminée par les reins ; si pendant le travail mécanique il y a beaucoup d'albuminoïdes de brûlés, il doit y avoir alors une grande augmentation d'urée dans les urines. Fick et Wislicenus résolurent le problème par une expérience demeurée mémorable : les deux physiologistes firent à jeun l'ascension du Faulhorn, haute montagne des Alpes bernoises, en ayant soin de déterminer la quantité d'urée éliminée par les reins pendant et après l'ascension ; le travail développé par cette ascension pouvait être représenté pour l'un des expérimentateurs par 14.856 kilogrammètres (cet expérimentateur pesant 76 kilogrammes, et étant monté à 1956 mètres): cependant on n'observa aucune augmentation d'urée pendant et après cet exercice musculaire considérable. Le muscle brûle donc uniquement des hydrocarbures et des graisses, et non des albuminoïdes, pour donner naissance au travail ou à la chaleur.

A cette expérience si démonstrative il faut ajouter le résultat des recherl'active combustion qui se produit alors. En effet, si un muscle passe à la forme active sans produire aucun travail (comme dans le cas où son tendon serait coupé), la combustion dont il est alors le siège ne donne que de la chaleur ; mais si, comme c'est le cas normal, il ne peut réaliser parfaitement cette forme, s'il a des résistances à vaincre, s'il déplace ces résistances, en un mot, s'il produit un *travail*, on observe qu'en même temps qu'il se durcit, il ne dégage qu'une partie de la chaleur résultant des combustions dont il est le siège, l'autre partie se transformant en travail mécanique [1] (Béclard).

Il n'est pas toujours facile à l'homme d'utiliser complètement le rendement de son appareil musculaire, c'est-à-dire de transformer en travail utile la plus grande quantité possible de la chaleur musculaire. C'est ce qu'il fait dans les exercices qui lui sont habituels (marche, par exemple), parce qu'alors il ne contracte que

ches récentes de Chauveau, qui a expérimenté d'une manière plus directe et plus précise encore en faisant l'analyse du sang artériel et veineux sortant du muscle masséter (du cheval) au repos comparativement à celui qui en sort pendant la mastication ; il a vu ainsi que les quantités de glycose disparues du sang qui traverse le muscle sont trois à quatre fois plus grandes pendant le travail que pendant le repos du muscle.

Enfin ne pourrait-on pas remarquer que les animaux herbivores, c'est-à-dire qui se nourrissent surtout d'hydrocarbures, sont capables de développer bien plus de force que les carnivores nourris d'albuminoïdes : ainsi l'homme n'utilise comme source de grands travaux mécaniques que des herbivores (cheval, bœuf). Enfin l'expérience relative à la nourriture a été faite sur l'homme, et l'Anglais Harting, après s'être mis au régime de 1500 grammes de viande par jour, presque sans hydrocarbures, était arrivé à un degré extrême de faiblesse musculaire.

[1] Dans les lignes qui précèdent et qui suivent, nous admettons, avec la plupart des auteurs, que l'énergie potentielle provenant des dédoublements et oxydations et se révélant sous forme de travail, apparaîtrait d'abord à l'état de chaleur qui se transformerait aussitôt en travail. Mais ne se pourrait-il pas que cette énergie potentielle, d'origine chimique, fût directement transformée entravail extérieur, comme dans la pile électrique, où le potentiel chimique apparaît directement sous forme d'électricité, sans passer par l'état intermédiaire du calorique ? C'est la conclusion à laquelle arrive le professeur A. Gautier, en appliquant au muscle un théorème de Carnot sur la température finale de la source dans une machine qui transforme la chaleur en travail. Nous ne pouvons reproduire ici les équations relatives à cé théorème. Contentons-nous de dire qu'elles montrent que, en admettant que le travail produit par le muscle provienne d'une transformation de chaleur intramusculaire, il faudrait que la température finale de ce muscle après le travail fût de 65° au-dessus de zéro, ce qui est absurde et contraire à toutes les observations. D'où cette conclusion, que *le muscle se contracte et travaille grâce à une transformation directe du potentiel chimique en tension élastique, sans que jamais la chaleur qui répond théoriquement aux combustions internes intervienne comme un intermédiaire nécessaire* (A. Gautier).

les muscles dont le jeu est directement utile à l'action. Dans le cas contraire, il contracte des groupes de muscles inutiles aux mouvements à accomplir, et cette contraction, ne pouvant produire un travail utile, ne donne lieu qu'à un dégagement de chaleur; aussi voit-on le corps se baigner de sueur chez les sujets qui se livrent à un exercice même peu énergique, mais nouveau pour eux.

Pouvoir électro-moteur. — Nous avons vu que sous la forme de repos le muscle présente un pouvoir électro-moteur tel que sa surface est posi-tive relativement à son intérieur.

Si, sur un muscle à l'état de repos, on met les fils d'un galvanomètre en contact, l'un avec sa surface ou section longitudinale, l'autre avec sa section transversale, de façon à constater le courant qui dans ce cas se dirige de la première surface vers là seconde dans le circuit galvanomé-trique, et si l'on fait passer ce muscle à la forme active, on observe, tant qu'existe cette nouvelle forme, que l'aiguille, précédemment déviée par le courant, revient vers le zéro et oscille au delà et en deçà de lui (du Bois-Reymond). L'état électro-moteur du muscle a donc changé; c'est ce qu'on a appelé la *variation négative* du courant du muscle contracté. Mais, de même que nous avons vu qu'on ne pouvait rien conclure du pouvoir électro-moteur du muscle en repos, de même on ne peut rien affirmer de positif sur sa *variation négative* à l'état actif, car on ne peut encore dire si elle est due à ce que le courant primitif est supprimé, ou simplement diminué, ou même remplacé par un courant inverse.

Du Bois-Reymond, qui découvrit la *variation négative*, considéra ce phénomène comme résultant de l'*affaiblissement* du courant normal (élec-tro-moteur) du muscle à l'état de repos, affaiblissement qui permettait alors la manifestation d'un courant de sens contraire, dû uniquement aux polarités secondaires du fil du galvanomètre (polarisation des électrodes); Matteucci[1], au contraire, crut à une *complète inversion* du courant normal de repos. L'expérience a donné raison à du Bois-Reymond, car, étant parvenu à construire des électrodes qui ne présentent pas de pola-risation (zinc amalgamé plongeant dans une solution de sulfate de zinc, Regnault), on a pu prouver que, quand le muscle passe à la forme active, il n'y a que suppression ou même seulement diminution, mais jamais ren-versement du courant normal du muscle sous la forme de repos.

C. Rôle du muscle dans l'économie. Son fonctionnement. — Con-naissant les deux formes du muscle et les propriétés dont il jouit sous chacune d'elles, nous pouvons déjà nous faire une idée de la manière dont l'élément musculaire fonctionne dans l'organisme. Des diverses propriétés du muscle, on peut dire que celles qui sont les plus utiles à l'économie sont :

[1] Matteucci (C.), physicien et physiologiste italien (1811-1868), professeur à Ravenne, puis à Pise; connu surtout par ses travaux d'électro-physiologie.

1° *L'élasticité*. — Nous verrons, en effet, que nombre de cavités à parois musculaires mettent plus particulièrement à profit l'élasticité si parfaite, et la facilité vraiment merveilleuse du muscle à se laisser distendre ; nous verrons notamment, à propos de l'*estomac* et des *oreillettes du cœur*, que le muscle placé dans les parois de ces sacs membraneux est surtout utile par la grande facilité qu'il prête à ces cavités de se laisser dilater, et nous n'aurons aucune répugnance à admettre des muscles (pour les alvéoles pulmonaires, par exemple, ou tout au moins pour les bronches), qui agissent par leur élasticité, bien plus peut-être que par leur contractilité.

2° *La propriété de passer de la forme de repos à la forme active* (ou *contractilité* du muscle) constitue pour l'élément musculaire la véritable *activité vitale*, la propriété physiologique éssentielle ; c'est là la forme essentielle de son *irritabilité*. Il nous reste donc à étudier cette irritabilité ; à voir si elle est bien une propriété du muscle, analogue à celle que nous avons signalée pour les cellules en général ; à voir quels sont les agents qui la modifient, les irritants qui la mettent en jeu ; comment le muscle répond à ces irritants, et enfin comment on a essayé d'expliquer les phénomènes intimes qui se passent alors en lui.

Irritabilité ou contractilité du muscle. — D'après la marche que nous avons suivie, faisant dériver de la cellule, forme première de tous les éléments de tissus, la forme anatomique et les propriétés physiologiques de l'élément musculaire, puisque nous savons que la cellule (le protoplasma) possède la propriété de changer de forme, et que c'est là l'un des modes de son irritabilité, nous concevons facilement que le muscle ait conservé essentiellement ce mode d'irritabilité du protoplasma, et que la propriété de réagir ainsi sous l'action des excitants lui soit absolument propre. Malheureusement il n'en a pas été ainsi aux yeux de tous les physiologistes, et quoique Haller[1] eût déjà fait de l'*irritabilité* une propriété inhérente au muscle lui-même, bien des auteurs depuis ont prétendu que le muscle *n'est pas directement irritable* (Funke[2], Eckard), et que tous les excitants appliqués au muscle n'agissent sur lui que par l'intermédiaire des terminaisons des nerfs moteurs qu'il contient. Parmi les nombreux faits qui réfutent cette manière de voir et qui démontrent l'irritabilité directe du muscle, nous ne citerons que les deux suivants :

[1] Haller (1708-1777), physiologiste d'origine suisse, fut longtemps professeur à Gœttingue.

[2] Funcke, physiologiste allemand (1878-1880), professeur à Leipzig, puis à Fribourg (en Brisgau).

Certains poisons (curare) rendent les nerfs moteurs complètement incapables d'action (p. 37), par suite, incapables de transmettre
une irritation aux muscles ; cependant, dans ce cas, les muscles
excités directement peuvent passer de la forme de repos à la forme
active (Cl. Bernard, Kölliker) ; les dernières et fines ramifications
nerveuses qu'ils contiennent ne prennent aucune part à cette irritabilité, puisque les poisons en question tuent surtout les terminaisons intra-musculaires des nerfs (Vulpian).

Un nerf moteur séparé de l'axe cérébro-spinal perd, après
quatre jours, toute excitabilité : le muscle, au contraire, innervé
précédemment par ce nerf, demeure encore directement excitable
plus de trois mois après (Longet).

Variations de l'irritabilité. — *L'irritabilité* appartient donc
bien au muscle lui-même ; mais elle peut être modifiée par diverses
circonstances, qui toutes peuvent être considérées comme modifiant
la nutrition du muscle, ou sa constitution chimique. C'est ainsi
qu'agit le repos trop prolongé, car un exercice modéré, amenant un
plus grand échange entre le muscle et le sang, entretient la nutrition
du muscle ; c'est ainsi qu'en sens inverse agit la fatigue ou la contraction permanente, qui accumulent des acides dans le muscle et
lui font perdre l'alcalinité nécessaire au maintien de ses propriétés ;
c'est ainsi que, peu de temps après la mort, la circulation ne lui
fournissant plus les matériaux nécessaires à son entretien, le muscle
n'est plus irritable, et le temps après lequel disparaît son irritabilité
varie selon les animaux, et paraît être d'autant plus court que ceux-
ci ont une nutrition plus active, c'est-à-dire que le muscle brûle
plus vite les matériaux que lui a laissés la circulation : aussi ce
temps est-il assez long pour les animaux à sang froid. Cependant
il varie chez un même animal selon les muscles, et même selon les
parties d'un même organe musculeux ; ainsi le ventricule gauche
du cœur est un des premiers muscles qui meurent, tandis que
l'oreillette, qui conserve son irritabilité plus longtemps que tous
les autres muscles du corps, a mérité ainsi le nom *d'ultimum
moriens*.

Nous voyons donc que la *contractilité* du muscle est une propriété qu'on a pu dire *vitale*, en ce sens qu'elle n'existe qu'avec la
vie, la nutrition du muscle. Elle diffère absolument à ce point de
vue de l'*élasticité* des ligaments élastiques (V. ci-après, chap. v,
Annexes du système musculaire), propriété purement *physique*, qui subsiste après la mort. Au contraire, les muscles, du
cadavre ont perdu leur contractilité.

Rigidité cadavérique. — Dans ce cas, le muscle, après avoir
perdu son irritabilité, passe à l'état que nous avons déjà indiqué

sous le nom de *rigidité cadavérique*, rigidité qui est due à la coagulation de la substance albumineuse du muscle (myosine) par les acides qu'il a formés. Aussi le muscle peut-il passer à la *rigidité spontanée*, après une activité persistante qui produit un énorme excès d'acide; les acides minéraux, la chaleur (50°), enfin tout ce qui coagule la myosine, produisent ou hâtent cette rigidité; dans la mort par la chaleur, la rigidité cadavérique survient très vite. Nous avons déjà vu qu'une injection de sérum ou de liquide alcalin l'empêche ou la retarde (p. 136). L'espèce de rétraction que présentent les muscles pendant cette rigidité est due à ce que la myosine coagulée se rétracte et se solidifie; aussi le muscle est-il alors très fragile, et cet état ne cesse-t-il que lorsque la putréfaction vient liquéfier ce coagulum; il va sans dire qu'alors le muscle est de nouveau alcalin, vu la présence de l'ammoniaque résultant de sa décomposition.

D'après ces quelques données théoriques, il est facile de comprendre les résultats précis que l'observation a constatés relativement à la rigidité cadavérique, et qui peuvent se résumer ainsi: La rigidité cadavérique se manifeste en général au plus tôt dix minutes et au plus tard sept heures après la mort; elle envahit les muscles du corps dans l'ordre invariable suivant: d'abord les muscles de la mâchoire inférieure, puis les muscles du cou et des membres inférieurs; enfin les muscles des membres thoraciques. Cette rigidité dure plusieurs heures, et, d'une manière générale, d'autant plus longtemps qu'elle commence plus tard. Pour chaque muscle en particulier on observe que ceux qui se sont raidis les premiers (ceux de la mâchoire inférieure) demeurent les derniers en rigidité. Plus tôt un muscle perd son excitabilité, plus tôt arrive la rigidité cadavérique; c'est pourquoi elle vient plutôt chez les oiseaux que chez les mammifères, plutôt chez les mammifères que chez les vertébrés à sang froid. Les muscles qui ont été fatigués fortement avant la mort perdent rapidement leur excitabilité et deviennent plus vite rigides. Il est d'expérience vulgaire que les animaux tués, après avoir été longtemps chassés ou surmenés, sont pris de raideur cadavérique presque aussitôt après la mort, et qu'alors la rigidité dure peu. On a constaté le même phénomène sur les soldats tués à la fin d'une longue bataille, et c'est ainsi qu'on a pu observer des cadavres immobilisés par la rigidité dans l'attitude même de la lutte [1].

---

[1] Dans ce cas quelques auteurs admettent un mode de rigidité particulière, dite *rigidité cataleptique*, qui serait sous l'influence du système nerveux, et consisterait en une véritable contracture. Pour Brown-Séquard la rigidité

Poisons musculaires. — Les poisons, ou, d'une manière plus générale, les divers agents qui portent spécialement leur action sur les muscles, agissent les uns en augmentant, les autres en diminuant leur irritabilité. Les premiers ou agents *excito-musculaires* sont peu nombreux ; on ne peut guère citer que la *vératrine, l'acide carbonique* et le *seigle ergoté*. Les expériences de Prévost (de Genève) ont, en effet, démontré que la *vératrine*, injectée dans le sang d'un animal, augmente à tel point l'irritabilité musculaire, que toute excitation, quelque faible qu'elle soit, place aussitôt les muscles dans un état de contraction analogue à celui du tétanos. L'acide carbonique paraît également augmenter l'irritabilité des muscles striés, et même produire directement leur contraction ; les convulsïons ultimes qui surviennent à l'instant de la mort par hémorragie seraient dues, en effet, d'après Brown-Séquard, à l'accumulation de l'acide carbonique dans les tissus qui ne peuvent plus s'en débarrasser, la circulation se trouvant détruite ; mais l'acide carbonique exerce cette action surtout sur les muscles lisses (V. plus loin). Quant à l'ergot de seigle, il agit uniquement sur ce dernier ordre de muscles.

Les agents *paralyso-musculaires* sont plus nombreux : on a d'abord reconnu cette propriété au sulfo-cyanure de potassium (Cl. Bernard, Pélikan, Ollivier et Bergeron) ; aussi une injection de ce sel amène-t-elle rapidement la mort de l'animal par arrêt du cœur. On a reconnu depuis que tous les sels de potassium, et même tous les sels métalliques autres que ceux de sodium produisent le

---

cadavérique serait toujours sous l'influence du système nerveux, et nullement en rapport avec la mort du muscle. Brown-Séquard. en effet a observé *(Acad. des sciences*, oct. et nov. 18ᵉ6) que, pendant le travail de rigidification, le muscle se modifie très fréquemment. non pas, comme on le suppose, en devenant régulièrement de plus en plus raide, mais en faisant alternativement des progrès vers la rigidité et des retours vers la souplesse. Dans un muscle atteint de rigidité, celle-ci peut reparaître après avoir été détruite. L'auteur accumule un grand nombre de faits du même genre, qui tous ne peuvent être conciliés avec la théorie de la production de la rigidité cadavérique par coagulation. D'autre part il a constaté que parfois la raideur *post mortem* apparaît dans un ou plusieurs membres, alors que l'irritabilité musculaire n'y a rien perdu de sa puissance, et que, contrairement à l'opinion classique, la rigidité cadavérique peut disparaître avant le commencement de la putréfaction, car elle peut avoir cessé sur des muscles n'ayant aucune apparence de décomposition. Ces faits l'amènent à penser que la rigidité cadavérique n'est qu'une contraction musculaire *post mortem*, une contracture. Le spasme fixe des muscles qu'on nomme contracture n'est qu'une exagération du *tonus musculaire*, et la tonicité musculaire s'augmente et tend à passer à l'état de contracture dès que la circulation diminue dans les muscles. Aussi voit-on parfois une contracture, qui s'était montrée pendant la vie, ne pas cesser à la mort et durer après celle-ci pendant plus de vingt minutes.

même effet, c'est-à-dire une mort foudroyante par paralysie et arrêt du muscle cœur, lorsqu'ils ont été introduits dans la circulation à des doses suffisantes. Les autres poisons qui agissent de la même manière sont encore l'*upasantiar* (Kölliker, Pélikan), le *corroval*, l'*inée* ou poison du Gabon (Pélikan, Carville et Polaillon).

Irritants. — Les agents qui peuvent solliciter l'irritabilité du muscle sont très nombreux. Ne sachant pas exactement le mode d'action de ces excitants, on les a divisés et classés simplement en chimiques, physiques et physiologiques.

Les *excitants chimiques* sont très nombreux; presque tous les agents chimiques peuvent faire passer un muscle de la forme de repos à la forme active; notons seulement que ces agents doivent être très dilués en général, et quelques-uns, par exemple l'ammoniaque, n'ont, à cet état de dilution, aucune action sur les nerfs moteurs, nouvelle preuve que l'irritabilité musculaire appartient bien aux muscles et non aux nerfs.

Parmi les *excitants physiques*, il faut placer en première ligne l'électricité, et surtout les courants, quelle qu'en soit la source (V. p. 34); un autre excitant physique souvent employé dans les expériences, c'est le pincement, le choc (Heidenhain), la piqûre. Il faut encore citer les changements de température et surtout le froid : le froid est souvent employé en chirurgie pour amener la contraction des éléments musculaires lisses des artères (V. Circulation, *Physiologie des parois artérielles*). La lumière elle-même est un excitant du muscle, ainsi que l'ont montré les expériences de Brown-Séquard sur la pupille.

Enfin, l'*excitant physiologique* nous est représenté par l'action des nerfs moteurs.

Analyse de la contraction. — Le muscle après avoir obéi à ces irritants, après avoir passé de la forme de repos à la forme active, revient à la première forme; c'est cet ensemble de changements qu'on a appelé la *contraction* du muscle. La contraction se compose donc de plusieurs temps : celui pendant lequel le muscle passe à la deuxième forme; celui pendant lequel il s'y maintient, et enfin celui pendant lequel il revient à la première. De plus, on a reconnu que, lorsqu'un excitant agit sur un muscle, celui-ci reste un très court espace de temps avant d'obéir à cette excitation (Helmholtz); c'est donc là un premier temps qui précède les trois autres et qu'on a appelé l'*excitation latente*. Si un muscle, suspendu verticalement par une extrémité, porte à l'autre un crayon qui puisse imprimer sa pointe sur un cylindre vertical tournant avec régu-

larité, tant que le muscle sera sous la forme de repos, il tracera
une ligne horizontale sur le cylindre; lorsqu'une excitation brusque
(un choc) agira sur lui, il continuera un certain temps à tracer cette
ligne droite, et la longueur tracée alors représentera graphiquement l'*excitation latente* (fig. 46 en 1, A, B); puis le muscle
passant à la forme active, son extrémité inférieure tracera une
ligne ascendante (fig. 46, en 1, B, C), qui représente le passage d'une

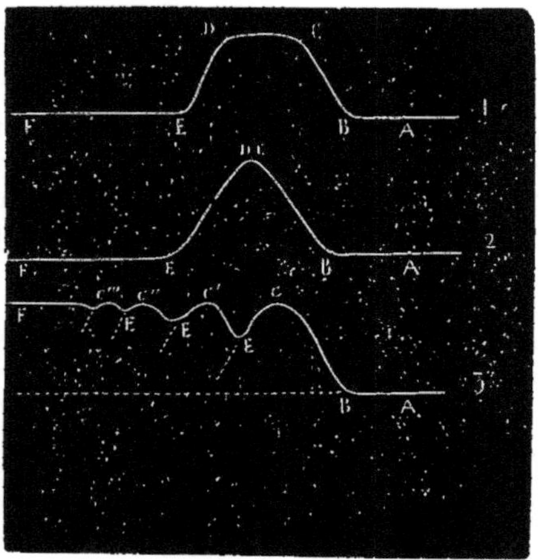

Fig. 46. — Tracés graphiques de la contraction musculaire *.

forme à l'autre; ensuite, au niveau qu'atteint cette ligne, nous
pourrons obtenir une nouvelle ligne horizontale (C D), qui représentera le temps pendant lequel la forme active aura existé; puis
enfin viendra une ligne descendante qui sera le graphique du retour

* Il faut lire ces tracés de droite à gauche : — 1. Analyse d'un tracé théorique de
a contraction musculaire; — A, B, excitation latente; — B, C, ligne d'ascension; —
C, D, ligne tracée pendant que dure la forme dite active; — D, E, ligne de descente et
retour à la forme de repos (E, F).

2. Forme ordinaire d'une secousse : A, B, Excitation latente; — de B en C D, ascension ou passage de la forme de repos à la forme active; — celle-ci ne se maintient
qu'un instant en D C, et aussitôt se produit la ligne de descente D E, ou retour à la
forme de repos (E F).

3. Tétanos physiologique : A, B, Excitation latente; — B, C, ascension; — E, C,
descente interrompue par une nouvelle ascension; les secousses ainsi produites successivement (c, c', c'', c'''), se succèdent ensuite assez rapidement pour se fusionner,
de sorte que le muscle se maintient sous la forme active et trace la ligne F. — Les
lignes ponctuées indiquent les descentes, ou retours à la forme de repos, qui se
seraient produites, si de nouvelles excitations n'avaient forcé le muscle à tracer
une nouvelle ligne d'ascension, avant même d'avoir achevé la ligne de descente de la
secousse précédente.

à la forme du repos (D, E). C'est sur ce principe qu'on a construit les divers appareils appelés *myographes* (Helmholtz, Marey), et c'est ainsi qu'on obtient des *graphiques de la contraction musculaire* avec analyse de ces différents temps. Marey a réalisé les dispositions myographiques de manière à pouvoir opérer sur le muscle sans le détacher de l'animal : tel est l'appareil et l'installation représentés figure 47. La grenouille en expérience est fixée sur une planchette de liège au moyen d'épingles. Le cerveau et la moelle épinière de l'animal ont été préalablement détruits, afin de supprimer tout mouvement volontaire ou réflexe. Le tendon du muscle gastro-cnémien a été coupé et lié par un fil à un levier qui peut se mouvoir dans un plan horizontal : ce levier est attiré vers la grenouille dès que le muscle se raccourcit; puis, dès que la contraction cesse, il est ramené dans sa position primitive à l'aide d'un ressort. Enfin ce levier se termine, à son extrémité libre, par une pointe qui trace, sur un cylindre tournant recouvert de noir de fumée, des lignes brisées ou des ondulations correspondant au mouvement de va-et-vient du levier, c'est-à-dire aux alternatives de raccourcissement et de relâchement du muscle.

Par cette étude, à l'aide du myographe de Marey, on voit qu'en général l'*excitation latente* dure 1/60 de seconde; que le raccourcissement atteint son summum au bout d'environ 1/6 de seconde, et passe progressivement, au bout d'un temps à peu près égal, à l'état de repos. (Il est bien entendu que cette description est celle de ce qui se passe lorsqu'une excitation brusque, sans durée notable, un choc, par exemple, atteint le muscle. Voyez plus loin l'étude de cette *secousse* musculaire). Au lieu de mesurer le raccourcissement du muscle, on peut mesurer son épaisissement; c'est dans ce but que Marey a construit ses *pinces myographiques* dans le détail desquelles nous ne pouvons entrer ici ; il nous suffira de dire qu'avec ces instruments on obtient le graphique du *gonflement*, et, par suite, de la contraction musculaire.

Si par ces moyens on étudie la contraction d'un muscle, succédant à une irritation brusque et courte (à un choc, par exemple), on voit sur le graphique la descente succéder immédiatement à l'ascension (fig. 46, en 2 ; D C), ce qui montre que la forme active n'a existé à son summum que fort peu de temps, puisqu'elle n'est pas représentée par une ligne, mais par un simple point de passage entre l'ascension et la descente. C'est ce qu'on a appelé la *secousse musculaire*. Mais si des excitations courtes et brusques se succèdent rapidement, on voit sur le graphique qu'une nouvelle contraction commence avant que la descente de la précédente soit achevée (fig. 46, en 3 ; c, c', c'', c'''), c'est-à-dire que le muscle, au moment où il commençait à revenir vers la forme de repos, a de nouveau été sollicité à prendre la forme active ; aussi ces demi-descentes, interrompues par une nouvelle ascension, sont-elles marquées sur le graphique par une série d'ondulations qui se rapprochent d'autant plus du niveau correspondant au summum de la forme active, que les excitations se sont succédé plus rapidement (fig. 46, en 3 : ligne en F). Il est facile de concevoir que, si les excitations sont de plus en plus rapprochées, les ondulations pré-

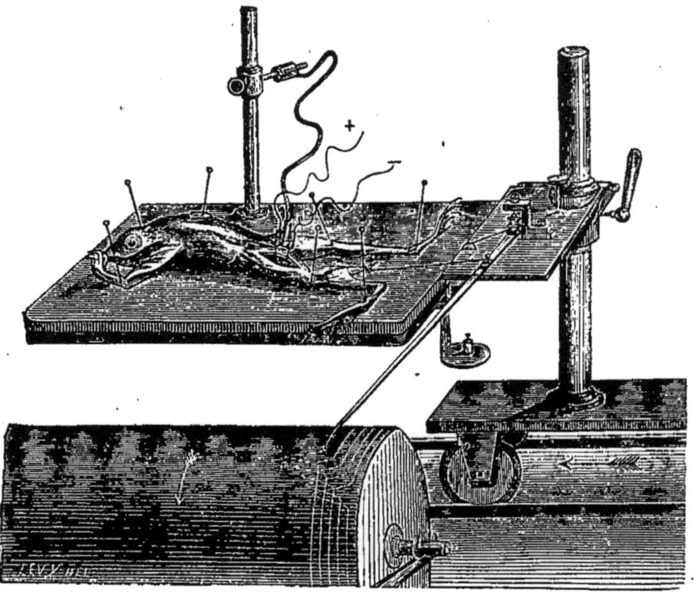

FIG. 47. — Myographe de Marey.

cédentes seront de plus en plus petites, et finiront par se perdre (se fusionner) en une ligne droite, qui se produira tout le temps que ces excitations se succéderont avec la rapidité voulue : c'est que pendant tout ce temps le muscle se sera maintenu sous la forme active.

C'est ce maintien de la forme active, considéré comme le résultat d'une série de *secousses* ou convulsions fusionnées, qu'on a appelé le *tétanos physiologique* (Ed. Weber). Pour produire ce *tétanos physiologique*, il faut, en général, une *trentaine d'excitations par seconde.* Cette étude porte à croire que le muscle contracté, tel qu'on l'observe, en général, sur l'animal vivant, ne se maintient ainsi un certain temps sous la forme active que par une série de secousses fusionnées ; et, en effet, si l'on ausculte un muscle dans cet état, on entend un bruit, le *bruit* ou *ton musculaire*, dont la hauteur correspond à peu près à trente vibrations par seconde, et c'est précisément, on le voit, le nombre des excitations et, par suite, des secousses musculaires nécessaires pour le maintien de la forme active, ou tétanos physiologique expérimental (Wollaston, Helmholtz).

Quand, au moyen de trente excitations par seconde, on a obtenu la fusion des secousses, c'est-à-dire la contraction permanente (ou tétanos physiologique), si alors on rend encore plus rapides les excitations, *la contraction augmente d'énergie*, et ce qui prouve qu'elle se compose alors d'un plus grand nombre de secousses fusionnées, c'est que le ton ou bruit musculaire devient plus aigu, plus élevé. C'est ce qu'on vérifie facilement en écoutant sur soi-même le bruit du masséter plus ou moins *énergiquement* contracté. Le bruit du masséter, étudié dans le silence le plus complet de la nuit, peut ainsi s'élever d'une quinte (Marey).

La fatigue du muscle facilite la fusion des secousses, mais rend la contraction moins énergique (Marey).

Certains muscles striés présentent cette propriété particulière que leur secousse se fait très lentement ; en d'autres termes, leur courbe de contraction est très allongée : tels sont les muscles de la tortue; aussi suffit-il de trois à quatre excitations par seconde pour amener, sur le muscle de tortue, le tétanos physiologique, c'est-à-dire la fusion de ces secouses à tracé allongé.

La fibre musculaire du cœur présente aussi une secousse allongée (Marey). Du reste le myocarde forme comme une transition entre les muscles striés et les muscles lisses, dont la secousse est très longue et ressemble, sur un graphique, à un tracé de tétanos physiologique. Marey a aussi démontré que la systole du cœur présente non pas les caractères d'une contraction, dans le sens de tétanos physiologique (fusion de secousses plus ou moins nombreuses), mais bien ceux d'une secousse unique très lente à se produire. Cette manière de voir est surtout démontrée, grâce à l'étude de la *contraction induite par le muscle cœur*. Lorsqu'une patte galvanoscopique de grenouille (patte séparée de l'animal, et dont le nerf sciatique est mis à nu sur une certaine étendue) est mise en rapport avec une autre patte semblable, de telle sorte que le nerf de la seconde repose sur le muscle de la première, si cette première patte vient à se contracter, la seconde se contracte pareillement ; c'est ce que Matteuci a désigné sous le nom de contraction

induite. (La contraction induite est due au changement de l'état
électrique du muscle passant de l'état de repos à l'état actif, changement étudié ci-dessus sous le nom de *variation négative* (p. 144).
Ce changement de l'état électrique excite le nerf qui repose sur le
muscle qui est le siège de ce changement). Dans ce cas, une secousse
unique de la patte inductrice n'amène qu'une secousse de la patte
induite; le tétanos ou contraction de la première patte induit la
contraction ou tétanos dans la seconde. Or, la systole cardiaque,
dans des circonstances semblables, induit non pas la contraction ou
tétanos, mais une simple secousse dans la patte dont le nerf est
placé sur le cœur. Cette systole n'est donc elle-même qu'une secousse
(Marey).

Force de la contraction. — Si un poids est attaché à l'extrémité du muscle au moment de la secousse ou pendant le tétanos
physiologique, ce poids est soulevé, à moins qu'il ne soit trop considérable; c'est là ce qui constitue le travail du muscle; c'est ainsi
qu'on mesure sa force.

La *hauteur* à laquelle un muscle peut élever un poids dépend de
la longueur de ses fibres; elle nous permet de mesurer le travail
accompli par un muscle, puisque ce travail est égal au poids mul-
tiplié par la hauteur dans l'unité de temps; mais ce qu'on doit
entendre par sa *force de contraction (force musculaire absolue)*
se mesure par le poids nécessaire à la neutralisation du mouvement
et ne dépend que de l'étendue de la section transversale des muscles,
ou du nombre des fibres qui le composent En expérimentant sur
les muscles de la grenouille, Rosenthal a ainsi trouvé que la force
de contraction des muscles adducteurs de la cuisse de cet animal
varie (pour l'unité de section transversale, c'est-à-dire pour 1 centimètre carré) entre 2 et 3 kilogrammes. Pour les jumeaux et
soléaires de l'homme, elle serait de 5 à 8 kilogrammes pour chaque
centimètre carré. L'expérience est très simple à faire sur l'homme.
Une personne en expérience se tenant debout, on charge son corps
de poids, jusqu'à ce que ceux-ci soient suffisants pour lui rendre
impossible l'action de s'élever sur les orteils, en un mot, jusqu'à ce
qu'il soit impossible au talon de quitter le sol. Il est évident qu'en
cet instant le poids du corps, plus les poids additionnels, représentent la force, le poids nécessaire à la neutralisation du mouvement que tendent à produire les muscles du mollet quand on s'élève
sur les orteils, ou mieux sur les extrémités des métatarsiens. La
force absolue des muscles du mollet est donc égale à la valeur de
ce poids divisée par la longueur de leur bras de levier (V. plus loin
Mécanique de squelette; levier du deuxième genre); étant donné
ensuite la section transverse moyenne de la masse musculaire du

mollet (jumeaux et soléaires), il est facile d'en déduire la force absolue de l'unité de surface de ces muscles.

Le chiffre de 5 à 8 kilogrammes pour les muscles de l'homme nous montre que ces organes constituent, au point de vue mécanique, des machines aussi puissantes que parfaites, et qui, en proportion de leur poids, relativement très faible, développent une force bien plus considérable qu'aucune des machines que nous pouvons construire. Ainsi une patte de grenouille peut soulever un kilogramme.

Il faut ajouter que la force musculaire présente des différences selon : 1° L'*énergie de l'excitant ;* c'est ce qu'on observe en ayant égard même seulement à l'excitant *volonté*. Que notre volonté atteigne momentanément au degré le plus intense, sous l'influence d'une passion forte, et elle pourra communiquer aux muscles une angmentation de force considérable ; il est évident que cela est dû à ce que le tétanos physiologique résulte de la fusion d'un plus grand nombre de secousses. 2° L'*état du muscle*. Un muscle longtemps en travail se fatigue ; d'après ce que nous avons vu plus haut, on peut définir le plus haut degré de *fatigue* la perte passagère de l'excitabilité, par l'effet de la présence des produits de combustion (acide lactique, etc.) que le muscle a formés dans ses contractions précédentes. Et on a démontré, en effet, que certaines matières *fatiguent* les muscles (J. Budge) quand elles sont mises artificiellement en contact avec eux (injectées dans les vaisseaux du muscle); ce sont l'acide lactique et le phosphate acide de potasse. L'arrivée d'un alcalin neutralise ces effets et *rétablit* le muscle ; c'est ce que fait normalement le sang (qui est alcalin). — Cet état de fatigue rend la période d'excitation latente plus longue, et les secousses moins hautes. Nous avons alors conscience, sur nous-mêmes, que pour produire le même degré de contraction nous sommes obligés de déployer un effort de volonté plus grand.

Théories de la contraction. — On est allé plus loin dans l'analyse intime du phénomène du passage de la forme de repos à la forme active, et on a cherché les modifications moléculaires de la fibre musculaire pendant ce phénomène.

La théorie qui expliquait la forme active par un plissement en zigzag de la fibre musculaire (Prévost et Dumas, 1823) ne peut plus être admise. Dans ces cas, la fibre musculaire, placée sur une lame de verre y adhérait par sa gaine, de façon qu'après avoir pris sa forme active elle éprouvait de la difficulté à revenir à la forme de repos, ses adhérences la forçant à se plier en ligne brisée :

c'est alors seulement, par ce retour incomplet, qu'on observait la forme de zigzag.

Aujourd'hui on a reconnu (Weber, Aeby, Marey) que la fibre musculaire est, pendant la production d'une secousse, le siège d'une série d'ondes *(onde musculaire)*, dont la présence produirait le raccourcissement du muscle et son gonflement transversal.

Et en effet, en se servant de *pinces myographiques* qui enregistrent le gonflement du muscle lors de sa contraction (V. p.151), et en plaçant deux pinces de ce genre à une certaine distance l'une de l'autre sur la longueur du muscle, Marey a montré que, lorsqu'on excite l'une des extrémités du muscle, les deux pinces ne signalent pas en même temps le gonflement de celui-ci : celle qui est la plus proche de l'extrémité excitée entre la première en action

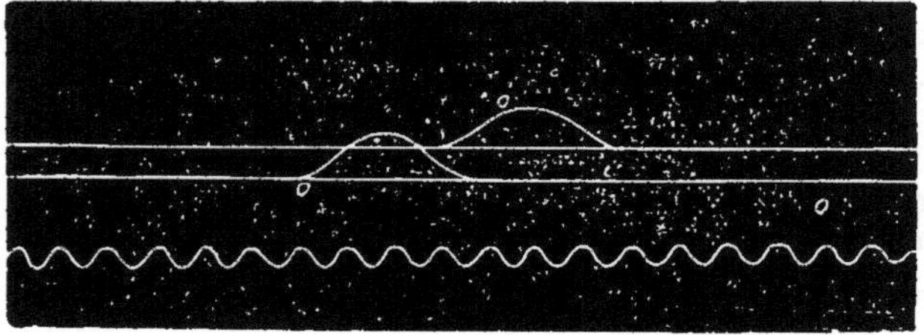

FIG 48. — Graphique de la propagation de l'onde musculaire.

puis le gonflement est signalé par la seconde pince (fig. 48). Dans cette figure, le gonflement du muscle, c'est-à-dire le soulèvement de la pince terminée par un levier inscripteur, se traduit sur le tracé par une courbe de peu de durée ; on voit que l'une des courbes commence seulement au moment ou l'autre finit. Le gonflement du muscle marche donc comme une *onde*, dont Marey a pu évaluer la vitesse à 1 mètre par seconde. Cependant Aeby a constaté que si, au lieu d'irriter le muscle par l'une de ses extrémités, on l'excite dans toute sa longueur en mettant chacune de ses extrémités en rapport avec l'un des fils du courant excitateur, ou bien si l'on excite le nerf moteur du muscle, les deux réactions données par les deux pinces myographiques sont exactement superposées, c'est-à-dire synchrones. Dans ce cas, la fibre musculaire se raccourcit donc dans tous les points à la fois.

Par un ingénieux dispositif expérimental, A. Bloch est arrivé à réaliser sur le muscle droit antérieur de la cuisse de l'homme l'expérience que Aeby et Marey ont faite sur un muscle détaché de l'animal, c'est-à-dire à enregistrer le gonflement musculaire sur deux points de la longueur du muscle et à calculer ainsi la vitesse avec laquelle se propage l'onde musculaire correspondant à une contraction provoquée par l'excitation directe du muscle en un point de sa continuité. Pour cette vitesse, il trouve deux mètres par seconde, c'est-à-dire une valeur double de celle donnée, par Aeby et Marey, pour l'onde musculaire de la grenouille; mais il ne faut pas oublier que ces deux derniers auteurs expérimentaient sur des muscles détachés ; de plus leurs résultats sont relatifs à des animaux à sang froid.

On a beaucoup étudié, en clinique, la contraction brusque du triceps crural, qui se produit, chez l'homme, quand on percute vivement le tendon rotulien, et on avait émis l'hypothèse qu'il s'agirait là d'une excitation directe et mécanique du muscle par l'ébranlement du tendon et la traction qu'il produit sur la partie inférieure du muscle. Mais en réalité il s'agit là d'un réflexe nerveux; c'est le réflexe *patellaire (patella*, rotule). En effet A. Bloch a recherché ce qui se passe lorsque l'on percute le tendon rotulien dans les circonstances favorables à la production du phénomène patellaire : dans ce cas les soulèvements sont simultanés sur deux points de la longueur du muscle, c'est-à-dire qu'il n'y a pas progression d'une onde, mais que le muscle entre en contraction dans sa totalité. Ce fait est un argument dans le sens de l'explication du phénomène patellaire par une action réflexe, car s'il s'agissait d'une excitation des fibres inférieures des muscles cruraux, on constaterait, pour les régions éloignées de la rotule, un retard comparable à celui que présentent, dans les expériences par percussion de la cuisse, les points éloignés de l'endroit percuté [1].

Lorsqu'on examine au microscope la patte d'une araignée, on voit très bien, à travers la carapace chitineuse, la contraction des fibres musculaires se montrer sous forme d'un gonflement local, qui progresse comme une vague, une onde, et cette progression est d'autant plus lente, plus facile à suivre, que, la patte étant détachée de l'animal, les muscles sont près de perdre leurs propriétés. Aussi dans beaucoup de muscles striés, au moment où ils commencent à mourir, quelque chose de semblable se manifeste-t-il à l'œil nu ; c'est ce que nous avons observé sur les muscles d'un décapité plus de trois heures après la mort : si l'on frappe vivement du dos d'un couteau le biceps, par exemple, on voit se former un gonflement le long de la ligne transversale selon laquelle l'instrument

---

[1] A. Bloch, *Expérience sur la contraction musculaire provoquée par une percussion du muscle chez l'homme (Journ. de l'anat. et de la physiol.*, janvier 1885).

a frappé le muscle ; mais ce gonflement ne progresse pas le long du muscle ; il y persiste dans le point où il est formé. C'est à ce phénomène remarquable que Schiff a donné le nom de *contraction idio-musculaire.*

Il s'agit donc, pour arriver au dernier terme de l'analyse de la contraction, de rechercher ce qui se passe dans les fibrilles (voir fig. 43) qui composent la fibre musculaire striée. Puisque la contraction du muscle consiste en un changement de forme, en un épaississement si bien révélé par l'onde musculaire, on doit s'attendre à trouver dans les fibrilles un changement correspondant.

A cet égard nous rappellerons brièvement, et à titre de simple curiosité historique la théorie de Rouget. Pour cet auteur la fibre musculaire, d'après les études faites sur le pédicule contractile des vorticelles, serait un vrai *ressort en spirale qui, activement distendu pendant l'état de repos du muscle, revient passivement sur lui-même au moment de la contraction :* Le *style des vorticelles,* dit Rouget, nous montre le principal organe de la locomotion d'un animal constitué par une fibrille unique. Quand l'animal est tranquille, le style est au maximum d'allongement et le corps aussi éloigné que possible du point d'attache et de refuge. Dans cet état, le filament central du style, la fibrille contractile est complètement étendue ; elle n'est jamais droite cependant, mais présente constamment une torsion en spirale très allongée, comme un ruban tordu autour de son axe longitudinal et dont l'aspect rappelle exactement celui d'un ressort spiral de montre fixé et fortement tendu par ses extrémités. Aussitôt qu'un excitant mécanique, électrique, thermique, etc., atteint l'animal, cette spirale allongée, revenant brusquement sur elle-même, se transforme presque instantanément en un ressort en hélice d'une régularité parfaite, à tours très rapprochés, qui ne mesurent plus guère que le cinquième de la longueur du style au repos et dont le diamètre transversal s'est accru proportionnellement. Ainsi le raccourcissement ou l'allongement de l'organe contractile seraient donc dus au rapprochement et à l'écartement des tours d'un ressort en hélice.

Cette théorie, qui ne correspond pas avec la constitution réelle des fibrilles de la fibre musculaire striée, est également en désaccord avec les résultats d'autres recherches expérimentales, notamment avec les études de Ranvier sur le spectre musculaire (voy. p. 134). En effet ce dernier auteur a constaté que le spectre n'est point modifié dans un muscle lorsqu'il passe de l'état de repos à l'état de contraction et qu'il est maintenu tendu ; cependant il présente alors tous les caractères du muscle contracté (ci-dessous *diminution d'épaisseur des disques épais) :* le nombre des stries transversales dans une longueur donnée de muscle ne change donc point pendant l'activité du muscle (ce qui devrait arriver s'il s'agissait d'un ressort en spirale), car on sait que les spectres de diffraction sont d'autant plus étendus que le nombre de stries qui constituent un réseau est plus considérable dans une longueur donnée.

Par un autre procédé d'investigation (injections intestitielles d'un liquide fixateur pour fixer les fibrilles dans leur état de contraction), Ranvier a pu constater que, dans un muscle tétanisé tendu, les *disques épais* (voy. fig. 43, p. 134) sont diminués, tandis que les espaces clairs et les disques minces ont acquis une plus grande longueur, d'où il conclut que les disques épais sont les parties contractiles de la fibre musculaire, tandis que les disques minces et les espaces clairs jouent le rôle de corps élastiques. Ces résultats sont d'accord avec les données de Marey sur l'importance de l'élasticité pour le travail utile des muscles.

Quoi qu'il en soit des phénomènes intimes de la contraction de la fibre musculaire, et en attendant ce que les observations microscopiques du muscle vivant pourront encore nous révéler à cet égard, ce qui nous paraît certain, c'est qu'il faut, comme nous l'avons déjà dit, ranger le changement de forme du muscle dans une classe générale de phénomènes physiologiques. Nous savons qu'une des propriétés essentielles des cellules, du protoplasma, est de pouvoir changer de forme (V. *Mouvements du protoplasma*, p. 8) : les fibres musculaires dérivent des cellules, et leur contenu a conservé à un haut degré cette propriété, comme, du reste, les autres propriétés précédemment étudiées (élasticité, pouvoir électro-moteur, échanges chimiques, etc.). Seulement cette propriété de changer de forme se trouve, dans la fibrille musculaire, d'après les expériences de Ranvier, spécialisée dans une partie de cette fibrille, dans le disque épais; tandis que l'élasticité réside spécialement dans les espaces clairs et les disques minces.

Sensibilité du muscle. — Les muscles sont peu ou pas sensibles; mais ils possèdent une sensibilité particulière, le *sens musculaire*, dont nous parlerons plus loin avec détail (V. chap. des ORGANES DES SENS : *sens du toucher*). Nous dirons seulement ici que cette sensibilité, qui est l'impression du muscle agissant, nous fait apprécier l'intensité et la rapidité de contraction de chaque muscle; c'est ainsi qu'elle nous permet de juger de la lourdeur d'un poids en le soulevant, etc.

Muscles striés pâles et foncés. — Avant de passer à l'étude des muscles lisses, caractérisés par la lenteur de leur contraction, signalons ce fait que tous les muscles striés n'ont pas une contraction également rapide. Ranvier, sur le lapin, Arloing sur les oiseaux et quelques poissons, ont reconnu l'existence de deux variétés de muscles striés, l'une pâle, l'autre foncée. La fibre pâle se fait remarquer par une striation très nette et très serrée et par la rareté des noyaux; la fibre foncée se fait remarquer par une striation transversale un peu grenue, et par l'abondance des noyaux. Physiologiquement, d'autre part, le muscle pâle se distingue du muscle foncé par la rapidité avec laquelle il obéit aux excitations, par la dissociation des secousses qui forment le tétanos et par la brusquerie de son relâchement. En un mot le muscle foncé est un organe de contraction soutenue, le muscle pâle un organe de contraction vive, mais passagère.

III. — MUSCLES LISSES

A. *Composition histologique.* — Les *muscles lisses* sont constitués par des éléments qui tantôt présentent la forme d'une cellule fusiforme (éléments contractiles de la tunique moyenne des artères), tantôt celle d'une fibre qui ne paraît être autre chose que la cellule précédente dont les dimensions longitudinales sont devenues très considérables par rapport aux dimensions transversales (muscles lisses du tube digestif, par exemple). Aussi donne-t-on aux éléments anatomiques du muscle lisse le nom de *fibres-cellules*.

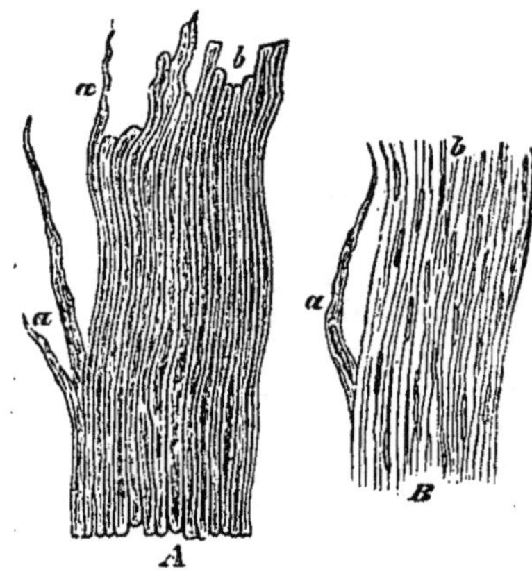

FIG. 49. — Muscles lisses de la vessie*.

Il est donc facile de concevoir que la longueur des fibres musculaires lisses, ou fibres-cellules, est très variable selon l'organe sur lequel on les examine : cette longueur varie, en effet, de 1 centimètre à 7 dixièmes de millimètre ; leur largeur est très inégale pour un même élément, car la fibre-cellule se termine par deux extrémités effilées en pointe : sa partie médiane, la plus large, mesure de 3 à 20 millièmes de millimètre. Dans l'utérus, vers la fin de la grossesse, on trouve les fibres lisses les plus volumineuses.

Quoique ces fibres paraissent rubanées, il est facile de se convaincre, par l'inspection de leur coupe (sur du muscle lisse durci par l'acide chromique), que leur forme est celle d'un prisme.

On n'a pas démontré l'existence d'une membrane d'enveloppe autour des fibres musculaires lisses ; du reste, nous avons vu précédemment que les fibres striées du cœur étaient également dépourvues de myolemme. Cependant la couche superficielle de la substance des fibres lisses est plus ferme que les parties sous-jacentes, lesquelles sont formées dans toute la masse par une substance albuminoïde transparente et presque amorphe, si ce n'est dans la partie la plus large, où cette substance paraît plus ou moins granuleuse. Au centre de cette partie granuleuse, on aperçoit un noyau dont la forme est tout à fait caractéristique des fibres musculaires lisses. Ce noyau, en effet, est allongé en forme de bâtonnet (fig. 49, B) ; sa largeur

---

* A, Avant l'action de tout réactif ; — B, après l'action de l'acide acétique dilué ; — a, a, a, fibres isolées ; — b, b, fibres restées accolées les unes aux autres par leurs bords.

est de 2 à 4 millièmes de millimètre, et sa longueur de 15 à 30 millièmes
de millimètre, c'est-à-dire qu'il est souvent dix fois plus long que large.
Il est orienté de telle sorte que sa longueur correspond au grand axe de
la fibre lisse ; aussi sa présence est-elle suffisante pour permettre de
conclure à celle de la fibre musculaire lisse, ce qui arrive lorsque, par
exemple, on examine, sans dissociation préalable, un lambeau de muscle
lisse que l'on traite par l'acide acétique dilué; dans ce cas, en effet, le
tissu devient transparent (B, fig. 49) et il est difficile de distinguer les
bords des fibres musculaires, mais le noyau devient très évident, et sa
direction même permet de reconnaître dans quel sens les fibres sont
disposées. Par l'action continue de l'acide acétique, ces noyaux prennent
facilement une forme ondulée, mais leurs bords restent toujours très nets.

Les fibres musculaires lisses, ou fibres-cellules, paraissent se former
par une transformation très simple des cellules embryonnaires. Ces
cellules, sans paroi propre, s'allongent en s'effilant à leurs deux extrémités, en même temps que leur protoplasma se transforme en substance
musculaire et que leur noyau s'allonge en bâtonnet.

B. *Propriétés et fonctions*. — La physiologie du muscle lisse,
comparée à celle du muscle strié, est dominée par ce fait que, dans
le premier, le passage de l'état de repos à l'état actif se fait avec
une lenteur relativement très grande ; après l'application d'un
excitant qui met en jeu la contractilité, il s'écoule un temps considérable avant que le muscle se contracte. En un mot, l'*excitation
latente* (V. p. 149) est de longue durée. La contraction, une fois
établie, présente aussi une longue durée : l'analyse myographique,
surtout par l'étude de la contraction induite, montre que la contraction du muscle lisse est une simple *secousse* (p. 153); il n'y a
donc pas à parler de tétanos physiologique pour les muscles lisses.
La forme dite *péristaltique* est la forme la plus ordinaire de ces
contractions, c'est-à-dire que, ainsi que l'ont fait observer avec soin
Onimus et Legros, l'excitation, au lieu de rester localisée à la fibre
excitée, se propage directement aux fibres voisines et marche ainsi
sous une *forme vermiculaire*, c'est-à-dire en rappelant les gon-
flements successifs d'un ver qui marche (V. *Physiologie de
l'intestin*, pour l'analyse complète du *péristaltisme* produit par
des fibres musculaires circulaires et longitudinales). Ce fait peut
tenir à la présence des plexus et ganglions intra-musculaires, qui
jouent peut-être le rôle de petits centres réflexes propagateurs du
mouvement vermiculaire.

Les *propriétés générales* des muscles lisses sont de même ordre
que celles des muscles striés; ces muscles sont également élastiques
et extensibles : ainsi l'intestin, la vessie et même l'utérus se laissent
dilater à un degré extrême; mais l'excès de dilatation en produit
facilement la paralysie et en facilite la déchirure.

La physiologie expérimentale n'a actuellement que peu de données relativement aux diverses propriétés des muscles lisses, telles que *pouvoir électro-moteur, nutrition, phénomènes chimiques, sens musculaire, etc.*

La contractilité des muscles lisses présente d'abord à signaler ce fait capital, qu'elle n'est pas mise en jeu par la *volonté;* ce sont des *muscles involontaires*, entrant normalement en jeu par le fait d'innervation réflexe. Aussi ces muscles lisses sont-ils distribués dans des appareils soustraits à l'influence de la volonté (intestin, vaisseaux, etc.), dans les appareils de la vie de nutrition (vie organique, *système musculaire de la vie organique* de Bichat, par opposition aux muscles striés formant le *système nerveux de la vie de relation).* Quant aux excitants, que l'on peut faire agir directement sur le muscle ou par l'intermédiaire des nerfs, ils sont de même ordre que ceux du muscle strié, mais présentent, dans leur mode d'action, quelques particularités que nous signalerons rapidement.

D'après Legros et Onimus, tandis que pour les muscles striés l'*excitation électrique* des nerfs moteurs du muscle produit plus d'effet que celle du muscle lui-même, il se présenterait une différence de sens inverse pour les muscles lisses. D'après ces mêmes physiologistes, lorsqu'on fait agir sur des muscles lisses les deux pôles d'un courant d'induction, en plaçant ces pôles à une certaine distance l'un de l'autre, au lieu de voir le muscle se contracter dans toute son étendue (comme pour le muscle strié), on observe, par exemple sur le tube intestinal, qu'il n'y a contraction que dans les points en contact avec les pôles électriques; cela tient peut-être à ce que la contraction se propage lentement dans la longueur de la fibre lisse, ou bien à ce que l'on agit plutôt sur les plexus et les ganglions nerveux intra-musculaires que sur le muscle lui-même. Un fait plus singulier encore, et auquel doit certainement être attribuée cette dernière interprétation, est celui signalé par Legros et Onimus relativement à l'action des courants continus : par l'application de ces courants sur les organes qui jouissent de mouvements péristaltiques (intestin), on observerait des effets différents selon le sens du courant : lorsque celui-ci suit la direction des contractions péristaltiques normales, il y aurait relâchement; avec le courant de sens contraire, il y aurait contraction.

La chaleur, le froid, c'est-à-dire un changement brusque de température, excite également la contraction des muscles en général; mais si la variation de température est lente et ne s'éloigne pas beaucoup de la chaleur normale, les muscles striés ne manifestent aucune réaction, tandis que les muscles lisses se contractent. C'est

ainsi qu'il faut comprendre les dénominations de *muscles thermosystaltiques* appliquées aux fibres lisses, et de *muscles athermosystaltiques* appliquées aux fibres striées; c'est ainsi que les fibres lisses
du dartos, et en général celles de la peau, se contractent par le contact d'un milieu froid, et notamment par l'immersion dans l'eau
froide: c'est ainsi que l'on voit les parois intestinales d'un animal
sacrifié et ouvert, présenter des mouvements péristaltiques très
accentués soit par le contact de l'air froid, soit par celui de l'eau
chaude. Il suffit d'eau à 20 degrés sur un animal mort depuis
quelques instants et déjà refroidi. La lumière elle-même est un
excitant des muscles, mais seulement des muscles lisses (expériences de Brown-Séquard sur des yeux de grenouille et d'anguille; mouvements de l'iris).

Comme excitants directs des fibres musculaires lisses, excitants
qui agiraient sur ces fibres à l'exclusion des fibres striées, on a cité
divers agents, dont l'action est encore très contestable à ce point de
vue, car elle paraît se produire plutôt par l'intermédiaire du système
nerveux. Nous citerons l'acide carbonique, d'après Brown-Séquard;
le seigle ergoté, d'après Holmes; la quinine, l'atropine; d'après
divers expérimentateurs; mais Vulpian a montré combien étaient
peu précises nos notions théoriques sur le mode d'action de ces
diverses substances.

Nous manquons de données précises sur le *travail musculaire*,
sur la *fatigue musculaire* des muscles lisses. Mais leur entrée en
rigidité cadavérique a lieu comme pour les muscles striés ; on l'observe sur les muscles de la peau, sur les petits faisceaux annexés
aux follicules pileux et elle se traduit par le phénomène de *chair
de poule post mortem.* Sur les suppliciés, Ch. Rolin a observé que
l'état de chair de poule se produit, par rigidité des muscles de la
peau, de trois à sept heures après la mort.

Les muscles lisses de l'appareil de la vie de relation chez les invertébrés présentent des propriétés bien différentes de celles classiquement
connues pour les muscles lisses des vertébrés. D'abord ils sont soumis à
l'influence de la volonté; puis ils ne sont pas thermosystaltiques et leur
irritabilité est aussi grande que celle des muscles striés. Ainsi les muscles
lisses du poulpe réagissent aux mêmes excitants et leur contraction est
plus rapide et plus brève que celle des muscles rouges du lapin. De même
pour la période latente. On peut donc dire qu'il n'existe pas de différence
essentielle entre la physiologie des muscles lisses et celle des muscles striés,
les muscles lisses arrivant, dans certaines conditions, à égaler les muscles
striés et même à les surpasser quant à leurs propriétés contractiles[1].

[1] H. de Varigny, *Sur quelques points de la physiologie des muscles lisses
chez les invertébrés (Comp. rend. Acad. des sciences,* 2 mars 1885).

Les différences classiquement admises entre le mode de fonctionnement des muscles striés et celui des muscles lisses tiendraient en grande partie à leur mode d'innervation; à cet égard Ranvier arrive en définitive à la formule suivante : « On ne doit pas chercher la définition anatomique d'un appareil musculaire de la vie organique dans la structure des éléments musculaires qui le composent, mais dans la disposition des nerfs qui s'y rendent. La disposition plexiforme (avec renflements ganglionnaires) de ces nerfs, avant d'arriver à leur terminaison ultime, caractérise un muscle de la vie organique. Dans les muscles de la vie animale, au contraire, les fibres nerveuses se rendent directement aux éléments musculaires auxquels elles sont destinées. »

IV. CELLULES CONTRACTILES

Les diverses propriétés des *cellules contractiles* se rapprochent tout à fait de celles que nous avons étudiées dans les cellules en général; il en est ainsi en particulier de leur faculté de changer de forme. Cette propriété étant commune à toutes les masses de protoplasma, nous ne pouvons faire ici allusion, après avoir parlé du muscle proprement dit, qu'aux *cellules contractiles* spécialement utilisées par l'économie au point de vue de leur *contractilité* ou *irritabilité*. Or, ces éléments sont presque uniquement développés dans les parois des artères et surtout des petites artères ; c'est donc en faisant l'étude des petits vaisseaux (V. *Circulation)* que nous devrons étudier les fonctions de ces formes musculaires embryonnaires.

Parmi les mouvements produits par les cellules, il y a encore les *mouvements des cils vibratiles ;* nous en parlerons à propos des épithéliums cylindriques qui présentent ce revêtement ciliaire.

Nous nous arrêterons seulement ici sur les mouvements ou contractions de certaines cellules pigmentées *(chromoblastes)* qu'on rencontre dans la peau de différents animaux, et dont les changements de forme ou de situation, sous l'influence de phénomènes nerveux réflexes, produisent des changements remarquables de couleur (caméléon). Cette question, si intéressante au point de vue de la physiologie générale, a été étudiée particulièrement par G. Pouchet et par P. Bert[1]. Il résulte des observations de ce dernier physiologiste que les couleurs et les tons divers que prennent les caméléons sont dus au changement de lieu des corpuscules colorés, qui, suivant qu'ils s'enfoncent sous le derme, qu'ils forment un fond opaque

---

[1] P. Bert, *Sur le mécanisme et les causes des changements de couleur chez le caméléon (Comptes rendus de l'Acad. des sciences,* 22 novembre 1875).

G. Pouchet, *Des changements de coloration sous l'influence des nerfs (Journ. de l'anat. et de la physiol* , janvier et mars 1876).

sous la couche cérulescente, ou qu'ils s'étalent en ramifications superficielles, laissent à la peau sa couleur jaune, ou lui donnent les couleurs
verte et noire.

Les chromoblastes, formant, comme éléments anatomiques, une variété
parmi les éléments du tissu conjonctif, sont doués de mouvements ama-
boïdes ; l'électricité, le système nerveux, l'approche de la mort influencent
ces mouvements. Dans les conditions normales, les changements de couleur
produits par l'état d'expansion ou de retrait des diverses sortes de chromoblastes ont en général pour résultat d'harmoniser le ton de l'animal avec
celui du fond, mais parfois aussi de produire un véritable changement de
livrée, certaines parties du corps devenant plus claires ou plus foncées
sur un fond déterminé.

Les mouvements de ces corpuscules sont commandés par deux ordres
de nerfs. dont les uns les font cheminer de la profondeur à la surface,
les autres produisent l'effet inverse. Les nerfs qui font refluer les corpuscules colorés sous le derme ont les plus grandes analogies avec les nerfs
vaso-constricteurs ; comme eux ils suivent le trajet des nerfs mixtes des
membres et du grand sympathique du cou ; comme eux ils ne s'entre-
croisent point dans la moelle épinière ; comme eux ils ont, pour la tête,
leur origine au commencement de la région dorsale ; comme eux ils possèdent un centre réflexe très important dans la moelle allongée. Les nerfs
qui amènent les corpuscules vers la surface sont comparables aux nerfs
vaso-dilatateurs ; mais, si l'on est forcé d'admettre leur existence, il est
difficile de dire quelque chose de bien net sur leur distribution anatomique
et leurs rapports avec les centres nerveux ; très probablement ils traversent des cellules nerveuses avant de se rendre aux corps colorateurs.

Chaque hémisphère cérébral commande, par l'intermédiaire des centres
réflexes, aux nerfs colorateurs des deux côtés du corps ; mais il agit
principalement sur les nerfs analogues aux vaso-constricteurs de son côté,
et sur les nerfs analogues aux vaso-dilatateurs du côté opposé.

L'empoisonnement par le curare ne paraît pas modifier sensiblement la
fonction chromatique. La morphine ne donne pas de résultats plus con-
cluants. La strychnine paraît avoir pour action marquée d'activer les
changements de coloration. Mais les résultats les plus remarquables sont
dus à l'action de la santonine. Cette substance, du moins chez les crustacés,
provoque une dilatation considérable des chromoblastes. Ainsi le seul agent
toxique qui agisse nettement sur la fonction chromatique est précisément
une substance qui a sur les fonctions du nerf optique une action bien
connue. Il y a donc un rapport entre les poisons de la rétine et le système
anatomique des chromoblastes, de même qu'il y a un rapport entre l'état
de perfection de ces éléments transformés en chromatophores chez les
céphalopodes, et le volume de l'appareil de la vision chez les mêmes
animaux.

RÉSUMÉ. — Il y a deux espèces de *muscles :* les muscles *striés* et les
muscles *lisses.*

Les muscles *striés* sont bien nommés, car ils présentent des *stries
transversales,* qui, loin de résulter d'artifices de préparation, existent

même sur le vivant, comme le prouve l'expérience du *spectre musculaire* et la constitution intime des fibrilles (*disques clairs* et *disques sombres*, voir fig. 43).

Le muscle est *très élastique;* cette élasticité diffère de celle des fibres élastiques en ce qu'elle dépend de la nutrition du muscle.

Quant à la *tonicité* ou *tonus musculaire*, il est un effet de l'inner-vation; c'est un *acte réflexe* dans lequel les nerfs moteurs, la substance grise de la moelle et les nerfs sensitifs sont en jeu.

Le muscle en passant à l'*état actif* change de *forme*, mais non de *volume;* il gagne en largeur ce qu'il perd en longueur. Si le muscle contracté sur le vivant est dur et résistant, c'est qu'il ne peut réaliser (vu ses insertions) le raccourcissement complet, la forme globuleuse qui le caractérise à l'état actif.

Dans le muscle à l'état actif, les combustions sont beaucoup plus considérables; la réaction des muscles devient alors acide (acide sarcolactique); sa température s'élève, et le sang veineux qui en sort est pauvre en oxygène et riche en acide carbonique.

La *chaleur* produite par le muscle actif se dégage en partie à l'état de chaleur, et se transforme en partie en travail mécanique (équivalent mécanique de la chaleur).

Les *combustions musculaires* (sources du travail mécanique) se font essentiellement aux dépens des aliments hydrocarburés (expérience de Fick et Wislicenus; études plus récentes de Chauveau : consommation de glycose).

La *rigidité cadavérique* est due à la coagulation de la fibre musculaire (musculine); elle se manifeste d'un quart d'heure à sept heures après la mort, en commençant par les muscles des mâchoires, et dure d'autant plus longtemps qu'elle commence plus tard.

Par une excitation brusque et courte (un choc) et par l'inscription à l'aide des *appareils myographiques (myographe* de Marey), on obtient ce qu'on appelle la *secousse musculaire* (excitation latente, raccourcissement et retour à la forme primitive); par des excitations très rapprochées, on obtient la *fusion de ces secousses*, c'est-à-dire le *tétanos physiologique* ou contraction proprement dite. Il faut environ trente excitations par seconde pour produire ce tétanos physiologique.

Le mécanisme intime de la contraction paraît être représenté par un gonflement de la fibre, gonflement qui progresse sur toute sa longueur comme une vague (*onde musculaire* de Aeby et de Marey); dans la fibrille on constate alors que le *disque épais* est la seule partie qui change de forme; ce disque diminue d'épaisseur; c'est en lui que s'est spécialisée la propriété contractile du protoplasma; les autres parties (disque mince et espaces clairs) sont seulement élastiques.

La physiologie des *muscles lisses* se résume en ce que leur contraction est *involontaire* et *lente; l'excitation latente* dure longtemps. Il n'y a pas pour eux de *tétanos physiologique*, car leur contraction, quelle que soit sa durée, représente une seule secousse et non une série de secousses fusionnées. Les muscles lisses réagissent aux mêmes *excitants* que les muscles striés; ils sont, de plus, *thermosystaltiques;* ils présentent également le phénomène de la *rigidité cadavérique* (ex. : *chair de poule post-mortem*). Les muscles lisses de certains invertébrés sont très analogues par leurs propriétés physiologiques aux muscles striés.

V. ANNEXES DU SYSTÈME MUSCULAIRE

(TISSU CONJONCTIF, OS, TENDONS MÉCANIQUE ANIMALE, LOCOMOTION, ETC.)

Mécanique générale des muscles. — La fibre musculaire, en changeant de forme, joue dans l'économie le rôle essentiel de source de travail et de mouvement. Elle est à cet effet en rapport avec d'autres organes; pour produire un travail mécanique utile. Sous

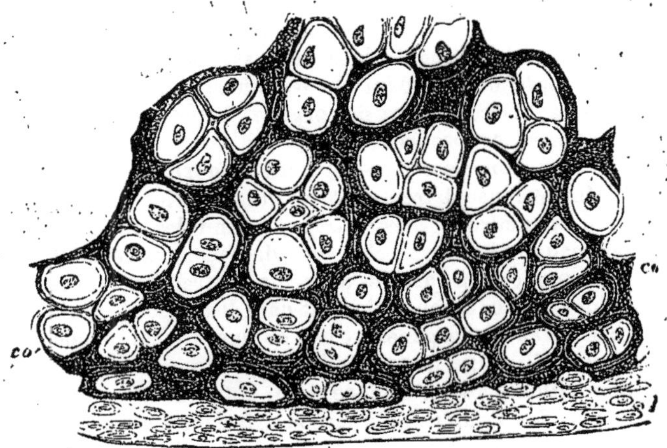

Fig. 50. — Coupe d'un cartilage diaphysaire*.

ce point de vue, elle présente deux dispositions différentes : elle opère par *pression* ou par *traction*.

Dans le premier cas *(pression)*, les éléments musculaires sont disposés sous forme d'anses ou d'anneaux, ou même de poches membraneuses, de façon à comprimer dans tous les sens les organes qu'ils circonscrivent. Sur ce type sont construits les sphincters, les canaux musculaires (pharynx, œsophage), le cœur, ainsi que tous les *organes creux contractiles*. La presque totalité des muscles de la *vie organique* (muscles lisses) présente cette disposition. Il sont chargés le plus souvent de faire progresser, dans l'intérieur des

* c' c'. Cartilage calcifié ; — c', o', les sels calcaires commencent seulement à se déposer ; — p, péricondre. — Grossiss., 550 diam. (Wirchow, *Pathologie cellulaire*).

réservoirs et des canaux dont ils constituent les parois, des matières liquides ou du moins ramollies, et c'est en produisant dans ces réservoirs des inégalités de pression qu'ils atteignent leur but, les liquides tendant toujours à se déplacer dans le sens de la plus faible pression. (V. *Mouvements de l'estomac, de l'intestin, de la vessie, de l'utérus, etc.*)

Dans le second cas, la fibre musculaire va s'insérer sur les organes qu'elle doit attirer, sur les leviers qu'elle doit mouvoir (os), par l'intermédiaire de cordes résistantes (tendons). A l'étude des os (et de leurs articulations) se rattache celle des *ligaments*; à l'étude des *tendons* et des *muscles*, celle des *aponévroses*. Les os, les cartilages articulaires, les ligaments, les tendons, les aponévroses, forment donc l'ensemble des *organes passifs de la locomotion*. Les tissus de ces organes ont des rapports histologiques et chimiques si intimes qu'on les a réunis dans une vaste famille dite *groupe du tissu conjonctif* ou *collagène;* les tendons, les aponévroses, les ligaments et la gangue connective des organes forment le *tissu conjonctif* ou *cellulaire* proprement dit.

Tissu conjonctif. — Il a les connexions les plus intimes avec l'élément musculaire: c'est lui qui, sous les noms de *périmysium* et d'*aponévrose d'enveloppe*, réunit les fibres musculaires en faisceaux et en corps charnus, de façon à permettre une action d'ensemble de la part des éléments contractiles; du reste ce tissu se trouve répandu non seulement dans les muscles, mais dispersé dans tous les autres organes: c'est ce que Bichat appelait *système* ou *tissu cellulaire*, nom devenu impropre, car il n'exprime qu'une disposition grossière de ce tissu, apte à se laisser pénétrer par des gaz ou des liquides qu'il circonscrit dans des *vacuoles* ou *cellules* (dans le sens macrographique du mot). Le corps entier peut, jusqu'à un certain point, être considéré comme une masse de tissu conjonctif ou de ses diverses formes, masse au milieu de laquelle sont plongés les éléments plus essentiellement actifs.

Les tissus de substance conjonctive sont en général assez riches en cellules, dites *cellules plates* du tissu conjonctif (Ranvier), ou *cellules plasmatiques* (voir les cellules de la cornée, fig. 11, p. 21), ou *corps fibro-plastiques* (ou leurs dérivés : cellule cartilagineuse, cellule osseuse, fig. 50 et 51). Il est des points où ces éléments globulaires paraissent jouer un certain rôle, comme peut-être dans les villosités intestinales, où ils pourraient ne pas rester étrangers au travail de l'absorption; ailleurs ils peuvent, en se remplissant de graisse *(cellules adipeuses)*, jouer le rôle de réservoir pour cette substance, comme dans le *pannicule adipeux* de l'enfant. Cependant on peut dire que l'élément cellulaire du tissu conjonctif est surtout remarquable par le rôle qu'il joue dans les processus pathologiques (tumeurs, inflammations), lorsque, sous l'influence d'une excitation plus ou moins directe, il prolifère et donne lieu à la production du pus et des diverses néoformations (tissu cicatriciel entre autres). Aussi, à l'état normal, la nutrition des tissus de substance conjonctive, est-elle assez peu active. Leur sensibilité est aussi très faible ; mais, sous l'influence des processus pathologiques, elle devient très marqué ; c'est ainsi que les tendons et les ligaments deviennent très sensibles quand ils sont le siège d'une inflammation.

Nous avons donc à étudier, dans les organes divers constitués par le tissu conjonctif ou ses dérivés (cartilage, os, tendons), surtout des propriétés physiques et des rôles mécaniques, qui sont dus à la nature de la substance fondamentale au milieu de laquelle sont noyées les cellules plasmatiques.

Ces propriétés physiques sont très diverses et parfois opposées, quoique réalisées dans des formes de tissu connectif très proches parentes : telles sont la *rigidité des os* d'une part, et, d'autre part la *flexibilité* ou l'*élasticité des ligaments*.

Os. — Les os sont formés de lamelles emboîtées les unes dans les autres, incrustées de sels calcaires, et circonscrivant

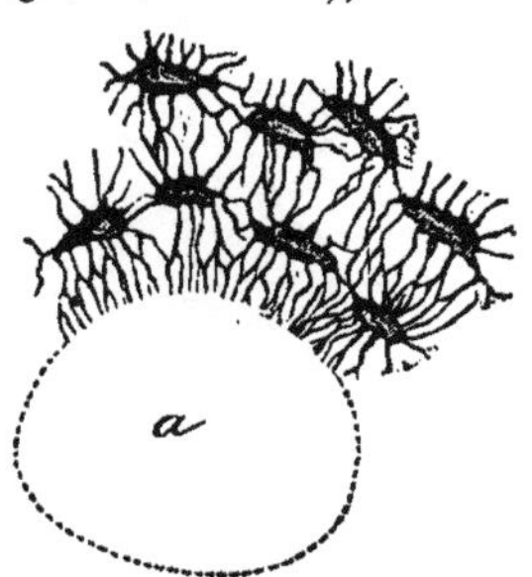

Fig. 51. — Éléments histologiques de l'os *.

ainsi des canaux dans lesquels se trouve la moelle ; les os renferment dans leurs lamelles calcaires des éléments cellulaires (corpuscules osseux, cellules osseuses), analogues aux cellules plasmatiques (fig. 51) ; mais ces cellules ne présentent que des phénomènes obscurs de nutrition et n'acquièrent d'importance qu'en pathologie ; il est vrai que les os s'accroissent : à leur pourtour on voit des cellules embryonnaires en voie de prolifération ; des parties osseuses disparaissent, d'autres font leur apparition [1].

Tendons et ligaments. — Les tendons et les ligaments se composent essentiellement de fibres ondulées, et parfois enchevêtrées et anastomosées (fig. 52) ; leur rôle est purement mécanique et résulte de leur résistance.

Quelques ligaments *(ligaments jaunes* des lames vertébrales),

[1] Nous verrons plus loin que la moelle des os joue un rôle important dans la formation des globules rouges du sang.

* Section transversale d'une partie de l'os entourant un canal de Havers *a* ; — corpuscules osseux avec leurs prolongements anastomosés. Grossiss., 380 (Told et Bowmann, *Physiological Anatomy of man*, London, 1843, vol. I, p. 109).

sont remarquables par leur élasticité ; aussi sont-ils formés de *tissu élastique*, variété non collagène du tissu connectif; la fibre élastique est encore plus ondulée que la fibre connective ; elle est excessivement *crépue* (fig. 52, *b* et *c)*, et exerce, quand on l'a allongée, de fortes tractions pour reprendre sa forme naturelle; aussi les *ligaments jaunes* ou *élastiques* servent- ils à ramener les pièces du squelette dans leurs positions primitives, quand elles en ont été écartées par l'action musculaire, d'où le nom de *muscles passifs*

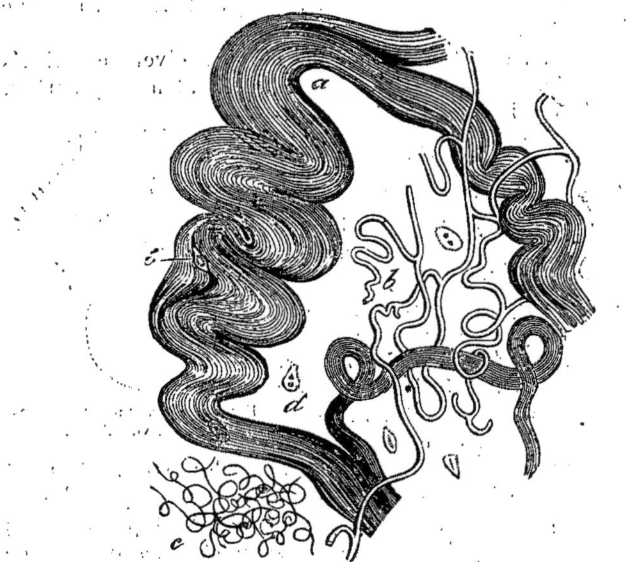

Fig. 52. — Éléments du tissu connectif : fibres conjonctives et élastiques*.

qu'on leur a donné parfois. Nous verrons dans les artères cet élément élastique toujours en jeu pour régulariser le cours du sang, en agissant comme le ferait la paroi d'un tube de caoutchouc.

Notons avec soin ce fait important, à savoir que l'élasticité des fibres élastiques est une propriété purement physique, qui ne dépend nullement, comme celle des muscles, des actes de nutrition ; il faut donc bien distinguer l'*élasticité* et la *contractilité* du muscle de

---

* *a*, Fibres connectives avec quelques globules embryonnaires; — *b*, fibres élastiques avec leurs anastomoses et leurs divisions; *c*, fibres élastiques plus bouclées (en crin de matelas); — *d*, noyaux de cellules avec nucléoles. Pris sous le muscle pectoral. Grossiss., 320 diamètres (Todd et Bowmann, *The Physiological Anatomy of man*, London, 1845, p. 74).

l'*élasticité* du tissu élastique ; il faut distinguer surtout la *contractilité* du muscle de l'*élasticité* du tissu jaune ; en effet, la *contractilité* est une propriété qu'on peut appeler *vitale*, en ce sens qu'elle
n'existe que sur le muscle qui se nourrit, qui vit, et qu'elle disparaît sur le cadavre ; au contraire, les tissus élastiques conservent
leur propriété après la mort ; bien plus, un fragment de ligament
jaune, par exemple, étant enlevé sur le cadavre, puis entièrement
desséché, reprendra, lorsqu'on le replongera dans l'eau, toute l'élasticité qu'il présentait sur le sujet vivant ou sur le cadavre frais ;
c'est que l'*élasticité*, propriété physique des tissus élastiques, est
due uniquement à la disposition physique des éléments constituants,
disposition qui subsiste indéfiniment, tant que la composition chimique n'est pas modifiée (par la dessiccation, par exemple).

Aussi comprenons-nous facilement que, partout où cela est possible, le muscle est remplacé par du tissu jaune, car cet élément,
agissant comme un ressort, ne consomme pas comme le muscle, et
il en résulte une grande économie pour l'organisme ; tel est le cas
pour le grand *ligament cervical* des quadrupèdes à tête lourde,
ligament qui va des apophyses épineuses du dos aux apophyses
épineuses du cou et à l'occiput, et soutient ainsi la tête dont le poids
fatiguerait trop les muscles (c'est avec ce ligament cervical qu'on
fait ce qu'on appelle le *nerf de bœuf*) ; tel est le cas des ligaments
jaunes des lames vertébrales ; des ligaments jaunes de l'aile des
oiseaux, de l'aile de la chauve-souris, etc.

Les tendons ne sont, au point de vue mécanique, que des *apophyses* molles et flexibles. Les apophyses osseuses ont pour but de
multiplier la surface des os, afin de permettre à un grand nombre
de fibres musculaires de s'y insérer. Là où une apophyse serait
devenue trop longue et aurait, par sa consistance et sa position, compromis le mécanisme d'un membre, elle est devenue un *tendon*. Nous
voyons certaines apophyses, l'apophyse styloïde par exemple, être
tantôt osseuses et tantôt tendineuses ; d'ailleurs ce qui est tendineux
chez l'homme est souvent osseux chez certains animaux. Chez les
reptiles par exemple, la ligne blanche est devenue un os, les inter-
sections des muscles droits sont représentés par autant d'os distincts.
Chez les oiseaux, les tendons sont représentés en certains points par
des tiges osseuses placées le long des portions étendues des os principaux. L'existence et la longueur des tendons dépendent de la nature
et de l'étendue du mouvement ; là où le mouvement doit être étendu
et puissant, le tissu musculaire règne seul dans toute la longueur
de l'appareil musculaire et va directement s'insérer sur l'os. Là où
les mouvements des parties osseuses sont peu étendus, là où il suffit
pour les produire, de légers raccourcissements du muscle, nous

voyons les fibres de celui-ci être courtes et venir aboutir à un véritable tendon.

Aussi reconnaît-on, en général, la force d'un muscle au nombre de ses fibres, c'est-à-dire à son épaisseur, à son diamètre (V. p. 154); la longueur du muscle, au contraire, est en rapport avec le degré de déplacement des os (comparez le couturier et les muscles du thénar). Nous trouvons des muscles courts placés entre des points très éloignés et cependant très peu mobiles l'un par rapport à l'autre. Aussi, dans ces cas, une grande partie du muscle est-elle remplacée par un tendon; tel est le cas des nombreux muscles de l'avant-bras, dont les corps musculaires sont relativement courts et les tendons très longs; et, en effet, une longueur plus considérable de la fibre musculaire eût été ici superflue pour produire un déplacement aussi peu considérable que la flexion de la main sur l'avant-bras et des phalanges les unes sur les autres. Le muscle *cubital antérieur* semble faire exception à cette règle ; mais, en réalité, quoique son corps charnu occupe toute la longueur de l'avant-bras, ses fibres musculaires sont très courtes, car elles sont disposées obliquement et constituent un muscle demi-penniforme, en s'étendant de l'os cubitus au tendon qui règne sur toute la longueur de l'avant-bras[1].

Mécanique des os considérés comme leviers. — Dans le jeu des muscles, des tendons et des os, nous trouvons des appareils mécaniques identiques aux *leviers*, dont ils présentent les trois variétés.

[1] Rien n'est plus démonstratif à cet égard que les recherches de Marey (*Acad. des sciences*, 12, septembre 1887). Les variétés de forme qu'un même muscle présente chez les différents animaux sont toutes motivées par les exigences d'un type particulier de locomotion, l'épaisseur du muscle étant en rapport avec l'énergie de son effort, sa longueur étant en rapport avec l'étendue des déplacements de ses points d'insertion. L'anatomie de l'homme en fournit un exemple certains nègres n'ont pas de mollet, c'est-à-dire que leurs muscles gastro-cnémiens sont longs et minces; mais aussi agissent-ils sur un bras de levier plus long que chez le blanc, c'est-à-dire qu'en mesurant les squelettes du Musée de la Société d'anthropologie, on trouve que la longueur moyenne du calcanéum (du centre articulaire à l'attache du tendon d'Achille) est chez le nègre représentée par 7 alors qu'elle l'est seulement par 5 chez le blanc. Cette harmonie est-elle préétablie ou engendrée par la fonction elle-même ? La recherche expérimentale suivante répond à cette question. Sur des chevreaux et des lapins, Marey resèque le calcanéum, de manière à réduire de moitié sa longueur ; pendant plus d'un an les animaux opérés vivent en pleine liberté dans les vastes terrains de la station physiologique du Bois-de-Boulogne. Sacrifié après ce temps, l'un d'eux montre déjà un muscle très raccourci, car, tandis que chez le lapin normal le muscle a à peu près la même longueur que son tendon, sur le lapin à calcanéum reséqué la longueur du muscle n'est plus guère que la moitié de celle du tendon. *Cette adaptation spontanée du muscle à la fonction a été obtenue chez l'homme à des résections chirurgicales du calcanéum (Sem. méd. 30 août 96.) Elle s'observe aussi lorsque l'amplitude du jeu des leviers diminue du fait d'une ankylose articulaire (Acad. des sc. sept. 96.)*

Le *levier du premier genre* se rencontre assez souvent dans l'économie. On pourrait chez l'homme l'appeler le *levier de la station*, car c'est dans l'équilibre de la station qu'on en rencontre les plus nombreux exemples, et il est assez rare de le voir employé dans les mouvements du corps. Lorsque la tête est en équilibre sur la colonne vertébrale, dans l'articulation occipito-atloïdienne (fig. 53), elle représente un levier du premier genre, dont le *point d'appui* est au niveau de son union avec la colonne vertébrale (en A); la *résistance* (poids de la tête) siège au centre de gravité de la tête, c'est-à-dire au-dessus et un peu en avant du centre des mouvements (en R); la *puissance* est représentée par les muscles de la nuque

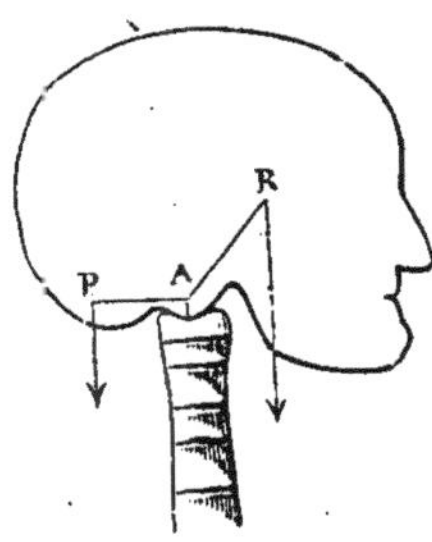
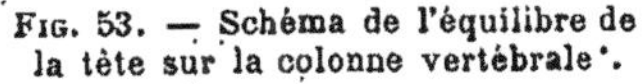
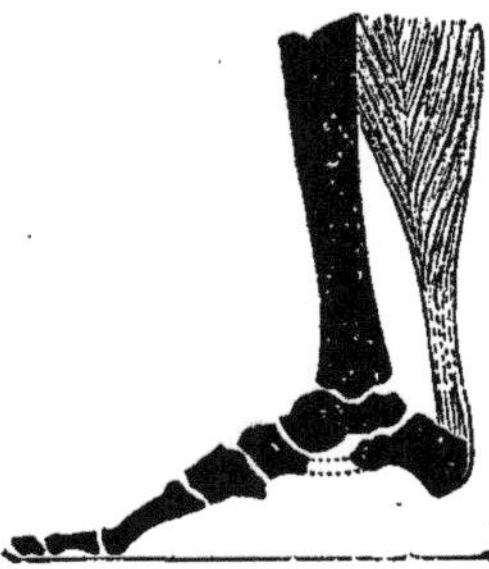

<table>
<tr><td>

Fig. 53. — Schéma de l'équilibre de la tête sur la colonne vertébrale*.

</td><td>

Fig. 54. — Schéma du pied et de la cheville, le talon étant soulevé par le tendon d'Achille.

</td></tr>
</table>

s'insérant à la moitié inférieure de l'occipital (en P). En réunissant ces divers points, on obtient un *levier coudé du premier genre* qu'on peut facilement transformer en un levier droit. Il en est de même pour le maintien en équilibre du tronc sur les têtes des deux fémurs; les articulations coxo-fémorales forment le point d'appui d'un levier du premier genre dont la résistance (centre de gravité du tronc) est placée en arrière, et la puissance (muscles antérieurs de la cuisse) en avant. Semblable levier se trouve dans l'articulation de la cuisse avec la jambe, et de la jambe avec le pied (dans les mouvements d'*équilibre de la station verticale*).

Les deux autres genres de leviers se trouvent surtout réalisés, non dans l'équilibre de station, mais dans les mouvements de locomotion.

Le *levier du deuxième genre* ou *interrésistant* dans lequel,

---

* Levier du premier genre : — A, point fixe; — R, résistance (centre de gravité de la tête); — P, puissance (les flèches indiquant la direction dans laquelle agissent la puissance et la résistance).

par conséquent, le bras de levier de la puissance est plus long que celui de la résistance, et où dès lors la vitesse est sacrifiée à la force, ne se rencontre guère chez l'homme que lorsqu'on soulève le poids total du corps en s'élevant sur la pointe des pieds, ce qui a lieu dans le mouvement de la marche, à chaque pas, dans le pied qui se détache du sol pour osciller et se porter au-devant de l'autre. Dans ce cas (fig. 54, 55), le point d'appui est sur l'axe du cylindre transversal que forme la série des têtes métatarsiennes au niveau de leur jonction avec les phalanges. La puissance est représentée par les muscles du tendon d'Achille, et son point d'application se trouve à l'extrémité postérieure du calcanéum; la résistance, c'est-à-dire le poids du corps transmis par le tibia, se trouve à la face supérieure du calcanéum et de l'astragale (ne formant qu'un seul et même os dans les mouvements de ce genre), au niveau de l'articulation

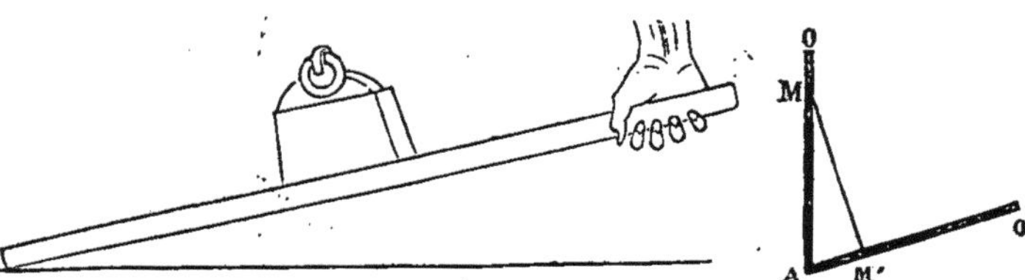

Fig. 55. — Type d'un levier du deuxième genre, auquel se ramène la figure 54.

Fig. 56. — Schéma du coude, comme levier u troisième genre *.

tibio-tarsienne, et par conséquent, entre le point fixe et le point d'application de la puissance. Le bras de levier de la puissance est donc plus long que celui de la résistance, et, par suite, la puissance déployée par les muscles du mollet pour soulever le corps peut être inférieure au poids du corps lui-même, ainsi que nous l'indique la loi des leviers du deuxième genre (fig. 55).

Le *levier du troisième genre* ou *interpuissant* est de beaucoup le plus répandu dans l'économie; c'est par excellence le *levier de la locomotion;* on le trouve dans la plupart des mouvements partiels ou d'ensemble, et spécialement dans les mouvements de flexion et d'extension. Inutile d'analyser, par exemple, les articulations de l'épaule ou du coude (fig. 56) dans la préhension, pour y constater le type de ce levier, dans lequel le bras de la puissance est plus court que celui de la résistance, de sorte que l'énergie de la contraction musculaire doit toujours être supérieure à la résistance à vaincre.

* O A, Humérus; — A O', avant-bras; — M M,' le biceps. — Comme levier : — A, point fixe; — O', point d'application à la résistance (main); — M', point d'application de la puissance (levier interpuissant).

Mais, en compensation, le chemin parcouru par l'extrémité résistante du levier (main par exemple, dans la flexion de l'avant-bras)
est plus grand que celui parcouru par le point d'application de la
force (insertion du biceps à la partie supérieure de l'avant-bras);
ce qui est perdu en force est donc gagné en étendue.

Le jeu de ces divers leviers est facilité par la disposition des os;
ceux-ci sont creusés d'une vaste cavité (médullaire) remplie de
matière molles et presque liquides (moelle). Grâce à cette disposition, le poids des leviers osseux est diminué, en même temps que
l'os présente une surface suffisante pour donner insertion aux nombreux muscles qui doivent le mouvoir. La substance qui remplit
ces cavités est la substance la plus légère de l'économie, la graisse
(moelle de l'adulte). Enfin cette disposition de la substance osseuse
favorise aussi le rôle des os comme supports, car la mécanique nous
apprend que de deux colonnes de même hauteur et *formées d'une
même quantité de matière*, si l'une est pleine, et l'autre creusée
d'un canal central, c'est cette dernière qui sera la plus résistante.
Ce principe est applicable aux colonnes creuses que représentent
les os des membres, c'est-à-dire qu'à égale quantité de substance
osseuse ces organes offrent plus de résistance avec la forme canaliculée qu'avec la forme pleine; ils réunissent donc ainsi la force à
la légèreté.

Les os ne servent pas seulement comme leviers rigides nécessaires
aux mouvements; pendant la station ils servent de *colonnes* ou
supports destinés à soutenir le poids du corps. Parfois aussi ils
servent encore à former autour de certaines cavités une charpente
plus ou moins complète destinée à les protéger ; telles sont les
côtes, le bassin, et, au plus haut degré, la boîte crânienne dont
les diverses pièces sont immobiles les unes sur les autres, et qui
par suite ne sert qu'à former pour la masse cérébrale une enveloppe incompressible.

Articulations. — Les parties par lesquelles les pièces du squelette s'unissent les unes aux autres constituent les articulations. Les
articulations sont donc, la plupart du temps, des centres de mouvements; aussi sont-elles disposées de manière à éviter autant que
possible les frottements. Les *cartilages* qui revêtent les surfaces
articulaires sont compressibles et élastiques, et forment ainsi des
coussinets protecteurs qui modèrent les chocs, diminuent les frottements et résistent aux pressions, dans les divers mouvements de la
locomotion et dans l'équilibre de la station. Ils sont lubrifiés par une
substance liquide, filante, onctueuse, la *synovie*.

La *synovie*, qu'on a à tort comparée aux sérosités des plèvres
ou du péritoine, s'en distingue par une viscosité caractéristique due

à une grande quantité de *mucosine* (64 p. 1000, d'après Ch. Robin [1]).
Elle ne contient de fibrine que dans les cas d'inflammation (ar-
thrite) ; elle est d'ordinaire d'une coloration jaunâtre, ou simplement citrine, ou même parfois tout à fait incolore. Les mouvements
et les frottements des surfaces articulaires les unes contre les autres
influent beaucoup sur la composition de la synovie ; chez un animal
au repos, ce liquide est très aqueux, peu gluant et pauvre en débris
cellulaires. A la suite d'un exercice long et énergique, le liquide
devient épais, gluant, plus riche en *synovine* ou *mucosine* (V. *Physiologie des surfaces muqueuses : épithéliums)* et en débris
épithéliaux (Frerichs). La synovie, ainsi formée, jouit d'une grande
force de cohésion et adhère très énergiquement aux surfaces qu'elle
enduit. Il en résulte qu'à la rigueur ce ne sont pas les cartilages,
mais ces couches liquides qui se meuvent les unes sur les autres,
de sorte que le frottement est à peu près nul. Ce n'est que dans
certains cas de maladies que la synovie disparaît et que le frottement, commençant alors à se produire, amène rapidement
l'usure et la déformation des couches cartilagineuses et osseuses
sous-jacentes.

Autour des articulations, se trouvent, outre la capsule articulaire
et son *épithélium synovial*, des pièces formées de tissu fibreux
résistant, appelées *ligaments articulaires*. Plus en dehors de l'articulation et autour des muscles, se trouvent d'autres appareils fibreux
membraniformes, les aponévroses ; l'ensemble de ces appareils sert
à limiter les mouvements, et non à maintenir les os en contact.

Les *ligaments* ne servent à maintenir les os en contact que lorsqu'ils sont situés entre les deux os, comme dans les *symphyses*,
réunissant alors deux pièces du squelette peu mobiles l'une sur
l'autre. Mais, dans les articulations mobiles *(diarthroses)*, les ligaments, situés surtout à la périphérie, ne peuvent empêcher la dis-
jonction des surfaces articulaires, comme on peut facilement le
vérifier sur les articulations scapulo-humérales et coxo-fémorales,
où les têtes osseuses peuvent être considérablement écartées des
cavités correspondantes, malgré l'intégrité de l'appareil ligamenteux. Dans les articulations de ce genre, c'est simplement la *pression atmosphérique* (Weber) qui détermine l'adhérence des surfaces articulaires. On peut, en effet, sur un cadavre dont on laisse
pendre librement le membre inférieur, enlever toutes les parties
molles, peau et muscles, qui entourent l'articulation coxo-fémorale,
on peut couper enfin la capsule articulaire, sans que le membre

---

[1] Ch. Robin, *Leçons sur les humeurs normales et morbides*, 2ᵉ édit.
Paris, 1874.

cesse d'être suspendu dans la cavité cotyloïde ; un poids additionnel peut même être surajouté sans que l'adhérence soit détruite ; mais si, par un trou pratiqué dans l'arrière-fond de la cavité cotyloïde, on laisse pénétrer l'air entre les surfaces articulaires, l'adhérence cesse aussitôt et la tête fémorale quitte sa cavité. Si alors, remettant les os en contact, on opère quelques mouvements en différents sens pour expulser les bulles d'air qui peuvent être interposées, et qu'on bouche ensuite avec le doigt le trou artificiellement pratiqué, le membre restera de nouveau suspendu, tant qu'on empêchera ainsi l'accès de l'air (expériences des frères Weber [1]). C'est donc le vide, le contact intime des surfaces, qui permet à la pression atmosphérique de faire contrepoids aux membres, lesquels se trouvent ainsi supportés sans que les puissances musculaires aient besoin d'être mises en jeu.

Lorsque, en tirant fortement sur les doigts, on parvient à en écarter légèrement les phalanges, il se produit un craquement bien connu, dont l'étude précédente nous fournit l'explication ; la force de traction exercée sur les articulations phalangiennes parvient à vaincre la pression atmosphérique et à écarter les surfaces articulaires qu'elle maintenait en contact ; mais au moment de la séparation, les parties molles périphériques sont précipitées par cette même pression vers l'intervalle des deux os ; ces phénomènes sont très brusques et déterminent des vibrations sonores, d'où le bruit de craquement.

Les notions précédentes sur la mécanique des os, des muscles et des tendons permettent de se rendre compte immédiatement des différentes formes de travail et de mouvements que l'homme peut exécuter. Les plus intéressants de ces mouvements sont ceux de la *locomotion* et surtout ceux de la *marche*. Les frères Weber ont consacré de longues études à l'analyse de la marche et en ont donné une théorie qui a été longtemps classique, mais que de nouvelles recherches ont renversée en grande partie. Cette théorie était remarquable en ce qu'elle supposait que, dans le pas ordinaire, chacune des deux jambes est alternativement poussée en avant par un mouvement passif d'oscillation identique à celui d'un pendule.

Supposons un homme pris au milieu de sa marche ; il vient d'achever un pas, il repose sur les deux jambes ; la gauche, par exemple, en avant, la droite en arrière. Pour continuer la marche, pour former un nouveau pas, voici ce qui se produirait, d'après la théorie des Weber : La jambe gauche, que nous appellerons *jambe active*, est posée perpendiculairement sur le sol, et forme le côté droit d'un triangle rectangle dont l'hypoténuse est formée par la jambe droite étendue en arrière ; nous allons voir que

---

[1] G. et E. Weber (les frères Weber), physiologistes allemands nés en 1804 et 1806. — *Mécanique des organes de la locomotion chez l'homme*, trad. de l'allemand par Jourdan.

M. DUVAL, Physiol. 12

cette jambe droite peut être dite la *jambe passive* (Weber). La jambe gauche ou active, d'abord légèrement fléchie, s'étend alors et pousse en avant et en haut le bassin; à cet effet, le talon de la jambe gauche se détache du sol, par le mécanisme que nous avons expliqué à propos des leviers du deuxième genre, et le membre n'appuie que sur l'extrémité du métatarse. Pendant ce mouvement, la jambe droite ou passive, forcée de suivre le mouvement de projection en avant du bassin, se détacherait passivement du sol, et ferait autour de son point de suspension au bassin un mouvement de pendule en avant, par lequel le pied droit est porté aussi loin devant le pied actif (gauche) qu'il était précédemment loin en arrière de lui; il est alors placé sur le sol et, le mouvement de projection du bassin en avant par la jambe active (gauche) se continuant et s'achevant, le pied droit se trouve finalement placé perpendiculairement sur le sol, comme l'était la jambe gauche au commencement du pas. Le pas considéré est fini, et dans le nouveau pas qui va se produire, les choses se passeront de même que précédemment, seulement les rôles seront inverses : la jambe droite va devenir active, la jambe gauche passive.

En somme, dans la marche, qui peut être considérée comme une *série de chutes en avant*, arrêtées par l'appui d'un pied jusque-là resté en arrière, le pas pourrait être représenté par un triangle rectangle qui se déplace, en même temps que ses côtés se meuvent de telle manière que celui qui représentait le côté droit au commencement du pas (jambe gauche dans l'exemple choisi) passe à une position oblique d'hypoténuse et *vice versa*. La jambe qui de côté droit passe à la position d'hypoténuse serait *tout le temps active*, celle qui passe de la position d'hypoténuse à la position de côté droit serait *tout le temps passive; elle oscillerait à la manière d'un pendule.*

Pour osciller sans rencontrer le sol, la jambe passive doit se raccourcir légèrement; c'est ce qui a lieu, en effet, et, d'après la théorie précédente, il serait inutile d'invoquer pour cela l'action des muscles de ce membre; en effet, le membre inférieur oscillant représenterait un pendule double (cuisse d'une part et totalité du membre de l'autre). Or, on sait que les lois des oscillations des pendules sont telles, que tout pendule composé de deux parties réunies par une charnière fléchit légèrement dans la charnière au moment de l'oscillation.

Telle est la célèbre théorie des frères Weber, à laquelle il n'y a qu'un détail à modifier, à savoir que la jambe dite *passive* est en réalité légèrement active (beaucoup moins que l'autre), c'est-à-dire que son oscillation est aidée par de légères contractions de ses muscles. En effet tout démontre qu'elle présente un léger degré de contraction des fléchisseurs, précisément pour effectuer cette légère flexion nécessaire à l'exécution de l'oscillation. D'après les arguments tirés de l'observation pathologique, Duchenne (de Boulogne) considérait déjà les mouvements oscillatoires de cette jambe comme impossibles sans l'intervention de la contraction des fléchisseurs de la jambe sur la cuisse, et des fléchisseurs du pied sur la jambe[1].

1 Duchenne (de Boulogne), *Physiologie des mouvements*, Paris, 1867, p. 386.

D'autre part une étude expérimentale, basée sur l'emploi de la méthode graphique, a permis à G. Carlet de résoudre les questions les plus difficiles de la théorie de la marche, et de venir, dans un travail complet[1], confirmer quelques-uns des points de la théorie des Weber, en infirmer le plus grand nombre, et enfin élucider certains points qui n'avaient même pas fixé l'attention des précédents expérimentateurs. G. Carlet a montré ainsi que le membre qui oscille, loin de se mouvoir comme un pendule inerte, est si bien soumis à l'action musculaire, que l'on voit le droit antérieur de la cuisse se contracter au début de la période d'oscillation (flexion de la cuisse sur le bassin); puis entrent en jeu les muscles de la région postérieure (flexion de la jambe sur la cuisse); et cela jusqu'à la période d'oscillation. Mais cet expérimentateur s'est surtout attaché à analyser les mouvements d'oscillation de diverses parties du tronc, et du tronc dans son ensemble : ainsi, loin de se mouvoir en ligne droite, le grand trochanter décrit dans l'espace une courbe, en oscillant à la fois dans le plan vertical et dans le plan horizontal. D'autre part, l'inclinaison du tronc n'est pas, comme l'admettaient les Weber, proportionnelle à la vitesse de la marche, et constante pour une vitesse donnée. L'inclinaison du tronc dans le plan vertical varie brusquement aux environs du minimum, et lentement aux environs de son maximum; les muscles du tronc ne sont pas étrangers à la production de cette inclinaison. Réunissant tous ces résultats de l'expérience en une *théorie de la marche*, l'auteur, en décrivant avec soin toute la série des phénomènes qui constituent le pas, distingue le temps où les deux pieds sont posés sur le sol, l'un en avant, l'autre en arrière *(temps du double appui)*, et celui où le pied postérieur oscille pour devenir antérieur *(temps de l'appui unilatéral)*.

Jugeant peu utile de nous livrer ici à une analyse des mouvements qui

---

[1] G. Carlet, *Essai expérimental sur la locomotion (Annales des sc. nat.*, 1872).

[2] Enfin l'opinion si longtemps admise, d'après les frères Weber, que dans la marche humaine l'oscillation de la jambe qui se déplace n'est due qu'à la pesanteur (oscillation pendulaire), opinion déjà réfutée par Duchenne (de Boulogne), par Giraud-Teulon et par Carlet, a été définitivement renversée par les recherches expérimentales de Marey[1]. Au moyen de nouveaux appareils graphiques, l'habile physiologiste nous montre que le mouvement de cette jambe se traduit, sur un tracé, par une ligne droite, c'est-à-dire qu'il est *uniforme pendant toute sa durée*. Or, tel n'est point le caractère d'une oscillation pendulaire. Il montre de plus que cette uniformité, qu'il faut attribuer à l'action des muscles, ne saurait être expliquée par une combinaison des maxima du mouvement du pied avec les minima du mouvement de translation totale du corps et *vice versa*. Nous ne pouvons résumer ici les nombreuses recherches de Marey sur la locomotion humaine, tant au point de vue théorique qu'au point de vue pratique. A ce dernier point de vue, indiquons, comme exemple, que ses dernières études lui ont montré l'influence favorable que des talons bas exercent sur la rapidité de la marche; de plus que, au moins chez bon nombre de sujets, l'allure est plus rapide quand la semelle est un peu longue.

[1] Marey, *La Machine animale* et *Études sur la marche de l'homme a le l'odographe (Acad. des sciences*, 3 nov. 1884).

constituent la course, le saut, la natation, etc , nous indiquerons seulement le caractère essentiel de la course comparée à la marche ordinaire.

Dans la course il n'y a plus de *double appui;* au contraire il y a un *temps de suspension* pendant lequel, entre deux appuis des pieds, le corps reste en l'air un instant. La durée de ce temps de suspension semble peu varier d'une manière absolue ; mais si on l'apprécie relativement à la durée d'un pas de course, on voit la valeur relative de cette suspension croître avec la vitesse de la course, car avec cette vitesse diminue la durée de chacun des appuis. Mais ce qu'il y a de plus remarquable, c'est la manière dont se produit, d'après Marey, ce temps de suspension ; on pourrait croire, au premier abord, que c'est l'effet d'une sorte de saut, dans lequel le corps serait projeté en haut, de manière à décrire en l'air une courbe au milieu de laquelle il serait à son maximum d'éloignement du sol. Il n'en est rien ; le temps de suspension correspond au moment où le corps est à son minimum d'élévation ; ce temps de suspension ne tient donc pas à ce que le corps est projeté en l'air, mais à ce que les *jambes se sont retirées du sol par l'effet de leur flexion* (Marey).

RÉSUMÉ. — Les muscles sont les *agents actifs* des mouvements : les tissus de substance conjonctive servent à séparer les muscles (tissu conjonctif proprement dit) ou bien constituent les *leviers* (os) que les muscles meuvent par l'intermédiaire des *tendons.*

Il faut bien distinguer la *contractilité* des muscles, propriété vitale (liée à la *vie,* c'est-à-dire à la NUTRITION), de l'*élasticité* des tissus élastiques, propriété purement physique qui subsiste sur le cadavre.

Dans le jeu des muscles, des tendons et des os, on retrouve les trois ordres de leviers.

La *pression atmosphérique* maintient le contact des surfaces articulaires. La *synovie* (riche en. *mucosine)* favorise le glissement de ces surfaces.

Dans un *pas* (élément de la marche ordinaire), il y a une jambe dite *active* et une jambe dite *passive;* mais cette dernière n'est point soumise à une simple oscillation pendulaire : comme la jambe active, elle est le siège de contractions musculaires, très faibles, il est vrai.

QUATRIÈME PARTIE

SANG ET CIRCULATION ; SYSTÈME LYMPHATIQUE

DU SANG

Le sang est un liquide qui, circulant dans l'organisme de la périphérie au centre et du centre à la périphérie, transporte dans l'économie les éléments absorbés par certaines surfaces (principalement la muqueuse intestinale) et entraîne les déchets de l'organisme en général vers d'autres organes chargés de les rejeter à l'extérieur. Il remplit ainsi, vis à vis des éléments anatomiques, un rôle *afférent* et un rôle *efférent ;* il contient les substances de *nutrition* et les produits de *dénutrition.* Dans ce continuel commerce d'échange, il est impossible qu'il y ait, à chaque instant, compensation parfaite, de sorte que le sang n'a pas une composition fixe, normale, typique, et qu'on peut même, à un moment donné, distinguer plusieurs espèces de sang, notamment le *sang artériel* et le *sang veineux.*

Le sang est donc l'une des principales *humeurs constituantes* (Ch. Robin). En ayant égard à ce fait que c'est par son intermédiaire que tous les principes introduits dans l'organisme (même les gaz, V. *Respiration)* viennent au contact des éléments anatomiques, c'est-à-dire que ces éléments vivent réellement dans le liquide sanguin, on peut appeler le sang le *milieu intérieur*[1] (Cl. Bernard).

[1] « On donne le nom de *milieux* à l'ensemble des circonstances qui environnent l'être vivant et dans lesquelles il trouve les conditions propres à développer, entretenir et manifester la vie qui l'anime. Il faut distinguer les *milieux cosmiques* (air, eau, aliment, température, lumière, électricité) et les *milieux intérieurs.* Les premiers entourent l'individu tout entier, les seconds sont en contact immédiat avec les éléments anatomiques qui composent l'être vivant. » (Cl. Bernard, *Propriétés des tissus vivants.)* Au point de vue purement anatomique, on a pu considérer le sang comme un *tissu,* ainsi que le font

Le sang est d'une couleur rouge vermeil (sang artériel) ou rouge
pourpre foncé (sang veineux ou sang noir ; il est presque noir à la
lumière réfléchie). Sa densité est de 1045 à 1075. Sa réaction est
toujours alcaline [1] chez tous les animaux, et aussi bien dans les
conditions morbides que dans les conditions normales. Mais, d'après
Lépine, cette réaction alcaline est plus faible chez les anémiques
et les rhumatisants chroniques. Sa saveur est légèrement salée. Il
a une odeur propre, peu prononcée et différente selon les espèces
animales.

QUANTITÉ DE SANG. — L'évaluation de la masse totale du sang
paraît, au premier abord, facile à réaliser, mais présente de grandes
difficultés pratiques. On admet généralement aujourd'hui que l'organisme humain renferme en moyenne 5 à 6 litres de sang. Pour
évaluer cette masse liquide, on avait essayé de *saigner un animal
à blanc* (Herbst, Heidenhain); mais il reste toujours dans les vaisseaux une quantité de sang difficile à apprécier. Une injection complète du système vasculaire, destinée à en mesurer la capacité, ne
donne pas des résultats plus recommandables. Un moyen plus
simple et en même temps plus ingénieux est celui qu'a employé
Valentin : il consiste *à calculer la quantité de sang d'après la
dilution que lui fait subir l'injection d'une quantité d'eau
déterminée*, étant connue la proportion de solide et de liquide
qu'il contenait d'abord. Supposons, pour fixer les termes, qu'on ait
constaté que le sang d'un animal contient, à un moment donné (sur

aujourd'hui un grand nombre d'histologistes, et le définir *un tissu formé de
cellules avec substance intercellulaire liquide*. Il rentre ainsi dans l'une
des quatre grandes classes de tissus :

1° Tissus cellulaires avec peu ou pas de substance intercellulaire; épithéliums et leurs dérivés (ongles, poils, émails, cristallin);

2° Tissus cellulaires avec substance fondamentale liquide (sang, lymphe,
chyle);

3° Tissus cellulaires avec substance fondamentale abondante, muqueuse,
hyaline ou fibreuse (cartilage et tous les tissus collagènes ou conjonctifs).

4° Tissus formés par des cellules ayant donné lieu par leur juxtaposition
et transformation à des formes de fibres ou de tubes (muscles, nerfs, vaisseaux, etc.).

[1] D'après la plupart des auteurs (V. plus loin) ce seraient le carbonate et
le phosphate tribasique de soude qui donneraient au sang sa réaction alcaline; mais d'après les recherches de Rabuteau, le phosphate tribasique ne
peut, sans se décomposer, exister dans le sang riche en acide carbonique : il
conclut que l'alcalinité est due au bicarbonate de soude. Nous verrons plus
loin que, grâce à cette alcalinité, l'acide carbonique se fixe sur le *plasma* du
sang (dans les carbonates, P. Bert).

Notons déjà à propos de l'alcalinité du sang, qu'il n'y a que trois liquides
de l'organisme présentant une réaction acide : la *sueur*, l'*urine* et le *suc
gastrique*.

un échantillon extrait par saignée), quatre parties de liquide pour une de solide. Aussitôt on introduit dans le système vasculaire une quantité d'eau égale à celle du sang qu'on avait retiré, puis on pratique une deuxième saignée, qui naturellement donnera un liquide sanguin plus dilué que celui obtenu par la première. Si, par exemple, la première saignée était de 100 grammes, et qu'après avoir injecté 100 grammes d'eau, la deuxième saignée amène du sang deux fois plus aqueux, il sera facile, par une simple proportion, de calculer le sang que contenait primitivement l'animal[1].

Il y a encore bien des objections à faire à cette méthode, vu les échanges rapides qui se produisent, dans le court espace de temps qui sépare les deux saignées, entre le sang et les tissus qu'il baigne; en effet, immédiatement après une saignée, la masse du sang tend à se reconstituer aussitôt, en empruntant aux tissus ambiants leurs parties liquides.

Une meilleure méthode est celle du *lavage* de Welcker. Un animal est décapité; on recueille tout le sang qui s'en écoule et on mesure le pouvoir colorant de ce liquide. On divise alors le cadavre en fragments, et, par un lavage complet, on en retire tout le sang. En comparant alors le pouvoir colorant de l'eau sanguinolente ainsi obtenue au pouvoir colorant du sang déjà extrait, on peut facilement calculer quelle est la proportion du sang contenu dans cette eau, et on obtient ainsi l'expression de la totalité de la masse sanguine. Mais il y a encore ici de nombreuses causes d'erreur, parmi lesquelles il suffit de citer celle qui tient à ce que le lavage enlève non seulement le sang, mais encore la matière colorante des muscles, celle de la moelle des os spongieux, de la rate, etc., matières colorantes qui dérivent de celles du sang, mais qui, attribuées à ce liquide, donnent à l'évaluation de sa masse une valeur supérieure à ce qu'elle est en réalité.

Cependant on admet en général, d'après les résultats fournis par

[1] Un ingénieux procédé, analogue à celui de Valentin, a été employé par Gréhant et Quinquaud *(Mesure du volume de sang contenu dans l'organisme d'un mammifère vivant. Compt. rend. Acad. des sciences, 29 mai 1882).* Ce nouveau procédé est basé sur la propriété que possède l'oxyde de carbone de donner une hémoglobine oxycarbonée, combinaison très fixe. On fait donc respirer à un animal une certaine quantité de gaz contenant des proportions d'oxyde de carbone bien déterminées. Au bout d'un quart d'heure, par exemple, on constate quel est le volume d'oxyde de carbone fixé par l'animal, et quel est le volume fixé par une quantité donnée de sang : ces deux volumes étant connus, il suffit d'un simple calcul de proportion pour obtenir le volume du sang total. L'exactitude de cette méthode est mise en évidence par le résultat suivant : après avoir déterminé le volume normal de sang, si l'on soustrait par hémorragie une quantité mesurée, on trouve un volume de sang moindre, et la différence est égale au volume enlevé par hémorragie.

cette méthode, que le poids total du sang est en moyenne la treizième partie [1] du poids total du corps de l'homme, ce qui ferait donc 5 kilogrammes [2] de sang pour l'homme, dont le poids moyen est de 65 kilogrammes.

Du reste, la *masse du sang* est très variable selon les circonstances : l'état de jeûne ou d'absorption digestive est ce qui influe le plus sur cette quantité, et dans ces cas il peut y avoir des *variations du simple au double*. C'est ce qu'a directement constaté Cl. Bernard en décapitant deux chiens, l'un à jeun et l'autre en pleine période d'absorption digestive ; c'est ce qu'il a démontré indirectement en faisant voir qu'il faut, pour faire périr un animal en digestion, une dose de poison (strychnine, par exemple) double de celle qui suffit pour le tuer quand il est à jeun [3]. Il est vrai que dans ce cas il faut tenir compte non seulement de ce que l'organisme en général est gorgé de liquide, mais de ce que les éléments anatomiques eux-mêmes sont saturés et bien moins disposés à l'absorption du poison. Un fait plus significatif encore est le suivant : Sur un lapin à l'état ordinaire, il faut enlever 30 grammes de sang pour amener la mort par hémorragie ; au bout de trois jours d'inanition, il suffit d'enlever 7 grammes pour obtenir le même résultat. On comprend quelle importance a ce fait pour le médecin, au point de vue des saignées pratiquées au début d'une maladie, ou après plusieurs jours de diète.

COMPOSITION DU SANG

Si nous étudions le sang au point de vue pour ainsi dire anatomique (comme un tissu), nous voyons qu'il se compose de deux parties bien distinctes : le *cruor*, qui comprend la partie solide, les *globules ;* et le *liquor*, qui comprend toute la partie liquide à l'état physiologique. Ces deux parties sont en quantités à peu près égales [4]

---

[1] Cette proportion varie avec les espèces animales : 1/17 du poids du corps chez le chien, 1/24 chez le mouton, 1/36 chez le lapin.

[2] 5 kilogrammes, c'est-à-dire un peu moins de 5 litres, puisque la densité du sang (1055 en moyenne) est un peu supérieure à celle de l'eau.

[3] On comprend bien l'augmentation de la masse du sang pendant l'absorption intestinale, quand on se rappelle que Colin a recueilli, sur une vache, jusqu'à 95 litres (en vingt-quatre heures) de lymphe, par une fistule du canal thoracique, canal qui ne représente cependant que l'une des voies de l'absorption intestinale (l'autre voie est représentée par la veine porte). G. Colin, *Traité de physiologie comparée des animaux.*

[4] La proportion exacte (chez l'adulte) est la suivante : 1000 grammes de sang se composent de 446 grammes de globules *(cruor)*, et de 555 de plasma *(liquor)*. Nous disons chez l'adulte, parce que chez le fœtus la proportion es

de sorte que l'on peut considérer le sang comme une *certaine masse de cruor en suspension dans une masse égale de liquor.*

Mais cette proportion varie, surtout dans les cas signalés précédemment. Pendant l'absorption, la masse du sang peut doubler : C'est alors surtout le liquor qui augmente, car cette augmentation est due à la grande quantité de lymphe versée dans le torrent circulatoire (Colin a recueilli jusqu'à 95 litres de lymphe en vingt-quatre heures par une fistule du canal thoracique pratiquée sur une vache). De même, après une saignée abondante, le sang tend à recouvrer sa masse primitive, en empruntant leurs liquides aux tissus voisins ; c'est donc le *liquor* qui augmente, et la masse du *cruor* ne se reconstitue que bien lentement. Ainsi on sait que la mort arrive d'ordinaire lorsqu'une hémorragie a enlevé la moitié de la masse du sang ; mais c'est en réalité la moitié du *cruor* qu'il faudrait dire avec précision, et l'on conçoit l'importance de ce fait, pour ces saignées successives, alors que la masse liquide, mais non la quantité des globules, a eu le temps de se reconstituer.

Cruor. — Cette partie solide du sang est uniquement formée de globules en suspension dans le liquide ; les globules du sang sont de deux espèces : les *rouges* et les *blancs.*

a) Les *globules blancs* du sang, mieux nommés *globules incolores* (leucocytes, Robin), sont un peu plus gros que les rouges (8 à 9 millièmes de millimètre de diamètre), mais bien

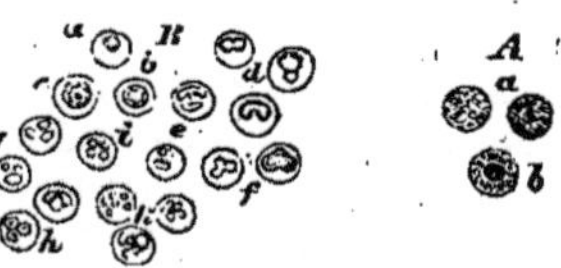

Fig. 57. — Globules blancs du sang *(leucocytes,* Robin)[*].

moins nombreux (1 globule blanc pour 300 à 700 rouges en général) ; ils sont sphériques et identiques sous tous les rapports aux *globules de la lymphe,* que l'on trouve dans les vaisseaux lymphatiques : ils proviennent, en effet, de ces vaisseaux, sont entraînés par la lymphe jusque dans le canal thoracique, et de là se déversent avec ce liquide dans le sang. Ce sont des globules ronds, à noyaux, avec une surface un peu granuleuse (fig. 57). Examinés au milieu du liquor du sang, avec un grossissement de 200 à 300 diamètres, ils présentent un aspect granuleux et un contour irrégulier, une cou-

inverse : les globules, apparaissant les premiers, forment la plus grande partie du sang, et à la naissance on trouve encore la proportion de 722 de globules pour 278 de plasma.

[*] A, Globules blancs frais ; — *a,* globules blancs dans son liquide naturel ; — *b,* globule blanc dans l'eau ; — B, globules blancs traités par l'acide acétique ; — *a, c,* globule blanc uninucléaire ; — *d,* division du noyau ; — *f, h,* division plus avancée du noyau ; — *i, k,* fragmentations de plus en plus avancées du noyau (Virchow, *Pathologie cellulaire).*

leur d'un blanc d'argent caractéristique. Ils sont formés par une petite masse de protoplasma, sans enveloppe, et présentent des *mouvements amœboïdes* très accentués, lorsqu'on les examine dans une goutte de sérum ou de lymphe. Il est impossible, dans ces conditions, de distinguer aucun autre détail de leur structure; mais la simple adjonction d'eau gonfle ces éléments, rend leur contour lisse et y fait apparaître un noyau, de forme irrégulière (en boudin), parfois double ou multiple; l'adjonction d'acide acétique rend ces détails encore plus visibles et parfois fractionne le noyau en plusieurs parties, ou fait apparaître d'emblée deux ou trois noyaux dans un globule (fig. 57, B ; *f, h, i, k)*.

Dans certaines circonstances et spécialement dans les maladies de la rate et des ganglions lymphatiques, ces globules blancs s'accumulent jusqu'à former le tiers ou la moitié de la masse globulaire du sang qui paraît lie de vin ou même analogue à du pus sanguinolent (d'où le nom de *leucémie,* ou *leucocytémie).* Cette accumulation des globules blancs semble provenir d'une plus grande abondance de la production des globules blancs par la rate (leucémie splénique) ou par les ganglions lymphatiques (leucémie lymphatique : leucocytose); mais même à l'état physiologique on trouve des variations assez considérables dans la proportion numérique des globules blancs ou rouges : ainsi le nombre des globules blancs diminue sous l'influence de *l'abstinence,* et chez les sujets avancés en âge ; il est, au contraire, plus considérable après les repas, à la suite d'hémorragies, chez des enfants, et chez la femme pendant la grossesse. Leur augmentation, dans ces cas, et surtout après le repas, constitue ce qu'on a nommé la *leucocytose physiologique.* Enfin, dans certains départements du système vasculaire, les globules blancs sont plus abondants : telles sont les veines de la rate et du foie. Ce fait est très important pour établir la physiologie de ces organes.

b) Les *globules rouges* ou *hématies* (Gruithuisen, Ch. Robin) forment la plus grande masse du cruor (300 à 700 rouges pour 1 blanc). On a calculé que 1 litre de sang en contient 5 trillions, ce qui porte à 25 trillions leur masse totale.

La *découverte* des globules du sang appartient à Swammerdam (sur la grenouille), à Malpighi (sur le hérisson). C'est Leuwenhoek qui les a vus le premier chez l'homme[1] (1773) . Cette découverte ne fit pas grand bruit,

---

[1] Swammerdam, médecin et naturaliste hollandais (1637-1680), célèbre par ses découvertes microscopiques (globules du sang, métamorphoses des insectes, etc.) qui n'ont été publiées que cinquante-huit ans après sa mort, dans le grand ouvrage intitulé : *Biblia naturæ,* 1738.

Malpighi, anatomiste italien (1628-1694), professa successivement à Bologne, à Pise, à Rome. Il fut des premiers à employer le microscope pour l'étude des organes animaux et végétaux, et pour l'embryologie. Ses observations les plus célèbres portent sur la circulation dans les capillaires, sur la coagulation du

et au commencement de ce siècle Magendie lui-même ne croyait pas à leur existence, pensant qu'on avait pris des petites bulles d'air pour des globules. En 1835, Giacomini, de Pise, niait encore la présence de globules dans le sang.

Pour arriver à une *numération* exacte des globules rouges du sang on calcule le nombre qu'en renferme 1 millimètre cube. Un procédé usité à cet effet est celui de Vierordt modifié par Potain et plus récemment par Malassez et par Hayem. Il consiste à diluer une quantité déterminée de sang dans une quantité également déterminée d'eau et à recueillir une portion du mélange dans un tube capillaire, puis à compter à l'aide d'un micromètre gradué, sous le microscope, le contenu d'une portion de ce tube [1].

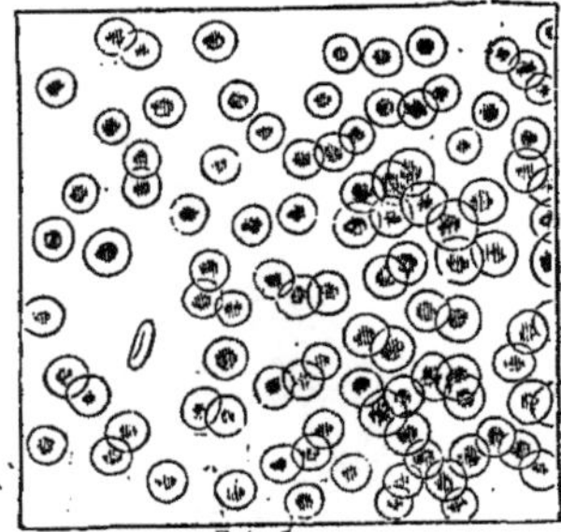

Fig. 58. — Globules rouges du sang humain, vus à plat.

Les *globules rouges* ou globules sanguins proprement dits sont chez l'homme de petits disques biconcaves, c'est-à-dire excavés sur leurs deux faces et épais sur leurs bords (fig. 58 et 60): leur diamètre est d'environ 1/150 de millimètre et leur épaisseur de 1/600; en millièmes de millimètre, unité employée en micrographie et désignée par la lettre μ, ils ont en diamètre de 6 à 7 μ, et en épaisseur environ 2 μ.

sang, sur la structure de la peau *(couche de Malpighi* de l'épiderme), du poumon, du rein *(glomérules de Malpighi)*, de la rate, de la langue, etc.

Leeuwenhoek (1638-1723) Célèbre naturaliste hollandais; il occupait, à Delft, les modestes fonctions de gardien de la porte des Échevins, et, construisant lui-même des microscopes excellents pour l'époque, il s'en servait pour examiner, pour ainsi dire en amateur, tout ce qui tombait sous sa main. Aussi ses découvertes furent-elles innombrables, dans ce monde des infiniments petits inconnu jusque-là (infusoires, globules du sang, cils vibratiles, fibres nerveuses, fibres musculaires, spermatozoïdes. etc., etc.).

[1] L'appareil de M. Malassez consiste en un tube capillaire très fin *(compte-globules)*, dans lequel on fait arriver un mélange de sang et de sérum artificiel, et dans lequel on a marqué le rapport entre le volume du liquide et la longueur du trajet qu'il occupe dans ce tube. On peut donc, après avoir examiné avec un oculaire quadrillé et compté les globules qui se trouvent dans une certaine longueur, arriver au chiffre qui doit se trouver dans 1 millimètre cube. Ce chiffre est plus grand pour le sang des veines que pour celui des artères, et en général d'autant plus élevé dans les veines que le sang contenu dans ces dernières a perdu plus ou moins d'eau par les exosmoses qui se sont opérées (par exemple, au niveau des capillaires de la peau). (Malassez, *Archives de physiologie*, 1874). — Hayem et Nachet *(Compt. rendus Acad. des sciences*, avril 1875) ont proposé un appareil et un manuel opératoire plus simple et exempt des erreurs qui se produisent avec tout appareil se remplissant par capillarité. Ne pouvant entrer ici dans le détail des manœuvres de la numéra-

Au point de vue histologique, les globules rouges sont de petites, masses de protoplasma associé à des composés chimiques particuliers (V. plus loin, *Globuline, Hématine, etc.*) ; vus par la tranche, ces éléments se présentent sous la forme d'un biscuit rétréci en son milieu et renflé à ses deux extrémités (fig. 60, *c*) : vus de face, ils représentent des disques de couleur jaunâtre plus foncés sur les bords, plus transparents vers le centre (fig. 60, *a*). On ne voit pas de noyau ni d'enveloppe, mais cependant une couche limite

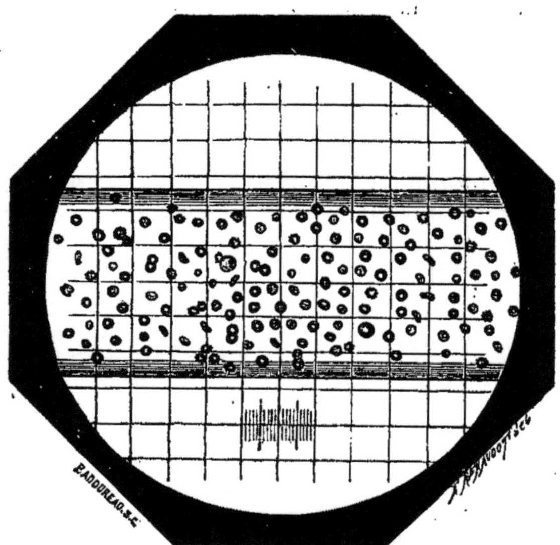

Fig. 59. — Tube capillaire de Malassez examiné au microscope avec l'oculaire quadrillé (V. la note ci-dessous).

très mince qui semble indiquer une membrane enveloppante, ou tout au moins une zone limite plus condensée, et de composition différente de celle du corps même des globules : on a cru démontrer l'absence de membrane en étudiant les déformations que ces globules subissent par l'action d'une température de 40 à 45°, ou par

tion des globules, nous donnons seulement dans la figure ci-jointe (fig. 59) l'aspect d'une certaine étendue du tube capillaire (méthode Malassez) examiné au microscope avec l'oculaire quadrillé, et nous indiquons le résultat le plus général au point de vue physiologique : M. Malassez donne, comme chiffre normal que fournit le sang du doigt d'un sujet sain, le nombre de 4.300.000 (par millimètre cube) ; M. Hayem donne le nombre de 5.000.000.

celle du carbonate de potasse (Dujardin) : dans ces circonstances les globules se dépriment et se retournent en forme de bonnet ou de coupe, dont les bords peuvent se souder régulièrement, ou par des expansions sarcodiques isolées. Mais, dans les mêmes circonstances, on observe les mêmes phénomènes sur le corps des infusoires (Rouget), auquel on ne peut refuser une enveloppe, ou tout au moins une *couche corticale (Hautschicht* des Allemands). Enfin, par l'action de l'acide picrique ou chromique, de l'alcool, et par la coloration au sulfate de rosaniline, on observe très nettement une membrane « qui est formée par une substance très ductile et molle comme une pâte, puisqu'elle se laisse traverser par des corps et se referme sur eux sans conserver aucune trace de leur passage [1] ».

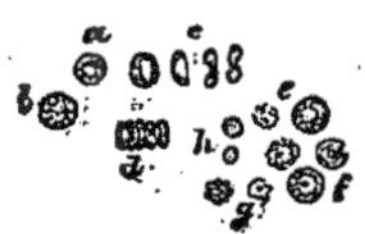

Fig. 60. — Globules sanguins d'un homme adulte *.

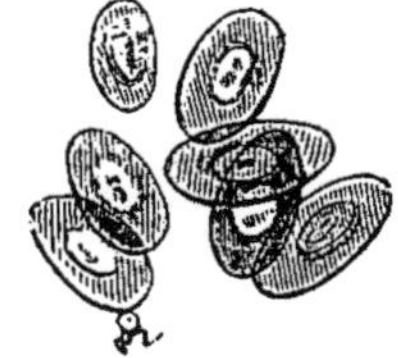

Fig. 61. — Globules du sang de grenouille.

Les globules rouges s'altèrent très facilement ; la moindre évaporation, la moindre concentration du liquide dans lequel ils nagent leur donnent par exosmose une forme ratatinée, *crénelée* (fig. 60, *e)* sur les bords, et qui, parfois, par ses saillies vues de face, peut faire croire à la présence d'un noyau (fig. 60, *f)*.

La forme, les dimensions, et même la structure des globules rouges ne sont pas les mêmes pour les différents animaux ni pour un même animal aux diverses époques de son développement. Dans

1 Ranvier, *Recherches sur les éléments du sang (Archives de physiol.* 1875, p. 9). La membrane des globules rouges se laisse traverser par des corpuscules et se referme exactement après leur avoir donné passage : au moyen de l'alcool étendu de deux fois son volume d'eau, on détermine souvent l'issue des noyaux contenus dans les globules rouges de la grenouille. Ces globules se transforment alors en vésicules dont la membrane limitante est très nettement dessinée. Cette membrane se colore vivement par le rouge d'aniline, et, lorsque le noyau du globule l'a traversée, on ne peut y observer aucune perte de substance comme trace de son passage.

* *a*, Globule rouge ordinaire ayant la forme d'un disque ; — *b*, globule blanc ; — *c*, globules rouges vus de côté, appuyés sur leurs bords ; — *d*, globules rouges empilés comme des écus ; — *e*, globules rouges anguleux, l'exosmose leur ayant fait perdre une partie de leur contenu, d'où l'aspect ratatiné ; — *f*, globules rouges ratatinés (à bords mamelonnés ; leur face présente un soulèvement semblable à un noyau) ; — *g*, ratatinement plus complet ; — *h*, dernier degré de ratatinement. Grossiss.. 280 diam. (Virchow).

tout ce. qui précède, nous n'avons fait allusion qu'aux globules rouges de l'homme adulte. Les *globules du fœtus humain* se distinguent de ceux de l'adulte par l'existence d'un noyau, et ce n'est que vers la seconde moitié de la vie intra-utérine qu'ils perdent cet élément. Les *globules sanguins des mammifères adultes* ressemblent à ceux de l'homme comme forme, mais en diffèrent comme dimensions ; ceux du cochon d'Inde, de la chèvre, du mouton, du cheval, du lapin sont plus petits; ceux du chien, à peu près égaux ; ceux de l'éléphant, beaucoup plus volumineux (9 μ). Seuls parmi les mammifères, les *camélides* ou *caméliens* (chameau et lama) présentent des globules elliptiques et toujours, du reste, sans noyau. Les oiseaux présentent des globules plus gros que ceux des mammifères, elliptiques, longs de 10 à 18 μ, large de 5 à 9 μ, biconvexes avec des traces de noyau. Les globules des *reptiles* et des *amphibies* (fig. 61) sont volumineux, elliptiques, biconvexes, avec un noyau très visible ; il en est de même pour la généralité des poissons. Pour donner une idée des différences de dimensions, il nous suffira de citer le chiffre suivant : les globules rouges de l'homme mesurent 1/150 (7 μ) de millimètre, ceux du protée 1/12 (80 μ).

Au point de vue physiologique, les globules rouges sont remarquables par leur élasticité ; ils sont *faiblement* et *parfaitement* élastiques : la moindre pression les déforme, mais ils reviennent facilement à leur forme primitive : en effet, en examinant la circulation au microscope (sur le mésentère de la grenouille, par exemple), on les voit parfois se plier en deux ou se mettre à cheval sur l'éperon résultant de la bifurcation d'un vaisseau.

Au point de vue chimique, les globules rouges présentent ce fait intéressant qu'ils contiennent, comme matières minérales, des sels autres que ceux du liquor. Ainsi ils renferment surtout des phosphates et des sels de potasse, tandis que le liquor contient surtout des carbonates et des sels de soude. Nous avons déjà indiqué, comme une des propriétés générales de la cellule vivante (V. première partie, p. 10), cette faculté de maintenir sa composition propre malgré les lois de l'endosmose et de la diffusion.

Si, après cette indication particulière, si intéressante au point de vue de la nutrition, de la vie du globule sanguin, nous passons à l'étude des résultats généraux fournis par l'analyse chimique, nous pouvons dire que le globule rouge est formé d'un stroma ou *globuline*, renfermant une matière colorante dite *hémoglobine*. En effet, par l'action de l'eau, les globules rouges se décolorent et semblent bientôt disparaître : en réalité, la matière colorante (hémoglobine), s'est dissoute dans l'eau, et le corps même du globule *(stroma, globuline)* est demeuré à l'état incolore. Donc le globule est formé d'un stroma (réticule protoplasmique), chargé d'hémoglobine. Ajoutons que, l'action de l'eau continuant, le stroma lui-même finit par s'y dissoudre et disparaître.

A. *Globuline.* — Le stroma (Rollet) ou globuline (Denis, de Commercy) est une matière albuminoïde particulière. Dans la constitution du globule, le stroma est à l'hémoglobine comme 1 à 13. On se procure de la globuline en plaçant une certaine quantité de globules frais dans un nouet de linge fin et en l'arrosant d'eau qui entraîne l'hémoglobine. La globuline renferme une certaine quantité de sels de potasse et de soude (potasse 6 0/0, soude 0,6).

B. *Hémoglobine.* — L'hémoglobine ou *hématocristalline*, substance très importante pour le physiologiste, est une matière albuminoïde cristallisable, chez l'homme et chez certains animaux seulement (rat, chien, cochon d'Inde), et remarquable en ce que le fer est un élément important dans sa composition (l'hémoglobine renferme 0,42 pour 100 de fer). L'oxygène qui se fixe sur les globules, dans la respiration, se combine avec l'hémoglobine et forme un oxyde appelé oxyhémoglobine. Le fer paraît

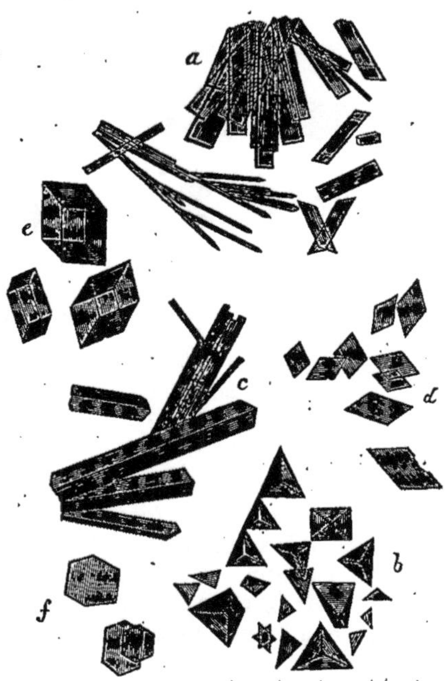

Fig. 62. — Cristaux d'hémoglobine*.

jouer un rôle essentiel dans cette combinaison, 100 grammes d'hémoglobine peuvent absorber 130 centimètres cubes d'oxygène. On se procure l'hémoglobine cristallisée en ajoutant quelques gouttes d'éther à une petite quantité de sang contenue dans une éprouvette. L'éther détruit les globules et met l'hémoglobine en liberté. Celle-ci, d'abord dissoute dans l'éther, cristallise ensuite, par suite de l'évaporation de ce liquide. Les *cristaux* d'hémoglobine sont rhom-

* *a* et *d*, de l'homme; — *b*, du cochon d'Inde; — *c*, du chat; — *e*, du hamster; — *f*, de l'écureuil (d'après Frey).

boédriques chez l'homme, tétraédriques chez le cochon d'Inde, hexaédriques chez l'écureuil (V. fig. 62).

Dérivés de l'hémoglobine. — En faisant agir divers réactifs sur l'hémoglobine, on obtient des dérivés et des combinaisons cristallisant dans des formes régulières : ce sont l'*hématine* et l'*hématoïdine*.

1° L'*hémine*. En faisant agir sur du sang desséché du chlorure de sodium et de l'acide acétique cristallisable, on obtient un nouveau corps, l'hémine (ou chlorhydrate d'hématine) (fig. 63), qui se présente sous forme de cristaux en tables rhomboïdales aplaties, à angles aigus, et d'un brun intense.

Les cristaux ainsi obtenus sont caractéristiques du sang. C'est bien du chlorhydrate d'hématine, car on est parvenu récemment à les produire en mettant simplement en présence l'hématine et l'acide chlorhydrique.

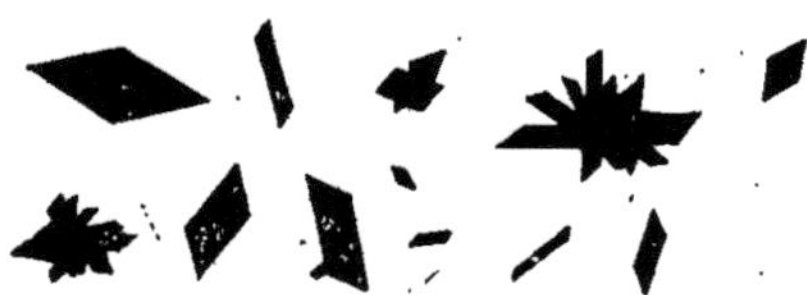

Fig. 63. — Cristaux d'hémine *.

2° Enfin, l'*hématoïdine* est un dérivé de l'hématine, dérivé qui se produit spontanément dans l'économie, surtout dans les anciens foyers hémorragiques, et en général dans tous les épanchements sanguins. Ce corps, qui se présente sous forme de très petits cristaux rhomboïdaux obliques, est identique à la matière colorante de la bile : au point de vue de la composition chimique, l'*hématoïdine* n'est pas identique à l'hématine, elle en diffère par 1 de fer. en moins et 1 d'eau en plus.

Ces matières colorantes du sang, et particulièrement l'hématocristalline (*hémoglobine*), ont été l'objet de très intéressantes recherches au moyen de l'*analyse spectrale*. Hoppe Seyler (1862) et Valentin, en Allemagne; Stokes et Sorby en Angleterre; P. Bert, Claude Bernard, R. Benoît et Fumouze, en France, appliquant à l'étude du sang le procédé d'analyse découvert par Kirchhoff et Bunsen, ont démontré que lorsqu'on regarde à travers un prisme (spectroscope) une solution de *sang artériel* très étendue, éclairée par la lumière solaire ou par la flamme d'une lampe, au lieu d'observer le spectre lumineux ordinaire, on voit ce spectre interrompu par de larges bandes obscures placées comme l'indique la figure 64. C'est ce qu'on appelle le *spectre d'absorption du sang;* il est caractérisé essentiellement par deux bandes obscures dans la partie jaune verte (B, fig. 64), et de plus par l'extinction, à peu près complète, de tous les rayons les plus réfrangibles à partir du bleu ou de l'indigo (fig. 64, C).

* Obtenus artificiellement du sang par l'action du sel de cuisine et de l'acide acétique (chlorhydrate d'hématine). Grossiss., 800 diam. (Virchow).

Chose remarquable, le sang veineux, ou celui qui a perdu son oxygène, ou les solutions d'hémoglobine que l'on a désoxygénées par un agent réducteur quelconque, présentent un spectre différent. L'intervalle qui sépare les deux bandes est obscurci, ou, en d'autres termes, les deux bandes noires se fondent en une seule, dite *bande de réduction de Stokes* (fig. 64, E); en même temps, l'ombre qui recouvre la partie la plus réfrangible a reculé vers le violet, de sorte qu'il y a plus de transparence pour les rayons bleus.

Il y a donc un spectre du sang oxygéné et un spectre du sang désoxygéné, de l'hémoglobuline oxygénée et de l'hémoglobuline réduite.

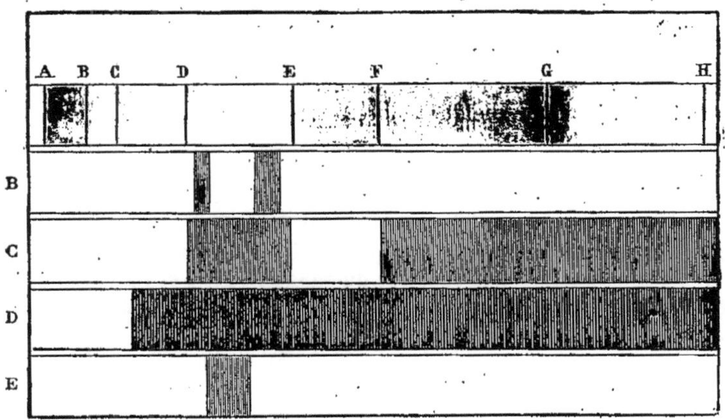

Fig. 64. — Absorption de certaines régions du spectre
par des dissolutions sanguines*.

Claude Bernard et Hoppe Seyler ont montré, à peu près en même temps, que l'oxyde de carbone, qui chasse avec tant d'énergie l'oxygène du sang, prend sa place, et combiné avec l'hémoglobine, donne un spectre (spectre du sang oxycarboné) très analogue au spectre oxygéné, si ce n'est que les deux bandes noires sont un peu déplacées vers la droite. Mais ce que ce spectre a de caractéristique, c'est qu'il ne subit aucun changement par l'action des agents réducteurs; en d'autres termes, le spectre de l'hémoglobine

* A, Raies de Fraünhofer; — B, sang artériel oxygéné (deux bandes d'absorption entre les raies D et E de Fraünhofer, c'est-à-dire dans le jaune du spectre).

C, Sang artériel en dissolution plus concentrée (absorption de tous les rayons à partir de la raie F, c'est-à-dire du bleu).

D, Dissolution plus concentrée encore; — E, sang veineux, sang réduit; raie de réduction près de la raie D de Fraünhofer (c'est-à-dire dans le jaune).

oxycarbonée ne peut plus donner, comme celui de l'hémoglobine oxygénée, la *raie de réduction Stokes*. Il est facile de comprendre l'intérêt de ces recherches et leur application, par exemple, à l'analyse du sang d'une personne asphyxiée par les vapeurs du charbon, par l'oxyde de carbone.[1]. A un point de vue analogue, il est très intéressant de constater que ces bandes caractéristiques s'obtiennent encore en traitant par l'eau des taches de sang même très anciennes, laissées sur du fer, du bois, du linge, etc., ou bien encore avec du sang déjà décomposé et putréfié. Valentin a très nettement constaté la présence du sang sur une ancienne planche de table de dissection qui était restée sans usage depuis trois ans dans un endroit humide, et sur un vieux crochet rouillé de boucherie qui ne servait plus depuis longtemps. On n'a pas, malgré de nombreux essais (Ritter), trouvé de matière colorante dont le spectre pût être confondu avec celui du sang, ni surtout qui pût donner par les agents de réduction quelque chose d'analogue à l'apparition de la raie de Stokes.

De plus, comme sensibilité, cette méthode de recherches laisse peu à désirer, puisque Valentin a retrouvé des traces reconnaissables du spectre caractéristique du sang dans une solution qui n'en contenait que 1/7000 sous une épaisseur de 15 millimètres.

L'étude successive des spectres du sang oxygéné et désoxygéné, de l'hémoglobine réduite, spectres que l'on peut reproduire tour à tour en enlevant et en rendant l'oxygène à la solution sanguine, nous permet d'apporter un élément à l'explication de la différence de couleur du sang artériel et du sang veineux; cette différence n'est pas due à des modifications dans la forme des globules, puisque ces phénomènes de coloration, corrélatifs aux différences des spectres du sang artériel et du sang veineux, s'établissent, comme eux, grâce à des alternatives d'oxydation et de réduction de l'hémoglobine, de sorte que le sang artériel et le sang veineux représentent les deux états d'oxydation et de réduction de la matière colorante du sang.

Le rôle physiologique des globules rouges consiste essentiellemen à se charger d'oxygène qu'ils vont ensuite distribuer aux tissus; ces globules sont des réceptacles, des appareils condensateurs de ce gaz. Lorsqu'ils traversent les capillaires du poumon, ils empruntent à l'air venu de l'extérieur son oxygène, qu'ils vont ensuite transporter vers les différents éléments de l'économie, et surtout vers ceux

---

[1] V. Cl. Bernard, *Leçons sur les anesthésiques et sur l'asphyxie*, Paris, 1875.

E. Cherbuliez, *Etudes spectroscopiques du sang oxycarboné, applications médico-légales*, Paris, 1890, et *Annales d'hygiène*.

qui consomment beaucoup de ce gaz, c'est-à-dire vers les cellules nerveuses, les nerfs et les muscles. En échange de l'oxygène qu'ils emploient, ces éléments rendent une quantité à peu près équivalente (V. *Respiration)* d'acide carbonique, qui se dissout dans le liquor du sang (se combinant avec les sels du sérum ; V. plus loin).

Les globules rouges du sang, et, par suite, la totalité du sang préside donc aux phénomènes respiratoires, et la mort qui survient après une abondante hémorragie est causée essentiellement parce que l'oxygène n'est plus distribué en quantité suffisante aux tissus et spécialement aux éléments anatomiques du système nerveux central. A ce point de vue, la transfusion du sang consiste donc uniquement en un *nouvel apport de globules sanguins*. Ainsi cette opération ne répond ni aux espérances exagérées (rajeunissement, guérison de la folie, etc.), ni aux craintes démesurées (interdite par le Parlement en 1668) qu'elle a inspirées à son début (dix-septième siècle ; Lower, Denis[1]). Aujourd'hui on compte par centaines les cas d'hémorragie où le malade exsangue a été rappelé à la vie par la transfusion du sang, surtout dans les cas de métrorragies. Les globules sanguins doivent être empruntés à un animal de même espèce, sans quoi l'effet cherché n'est point obtenu, car non seulement les globules sanguins d'un animal quelconque ne sont pas aptes à entretenir la vie des tissus d'un animal d'espèce différente, pas plus que les spermatozoïdes du premier ne seraient propres à féconder l'ovule du second, mais il faut noter de plus, comme l'a démontré Hayem, que les globules d'un animal sont le plus souvent détruits dans le sérum d'un animal d'une autre espèce[2]. Il suffit, du reste, d'une très petite quantité de sang transfusé pour ramener les échanges vitaux et permettre à l'opéré de reconstituer sa masse primitive de sang par la nutrition. Enfin on a aussi appliqué la transfusion à des cas d'empoisonnement par l'oxyde de carbone, agent qui paralyse le globule rouge. Et, en effet, elle a été couronnée de succès (Rouget, Laborde), car on remplace alors des globules inutiles par des globules propres aux échanges nutritifs et respiratoires.

[1] Lower (R,), anatomiste anglais (1630-1691), connu surtout par ses travaux sur la structure du cœur. [illegible]

Denis, médecin et philosophe du xviie siècle, mort en 1704.

[2] Hayem *(Acad. des sciences*, 5 oct. 1888) a montré que l'introduction d'un sang étranger dans les vaisseaux d'un animal donne lieu à une action réciproque des deux sangs l'un sur l'autre, se traduisant par la formation de petits caillots : ceux-ci sont constitués par une partie centrale, amas d'hématoblastes (voir ci-après), et une partie périphérique, composée d'hématies conglomérées. Ces caillots produisent des hémorragies par embolies. En même temps il y a presque toujours une destruction active des hématies par dissolution de l'hémoglobine. Les diverses formes données par l'auteur à ses expériences démontrent qu'il est impossible de rapporter ces effets au ferment de la coagulation fibrineuse, non plus qu'à la nature des matières albuminoïdes ou des sels. Il s'agit peut-être de l'action de substances chimiques en quelque sorte individuelles (spécifiques) qui seraient variables selon les espèces de sang et qui agiraient sur les éléments anatomiques, particulièrement sur des hématoblastes.

Les globules rouges sont donc ce qu'on pourrait appeler l'*organe du sang*. Quand ces globules sont en trop grande porportion, il y a alors une sorte de *pléthore*, la circulation est gênée et les congestions se font facilement; on trouve quelque chose d'analogue dont le choléra, mais par un mécanisme tout autre : la déperdition énorme des liquides par l'intestin rend le sang très épais; les globules s'agglutinent et le rendent *poisseux*. Dans toutes les maladies chroniques et dans la plupart des maladies aiguës, quand la diète dure longtemps, on observe une diminution notable dans l'organe du sang. Cette diminution est proportionnelle à la durée de la maladie. Dans l'anémie, dans la chlorose, elle atteint son maximum, et l'on a vu des cas de chlorose où le cruor ne formait plus que le quart de la masse sanguine ; il y a alors ce que l'on appelle *hydrémie* (vu l'augmentation relative de la partie aqueuse du sang) et qui serait mieux nommé *acruorie*.

Sous le rapport de leur existence propre, les globules du sang présentent des phases d'existence : les premiers globules rouges de l'embryon proviennent des cellules du feuillet blastodermique moyen d'après la plupart des auteurs[1]; chez l'adulte, cette question a été l'objet de très nombreuses recherches; l'opinion la plus ancienne et à laquelle se rattachent les recherches de Sappey[2], est que les globules rouges proviennent de la transformation des globules incolores, des globules blancs de la lymphe.

Tout démontre en effet, aujourd'hui, que les globules rouges proviennent d'une transformation des globules blancs; mais cette transformation n'est pas directe, elle a lieu par des processus compliqués et qui ne sont pas les mêmes pour les globules rouges à noyaux (animaux ovipares) et pour les globules rouges non nuclées (animaux vivipares).

En effet, il faut d'abord signaler dans le sang la présence d'un élément figuré qui est intermédiaire au globule blanc et au globule rouge, et que Hayem, qui en a fait une étude complète, a nommé *hématoblaste*. Ces éléments, qui existent dans le sang en circulation, sont colorés par la présence d'une quantité plus ou moins grande d'hémoglobine, mais ils se distinguent des globules rouges par leurs petites dimensions[3], leur forme

---

1. Dans des recherches encore inédites nous avons constaté que les globules du sang, chez l'embryon du poulet, se forment dans le feuillet interne, ou, pour mieux dire, dans une région du vitellus homologue au feuillet interne, dans ce que nous avons appelé l'*entoderme vitellin*. (*Etudes histologiques et morphologique sur les annexes des embryons d'oiseaux. Journal de l'anat. et de la physiol.*, mai 1884).

2 C. Sappey, *Les éléments figurés du sang dans la série animale*, Paris, 1881.

3 A peine sortis des vaisseaux les hématoblastes se déforment, présentent une surface épineuse et, se fusionnant entre eux, se réduisent en des amas, en forme de plaques irrégulières. Pour pouvoir es étudier, il faut les fixer

peu régulière (ovalaires avec prolongement effilé), et par leur extrême
altérabilité. Enfin, fait essentiel pour l'étude qui va suivre, les hématoblastes des ovipares possèdent un noyau (comme les hématies de ces animaux); les hématoblastes des vivipares n'en possèdent pas.

Or quand on fait subir à des animaux des pertes de sang considérables
de manière à nécessiter une rapide reproduction des hématies, on constate
que cette régénération se fait à l'aide du développement progressif et de
plus en plus complet des hématoblastes, dont le disque s'accroît et acquiert
une quantité de plus en plus grande d'hémoglobine, tout en conservant
longtemps encore un noyau volumineux. Étudiés chez l'homme, les hématoblastes se présentent comme des éléments de 1 à 3 µ, remarquables par
leur grande altérabilité, et qui, en se développant, deviennent plus colorés
et se comportent comme des globules rouges dont ils ne diffèrent que par
la taille ; quelques-uns d'entre eux acquièrent les caractères de véritables
globules rouges avant de grossir notablement et forment ces hématies extrêmement petites décrites sous le nom de *globules nains*. Dans l'anémie, il
est facile d'observer les hématoblastes arrêtés dans les diverses formes de
leur évolution en globules rouges.

Ainsi nous pouvons considérer comme acquis un premier résultat, c'est
que les globules rouges du sang proviennent de l'évolution ultime des
hématoblastes : les globules rouges nucléés des ovipares proviennent d'hématoblastes à noyau; les globules rouges non nucléés des vivipares
proviennent d'hématoblastes sans noyau. Il ne resterait donc plus qu'à
déterminer l'origine des hémotoblastes eux-mêmes. Disons-le de suite, les
hématoblastes proviennent des globules blancs, mais non par transformation simple et directe de ceux-ci : le processus qui leur donne naissance
est compliqué, et diffère chez les ovipares et les vivipares, en raison même
de ce fait que les premiers ont des hématoblastes nucléés, et les seconds
des hématoblastes non nucléés.

L'origine des hématoblastes nucléés des ovipares nous a été révélée par
les recherches de Pouchet [1]. Cet auteur a constaté que les globules blancs

soit par l'action de l'acide osmique, soit par une dessiccation rapide, soit en
faisant les observations à une température très basse (à 0° ils se conservent
très bien). Cette grande altérabilité des hématoblastes explique comment ces
éléments ont échappé si longtemps aux recherches des micrographes ; elle
paraît encore appelée à nous donner l'explication d'un phénomène des plus
importants, la *coagulation* du sang. On sait que, en laissant une mince couche
de sang se coaguler sur une lame de verre, on peut observer au microscope
le réticulum fibrineux qui enserre dans ses mailles les globules rouges; mais
par un léger lavage au sérum iodé, on voit que les nœuds du réticulum sont
occupés par des amas d'hématoblastes, lesquels se sont transformés en corpuscules irréguliers, anguleux, étoilés, de la surface desquels partent des fibrilles
extrêmement fines, entre-croisées en réseau (voy. fig. 65, ci-après, p. 201). La
coagulation du sang aurait donc pour origine les actes physico-chimiques qui
accompagnent la décomposition d'un des éléments figurés du sang. Voir Hayem,
Du sang et de ses altérations anatomiques, Paris, 1889.

1 G. Pouchet, Evolution et structure des éléments du sang chez le triton
(*Journ. de l'anat. et de la physiol.*; janvier, 1889).

ou leucocytes polynucléés des ovipares se divisent et donnent naissance à
de petits éléments ou cellules filles, que Pouchet nomme *noyaux d'origine*,
d'une part parce que ces éléments sont formés d'un noyau entouré d'un
très petit corps cellulaire, et d'autre part parce que ces éléments, par leur
évolution ultérieure, donnent naissance à deux ordres de cellules. En effet,
leur évolution se fait soit dans le sens de globule blanc (retour à la forme
qui leur a donné naissance), soit dans le sens de globule rouge. Quand
l'évolution se fait dans le sens de globule blanc (ou leucocyte), le noyau,
en même temps qu'il s'entoure d'un corps cellulaire de plus en plus abondant, présente des incisures, qui font apparaître à sa surface des bosselures,
et lui donnent les caractères connus du noyau de leucocyte *(noyau en boudin
irrégulier*, selon l'expression des histologistes). Quand au contraire, l'évolution se fait dans le sens globule rouge ou hématie, le noyau d'origine, ne
subissant que peu ou pas de déformation, s'entoure d'une masse de protoplasma qui s'allonge, se charge d'hémoglobine, et présente bientôt tous les
caractères de l'hématoblaste nucléé. Ainsi cet hématoblaste n'est pas le
résultat d'une transformation directe d'un globule blanc ; il résulte de l'évolution spéciale d'une cellule fille (dite noyau d'origine) dérivée du globule
blanc. Ces diverses dérivations et transformations cellulaires, chez les
ovipares, se produisent et se constatent dans le sang en circulation.

L'origine des hématoblastes non nucléés des vivipares ne se constate pas
dans le sang en circulation ; cette évolution se localise dans certains organes
qui ont reçu le nom d'*hématopoïétiques*, c'est-à-dire qui sont le lieu de la
production des hématoblastes versés ensuite dans le torrent circulatoire.
Parmi ces organes, celui qui a été le mieux étudié à ce point de vue est la
moelle des os. On sait qu'il y a deux espèces de moelle osseuse : l'une
rouge ou fœtale, l'autre graisseuse. C'est la moelle rouge qui seule est le
siège de la production que nous recherchons. Parmi les éléments qui la
constituent se trouvent en abondance les *médullocelles*, qui ne sont autre
chose que des globules blancs. Or, en étudiant la moelle rouge, Neumann,
en 1868, signala la présence de certains médullocelles qui sont deux à
quatre fois plus grands que les autres et dont le corps protoplasmique est
chargé d'hémoglobine. En 1882, Malassez put constater que ces cellules de
Neumann donnent naissance aux hématoblastes, mais non par une transformation directe. La cellule de Neumann émet des prolongements sous forme
de bourgeons, lesquels se pédiculisent, puis finalement se détachent de la
cellule mère, et deviennent libres sous forme de fragments de protoplasma
qui présentent tous les caractères des hématoblastes. Ainsi se produisent
les hématoblastes non nucléés, car le noyau de la cellule de Neuman ne
prend aucune part à la formation des bourgeons sus-indiqués. Nous voyons
donc que chez les vivipares le processus complexe de l'hématopoïèse passe
par les phases suivantes : globule blanc (dit médullocelle) qui grandit et
devient cellule de Neumann (dite aussi cellule *globuligène*, cellule *hémato-
blastique)*, laquelle bourgeonne à sa superficie et donne ainsi naissance à
des fragments de protoplasma qui deviennent libres sous la forme d'hématoblastes. Ceux-ci n'ont qu'une légère transformation à subir pour devenir
globules rouges. Malassez a de plus montré que les dimensions des bourgeons de la cellule de Neumann varient selon les animaux, et que ces

dimensions sont précisément en rapport avec celles des globules ·rouges chez un animal donné [1]. ·

Ainsi, d'après ces faits d'évolution, les globules rouges nucléés des ovipares et les globules rouges non nucléés des vivipares ne sont pas choses équivalentes ; les premiers sont de véritables cellules ; les seconds sont des fragments de cellules. Mais ceci n'est exact que pour le vivipare à l'état adulte. Les embryons de mammifères ont, dès le début, une hématopoièse identique à celle des ovipares ; aussi leurs hématies possèdent un noyau ; plus tard ces globules nucléés sont remplacés par des globules non nucléés et alors l'hématopoièse par bourgeonnement de la cellule de Neumann se substitue à l'hématopoièse par transformation de l'élément dit noyau d'origine et dérivé de la prolifération du leucocyte. ·

· Nous avons parlé spécialement de la moelle des os comme organe hématopoiétique. D'autres organes' jouent certainement le · même rôle, mais leur étude à ce point de vue a donné des résultats encore discutables. Tel est le cas de la rate et du foie.

· Les fonctions de la rate sont encore très obscures. Sa constitution histologique, en y révélant de véritables ganglions lymphatiques (corpuscules de Malpighi), montre clairement qu'elle est un lieu de production de globules blancs ; et en effet, le sang de la veine splénique contient une plus grande proportion de leucocytes que celui de l'artère. Mais quant à ses fonctions relativement aux globules rouges, elles sont encore très controversées. D'après Picard et Malassez, il y aurait, après l'extirpation de la rate, diminution passagère du nombre des globules rouges et de leur richesse en hémoglobine. Et en effet, ces auteurs ont constaté d'autre part que le tissu de la rate est riche en matériaux propres aux globules rouges, c'est-à-dire en fer et en potassium. Mais ce fait, invoqué en faveur du rôle hématopoiétique de la rate, peut aussi bien être expliqué par la théorie qui considère la rate comme un organe où se détruisent les vieux globules rouges. En effet si, comme l'a fait Béclard, on examine comparativement le sang qui entre dans la rate et celui qui en sort, on observe, d'après quelques auteurs, une diminution de moitié dans le cruor, d'où il

---

[1] Il faut sans doute faire un rapprochement entre ces cellules de Neumann (et leurs bourgeons hématoblastiques) et les singuliers éléments récemment découverts par Ranvier et décrits par lui sous le nom de *clasmatocytes* (κλάσμα, fragment ; κύτος, cellule). Ce sont des cellules du tissu conjonctif, à prolongements moniliformes. Les parties rétrécies de ces prolongements se réduisent au point de disparaître totalement, de sorte que des portions de la cellule se trouvent détachées de son corps et deviennent indépendantes, formant ainsi des îlots de granulations répandues dans les mailles du tissu conjonctif. Cette sorte de sécrétion par effritement du protoplasma paraît être le caractère essentiel de ces cellules, dites pour cela clasmatocytes. Chez tous les animaux, mammifères aussi bien que batraciens, leurs prolongements se terminent ainsi par des bourgeons qui se détachent et se fragmentent. A l'état vivant ces parties ne présentent aucun déplacement, aucun mouvement, amœboïde, et cependant les clasmatocytes proviennent de cellules lymphatiques de leucocytes, qui, après être sortis des vaisseaux sanguins, ont voyagé dans les interstices du tissu conjonctif (Ranvier, Acad. des sciences. 27 janvier 1890).

faudrait conclure que les globules disparaissent dans cet organe. L'étude de la rate elle-même y montre d'ailleurs beaucoup d'éléments qui paraissent de vieux globules sanguins. Le sang de la veine porte présente le caractère du sang ordinaire, mais il est plus *hydrémié,* parce que le sang de la veine splénique, appauvri dans la rate, vient l'appauvrir à son tour en se mêlant à lui. Dans les veines sus-hépatiques, au contraire, on trouverait que le sang a gagné des globules dans la proportion de 1/2 à 2/3. Ainsi le foie, par opposition à la rate, serait peut-être une sorte d'atelier où se constituent les globules sanguins. (Sur ces questions controversées, V. plus loin : *Rate et Foie.)*

Cependant cette fonction hématopoiétique du foie n'est pas très nettement démontrée, et même les nombres sur lesquels elle est fondée peuvent recevoir une autre interprétation. En effet, ces nombres expriment le rapport des globules à la partie liquide du sang, du *cruor* au *liquor,* c'est-à-dire d'après Lehmann, que 1000 parties du sang de la veine porte (chez le cheval) ne contiennent que 141 parties de globules rouges (en poids), tandis qu'on en trouve 317 sur 1000 dans le sang sus-hépatique. Mais cette augmentation n'est pas absolue : il est reconnu qu'après la formation de la bile le plasma du sang est très concentré, de sorte que l'eau du sang sus-hépatique ne forme que les 68,100 de la totalité des éléments constituants, tandis que dans le sang de la veine porte l'eau constitue les 77/100. Dans un liquide aussi concentré que le sang sus-hépatique, l'augmentation des globules rouges ne saurait être considérée comme absolue. D'autre part, les chiffres donnés par Lehmann représentent le poids des globules humides. Or, dans le sang artériel typique, le poids des globules humides est à peu près (V. p. 182) de 500 pour 1000 (moitié cruor et moitié liquor). Une interprétation exacte des nombres nous amène donc à penser que les globules rouges se détruisent plutôt qu'ils ne se forment dans le foie.

Une preuve directe consiste à chercher le rapport des globules rouges aux globules blancs dans le sang de la veine porte et dans celui des veines hépatiques ; les recherches dans ce sens donnent pour résultat : 1 globule blanc sur 740 rouges dans la veine porte, et 1 globule blanc sur 170 globules rouges dans les veines sus-hépatiques ; cette différence ne peut tenir qu'à une production de globules blancs dans le foie, ou à une destruction de globules rouges.

La première hypothèse est tout à fait en dehors de ce que l'on connaît sur la physiologie du foie ; la seconde, au contraire, est parfaitement en rapport avec les fonctions biliaires de cet organe, puisque la matière colorante de la bile est identique à l'hématoïdine, l'un des dérivés de l'hématine du sang. Nous arrivons donc à conclure que le foie peut être regardé, au moins chez l'*animal adulte,* comme un des lieux où les *vieux* globules rouges se détruisent.

Liquor. — La partie liquide du sang *(liquor* ou plasma du sang) peut être considérée comme une solution d'albumine renfermant de plus quelques sels, des graisses, des matières extractives, des gaz. — Le *liquor* est un liquide relativement chargé d'albumine, car il en

contient à peu près 1/10, proportion qui se rencontre assez rarement dans les autres liquides de l'économie. De cette albumine, une
faible partie (2 à 3 grammes de fibrine sèche[1] pour un litre de sang) est
spontanément coaguable : c'est la *fibrine*. L'autre partie (70 à 75
grammes pour un litre de sang[2]) est l'albumine proprement dite,
qui ne se coagule que par la chaleur ou les réactifs.

La *fibrine* est la cause ou, pour mieux dire, le produit de la
coagulation du sang, c'est-à-dire de ce phénomène bien connu par
lequel, dès sa sortie des vaisseaux, le liquide sanguin se solidifie
en une masse qui présente
l'aspect d'une gelée. C'est
la fibrine seule qui se coagule dans ce cas et forme
une espèce de réseau dans
lequel sont emprisonnés
les autres éléments du sang
et notamment les globules.
La figure 65 montre un
réticulum fibrineux, tel
qu'on l'observe au micro-
scope, lorsqu'on laisse une
très mince couche de sang
se coaguler sur une lamelle
de verre; la préparation
représentée dans cette
figure a été obtenue (procédé de Ranvier) en lavant
la tache coagulée, de ma-
nière à enlever les globules

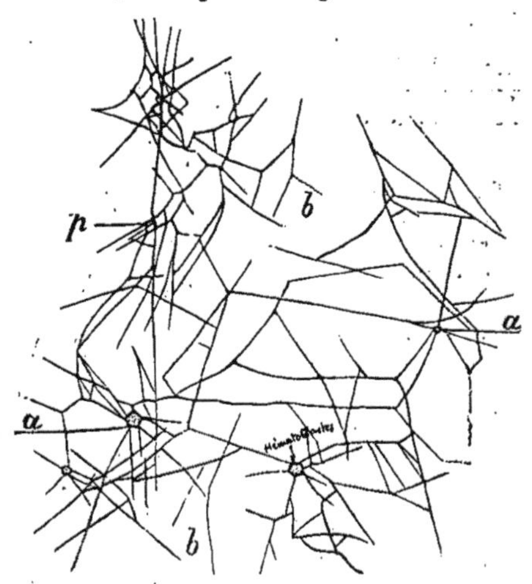

Fig. 65. — Réticulum fibrineux du sang de l'homme
(préparation microscopique. Grossiss., 500).

et à ne laisser que le réseau fibrineux, qui a été ensuite coloré à
l'aide de la fuchsine. On voit que les fibrilles de fibrine semblent éma-
nées d'un certain nombre de centres ou nœuds, au niveau desquels le
réseau est plus serré; ces centres, mesurant de 1 à 5 μ, présentent, du
reste, les mêmes réactions colorées que les fibrilles elles-mêmes.
Quand le sang se coagule en masse, la fibrine forme une espèce de
masse spongieuse qui contient dans ses mailles toutes les autres
parties du sang; puis, la coagulation se prononçant de plus en plus,
la partie liquide se trouve exprimée sous forme de *sérum*, liquide

[1] 15 grammes de fibrine humide.
[2] 70 à 75 grammes d'albumine sèche, c'est-à-dire à peu près 481 d'albumine
humide (V. Robin, *Leçons sur les humeurs normales et morbides*, p. 55
et 60, 1874).

limpide ou un peu opalin, qui contient l'albumine et les divers sels du liquor; la masse coagulée et qui surnage, forme le *caillot*. Le caillot ne doit pas être confondu avec le *cruor*, puisque c'est la *fibrine englobant le cruor :* le mot *sérum* n'est pas non plus synonyme de *liquor*, puisque c'est le *liquor moins la fibrine*.

Nous verrons qu'on discute encore sur la nature, le mécanisme intime de la coagulation; mais du moins on peut préciser les circonstances qui favorisent la coagulation du sang ou qui la retardent. D'abord il y a des variations suivant l'espèce animale; très lente chez le cheval (plusieurs heures en hiver), cette coagulation est très rapide, immédiate chez le cochon d'Inde; elle commence, chez l'homme, de 5 à 10 minutes après l'extraction du sang. Le froid la retarde, le contact de l'air l'accélère, et le battage, que l'on emploie pour défibriner le sang, n'agit pas autrement qu'en rendant plus intime et plus étendu le contact de l'air et de la fibrine, d'où rapide coagulation de celle-ci, qui s'attache sous forme de filaments à l'instrument employé pour battre le sang. Les globules paraissent aussi jouer un certain rôle dans ce phénomène, et hâter par leur présence la solidification de la fibrine, et nous avons vu, en effet, précédemment (ci-dessus, p. 197), que d'après Hayem la fibrine serait produite par la décomposition des *hématoblastes*. On sait que cette coagulation est retardée par le mélange au sang de substances telles que le sucre, un sel ou un alcali. Dans ce cas, les globules rouges se déposent au fond du vase, et par suite la partie inférieure du caillot est fortement colorée, tandis que sa partie supérieure est plus pâle et peut même être tout à fait blanche dans les couches superficielles *(couennes) :* ces *couennes fibrineuses* se rencontrent aussi dans certaines conditions pathologiques, par exemple chez les pneumoniques, où l'on voit l'éponge fibrineuse enfermant les globules recouverte d'une couche de fibrine simple, blanchâtre, lardacée, couenneuse en un mot, et renfermant à sa partie inférieure les globules blancs, qui, vu leur légèreté, tendent à monter à la superficie du liquide, tandis que les rouges tombent

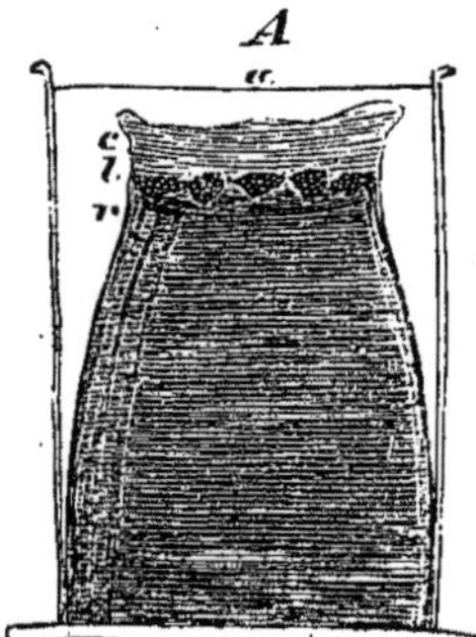

Fig. 66. — Tableau schématique d'un sang coagulé avec couenne .

.* *a*, Niveau du liquide sanguin; — *c*, couenne ayant la forme d'une coupe; — *l*, croûte granuleuse avec les amas granuleux, puriformes des globules blancs; — *r*, caillot avec les globules rouges (cruor et caillot rouge) (Virchow, *Pathologie cellulaire*).

au fond du liquide (fig. 66). Ce phénomène peut avoir deux causes différentes, et même indépendantes d'un excès de fibrine : ou bien les globules sanguins (rouges) sont devenus spécifiquement plus lourds, ou bien la coagulation est plus lente. Dans le premier cas, ils n'occupent pas le même niveau du liquide que la fibrine qui surnage et se coagule à part : dans le second, ils ont le temps de se précipiter pendant que la fibrine se coagule lentement. Chez les chevaux, le sang coagulé présente toujours une couenne[1].

[1] La question de la *coagulation du sang* soulève encore tous les jours quantité de travaux (pour la revue desquels nous renvoyons aux traités de chimie) qui n'ont pu cependant nous donner encore une théorie satisfaisante de ce phénomène. On admet généralement aujourd'hui que la fibrine résulte de la transformation chimique d'une substance albuminoïde, le *fibrinogène*, primitivement dissoute dans le plasma sanguin. La transformation du fibrinogène en fibrine serait un phénomène de fermentation, dû à l'intervention d'un ferment soluble *(ferment de la fibrine)* qui prend naissance au moment où le sang s'épanche au dehors des vaisseaux. Mais cette action est aidée par diverses circonstances dont quelques-unes ont été bien précisées. Ainsi d'après Mathieu et Urbain l'acide carbonique aurait un rôle important. Du sang privé rapidement de tout l'acide carbonique qu'il renferme ne se coagulerait pas, à moins qu'il ne se trouve de nouveau en contact avec de l'acide carbonique.

D'autre part, Glénard *(Contribution à l'étude des causes de la coagulation spontanée du sang à son issue de l'organisme*, thèse, Paris, 1876), sans donner une théorie de la coagulation, a cherché à bien préciser les causes qui influent sur elle et a réalisé dans ce sens une expérience intéressante qui aura certainement son influence sur les théories à venir. Voici cette expérience : Lorsque sur un animal vivant (cheval, bœuf) on enlève un segment artériel ou veineux plein de sang et qu'on le conserve à l'air, le sang ne s'y coagule pas, quelle que soit la capacité du segment. Après un temps variable en relation avec le volume du vaisseau et la masse du sang conservé, le segment sèche au point d'offrir la consistance de la corne. Si, à cet état, on reprend le sang ainsi transformé par la dessiccation et qu'on le désagrège dans l'eau, il s'y dissout, et cette solution est susceptible de se coaguler spontanément en masse. M. Glénard en conclut que la coagulation du sang est causée par le contact des corps étrangers (parois du vase où il est reçu) ; cette influence coagulatrice du contact des corps étrangers est d'autant moins grande que, par leur structure physique, ces corps étrangers se rapprochent davantage de la structure physique du vaisseau.

Enfin plus récemment l'attention a été appelée sur les éléments minéraux que renferme la fibrine et notamment sur les sels de calcium (principalement phosphate de calcium). Arthus a montré (Thèse de la Faculté des sciences de Paris, 1891) que le calcium n'est pas un composant accidentel du caillot sanguin, mais constitue un élément normal et indispensable de la molécule fibrine. La fibrine est un composé calcique, et la transformation du fibrinogène en fibrine, sous l'influence du ferment, suppose la présence d'un sel de calcium disponible dans le liquide. En effet, quand on enlève au sang le calcium qu'il contient, et il suffit pour cela de l'additionner d'un oxalate qui précipite le calcium, on supprime du même coup la coagulation spontanée. Il a été du reste démontré que les sels de calcium interviennent aussi dans une autre coagulation, celle du lait *(caséine :* coagulation du sang et caséification du lait seraient des phénomènes analogues).

On attribuait autrefois à la fibrine un rôle très important dans l'économie : on la regardait, d'une part, comme la substance nutritive par excellence, comme une albumine perfectionnée; d'autre part, on confondait la coagulation avec l'organisation, à cause de l'apparente structure fibreuse que prend la fibrine coagulée. Mais il est reconnu aujourd'hui que la fibrine est loin d'avoir cette importance; sa quantité dans le sang n'est pas en raison directe de la vigueur du sujet; au contraire, on la voit s'accumuler dans le sang après le jeûne, après une marche épuisante, dans les maladies qui amaigrissent, dans les cas où la nutrition languit, dans la chlorose, etc. Quand on saigne un animal et qu'on lui enlève ainsi beaucoup de fibrine, on peut constater qu'après peu de temps la fibrine s'est reproduite. Ainsi donc cette fibrine ne vient pas du dehors, elle se forme dans l'organisme, et l'étude des circonstances où sa proportion augmente prouve qu'elle constitue une sorte de déchet organique. En effet, le sang qui revient d'un muscle est d'autant plus riche en fibrine que le muscle a plus travaillé, qu'il vient, par exemple, d'être soumis à la galvanisation. La fibrine est donc bien déjà presque une forme excrémentitielle des produits de nutrition des tissus, se rencontrant avec d'autant plus d'abondance que le tissu a une nutrition plus active. Il est difficile de dire où disparaît, où va se détruire cette fibrine. On a prétendu que le sang qui sort du foie ne contient plus de fibrine, mais c'est là une erreur. Le sang du foie est tout aussi riche en fibrine que celui de la rate, que celui des muscles, et il n'en paraît dépourvu dans les analyses que quand on laisse la bile se mêler au sang extrait de ce viscère (Vulpian). On constate dans le sang un excès de fibrine toutes les fois qu'il y a exagération de travail, de combustions organiques : il y a donc *hyperinose* dans toute inflammation; cette hyperinose est tout à fait secondaire, et ne joue nullement le rôle de cause vis-à-vis de l'état de fièvre ou d'inflammation.

Le liquide qui reste après la coagulation de la fibrine constitue le *sérum*. Ce sérum contient les substances albuminoïdes non spontanément coagulables dans une proportion considérable, avons-nous dit (70 à 75 grammes pour 1000). La principale de ces substances albuminoïdes est celle qui a reçu le nom de *sérine*; la *sérine* présente de grandes analogies avec l'albuminoïde de l'œuf, mais elle est plus endosmotique et se coagule à une température un peu plus élevée (70° au lieu de 60°). Les autres matières albuminoïdes sont en proportions bien moins considérables : ce sont la *paraglobuline* (de Schmidt) et les *peptones* qui proviennent de l'absorption intestinale. Le sérum contient des matières grasses, plus dans le sang veineux

que dans l'artériel, plus après l'absorption digestive qu'après l'abstinence. En général, le sérum contient de 2 à 4 pour 1000 de graisse,
ce qui fait, pour un litre de sang, en moyenne 1,4.

On trouve encore dans le sérum une substance que l'on rappro-
chait autrefois des matières grasses, mais que la chimie a montrée
analogue aux éthers et aux alcools; c'est la *cholestérine* (0,1 pour
1000).

C'est encore dans le sérum que se trouvent les diverses matières
suivantes : 1° *sucres ;* le sang normal, ainsi que l'a montré Cl. Bernard, contient toujours du sucre qui provient essentiellement des
transformations glycogéniques dont le foie est le siège (V. DIGES-
TION, *fonctions du foie* [1]); 2° des *alcools (cholestérine* citée plus
haut); 3° des acides gras volatils : ce sont peut-être ces acides qui,
particuliers à chaque animal, donnent lieu, quand on traite le sang
par l'acide sulfurique, à une odeur caractéristique au moyen de
laquelle on a prétendu pouvoir distinguer nettement le sang de
l'homme de celui des animaux, et même le sang de l'homme de celui
de la femme; 4° l'*urée* et l'*acide urique*, produits excrémentitiels
destinés à être rejetés et dont la rétention dans le sang amène les
troubles les plus graves : telles sont encore la *créatine*, la *créatinine*, leucine, xanthine, hypoxanthine, dérivés azotés. — Nous
devons encore citer ici des *matières colorantes* provenant sans
doute des globules et destinées à reparaître dans quelques sécrétions et particulièrement dans la bile.

Les *sels* contenus dans le sérum (et, par suite, dans le *liquor)*
sont tout autres que ceux que nous avons signalés dans les globules.
Le sérum renferme à peu près 6 à 8 pour 1000 de sels, dont la plus
grande partie à bases alcalines. La base qui domine dans le liquor
est la soude (chlorure de sodium, 3 à 5 grammes pour 1000; carbonate de soude, 1 à 2 grammes pour 1000, etc.). Le sérum est très
alcalin, et la nécessité de cette réaction se conçoit facilement si l'on
songe à toutes les réductions qui doivent se faire dans ce liquide. Il
est, du reste, peu de métaux dont la présence n'ait été soupçonnée
dans le sang *(liquor* et *cruor);* on en a retiré du *fer* et du *man-
ganèse ;* on y a trouvé parfois du *cuivre*, qu'il faut peut-être considérer comme normal; on prétend même y avoir rencontré de
l'arsenic; ce n'est que rarement qu'on y a vu du plomb; mais ce
ne sont là que de simples curiosités chimiques.

[1] Le sucre versé par le foie dans le sang y serait incessamment détruit par
un ferment, dit *ferment glycolytique*, qui, d'après les récentes recherches de
Lépine (voy. notamment *Soc. de biol.*, 25 avril 1891), proviendrait du pancréas.
Nous reviendrons sur cette question à propos du foie, du diabète et du pancréas (voir le chapitre NUTRITION).

. **Gaz du sang.** — Le sang ne contient pas seulement des solides .et des liquides, il contient aussi des gaz. Considéré au point de vue de la respiration, le sang est une véritable solution gazeuse : 1° Nous avons déjà vu qu'une certaine quantité d'*oxygène* avait pour véhicule le globule rouge. Une moins forte proportion de ce même gaz est dissoute dans le liquor. 2° Quant à *l'acide carbonique*, il est tout entier contenu dans le sérum, partie à l'état de dissolution, partie combiné avec les carbonates alcalins qui passent ainsi à l'état de bicarbonates[1] (Emile Fernet). L'étude complète des gaz du sang sera faite à propos de la respiration; nous verrons ainsi que le sang est essentiellement le véhicule des gaz qui servent aux combustions intimes des tissus ou qui proviennent de ces combustions. Nous dirons seulement ici qu'en moyenne le sang contient en volume de 40 à 45 pour 100 de gaz qui se répartissent ainsi :

Sang artériel : oxygène $= 16$ acide carbonique $= 28$
Sang veineux : oxygène $= 8$ acide carbonique $= 32$

Résumé sur le sang. — Principale *humeur constituante. Milieu intérieur.* — Réaction *toujours alcaline;* saveur légèrement salée. Le corps humain renferme en moyenne de 5 à 6 litres de sang. 1 litre de sang se compose à peu près de 2 parties égales de *cruor* (globules) et de *liquor* (plasma). Exactement : 446 de globules pour 554 de plasma.)

A. Les globules se distinguent en : 1° *globules blancs* (1 p. 500 de rouges) ou *leucocytes*, caractérisés par leur forme sphérique, leur aspect homogène, incolore, par leurs mouvements amœboïdes (ces globules blancs du sang sont identiques aux globules blancs de la lymphe), et par ce fait que l'action de l'eau ou de l'acide acétique y fait apparaître d'un à quatre petits amas ou noyaux; 2° *globules rouges :* ceux-ci, en forme de disque biconcave (chez l'homme), de 7 μ de diamètre, de 2 μ d'épaisseur, sont colorés par une matière très importante, *l'hémoglobine,* d'où dérivent l'hémine (chlorhydrate d'hématine) et l'hématoïdine. Il y a 5 millions de globules rouges dans 1 millimètre cube de sang normal.

La matière colorante du sang donne, par *l'examen spectroscopique,* des *bandes d'absorption* caractéristiques de l'*hémoglobine oxygénée* et de l'*hémoglobine réduite* (non oxygénée) : l'hémoglobine *oxycarbonée* (empoisonnement par l'*oxyde de carbone)* donne à peu près le même spectre que l'hémoglobine oxygénée, mais avec cette différence capitale qu'avec les agents réducteurs on n'obtient plus alors le spectre de l'hémoglobine réduite.   -

La *fonction des globules* rouges du sang consiste à prendre l'*oxygène* au niveau de la surface pulmonaire, pour le porter dans les tissus, au niveau des capillaires généraux (V. *Respiration).*

. ·[1] D'après les dernières recherches de P. Bert, tout l'acide carbonique serait dans le sang veineux combiné avec les carbonates : il n'y aurait pas d'acide carbonique dissous (V. le chap. *Respiration).*

Les globules rouges proviennent des globules blancs, mais non par une transformation directe, comme on l'avait cru autrefois. La forme globule rouge est précédée par celle dite *hématoblaste* (de Hayem) ; quant aux hématoblastes eux-mêmes, ils proviennent, chez les ovipares (hématoblastes nucléés), de la transformation de petites cellules (dites *noyaux d'origine* par Pouchet) qui sont produites par la prolifération des leucocytes, dans le sang ; chez les vivipares, au contraire, on cherche en vain la formation des hématoblastes dans le sang en circulation ; cette production se localise dans certains organes et a été en particulier bien étudiée dans la moelle des os (Malassez) ; on y voit de jeunes leucocytes, dit médullocelles, se transformer en grosses cellules chargées d'hémoglobine (cellules de Neumann), et ces grosses cellules produire des bourgeons qui, se détachant sous forme de fragments de protoplasma (sans noyau), ne sont autre chose que les hémotoblastes (non nucléés) des vivipares. Les globules rouges nuclées de l'ovipare (ou de l'embryon du vivipare) ne sont donc pas, quant à la morphologie cellulaire, les homologues des globules rouges du vivipare adulte : les premiers sont de vraies cellules ; les seconds sont des fragments de cellules (analogie des cellules de Neumann avec les *clasmatocytes* de Ranvier).

B. La partie liquide du sang contient beaucoup de substance albumineuse (environ 78 à 100 grammes pour 1 litre de sang). Ces 78 grammes (de substance albumineuse sèche) sont composés de 3 grammes de fibrine (sèche) et de 75 grammes de diverses albumines (sèches).

La solidification de la *fibrine* est la cause de la *coagulation* du sang. Lorsque la fibrine se coagule en englobant les globules rouges, il se produit un *caillot* (fibrine et globules) ; ne pas confondre *caillot* et *cruor*. Lorsque les globules rouges se déposent au fond du vase avant la séparation de la fibrine, celle-ci se coagule alors en un caillot incolore qui vient surnager et que l'on nomme *couenne*. On peut d'autre part, par le battage, séparer la fibrine ; il reste alors un liquide tenant les globules en suspension (sérum plus les globules). Ne pas confondre le *sérum* du sang avec le *liquor* ou *plasma*.

Le mécanisme de la coagulation de la fibrine est encore discuté ; on ne peut qu'enregistrer les causes qui la retardent (froid, contact des parois vasculaires) ou qui la favorisent (contact de l'air, des parois du vase, des corps étrangers, battage, présence des globules, etc.).

Le liquide qui reste après la coagulation et la séparation de la *fibrine* est le *sérum*, dans lequel on trouve :

1° Les *albumines* du sang : *sérine, paraglobuline, peptones* ;

2° Les *matières grasses* (2 à 4 pour 1000 de sérum) ;

3° Les alcools (cholestérine), les sucres (glycose), les dérivés azotés (acide urique, urée, etc.) ;

4° Les sels minéraux (6 à 8 pour 1000 de sérum), qui sont, dans l'ordre d'importance : le chlorure de sodium, le carbonate de soude, le phosphate de soude.

Le sang contient en volume 45 pour 100 de gaz : ce sont l'oxygène et l'acide carbonique, en proportion de sens inverse dans le sang artériel et dans le sang veineux (V. *Respiration*).

CIRCULATION DU SANG

La *circulation* consiste dans le mouvement continuel du sang dans un réservoir circulaire en forme de canaux ramifiés *(appareil circulatoire)*. Cet appareil, considéré dans son ensemble, forme essentiellement une série de tubes à propriétés et à fonctions différentes (fig. 67). Ce sont : 1° Le *cœur*, réservoir musculaire, divisé en quatre cavités (chez l'homme, mais bien plus simple chez les animaux moins élevés). Primitivement il forme lui aussi un tube cylindrique qui, pendant la vie embryonnaire, se tord et se cloisonne de façon à donner les oreillettes et les ventricules. 2° Les *artères*, système de canaux ramifiés en forme d'arbre, remarquables au premier abord par l'épaisseur de leurs parois (fig. 67, *a*). 3° Les *veines*, autre système ramifié, comme celui qui constitue les artères, mais se distinguant de ces dernières par la minceur relative et la flaccidité de leurs parois (fig. 67, *p*). 4° Entre ces deux systèmes, le *système capillaire* (qui naît des ar-

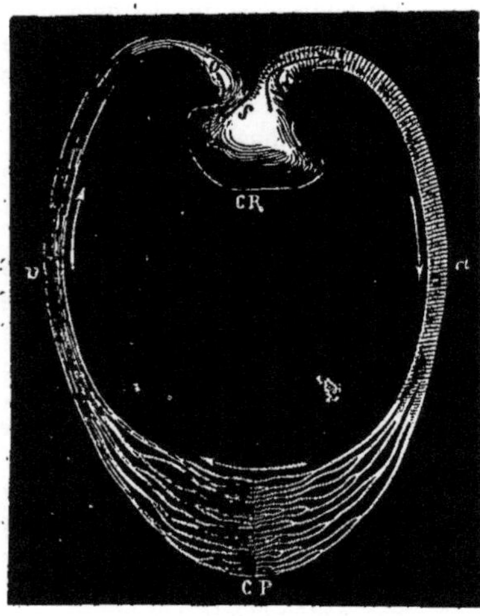

Fig. 67. — Type idéal de l'appareil circulatoire *.

rètes et aboutit aux veines), ensemble de vaisseaux très fins disposés en réseau (fig. 67, CP), dont les plus étroits ont généralement le diamètre des globules sanguins ; leur calibre est même quelquefois moindre, mais les globules étant élastiques peuvent s'allonger et s'amincir pour traverser des canaux plus fins qu'eux (V. p. 100).

On voit qu'en somme on peut diviser l'ensemble d'un *cercle circulatoire* (fig. 67) en un organe central, le *cœur*, et un ensemble d'organes périphérique, les *vaisseaux* (artères, capillaires, veines). On sait qu'il y a deux cercles circulatoires semblables,

* On n'a représenté que la *grande circulation* (sans la *circulation pulmonaire*, comparer avec la figure 68). — CR, Cœur, ventricule ; — *o*, oreillette ; — *s, s*, valvules — *a*, artères ; — C P, capillaires ; — *p*, veine. — Les flèches indiquent le sens dans lequel circule le liquide.

celui de la circulation générale ou *grande circulation*, et celui de la circulation pulmonaire ou *petite circulation* (fig. 68).

Le sang circule dans le système des vaisseaux, parce qu'à l'origine de ce système (origine de l'aorte ou de l'artère pulmonaire) se trouve une des cavités du cœur, destinée à y produire de fortes pressions (ventricule), tandis qu'à l'autre extrémité (veines caves) se trouve une autre cavité du cœur (oreillette), qui a pour action de diminuer la pression ou tout au moins de laisser libre passage au sang qu'elle reçoit pour le transmettre au ventricule ; c'est ce double antagonisme entre ces deux cavités du cœur qui produit la circulation.

En un mot, le sang circule par suite de l'*inégalité de pression* dans les différentes parties du circuit vasculaire; et le cœur, dans son ensemble (oreillettes et ventricules), a pour but de produire et maintenir cette inégalité de pression, qui, des artères, où la pression est forte, fait passer le sang dans les veines, où elle est de plus en plus faible.

Les anciens n'avaient que des notions fausses et incomplètes sur la circulation. Galien faisait du foie l'organe formateur du sang ; parti du foie, le sang se répandait dans la partie inférieure du corps par la veine cave inférieure, dans la partie supérieure par la veine cave supérieure; une portion de ce dernier sang arrivait au cœur, et filtrant à travers la cloison interventriculaire, y acquérait des propriétés nouvelles pour circuler dans les artères sous le nom d'*esprits vitaux*. Galien ne soupçonnait donc pas la *cirulation pulmonaire* (V. plus loin, p. 223).

Michel Servet, en 1553, indiqua pour la première fois la *circulation pulmonaire*. Fabrice d'Aquapendente montra la disposition des valvules veineuses. qui s'opposent à la circulation telle que la concevait Galien. Enfin Harvey [1] (1615-1628) démontra la circula-

---

[1] Michel Servet (1509-1553). C'est dans un livre de théologie *(Christanismi restitutio, etc.)* que Servet parle de la circulation pulmonaire. En effet, Servet, espagnol d'origine, chassé de son pays pour avoir écrit sur la *Trinité* des opinions contraires au dogme, vint en France, où il étudia la médecine. En même temps il se livrait à une vive polémique religieuse, dans laquelle il attaqua avec violence Calvin. Chassé de France et réfugié à Genève, Servet y fut arrêté sur l'ordre de Calvin et condamné à être brûlé vif (26 octobre 1553). Son livre *(Christanismi restitutio)* fut également livré au bûcher et l'exemplaire qu'en possède notre Bibliothèque nationale porte les traces des flammes auxquelles il a été arraché.

Fabrice d'Aquapendente, anatomiste italien (1537-1619), professeur à Venise, puis à Padoue.

Harvey (William) (1598-1657), médecin de Charles Ier d'Angleterre qui accorda à ses recherches expérimentales la plus libérale protection. Ses études ont porté sur la génération (de lui est l'aphorisme *omne vivum ex ovo)*, sur.

tion telle que nous la connaissons aujourd'hui, c'est-à-dire formée
d'un double système correspondant au double cœur (droit et gauche):
la *circulation pulmonaire* et la *circulation générale;* la figure 68
donne de l'ensemble de l'appareil circulatoire une vue générale qu'il est facile de saisir en invoquant les souvenirs les plus élémentaires d'anatomie (V., du reste, *Respiration*).

I. DE L'ORGANE CENTRAL DE LA CIRCULATION. — DU CŒUR

Pour comprendre les fonctions du cœur, il ne faut pas se représenter cet organe tel qu'on le trouve sur le cadavre, car là rien ne rappelle l'une des principales propriétés du muscle, l'*élasticité*, propriété aussi importante que la *contractilité* et qui est spécialement utilisée dans l'une des cavités du cœur, dans l'oreillette.

Les éléments musculaires du cœur sont des fibres striées, comme les muscles de la vie de relation, mais ces fibres s'anastomosent, présentent des stries plus fines, et sont dépourvues de myolemme.

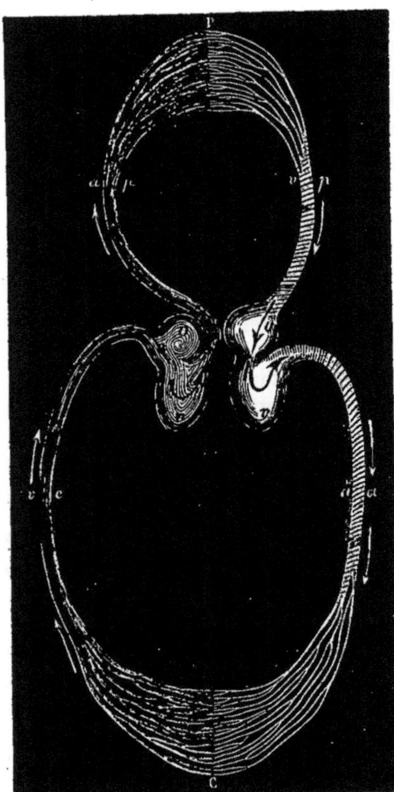

Fig. 68. — Appareil de la grande (générale) et de la petite (pulmonaire) circulation*.

Oreillette. — La principale fonction de l'oreillette est de se prêter, par sa facile dilatabilité, à un facile écoulement du sang veineux, et

le sang et sa circulation. Son *Exercitatio anatomica [de motu cordis et sanguinis* est de 1628, et la première édition est de Francfort.

* *o, o,* Oreillettes ; — *v, v,* ventricules ; — *a, a,* système aortique; — C. capillaires
généraux ; — *ve,* veines à sang noir (de la grande circulation); *ap,* artère pulmonaire
— *vp,* veines à sang rouge (pulmonaires).

l'on peut dire qu'*elle agit comme une saignée à l'extrémité centrale de l'arbre veineux*, dans lequel elle diminue par conséquent la pression du liquide. Pendant près des 8/10 du temps que dure une révolution cardiaque, l'oreillette est à l'état de repos, et elle se remplit de sang, ou plutôt elle se laisse remplir, car elle n'exerce que peu ou pas d'aspiration active sur le sang veineux (V. *Respiration*). Elle est, pour ainsi dire, comparable en ce moment à une bulle de savon qui se laisse distendre par l'air qu'on y insuffle ; c'est ainsi qu'elle devient le réceptacle du sang, l'antichambre du ventricule, réceptacle où s'accumule une grande quantité de sang.

Quand l'oreillette est pleine de sang, elle se contracte très brus- *(Comme le serpent qui se jette sur sa proie (Haenel))* quement et chasse ce liquide vers le ventricule, pour ainsi dire en un clin d'œil. Sa contraction dure à peine 1/5 du cycle total. Lorsque le cœur bat 70 fois par minute (pouls normal), entre le commencement d'une pulsation et celui de la suivante (cycle d'une contraction cardiaque), il s'écoule une fraction de seconde (0,857) qui se partage de la manière suivante : 2/10 pour la systole des oreillettes, 5/10 pour la systole des ventricules et 3/10 pour le repos total du cœur (V. le tableau, p. 221).

Quand cette cavité se contracte, son contenu tend à se précipiter vers le ventricule, ou à retourner dans les veines. Du côté des veines, il n'y a pas de valvules, ou seulement des valvules insuffisantes (valvule d'Eustache[1]) ou placées très loin, et peu aptes à empêcher le reflux ; mais les veines sont pleines de sang, sang qui est à une faible pression, il est vrai, mais qui cependant offre une certaine résistance au retour du contenu auriculaire. L'état du ventricule est à ce moment tout différent ; il est vide, dans un état de relâchement complet, et par suite n'oppose aucune résistance ; il joue en ce moment, vis-à-vis de l'oreillette, le rôle que celle-ci jouait précédemment vis-à-vis des veines, et c'est toujours l'*élasticité du muscle à l'état de repos* qui lui permet de se laisser distendre (V. *Physiologie du muscle*, p. 135) avec aussi peu de résistance, qu'en opposerait une bulle de savon. Ainsi le sang de l'oreillette contractée, éprouvant du côté des veines une faible résistance, et du côté du ventricule une résistance nulle, se précipite dans celui-ci et le remplit.

Cependant l'oreillette ne se vide pas complètement et ses parois opposées n'arrivent pas au contact. Sa rapide contraction terminée, l'oreillette reprend son rôle d'organe passif et laisse librement couler dans sa cavité le sang qui gorge le système veineux.

---

[1] Eustachi, anatomiste italien, exerça la médecine à Rome (mort en 1574). On lui doit la connaissance de diverses parties de l'oreille (trompe d'Eustache) et du cœur.

Ventricule. — A peine le ventricule est-il plein, que la présence du sang, par son contact avec les parois, en excite la contraction. La systole ventriculaire succède donc immédiatement à la systole auriculaire ; mais *la systole ventriculaire dure longtemps* (les 5/10 de la durée totale de la révolution cardiaque, V. p. 221), parce que ce réservoir est obligé de lancer son contenu dans une cavité artérielle déjà pleine de sang, et il éprouve une certaine résistance à le faire pénétrer. Sous l'influence de cette contraction, de cet effort prolongé, le contenu du ventricule passe dans l'artère correspondante, *sans refluer vers l'oreillette.*

Comment est empêché ce reflux vers l'oreillette ? Par le jeu des *valvules auriculo-ventriculaires.* Mais ici nous nous trouvons en présence de deux théories :

Première théorie. — Tous les auteurs classiques admettent que les orifices auriculo-ventriculaires sont fermés par un jeu de soupape. Sous l'influence de l'augmentation de pression produite par la contraction du ventricule, les bords flottants des valvules auriculo-ventriculaires sont projetés les uns contre les autres et ces valvules sont soulevées de manière à oblitérer l'orifice sur les bords duquel elles s'insèrent par leurs bases. La traction exercée par les cordes tendineuses et la contraction des muscles papillaires maintiennent en place les bords de ces valvules, c'est-à-dire les empêchent d'être renversées du côté de l'oreillette. Cette théorie peut être nommée théorie de Chauveau et Faivre, car ces auteurs se sont attachés à la démontrer par les expériences qu'ils ont faites, notamment chez des chevaux auxquels ils avaient pratiqué la section du bulbe, et chez lesquels ils entretenaient la respiration artificielle. Si dans ces circonstances, disent-ils, on introduit le doigt dans l'oreillette et explore l'orifice auriculo-ventriculaire, on sentira, au moment où les ventricules entrent en contraction, les valvules auriculo-ventriculaires se redresser, s'affronter par leurs bords et se tendre de manière à devenir convexes par en haut et à former un *dôme multiconcave* au-dessus de la cavité ventriculaire.

Seconde théorie. — Malgré l'élément de démonstration que l'expérience directe semble fournir à la théorie précédente, nous ne saurions passer sous silence une théorie qui se recommande par la manière dont elle interprète les dispositions anatomiques si particulières des valvules auriculo-ventriculaires. A l'état de repos, c'est-à-dire pendant la diastole ventriculaire, l'ensemble des valves de chaque valvule forme comme une sorte de manchon, de boyau qui pend des bords de l'orifice dans le ventricule, et représente un ajutage mobile continuant l'oreillette (fig. 69). Or, sur les bords et la face externe de cet appareil si particulier viennent s'insérer un grand nombre de *muscles papillaires* (colonnes charnues du cœur), et, quand le ventricule se contracte, les muscles papillaires entrent aussi en contraction. Ne font-ils qu'empêcher les valvules de se retourner vers l'oreillette? Leur fonctionnement pourrait être tout autre, car d'après quelques expérimentateurs, en introduisant le doigt dans l'oreillette au moment de la systole ventriculaire, on sentirait que l'espèce d'entonnoir qui pend, à l'état de repos, de l'oreillette dans le ventricule, continue à exister pendant la systole, ou au moins au début de la systole ventriculaire. C'est qu'en effet, la contraction des muscles papillaires maintiendrait en place le cône infundibuliforme formé par des valvules et même l'attirerait vers le ventricule. En même temps que ce cône creux descend dans le ventricule, les parois de celui-ci se contractent, se rapprochent de lui, de sorte que l'appareil auriculo-ventriculaire agit comme une sorte de piston creux qui pénètre dans le ventricule, se rapproche de ses parois, en même

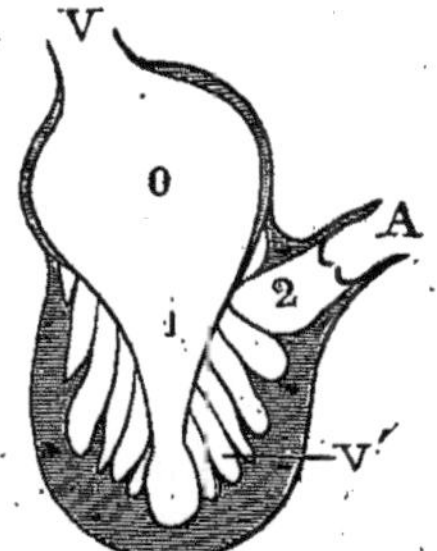

Fig. 69 — Schéma de l'appareil auriculo-ventriculaire pendant le repos du ventricule *.

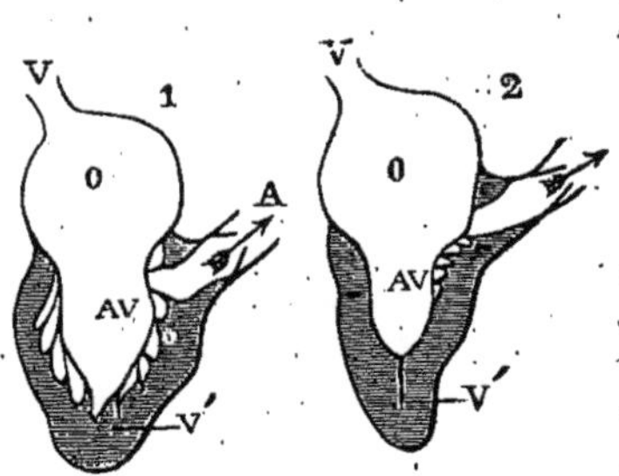

Fig. 70. — Schéma de l'appareil auriculo-ventriculaire pendant la contraction du ventricule **.

temps que ces parois se rapprochent de lui, et c'est ainsi que le ventricule (fig. 70) arrive à se vider complètement, le contact devenant parfait entre ses parois et le prolongement auriculaire.

Il résulterait de ce mécanisme simple, et cependant si longtemps méconnu, qu'il ne peut se produire aucun reflux de sang vers l'oreillette; bien plus, il y a une sorte d'aspiration que l'oreillette, grâce au mécanisme que nous venons d'étudier, exerce sur le sang veineux, puisque sa cavité se prolonge de plus en plus dans le ventricule. On voit en même temps que, dès la fin de la systole ventriculaire, le canal allongé, le cône plus ou moins creux qui fait communiquer le ventricule avec l'oreille, est déjà plein de sang et qu'il suffira de la _faible et rapide_ contraction de l'oreillette pour chasser ce sang dans le ventricule et en amener la réplétion.

* V, Veine; — O, oreillette; — V', parois du ventricule avec les muscles papillaires et leurs tendons; — A, artère; — 1, cavité de l'appareil auriculo-ventriculaire flottant dans l'intérieur du ventricule; — 2, infundibulum.

** 1, Pendant la première moitié de la systole ventriculaire; — 2, à la fin de cette systole : — A V, le piston creux que forme l'appareil auriculo-ventriculaire; — O, oreillette; — V', parois du ventricule; — A, artère aorte ou pulmonaire.

Indiquée d'abord par Parchappe (1848) cette théorie a été surtout développée par Burdach, puis par Purkinje et Nega (1852), et plus récemment par Malherbe (de Nantes) et Fossion ; elle a été admise par J. Béclard (*Physiologie*, 7° édition, 1880, page 230 [1]). Aujourd'hui il nous paraît donc incontestable que la contraction des muscles papillaires transforme le cône auriculo-ventriculaire, c'est-à-dire l'infundibulum laissé entre les parois opposées des valvules, en un véritable cordon tendineux à travers les interstices duquel le sang ne saurait se frayer un passage pour refluer vers l'oreillette.

Que devient le sang ainsi pressé entre les parois du ventricule? Le sang ne pouvant retourner vers l'oreillette, doit s'échapper par l'orifice artériel du ventricule (artère pulmonaire ou artère aorte). Mais il faut remarquer que les artères aorte ou pulmonaire sont déjà, par la contraction précédente, pleines de sang soumis à une pression considérable et que l'on peut évaluer à 1/4 d'atmosphère (V. plus loin). On conçoit que pour surmonter cette pression il faut une grande énergie de la part du ventricule : aussi sa contraction se fait-elle lentement et avec force. A l'inverse de ce que nous avons vu pour l'oreillette, la *systole ventriculaire présente une durée très appréciable;* c'est pour cela aussi que les parois des ventricules sont beaucoup plus épaisses que celles des oreillettes, et d'autant plus épaisses que la résistance à vaincre est plus considérable, celles du ventricule gauche plus épaisses que celles du droit.

Ainsi l'artère pulmonaire (ou l'aorte, ventricule gauche) se trouve forcée d'admettre le sang que le ventricule lance dans son intérieur.

Le ventricule se vide complètement; dès lors rien ne sollicite plus sa contraction et il se relâche. C'est à ce moment que le cœur se repose.

3° Théorie du rideau

[1] Telle est aussi la théorie à laquelle est arrivé, en en précisant mieux le mécanisme, Marc Sée, dans sa monographie sur les valvules auriculo-ventriculaires : « Les muscles papillaires des valvules, dit-il, se contractent en même temps que l'ensemble des parois ventriculaires ; la contraction des muscles papillaires a pour effet la tension des cordages tendineux et l'*abaissement des valvules.* Cet effet se produit malgré le raccourcissement systolique du diamètre longitudinal des ventricules, admis par la plupart des auteurs. Les muscles papillaires du ventricule gauche sont disposés de façon à *s'emboîter l'un dans l'autre* et à combler la portion gauche de la cavité ventriculaire. En se contractant, ils attirent à gauche les deux valves de la mitrale, qu'ils *appliquent l'une contre l'autre et contre la paroi ventriculaire.* Dans le ventricule droit, les muscles papillaires *appliquent les valvules de la tricuspide à la surface de la cloison* (Marc Sée, *Recherches sur l'anatomie et la physiologie du cœur, spécialement au point de vue du fonctionnement des valvules auriculo-ventriculaires*, Paris, 1875).

D'une manière générale, le cœur présente donc trois temps dans sa révolution : 1° systole auriculaire; 2° systole ventriculaire; 3° repos général. La durée typique que nous avons assignée à ces trois temps (V. le tableau p. 221) peut beaucoup varier selon les circonstances, selon les individus et encore selon les animaux examinés : ainsi le troisième temps, celui du repos, est celui qui présente le plus de variété; chez les animaux à sang froid, particulièrement chez les batraciens, le repos constitue un long intervalle entre chaque contraction du cœur.

Mais pourquoi, lorsque le cœur se repose, le sang qui vient d'être chassé dans l'artère ne revient-il pas dans la cavité ventriculaire? C'est que l'orifice artériel (pulmonaire ou aortique) est garni de trois valvules semi-lunaires ou sigmoïdes, qui se redressent alors sous la pression rétrograde du sang, et ferment complètement l'orifice correspondant; l'explication de ce mécanisme, évident à la seule inspection d'une pièce anatomique, n'a pas besoin d'amples développements : vu leur forme en *gousset*, dont l'orifice est tourné vers la cavité artérielle, au moment où le sang tendrait à refluer, la colonne liquide en retour s'engage dans leur intérieur, les refoule et se ferme ainsi elle-même le passage. Le *nodule d'Arentius*[1], placé à la partie moyenne du bord libre de chacune des valvules, a sans doute pour effet de rendre l'occlusion plus parfaite.

Cardiographie. — L'ordre de succession et la valeur relative (durée) de chacune des phases de la révolution cardiaque ont été établis par Marey d'une manière irréfutable au moyen de la *méthode graphique*. Cette méthode, dont nous avons déjà indiqué le principe à propos de l'analyse de la contraction musculaire *(myographie)*, a été appliquée de la manière suivante *(cardiographie)* à l'étude des mouvements du cœur[2]. Des ampoules élastiques, pleines d'air, étaient introduites, par les vaisseaux du cou, dans les cavités du cœur (chez le cheval), et se trouvaient par suite comprimées lors de la contraction de la cavité correspondante. Chaque ampoule était conjuguée, par l'intermédiaire d'un long tube en caoutchouc, avec une autre ampoule extérieure sur laquelle reposait un levier ou pointe écrivante; l'ampoule extérieure recevait les impulsions de l'ampoule cardiaque et soulevait le levier à chaque compression de cette dernière, c'est-à-dire à chaque contraction. En employant trois ampoules cardiaques introduites l'une dans l'oreillette droite, l'autre dans le ventricule droit et la troisième dans le ventricule

---

[1] *Arantius*, médecin italien de la seconde moitié du xvie siècle, élève de Vésale.

[2] Marey, *La circulation du sang*, 2e édition, 1881.

gauche, et en conjuguant ces trois ampoules cardiaques avec trois ampoules extérieures et par suite trois leviers, on obtient simultanément sur le cylindre enregistreur trois lignes ondulées, c'està-dire trois tracés, comme le montre la figure 71. Le tracé supérieur (Or. D) est celui des contractions de l'oreillette droite ; le tracé moyen représente celles du ventricule droit (V. le soulèvement de la ligne en *m*). Enfin le tracé inférieur donne les contractions du ventricule gauche (soulèvement en *m'*).

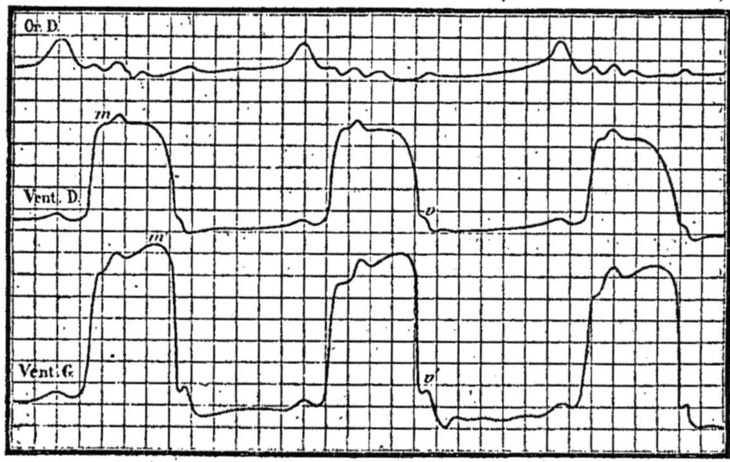

Fig. 71. — Rapports des mouvements intrinsèques du cœur entre eux. — Or. D, tracé de la contraction de l'oreillette droite ; — Vent. D, tracé du ventricule droit (soulèvement en *m*) ; — Vent. G, tracé du ventricule gauche.

On voit, en lisant ces tracés de gauche à droite, que l'ordre de succession des systoles auriculaire et ventriculaire est bien tel que nous l'avons indiqué, et qu'il en est de même de leur durée relative. Si, en effet, on compte cette durée en ayant égard au nombre de divisions transversales qu'occupe la base de chaque soulèvement, on voit que le soulèvement de la systole auriculaire correspond à deux divisions, le soulèvement de la systole ventriculaire à cinq divisions et le repos total à trois divisions : le tout représente dix divisions, correspondant à toute la révolutiou cardiaque (V. le tableau, p. 221).

On aurait pu se demander si ces tracés recueillis sur le cheval étaient applicables à la physiologie du cœur humain. Parmi les nombreuses observations qui légitiment cette application, nous citerons seulement, d'après F. Franck, un cas exceptionnellement favorable pour l'étude de la physiologie du cœur chez l'homme, car la région ventriculaire du cœur faisait tout entière saillie à l'épigastre et permettait, outre les constatations faites par la palpation et l'auscultation, l'application simultanée de plusieurs appareils explorateurs. Nous ne nous arrêterons ici que sur les résultats fournis par ce dernier mode d'investigation.

En explorant les deux pulsations des ventricules à l'aide de deux explorateurs à tambour, placés l'un à droite et en avant, l'autre à gauche et en arrière de la tumeur ventriculaire, on obtient un double tracé qui montre à la fois le synchronisme des deux ventricules et l'impulsion plus énergique du ventricule gauche. La pulsation de l'oreillette précède immédiatement la pulsation ventriculaire. Si l'on compare ces tracés recueillis sur l'homme à celui recueilli par Chauveau et Marey, sur le cheval, en explorant les pressions intracardiaques, on constate entre eux une parfaite identité. Au moment de la systole ventriculaire, le tracé de l'oreillette présente des soulèvements secondaires qui ont été attribués par Marey aux vibrations des valvules auriculo-ventriculaires. Dans le nouveau tracé obtenu chez l'homme, ces oscillations paraissent très atténuées, sans doute parce qu'on n'a pu explorer que l'extrémité de l'auricule droite [1].

Les battements du cœur se révèlent à l'extérieur par des signes que nous allons analyser et qui permettent de compter combien de fois le cœur se contracte par minute ; ce nombre, qui est de 70 à 75 en moyenne chez l'adulte, varie selon les conditions d'âge, et quelques autres conditions que nous indiquerons à propos du *pouls* (V. plus loin).

Bruits et choc du cœur. — Dans l'étude qui précède, nous avons employé indifféremment les mots de cœur droit ou gauche, d'artère aorte ou pulmonaire ; c'est qu'en effet tout ce que l'on dit du cœur droit peut s'appliquer au cœur gauche, et il n'y a pas plus de valvules aux veines pulmonaires qu'aux veines caves.

Les phénomènes que nous venons d'étudier dans les deux cœurs se révèlent à l'extérieur par des *bruits particuliers (premier et deuxième bruit du cœur)* et par le *choc du cœur ;* il y a donc *un choc* et *deux bruits* pour chaque révolution cardiaque.

Choc du cœur. — Le *choc du cœur*, qui est isochrone avec la *systole ventriculaire*, consiste en un ébranlement que l'on sent contre la paroi thoracique : en appliquant la main vers la sixième côte, en dedans du mamelon, il semble que le cœur est lancé à chaque contraction contre cette paroi comme un marteau sur une enclume. Mais en réalité il n'y a pas de choc dans le sens propre

[1] François Frank, *Ectopie congénitale du cœur : comparaison de l'examen graphique des mouvements du cœur et de la cardiographie chez les animaux (Compt. rend. Acad. des sciences*, 15 et 30 juillet 1877).

du mot, puisque la pointe du cœur touche en permanence la paroi thoracique, et qu'il n'y a jamais séparation entre ces deux parties ; du reste, on ne saurait concevoir une semblable séparation, car pour remplir le vide qu'elle produirait, pour venir s'interposer entre le cœur et la cage thoracique, il n'y a rien, pas même le poumon, puisque, en général, il y a quatre pulsations du cœur pour un seul mouvement d'expansion du poumon. Il n'y a donc, à chaque prétendu choc, qu'un contact plus prononcé entre le cœur et le point correspondant de la paroi. Pour expliquer ce phénomène, on a invoqué un grand nombre de théories, dont la plus généralement admise est celle de Hiffelsheim, *théorie du recul* ou *choc en retour*. On compare le choc du cœur, au moment où le ventricule expulse son contenu, au recul d'un fusil au moment où le coup part. Mais de quelque côté qu'on touche le cœur, on sent ce choc, même quand on touche sa partie inférieure, à travers le diaphragme. Cette simple expérience réfute la théorie du recul qui ne peut s'exercer dans tous les sens. Elle renverse aussi l'explication basée sur un mouvement de redressement de la crosse de l'aorte, sous l'influence de l'ondée sanguine, d'autant plus que le choc du cœur existe même chez les animaux qui n'ont pas de crosse de l'aorte.

On se rend compte du *choc du cœur* en se rappelant les changements de forme et de consistance que le ventricule subit au moment de la systole : de l'état de relâchement il passe à celui de contraction ; il presse avec force sur son contenu pour le faire pénétrer dans l'arbre artériel qui renferme déjà du sang sous une tension assez forte. Même lorsque la poitrine d'un animal est ouverte, et qu'on saisit son cœur à pleine main, on sent sur toute sa surface se produire ce changement de consistance qui coïncide avec la systole ventriculaire. On sent alors le *choc du cœur*, comme lorsque la main, placée vers la région cardiaque, ne le perçoit qu'à travers la paroi thoracique. Le *déplacement*, le *recul*, et même la *torsion* du cœur n'entre donc que pour peu de chose dans la production du choc ; celui-ci est dû essentiellement au changement d'état du ventricule, qui de flasque et mou, se raidit dans sa totalité pour expulser son contenu.

Le *cardiographe* de Marey est destiné à transmettre à un levier enregistreur le *choc du cœur*. Cet appareil se compose d'une capsule en bois (fig. 72) dont les bords s'appliquent hermétiquement à la peau de la région précordiale (du fond de la capsule, s'élève un ressort muni à son extrémité libre d'une plaque d'ivoire qui déprime la région où se produit le choc du cœur) ; les mouvements communiqués à l'air de la capsule par les pulsations de la région précordiale se transmettent par un tube à un levier inscripteur. On obtient ainsi des tracés analogues à celui de la figure 73 et dont il sera facile de reconnaître les divers éléments en les comparant à ceux de la figure 71.

Les expériences sur les animaux montrent que les variations de pression pendant la systole présentent un type différent dans le ventricule droit qui donne, dès le début de la systole, le maximum de son effort, et dans le ventricule gauche, où la pression continue à s'élever jusqu'à la fin de la

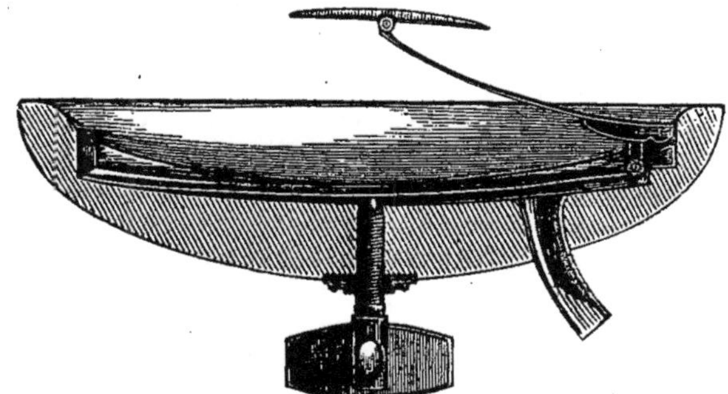

FIG. 72. — Cardiographe de Marey.

phase systolique. Ces mêmes différences se retrouvent chez l'homme quand on explore la pulsation du cœur, car, en appliquant l'appareil explorateur dans le quatrième espace intercostal et au-dessous du mamelon, on a un tracé qui offre les caractères de la pression du cœur droit, tandis qu'en plaçant l'explorateur plus en dehors et en faisant coucher le sujet sur le

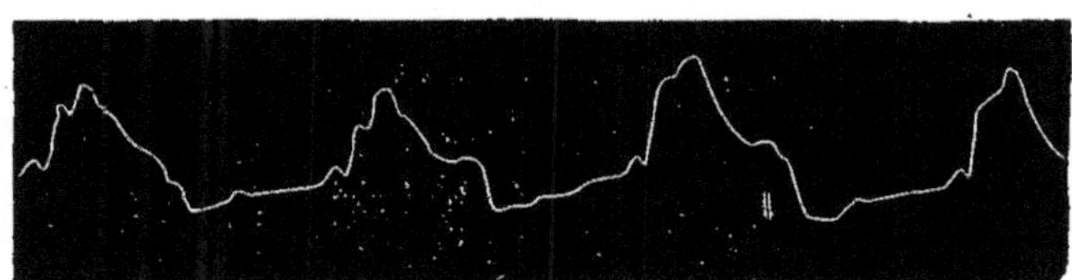

FIG. 73. — Graphique des mouvements du cœur chez l'homme (Marey).

côté gauche, on a le tracé du ventricule gauche. On constate alors, ce qui devient un précieux moyen de contrôle pour bien distinguer la place où bat l'un ou l'autre ventricule, on constate que le cœur droit et le cœur gauche ne se comportent pas de la même manière pendant un arrêt de la respiration. Pendant cet arrêt, une stase se produisant dans le poumon et le cœur droit se vidant moins facilement, on voit sa pulsation diminuer d'amplitude, et présenter de moins en moins ces chutes de pression qui traduisent sa vacuité. Au contraire, le cœur gauche, pendant l'arrêt respiratoire, donne des pulsations dont l'amplitude présente un léger accroissement [1].

Bruits du cœur. — En auscultant le cœur, on entend pendant une de ses contractions deux bruits qui se succèdent à de courts intervalles. L'étude de ces bruits est de première importance en médecine, puisque la constatation des modifications ou altérations qu'ils peuvent présenter est le principal élément de diagnostic dans les maladies du cœur, dans le diagnostic des altérations pathologiques des orifices cardiaques ou des valvules qui les garnissent. Il est démontré par toute une série de vivisections que le *premier bruit* se produit pendant la systole du ventricule, et le *second* immédiatement après cette systole, quand le cœur entre dans son repos complet.

On est d'accord sur l'explication du *second bruit*. Comme il se produit tout au début de la période du repos du cœur, il est évident qu'il ne tient pas aux mouvements de cet organe. Aussi l'attribue-t-on unanimement et avec raison au *claquement* des valvules sigmoïdes aortiques et pulmonaires, qui se redressent brusquement sous l'influence de l'ondée de reflux qu'elles arrêtent. Aussi ce bruit est-il court et sec. (Théorie de Rouanet.)

Quant au *premier bruit, synchrone avec la systole ventriculaire*, avec le choc du cœur (et aussi avec le *pouls* périphérique, voir ci-après), on admet généralement qu'il est dû au jeu des valvules auriculo-ventriculaires ; mais si ces replis membraneux fonctionnent en vraies valvules, ils doivent se redresser brusquement, et comme, d'autre part, le premier bruit présente une certaine durée à peu près égale à celle de la contraction du ventricule, on ne peut expliquer son intensité et sa durée qu'en invoquant encore comme source de ce bruit un bruit de contraction musculaire produit par les parois du ventricule. Si, au contraire, nous nous rappelons la manière dont nous avons conçu le fonctionnement des appareils auriculo-ventriculaires, l'explication de ce bruit devient toute simple. Il est une manifestation sonore du fonctionnement des voiles membraneuses auriculo-ventriculaires, tendues et tiraillées par les muscles papillaires et leurs tendons aussi longtemps que dure la systole ventriculaire. En effet, nous trouvons là toutes les conditions de tensions saccadées, longues et énergiques, capables de faire naître ce bruit. On admet donc généralement que le premier bruit est dû en partie au claquement (à la tension) des valvules

---

[1] *Caractères distinctifs de la pulsation du cœur, suivant qu'on explore le ventricule droit ou le ventricule gauche.* Note de M. Marey *(Compt. rend. Acad. des sciences*, 23 août 1880).

auriculo-ventriculaires, et en partie au bruit musculaire propre du cœur (paroi ventriculaire et ses muscles papillaires [1]).

Pour résumer en un tableau la durée relative des systoles et diastoles auriculaires et ventriculaires, et leur *synchronisme* avec le choc et les bruits du cœur, nous pouvons, étant donné une ligne divisée en dix parties égales, qui représentera la durée d'une révolution cardiaque, inscrire ainsi qu'il suit le temps de chacun de ces mouvements et des bruits correspondants.

	1	2	3	4	5	6	7	8	9	10	
— Oreillette.	Systole		Diastole ou repos								
— Ventricule.	Repos		Systole				Repos				
— Bruits.	Silence			1er Bruit			2º Bruit (Sigmoïdes)				
— Choc.	Choc										

On voit que ce tableau, pour ce qui est de la succession et de la durée relative de chaque période de la révolution cardiaque, exprime les mêmes résultats que les tracés de la figure 71 (p. 216); par une comparaison attentive, ce tableau et cette figure se servent naturellement d'explication.

II. — DES ORGANES PÉRIPHÉRIQUES DE LA CIRCULATION

A. *Dispositions mécaniques de ces organes.* — Nous avons vu que du ventricule partait une artère qui va se ramifiant de plus en plus. Au point de vue mécanique ou hydrostatique, on peut faire abstraction de la forme ramifiée de l'arbre artériel (fig. 74, A), c'est-à-dire que, juxtaposant tous les troncs artériels (B), on peut faire abstraction de toutes les cloisons résultant de l'accolement des vaisseaux (C). Or, comme il est prouvé, tout au moins pour les branches périphériques, terminales, des artères, que, quand un tronc vasculaire se divise, la somme des lumières des deux branches est toujours plus forte que la lumière du tronc primitif, en sorte que la capacité du système augmente à mesure qu'on s'éloigne du tronc aortique, en faisant l'opération schématique précédente,

Schéma de Franck

[1] Dans des recherches récentes Krehl a cherché à faire la part de ces deux facteurs, en auscultant directement le cœur du chien tout en le soumettant à des manipulation (introduction d'un écarteur des valvules), permettant d'exclure à volonté le jeu des valvules, et il est arrivé à cette conclusion que le premier bruit est presque exclusivement d'origine musculaire. Ces expériences n'ont pas grande signification à notre avis, car elles ont été faites avec la pensée que les valvules auriculo-ventriculaires fonctionnent en se redressant vers l'oreillette.

ón obtiendra en somme une *figure conique pour le système artériel* (fig. 74, C). Ce cône sera évasé en pavillon, et cet évasement sera assez considérable vers les extrémités artérielles(base du cône), car l'élargissement du lit dans lequel circule le sang est très rapide à mesure qu'on approche des capillaires (fig. 75). Les mêmes principes étant appliqués au système veineux, *celui-ci pourra être figuré théoriquement par un cône opposé par sa base au cône aortique;* la base commune représentera le système capillaire : ce sera un très court cylindre compris entre deux cônes [1] (fig. 75).

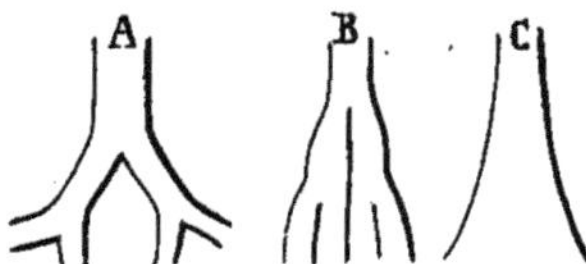
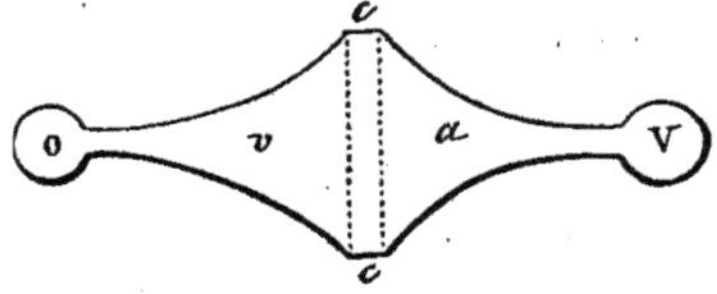

Fig. 74. — Schéma d'un cône vasculaire[*].

Fig. 75. — Schéma de l'évasement du cône artériel et du cône veineux, avec interposition des capillaires[**].

Pour ce qui est de leurs rapports avec le cœur, nous savons déjà qu'au sommet du cône artériel se trouve un réservoir musculeux, le ventricule gauche, au sommet du cône veineux un réservoir analogue, l'oreille droite. Cet ensemble constitue le système de la circulation générale, *la grande circulation.* A côté de ce double cône représentant la circulation générale, s'en place un autre représentant la circulation pulmonaire ; comme pour le premier système,

[1] Berryer-Fontaine (thèse de Paris, 1835) a fait observer que, dans la comparaison du calibre d'une artère et du calibre total de ses branches de division, les physiologistes, comparant entre eux les diamètres et non les carrés des diamètres, avaient été induits en erreur et avaient à tort posé comme règle générale que la somme des lumières des deux branches est supérieure à la lumière du tronc primitif. Aussi pour Berryer-Fontaine, le système artériel resterait sensiblement cylindrique dans toute son étendue. Cette remarque est juste pour l'aorte et les grosses artères des membres ; mais vers leurs divisions terminales les artères et artérioles représentent, selon le schéma classique, un cône dont le sommet est vers le cœur et la base vers les capillaires : les cônes schématiques que nous figurons ici sont sans doute trop courts; leur sommet devrait se prolonger en cylindre comme le représenteraient plus exactement les figures 67 et 68 (p. 208 et 210).

[*] Construction d'un cône vasculaire, d'un cône artériel, par exemple : A, artère se bifurquant successivement ; — en B, on suppose les branches de bifurcation rapprochées et juxtaposées ; il en résulte une seule cavité cloisonnée ; — en C, par la suppression de ces cloisons, on voit que l'ensemble du tronc primitif et de ses branches de division constitue un cône.

[**] V, ventricule ; — O, oreillette ; — *a*, cône artériel ; — *v*, cône veineux ; — c, c, capillaires.

les deux extrémités du double cône aboutissent chacune à un réservoir musculeux : le ventricule droit d'une part, et l'oreillette gauche, de l'autre.

En donnant à ces deux systèmes de cônes la forme courbe, de
façon à pouvoir ramener leurs différents sommets au même point
central, au cœur, tel qu'il est en réalité disposé, on pourra représenter graphiquement l'ensemble du système circulatoire sous la
figure de deux cercles incomplets, se touchant par les deux extrémités où chacun d'eux est ouvert, de façon à former par leur
opposition une sorte de 8 de chiffre (fig. 76).

La figure 76 montre nettement que les quatre
réservoirs musculeux, dont l'ensemble constitue
le cœur, sont disposés de manière que le double
cône pulmonaire soit en communication avec le
double cône de la circulation générale. A cet
effet, dans le ventricule gauche, commencement
du système de la circulation générale, s'ouvre
l'oreillette gauche, aboutissant du système veineux pulmonaire : tel est le cœur gauche. D'autre
part, dans le ventricule droit, point de départ
du cône artériel pulmonaire, s'ouvre l'oreillette
droite, aboutissant du système veineux général : tel est le cœur droit.

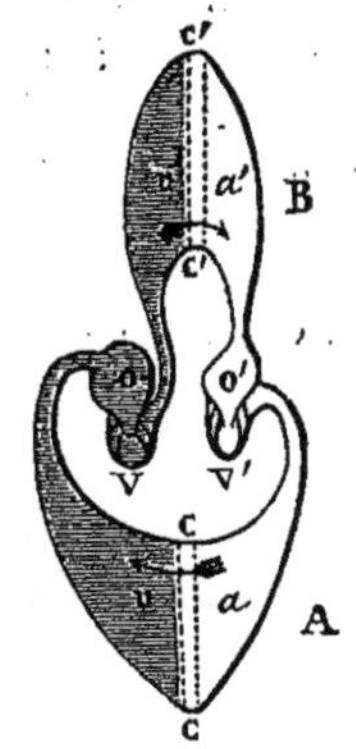

FIG. 76. — Schéma
de la grande et de la
petite circulation*.

Connaissant le mécanisme du cœur, nous pouvons, avec ce simple schéma des organes périphériques, nous rendre un compte exact de la
circulation et apprécier les deux conditions essentielles du sang
en mouvement, c'est-à-dire sa *pression* et sa *vitesse* dans les divers
points de l'appareil circulatoire.

Pression du sang. — Le ventricule lance à chaque contraction
175 à 180 grammes de sang dans le système du cône artériel, ce
qui a pour effet d'y maintenir une pression qui s'élève à 1/4 ou 1/5
d'atmosphère (environ 180 à 190 millimètres de mercure ; exactement : 200, chez le chien, 100 chez le lapin ; 30, chez la grenouille.)
Au contraire, l'oreillette, placée au sommet du cône veineux, a

---

* A, GRANDE CIRCULATION. — V', Ventricule gauche ; — a, aorte et son cône artériel ;
— c c, capillaires généraux du corps ; — v, veines allant former les veines-caves (cône
veineux) ; — O, oreillette droite.

B. PETITE CIRCULATION. — V, Ventricule droit ; — v', artère pulmonaire et ses
divisions *(cône artériel de la petite circulation)* ; — c', c', capillaires pulmonaires ; —
a' veines *pulmonaires (cône veineux de la petite circulation)*; O', oreillette gauche ;
— toute la partie ombrée de la figure représente la partie du système vasculaire
remplie par du sang veineux, du sang noir.

pour effet, par son relâchement, de diminuer la pression, de la rendre nulle à l'extrémité de ce cône, puisque nous avons déjà comparé son action à celle d'une saignée. Il en résulte donc une diminution graduelle de pression dans l'intérieur de l'appareil hydrostatique formé par les deux cônes, diminution de pression qui fait circuler le sang depuis le ventricule gauche jusque dans l'oreillette droite; en d'autres termes, le défaut d'équilibre fait naître un courant du côté de la pression la plus faible.

La *pression* du sang dans un point quelconque de l'appareil circulatoire est donc en raison de la distance (mesurée sur le trajet vasculaire) à laquelle ce point est placé du sommet ventriculaire et du sommet auriculaire du double cône circulatoire. Au niveau du sommet ventriculaire, c'est-à-dire dans l'aorte, la pression est à son maximum (1/4 ou 25/100 d'atmosphère; soit 180 millimètres de mercure); au sommet auriculaire, c'est-à-dire dans les veines caves, elle peut être regardée comme à peu près égale à 0 (ou 1/100 d'atmosphère). Dans les capillaires placés à une distance moyenne de ces deux extrémités, elle sera donc de 12/100 (soit 90 millimètres de mercure). Dans un point quelconque des artères elle sera représentée par un nombre intermédiaire entre 25/100 et 12/100, selon la position du point considéré; de même dans un point du cône veineux, par un nombre semblablement intermédiaire entre 12/100 et 1/100. Aussi quand on ouvre un point quelconque du système artériel, et surtout près de son origine, on a un jet de sang qui s'élève très haut (jusqu'à 2 mètres), tandis que d'une ouverture faite sur les veines, le sang sort en bavant, à moins qu'on ne change artificiellement les conditions de pression, comme, par exemple, en plaçant une ligature sur les veines (comme lorsqu'on comprime les veines pour pratiquer la saignée du bras).

Ces différences dans la pression latérale qu'exerce le sang contre les parois le long desquelles il passe peuvent être directement mesurées en faisant communiquer différents points du système circulatoire avec des appareils manométriques, qui pour ce cas spécial prennent le nom d'*hémodynamomètres*. Le premier hémodynamomètre, employé par Hales, dès 1733 [1] consistait en un long tube que ce physiologiste introduisait dans un vaisseau et où le sang s'élevait à une hauteur proportionnelle à sa pression (en général $2^m,50$). Aujourd'hui cet appareil a été perfectionné et on se sert d'un manomètre à mercure dans lequel, pour éviter la coagulation du sang, on sépare ce liquide du mercure par une couche d'eau

[1] Hales, physicien et naturaliste anglais (1677-1761), qui s'est occupé de la circulation des sucs dans les végétaux plus encore que de celle du sang des animaux.

alcaline (solution de carbonate de soude) capable de retarder la solidification de la fibrine (fig. 77).

C'est ainsi qu'on a trouvé pour les grosses artères une pression de 1/4 d'atmosphère (180 à 200 millimètres de mercure dans la carotide du chien) ; pour les artères plus éloignées du cœur, comme l'humérale, 1/6 (110 à 120 millimètres de mercure dans la brachiale de l'homme), et ainsi de suite. Dans les veines, on trouve, au contraire, des pressions très faibles, comme le font prévoir nos considérations schématiques. Ces vaisseaux, artères et veines, ont des parois assez résistantes pour supporter des pressions bien supérieures à celles qu'elles supportent normalement. Ainsi, d'après les expériences de Gréhant et Quinquaud [1], il faut, pour rompre la carotide du chien, des pressions de 35 à 55 fois plus grandes que la pression exercée normalement par le sang dans ce vaisseau. La veine jugulaire ne se rompt que sous des pressions de 6 à 9 atmosphères.

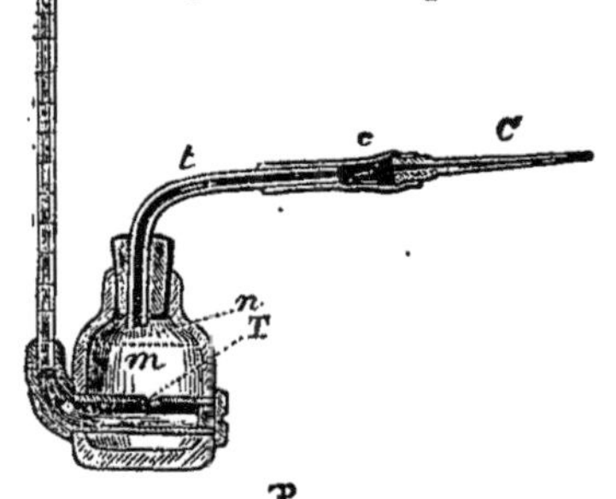

FIG. 77. — Hémodynamomètre (ou cardiomètre) [*].

On n'a pu mesurer directement la pression dans les capillaires ; nous savons par le raisonnement qu'elle doit être de 12/100 d'atmosphère. Cependant le sang ne sort pas par jet dans les hémorragies capillaires ; c'est qu'ici la marche du sang est très retardée par les frottements considérables que ce liquide éprouve contre les parois de petits tubes ; en effet, si l'on examine au microscope la circulation dans les capillaires, on voit que toute la partie périphérique du liquide en mouvement adhère à la paroi et se meut très peu

---

[1] Gréhant et Quinquaud, *Mesure de la pression nécessaire pour déterminer la rupture des vaisseaux sanguins (Acad. des sc.,* 2 mars 1885).

[*] Cet instrument se compose d'un flacon en verre épais et solide. En T, se trouve un tube avec une ouverture ; — l'autre extrémité du tube sort du flacon et se courbe en haut de manière à recevoir en *n'* un tube en verre (T) gradué ; — le fond du flacon et le commencement du tube gradué sont remplis de mercure. Par sa partie supérieure, le flacon est fermé par un bouchon contenant un tube *t*, qui se continue avec un tube en métal *c*, destiné à entrer dans le vaisseau dans lequel on veut mesurer la pression.

Quand l'instrument est en action, toute la portion supérieure de l'appareil C*c*t, est *(couche inerte)*, et que la colonne centrale seule se meut, entraînant avec elle les éléments globulaires du sang et surtout les globules rouges (fig. 78).

Ces notions si simples sur la distribution des *pressions* dans le système circulatoire ont été cependant assez difficiles à acquérir. Poiseuille pensa tout d'abord que la pression était la même dans tout l'appareil circulatoire, quelle que fût la distance du ventricule au point considéré; cette erreur, que le raisonnement pouvait déjà faire relever, a été expérimentalement renversée par Marey, qui a montré que dans le système vasculaire, du cœur vers les capillaires, les pressions se distribuent comme dans le liquide d'un tube qui, d'un côté, est librement ouvert, de l'autre, communique avec le fond d'un vase rempli de liquide à une certaine pression.

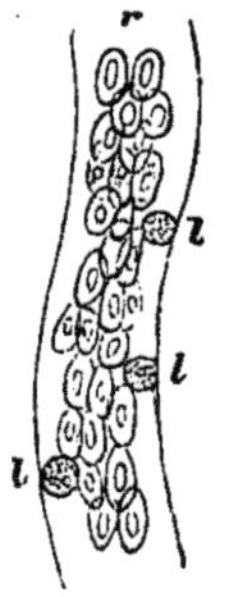

Notons encore que, dans la pression du sang dans le système artériel, il faut distinguer deux choses : 1° ce que nous venons d'appeler la pression générale, la pression minimum : 2° les oscillations que subit cette pression d'une part sous l'influence de chaque nouvelle ondée que lance le ventricule et d'autre part sous l'influence de la respiration (voy. plus loin) et sous l'influence de l'état de contraction ou de dilatation des artérioles. (ci-après : *vaso-moteurs*).

Fig. 78. — Vaisseau capillaire de la membrane natatoire d'une grenouille *.

Vitesse du sang. — La vitesse et la pression du sang en un point donné ne sont nullement en raison directe l'une de l'autre : nous avons vu qu'en arrêtant la marche du sang dans une veine, on augmente la pression et on diminue singulièrement la vitesse, puisqu'on peut aller jusqu'à arrêter complètement le cours du sang dans le vaisseau. D'une manière générale, et sans qu'il soit besoin d'expliquer ces lois autrement que par leur énoncé, on peut dire

remplie d'une solution de carbonate de soude pour empêcher la coagulation du sang. La pression exercée par le sang sur la surface du mercure se communique par l'ouverture T au mercure du tube gradué, et l'on mesure ainsi la tension du sang.

Cet appareil (cardiomètre de Magendie) a sur les manomètres employés ordinairement (appareils de Poiseuille, de Ludwig), l'avantage de traduire exactement les pulsations cardiaques, parce que, le mercure y remplissant un flacon relativement large, et non un simple tube en U, il n'y a pas, à chaque changement de pression, un déplacement en totalité de toute la masse du mercure, ni, par suite les frottements considérables qui produisent la perte d'une grande partie de la force que l'on veut apprécier.

* *r*, Courant central des globules rouges ; — *l, l, l*, couche périphérique du courant sanguin où se meuvent plus lentement les globules blancs (Grossiss., 280 diamètres)

que la pression augmente avec la vitesse, quand l'augmentation de
pression vient du cœur (augmentation de la vitesse et de la force
des systoles cardiaques); et que, par contre, si l'augmentation de
pression est due à un obstacle périphérique (constriction et arrêt
dans les vaisseaux), la vitesse diminue quand la pression augmente.
Si la pression en un point donné dépend de la distance à laquelle
ce point est situé des deux extrémités du double cône circulatoire,
la vitesse, au contraire, dans les conditions normales, dépend de
la largeur, de la forme de la portion des cônes circulatoires à
laquelle appartient ce point. En d'autres termes, et cela est facile
à concevoir, le mouvement du sang est d'autant plus rapide que la
portion du canal considérée présente une moindre lumière. Il est
bien évident que nous parlons toujours de l'ensemble des canaux
réunis sous la forme de double cône. Ainsi là où l'appareil circulatoire est très large (bases des cônes, région des capillaires), le
sang doit circuler lentement; absolument de même que le courant
d'une rivière se ralentit beaucoup là où cette rivière s'élargit, par
exemple, en un lac; les *capillaires forment donc le lac du
torrent sanguin*. Au contraire, la vitesse doit avoir son maximum
vers les orifices étroits d'écoulement, c'est-à-dire vers le sommet
des cônes, dans l'aorte et dans les veines caves.

Ces déductions ont été vérifiées par l'expérience directe. Pour les
capillaires, on mesure cette vitesse par l'examen microscopique des
petits vaisseaux de la grenouille, par exemple, ou bien encore en
examinant à l'ophtalmoscope les capillaires rétiniens de l'homme,
capillaires dans lesquels on peut parfaitement suivre les globules
sanguins et apprécier le temps qui leur est nécessaire pour parcourir
une distance déterminée; on s'est ainsi assuré que la vitesse dans les
capillaires n'est que de 1/2 à 1 millimètre par seconde: 0,75 de
millimètre dans les capillaires de la rétine de l'homme; 0,57 de
millimètre dans les capillaires de la queue du têtard. Cette vitesse
est très peu considérable par rapport à celle que nous constaterons
dans les gros vaisseaux; c'est qu'ici il faut tenir compte non seulement de ce fait que le système capillaire, pris dans son ensemble,
représente le *lac du torrent sanguin*, mais encore de ce que ce
lac est subdivisé en une masse de réseaux très fins, où le frottement
fait perdre au liquide une grande partie de sa force d'impulsion;
l'influence de ce frottement, de cette adhérence aux parois capillaires, est mise dans toute son évidence par les recherches de Poiseuille sur l'écoulement des liquides à travers les tubes de petit
diamètre; elles se résument par les deux lois suivantes : *les quantités écoulées sont entre elles comme la quatrième puissance
des diamètres; elles sont en raison inverse de la longueur des*

tubes. Or, les vaisseaux capillaires, vu leur disposition en réseau, représentent des tubes très étroits et très longs, et réunissent, par suite, toutes les conditions nécessaires pour retarder le cours du sang et prolonger son contact avec les tissus.

Pour évaluer la vitesse du sang dans les gros vaisseaux, on a recours à des appareils particuliers : par exemple, on substitue à une certaine longueur d'une artère de fort calibre un tube de verre rempli d'un liquide alcalin, et on détermine le temps qu'il faut au sang pour chasser du tube le liquide en question et, par suite, parcourir la longueur connue de ce canal artificiel. Cet appareil constitue l'*hémodromomètre* (de Volkmann) (fig. 79); il se compose d'un tube de verre (A), recourbé en fer à cheval, garni à cha-

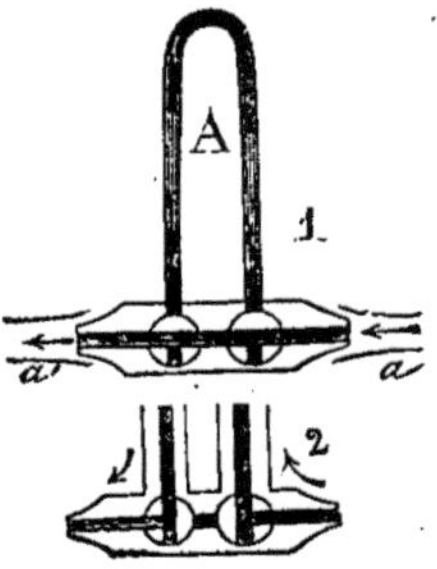

Fig. 79. — Hémodromomètre
de Volkmann.

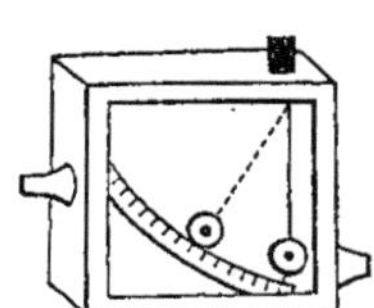

Fig. 80. — Hémotachomètre
de Vierordt.

cune de ses extrémités d'un ajutage métallique muni d'un robinet et communiquant avec un tube métallique droit que l'on enchâsse dans les deux bouts de l'artère *(a, a')*. Le tube étant rempli de la liqueur alcaline et toute communication supprimée avec l'artère (fig. 79, n° 1), grâce au jeu des robinets (à trois voies), de telle sorte que le sang suive le canal métallique, on tourne subitement les deux robitets, de telle sorte que le sang se trouve forcé de se dévier pour s'engager dans le tube de verre (fig. 79, n° 2), qu'il parcourt, en chassant devant lui la colonne de liquide incolore, pour gagner l'autre bout de l'artère. Un appareil tout aussi ingénieux, nommé *hémotachomètre* (de Vierordt), consiste en une petite boîte transparente (fig. 80) que l'on substitue à une partie d'artère ; dans cette boîte flotte un pendule que le courant dévie d'autant plus qu'il est plus rapide; on peut, d'après le degré de la déviation, calculer la vitesse du sang. On a reconnu par ces expériences que la vitesse du sang dans la carotide est, chez les grands mammifères, de 25 à 33 centimètres par seconde, et de $0^m,44$ dans l'aorte (en moyenne de

0^m,50 à l'origine de l'aorte) ; elle est donc dans ce dernier vaisseau

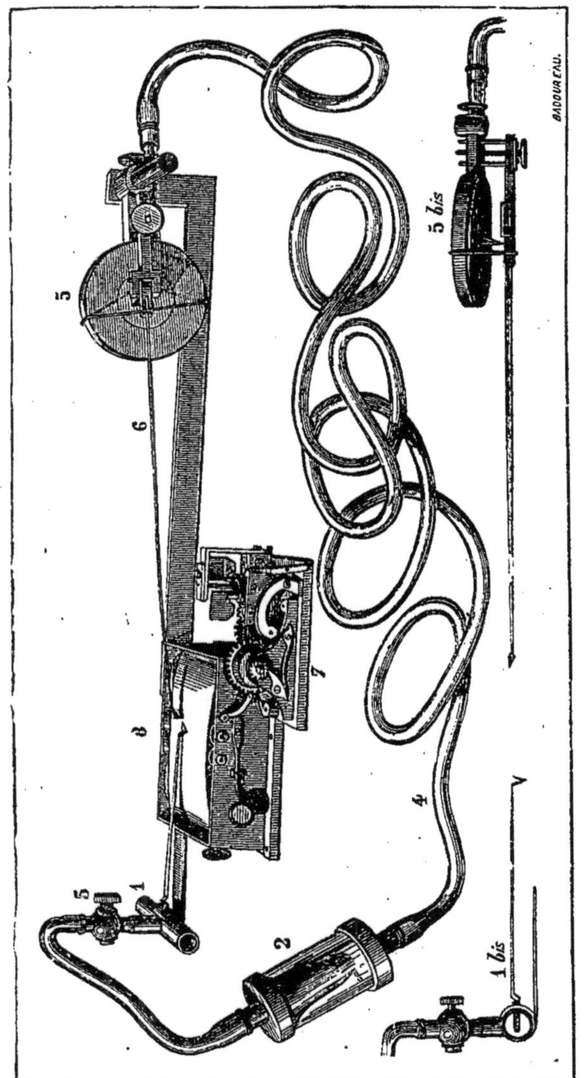

Fig. 81. — Hémodromographe de Chauveau : — 1, tube de métal qui doit être traversé par le courant artériel ; — 1 *bis*, détail de l'appareil hémodromographique ; — 2, sphygmoscope de Marey, permettant de recueillir le tracé de la pulsation en même temps que celui de la vitesse ; — 3, robinet destiné à permettre ou à empêcher l'abord du sang dans le sphygmoscope ; — 4, tube de caoutchouc chargé de transmettre la pulsation à l'appareil enregistreur ; — 5, petit tambour sur lequel s'appuie le levier, 6, qui amplifie et inscrit les pulsations ; — 6 *bis*, détails du tambour et du levier ; — 7, appareil enregistreur composé d'un mouvement d'horlogerie et d'une bande de papier 8 qui se déroule au-dessous des deux leviers de vitesse et de pulsation, et sur laquelle s'inscrivent simultanément les deux tracés. — 1/2 grandeur (d'après Lortet, *Annales des sciences naturelles*).

400 fois plus considérable que dans les capillaires. Des résultats

semblables ont été obtenus avec l'*hémodromomètre* de Chauveau
et l'*hémodromographe* de Lortet (fig. 81), qui sont construits sur
le même principe que l'instrument de Vierordt. D'après Budge, la
vitesse du cours du sang, chez le chien, est de $0^m,26$ par seconde
dans la carotide, et de 0,056 dans la mésentérique.

On peut encore se demander, considérant la circulation dans son
ensemble, quelle est la vitesse générale, après avoir vu la vitesse du
sang en des points déterminés. En un mot, combien faut-il de temps
à un globule sanguin pour aller du ventricule gauche à l'oreillette
droite ? En moyenne, chaque contraction du cœur lance dans l'aorte
180 grammes de sang. Comme la masse totale du sang s'élève seulement à 5 kilogrammes, il en résulte qu'il faut 25 à 33 pulsations
cardiaques pour que tout le sang passe par l'organe central, de sorte
qu'il faut un peu plus de 30 secondes pour qu'un globule parti du
cœur y soit revenu. Ce résultat donné par le calcul ne peut être que
très général et très approximatif : ainsi le sang qui va au membre
inférieur a un trajet bien plus long à parcourir que celui qui passe
dans les artères et veines cardiaques ; le temps du voyage complet
(aller et retour) d'un globule sanguin doit donc varier selon les
régions où il est lancé ; mais en tout cas, la circulation générale
doit être très rapide, l'expérience directe en donne la preuve. Déjà
les phénomènes d'empoisonnement nous éclairent à ce sujet, car l'on
sait qu'une goutte d'acide prussique, déposée sur la conjonctive, fait
périr un animal en 8 ou 10 secondes, et que l'on trouve le poison
diffusé dans tout l'organisme. Si le poison est déposé sur un point
plus éloigné, sur une blessure du pied, par exemple, la mort est un
peu moins prompte à se produire, parce que le sang met plus de
temps à revenir par les saphènes que par les jugulaires. L'expérience classique consiste à injecter du cyanure jaune dans le bout
central de la jugulaire et à recueillir le sang qui s'écoule par le bout
périphérique. On voit alors qu'après 8 ou 15 secondes chez les
petits animaux, 20 à 30 secondes chez le cheval, le poison revient déjà par ce bout, car dès lors le sang qu'on y recueille donne
la réaction caractéristique du bleu de Prusse (avec un sel ferrique).
Enfin Cl. Bernard a montré que toutes les fois qu'on empoisonne
un animal par une injection sous-cutanée (de curare, par exemple),
l'action toxique est précédée des trois phases suivantes : 1° pénétration du poison dans le sang des capillaires avec lesquels le contact est établi ; 2° transport par le sang de la substance absorbée ;
3° exsudation de la substance et action sur les tissus (sur les nerfs,
pour le curare [1]). L'ensemble de ces trois actes dure au plus quatre

---

[1] Claude Bernard. *Physiologie opératoire*, Paris, 1879.

minutes, dont sept secondes sont employées au transport par lequel la substance entraînée dans le torrent circulatoire fait le tour complet des deux cercles de la grande et de la petite circulation.

Dispositions particulières du système circulatoire dans quelques organes. — Telles sont les conditions générales de la circulation, de ses pressions, de ses vitesses en différents points. Mais le système des cônes que nous avons considérés jusqu'ici n'est pas partout aussi simple, et l'on rencontre dans diverses portions de l'appareil circulatoire des dispositions et des conditions purement physiques et mécaniques qui modifient la rapidité du cours du sang. Parfois un système capillaire particulier se trouve placé sur un point du cône artériel ou du cône veineux qu'il interrompt. C'est ce que l'on observe dans les vaisseaux artériels du rein, au niveau des *pelotons vasculaires* qui constituent les *glomérules de Malpighi.* Là cette disposition a pour effet, en ralentissant le cours du sang, d'augmenter la surface de transsudation. Un fait analogue se présente dans le système de la veine porte : le sang fourni par le tronc cœliaque et mésentérique aux organes de la digestion est ramené par un grand nombre de veines dans un tronc commun, la *veine porte.* Mais celle-ci, au lieu d'aller se jeter immédiatement dans la veine cave, se ramifie d'abord dans le foie, à la manière d'une artère, en formant les vaisseaux afférents du foie, les capillaires hépatiques, et enfin les vaisseaux efférents ou veines sus-hépatiques, qui vont se jeter dans la veine cave. Tout ce système peut être théoriquement représenté par un cône (fig. 82) partant du tronc aortique *(a)* et figurant les artères intestinales et leurs capillaires (C'C'); à ce cône artériel succède un cône veineux représentant les origines et le tronc de la veine porte (SP) ; mais ce deuxième cône se continue avec un troisième disposé comme un cône artériel (où la circulation se fait du sommet vers la base) et figurant les ramifications de la veine porte dans le foie (CC). Par sa base (capillaire hépatiques), ce cône s'adosse à un quatrième cône représentant les veines sus-hépatiques. Ainsi, dans ce trajet, le sang parcourt un système de cônes double du système général et subit à chaque double base (chaque réseau capillaire C'C' et CC) les ralentissements que nous avons étudiés. Dans quelque région que ces dispositions se produisent, on donne toujours le nom de *vaisseau porte* ou de *système porte* à toute partie de l'appareil circulatoire dans laquelle le sang marche des capillaires d'un organe vers les capillaires d'un autre organe.

De plus les systèmes capillaires, interposés aux séries de cônes de l'appareil de la veine porte intestinale, par exemple, ne supportent pas les mêmes pressions que les capillaires ordinaires. Aucun de ces systèmes n'étant à égale distance du ventricule gauche et de l'oreillette droite, ne peut avoir une pression moyenne entre 1/100 et 25/100 d'atmosphère. La pression sera plus faible dans les capillaires hépatiques (fig. 82, 2, en C, C) puisqu'ils sont plus rapprochés de l'oreillette; plus forte dans les capillaires intestinaux, puisqu'ils sont plus rapprochés du ventricule gauche (C' C', et V); cette dernière condition est très peu favorable, comme nous le verrons, à la théorie de l'absorption intestinale par simple endosmose. Nous verrons aussi que les systèmes capillaires du rein donnent lieu à des considérations semblables.

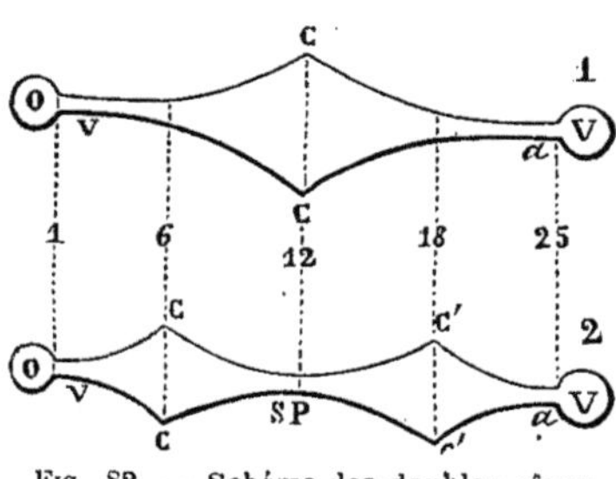

Fig. 82. — Schéma des doubles cônes d'un système porte *.

B. *Propriétés et fonctions des vaisseaux.* — Les conditions générales de la circulation du sang, de ses pressions et de ses vitesses, conditions résultant uniquement de *la disposition mécanique* des canaux sanguins, peuvent être modifiées et compliquées par les *propriétés physiologiques* des parois des vaisseaux, *artères, capillaires, veines.*

1° **Artères.** — L'anatomie nous enseigne que les artères se composent de trois tuniques (fig. 83); de ces trois membranes, celle qui intéresse le plus le physiologiste, c'est la tunique moyenne; elle contient deux éléments essentiels · du *tissu élastique* et du *muscle* (muscle lisse, cellules contractiles). Le premier de ces éléments, le tissu élastique, domine presque seul au sommet du cône artériel, et l'aorte est presque uniquement formée de membranes jaunes élastiques; c'est pourquoi on donne à ces grosses artères (aorte, carotide) le nom *d'artères à type élastique.* Par contre, c'est l'élément musculaire qui est largement prédominant à la base du cône, c'est-à-dire dans les parois des petites artères et des artérioles qui précèdent les capillaires, et c'est pourquoi on donne à ces vaisseaux le nom *d'artères à type musculaire.* Dans les parties

* La superposition des deux schémas montre que les pressions ne sont pas les mêmes dans les capillaires d'un système porte et dans ceux de la circulation générale.
1, *Circulation générale.* — V, Ventricule; — O, oreillette; — a, artères; — v, veines; — C, capillaires (pression=12).
2, *Un système porte.* — V, Ventricule; — O, oreillette; — a, artères; — C',C', premier système de capillaires (pression= 18); — S P, tronc porte; — C, C, deuxième système de capillaires (pression=6); — v, veine.

intermédiaires, les tissus élastique et musculaire se partagent la composition de la tunique moyenne proportionnellement à la distance à laquelle le point considéré se trouve de la base et du sommet du cône, de sorte qu'une diagonale qui, sur un schéma, partage obliquement l'épaisseur des parois du cône artériel, représente parfaitement la richesse comparée des divers points des parois artérielles en tissus élastique et musculaire (fig. 84).

Les artères sont donc, les unes très élastiques, les autres très contractiles. Grâce à ces propriétés, elles ne se comportent pas comme des tubes inertes ; elles conduisent le sang, mais en modi

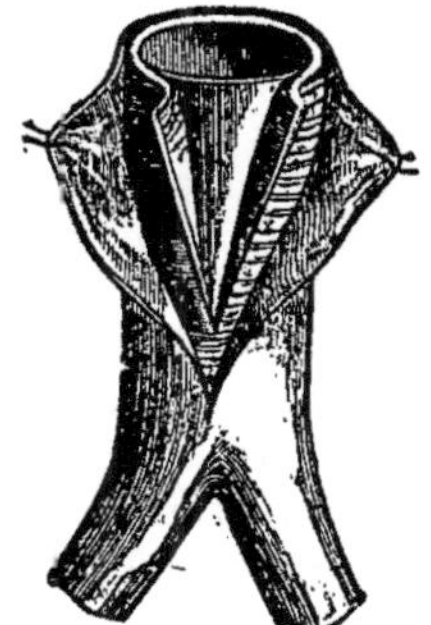

Fig. 83. — Artère avec ses trois tuniques disséquées.

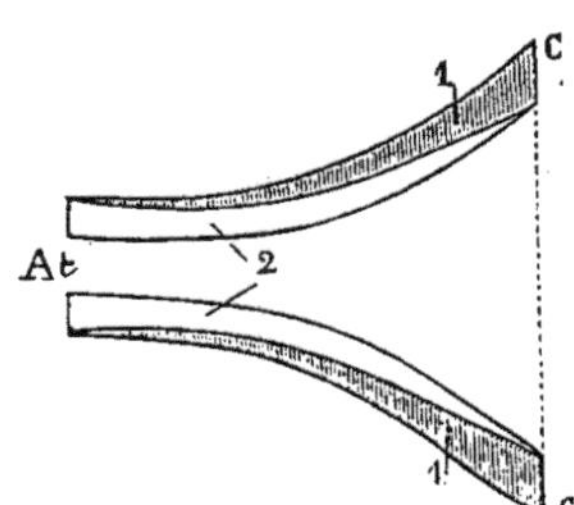

Fig. 84. — Cône artériel : composition des parois artérielles *.

fiant les conditions premières (d'origine cardiaque) de sa circulation, et par le fait de leur élasticité et par le fait de leur contractilité.

Grâce à leur *élasticité*, les artères transforment la circulation et changent le jet intermittent du cœur en un jet presque continu. Dans les artères considérables et voisines du cœur, le jet est encore intermittent ; mais à mesure qu'on s'avance dans l'arbre artériel, on le voit devenir presque continu. En effet, déduisant du débit de l'artère carotide celui de l'origine de l'aorte, on a pu calculer que chaque ondée sanguine est d'environ 180 grammes de sang. Cette quantité est énorme et il doit en résulter une forte dilatation de l'aorte élastique ; aussitôt ses parois réagissent à leur tour sur le sang, le chassent vers le cône artériel, où, par une série de dilatations et de retours successifs de moins en moins sensibles, le *cours saccadé* du sang vers le sommet du cône devient à peu près *régulier* vers la région des capillaires (base du cône).

* Proportion dans laquelle l'élément élastique et l'élément musculaire entrent dans la composition de la paroi du cône depuis le sommet A*t* jusqu'à la base C, C ; — 1, 1 élément musculaire ; — 2, élément élastique.

En d'autres termes, l'artère, en se laissant dilater par l'afflux ventriculaire de sang, emmagasine une partie de la force d'impulsion du sang *(diastole artérielle)*; puis, revenant sur elle-même, par retour élastique *(systole artérielle*, réaction élastique bien différente de la *systole cardiaque* qui est une contraction musculaire) l'artère restitue la force qu'elle avait emmagasinée. On conçoit donc que l'élasticité artérielle, en changeant le mouvement intermittent du sang en un mouvement continu, soulage beaucoup les efforts du cœur, ou, en d'autres termes, rend plus efficaces ses contractions. En effet, Marey a démontré que pour un écoulement constant, produit sous une même pression, les quantités de liquide écoulé dans un temps donné sont les mêmes lorsque le liquide sort par un tube rigide ou par un tube élastique; mais il n'en est plus de même pour un écoulement-intermittent: dans ce cas le débit pour une même pression est beaucoup plus considérable par un tube élastique que par un tube rigide. Le cœur, à égalité de force dans ses contractions, produit donc une circulation beaucoup plus active en lançant son contenu dans des vaisseaux élastiques que dans des vaisseaux rigides. En d'autres termes, si les artères cessaient d'être élastiques, le cœur devrait augmenter l'énergie de ses contractions pour produire les mêmes effets de circulation. C'est ce que l'on observe, du reste, dans l'*athérome;* dans cette affection, les artères s'incrustent de sels calcaires et deviennent rigides. Aussi voit-on le cœur s'hypertrophier pour parvenir à produire, sans le secours de l'élasticité artérielle, le même travail que précédemment. L'élasticité artérielle, mise en jeu à chaque systole ventriculaire, emmagasine, puis restitue, lors de la diastole cardiaque, une certaine quantité de force qui, dans un tube rigide, est dépensée dans les frottements (V. plus loin : *Dicrotisme)*.

Quant à la *contractilité* des artères, quant au rôle de leurs *éléments musculaires* (fibres cellules ou fibres lisses circulaires), si abondants au niveau des petites artères, nous verrons qu'il a pour but, sous l'influence des nerfs (V.. *Vaso-moteurs)*, de modifier les circulations locales par la *contraction* (anémie) ou la *dilatation* (hyperémie, rougeur) des petits vaisseaux.

Du pouls. — Il y a donc au sommet du cône artériel, à chaque systole du ventricule, une augmentation brusque de pression, un *choc*, et par suite une *onde* très sensible, c'est-à-dire une vibration de la colonne de sang artériel, choc ou vibration qui se sent encore dans les artères moyennes et disparaît d'ordinaire vers les capillaires. C'est pourquoi, lorsqu'on applique la pulpe d'un doigt au niveau d'une artère superficielle et telle qu'elle puisse être légèrement comprimée contre un plan osseux *(art. radiale* à l'extrémité inférieure du radius; *faciale* au niveau du maxillaire inférieure ; *pédieuse* au niveau de la partie antérieure du tarse), on constate des changements rythmiques dans la consistance que présente cette artère; le doigt reçoit l'impression de soulèvements, de battements réguliers, auxquels on a donné le nom de *pulsation artérielle*, de *pouls artériel*, ou simplement de *pouls*. Ces manifestations de la pulsation artérielle résultent des changements qui surviennent dans la *pression* ou *tension* artérielle; ces changements sont produits par les mouvements du cœur, qui, à chaque systole ventriculaire, lance dans l'arbre artériel une masse de sang égale à environ 180 ou 200 grammes; et, en effet, le pouls artériel est sensiblement syn–chrone avec la contraction des ventricules, c'est-à-dire avec le *choc précordial*, signe extérieur de cette contraction. La sensation de choc, éprouvée par le doigt qui déprime une artère, tient au durcissement subit de celle-ci, lorsqu'une ondée sanguine, poussée par le ventricule dans le système artériel, vient augmenter subitement la tension du sang dans ce système. A ce moment, l'artère, qui est élastique, se laisse dilater par cette augmentation de pression : on peut dire encore que la pulsation perçue par le doigt, le pouls, est la manifestation de la *diastole artérielle*.

Quelque simple et évident que paraisse le fait sus-indiqué, à savoir que le pouls correspond à la systole ventriculaire et qu'il est produit par l'augmentation de pression dans les artères, la confusion sur la nature même du phénomène pulsatif serait trop facile si l'on n'avait soin de bien préciser les rapports exacts entre les trois facteurs que nous avons mentionnés : sensation de soulèvement ou de diastole perçue par le doigt; augmentation de la pression sanguine ou tension artérielle, et arrivée dans l'arbre artériel du sang chassé par le ventricule. C'est cette nouvelle masse de sang qui, venant s'ajouter à celle qui était déjà contenue dans les artères, et la poussant devant elle, augmente la tension vasculaire et produit la diastole artérielle; mais ce n'est pas à dire qu'en percevant la diastole artérielle le doigt assiste pour ainsi dire au passage dans l'artère en question du sang que vient de lui envoyer le ventricule; il perçoit seulement le choc que le sang sorti du ventricule a transmis successivement aux colonnes de liquide placées au-devant de lui; ce n'est pas l'*ondée* ventriculaire qui passe sous le doigt au moment du pouls, c'est l'*onde* ou vibration qu'elle a produite dans la colonne sanguine, qui soulève la paroi artérielle et devient perceptible. Il sera facile de comprendre cette distinction en invoquant un certain nombre de faits élémentaires plus ou moins familiers au médecin. 1° Quand une grosse artère (la crurale, par exemple) vient d'être liée dans le moignon d'une cuisse amputée, on voit encore ce bout de vaisseau, terminé en cul-de-sac, se soulever à chaque contraction cardiaque par une sorte de *locomotion artérielle;* cependant le sang n'y circule plus à proprement parler, il le remplit seulement et il le remplit sous des pressions variables; c'est-à-dire avec augmentation brusque de pression à chaque systole ventriculaire, avec diminution de pression dans l'intervalle de ces systoles, puisque le sang s'échappe alors par les collatérales qui naissent en arrière de la ligature ; ces soulèvements du bout de l'artère liée ne sont autre chose que le *pouls* devenu ici sensible à la vue ; 2° il est un petit appareil de physique destiné à montrer les effets de l'élasticité des corps solides et qui consiste en une série de billes d'ivoire suspendues par des fils à une règle horizontale, de manière à ce qu'elles soient en contact et forment elles-mêmes une rangée linéaire horizontale. Quand à une des extrémités de cette série on écarte une de ces billes pour la laisser brusquement retomber sur celle qui suit, celle-ci, non plus que la troisième, ni la quatrième, ne se déplacent ; la dernière seulement, celle qui est à l'extrémité de la série, s'écarte de celle qui la précède ; c'est que le choc s'est transmis, de molécule à molécule, d'une bille à l'autre, sans déplacement des billes jusqu'au niveau de la dernière, qui, étant libre, s'est trouvée dans les conditions suffisantes pour que le choc se traduise par un mouvement : ainsi le choc s'est transmis indépendamment du mouvement. De même le choc produit par la systole cardiaque se transmet de proche en proche au contenu des artères, mais la propagation de ce choc est chose distincte du mouvement du sang, quoique de fait ce mouvement ait, comme précédemment, ce choc ou cette augmentation de pression pour cause mécanique.

Ces deux exemples peuvent déjà faire comprendre qu'il ne faudra pas confondre la force du *pouls* avec l'*énergie* de la circulation, la *vitesse* du pouls avec la *vitesse* de la circulation : la circulation consiste dans le déplacement du sang ; le pouls, qui se transmet du cœur aux artères, consiste dans la progression d'un choc, d'une oscillation qui se propage d'une tranche de la colonne sanguine à une autre tranche, alors même que cette colonne est immobile, et, en tout cas, indépendamment des mouvements de cette colonne. Lorsque le chirurgien, pour s'assurer de la nature liquide du contenu d'une tumeur, produit ce qu'on appelle la *fluctuation*, il applique d'un côté de la tumeur la pulpe des doigts de la main gauche, tandis que de la main droite il produit un choc brusque sur le côté opposé de la tumeur; ce choc est transmis, par le liquide, sans déplacement réel de celui-ci, jusqu'au niveau des couches sous-jacentes à la main gauche qui le perçoit comme un léger soulèvement. Cette fluctuation ainsi produite, et qui n'est qu'une forme peu différente de l'expérience sus-indiquée avec des billes d'ivoire, cette fluctuation est un phénomène identique à celui du pouls : ici la main droite représente la colonne sanguine qui transmet le choc cardiaque indépendamment du mouvement de la circulation.

Le pouls, qui traduit l'augmentation de pression artérielle, est donc une *oscillation* qui se propage : les comparaisons qui précèdent permettent de le comprendre; il s'agit maintenant de le prouver, c'est-à-dire de démontrer que la vitesse de propagation de cette oscillation est complètement différente, indépendante de la vitesse de la circulation. Rappelons d'abord la comparaison qu'a faite Weber entre les ondes pulsatiles et les ondes formées à la surface de l'eau par la chute d'un corps. Quand un corps tombe dans une masse liquide, il détermine des *ondes*, visibles à

l'œil sous la forme des soulèvements désignés vulgairement sous le nom de
vagues, qu'on voit progresser en s'éloignant du point où le corps est
tombé ; ces vagues ne sont nullement constituées par les portions liquides
qui ont été mises en contact avec le corps en question et qui se seraient
déplacées ; elles sont constituées non par un déplacement de la matière
même, mais par un mouvement se propageant à travers les molécules
(unda non est materia progrediens, sed forma materiæ progrediens).
Si le corps tombe dans un liquide en mouvement, les ondes qu'il y produira se propageront indépendamment du mouvement du liquide ; de même
l'onde pulsatile produite dans la colonne sanguine se propage du centre à
la périphérie, indépendamment du mouvement du sang. Nous avons dit
précédemment que le pouls était synchrone au choc cardiaque, à la systole
ventriculaire ; c'est une indication qui répond à la constatation grossière
que nous pouvons faire à l'aide de nos sens, en dehors de l'usage des
appareils de précision : l'oreille appliquée à la région précordiale, et le
doigt qui déprime l'artère, nous donnent deux sensations qui paraissent
simultanées, mais qui, en réalité, ne le sont pas et ne sauraient l'être ; en
effet, comme toute onde qui progresse dans un liquide, le pouls ne saurait
se présenter simultanément dans tout le système artériel ; il doit se montrer
plus tard dans les artères éloignées du cœur que dans les plus voisines,
c'est-à-dire progresser du cœur vers les capillaires avec une vitesse telle
que le retard du pouls radial sur le choc cardiaque échappe à nos sens,
mais ne saurait échapper aux recherches faites avec des appareils de
précision. C'est ce qu'ont démontré les expériences de Czermak ; il a
prouvé par des recherches très exactes (sphygmographe à miroir), que
tandis que le mouvement du sang diminue de vitesse à mesure qu'on se
rapproche des capillaires (V. plus haut, p.227), la vitesse de propagation
de l'onde pulsative va, au contraire, en augmentant du centre à la périphérie, qu'elle est plus considérable chez les vieillards et les adultes que
chez les enfants, résultats qui montrent bien qu'il ne faut pas confondre,
nous l'avons déjà démontré, le pouls, sa vitesse, sa forme, avec la vitesse
du sang et l'activité de sa circulation. Onimus a particulièrement insisté
sur ces caractères de l'onde pulsative.

On peut par l'expérience constater directement les ondes de la
colonne sanguine en mettant un manomètre en communication avec
le vaisseau ; on constate alors facilement des *soulèvements* et des
abaissements successifs. On a essayé de fixer ces ondulations au
moyen du *kymographion* de Ludwig (fig. 85), qui n'est qu'une
modification de l'*hémodynamomètre* que nous avons étudié plus
haut. A la surface de la colonne mercurielle du manomètre (en *a*,
fig. 85) se trouve un petit flotteur portant à sa face supérieure une
tige verticale *b* articulée avec une seconde tige horizontale *c*, munie
d'une pointe qui touche un cylindre tournant noirci au noir de
fumée *(d, d')*. Si ce cylindre était immobile, le stylet tracerait des
lignes verticales ; mais comme il tourne régulièrement, il en résulte
que le stylet trace des ondulations qui, selon qu'elles sont à con-

vexité supérieure ou inférieure, sont dites *positives* ou *négatives ;* elles correspondent, les premières aux systoles ventriculaires, les secondes au repos du cœur.

Le sphygmographe de Marey, applicable à l'artère radiale de l'homme, donne des résultats semblables ; c'est un *appareil enregistreur* (V. fig. 86 et 87 et leur explication), qui note les impultions que lui imprime l'artère, grâce à un petit levier qui appuie sur cette artère, comme y appuie le doigt du médecin qui explore le pouls. D'après la longueur de chacune de ces ondes on peut établir la durée comparative de la systole et de la diastole. On constate ainsi toutes les modifications de la circulation (fig. 88).

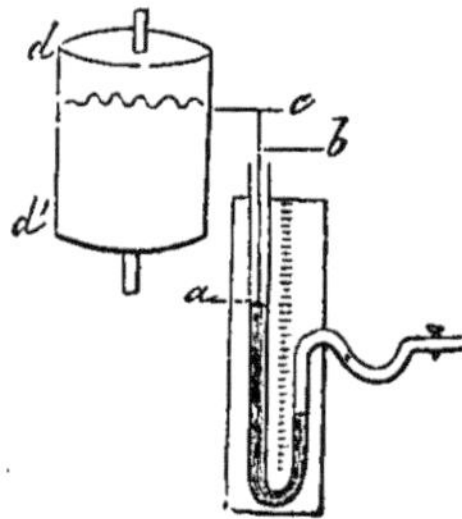

FIG. 85. — Kymographion.

On a pu ainsi montrer que le *dicrotisme* du pouls, manifestement sensible au toucher dans certaines maladies, n'est qu'une exagération d'un *dicrotisme* que l'onde sanguine présente toujours normalement. Ce dicrotisme consiste en un petit soulèvement qui interrompt la ligne de descente du tracé (fig. 88, en *d*), c'est comme une seconde pulsation qui se produit après la première. Les recherches de Marey, de Vivenot, de Duchek, ont élucidé le mécanisme de ce phénomène : on l'attribuait d'abord à une *onde en retour* produite soit par l'abaissement des valvules sigmoïdes, soit par le reflux d'une pulsation qui se réfléchit à la terminaison de l'aorte sur l'éperon qui résulte de sa bifurcation en deux iliaques. Tout démontre aujourd'hui que le dicrotisme est dû à l'élasticité de l'artère qui, distendue par la systole ventriculaire, revient à son volume primitif (systole artérielle). La petite ascension qui interrompt la ligne de descente (fig. *d*) nous marque précisément le moment où, comme nous le disions plus haut, l'élasticité artérielle restitue à l'ondée sanguine la force qu'elle avait emmagasinée, et qui se serait perdue, dépensée en frottements dans un tube rigide (V. plus haut, p. 234).

La fréquence du pouls (nombre des battements, des systoles du cœur et par suite des diastoles artérielles) varie suivant les animaux : à cet égard cette fréquence semble être en raison inverse de la taille : on compte, par minute, 32 pulsations chez le cheval, 100 chez le chien, 140 chez le lapin, 180 chez le cochon d'Inde. Chez l'homme cette fréquence varie avec l'âge : elle est de 140 à 180 chez le nouveau-né ; 100 à 115 chez l'enfant d'un an ; 90 à 100, puis 80 à 85 dans l'enfance et jusqu'à l'âge de quatorze ans ; 70 à 75 chez l'adulte ; chez le vieillard, le pouls, loin de se ralentir, prend de la fréquence. Le nombre des battements est plus grand après le repas et surtout après les exercices corporels, plus grand chez les femmes que chez les hommes.

Contractilité des artères. — Outre ces propriétés élastiques, grâce auxquelles les artères régularisent la circulation générale,

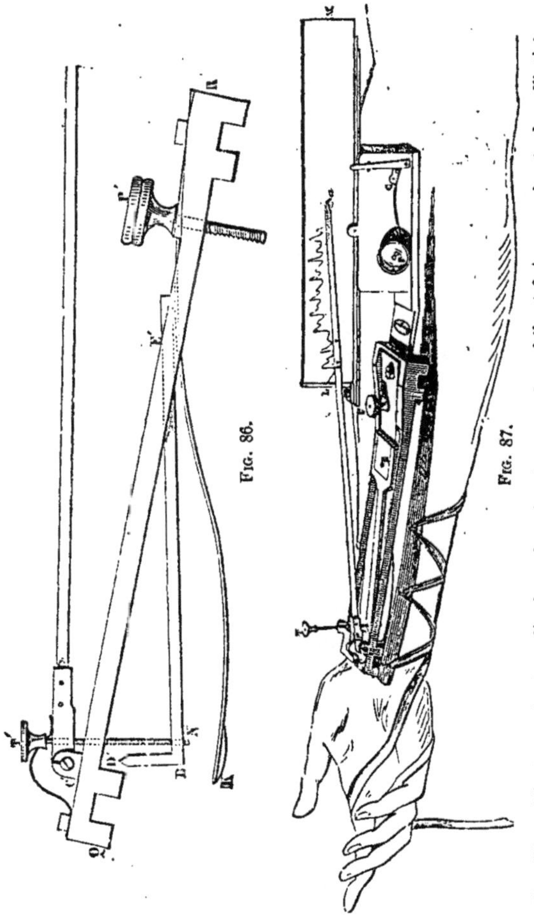

Fig. 86.

Fig. 87.

Fig. 87. — L'instrument est appliqué sur le poignet, autour duquel il est fixé par un lacet ; dans l'intérieur du cadre de l'instrument, est l'ensemble constitué par le ressort et le levier, ensemble dont la figure 86 montre le profil ; c'est un ressort K, très flexible, fixé par une de ses extrémités et portant à l'autre extrémité (en K) une petite plaque d'ivoire qui doit reposer sur l'artère et la déprimer. Chaque pulsation de l'artère imprimera donc à la plaque K des mouvements très petits, mais qui seront amplifiés par le levier qui est à la partie supérieure de la figure 86 (représenté seulement en partie ; sa pointe libre, terminée par un bec rempli d'encre, et frottant contre une plaque recouverte de papier, dépasserait les limites de la figure ; mais on peut la voir, avec le tracé qu'elle écrit, dans la figure 87) ; — ce levier, très léger (bois ou aluminium), pivote autour du point C, et reçoit l'impulsion très près de son centre de mouvement par la vis T N, et par la pièce intermédiaire B E ; — celle-ci est une pièce de cuivre mobile autour du point E, et la vis T N est placée là pour assurer les contacts dans toutes les circonstances, et, par exemple, notamment lorsque l'artère est très profondément située.

ces vaisseaux peuvent encore, par la contraction de leurs muscles lisses, modifier activement leur calibre et par cela même la circulation. Comme le muscle abonde vers les petits vaisseaux (V. fig. 84, schématique), ce sont surtout les circulations locales qui sont ainsi modifiées, ainsi que nous l'avons sommairement indiqué plus haut (V. p. 234); ces variations de diamètre sont peu sensibles sur les

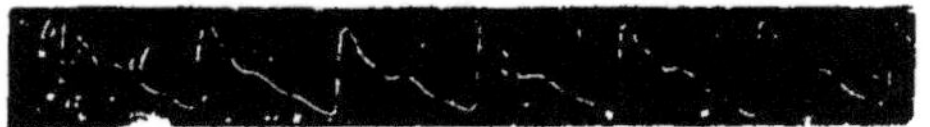

FIG. 88. — Tracé sphygmographique du pouls normal.

artères volumineuses. Ces propriétés contractiles sont utilisées en chirurgie, et les hémostatiques que l'on emploie sont utiles non seulement parce qu'ils coagulent le sang, mais encore parce qu'ils excitent la contraction des artérioles et diminuent ainsi leur calibre ; le froid est surtout apte à amener ces contractions, ainsi qu'on peut le vérifier sur le mésentère de la grenouille (expérience de Schwann) ; les artérioles diminuent dans cette circonstance des 6/7 de leur largeur (fig. 89). A l'état normal, le muscle artériel est tantôt contracté, tantôt relâché ; mais tout en tenant compte des variations de calibre et des modifications de la circulation qui en résultent, on ne peut y voir, du moins chez les animaux supérieurs, des contractions rythmiques capables d'aider celles du cœur. Le muscle artériel ne prend aucune part aux pulsations ; il est purement passif dans ce phénomène, ainsi que nous l'avons indiqué plus haut.

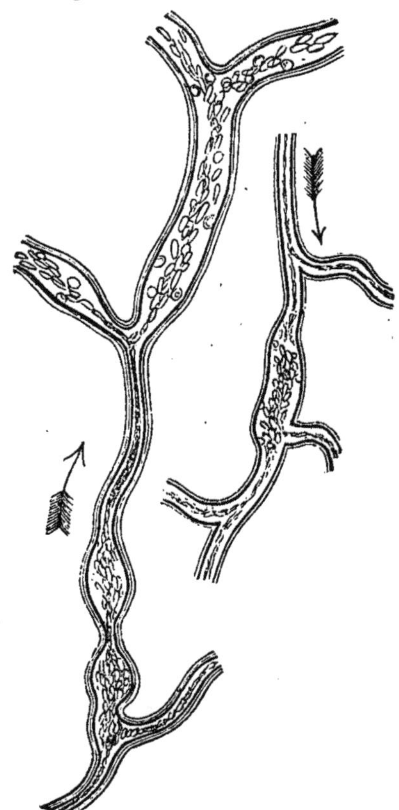

FIG. 89. — Contractions des petites artères*.

2° **Capillaires.** — Les capillaires sont des vaisseaux de très petit calibre ; dans les plus petits,

* Contractions irrégulières des petits vaisseaux de la membrane natatoire d'une grenouille. La contraction a été provoquée par une irritation (Wharton Jones).

la lumière est à peine suffisante pour laisser passer un globule
sanguin ; ces différences de calibre varient selon les régions. Dans
la peau, les capillaires sont gros relativement à ceux du poumon
ou du cerveau : aussi, vu la largeur des capillaires des doigts, réussit-
on facilement à injecter par les artères les origines des veines du
pied ou de la main.

Les capillaires sont formés en général par des parois propres
d'une structure très simple ; le tissu en est amorphe en apparence,
avec des noyaux, mais il est reconnu aujourd'hui que cette prétendue membrane amorphe est constituée en réalité par de véritables cellules épithéliales, constituées par du protoplasma plus ou
moins granuleux et réunies par un ciment intercellulaire amorphe ;
cette couche de cellules se continue avec celle qui tapisse la surface
interne des artères et des veines *(endothélium vasculaire)*.

D'après ce que nous avons déjà vu, nous savons que d'ordinaire
la circulation est continue dans les capillaires, et que l'onde cardiaque ne s'y fait sentir que dans des circonstances exceptionnelles.
Nous avons également étudié et expliqué la présence de ce qu'on
appelle la *couche inerte* (V. plus haut, p. 226).

Les capillaires, tels que nous venons de les envisager, forment une portion parfaitement définie du système circulatoire, et leurs propriétés physiologiques sont parfaitement distinctes de celles des artères et des veines :
nous devons, en effet, n'appeler *capillaires*, avec Kölliker et la plupart des
histologistes, que ces petits vaisseaux qui, sans aucun artifice de préparation, se montrent *comme des tubes de substance amorphe, dans lesquels
sont enchâssés des noyaux ovales* et qui, en réalité, sont formés de cellules
distinctes, comme le montrent les imprégnations par le nitrate d'argent.
Mais quelques histologistes, et surtout Henle et Charles Robin, comprenaient
sous cette dénomination et les capillaires proprement dits et les plus fines
ramifications des artérioles et des veinules. C'est qu'en effet, entre les artères ou les veines et les capillaires proprement dits, se trouvent des vaisseaux de transition formés par des capillaires revêtus d'une seconde enveloppe dite tunique adventice.

On ne peut donc plus considérer les capillaires comme résultant de la fusion
bout à bout de cellules dont la cavité deviendrait la lumière, et la membrane
deviendrait la paroi du capillaire. Cette manière de concevoir le développement des capillaires, indiquée d'abord par Schwann et Kölliker, d'après
leurs recherches sur la queue de jeunes têtards, et que semblaient confirmer les expériences de Balbiani sur la cicatrisation et la soudure de ces
mêmes animaux, ne peut plus se maintenir devant le fait de l'existence d'un
endothélium dans la cavité du capillaire ; dès lors, il faut considérer cette
cavité comme un espace non plus *intracellulaire*, mais bien *intercellulaire*.

Pour bien comprendre le rôle des capillaires dans la mécanique
de la circulation, il faut tenir compte de ces connaissances acquises

sur la structure des *capillaires*. Sans doute, les vrais capillaires ne sont pas contractiles, leur structure ne permet pas de leur attribuer cette propriété, et tous les phénomènes de dilatation ou de resserrement qu'on y observe sont purement passifs et résultent de phénomènes semblables dont les artérioles ou les veinules sont le siège actif. Les anciens physiologistes faisaient, avec Bichat, volontiers jouer un rôle actif aux capillaires, qu'ils croyaient très contractiles et qu'ils considéraient comme un *cœur périphérique*. Après l'étude que nous avons faite de la circulation, il est aisé de voir que la contraction des capillaires, de ces *prétendus cœurs accessoires*, serait plutôt un obstacle qu'un adjuvant à la marche du sang. Nous avons vu de même que les agents hémostatiques agissent en amenant la contraction non des capillaires, mais des petits vaisseaux artériels.

Mais si les capillaires ne sont pas contractiles à la manière des artérioles ou de l'organe central de la circulation, il faut cependant ne pas oublier que les parois de ces petits vaisseaux sont composées de cellules qui ont, en partie, conservé les propriétés du protoplasma vivant ; que ces cellules peuvent changer de forme et modifier ainsi plus ou moins la lumière du vaisseau[1]. C'est dans ce sens qu'il faut comprendre l'expression de *contractilité des capillaires*, employée récemment par les physiologistes allemands, par Stricker, par exemple. Cet auteur dit avoir observé que les parois capillaires des têtards jouissent d'une contractilité qui se manifeste par des rétrécissements et des élargissements successifs, et il pense être autorisé à attribuer la même propriété aux capillaires des animaux complètement développés.

Les capillaires représentent la partie de l'appareil de la circulation dans laquelle a lieu l'échange des matériaux, soit avec les organes, soit aussi (dans les poumons, par exemple) avec les milieux ambiants. C'est au niveau des capillaires que le physiolo-

---

[1]. Ce sont peut-être aussi ces notions sur la véritable structure des capillaires qui permettent de s'expliquer les phénomènes de *diapédèse*. On appelle *diapédèse* la sortie des globules blancs à travers les parois des petits vaisseaux, sortie qu'il est facile d'observer en examinant la circulation dans le mésentère de la grenouille irrité par le fait de son exposition à l'air, et que les pathologistes considèrent comme l'une des sources de la suppuration. Nous avons vu que les globules blancs du sang et les globules du pus étaient identiques, ainsi, du reste, que les globules de la lymphe. On a donc émis l'hypothèse que les globules du pus ne sont que des globules blancs du sang sortis des vaisseaux. Dans ses recherches sur l'inflammation de la cornée et du mésentère de la grenouille, Cohnheim (1869) a expérimentalement vérifié cette hypothèse, et a assisté à la *diapédèse* des globules blancs ; Hayem a fait les mêmes observations et constaté de plus la diapédèse des globules rouges, surtout sous l'influence d'un excès de pression produit par la ligature des veines.

giste, dans ses expériences, doit porter toute son attention, car, parmi les diverses parties de l'appareil circulatoire, le système capillaire seul présente des rapports immédiats avec les éléments des tissus, seul il nous amène à assister aux phénomènes intimes de la vie des cellules : « Les gros vaisseaux, les artères, les veines ne sont que les rues qui nous permettent de parcourir une ville ; mais avec les capillaires, nous pénétrons dans les maisons, où nous pouvons observer directement la vie, les occupations, les mœurs des habitants.

« Ainsi, quand on introduit une substance toxique ou médicamenteuse dans l'arbre circulatoire, cette substance restera sans effet tant qu'elle ne circulera que dans les veines ou les artères ; elle ne commencera à manifester son action que lorsqu'elle arrivera dans les capillaires, et dans les capillaires baignant les éléments anatomiques sur lesquels elle agit spécialement, les capillaires des masses nerveuses grises centrales, par exemple, pour la strychnine, les capillaires du muscle ou des terminaisons périphériques des nerfs moteurs pour le curare, etc. [1]. »

D'après quelques auteurs, les capillaires ne seraient pas la seule voie de passage des artères aux veines : d'après les recherches de Sucquet et de Péan, la communication du cône artériel avec le cône veineux se ferait parfois sans l'intermédiaire de capillaires, à l'aide de petits vaisseaux intermédiaires visibles à l'œil nu, et très riches en éléments musculaires ; ces vaisseaux se contracteraient à certains moments, tandis que, dans d'autres circonstances, ils laisseraient, par leur dilatation, un passage très facile au sang artériel, qui irait directement se jeter dans les veines, la circulation capillaire étant réduite à son minimum : de là le nom de *circulation dérivative*. Cette disposition, que tous les anatomistes sont loin d'admettre jusqu'à ce jour (niée par Vulpian), se rencontrerait plus spécialement, d'après Sucquet[2], vers l'extrémité unguéale des doigts et des orteils, à la partie antérieure du genou et postérieure du coude, dans la peau des lèvres, des joues, du nez, des paupières, dans la muqueuse des fosses nasales et de la langue.

3° **Veines.** — Les veines ont des parois plus minces que celles des artères ; ces parois, qui renferment des fibres musculaires circulaires et longitudinales (il n'y a que des fibres circulaires dans les artères) se distinguent encore en ce qu'elles contiennent beaucoup moins de tissu élastique, de sorte que les veines n'ont aucune tendance à rester béantes, même sur le cadavre, lorsque le sang s'en est écoulé. (Les veines du cou restent béantes par le fait

---

[1] Cl. Bernard, *Physiologie opératoire. Leçons sur les capillaires,* 1879.
[2] Sucquet, *Circulation du sang. D'une circulation dérivative dans les membres et dans la tête de l'homme,* Paris, 1862.

de leur adhérence aux aponévroses voisines ; c'est une particularité locale, dont l'importance sera expliquée plus loin.)

Par contre, ces vaisseaux sont très contractiles ; mais l'élément musculaire y est irrégulièrement distribué. Leurs contractions sont très faciles à constater ; on peut, par exemple, voir les veines de la main se contracter et se dégonfler sous l'influence de l'immersion dans l'eau froide : un choc brusque, une légère percussion sur une veine sous-cutanée, y produisent aussitôt une contraction à laquelle succède bientôt une paralysie amenant la dilatation du vaisseau, et l'on voit parfois ces deux phénomènes se reproduire par saccades successives et irrégulières. Ces contractions des veines favorisent la circulation, mais elles n'ont jamais un rythme intermittent et régulier ; il n'y a pas réellement systole et diastole proprement dites. La contraction a pour effet de diminuer le calibre du vaisseau et de chasser le liquide sanguin toujours dans le même sens, vu la présence des valvules dont nous parlerons dans un instant.

Les veines sont très dilatables, et on peut dire qu'une de leurs fonctions principales est de se prêter à un facile écoulement du sang des capillaires. Nous voyons donc déjà les veines, outre le rôle de conducteur, prendre de plus celui de réservoir, rôle qui se trouve réalisé à son plus haut degré au sommet du cône veineux, dans l'oreillette. Dans ce but, les veines sont parfois développées en plexus, disposition qui a pour effet d'augmenter la capacité de leur ensemble ; ces espèces de *gâteaux veineux* peuvent aussi parfois être destinés à servir à la caléfaction des parties où ils sont situés, comme nous le verrons pour les fosses nasales (appareil caléfacteur de l'air inspiré) ; mais d'ordinaire ils ont pour but d'empêcher la stagnation dans les capillaires : aussi sont-ils disposés et groupés dans des endroits où ils ne puissent être exposés à des compressions, comme, par exemple, derrière le corps des vertèbres (entre ce corps et le grand surtout ligamenteux postérieur). Du reste, la forme ramifiée et les anastomoses de ces plexus sont telles qu'une compression partielle et locale ne saurait entraver la circulation en retour, le sang trouvant toujours un passage facile par les vaisseaux restés libres. Il faut ajouter que la capacité de l'ensemble du cône veineux est environ le double de celle du cône artériel. Enfin il est des veines dont les parois sont inextensibles et incompressibles, de sorte que rien ne peut y entraver la circulation, et que, d'autre part, elles ne peuvent se gonfler au point de comprimer elles-mêmes les organes voisins : les *veines de la dure-mère* (sinus crâniens) offrent le plus bel exemple de cette disposition.

Les veines sont en général munies de *valvules* disposées de telle manière que, quand une pression anormale se produit en un point, elles se redressent sous l'influence du courant sanguin qui tendrait à refluer, elles obturent la lumière du vaisseau et empêchent le sang de retourner vers les capillaires. Ces valvules servent donc à neutraliser et même à utiliser, dans le sens de la circulation, l'action du choc, des pressions irrégulières (de la part des muscles voisins en contraction, par exemple); elles servent aussi à soutenir, en les divisant, les longues colonnes sanguines, comme, par exemple, la colonne veineuse du membre inférieur. Les veines qui ont à supporter de longues colonnes de ce genre présentent des parois singulièrement épaisses. Ainsi les parois des *veines saphènes* rappellent tout à fait par leur aspect celles d'une artère, et restent béantes quand on les incise, de même qu'un gros vaisseau artériel. Là où les pressions locales sont rares, les valvules n'existent pas dans les veines ; tels sont les appareils veineux du cerveau, du poumon.

La principale cause de la circulation dans les veines est donc la *vis a tergo*, réplétion continue par le sang que chassent les artères à travers les capillaires (la *vis a tergo* est donc en définitive l'impulsion ventriculaire du sang transmise à travers les capillaires) et l'utilisation, grâce à la présence des valvules, de toutes les causes de compression des veines. Parmi ces causes, nous venons de signaler les effets de contraction des muscles voisins. Il faut encore tenir compte, ainsi que l'a signalé Ozanam *(Acad. des sciences,* jüillet 1881) de l'influence qu'exerce sur toute veine satellite l'artère qui lui est conjugée. La plupart des grosses veines étant unies aux artères correspondantes par un tissu connectif serré, ou même étant renfermées dans une gaine celluleuse commune, la paroi veineuse doit forcément ressentir le contre-coup des mouvements artériels ; et on constate, en effet, avec les sphygmographes, que tout mouvement diastolique artériel donne lieu à une ondulation veineuse. La veine cave inférieure reproduit le tracé inverse de l'aorte abdominale, la veine crurale, la sous-clavière, celui des artères correspondantes. Si l'on considère, en outre, que le cœur comprime et vide à chaque battement les veines situées dans son tissu, que les artères vertébrales battent au milieu de la gaine presque complète que leur forment les veines correspondantes, que les artères du cordon s'enroulent autour de leur veine et la compriment, on pourra se faire une idée de l'importance et de la généralité du phénomène que l'auteur désigne sous le nom de *loi de la circulation par influence*[1].

---

[1] Trolard *(Journal de l'anat. et de la physiol.,* septembre 1890) a étudié avec soin les conditions de la circulation cérébrale résultant de ce que les artères de l'encéphale baignent dans le sang veineux (artère carotide interne

De même que les phénomènes de passage et de reflux du sang à travers les orifices cardiaques donnent lieu à des bruits particuliers *(bruit du cœur*, p. 220), de même la circulation périphérique donne lieu à des phénomènes sonores, plus faciles à constater dans les cas pathologiques (anémie) que dans l'état normal, et que l'on entend surtout au niveau du cou, sans doute parce que les aponévroses de cette région donnent, par leurs dispositions spéciales, aux parois des vaisseaux et à leur gaine, un état de tension qui favorise la transmission des bruits ; le timbre de ces bruits est très variable (bruit de souffle, bruit musical, bruit de diable) ; ils sont tantôt continus et tantôt intermittents ; ils sont produits les uns dans les artères, les autres dans les veines. Weber leur donnait pour origine les parois des vaisseaux mises en vibration par le mouvement du sang. Plus généralement, avec Chauveau et Potain, on attribue ces bruits à la présence d'une partie étroite où le sang passe rapidement, et qui est suivie d'une partie plus large où il avance moins vite. Chauveau [1] a, en effet, montré que des vibrations se produisent dans ces circonstances par l'effet d'une *veine liquide* qui détermine une sorte de remous au point où la partie étroite s'abouche dans la partie plus large *(veines fluides* de Savart). Cette disposition peut se trouver réalisée de plusieurs manières : normalement, comme à l'ouverture de la jugulaire dans la sous-clavière ; accidentellement, comme par la compression du vaisseau par une muscle, par une aponévrose tendue, et le plus souvent par la simple application du stéthoscope lui-même.

Nous parlerons plus loin (voy. RESPIRATION ; *effets mécaniques produits par la respiration dans les organes voisins du pou-*

située dans le siuus caverneux, etc). Partout où artère et veine satellite sont contiguës, l'expansion artérielle a une grande influence sur la progression du sang noir ; ici cette influence est d'autant plus grande que l'artère est placée au milieu du liquide à mouvoir, et que les parois de l'espace veineux sont inextensibles. Mais le mécanisme de ces parties est plus intéressant encore dans le cas d'effort prolongé, et les réactions des parties les unes sur les autres deviennent alors de sens inverse que dans le cas précédent, le sang veineux agissant alors sur l'artère pour y modérer l'afflux. En effet, dans l'effort prolongé, le sang veineux ne pouvant affluer au cœur, les sinus caverneux vertébraux et méningés sont remplis de sang à une tension croissante ; le liquide ainsi soumis à une forte pression n'a pas d'action sur les parois résistantes des sinus, mais il réagit sur les parois artérielles dépressibles, les comprime et tend à effacer le calibre du vaisseau. De cette façon se trouve sensiblement diminué le débit artériel, et par suite est conjuré le danger auquel serait exposée la pulpe cérébrale si elle continuait à recevoir le sang artériel en même quantité alors qu'est arrêté l'écoulement du sang veineux.

[1] Chauveau, Mécanisme et théorie générale des murmures vasculaires *(Académie des sciences*, 1858).

mon) de l'influence de *l'aspiration thoracique* sur la circulation dans les grosses veines, voisines du cœur, et particulièrement sur les veines du cou. Cette aspiration thoracique, qui agit sur le sommet du cône veineux, est aussi importante, pour la circulation dans les veines, que l'est la *vis a tergo* agissant sur la base de ce cône.

III. INFLUENCE DU SYSTÈME NERVEUX
SUR LA CIRCULATION DU SANG

Nous avons constaté dans le cœur et dans les vaisseaux (artères et veines) un grand nombre de phénomènes musculaires ; il est donc probable *a priori* que les contractions de ces muscles sont sous la dépendance du système nerveux.

Innervation du cœur. — Cependant on a cru longtemps, avec Haller, que le cœur était indépendant du système nerveux et que l'afflux du sang amenait la contraction de ce muscle creux en excitant directement par sa présence la fibre musculaire des parois cardiaques. Aujourd'hui il est bien démontré que les mouvements du cœur sont régis par le système nerveux, comme les autres mouvements. La moelle (moelle épinière et bulbe) est le centre de ces actions, et l'on sait qu'une commotion cérébro-spinale, les lésions de la moelle allongée, peuvent ralentir ou accélérer le mouvement cardiaque : cette action peut être réflexe, et un grand nombre d'impressions périphériques peuvent ainsi accélérer ou ralentir ce mouvement. C'est qu'en effet la moelle et le bulbe donnent au cœur des nerfs, dont les uns (rameaux du grand sympathique) ont pour effet d'accélérer les battements, les autres (pneumogastrique) de les ralentir ; le pneumogastrique est donc un *nerf paralysant* du cœur (Weber et Budge). Nous trouverons des faits tout semblables dans l'innervation des vaisseaux.

Nerfs modérateurs du cœur. —Budge, Weber et Cl. Bernard découvrirent à peu près en même temps que l'excitation du pneumogastrique entier, ou seulement de son bout périphérique, a pour effet de ralentir les mouvements du cœur. Ainsi, chez le chien, dont le cœur bat normalement d'une façon désordonnée et très rapide, cette excitation a pour effet de régulariser la pulsation cardiaque. On expliqua d'abord ce résultat en y voyant un effet de l'épuisement du pneumogastrique par une excitation trop forte, car on se refusait à voir, dans un nerf se rendant à un muscle, autre chose qu'un agent excitateur de ce muscle, et c'est par un épuisement de ce nerf qu'on s'expliquait le ralentissement succédant à son excitation. Mais Pflüger et Rosenthal ont cherché en vain à produire l'accélération du cœur en portant sur le pneumogastrique des excitations électriques aussi faibles que possible. Du reste la théorie en question tombe devant ce fait que la simple section du pneumogastrique produit une grande accélération des battements cardiaques (ils montent de 60 à 150 par minutes). Comme l'observation de phénomènes analogues dans d'autres parties du système nerveux (V. p. 35) nous a familiarisés aujourd'hui avec l'idée de nerfs qui ont *des actions paralysantes (nerfs frénateurs)*, on admet généralement que le nerf pneumogastrique est un nerf modérateur du cœur; sa section supprime cette action modératrice et, par suite, accélère les battements; son excitation exagère cette action modératrice, et, par suite, ralentit les battements. Cette théorie est seule d'accord avec les faits cliniques et peut seule expliquer les divers actes émotionnels (réflexes) qui tantôt accélèrent, tantôt ralentissent le cœur[1].

Quelques expériences récentes ont précisé divers éléments de ce fait physiologique. Pour amener l'arrêt du cœur, il faut une intensité d'excitation d'autant moindre que l'animal est plus affaibli, qu'il est dans un état d'hibernation, ou qu'il est à sang froid ; l'effet de l'excitation du pneumogastrique est moins sensible chez le nouveau-né que chez l'adulte. Une célèbre expérience de Traube a montré que la digitale ne ralentit plus le cœur quand les pneumogastriques ont été coupés. Arloing et Tripier ont remarqué que l'excitation du pneumogastrique droit a plus d'action sur le cœur que celle du gauche. Il faut ajouter que l'étude de l'action comparée de ces deux nerfs sur la respiration les a conduits à admettre que le pneumogastrique gauche agit plus spécialement sur le poumon.

Nous avons déjà fait remarquer (V. *Nerfs crâniens*, p. 52) que l'influence exercée par le pneumogastrique sur le cœur n'appartient pas à ce nerf lui-même, mais lui vient de la branche interne du spinal qui s'anastomose avec lui. (Expérience de Waller : on arrache le spinal, et on constate, au bout de quelques jours, que le pneumogastrique est sans action sur le cœur.) Ces fibres cardiaques modératrices perdent leur action sur un animal empoisonné par l'*atropine ;* l'atropine en effet agit spécialement sur le système des nerfs d'arrêt et sur les nerfs excito-secrétoires (voir ci-après *Sécrétions).*

Nerfs accélérateurs du cœur. — Le grand sympathique exerce sur le cœur une action antagoniste à celle du pneumogastrique ; il

---

[1] V, Germain Sée, *Du diagnostic et du traitement des maladies du cœur*, Paris, 1879.

est *excitateur du cœur*. La section des filets cardiaques du sympathique ralentit les battements du cœur; l'excitation de leur bout périphérique accélère ces battements (Bezold). Ce qui complique un peu la question c'est que quelques fibres nerveuses sympathiques, c'est-à-dire excitatrices, prennent, pour se rendre au cœur, le trajet du pneumogastrique; c'est pourquoi, quand on a paralysé dans ce dernier toutes ses fibres modératrices en empoisonnant l'animal par l'atropine, on constate une accélération du cœur en excitant ce nerf, ses quelques rares fibres accélératrices entrant seules en jeu, sans antagonistes.

Comme pour la plupart de ses fonctions, c'est à la moelle épinière que le grand sympathique emprunte son influence sur le cœur. Mais en analysant cette influence on est arrivé à faire distinctement la part de divers phénomènes très importants à préciser. Legallois indiqua le premier l'influence de la moelle épinière sur les battements du cœur. Mais c'est surtout von Bezold qui, en 1863, établit, par de nombreuses expériences, que la section de la moelle entre l'occipital et l'atlas produit un abaissement très considérable de la pression du sang, en même temps qu'un ralentissement dans les battements du cœur. Il prouva ensuite que l'excitation de la moelle en arrière de la section rétablit et la pression du sang et l'accélération des battements. La moelle agissait donc, d'après Bezold, sur le cœur pour modifier et la *forme* et le *nombre* de ses battements.

Mais Ludwig et Thiry, ayant observé que l'excitation de la moelle séparée du cerveau exerce toujours son action sur la pression du sang, lors même qu'on a détruit tous les nerfs cardiaques qui relient le cœur à la moelle, en conclurent que l'ation de la moelle ne porte pas seulement sur le cœur lui-même, mais bien sur le système circulatoire périphérique ; et, en effet, de nouvelles recherches de Ludwig et Cyon firent voir que cette action sur le système circulatoire périphérique s'exerce surtout sur la vascularisation des viscères abdominaux et s'y transmet par l'intermédiaire des *nerfs splanchniques :* lorsqu'on coupe les nerfs splanchniques, on obtient des effets semblables à ceux qui résultent de la section de la moelle entre l'occipital et l'atlas, et ces effets sont dus à une vaso-dilatation générale dans les viscères abdominaux (d'où abaissement de la pression générale du sang); si l'on excite les bouts périphériques des nerfs splanchniques divisés, on obtient de même des effets semblables à ceux que produit l'excitation du segment postérieur de la moelle (vaso-constriction dans les viscères abdominaux et par suite élévation de la pression générale). Ludwig en concluait que la moelle n'exerce aucune action directe sur le cœur, qu'elle n'a d'action que sur les vaisseaux ; c'est aller trop loin. Dans une nouvelle série d'expériences sur ce sujet, Cyon (1867) a prouvé qu'il existe bien réellemennt des filets sympathiques qui, comme l'avait indiqué von Bezold, vont de la moelle au cœur, et dont l'excitation produit l'accélération, mais *l'accélération seule* des battements cardiaques: il y a donc bien des filets *cardio-médullaires accélérateurs ;* ils émergent de la moelle avec le troisième rameau du ganglion cervical inférieur.

Quant à l'influence de la moelle sur la *pression* du sang (et non plus sur le *nombre* des battements), elle est bien telle que Ludwig l'avait formulée ; mais Cyon a de plus démontré que cette action, résultant d'une modification vaso-motrice (V. plus loin *Vaso-moteurs*) périphérique, était de nature réflexe et pouvait, comme telle, être le résultat de l'excitation d'un nerf de sensibilité prenant naissance dans le cœur même. Ce nerf, qui est un rameau du pneumogastrique, ne produit aucun effet lorsque, après l'avoir coupé, on excite son bout périphérique ; mais l'excitation du bout central est douloureuse et amène, dans le manomètre appliqué à l'artère carotide, une diminution considérable de pression, par une action réflexe qui se porte spécialement sur le système vasculaire abdominal (nerfs splanchniques) et en détermine la paralysie et la dilalation : en un mot, le nerf *dépresseur de la circulation* (de Cyon) représente la voie centripète d'un *réflexe paralysant* (vaso-dilatation abdominale) qui amène la facile déplétion du cœur et, par suite, une diminution de la pression sanguine générale [1].

---

[1] L'état de la pression, les conditions de la circulation périphérique retentissent mécaniquement sur le nombre des battements du cœur, en dehors de tout acte d'innervation cardiaque. C'est ce que Marey a démontré par la loi dite d'*uniformité de travail du cœur*, mise en évidence par l'expérience suivante. Marey enlevait le cœur d'une tortue et lui adaptait un appareil circulatoire artificiel formé de tubes de caoutchouc, dans lequel circule du sang de veau. D'un réservoir légèrement élevé, ce sang était amené par un siphon dans les veines et les oreillettes ; comme le cœur de la tortue, extrait de l'animal, continue à battre pendant plus de vingt-quatre heures, le sang circulait, c'est-à-dire que passant des ventricules aux artères, il était chassé dans des tubes qui le versaient de nouveau dans le réservoir dont il était précédemment parti. Or, dans ces circonstances, toutes les fois qu'en élevant l'orifice d'écoulement du sang artériel ou en le rétrécissant on augmente la pression, on voit les mouvements du cœur se ralentir. Si, par des influences diverses, on fait, au contraire, baisser la pression, les mouvements du cœur deviennent plus rapides. On voit donc qu'en l'absence de toute communication avec les centres nerveux, le cœur bat d'autant plus vite qu'il dépense moins de travail à chacun de ses battements, c'est-à-dire que le cœur, pareil aux moteurs mécaniques, qui ne peuvent produire qu'une certaine somme de travail en un temps donné exécute un travail sensiblement uniforme ; les battements sont rares lorsque la résistance est considérable, fréquents quand cette résistance diminue.

A l'état pathologique, les variations des battements du cœur, constatées par la palpation du pouls, nous fournissent donc de précieux renseignements sur l'état de l'innervation de cet organe ; mais la fréquence du pouls ne nous donne que peu de renseignements sur l'état de la circulation proprement dite. Si l'on se reporte, en effet, à l'étude que nous avons faite du mécanisme de ce phénomène, on comprendra que le pouls peut être très fréquent sans que la circulation soit très active, si, par exemple, à chaque contraction, le cœur lance moins de sang que ce qu'il en doit lancer normalement ; ainsi, au moment de l'agonie, le pouls peut être très rapide et cependant la circulation languissante.

Le cœur arraché de la poitrine peut continuer à battre ; c'est ce qu'on observe facilement sur les animaux à sang froid ; c'est ce qu'on a pu aussi vérifier chez l'homme, et nous avons vu, une heure après la mort, le cœur d'un supplicié présenter encore des contractions rythmiques. Ce phénomène est cependant encore un phénomène réflexe, dont le centre se trouve dans de petits ganglions disséminés dans la trame des parois du cœur, principalement vers les oreillettes et les zones auriculo-ventriculaires, en tout cas vers la base du cœur. En effet, si l'on coupe un cœur de grenouille en tronçons, on voit que les parties seules du ventricule ou des oreillettes adhérentes encore à la base continuent à battre.

La position des ganglions, de ces petits centres réflexes que le cœur possède en lui-même, a pu être jusqu'à un certain point précisée ; ils sont au nombre de trois principaux : le *ganglion de Remak*, à l'embouchure de la veine cave inférieure ou sinus de l'oreillette droite ; le *ganglion de Bidder*, placé dans la cloison auriculo-ventriculaire gauche ; le *ganglion de Ludwig*, placé dans la cloison interauriculaire.

Ces ganglions paraîtraient même n'avoir pas tous trois les mêmes fonctions : les deux premiers seraient des centres excitateurs, le dernier un centre modérateur. En effet, si l'on pratique une ligature sur le sinus de l'oreillette droite (opération connue sous le nom d'*expérience de Stannius*), ou si l'on coupe le cœur en deux parties inégales, telles que l'une ne renferme que le ganglion de Remak, et l'autre les ganglions de Bidder et de Ludwig, la première partie continue à battre, tandis que la seconde demeure immobile. Si maintenant, dans cette seconde portion, on sépare les oreillettes du ventricule, celles-là restent en repos pendant que celui-ci recommence à battre. On voit donc que chacun des ganglions extrêmes (de Remak et de Bidder), pris isolément, préside à des mouvements que paralyse le ganglion moyen (de Ludwig), quand il est associé à un seul des deux premiers ; mais quand le cœur est intact, le ganglion de Ludwig ne peut contre-balancer la somme des forces motrices des deux autres. D'après les expériences de Schmiedeberg et de Prévost (de Genève), il est un poison particulier, la muscarine, qui a pour action d'exciter énergiquement ce ganglion modérateur ou frénateur, et d'arrêter ainsi les mouvements du cœur, même lorsque ce viscère est extrait de la poitrine, c'est-à-dire soustrait à l'influence des pneumogastriques.

Le point de départ de ces réflexes est l'excitation que produit la présence du sang sur les fibres sensitives (ou centripètes) de l'endocarde, et non directement sur la fibre musculaire elle-même. Expérimentalement on peut remplacer cet excitant physiologique par des excitations portées sur un point quelconque du cœur, et principalement sur l'endocarde. Si l'on supprime complètement le contact du sang avec l'endocarde, le cœur s'arrête, car l'impression qui est le point de départ physiologique du réflexe est supprimée. Si, par exemple, par une forte expiration on parvient à comprimer énergiquement la poitrine et, par suite, le cœur, de façon à en vider complètement le contenu et à maintenir ses parois appliquées l'une contre l'autre, on peut arriver à arrêter les battements du cœur. C'est ainsi qu'on explique ces exemples curieux de personnes qui pouvaient arrêter volontairement les mouvements et par suite, les pulsations de leur cœur (voir *Respiration*).

Causes du rythme du cœur; propriétés de la fibre musculaire cardiaque. — On a fait bien des hypothèses pour expliquer ce fait que le cœur se contracte d'une manière rythmique. Les recherches expérimentales récentes [1] ont révélé à cet égard une particularité qui jette un jour tout nouveau sur la question de l'innervation cardiaque : c'est que la fonction rythmique est une propriété appartenant en propre aux fibres musculaires du cœur ou du moins que le rythme résulte de certaines particularités de l'excitabilité de ces fibres, excitabilité qui, mise en jeu par des excitations quelconques, nerveuses ou autres, se traduit par des contractions rythmiques. Cette propriété rythmique avait été déjà entrevue par Brown-Séquard (1853) et par Schiff (1868), ces auteurs ayant conclu pour le cœur par analogie avec ce qu'ils avaient observé pour d'autres muscles (contractions rythmées de fragments du diaphragme, des muscles intercostaux, des cœurs lymphatiques énervés de la grenouille) ; mais la première démonstration directe de cette nouvelle conception ne fut donnée que par l'expérience d'Eçkhard, reproduite par Ranvier et par Dastre et Morat. Sous quelque forme qu'elles soient variées, les expériences de ces physiologistes peuvent être ramenées à cette formule : Quand on sépare la pointe du cœur, laquelle ne renferme aucun élément nerveux, cette pointe, recevant des excitations électriques (continues ou à interruptions très fréquentes), réagit par des mouvements rythmiques, et, quand on agit notamment par des courants interrompus, le rythme des contractions est indépendant de celui des interruptions. Ces expériences étaient faites sur la pointe du cœur, ne recevant pas de sang, puisqu'elle était séparée du

---

[1] Voy. Marey, *Sur l'effet des excitations électriques appliquées au tissu musculaire du cœur (Acad. des sciences,* 28 juillet 1879). — Dastre, *Sur la loi de l'inexcitabilité du cœur (Soc. de biologie,* 18 mars 1882). — Voyez aussi notre article VASO-MOTEURS (Xe partie : Étude comparée de l'innervation du cœur et des vaisseaux) dans le XXXVIIIe volume du *Nouveau Dictionnaire de médecine et de chirurgie pratiques,* 1885.

reste de l'organe. Mais les faits sont bien plus significatifs encore quand on opère dans des conditions telles, que la pointé du cœur reçoive du sang défibriné; c'est-à-dire lorsque, comme l'ont fait notamment Luciani et Rossbach, on lie le cœur sur une canule au-dessous du sillon auriculoventriculaire, de manière à continuer l'irrigation du muscle cardiaque avec du sérum ou différents liquides circulatoires; on voit alors la pointe continuer ses battements rythmiques, en apparence spontanément; en réalité c'est que le liquide nourricier agit ici comme excitant, et remplace le courant électrique employé dans les expériences précédemment indiquées. Enfin les divers auteurs qui ont abordé cette question ont trop souvent oublié de faire valoir les arguments que nous fournit à cet égard l'observation si facile de l'embryon de poulet aux premières phases de son développement; ainsi que nous l'avons signalé, dans un travail en collaboration avec Laborde[1], le cœur du poulet, dès la fin du second jour de l'incubation, présente des mouvements rythmiques réguliers, alors qu'il n'est encore constitué que par un tube épithélial, revêtu à sa surface extérieure d'une couche de cellules mésodermiques, c'est-à-dire ne renferme aucune trace de fibres ou de cellules nerveuses; les éléments, aux dépens desquels se formeront plus tard les fibres musculaires cardiaques, possèdent donc dès leur apparition la propriété de se contracter rythmiquement, et on peut, sur la platine du microscope, accélérer ce rythme par l'action de la chaleur, le ralentir par l'action du froid.

De tous ces faits nous pouvons conclure que l'influence des ganglions du cœur n'est pas indispensable à la production des mouvements rythmiques de cet organe, c'est-à-dire que la fonction rythmique appartient en propre à la fibre musculaire cardiaque.

Mais l'analyse physiologique est allée plus loin; elle est parvenue à expliquer cette fonction rythmique propre au muscle cardiaque, en en faisant une conséquence d'une autre particularité que Marey a découverte dans ce muscle et qui est connue sous le nom de loi de l'*inexcitabilité périodique du cœur*. En effet, en 1872, Bowditch ayant constaté que des excitations identiques portées sur le cœur d'un animal à sang froid, battant régulièrement, ont des effets très irréguliers, c'est-à-dire sont les unes inefficaces, ne modifiant en rien le cours régulier du cœur, les autres efficaces, faisant naître une pulsation soudaine intercalée dans la série des battements, Marey, en 1876, découvrit la nature des circonstances qui font ainsi réussir ou échouer la provocation électrique. Il vit que ces sortes de vicissitudes expérimentales tiennent à la diversité des conditions dans lesquelles le cœur se trouve placé lorsque la stimulation l'atteint, et que l'absence ou l'existence de la réaction tient à la phase de la révolution cardiaque avec laquelle coïncide l'excitation. Si l'excitation surprend le cœur dans la phase systolique, elle ne produit aucun effet; si elle le surprend dans la phase diastolique, elle fait naître une pulsation soudaine, intercalée, hors rang. Le cœur est réfractaire aux excitations dans la

---

[1] Mathias Duval et Laborde, *Recherches sur la physiologie du cœur de l'embryon (Trav. du laborat. de physiol. de la Fac. de méd. de Paris*, t. I, 1885, p. 1).

période qui sépare l'extrême diastole de la systole extrême, et il passe ainsi, dans le cours d'une seule révolution, par un état où il est excitable et par un état où il cesse de l'être. Tels sont les faits connus aujourd'hui sous le nom de loi de l'inexcitabilité périodique du cœur [1].

Renvoyant le lecteur aux mémoires de Marey, de Dastre et Morat de Gley, nous n'insisterons pas sur les conditions accessoires dans lesquelles se vérifie cette loi, ni sur les légères restrictions qu'il y faut apporter. (Cette période réfractaire diminue quand on chauffe le cœur ; elle diminue également à mesure que l'intensité des excitations augmente, de manière qu'une sorte de tétanos du cœur peut se produire par une intensité croissante des courants électriques excitateurs). La seule question que nous ayons intérêt à examiner, c'est de savoir si cette inexcitabilité périodique tient au muscle cardiaque lui-même ou à ses ganglions ou fibres nerveuses. En effet, Marey avait opéré sur le cœur tout entier, c'est-à-dire sur un système double à la fois nerveux et musculaire. Il importait, comme l'ont bien compris Dastre et Morat, de distinguer entre ces deux appareils, et le problème à résoudre était en somme assez simple, puisqu'on sait que la pointe du cœur (2/3 inférieurs) est purement musculaire, ne renfermant pas de ganglions. Il s'agissait donc d'explorer l'excitabilité de la pointe du cœur. Le dispositif expérimental était toutefois assez délicat, puisque la pointe du cœur ne bat pas spontanément lorsqu'elle a été détachée, et qu'il s'agit précisément d'y établir des battements rythmiques, pour pouvoir faire intervenir ensuite une excitation à telle ou telle phase de ces révolutions cardiaques régulières, et voir si cette excitation provoque toujours un effet. Dastre et Morat se sont habilement rendus maîtres de ces difficultés par un dispositif expérimental très délicat, dont nous ne saurions donner ici la description. Il nous suffira de donner la conclusion qui découle de leurs expériences, à savoir que, au point de vue des variations de son excitabilité, la pointe du cœur (muscle) se comporte comme le cœur tout entier (muscles et nerfs); la loi d'inexcitabilité périodique est donc bien une loi musculaire, c'est-à-dire qu'elle est inhérente à la constitution et à la structure anatomique du muscle cardiaque.

Dans ces conditions, il nous est bien facile de comprendre que les excitations, qu'elles soient continues ou intermittentes, doivent produire dans le muscle cardiaque des contractions rythmées, dont le rythme sera indépendant de celui des excitations, dans le cas où celles-ci sont produites sous la forme interrompue. En effet les conséquences de cette inexcitabilité intermittente sont rendues évidentes par la comparaison suivante que nous empruntons à Marey. Supposons que l'action de la lumière nous fasse fermer les paupières; comme l'occlusion des paupières supprimera la sensation lumineuse pendant un instant, on verra se produire, dans l'ordre

---

[1] Gley a montré *(Arch. de physiol.*, mai 1889 et avril 1890) que la loi de Marey, cencernant l'inexcitabilité périodique du cœur, est une loi vraiment générale, s'appliquant aux animaux à sang chaud, aussi bien qu'aux animaux à sang froid (la plupart des recherches antérieures avaient été faites sur le cœur de la grenouille). Ainsi le cœur du chien ou du lapin ne réagit pas à une excitation qui coïncide avec la systole.

de la sensibilité, des phénomènes en tout comparables à ceux que présente le cœur dans l'ordre des mouvements. Ainsi une source constante de lumière agira sur notre œil d'une façon discontinue, car la lumière, une fois perçue, provoquera une clôture palpébrale qui l'interceptera un certain temps, etc. ; de même une source discontinue de lumière donnera des sensations discontinues elles-mêmes, mais dont la période, résultant de la durée de l'occlusion palpébrale, pourra être indépendante de celle des intermittences de la source lumineuse. Revenant au cœur, on peut donc dire semblablement, avec Dastre et Morat : 1° Que, si un courant continu produit sur le muscle cardiaque des effets intermittents, c'est que ce courant est rendu intermittent lui-même par les phases d'inexcitabilité du cœur, ces phases pratiquant, en quelque sorte, des interruptions dans la durée du courant; 2° que, si des courants induits successifs ne sont pas tous efficaces pour produire des systoles du cœur, c'est que parmi ces courants il en est un certain nombre qui sont comme non avenus, parce qu'ils tombent sur les instants où le cœur est inexcitable; c'est pourquoi le rythme des contractions provoquées est indépendant du rythme des excitations qui les provoquent. Ajoutons enfin que plus les courants induits sont intenses, plus ils accélèrent le rythme du cœur; c'est que pour eux, d'après ce qui a été indiqué précédemment, la phase d'inexcitabilité du cœur est plus courte, et que par conséquent le nombre des excitations inefficaces est moindre.

Innervation des vaisseaux ; nerfs vaso-moteurs. — Les vaisseaux, qui, nous le savons, peuvent se contracter par des excitations directes (froid, chaleur, choc, etc.), sont aussi, sous ce rapport, soumis au système nerveux. Cl. Bernard a démontré que ces faits sont surtout du domaine du *grand sympathique* (nerf vaso-moteur), qui produit dans les parois musculaires des vaisseaux tantôt des contractions, tantôt des paralysies (nerfs vaso-constricteurs, nerfs vaso-dilatateurs). Quelques nerfs céphalo-rachidiens peuvent agir de même. Ainsi la corde du tympan paralyse, quand on l'excite, les artères de la glande sous-maxillaire. Ces phénomènes de resserrement ou de dilatation des vaisseaux, phénomènes qui ont une grande influence sur la calorification des organes où ils se passent, sont la plupart du temps de l'ordre réflexe, et succèdent, soit à une impression portée sur les nerfs sensitifs, soit à des excitations morales. L'innervation des vaisseaux présente donc les plus grandes analogies avec celle du cœur.

En dehors de ce point de vue général, la physiologie du grand sympathique, comme vaso-moteur, présente encore les plus grandes difficultés, tant au point de vue de son action même sur les vaisseaux, qu'au point de vue de l'origine de ses filets nerveux, de leur trajet et de leurs rapports avec les nerfs de la vie de relation.

Après que Henle eut découvert des éléments musculaires lisses dans les parois des artères, Stilling vit des nerfs se perdre dans ces parois, et leur donna le nom de *vaso-moteurs*, cherchant à compléter le fait anatomique par une hypothèse physiologique. Mais les recherches physiologiques sur ce sujet ne remontent qu'à 1851 : c'est alors que Claude Bernard fit l'expérience mémorable de la section du cordon sympathique cervical chez le lapin ; il constata que la section de ce cordon produit dans l'oreille du côté correspondant une augmentation considérable de la température, accompagnée d'une dilatation paralytique des vaisseaux sanguins, et d'un afflux plus considérable de sang ; le sang passe alors avec une telle facilité par les artérioles et les capillaires, que les intermittences des impulsions cardiaques se font sentir jusque dans les veines (il y a alors *pouls veineux* direct), et alors le sang des veines, au lieu d'être sombre et violacé, apparaît presque aussi rouge que du sang artériel. De plus, Claude Bernard montra, en même temps que Brown-Séquard, que la galvanisation du bout supérieur ou céphalique du sympathique cervical coupé amenait une constriction des vaisseaux auriculaires, et, par suite, le retour à la température normale ou même à une température inférieure, avec anémie.

Donc les vaso-moteurs découverts par Cl. Bernard en 1851 sont des *vaso-constricteurs :* leur excitation amène la constriction des vaisseaux ; leur section ou paralysie amène par contre la dilatation vasculaire. Dès lors le rôle du grand sympathique comme vaso-moteur était clairement démontré, et il le fut successivement pour les autres parties du corps, pour les membres et pour les viscères abdominaux, comme il l'avait été pour la tête. Kussmaul et Tenner confirmèrent cette conclusion que l'action calorifique est purement vaso-motrice, et Van der Beke Callenfels (1856) montra que cet afflux de sang, sur une partie périphérique plus exposée au rayonnement, amenait chez l'animal une perte considérable de chaleur. En effet, dans l'expérience sur le cordon cervical du lapin, l'oreille hyperémiée devient plus chaude que celle du côté opposé ; par le fait de l'afflux de sang, elle tend à prendre la température intérieure du corps de l'animal. Ajoutons enfin, que si l'on opère non plus sur un lapin, mais sur un cheval, on voit de plus le côté opéré se couvrir de sueur.

Vaso-constricteurs et vaso-dilatateurs. — A Claude Bernard, qui avait découvert et sainement interprété les phénomènes de paralysie vaso-motrice par section du nerf vaso-moteur, et les actes de vaso-constriction, par excitation du nerf coupé, c'est-à-dire en somme l'existence et les fonctions de nerfs *vaso-constricteurs*, à Cl. Bernard devait revenir encore la gloire de découvrir d'autres nerfs vasculaires agissant en sens inverse: c'est-à-dire des nerfs *vaso-dilatateurs*. C'est en faisant ses études sur la sécrétion des glandes salivaires qu'il fut mis sur cette voie. Pour bien préciser la valeur du terme *vaso-dilatateur*, et la signification d'un ordre de phénomènes qui a pris aujourd'hui tant d'importance et donné lieu à tant de discussions, disons d'abord qu'il ne suffit pas que l'excitation d'un cordon nerveux produise l'augmentation de calibre des vaisseaux d'une région, pour que ce cordon puisse être appelé dilatateur ; il pourrait se faire qu'il s'agisse d'un acte réflexe et qu'on eût excité un nerf centripète dont la mise en jeu irait produire une action d'arrêt sur des centres constricteurs : il faut donc que le cordon en question soit centrifuge, c'est-à-dire que l'effet soit essentiellement périphérique, sans intervention des parties centrales du système nerveux. Il entre même dans la notion de nerf vaso-dilatateur deux éléments : la dilatation vasculaire d'emblée, primitive, produite par une excitation du bout périphérique, sans que cette dilatation soit précédée d'un effet d'une autre nature, par exemple d'une constriction préalable, et il faut d'autre part que cette action soit cantonnée à la périphérie, c'est-à-dire que l'action nerveuse soit purement centrifuge. Or, c'est précisément un phénomène présentant tous ces caractères que Cl. Bernard constata (1858) dans la circulation de la glande sous-maxillaire, en excitant le bout périphérique de la corde du tympan sectionnée : en même temps que la sécrétion salivaire est alors augmentée, on voit les vaisseaux de la glande fortement gonflés ; de petites artérioles précédemment invisibles, deviennent alors rouges et turgescentes ; si le tronc veineux principal de la glande a été mis à nu, on le voit se gonfler, en même temps que le sang qu'il contient, noirâtre avant l'expérience, devient rouge comme du sang artériel au moment où on excite la corde du tympan ; bien plus, si la veine est sectionnée, on voit le sang en sortir alors par jets saccadés, comme d'une artère, tandis qu'il ne s'en écoule qu'en bavant lorsque la glande est à l'état de repos, quand la corde du tympan n'est pas excitée. Tous ces phénomènes traduisent donc une dilatation des artérioles, d'où dilatation des capillaires par afflux plus considérable de sang à leurs origines, d'où enfin passage plus rapide du sang à travers ces réseaux capillaires, de sorte que le sang arrive dans les veines encore à l'état artériel. Après avoir trouvé dans la corde du tympan un type de nerf vaso-dilatateur, Cl. Bernard constata que, de même, la branche auriculo-temporale du trijumeau, qui s'anastomose avec le facial, a une action semblable sur les vaisseaux de l'oreillette. Vulpian, de son côté, montra que le bout périphérique du lingual (lequel contient des fibres de la corde du tympan) provoque la rougeur de la langue, tandis que l'excitation du bout périphérique du grand hypoglosse fait pâlir cet organe : le premier nerf contient donc des nerfs vaso-dilatateurs, le second des filets vasoconstricteurs pour la muqueuse linguale. Du reste, Vulpian démontra, par des expériences ingénieusement variées, que la propriété vaso-dilatatrice du lingual est due aux fibres de la corde du tympan.

L'existence de deux ordres de nerfs vasculaires était donc désormais établie. Toutes les recherches ultérieures n'ont eu pour résultat que de généraliser et systématiser l'existence de ces nerfs, d'en montrer les rapports, les origines, les trajets complexes.

Mais comment agit le grand sympathique dans des phénomènes si opposés ? Comment se fait-il que la plupart du temps, à l'*état de repos* (?), il maintienne dans un certain état de contraction les parois vasculaires (vaso-constriction) ? Comment se fait-il qu'à certains moments, par l'effet de réflexes, il amène une constriction plus énergique des vaisseaux, et qu'à d'autres moments il produise des phénomènes presque identiques à ceux de sa section, c'est-à-dire une dilatation des vaisseaux, et un afflux de sang plus considérable dans certaines parties de l'organisme (rougeur subite de la face, turgescence des tissus érectiles, hyperémie et sécrétion plus abondante des glandes, etc.)?

Tout cela s'explique en ayant égard à l'action spéciale des *vasoconstricteurs* et des *vaso-dilatateurs*.

1° Pour les *vaso-constricteurs*, on explique la vaso-dilatation paralytique produite par leur section, en admettant que les nerfs vaso-constricteurs sont constamment dans un certain degré d'activité, c'est-à-dire que les parois vasculaires contractiles (tunique moyenne des artères) ne sont jamais, à l'état normal, dans un repos complet, mais bien dans un état de contraction moyenne, qu'on peut appeler *tonus vasculaire :* la section des nerfs vaso-constricteurs fait disparaître ce tonus, comme la section du facial fait disparaître la tonicité des muscles de la moitié correspondante de la face. Enfin ce tonus, comme celui des muscles de la vie de relation, doit résulter d'une action réflexe : les vaso-constricteurs sont les voies centrifuges de ce réflexe ; quant à ses voies centripètes, elles sont très multiples et peuvent être représentées par tous les ordres de nerfs sensitifs et entre autres par les nerfs de sensibilité des artères (Audiffrent); c'est ainsi que le *tonus musculaire* a été considéré comme une action réflexe (V. l'expérience de Brondgest, page 137). Pour d'autres physiologistes, l'excitation constante du centre vasomoteur serait produite par l'acide carbonique présent dans le sang. Si l'on empoisonne les animaux au moyen de cet acide, il se produit un rétrécissement de toutes les fines artères (Thiry).

2° Pour les *vaso-dilatateurs* l'explication est plus délicate. Il est parfaitement démontré qu'un grand nombre d'excitations produisent par réflexe la dilatation des vaisseaux : si l'on coupe l'oreille d'un lapin, et que l'on excite son nerf sciatique, on voit le sang couler en bien plus grande abondance par les vaisseaux sectionnés. Il est des nerfs centrifuges dont l'irritation amène directement la dilatation des vaisseaux ; c'est ainsi que la corde du tympan produit, quand on l'irrite, une hyperémie intense, et par suite, une abondante sécrétion de la glande sous-maxillaire. Elle agit de même (hyperémie) sur la partie antérieure de la langue, tandis que c'est le glosso-pharyngien qui conduit les nerfs vaso-dilatateurs pour la base de la langue et l'isthme du gosier (Vulpian [1]).

Il existe donc bien des *nerfs vaso-dilatateurs*, c'est-à-dire dont l'excitation a pour résultat l'hyperémie, c'est-à-dire la dilatation. On pourrait peut-être comprendre une action de ce genre, si les artérioles possédaient des fibres musculaires longitudinales, dont la contraction diminuerait les dimensions longitudinales des vaisseaux en augmentant leur dimension transversale, en élargissant, en dilatant le vaisseau. Alors les vaso-constricteurs innerveraient les fibres circulaires, les vaso-dilatateurs les fibres longitudinales. Mais l'histologie montre que les *vaisseaux artériels ne possèdent absolument que des fibres musculaires circulaires*. C'est donc sur ces fibres circulaires que doivent agir les vaso-dilatateurs aussi bien que les vaso-constricteurs. Cependant il est difficile d'admettre des nerfs qui vont directement paralyser les éléments musculaires des tuniques artérielles; l'exemple de la corde du tympan, qui est un filet du facial, fait plutôt penser à des nerfs qui, allant agir sur d'autres nerfs, y feraient cesser toute action.

D'après cette hypothèse, les nerfs vaso-moteurs dont l'entrée en action, par excitation du bout périphérique, produit une vaso-dilatation, *n'agiraient pas directement sur les vaisseaux, mais bien sur les vaso-constricteurs*, sur lesquels ils viendraient exercer *une sorte d'action suspensive, une action d'arrêt*. Les vaso-dilatateurs agiraient donc en paralysant les vaso-constricteurs; la vaso-dilatation serait *active*, au point de vue nerveux, en ce sens qu'elle est le résultat de l'action d'un nerf sur un autre nerf; mais elle serait *passive* au point de vue du second nerf qui reçoit l'action du premier, passive surtout quant à la paroi vasculaire qui, en définitive, se trouve en état de paralysie par affaiblissement ou suppression de son innervation tonique normale.

Claude Bernard, qui a émis et soutenu l'hypothèse de cette action

1 Vulpian, *Leçons sur l'appareil vaso-moteur*, Paris, 1875

paralysante des nerfs vaso-dilatateurs sur les vaso-constricteurs, lui a donné le nom d'*interférence nerveuse*. En ceci il avait moins l'idée de donner une explication, que de faire une comparaison. On sait quels sont ces phénomènes physiques dans lesquels de la lumière jointe à la lumière produit de l'obscurité, les vibrations lumineuses dans un sens venant neutraliser les vibrations lumineuses en sens opposé ; on dit alors qu'il y a *interférence de la lumière ;* de même une action nerveuse venant neutraliser une autre action nerveuse, il y aurait *interférence nerveuse*.

L'action des vaso-dilatateurs rentrerait donc dans la classe des phénomènes nerveux dits d'*arrêt* ou d'*inhibition* (V. p. 35). Or, les expériences récentes de Dastre et Morat sont venues donner une démonstration expérimentale de cette hypothèse. Leurs recherches, relativement par exemple aux ganglions cervical inférieur et premiér thoracique, peuvent en effet se résumer de la manière suivante : ces ganglions exercent sur les vaisseaux de la tête (spécialement de l'oreille) une action tonique, qu'on met en évidence en comparant les résultats de la section de la chaîne sympathique en amont ou en aval de l'anneau de Vieussens. Cette action tonique est renforcée par des nerfs constricteurs venus de la moelle avec les racines des troisième, quatrième et cinquième paires dorsales, et les rameaux communiquants qui leur correspondent, l'excitation de ces filets resserrant les vaisseaux auriculaires. D'autre part, ces mêmes ganglions reçoivent des huitième paire cervicale, première et deuxième dorsales, des éléments dilatateurs, car l'excitation de ces racines et de leurs *rami communicantes* dilate les vaisseaux auriculaires. Que deviennent ces nerfs inhibitoires en arrivant dans les ganglions ? L'expérience suivante indique qu'ils s'y terminent et s'y perdent au moins en partie : en effet, l'excitation en masse du cordon sympathique immédiatement au-dessous du ganglion stellaire produit la vaso-dilatation, tandis que l'excitation pratiquée au-dessus du ganglion cervical inférieur provoque la constriction. Ces épreuves nous montrent donc dans les ganglions susnommés des centres toniques vasculaires et des centres d'interférence ou d'inhibition. Cet exemple n'est pas isolé. En étudiant les vaso-dilatateurs du membre inférieur, Dastre et Morat ont vu que les ganglions second et troisième lombaire de la chaîne abdominale sont également des centres toniques et inhibitoires.

Les expériences de Dastre et Morat sur les diverses parties du grand sympathique aboutissent toutes à ce même résultat, c'est-à-dire que nous trouvons l'hypothèse de Cl. Bernard confirmée par tous les faits expérimentaux, et seule capable de les relier dans un ensemble de conceptions systématiques. Ces faits nous prouvent que l'action des dilatateurs, s'exerçant en paralysant les constricteurs, se produit non seulement dans les ganglions qui existent à la périphérie, au milieu des plexus vasculaires, mais dans tous ceux qui sont échelonnés sur le trajet des nerfs vaso-moteurs et particulièrement dans ceux qui forment les ganglions de la chaîne sympathique. Nous devons cependant passer en revue quelques objections et en faire justice.

Ces objections ont, surtout été produites par Schiff. D'abord ce physiologiste, qui reconnaît l'impossibilité anatomique de croire à une dilatation active des vaisseaux, se refuse cependant à admettre que les dilatations provoquées par les nerfs vaso-dilatateurs puissent être rapportées à une paralysie des vaso-constricteurs, parce que, dit-il, les vaso-dilatations qu'on produit en sectionnant les vaso-constricteurs d'une région, vaso-dilatations qui sont bien alors le type d'une vaso-paralysie, sont toujours moins prononcées que celles résultant de l'excitation d'un nerf à fonctions vaso-dilatatrices. Qu'on irrite directement un de ces derniers nerfs, ou qu'on le fasse entrer en action par un phénomène réflexe, soit par un réflexe local, comme en irritant le bout central du nerf auriculo-cervical (branche auriculaire du plexus cervical), ce qui amène la dilatation réflexe des vaisseaux du pavillon de l'oreille, soit par des réflexes plus généraux, comme en enfermant l'animal (chien ou lapin) dans une étuve, en produisant chez lui une fièvre septique, en excitant ses passions, etc., on produit toujours des dilatations plus considérables que celles provoquées par la section des vaso-constricteurs. Schiff reconnaît bien que dans tous ces cas il n'y a pas à invoquer de contractions du côté des veines; aussi s'abstient-il de donner une théorie de la vaso-dilatation (voy. ses *Leçons sur la physiologie de la digestion*); mais il se refuse à admettre l'interférence nerveuse, puisque celle-ci, agissant par paralysie des vaso-constricteurs, ne devrait pas produire d'effets plus considérables que la paralysie incontestable résultant de la section desdits vaso-constricteurs. — Nous croyons qu'il est facile de répondre à ces objections, à ces doutes de Schiff, et l'explication déja donnée par Cl. Bernard et par Vulpian nous permettra d'entrer plus avant dans la conception générale des rapports des vaso-dilatateurs avec les vaso-constricteurs. Les faits invoqués par Schiff sont parfaitement exacts et reconnus de tous les expérimentateurs : pour la glande sous-maxillaire, par exemple, si l'on coupe tous les filets sympathiques que l'on connaît comme constricteurs de ses vaisseaux, on obtient une vaso-dilatation beaucoup moins considérable que celle produite par l'excitation de la corde du tympan. Mais peut-on se flatter d'avoir en effet, dans la première expérience, détruit tous les vaso-constricteurs de la glande? Il en reste toujours qui échappent à la section et qui font que la paralysie par section ne peut être complète; de plus, aurait-on coupé tous les filets constricteurs qui vont à la glande, ne savons-nous pas que dans la glande même, c'est-à-dire au delà de la section, ces filets présentent d'innombrables petits ganglions qui sont autant de centres du tonus vasculaire; ce tonus vasculaire n'est donc pas complètement supprimé par la section des constricteurs afférents à la glande, pas plus que les mouvements du cœur ne sont arrêtés par la section des nerfs afférents. Au contraire, en excitant le nerf vaso-dilatateur de la glande, on va, c'est là même le sens complet de l'hypothèse de l'interférence nerveuse, agir sur tous les vaso-constricteurs et les paralyser tous au niveau même des ganglions nerveux intra-glandulaires. L'effet plus intense de vaso-dilatation obtenu dans ce cas n'est donc plus une objection, mais devient réellement une preuve de la théorie de l'interférence nerveuse.

D'autre part, Schiff, qui, nous le répétons, se refuse à admettre la dilatation névro-paralytique, et se contente, sans en préciser le mécanisme, de dire que les hyperémies produites par les vaso-dilatateurs sont de nature *active*, Schiff a constaté, dans les artérioles de l'oreille du lapin, des phénomènes de systole et de diastole se produisant deux à huit fois par minute (ce qui ne coïncide nullement avec les battements du cœur), et ne pouvant tenir à des contractions alternatives des veines, car l'inspection directe de ces derniers vaisseaux ne montre rien de semblable. Comme les diastoles en question sont beaucoup plus considérables que la dilatatton produite par la section du cordon cervical, c'est-à-dire que la dilatation paralytique type, Schiff en conclut que ces diastoles doivent être des *dilatations actives*, quel que puisse être le mécanisme de ces dilatations. Les recherches de Dastre et Morat ont montré que tout est exact dans l'observation de Schiff, tout sauf l'interprétation. « La plus simple observation, dit Dastre, suffit à montrer que ces mouvements (sur l'artère moyenne du pavillon de l'oreille) ne coïncident pas avec ceux du cœur et sont indépendants des alternatives de la respiration ; ce ne sont point des mouvements communiqués, passifs; ce sont des contractions propres aux vaisseaux, des mouvements actifs reconnaissant pour facteurs immédiats les muscles et les nerfs vasculaires. Les artères sont habituellement dans un état intermédiaire entre la contraction et le relâchement, qu'on appelle l'état tonique; mais cet état de demi-contraction n'est pas fixe. Le vaisseau n'est pas immobilisé dans ce demi-resserrement; tantôt la dilatation l'emporte et tantôt la contraction, comme si l'état moyen était le plus difficile à maintenir d'une façon permanente et qu'il fût le résultat d'une lutte entre deux puissances antagonistes de force égale. Mais que l'influence d'une excitation directe ou réflexe vienne à faire pencher la balance et à dilater ou à contracter franchement le vaisseau, même pendant un temps assez long, alors les oscillations disparaissent. » Quant à ce fait que les diastoles donnent une dilatation plus grande que la vaso-paralysie par section du sympathique, il s'explique toujours par ce que la diastole sous l'influence de nerfs vaso-dilatateurs est le résultat d'une paralysie des vaso-constricteurs atteints jusque dans leurs ganglions périphériques, c'est-à-dire plus complètement que par toute section expérimentale du cordon sympathique.

Centres nerveux et trajet des vaso-moteurs. — Ces centres sont placés en partie dans la moelle spinale, mais surtout dans les parties céphaliques du cordon médullaire, car une section de la moelle cervicale amène la dilatation de toutes les artères du corps. Les expériences de Ludwig, de Thiry, de Schiff, placent ces centres dans la protubérance et dans les pédoncules cérébraux; c'est là que se passent les phénomènes centraux des réflexes, qui, à la suite de l'irritation des nerfs sensitifs, vont diminuer la tonicité des vaisseaux. La blessure des pédoncules cérébraux produit une hyperémie surtout dans les viscères abdominaux, hyperémie qui peut aboutir à un ramollissement de la muqueuse gastrique (Schiff). L'irritation de ces mêmes pédoncules amène un rétrécissement de tous les vaisseaux (Budge). Cependant la moelle cervicale semble pouvoir jouer le rôle de centre vis-à-vis des phénomènes vaso-moteurs associés aux fonctions de la sécrétion salivaire. Budge paraît même, d'après ses récentes publications, placer surtout dans la moelle les centres vaso-moteurs. Il pense que l'irritation de fibres sensitives dans les pédoncules se réfléchit sur les centres sympathiques de la moelle, et c'est ainsi que l'irritation des régions de la base de l'encéphale ferait indirectement entrer en jeu les vaso-moteurs et déterminerait les changements dans la pression sanguine.

De ces centres vaso-moteurs partent des filets centrifuges qui suivent la moelle épinière, pour passer successivement aux artères par l'intermédiaire du grand sympathique. Dans ce trajet, les nerfs vaso-moteurs suivent plus spécialement les cordons antéro-latéraux; ils s'entre-croisent, car, dans les hémiplégies de cause centrale, le trouble vaso-moteur, comme les autres troubles de mouvement, s'observe du côté opposé à la lésion encéphalique; mais cet entre-croisement paraît se faire tout d'un coup au niveau du bulbe, et il n'y a plus de décussation des nerfs vaso-moteurs dans le reste de la longueur de la moelle (Brown-Séquard). Aussi, dans les hémiplégies de cause spinale, les troubles vaso-moteurs s'observent-ils, comme les troubles de motilité, du même côté que la lésion médullaire, et du côté opposé aux troubles de la sensibilité (V. p. 65), c'est-à-dire que le membre paralysé, vu la dilatation de ses vaisseaux, est plus chaud que le membre sain; mais la persistance des mouvements, et, par suite, la plus grande intensité des combustions dans ce dernier, peut amener une différence de température en sens inverse, et c'est ainsi sans doute qu'il faut expliquer les résultats contradictoires qui ont fait émettre à von Bezold l'hypothèse que les nerfs vaso-moteurs des membres inférieurs restent dans le même côté de la moelle, et que ceux du membre antérieur subissent un entre-croisement le long des cordons médullaires, et à Schiff l'hypothèse encore plus singulière que le trajet est direct pour les vaso-moteurs de la jambe, du pied, de la main et de l'avant-bras, et croisé pour ceux du bassin, de la cuisse, du bras et des épaules.

Les vaso-moteurs sortent de la moelle par les racines antérieures des nerfs rachidiens ; ce fait a été mis à peu près hors de doute par les recherches de Claude Bernard pour les vaso-moteurs du membre thoracique, pour ceux qui président à la sécrétion salivaire, et enfin pour les rameaux sympathiques qui, sans être précisément vaso-moteurs, ont les plus grands rapports de parenté avec ces nerfs : nous voulons parler des filets qui vont présider aux phénomènes oculo-pupillaires, que l'on observe après la section du cordon sympathique cervical [1] (constriction de la pupille, enfoncement du globe oculaire, etc.).

Mais, chose remarquable, le niveau des racines, par lesquelles sortent les vaso-moteurs, est loin de correspondre au niveau des organes ou des membres auxquels vont se distribuer ces nerfs. Ainsi Cl. Bernard a démontré que les vaso-moteurs qui s'associent au plexus brachial, pour aller dans le membre thoracique, lui viennent par des filets ascendants du cordon thoracique du grand sympathique : ceux qui doivent s'associer au nerf sciatique lui viennent par des fibres descendantes du cordon lombaire ; ils émergent donc de la moelle, les premiers par des racines très inférieures, les seconds par des racines très supérieures, comme niveau, aux racines des nerfs de relation auxquels ils vont ensuite s'associer. Enfin les rameaux sympathiques oculo-pupillaires émergent de la moelle par les racines des deux premières paires dorsales, et d'une façon tout à fait indépendante des vaso-moteurs correspondants. On voit donc que ces nerfs offrent dans l'étude de leur trajet des complications inattendues, des intrications qu'il sera difficile de débrouiller par l'expérience, d'autant plus que ces trajets, d'après Schiff, seraient variables chez les animaux d'une même espèce, selon les races sur lesquelles porte l'expérimentation

Enfin les vaso-moteurs, pour se distribuer aux artères, suivent en certaines régions des trajets indépendants, comme au cou et à la tête, où le sympathique, jusque dans ses plexus secondaires, reste isolé du système nerveux de la vie de relation : ou bien ils affectent une distribution exactement calquée sur celle des branches artérielles (sympathique abdominal) ; ou bien enfin, comme pour les membres, ils s'associent et se confondent avec les nerfs des plexus brachial, lombaire, etc., et cette fusion se fait au niveau ou à une certaine distance de ces plexus, pour le sciatique un peu avant de sa sortie du bassin, pour les nerfs du bras au niveau même du plexus brachial (Cl. Bernard).

Les modifications que les fonctions des nerfs vaso-moteurs amènent dans la circulation sont très importantes quand on les étudie dans leurs rapports avec les phénomènes de *sécrétion* et de *calorification* (V. plus

---

1 Stricker avait cru constater que les vaso-dilatateurs quitteraient la moelle par la voie des racines postérieures. Morat a repris l'étude de la question et infirmé les résultats de Stricker ; il a constaté en effet que chez le chien, les vaso-dilatateurs du pénis sortent par les racines antérieures des première et deuxième paires sacrées.

loin, *Chaleur animale).* Ces modifications sont encore très importantes à étudier dans leurs rapports, d'une part, avec les phénomènes de nutrition, et, d'autre part, avec un grand nombre de phénomènes pathologiques. Pour ce qui est des actes de nutrition, il nous suffira de rappeler l'expérience type suivante : Si, sur un lapin dont on a sectionné le cordon cervical droit, on ampute bien symétriquement l'extrémité des deux oreilles. on verra la cicatrisation de l'oreille droite se faire beaucoup plus vite que celle de la gauche. Pour ce qui est des phénomènes pathologiques, rappelons que la *fièvre* est due essentiellement aux troubles vaso-moteurs qui modifient la production et la régularisation de la chaleur; elle résulte d'une action exagérée des nerfs *vaso-dilatateurs,* lesquels sont en même temps des nerfs *calorifiques* (tandis que les vaso-constricteurs sont frigorifiques; Cl. Bernard)[1].

Il faudrait enfin, pour compléter l'histoire des vaso-moteurs, passer en revue les nombreuses applications thérapeutiques qui ont pour intermédiaire les modifications vaso-motrices. Nous ne citerons qu'un des médicaments de ce genre, la *digitale;* cet agent, antagoniste du pouls et de la chaleur, agit puissamment contre la fièvre, dont nous venons d'esquisser en deux mots la physiologie pathologique. En effet, outre que la digitale ralentit et régularise les mouvements du cœur, elle agit aussi sur les organes périphériques de la circulation, et amène une contraction des parois artérielles par excitation des vaso-moteurs. Le pouls, ralenti par la digitale, est plus fort et plus plein.

IV. USAGES GÉNÉRAUX ET PARTICULIERS DE LA CIRCULATION

Le but le plus général de la circulation est de produire dans l'intimité de nos tissus des courants très rapides destinés à fournir les matériaux de la nutrition aux organes et à entraîner les déchets qui résultent des échanges nutritifs, comme nous l'avons indiqué dès le début dans notre schéma de l'organisme. C'est le globule sanguin qui joue le principal rôle à ce point de vue. Ces échanges se passent au niveau même des capillaires (V. p. 242); nous savons qn'en général la pression dans ces petits vaisseaux est de 10/100 à 12/100 d'atmosphère, pression qui parait être très favorable à l'équilibre des échanges. Quand la pression diminue, par exemple par l'effet d'une saignée, ce sont alors les résorptions qui prédominent; si, au contraire, la pression augmente dans les capillaires, par la compression, par exemple, ou la ligature d'une veine, l'exsu-

[1] Cl. Bernard, *Leçons sur la chaleur animale, sur les effets de la chaleur et sur la fièvre* (dernières leçons), Paris, 1875. On trouvera ci-après (chapitre *Chaleur animale,* à la suite de l'étude de la *respiration)* l'analyse de l'influence des vaso-moteurs sur la *distribution et la déperdition de la chaleur.*

dation dépasse les limites normales, et le sérum du sang épanché dans les tissus constitue ce qu'on appelle l'*œdème*. La dilatation paralytique des petites artères peut aussi produire l'œdème en augmentant l'afflux du sang, et par suite, la pression dans les capillaires (Ranvier).

Outre ces fonctions générales, le système circulatoire présente dans certaines régions des dispositions spéciales qui indiquent un but accessoire et particulier. Ainsi, dans quelques organes, les vaisseaux sont chargés, outre la nutrition, d'un rôle de caléfaction. Nous pouvons citer à ce point de vue les vaisseaux du pavillon de l'oreille, de la face en général, des extrémités des doigts, des téguments des régions articulaires, vaisseaux qui sont dans toutes ces régions plus abondants que ne l'exigerait la simple nutrition. Dans d'autres points, les capillaires sont disposés dans un but particulier d'absorption ou d'exhalation; tels sont ceux du poumon, qui forment dans ce viscère une large nappe sanguine où les globules rouges viennent se charger d'oxygène, tandis que le sérum dégage son acide carbonique.

Ailleurs l'afflux du sang est appelé à un rôle mécanique, comme par exemple, celui de l'érection; c'est alors seulement que nous trouvons des *cœurs accessoires périphériques*, destinés à augmenter la tension du sang dans les organes qui s'érigent. En effet, le muscle bulbo-caverneux et l'ischio-caverneux, par leurs contractions rythmiques pendant l'érection, chassent vers l'extrémité de la verge le sang qui s'est déversé, en plus grande abondance (par un acte de vaso-dilatation) dans le bulbe de l'urètre et dans la racine des corps caverneux.

Le mouvement de la circulation est indispensable au maintien du sang dans son état physiologique, dans l'état liquide; non pas que l'agitation empêche la coagulation du sang, car, au contraire, elle la favorise, et c'est par le *battage* que l'on extrait la fibrine du sang (V. p. 202); mais le mouvement de la circulation met continuellement les divers points de la masse du sang en contact avec la paroi interne, avec l'*endothélium* des vaisseaux. Or, parmi les causes plus ou moins bien définies qui influent sur la coagulation du sang et que nous avons rapportées plus haut (p. 203), la moins contestable, quoique la plus difficile à expliquer, paraît être l'influence encore énigmatique de la *paroi interne des vaisseaux vivants*. Cette influence a été signalée par Brücke : *Le contact de la paroi vivante s'oppose énergiquement à la coagulation ;* la fibrine ne peut se solidifier tant que le sang circule et que chacune de ses particules vient incessamment se mettre au contact de la paroi vivante.

Dès que la circulation s'arrête, les couches centrales du torrent sanguin tendent à se coaguler; l'examen de la manière dont se produit cette coagulation constitue l'étude des caillots formés *post mortem*, étude non moins intéressante pour le physiologiste que pour le pathologiste, auquel elle apprend à distinguer les caillots récents des caillots anciens. Le sang ne se coagule pas sur le cadavre immédiatement après la cessation des battements du cœur; le mécanisme par lequel les artères mourantes chassent leur contenu dans les veines continue encore une sorte de circulation qui empêche cette coagulation. Aussi ne trouve-t-on généralement sur le cadavre des caillots que dans les veines.

Quand les veines du cadavre sont gorgées du sang exprimé du système artériel, la coagulation commence à s'y produire dans les couches centrales qui sont le plus loin de la paroi; ici la coagulation de la fibrine est rapide, elle englobe les globules rouges de cette partie du sang, et c'est pourquoi le centre des caillots veineux est toujours rouge ou noir, présente en un mot l'aspect *cruorique*.

Les parties plus périphériques du contenu des veines restent toujours au moins vingt à vingt-quatre heures avant de se coaguler complètement ; c'est qu'ici l'action de contact de la paroi vivante continue à faire sentir son influence. En effet, lorsque a lieu la mort générale, lorsque la dernière expiration et le dernier battement du cœur ont eu lieu, il s'en faut de beaucoup qu'avec cette mort coïncide la mort de chaque élément anatomique: nous avons vu que les muscles et les nerfs restent encore longtemps excitables, que l'épithélium de la vessie s'oppose encore pendant plusieurs heures à tout phénomène d'absorption; nous verrons que les épithéliums vibratiles continuent encore leurs mouvements pendant huit ou dix heures ; il en est de même de l'*endothélium* des vaisseaux sanguins, et ce n'est qu'après sa mort complète, qu'après vingt ou vingt-quatre heures, que la coagulation des couches les plus périphériques du sang veineux peut s'effectuer : souvent on extrait des vaisseaux d'un cadavre déjà en rigidité cadavérique un liquide sanguin qui, placé dans un vase, au contact de l'air, se coagule bientôt, presque comme du sang extrait de l'animal vivant.

La coagulation étant ainsi très lente à se produire dans le cadavre, nous avons là toutes les conditions qui favorisent la séparation de la fibrine et des globules, qui déterminent la formation d'une *couenne* (V. *Sang couenneux*, p. 202). Ensuite les vaisseaux peuvent être considérés comme formant un réservoir de forme compliquée, dans lequel, pendant la coagulation, fibrines et globules se déposent par couches selon les lois de la pesanteur les globules vers les parties déclives, la fibrine vers les parties plus élevées, sous forme de *caillots décolorés* ; de là les *caillots mixtes*, ou formés en partie de caillots *cruoriques* (centre et parties déclives des masses coagulées), et en partie de caillots *décolorés* ou *couenneux*. Dans ces derniers, comme dans la couenne formée après coagulation dans un vase, on trouve une très grande quantité de globules blancs, réunis parfois en si grand nombre qu'ils forment de petits amas qu'on prendrait facilement pour des amas de pus.

La disposition de ces caillots mixtes est déterminée par la position du cadavre dans l'agonie. Ainsi dans la veine cave, le cadavre étant d'ordinaire couché sur le dos, le caillot est décoloré vers le voisinage du cœur, puis il devient foncé vers la région lombo-dorsale, qui est plus déclive ; puis de nouveau décoloré vers l'angle sacro-vertébral, qui est un peu plus élevé, il reprend l'aspect cruorique dans les veines iliaques et surtout dans les iliaques internes. Les caillots des veines pulmonaires sont toujours très foncés, vu leur position déclive ; en changeant la position du cadavre, en le renversant pendant que se forment les caillots, on renverse la disposition de ceux-ci et on obtient des caillots mixtes de composition inverse.

On voit combien ces faits sont intéressants et de quelle utilité ils peuvent être, par exemple, en médecine légale pour déterminer la position dans laquelle s'est trouvé un cadavre pendant les vingt-quatre heures qui ont suivi l'agonie. Tous ces faits sont le résultat de la singulière propriété dont jouit la paroi interne du vaisseau d'empêcher la coagulation.

Résumé. — A. Le cœur est l'organe central de la circulation. L'oreillette agit en se laissant facilement distendre par le sang veineux (élasticité) et en chassant par une *contraction très rapide* (durée, 1/5 de la révolution cardiaque), son contenu dans le ventricule, avec léger reflux dans l'origine des veines.

Le *ventricule*, par une contraction *énergique* et d'une durée appréciable, lance le sang dans l'origine des artères (pulmonaire et aorte) ; le reflux ne peut se faire vers l'oreillette, parce que les voiles auriculo-ventriculaires (valvules mitrale et tricuspide) sont appliquées par la contraction des muscles papillaires les uns contre les autres et contre la paroi ventriculaire, d'où occlusion parfaite de l'orifice correspondant.

Le cœur effectue chez l'adulte environ soixante-dix à soixante-quinze contractions par minute ; chacune de ces contractions se révèle à l'extérieur par : 1° le *choc du cœur*, attribué à un mouvement de *recul* ou de *torsion* de cet organe, mais qui est dû en réalité au changement de consistance du muscle cardiaque en contraction ; 2° le *premier bruit*, synchrone à la systole ventriculaire, et dû à la tension des replis (valvules) auriculo-ventriculaires par les muscles papillaires ; 3° le *second bruit*, synchrone au début du temps de repos, et dû au redressement brusque des valvules sigmoïdes, aortiques et pulmonaires.

Les résultats mécaniques de la systole ventriculaire sont que : à chaque systole il entre dans l'aorte 175 à 180 grammes de sang, à une pression de 180 à 190 millimètres de mercure (1/5 d'atmosphère) et avec une vitesse de 40 à 50 centimètres.

B. Les artères. — L'arbre artériel forme un cône dont le sommet est au ventricule et la base au niveau du système capillaire. Dans ce cône, la *pression* du sang *(hémodynomètres divers)* va en diminuant du cœur vers les capillaires ; telle est la *cause de la circulation*. Quant à la *vitesse* elle est en chaque région du cône artériel en raison inverse de la surface de section correspondant à cette région du cône. Il en est de même pour la vitesse dans le cône veineux : la vitesse va donc dans le système artériel en diminuant du centre à la périphérie, et dans le cône veineux en augmentant de la périphérie au centre. La nappe de sang contenue dans les *capillaires* est ainsi comme le lac du *fleuve sanguin*.

La *vitesse générale* de la circulation est très grande ; il suffit de quelques secondes pour qu'une substance toxique introduite dans le sang fasse le tour de la circulation (quinze secondes).

On nomme *vaisseau porte, système porte*, toute partie de l'appareil circulatoire où le sang marche directement d'un système capillaire vers un autre système capillaire : *veine porte* hépathique, veine porte rénale (vaisseau efférent du glomérule).

La *tunique moyenne* des artères est la plus importante à considérer au point de vue physiologique ; elle renferme des *fibres musculaires lisses* et des *éléments élastiques* ; dans les artères de moyen calibre, ces deux éléments anatomiques (muscles et tissu élastique) se partagent à peu près également la constitution de la tunique moyenne ; mais dans les grosses artères (aorte, sommet du cône artériel), le tissu élastique règne seul, tandis que dans les artérioles (vers la base du cône artériel), c'est l'élément musculaire qui finit par prédominer complètement.

Le *tissu élastique* sert à *régulariser* la circulation générale, en transformant le jet *intermittent* du cœur en jet *continu*.

Le tissu musculaire sert à régler les circulations *locales* (V. *Nerfs vaso-moteurs*).

On nomme POULS la sensation de soulèvement brusque que le doigt éprouve lorsqu'il palpe une artère reposant sur un plan osseux ; il sent alors l'*onde sanguine* (ou *vibration* causée par le choc de la masse de sang que le ventricule lance dans l'aorte) ; il ne faut pas confondre cette *vibration*, ce *pouls* avec le mouvement lui-même du sang en circulation (la vitesse de propagation de l'onde pulsatile est de 9 mètres par seconde ; celle de la circulation à l'origine de l'aorte est seulement de 40 à 50 centimètres par seconde).

Le *dicrotisme* du pouls est un phénomène normal, exagéré par certains états morbides, et qui est dû à une seconde onde causée par la réaction du tissu élastique des grosses artères (aorte, systole artérielle).

Les *capillaires*, formés en apparence d'une membrane amorphe avec des noyaux, sont constitués en réalité par des cellules plates soudées par leurs bords *(endothélium vasculaire)*. Le *système capillaire* est le lieu des échanges des matériaux soit avec les organes, soit avec les milieux ambiants (poumon).

C. Les VEINES étant très dilatables, servent jusqu'à un certain point de *réservoirs* au sang, qui, du reste, y circule par la *vis a tergo* et grâce à ce que les *valvules* sont disposées de manière à utiliser dans le sens du cours du sang toutes les causes de compression du vaisseau (contraction des muscles voisins).

INNERVATION DE L'APPAREIL CIRCULATOIRE. — Le *pneumo gastrique* est le nerf *modérateur*, et le grand sympathique le nerf *accélérateur* du cœur. De plus, le cœur contient dans l'épaisseur même de ses parois de petits ganglions dont les uns jouent le rôle de centres modérateurs, les autres celui de centres accélérateurs. C'est pour cela que le *cœur*, arraché de la poitrine, continue encore à battre plus ou moins longtemps, selon les espèces animales.

Le *rythme* du cœur est dû à une propriété particulière de la fibre musculaire cardiaque elle-même *(périodes d'inexcitabilité de cette fibre)*.

Les *vaso-moteurs* sont les nerfs qui innervent les vaisseaux (tunique moyenne musculaire des artérioles). Ces nerfs nous sont représentés dans leur trajet périphérique par les filets du grand sympathique (expérience de Cl. Bernard par section du cordon cervical du sympathique chez le lapin : vascularisation de l'oreille). Les uns sont *vaso-constricteurs*, les autres sont *vaso-dilatateurs*. L'action de ces derniers s'explique par une *action suspensive* ou d'*arrêt* analogue à celle que le pneumogastrique exerce sur le cœur.

La fièvre résulte d'une action exagérée des *nerfs vaso-dilatateurs*, qui sont en même temps *calorifiques* (Cl. Bernard).

SYSTÈME LYMPHATIQUE

Le système lymphatique se compose, d'une manière générale, d'un ensemble de vaisseaux qui, ramenés à un schéma semblable à celui des vaisseaux sanguins, se présentent sous la forme d'un cône dont le sommet vient s'aboucher dans le système veineux (canal thoracique et grande veine lymphatique se jetant dans les sous-clavières) tandis que la base (capillaires) se trouve en rapport avec différents tissus, notamment avec la peau et les muqueuses (fig. 90); dans ces membranes, les origines des capillaires lymphatiques ont lieu par des réseaux primitifs si superficiels qu'on peut regarder la base du cône lymphatique comme fermée par les membranes épithéliales (fig. 90); aussi quand on dépose une substance dans la peau, c'est comme si elle était déposée dans l'origine des lymphatiques ; de là sa rapide absorption ; elle se mêle à la lymphe pour se déverser avec elle dans le torrent circulatoire (nous reviendrons dans un instant sur les opinions aujourd'hui émises relativement aux origines des lymphatiques).

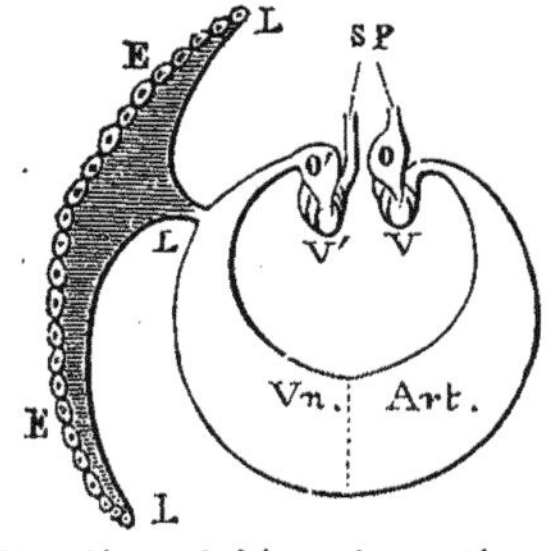

Fig. 90. — Schéma du système lymphatique *.

La *lymphe*, contenu des vaisseaux lymphatiques, est un liquide très coulant, clair, transparent, jaune très pâle, il contient en suspension une grande quantité de globules blancs identiques à ceux du sang.

La *lymphe*, contenue dans les lymphatiques généraux, et le *chyle* contenu dans la partie du système lymphatique spécial à l'appareil digestif (V. *Digestion*), ne sont pas deux liquides aussi différents qu'on pourrait le croire au premier abord et que le pensaient les anciens *(vaisseaux lactés* d'Aselli et de Pecquet; *vaisseaux séreux* d'Olaüs Rudbeck[1]). L'un et l'autre liquide con-

---

[1] Aselli (ou Asellio), médecin italien (1581-1626) professeur à Pavie, où, en 1622, ouvrant l'abdomen d'un chien en digestion, il vit, dans le mésentère, des cordons blancs qu'il prit d'abord pour des nerfs ; mais, ayant piqué le cordon,

* E, E, surfaces épithéliales, base du cône lymphatique L, L, L ; — ce cône est en rapport par son sommet avec le cône veineux Vn ; — Art, cône artériel ; — V, ventricule gauche ; — V', ventricule droit ; — O, oreillette gauche ; — O', oreillette droite ; — SP, système pulmonaire.

tiennent les mêmes principes, et il n'y a dans leur composition que des différences quantitatives et non qualitatives : et encore, ces différences ne sont-elles que momentanées : après la digestion, au moment de l'absorption, les lymphatiques mésentériques (chylifères) renferment en grande quantité des éléments absorbés et surtout des graisses ; il faut même dire que chez les oiseaux, d'après certaines particularités dans le mécanisme de l'absorption (Cl. Bernard), toute différence semblerait disparaître entre le contenu des lymphatiques du mésentère et celui des lymphatiques des autres parties du corps.

La lymphe contenue dans les vaisseaux lymphatiques (cône lymphatique, fig. 90) et versée dans le système sanguin, est très variable comme quantité, selon les circonstances de repos ou de fonctionnement des organes d'où elle provient ; ainsi, lorsqu'on fait une fistule lymphatique au cou d'un animal, de façon à obtenir l'écoulement de la lymphe qui vient de la tête, on remarque que ce liquide s'écoule en bien plus grande abondance pendant les mouvements de mastication que pendant le repos (Colin). Il va sans dire qu'on observe une différence encore bien plus considérable pour la lymphe qui vient des intestins, selon que l'animal est à jeun ou bien en pleine absorption des produits de la digestion.

Les éléments figurés qu'elle contient, outre les *globules blancs* identiques à ceux du sang, sont des *globules rouges* dont la présence, dans certains départements du système lymphatique, a pu être invoquée comme preuve d'une transformation des globules blancs en globules rouges (V. p. 196). Enfin on y reconnait encore, au microscope, de nombreuses particules de graisse en suspension, animées du mouvement moléculaire nommé mouvement brownien, et entourées d'une légère couche d'albumine *(membrane haptogène* de Mueller), qui empêche ces particules graisseuses de se fusionner les unes avec les autres, de manière à former des gouttelettes.

La partie liquide de la lymphe présente une composition très analogue à celle du *liquor* du sang. Elle contient de la fibrine, mais

il en vit sortir un liquide crémeux, le *chyle*, et, comme Archimède, il s'écria Ευρηχα, car il comprit qu'il venait de faire une grande découverte.

Pecquet, médecin français du milieu du xviiiᵉ siècle, natif de Dieppe. Il était étudiant à Montpellier, lorsqu'il découvrit que les chylifères se rendent dans un confluent (citerne ou réservoir de Pecquet) qui est l'origine du canal thoracique.

Olaüs Rudbeck, anatomiste suédois (1630-1702), montra que tous les organes contiennent des vaisseaux lymphatiques dont les chylifères de l'intestin ne sont qu'un cas particulier. En 1652 il fit la démonstration de ce système de vaisseau devant la reine Christine de Suède.

une fibrine lente à se coaguler spontanément *(bradyfibrine;* Folli, Virchow); en effet, la lymphe extraite des vaisseaux se prend, au bout d'un quart d'heure environ, en une gelée incolore, de laquelle ne tarde pas à se séparer une masse réticulée qui finit par se resserrer, comme la fibrine du sang en voie de coagulation. Si ce caillot contient des globules rouges du sang, mêlés accidentellement pendant l'extraction du liquide, il est rougeâtre.

Après la séparation de la fibrine, il reste dans le liquor lymphatique une quantité d'albumine moindre que dans le liquor sanguin (42 pour 1000); mais il y a de l'albumine non coagulable par la chaleur, et particulièrement des formes de *peptones,* que nous étudierons à propos de la digestion; cependant, même pour les chylifères, cette quantité d'albumine serait toujours relativement minime, puisque, d'après Cl. Bernard, ces vaisseaux ne serviraient que fort peu à l'absorption des albuminoïdes. Cette question est encore entièrement réservée, et nous aurons à y revenir en étudiant l'absorption et la théorie des *matières peptogènes* (de Schiff).

La lymphe contient en proportions notables les produits excrémentitiels des tissus; elle renferme des matières extractives et surtout de l'*urée* (Wurtz), et elle renferme de l'urée en plus grande proportion que le sang. Cette urée doit nous représenter le résultat de la combustion de la quantité d'albumine que nous avons trouvée en déficit dans le liquor de la lymphe, comparativement au liquor du sang.

Les autres éléments de la lymphe sont moins importants à signaler; ce sont des sels (de soude), identiques à ceux du sérum sanguin (chlorures et sulfates principalement); enfin Schmidt a même constaté dans les cendres de la lymphe et du chyle de petites quantités de fer.

La lymphe contient aussi des *gaz,* comme le sang; ces gaz sont les mêmes que ceux du sang; il était à supposer *a priori* que l'oxygène et l'acide carbonique devaient se trouver dans la lymphe dans les mêmes proportions que dans le sang veineux; il n'en est rien cependant. Les analyses de Hammarsten ont montré que *la lymphe renferme moins d'acide carbonique que le sang veineux.* C'est un fait qui paraît ici sans importance, et sur lequel nous aurons cependant un grand intérêt à revenir en traitant des combustions respiratoires qui se passent dans l'intimité même des tissus.

Vaisseaux lymphatiques. — Tous les organes ne sont pas pourvus de lymphatiques, ou, du moins, ces vaisseaux n'ont pu être découverts partout. Ainsi quelques muqueuses nous paraissent complètement dépourvues de réseaux lymphatiques : on a longtemps con-

testé, à tort, ceux de l'urètre et de l'œsophage [1]; il paraît ne pas
y en avoir dans les muqueuses vésicales et conjonctivales.

Sur le trajet des vaisseaux lymphatiques se trouvent développés
des ganglions pour la structure compliquée desquels nous renvoyons aux traités d'histologie. Nous nous contenterons de dire
que ces ganglions sont forcés par un fin *tissu réticulé* dans les
mailles duquel s'accumulent les globules blancs. Là ces globules se
reproduisent, c'est-à-dire se multiplient par division. L'observation directe, sur des coupes de ganglion durci, permet d'assister à
toutes les phases de cette division cellulaire; l'observation indirecte
la démontre d'une façon aussi évidente, puisque dans la lymphe
qui sort d'un ganglion (vaisseaux efférents) les globules blancs sont
plus abondants que dans la lymphe qui y entre (vaisseaux afférents).
Les ganglions lymphatiques sont donc essentiellement des lieux de
production de globules blancs, destinés à être versés dans le sang.

La question des *origines des lymphatiques* a été longtemps
l'objet de nombreuses controverses, et aujourd'hui encore elle est
interprétée de deux manières différentes.

A. La plupart des auteurs admettent les origines des lymphatiques dans le tissu conjonctif. A cet égard on avait d'abord admis
une communication des radicules lymphatiques avec les corpus-

[1] La présence des lymphatiques dans ces muqueuses a été l'objet de nombreuses recherches.

La muqueuse de l'urètre est bien décidément pourvue de lymphatiques :
d'après les recherches de Sappey, ils sont très fins, et leurs réseaux convergent
tous vers le frein de la verge d'où ils se rendent vers les ganglions du pli
de l'aîne; mais en arrière ils communiquent avec les lymphatiques des voies
séminifères et du testicule, ce qui explique la propagation jusqu'aux bourses
de l'angioleucite blennorragique (Sappey).

La vessie, par contre, est complètement dépourvue de lymphatiques; Sappey
a montré que les troncs décrits par Cruikshanck et Mascagni sur cet organe,
n'y prennent pas naissance, mais proviennent de la prostate, et rampent, pour
se rendre dans les ganglions intrapelviens, sur les parties postéro-latérales de
la vessie. On invoque parfois cette absence de lymphatiques pour expliquer
la non-absorption par la muqueuse vésicale, mais il faut voir dans ce refus
de passage un phénomène essentiellement épithélial (Voir *Appareil urinaire*).

Les lymphatiques de la pituitaire ont été longtemps un sujet de débats
entre les anatomistes. Malgré les descriptions de Cruveilhier, Sappey refusait
de les admettre, parce qu'on ne pouvait poursuivre les vaisseaux injectés
jusqu'à leurs ganglions terminaux. Aujourd'hui, après les recherches de Simon,
de Panas, de Sappey lui-même, l'existence de ces lymphatiques ne peut plus
être contestée, car on est parvenu à les poursuivre jusque vers des ganglions
stylo-pharyngiens, et vers un gros ganglion situé au-devant de l'axis, le ganglion le plus élevé du corps (Sappey).

Il en est de même des lymphatiques de l'œsophage.

Mais, par contre, ceux de la conjonctive palpébrale et oculaire sont encore
contestés (Sappey).

M. DUVAL, Physiol.   18

cules étoilés (cellules plasmatiques) du tissu conjonctif (Virchow, Leydig, Heidenhain), opinion qui ne compte plus guère aujourd'hui de défenseur. C'est dans les lacunes de ce tissu que se feraient ces origines qui seraient ainsi non pas des canaux intra-cellulaires, mais des espaces intercellulaires. En France, Rouget et Ranvier[1] ont défendu cette opinion; ils considèrent les lymphatiques comme communiquant librement à leur origine avec les vides, les interstices des tissus. L'anatomie comparée, fait remarquer Rouget, nous montre chez les animaux inférieurs des circulations purement lacunaires (siponcles), dont les origines lymphatiques pour la lymphe sont les seuls restes chez les animaux supérieurs. D'autre part, le péritoine doit être considéré comme un reste de ce qui constitue chez les animaux inférieurs la cavité générale du corps. Or, chez les animaux supérieurs, le système lymphatique continue à communiquer librement par de petites ouvertures avec la cavité péritonéale, comme Recklinghausen l'a démontré le premier. Mettant à la surface du péritoine diaphragmatique du lait ou une substance pulvérulente en suspension dans un liquide, il a vu les gouttelettes de graisse ou les autres granulations traverser la couche épithéliale en des points déterminés; Ranvier décrit les mêmes phénomènes; l'étude de la séreuse péritonéale à l'aide du nitrate d'argent lui a permis de constater que ces points correspondaient à des *pores* particuliers situés entre les cellules de l'épithélium péritonéal (du centre phrénique), et conduisant dans les lacunes qui sont le commencement des lymphatiques du diaphragme. Ces faits ont été vérifiés en Allemagne par Ludwig, Schweigger-Seidel, Dybrowsky, Dogiel, etc. Les mêmes expériences ont été reproduites avec plein succès par Rouget, qui a vu des injections spontanées de particules colorantes se faire dans les lymphatiques du diaphragme, quand on injecte ces substances dans la cavité péritonéale de l'animal vivant.

Cependant il serait très probable, d'après les recherches de Ranvier, que les orifices au moyen desquels cette absorption se produit ne sont pas normalement béants, mais qu'ils s'ouvrent seulement au moment du passage des particules résorbées. La disposition de ces orifices est encore énigmatique. On avait cru en apercevoir sur toutes les régions du péritoine (Schweigger-Seidel et Dogiel), et même sur le mésentère; mais Ranvier, qui a repris cette étude, est arrivé à conclure qu'il n'existe en ces points ni bouches absorbantes ni stomates, mais bien des trous faisant com-

---

1 Ranvier, *Leçons sur les lymphatiques (Progrès médical,* 1874, et *Traité technique d'histologie,* p. 668).

muniquer les deux côtés du mésentère par des orifices dont la structure doit être rapprochée de celle qu'il a décrite pour les parties analogues de l'épiploon (V. pour plus de détails: Ranvier, *Soc. de biologie*, 1872, et H. Farabeuf, *De l'Épiderme et des Épithéliums*, p. 171).

. Ainsi les interstices du tissu conjonctif, dans lesquels se déverse le sérum-sanguin exsudé des capillaires, et les globules blancs sortis de ces vaisseaux par diapédèse, ces interstices sont les lieux d'origine des lymphatiques. Le système lymphatique est un appareil de drainage, qui recueille la lymphe interstitielle et la ramène dans le sang. C'est ce que représente le schéma de la figure 91, aussi bien pour les lymphatiques annexés à la circulation générale que pour ceux annexés à la circulation pulmonaire. A cet égard le tissu cellulaire, ou tissu conjonctif lâche, pourrait être considéré comme un large sac lymphatique cloisonné, en communication directe avec les vaisseaux lymphatiques. L'anatomie pathologique en fournirait de nombreuses démonstrations (Ranvier), ainsi que l'anatomie comparée, et que l'étude du développement des vaisseaux lymphatiques et des tissus, dits *tissus lymphoïdes*: Ainsi les *sacs* ou *réservoirs lymphatiques* des vertébrés inférieurs se laissent à peine délimiter du tissu connectif ambiant, et Mayer les considère comme des lacunes du tissu cellulaire (grenouilles). A mesure que le système lymphatique, qui n'existe d'une façon distincte que chez

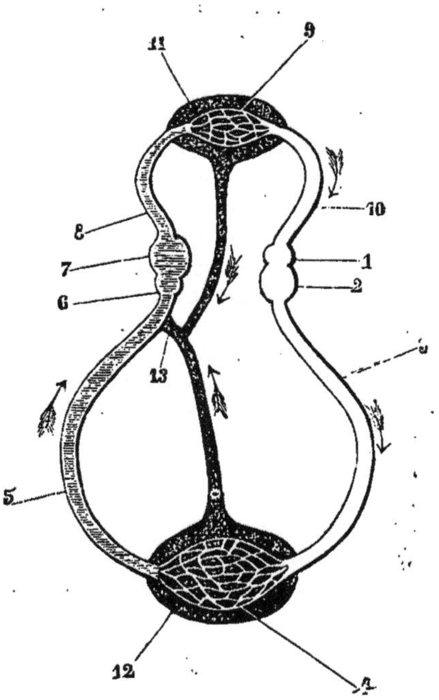

FIG. 91. — Rapport de l'appareil sanguin
et de l'appareil lymphatique *.

* 1, 2, Oreillette et ventricule gauches ; — 4, capillaires généraux ; — 5, veines ; — 6, 7, oreillette et ventricule droits ; — 8. artère pulmonaire ; — 9, capillaires pulmonaires ; — 11, 12, les espaces (origines) lymphatiques.

les vertébrés, se développe d'une façon de plus en plus nette dans l'échelle de ces animaux, on le voit provenir de modifications du tissu connectif. Leydig a vu que dans beaucoup de poissons osseux la tunique adventice des vaisseaux du mésentère se transforme en aréoles remplies de petites cellules incolores, c'est-à-dire, en réalité en une véritable gaine lymphatique; on observe le même phénomène dans la tunique adventice des artères de la rate, dont le tissu connectif se transforme peu à peu en ce réticulum lymphoïde qui constitue les corpuscules de Malpighi, comme il constitue les ganglions lymphatiques.

En effet, les nombreux travaux des auteurs que nous venons de citer, sur la structure des *ganglions lymphatiques*, fournissent une nouvelle série de considérations, invoquées par eux en faveur des rapports intimes (d'origine) du système lymphatique avec le tissu connectif. Ces ganglions, dans l'étude histologique desquels nous ne pouvons entrer ici, ont été de tout temps considérés comme formés par un *pelotonnement des capillaires lymphatiques;* or, leur étude attentive a montré dans ces derniers temps qu'ils sont en même temps composés d'un tissu connectif à mailles plus ou moins lâches, dans lesquelles s'infiltre (lacunes lymphatiques) le courant lymphatique pour entraîner les corpuscules (p. 275) qui s'y développeraient par prolifération des cellules plasmatiques, absolument comme se développent les globules du pus, par prolifération semblable, dans toute inflammation du tissu conjonctif; ainsi se trouverait expliquée la ressemblance ou pour mieux dire l'identité morphologique des globules du pus et des globules lymphatiques ou globules blancs du sang.

On trouve, du reste, toutes les transitions entre les ganglions lymphatiques et le tissu connectif proprement dit: le tissu connectif de la muqueuse intestinale, formé de trabécules lâches, circonscrivant des mailles riches en globules blancs, et dans lesquelles viennent s'ouvrir de nombreux capillaires lymphatiques (*lacunes,* sinus lympathiques), représente, d'après les recherches de His (*tissu adénoïde*), le tissu rudimentaire d'un ganglion lymphatique étalé et diffus; en certains points, ce tissu se condense et forme des amas mieux circonscrits : ce sont les *follicules clos,* isolés ou réunis en *plaques de Peyer*, dans lesquels on a depuis longtemps reconnu une structure identique à celle des ganglions lymphatiques.

A cette question de l'origine des lymphatiques dans le tissu conjonctif se rattache l'étude des *espaces périvasculaires* que Ch. Robin (1858), puis His (1863) ont successivement décrits autour des vaisseaux de l'encéphale (*Gaines lymphatiques* de Ch. Robin de His). Ce sont des conduits

à paroi mince, mais bien délimitée, hyaline, entourant les vaisseaux jusqu'aux plus fins capillaires, dans les substances blanche et grise des centres
céphalo-rachidiens et dans la pie-mère ; encore cette gaine n'existe-t-elle
pas autour de tous ces vaisseaux. Leur aspect, leur contenu formé d'un
liquide renfermant plusieurs noyaux sphériques (globulins), tout portait
à penser que ces gaines doivent être rattachées·au système des origines
lymphatiques. Mais pour être affirmatif à cet égard, il faudrait qu'on eût
pu suivre ces canaux depuis leur origine péri-vasculaire, jusqu'aux troncs
efférents qu'ils doivent former en se réunissant, et qu'on eût pu suivre ces
derniers jusqu'à des ganglions, comme on l'a fait pour toutes les autres
parties du système lymphatique. Or, une disposition semblable n'a pu être
constatée. C'est pourquoi aujourd'hui la plupart des auteurs considèrent
ces gaines comme des espaces séreux clos : leur rôle, dit Ch. Bouchard,
serait d'amortir le choc vasculaire et de protéger ainsi le tissu nerveux.
Et, en effet, non seulement on n'a constaté aucune communication de ces
gaines avec un ganglion ou avec un lymphatique notoire, mais on a de
plus remarqué (Ch. Bouchard) que les granulations d'hématoïdine qui s'y
produisent après les hémorragies cérébrales y restent perpétuellement
sans subir aucune migration.

   B. D'autre part, Sappey, dont le nom restera à jamais attaché au
système lymphatique, sur lequel il a fait de si belles recherches
d'anatomie descriptive, Sappey, par des procédés particuliers de
préparation, consistant essentiellement à amener dans les vaisseaux
lymphatiques le développement de spores qui les remplissent, les
injectent et donnent ainsi d'admirables préparations microscopiques, est parvenu à obtenir des pièces qui montrent avec la plus
grande évidence les résultats suivants [1]. Les capillaires lymphatiques naissent par un réseau extrêmement délié, réseau des *capillicules* et des *lacunes*. Les *capillicules* n'ont pas plus de deux
millièmes de millimètre ; on ne peut encore affirmer si leurs parois
sont tapissées par un endothélium. Les *lacunes* sont des cavités
communiquant avec les capillicules ; de grandeurs variables, elles
ont toujours une forme étoilée, limitées par des côtés curvilignes
dont la convexité regarde le centre de la lacune. Elles contiennent
les mêmes granulations que les capillicules.
   C'est de ce réseau des capillicules et des lacunes que partent les
capillaires lymphatiques, constitués à leur point de départ par une
série de lacunes linéairement disposées.
   Ces origines ont lieu de la même manière dans le derme de toutes
les muqueuses, et de la peau ; elles ne sont pas différentes pour la

---

[1] Sappey, *Anatomie, physiologie, pathologie des vaisseaux lymphatiques
considérés chez l'homme et les vertébrés*, Paris, 1874-1876, in-fol., et *Anatomie descriptive*, 3ᵉ édit., t. II, 1876.

muqueuse intestinale. Ainsi, depuis la découverte d'Aselli (1682) et la connaissance du chylifère central des villosités intestinales, on ne connaissait en somme que le *tronc* chylifère de la villosité. Le professeur Sappey a fait connaître les radicules par lesquelles ce tronc prend naissance. Du sommet et de toute la périphérie de la villosité naissent en effet des *capillicules* en grand nombre qui s'abouchent les uns dans les autres en formant de petits lacs ou lacunes. Ce réseau de capillicules et de lacunes est relié au tronc central par des rameaux et des branches à direction convergente qui viennent s'ouvrir dans sa cavité en l'entourant de tous côtés. Entre le chylifère central et la surface des villosités, il existe donc tout un réseau de radicules absorbantes que le professeur Sappey a pu voir avec une grande netteté chez l'homme et chez les mammifères. Ajoutons que si le chylifère central est unique dans les longues villosités cylindriques, il est multiple dans les villosités aplaties.

Pour notre part, ayant examiné un grand nombre de fois les préparations du professeur Sappey, nous sommes entièrement convaincus de l'exactitude de ses descriptions ; mais nous ne pensons pas que, quant à l'interprétation, ces résultats soient en réalité opposés à ceux que nous avons précédemment mentionnés, particulièrement d'après les traxaux de Ranvier. Les lacunes et capillicules ne sont sans doute que des espaces de tissu conjonctif, se présentant, dans des conditions spéciales de préparation, sous cette forme particulière, nettement délimitée en un réseau lacunaire bien circonscrit.

Du reste, même pour celui qui restera encore indécis au milieu des résultats contradictoires présentés par les divers auteurs, il n'y a pas à craindre que la physiologie doive se trouver dans un grand embarras, manquant de bases anatomiques solidement établies et universellement admises. En effet, les données expérimentales montrent que pour le physiologiste et le médecin, quant à la question de la pénétration et du transport des substances dans l'organisme, les vaisseaux lymphatiques peuvent être considérés comme faisant suite au système artériel aussi bien que les vaisseaux veineux ; quelle que soit la solution anatomique, l'origine de la lymphe (et des lymphatiques) nous sera toujours représentée par une extravasation de la partie liquide du sang dans des lacunes interorganiques (Ranvier), (voir la fig. 91). Il est bien établi par l'expérimentation [1] que la circulation veineuse et la circulation lymphatique sont dans un rapport intime ; que les deux systèmes

---

[1] Cl. Bernard, *Physiologie opératoire*, 1879, p. 348.

communiquent ensemble (fonctionnellement) et succèdent également, à peu près au même titre, au système artériel. Ces rapports
sont si intimes, que si la circulation veineuse varie dans un sens,
la circulation lymphatique variera dans le sens opposé, et *vice
versa* ; ainsi lorsqu'on met à nu, sur un cheval, un lymphatique
et une veine provenant de la même région, toutes les fois qu'on
gêne le retour du sang veineux, on voit augmenter l'écoulement
de la lymphe ; dès qu'on laisse abondamment couler le sang veineux, on voit diminuer la lymphe.

Innervation des vaisseaux lymphatiques. — Les lymphatiques
d'un certain volume, les chylifères du mésentère possèdent, dans
leurs parois, des fibres musculaires lisses. Depuis la découverte
d'Aselli, on connaît l'irritabilité des lymphatiques de l'intestin
(disparition des chylifères sous l'influence de l'air). Cette irritabilité
se manifeste du reste de manières différentes selon les conditions
de l'animal ; ainsi Vulpian a observé, en ouvrant la paroi abdominale pour attirer au dehors une anse intestinale avec son mésentère,
que les vaisseaux chylifères, à peine visibles, ou remplis d'un fluide
à peu près incolore, se dilatent assez rapidement, en se remplissant
d'un chyle tout à fait blanc. « Pour que de pareils phénomènes se
manifestent, dit-il, il faut que l'animal soit dans une certaine période
des fonctions de l'intestin, relatives à la digestion ; alors, non seulement l'irritation produite par le contact de l'air sur la séreuse
intestinale et mésentérique provoque une dilatation des petits vaisseaux sanguins, mais encore elle exerce une influence analogue
sur les vaisseaux chylifères et elle paraît activer l'absorption
intestinale. » Cependant on ne s'était pas attaché à rechercher quelle
peut être l'influence vaso-motrice exercée par le système nerveux
sur cet ordre de vaisseaux. En cherchant à combler cette lacune,
P. Bert et Laffont sont arrivés aux résultats suivants : en excitant
électriquement les nerfs mésentériques (dans l'eau tiède, pour éviter
l'action de l'air et du froid), on voit les chylifères se rétrécir peu à
peu et disparaître ; la même excitation portée sur les nerfs splanchniques dilate ces vaisseaux et les rend turgescents. Ces changements sont indépendants de l'état de réplétion ou de vacuité des
vaisseaux sanguins : en effet, la ligature des artères ne s'oppose pas
à la constriction ou à la dilatation des vaisseaux lymphatiques
satellites. Ces recherches ne sont pas bornées à l'étude des nerfs des
chylifères et, dans des expériences faites sur de gros animaux (âne
cheval), P. Bert et Laffont ont vu, sous l'influence de l'électrisation du bout périphérique du trijumeau (nerf sous-orbitaire), les
vaisseaux lymphatiques de la lèvre supérieure devenir variqueux
et faire une saillie incolore sous la muqueuse labiale.

De même Dastre et Morat (*Arch. de physiol.*, 1882, p, 193), en décrivant les phénomènes de dilatation des vaisseaux sanguins des lèvres sous l'influence de l'excitation du sympathique cervical, signalent en passant un trouble de la circulation lymphatique, une sorte d'œdème local, avec augmentation de l'écoulement de la lymphe par les canaux qui se gonflent et deviennent visibles. « Ces phénomènes, disent-ils, qu'on considère d'habitude comme réglés par l'état de la circulation sanguine, demanderaient une description détaillée et leur interprétation demanderait une étude plus approfondie que celle que nous avons eu l'occasion d'esquisser. » En effet, tout ce qui est relatif à la distribution des vaso-dilatateurs et des vaso-constricteurs lymphatiques est encore à faire,

De la rate. — Nous plaçons ici l'étude des fonctions attribuées à cet organe, parce qu'il a de grands rapports avec le système lymphatique; on peut, en effet, considérer la rate comme un ganglion lymphatique disposé d'une façon particulière; c'est encore du tissu connectif (gaines des artères spléniques) qui s'est transformé en tissu adénoïde; seulement ce tissu n'est pas sillonné par des lacunes ou sinus lymphatiques; ici c'est le sang lui-même qui se répand dans les mailles du tissu, et entraîne avec lui les globules blancs qui s'y développent incessamment. On trouvera dans les traités d'histologie les détails de structure qu'affecte ce tissu pour constituer et les *corpuscules de Malpighi* et la substance de la *pulpe* de la rate, mais on reconnaîtra toujours au milieu de ces variétés, grâce aux travaux de Gray, de Billroth, de Schweigger-Seidel et de W. Müller, on reconnaîtra toujours le tissu connectif adénoïde (lymphoïde), c'est-à-dire un amas de ganglions lymphatiques plus ou moins fusionnés et dans lesquels les conduits lymphatiques sont remplacés par des vaisseaux sanguins : en un mot, la rate est une *glande lymphatique sanguine*.

Aussi, lorsque la rate est détruite ou enlevée, on constate une hypertrophie générale des autres glandes lymphatiques, qui semblent se mettre en état de suppléer la rate dans la formation des globules blancs. Cette hypertrophie des ganglions lymphatiques a été constatée chez les animaux après l'ablation de la rate et chez l'homme après sa dégénérescence ou sa destruction (Fuhrer).

Ce rapide aperçu anatomique concorde d'une façon très précise avec les fonctions que quelques auteurs ont attribuées à la rate. Sans parler de son influence indirecte sur les fonctions de la digestion, influence que nous aurons à étudier plus tard, la rate devrait être essentiellement considérée comme un lien *de formation des globules blancs*, au même titre que toutes les glandes lympha-

tiques ; aussi le sang veineux splénique est-il singulièrement riche
en globules lymphatiques ; tandis que le sang artériel qui y entre
en contient 1 sur 220 rouges, le sang veineux qui en sort en contient 1 sur 60 (His) et même 1 sur 5 ou 4 (Vierordt, Funke). Quant
à son action sur les globules rouges, elle est encore si difficile à
déterminer que pour les uns la rate est un lieu de destruction
de ces éléments (Béclard, Kölliker), tandis que pour les autres
elle serait un atelier de formation des globules rouges (Funke,
J. Bennett).

On invoque en faveur du rôle destructeur des globules rouges les
faits suivants : Un animal auquel on extirpe la rate supporte plus
longtemps l'inanition qu'un animal intact : son sang ne s'appauvrit
pas si vite en globules rouges. La lymphe qui vient de la rate (car
ce viscère possède aussi des vaisseaux lymphatiques) est presque
toujours colorée en rouge. Quelques observateurs auraient constaté
une sorte de pléthore (d'hyperglobulie) chez les animaux qui avaient
subi l'extirpation de la rate, mais cette observation est loin de con-
corder avec les résultats que nous présente la clinique.

Il est évident que des globules rouges doivent se détruire dans la
rate, comme dans tout organe, dans tout tissu où se produisent des
transformations très actives, et, du reste, ces destructions d'éléments
colorés deviennent très évidentes dans les cas pathologiques, où l'on
voit la rate produire en abondance les débris pigmentaires des globules rouges (cachexie palustre) ; mais il est encore plus probable
qu'à l'état physiologique la rate voit se former un grand nombre de
globules rouges, en ce sens que les globules blancs qui y ont pris
naissance commencent déjà à s'y transformer en corpuscules sanguins colorés. En effet, on trouve en abondance, dans le sang des
veines spléniques, des globules intermédiaires entre les globules
blancs et les rouges, et des globules rouges qui ont tous les caractères de jeunes éléments (petit volume, forme moins aplatie, plus
grande résistance à l'action de l'eau, etc.). Enfin les récentes
recherches de Laguesse ont montré avec la plus parfaite évidence,
que, chez l'embryon, la rate est un organe où se forment des globules rouges [1].

MM. Malassez et P. Picard[2] ont cherché à se rendre compte des résultats contradictoires obtenus antérieurement par Béclard, Lehmann, Gray

[1] E. Laguesse, *Recherches sur le développement de la rate chez les
poissons (Journ. de l'Anat. et de la Physiol.*, 1890).

[2] L. Malassez et P. Picard, *Recherches sur les modifications qu'éprouve
le sang dans son passage à travers la rate, au double point de vue de
sa richesse en globules rouges et de sa capacité respiratoire (Comp. rend.
de l'Académie des sciences*, 21 décembre 1874).

et Funk relativement aux modifications qu'éprouve le sang dans son passage à travers la rate. Ils se sont à cet effet attachés à déterminer exactement les conditions expérimentales, et ont employé, comme procédés d'analyse, parallèlement : 1° la numération des globules ; 2° le dosage du plus grand volume d'oxygène que peut observer une quantité donnée de sang.

Dans ces circonstances ils ont pu obtenir les résultats suivants : lorsque les nerfs de la rate sont paralysés, c'est-à-dire lorsque cet organe est dans l'état d'activité (comme les autres glandes le sont à la suite de la section de leur vaso-moteurs), la richesse globulaire du sang veineux splénique et sa capacité respiratoire augmentent. Cette augmentation est un phénomène tout à fait spécial à la rate, car, pour toutes les autres glandes, la paralysie des filets sympathiques produit dans les veines qui en proviennent une diminution dans la richesse globulaire et dans la capacité respiratoire.

L'augmentation globulaire et respiratoire du sang veineux splénique pendant le temps d'activité de la rate est suffisante pour accroître la richesse globulaire et la capacité respiratoire de la masse sanguine totale.

A la suite d'une période d'activité de la rate, on peut constater que la proportion de fer contenue dans la pulpe de cet organe a considérablement diminué, pour descendre jusqu'à la proportion de fer contenue dans le sang normal.

Il est encore quelques appareils glandulaires qu'il faudra sans doute rapprocher des ganglions lymphatiques et de la rate : tels sont le corps thyroïde, le thymus et peut-être les capsules surrénales ; mais ici les notions anatomiques sont encore trop peu précises, et les théories physiologiques trop hypothétiques, pour que nous puissions aborder avec fruit l'étude de ces prétendues glandes vasculaires sanguines (Voy. *Nutrition*).

Résumé (système lymphatique). — Le *système lymphatique* est la voie d'absorption des liquides qui ont traversé les parois des vaisseaux sanguins ; il préside à un véritable drainage des tissus ; il est aussi l'une des voies d'absorption des substances qui ont traversé les surfaces épithéliales ; il vient verser son contenu dans la partie centrale du système veineux. Ce contenu, représenté par la lymphe (et par le *chyle* dans les lymphatiques de l'intestin), se compose : 1° d'éléments figurés (globules blancs, *leucocytes*, gouttes de graisse dans le chyle) ; 2° d'un liquide coagulable (fibrine) et qui présente à peu près la même constitution que le sérum du sang.

Plusieurs questions sont encore controversées dans les données anatomiques relatives aux lymphatiques ; telles sont la signification de la *gaine périvasculaire lymphatique* (de Ch. Robin) et l'origine des *capillaires lymphatiques*. Pour les uns (Ranvier), ces capillaires se continuent avec les lacunes du tissu conjonctif, lacunes qui sont représentées à leur plus haut degré de développement par les grandes cavités séreuses (*stomates* des séreuses) ; pour les autres (Sappey), ces capillaires naissent au moyen d'un réseau de capillicules et de lacunes. Cette dernière interprétation est basée sur des préparations microscopiques si complètes, qu'elle nous paraît devoir être adoptée généralement. Mais, du reste, quelle que soit l'opinion qui doive triompher, l'expérimentation physiologique a dès aujourd'hui établi qu'au point de vue fonctionnel les lymphatiques font directement suite au système artériel, presque au même titre que les veines.

Les vaisseaux lymphatiques reçoivent des nerfs *vaso-moteurs*, en tout analogues aux vaso-moteurs des vaisseaux sanguins, mais dont l'étude présente encore de nombreuses lacunes.

La *rate* peut être considérée comme très analogue aux ganglions lymphatiques, et elle produirait en abondance, comme ces derniers, des globules blancs ; mais on n'est pas encore bien fixé sur son rôle relativement aux globules rouges ; on l'a considérée longtemps comme un lieu de destruction des globules rouges ; des expériences plus récentes tendent à démontrer, au contraire, que la rate est un lieu de production de ces éléments, et que, notamment chez l'embryon, elle est un organe important d'hématopoïèse.

La Rate est élastique et facil^t contractile (excitat. des nefs vascul. injection de liq. sous pression) elle serait donc au cours de la congest. du spl. forte pend^t la digestion un réservoir de décharge et de sûreté de ce système. Ce serait d'ailleurs son seul rôle de la digestion (Schiff lui faisait fournir un ferment spécial — pancréatine d'un nouvel ordre, thèse conflit^t abandonnée) complétant le mécanisme de la peptogénie de cet auteur.

P^t résumer — 1° Rôle mécanique Basé sur changem^t de vol. considérable qui peuvent résulter de son ét. de vascularisat.

2° Rôle leucocytopoïétique
3° — hématopoïétique (Halavuy, Picard) (manifeste de l'enfance et pour^t s'apparaître après ... auxiliaires de l'enfance ou après de fortes saignées.) mais combattu par

a) Hayem : le sang splénique est moins coagulable, donc moins d'hématoblastes (qui sont aussi des ferments de fibrine)

B) Emillanoff — communicat. des glob. a induit Picard et Halavuy en erreur car le sang est plus épais de la veine à splénique plus d'hydrate le nombre d'hématies par unité de vol. de sang ou nombre relatif paraît accru or le nombre absolu est au contraire diminué.

4° — destructeur (Déchets pigmentaires, fer résiduels des hématies.

5° — de défense de les infections (promue par hypertrophie de les fièvres) et dépendante de la phagocytose liée à la leucolytose que tout le monde s'accorde à reconnaître à la rate

6° — Rôle de l'immunité est hypothétique

Cependant l'intégrité parfaite de la santé chez beauc. d'animaux splénectomisés, même après tentatives d'infection, la régression sénile naturelle de la rate chez le vieillard montrent que cet org. ne joue qu'un rôle secondaire fonctionnel qui reste d'ailleurs incomplet^t élucidé. — Les rôles 3° et 4° ne sont qu'en désaccord relatif, un même org. peut en effet à la fois former des glob. et en détruire, en se servant précisément pour cette régénérat. des produits de déchet (hémoglob.) provenant des glob. détruits.

CINQUIÈME PARTIE

CELLULES ÉPITHÉLIALES ET SÉCRÉTIONS
EN GÉNÉRAL

Nous avons étudié la cellule nerveuse, qui, par ses prolongements, met les éléments cellulaires de l'économie ou leurs dérivés en rapport les uns avec les autres (actes réflexes); le muscle, qui, obéissant aux prolongements moteurs de la cellule nerveuse, sert à modifier mécaniquement les rapports des différentes parties de l'organisme, soit entre elles, soit avec le monde extérieur; ensuite nous avons étudié le globule sanguin et le sang, qui, chargé de matériaux nouveaux absorbés par certaines surfaces de l'organisme, les porte vers les profondeurs des tissus, en même temps qu'il amène vers des surfaces excrétantes les produits de décomposition et de combustion intime de l'organisme. Il nous faut donc étudier actuellement la physiologie de ces surfaces, c'est-à-dire les cellules épithéliales et les surfaces sécrétantes.

Anatomiquement parlant, la cellule épithéliale nous est connue: ce qui la caractérise surtout, c'est son rapport avec les surfaces libres de l'économie; en effet, ces surfaces sont formées par des membranes qui se composent d'un feutrage plus ou moins serré de fibres connectives et élastiques, et sont recouvertes d'un élément dont l'anatomie moderne a pu seule comprendre toute l'importance: c'est l'épithélium.

On a cru longtemps que le premier organe qui apparaît chez l'embryon, c'est le système nerveux. Les recherches modernes ont montré que le blastoderme est en tout comparable à un épithélium, et nous avons vu (p. 17) comment des feuillets interne et externe du blastoderme deviennent, d'une part, l'épiderme, et, d'autre part, l'épithélium intestinal. Ainsi la haute importance de l'épithélium, et particulièrement de l'épithélium des voies digestives, est déjà indiquée par son ancienneté; il a chez l'embryon des dimensions colossales. Nous le voyons oblitérer par l'épaisseur de ses couches la lumière de l'intestin grêle du fœtus, et chez l'adulte même il est parfois tellement volumineux qu'il présente quatre ou cinq fois l'épaisseur de la membrane fibreuse qui le supporte.

I. ANATOMIE GÉNÉRALE DES ÉPITHÉLIUMS

Les anatomistes reconnaissent deux formes distinctes d'épithéliums : l'*épithélium pavimenteux* et l'*épithélium cylindrique;* mais elles ne sont bien distinctes que quand on les considère dans leurs types extrêmes ; entre elles, il y a des formes intermédiaires.

Les membranes dont la surface libre est revêtue d'épithélium rentrent dans deux catégories : 1º les *membranes séreuses*, qui forment en général des cavités closes ; 2º les *membranes tégumentaires* (soit *internes*, soit *externes*). Les caractères que l'on a reconnus à ces membranes ne sont que les conséquences de la nature de leur épithélium.

A. Membranes séreuses. — La forme d'épithélium répandue à la surface des séreuses est la forme *pavimenteuse* (fig. 92, A). C'est une couche, en général, unique de cellules qui se sont aplaties en disques anguleux, polygonaux : tel est l'épithélium qui caractérise la séreuse abdominale; il en est de même de celui du péricarde, de la membrane arachnoïde et de toutes les séreuses dites viscérales. Les éléments qui composent les épithéliums des séreuses (dits aussi *endothéliums*, His) ne sont point des cellules telles que les concevait Schwann,

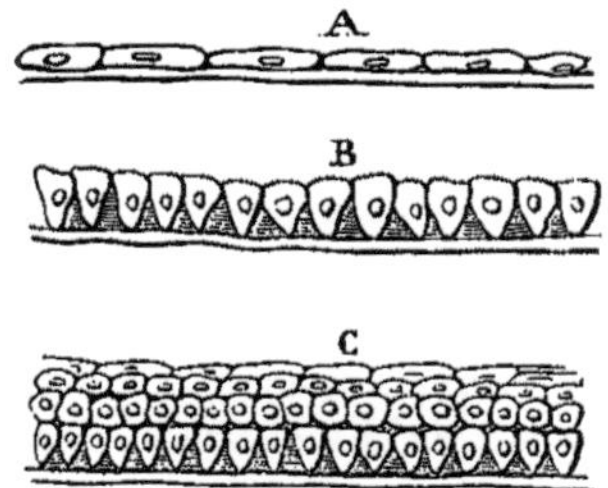

FIG. 92. — Diverses formes d'épithéliums *.

mais des lames minces de protoplasma transparent dépourvues d'enveloppe. Au centre de ces éléments, on rencontre un noyau vésiculeux nucléolé. Ce noyau est unique, si l'épithélium est adulte. Rindfleish a décrit autour de lui un amas de protoplasma qui ferait saillie du côté de la face profonde de l'épithélium. Cet amas et le noyau seraient surmontés, du côté de la surface, par une sorte de plaque superficielle. A cette forme se rattache encore l'épithélium qui tapisse la face interne des vaisseaux sanguins et les cavités du cœur (endocarde). Quand aux épithéliums qui revêtent

* A, Epithélium pavimenteux ; — B, épithélium cylindrique ; — C, épithélium stratifié

les cavités articulaires, ils sont également pavimenteux, mais composés de plusieurs couches ; de plus, ce revêtement épithélial *(synovial)* présente des lacunes là où les cartilages sont en contact, là où par conséquent s'exercent les plus fortes pressions [1]. On ne peut plus admettre aujourd'hui qu'au niveau des cartilages articulaires, le substratum fibreux de la membrane séreuse cessant seul d'exister, il resterait une couche d'épithélium sur ces surfaces articulaires (cartilagineuses). Les cavités articulaires sont des cavités closes, mais l'épithélium n'en tapisse pas toute la surface intérieure. (Pour la composition et les usages de la *synovie*, V. *Physiologie des articulations*, p. 176.)

B. Membranes tégumentaires. — Beaucoup d'organismes ne possèdent qu'un tégument externe : tels sont les végétaux. Mais les animaux nous présentent, outre les *surfaces cutanées*, des surfaces internes communiquant en certains points avec l'extérieur ; ce sont les *membranes muqueuses*.

a) Téguments externes. — L'épithélium de ces surfaces se compose de nombreuses couches (fig. 92, C). Superficiellement on trouve des cellules aplaties, tandis que dans les couches profondes dominent les formes globulaires ; ce sont ces derniers éléments qui présentent les manifestations vitales caractéristiques de ces épithéliums. En effet, la couche la plus superficielle de l'épiderme, celle qui est en contact avec l'extérieur, n'est pas de l'épithélium vivant ; c'est un corps mort, une substance cornée imperméable (couche cornée de l'épiderme). Mais au-dessous se trouve une membrane molle, qui a tous les caractères de l'épithélium des muqueuses, et qu'on appelait autrefois *réseau de Malpighi ;* c'est elle qui constitue, à proprement parler, l'épiderme vivant ; elle forme une enveloppe continue à la surface du derme.

b) Téguments internes ou muqueuses. — Toute la partie buccale du canal intestinal, l'entrée des organes génitaux et tout

---

[1] La distinction absolue entre les formations anatomiques désignées communément sous le nom d'épithélium d'une part et d'endothélium proprement dit d'autre part, cette distinction n'existe pas ou ne répond du moins qu'à des localisations anatomiques, ces deux sortes d'éléments offrant de l'un à l'autre, quand ils se continuent sur une même surface, des transitions graduelles (trompes de Fallope et péritoine), de même qu'ils dérivent à l'origine de la différenciation d'un même élément anatomique (cellules tapissant la cavité pleuro-péritonéale de l'embryon, voy. ci-après : *Appareil génito-urinaire ;* origine et développement de l'appareil génito-urinaire), lequel se transforme d'une part en endothélium (péritoine) et d'autre part en cellules vibratiles dans le conduit de Müller (ou oviducte).

leur parcours jusqu'aux voies génitales internes proprement dites, présentent les caractères des téguments externes, si l'on tient compte de l'élément essentiel de la muqueuse, de l'épithélium ; c'est toujours la forme *pavimenteuse* à la superficie, les formes *globulaires* dans la profondeur. Mais si l'on pénètre plus profondément dans ces organes, on voit l'épithélium changer de forme et devenir cylindrique. Ainsi, dans l'épithélium qui revêt l'utérus, les voies spermatiques, l'estomac et l'intestin, la trachée-artère au-dessous des cordes vocales, on reconnaît certains caractères généraux, tels que la forme des cellules en cylindres ou en cônes, la présence constante des noyaux (fig. 93) : puis des particularités caracté-

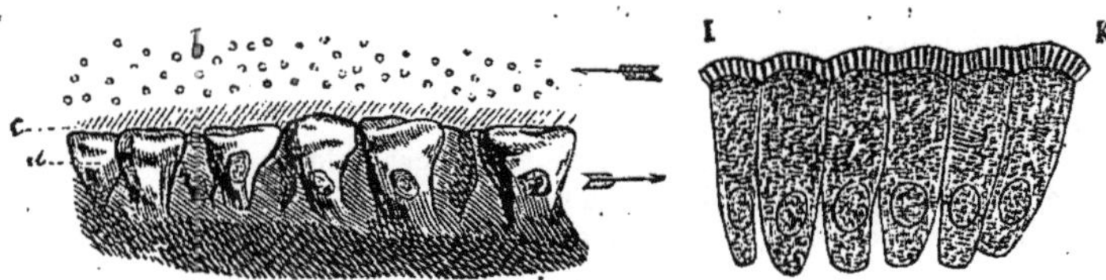

Fig. 93. — Epithélium cylindrique
à cils vibratiles *.

Fig. 94. — Cellules cylindriques
de la muqueuse intestinale.

ristiques, dont la plus importante est l'existence sur certains d'entre eux, de *prolongements en cils* garnissant leurs faces libres, et doués d'un mouvement vibratil continuel pendant toute la durée de la vie ; ce mouvement se manifeste même quelque temps encore après la mort de l'organisme général (cessation de la circulation et de l'innervation); ce sont les *épithéliums cylindriques vibratiles* (fig. 94).

Les mouvements des cils vibratiles des cellules sont un des phénomènes les plus curieux parmi ceux qui peuvent présenter les épithéliums; il faut de plus rattacher à ces mouvements ceux des cellules libres munies d'un ou plusieurs cils qui servent à leur locomotion ; nous verrons plus tard que les spermatozoïdes sont des éléments de cet ordre, éléments qui deviennent encore plus nombreux chez les animaux inférieurs et qui, au bas de l'échelle, arrivent à représenter des organismes jouissant d'une complète individualité (infusoires).

Les cellules à cils vibratiles sont toujours cylindriques chez les animaux supérieurs; chez les mollusques et les êtres placés plus bas, elles peuvent

* *a*, Corps de cellules ; — *c*, cils ; — *b*, molécules nageant dans le liquide ambiant et que les cils chassent dans le sens de la flèche supérieure en se redressant, tandis qu'ils se courbent dans le sens de la flèche inférieure (Valentin).

présenter toutes les formes possibles. Chose remarquable, on n'a pas
signalé d'épithélium à cils vibratiles chez les articulés (insectes). Les cils,
qui partent du plateau de la cellule, sont d'ordinaire fins et droits; parfois
ils sont si volumineux et leurs mouvements si étendus, qu'on peut apercevoir à l'œil nu les ondes miroitantes qu'ils produisent à la surface de la
muqueuse, comme sur les lamelles branchiales des mollusques. En étudiant
ces mouvements avec un fort grossissement, on voit que les cils tantôt se
plient en crochet ou subissent un mouvement de circumduction de façon
à décrire une sorte d'entonnoir, ou ondulent comme un fouet *(flagellum*
des infusoires, *queue* des spermatozoïdes), ou oscillent simplement, mais
toujours plus fortement dans un sens que dans l'autre, de manière à. produire, en définitive, dans le liquide ou les mucosités qui les baignent, un
mouvement de progression qui se fait toujours dans le même sens (fig. 93,
flèche supérieure). La rapidité du mouvement en rend souvent l'observation difficile, car parfois ces cils n'exécutent pas moins de 200 à 250 mouvements par minute.

Examiné à un plus faible grossissement, l'ensemble de ces mouvements
donne à la surface épithéliale où ils se produisent l'aspect d'un champ de
blé agité par le vent ou d'un ruisseau qui miroite au soleil. De petits corps
(poussière de charbon) déposés sur cette surface s'y déplacent dans un sens
déterminé. Ces phénomènes sont très faciles à observer sur la grenouille,
dont l'œsophage est revêtu d'un épithélium cylindrique vibratile (l'œsophage de l'homme a un épithélium pavimenteux stratifié). On voit que chez
cet animal le mouvement, la vague ondulante, commence par les cils des
cellules situées dans le conduit pharyngien; cependant le système nerveux
n'entre pour rien dans cette *coordination* des mouvements, et sur un
lambeau de muqueuse isolée on peut encore, d'après la direction régulière
du mouvement, distinguer l'extrémité buccale de l'extrémité œsophagienne
de ce fragment. Bien plus, si l'on détache un petit lambeau de cette
muqueuse et qu'on l'applique sur une surface humide, par sa face épithéliale, on voit ce lambeau se déplacer et marcher régulièrement, par l'action
des cils vibratiles qui agissent alors comme une infinité de pieds microscopiques. C'est cette expérience curieuse que nous avons donnée, en la présentant à la Société de biologie, le nom expressif de *limace artificielle*,
pour peindre le mode de progression de ce lambeau de muqueuse et
l'illusion à laquelle il donne lieu. Il va presque sans dire que, dans ce
lambeau en progression, c'est toujours l'extrémité buccale qui marche en
avant, l'extrémité œsophagienne qui est en arrière (vu la direction du
mouvement des cils).

Si l'on racle la surface et que l'on isole des cellules, on voit encore les
cils dont elles restent pourvues se mouvoir, mais désormais sans aucune
régularité : la cellule, nageant dans le liquide, est alors déplacée par les
mouvements de ces cils, et elle tourbillonne au hasard. Michael Forster la
compare alors « à une barque sans gouvernail, mue par des rameurs en
démence ». Il est donc probable que lorsque les cellules sont régulièrement en place, les mouvements des cils vibratiles (ceux de la bouche, relativement à ceux de l'œsophage chez la grenouille) déterminent, par leur
contact, l'entrée en action des cils suivants, et que c'est ainsi, par le

mécanisme d'une impulsion successive, que se produit cet admirable enchaînement d'actions.

Mais si l'on isole les cils de la cellule à laquelle ils appartiennent, ils cessent aussitôt de se mouvoir ; il est donc évident que la vie de ces prolongements ciliaires est intimement liée à celle de la cellule, et spécialement à celle du protoplasma qui remplit la cellule dont ils font partie ; et en effet, on peut constater que chez les mollusques les cils vibratiles traversent le plateau dont est munie la base libre de la cellule, et viennent directement se mettre en rapport avec le contenu cellulaire ; chez l'homme même, Ranvier a pu vérifier ce détail important de structure, dans les cellules vibratiles de la pituitaire, grâce aux modifications que subissent ces cellules au début du coryza.

Diverses circonstances modifient l'activité des mouvements vibratiles de ces épithéliums ; elles ont été étudiées avec soin par Mich. Forster et par Calliburcès sur l'œsophage de la grenouille. Les anesthésiques (éther, chloroforme) les arrêtent ; mais ils reprennent leur vivacité dès que l'on soustrait ces surfaces épithéliales à l'action de ces vapeurs ; d'après Mich. Forster, le manque d'oxygène les paralyserait aussi par une sorte d'asphyxie. Les acides les immobilisent, mais en altérant leur structure ; cependant, si l'acide est très dilué, les mouvements peuvent revenir quand on le neutralise par une solution alcaline ; ces solutions alcalines sont très aptes à activer leurs mouvements (les acides et les alcalis produisent exactement ces mêmes actions sur les spermatozoïdes). Une basse température les ralentit, une température élevée les accélère ; chez les animaux hibernants, ils paraissent cesser pendant l'hibernation (?). Aucun poison (curare, par exemple) n'agit sur eux, soit qu'on empoisonne l'animal, soit qu'on dépose directement la substance toxique sur la surface épithéliale.

Chose remarquable, l'électricité a une grande influence sur ces mouvements : ils sont accélérés par ce mode d'excitation, ce qui doit faire rapprocher le mouvement ciliaire du mouvement musculaire.

Le mouvement des cils vibratiles persiste encore un certain temps après la mort : on l'a constaté trente heures après la mort sur la muqueuse des fosses nasales d'un supplicié (Gosselin, Robin, Richard), et quinze jours sur une tortue (Valentin et Purkinge).

Ces épithéliums à cils vibratiles, étudiés d'abord chez les animaux inférieurs par Hunter, Sharpey, Ehrenberg, ont été depuis constatés sur diverses muqueuses des vertébrés et des mammifères.

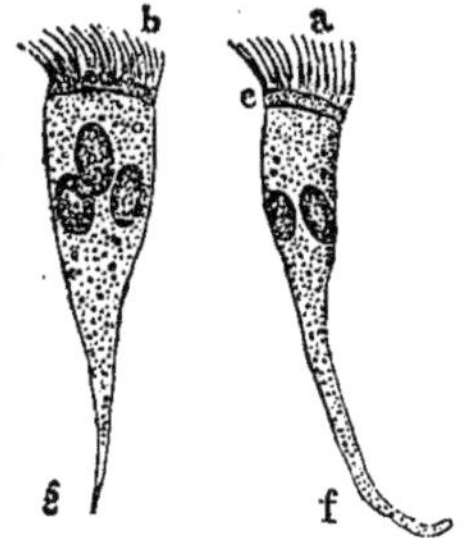

Fig 93. — Cellules vibratiles de l'épithélium de l'utérus hypertrophiées avec multiplication du noyau.

Chez l'homme adulte, on les rencontre dans les fosses nasales, la trachée, les grosses bronches, la trompe d'Eustache, la caisse du tympan (excepté la face interne de la membrane tympanique), le canal nasal, les canaux déférents (partie inférieure), le canal de l'épididyme (c'est là que sont les plus longs cils vibratiles de l'homme), les canaux des cônes séminifères; dans la trompe de Fallope et l'utérus (jusqu'un peu au-dessus du niveau des lèvres du museau de tanche), chez la femme (fig. 95). Chez le fœtus et même chez l'adulte on en trouve encore dans le canal de la moelle épinière et dans les ventricules cérébraux qui lui font suite (V. Mierzejewsky, *in* Farabeuf, *op. cit.*).

Chez les autres vertébrés, ces épithéliums sont encore plus répandus, et ils deviennent encore plus nombreux chez les invertébrés (surtout les mollusques), où ils tapissent parfois tout le tégument externe et toute la muqueuse digestive.

II. PHYSIOLOGIE GÉNÉRALE DES ÉPITHÉLIUMS

Les épithéliums président aux échanges au niveau des surfaces libres. — Nous avons déjà vu dans le schéma général de l'organisme (p. 22) que les épithéliums président aux phénomènes d'échange avec l'extérieur, et que, sous ce rapport, ils se divisent en trois classes : ceux qui sont imperméables et se refusent complètement au passage soit de l'extérieur à l'intérieur, soit en sens inverse ; ceux qui permettent le passage de l'extérieur à l'intérieur (absorption), et ceux qui le favorisent par contre de l'intérieur à l'extérieur (sécrétions).

Pour présider à ces dernières fonctions, les surfaces épithéliales s'étendent le plus possible ; elles végètent et forment, par exemple, des saillies nommées *villosités* pour favoriser l'absorption, des végétations internes ou *glandes* pour augmenter le nombre des éléments secrétants.

Ces formes de végétations peuvent aussi se produire dans un autre but. Les surfaces épithéliales étant les seuls points où les extrémités périphériques des nerfs sensitifs ou centripètes puissent se trouver en rapport avec le monde extérieur, certains bourgeons épithéliaux (papilles) ont pour but d'augmenter et de favoriser ces contacts; telle est l'origine des organes des sens. Ces bourgeonnements, destinés à perfectionner les sensations, peuvent se faire non seulement en dehors, comme pour les papilles en général, mais encore dans la profondeur, et l'une des parties les plus essentielles de l'œil, par exemple (cristallin), n'est qu'un bourgeonnement profond de l'épiderme.

Nous aurons donc à étudier successivement les téguments internes et externes sous le rapport de leur perméabilité, c'est-à-dire de l'absorption et des sécrétions, et sous celui de leur sensibilité. Nous commencerons par l'épithélium du tube digestif et de l'appareil respiratoire, préposés essentiellement à l'absorption des matériaux liquides et gazeux, et sièges de nombreuses sécrétions ou exhalations. Nous étudierons ensuite la surface cutanée, qui nous présentera surtout des fonctions de sécrétion et de sensibilité. Ce sera alors le moment d'étudier les organes des sens, annexés la plupart au système cutané (tact, vision, audition), ou au commencement des voies digestives ou respiratoires (gustation, olfaction). Enfin nous terminerons l'étude de ces surfaces, et par suite celle de la physiologie, par l'étude de l'épithélium des organes génitaux.

Nous verrons que, dans tous ces appareils, les fonctions de l'épithélium sont les plus importantes et les plus essentielles, mais qu'elles ne sauraient s'accomplir sans le secours de nombreux annexes remplissant les rôles les plus divers, soit mécaniques (muscles), soit nerveux (actions réflexes).

Rien n'est plus propre à faire ressortir l'importance des épithéliums que de considérer leur rôle dans les maladies des surfaces qu'ils recouvrent. Les maladies de l'épithélium dominent, en effet, toutes celles de la surface qu'il revêt. L'un des principaux éléments anatomo-pathologiques des inflammations pseudo-membraneuses (de l'arbre respiratoire, par exemple) est représenté par les modifications que subit l'épithélium trachéal, et les membranes croupales présentent de nombreuses formes transitoires, dans lesquelles on reconnaît la forme primitive, ce qui prouve qu'elles ne sont que l'épithélium altéré ou dégénéré [1].

Il en est de même pour la peau : les pathologistes n'ont longtemps accordé aucune importance à l'épiderme, qu'ils regardaient comme un produit de sécrétion du derme. C'est lui cependant qui joue le principal rôle dans les affections de la peau ; l'immense majorité des maladies dites *dermatoses* ne sont sans doute que des *épidermatoses*, des altérations de l'épithélium cutané ou *épiderme*.

D'autre part, les éléments des *tumeurs cancéreuses épithéliales* sont des éléments normaux : ce qui caractérise ici le produit morbide, c'est une hypertrophie de ces éléments, une augmentation de volume et de nombre. La même observation est applicable à des tumeurs dites bénignes, aux *cors*, aux *durillons*, qui sont des développements anormaux de l'épiderme, lequel, éprouvant de la résistance pour végéter au dehors, pénètre à l'intérieur, entame le derme, les aponévroses, les tendons, les muscles et jusqu'aux os. Les *loupes sébacées*, ces tumeurs qui naissent dans les téguments en un point d'abord très limité, et acquièrent souvent par

---

[1] V. les recherches de Wagner sur la dégénérescence dite fibrineuse des épithéliums des muqueuses atteintes de diphtérite (*in* Cornil et Ranvier, *Manuel d'histologie pathologique)*, et les recherches de ces derniers auteurs sur l'*Inflammation des membranes séreuses* (Id., *id.*, deuxième partie, 1873).

la suite un volume considérable, sont aussi des accumulations d'épithélium.

Enfin la vitalité des épithéliums en général et de l'épiderme en particulier a été utilisée en chirurgie ; de là est née l'ingénieuse et heureuse pratique des *greffes épidermiques* inaugurées par Reverdin. L'étude des transplantations épithéliales serait un des chapitres les plus curieux de la physiologie des épithéliums ; mais elle soulève un grand nombre de questions qu'il est encore difficile de résoudre ; nous nous contenterons donc de renvoyer le lecteur à l'article que nous avons consacré à ce sujet (V. GREFFE ÉPIDER-MIQUE, *Nouv. Dict. de méd. et de chir. prat.*, t. XVI, 1873, p. 705).

De tout ce qui précède on peut conclure que les cellules épithéliales ont pour propriété générale de choisir leurs matériaux, d'emprunter aux milieux environnants certains principes et d'en repousser d'autres. Nous verrons l'épithélium de la vessie repousser en général les liquides, sans être cependant imperméable dans le sens propre du mot. Il est imperméable par choix, car l'urine peut sans doute se rencontrer dans la vessie, mais l'eau seule est absorbée sans qu'il y ait passage des matières dissoutes [1]. Dans le canal intestinal, nous verrons la cellule épithéliale rester indifférente en présence de certaines matières, d'une solution de sucre ou d'albumine, par exemple, et entrer subitement en activité en présence des mêmes substances modifiées ou accompagnées par le suc gastrique.

Donc, en résumé, les *épithéliums* sont des éléments essentiellement *vivants*, comme le prouvent les métamorphoses et les fonctions constatées dans toute la série de phénomènes que nous venons de parcourir.

III. SÉCRÉTION EN GÉNÉRAL

La sécrétion, dans sa conception la plus générale, est caractérisée en ce que l'activité de l'élément anatomique sécrétoire (épithélial) en général n'est pas mise en jeu afin de servir directement à cet élément, soit par un acte d'accroissement, soit pour un dégagement de force répondant à une fonction spéciale, mais seulement pour préparer des matériaux accessoires à des fonctions qui se passent ailleurs, ou pour éliminer du sang les divers déchets provenant de ces fonctions.

----

[1] V. J.-C. Susini, *De l'imperméabilité de l'épithélium vésical*, thèse de doctorat, Strasbourg, 1868, n° 30.

D'après la nature des organes qui en sont le siège, on pourrait entendre par sécrétion les phénomènes particuliers qui constituent les fonctions des *glandes*, c'est-à-dire les actes de passage d'une partie du contenu des vaisseaux sanguins au niveau des tissus glandulaires, tissus suffisamment définis par nos connaissances anatomiques; cependant il est des surfaces épithéliales, qui, sans présenter aucune des dispositions caractéristiques des glandes, donnent passage à des liquides émanés du sang. Les surfaces séreuses, les synoviales exhalent et sécrètent sans posséder traces de glandes, et les liquides qui humectent leurs surfaces sont si bien des sécrétions, dans le sens le plus large du mot, qu'ils diffèrent par leur composition du sérum du sang, dont ils ne peuvent la plupart du temps être considérés comme provenant par simple filtration.

Il n'est peut-être pas en physiologie de question dont l'historique offre un enseignement plus philosophique que celui des théories de la sécrétion. Ici, comme trop souvent ailleurs, moins on a eu de notions précises sur les cas particuliers, et plus on a voulu arriver d'emblée à des lois générales; ici, comme dans l'histoire de la circulation, on a vu les anciens physiologistes invoquer des dispositions anatomiques hypothétiques, et de longues discussions se perpétuer de générations en générations sur les prétendus pores et bouches béantes des terminaisons artérielles, comme elles s'étaient perpétuées depuis Galien sur les prétendues perforations de la cloison interventriculaire. En effet, pendant longtemps, toutes les théories de la sécrétion se sont bornées à chercher un mécanisme et des voies pour l'exhalation de certaines parties du sang au niveau de certains organes; déjà Galien, et avant lui Asclépiade de Bithynie n'avaient-ils pas parlé de cribles par lesquels les tissus laissent passer certaines parties et en retiennent d'autres? On généralisa donc l'existence d'orifices semblables sur les parois artérielles, ou, pour mieux dire, l'existence de voies étroites par lesquelles certaines fines ramifications des vaisseaux artériels se continueraient avec de fins vaisseaux dit exhalants; les glandes étaient formées par un pelotonnement de vaisseaux sanguins et de vaisseaux exhalants ramifiés; Mascagni, dont le nom se rattache plus particulièrement à la théorie des vaisseaux exhalants, concevait la sécrétion comme une pure transsudation, à travers les pores artériels, du sérum du sang, cette partie filtrant au travers de ces pores plus facilement que le cruor du sang à cause de sa moindre densité. Les travaux de Malpighi, qui sont les premières recherches anatomiques sur la nature des glandes, ébranlèrent un instant cette théorie. En découvrant les *acini* des glandes, nom sous lequel il décrivit du reste non pas les culs-de-sac terminaux aujourd'hui connus, mais bien les lobules primitifs formés par ces culs-de-sac, Malpighi (1665) donna comme élément essentiel à la glande une série de petits grains disposés sur les ramifications des canaux excréteurs comme les grains d'une grappe de raisin sur leur tige, et arriva à définir la glande sous sa plus simple. expression comme : « une cavité close avec un conduit excréteur ». A ce moment peut-être on aurait pu se demander s'il ne fallait pas chercher dans cette cavité close le petit laboratoire où s'effectue la sécrétion; mais les esprits n'étaient pas préparés à cet ordre d'idées; et comme, d'une part, Malpighi, en généralisant trop vite sa découverte, qui ne pouvait s'appliquer aux glandes en tube, en diminua l'importance aux yeux même de ses contemporains, comme, d'autre part, on pouvait toujours continuer à supposer l'existence de pores exhalants faisant communiquer la cavité des acini avec les vaisseaux qui les entourent, l'ancienne théorie ne fut pas abandonnée et bientôt même refleurit avec une nouvelle force lorsque les recherches de Ruysch[1] parurent lui donner une confirmation anatomique. Cet habile anatomiste, célèbre par ses belles injections pénétrantes, fit voir que les vaisseaux sanguins se subdivisent à l'infini à la surface et dans les intervalles, et même dans l'épaisseur des acini glandulaires, de sorte qu'il admit que la substance glandulaire est uniquement composée de vaisseaux sanguins, dont les dernières ramifications viennent s'aboucher avec les canaux exhalants, proprement dits canaux excréteurs.

Tant que l'anatomie des glandes était inconnue, il était impossible à la question physiologique de faire aucun progrès. Le plus grand pas accompli dans ce double ordre d'études le fut en 1830 par J. Müller, par sa célèbre monographie sur la structure des glandes. Par une série d'études anatomiques et embryologiques sur les diverses glandes de l'homme et des animaux, J. Müller jeta les bases de nos connaissances actuelles sur la morphologie des appareils sécréteurs ; fort de ces nouvelles notions anatomiques, il aborda l'explication des phénomènes physiologiques en s'attachant à renverser les derniers restes de la théorie mécanique. « La sécrétion, dit-il, ne peut être mise sérieusement sous la dépendance de la force du cœur et de l'impulsion du sang. Une explication aussi mécanique ne suffirait pas. Outre qu'on ne pourrait l'appliquer aux sécrétions des végétaux, elle ne ferait pas non plus concevoir comment la sécrétion augmente par l'effet d'irritations spécifiques locales, sans que le cœur y prenne aucune part. On se demande, en outre, pourquoi le liquide qui a subi un changement particulier ne s'épanche que d'un côté, et pourquoi le mucus ne coule pas tout aussi aisément entre les tuniques du canal intestinal qu'à la surface de la tunique interne; pourquoi la bile contenue dans les conduits biliaires n'a pas la même facilité à se porter vers la surface du foie qu'à suivre le trajet de ces canaux. » Quant à l'influence que les mécaniciens avaient attribuée aux modes divers de subdivision et de capillarisation en réseau des artérioles, « toutes ces particularités, sur lesquelles Haller s'est tant étendu, ne peuvent rien expliquer, dit Müller; fussent-elles réelles, ce sont des arguments insuffisants ; d'ailleurs il serait facile de renverser toutes ces théories mécaniques par une seule question. Pourquoi se produit-il ici un cerveau, là des muscles, ailleurs des os? Le cerveau doit-il aussi naissance au degré d'ouverture de l'angle sous lequel

---

[1] Ruysch (1638-1731), anatomiste hollandais. Il avait organisé dans sa propre demeure un célèbre Musée anatomique qui fut acquis par Pierre le Grand.

s'opère la division de ses vaisseaux. » Ce ne sont donc pas, conclut Müller, les vaisseaux qui sécrètent, mais bien les parois des culs-de-sac glandulaires, parois sur lesquelles se ramifient les vaisseaux. Les glandes, d'après leur morphologie, représentent de vastes surfaces plissées et par cela même réduites à un petit volume, et la sécrétion est due à l'activité de la *substance vivante* qui recouvre cette vaste surface; qu'à l'expression vague de substance vivante on substitue la notion actuelle de *cellules épithéliales*, et on aura la théorie des actes de sécrétion telle que nous la concevons aujourd'hui.

Les progrès des études histologiques devaient puissamment contribuer à établir cette théorie cellulaire. C'est qu'en effet, il est des glandes qui sécrètent un produit plus ou moins épais dans lequel il est facile de reconnaître les divers états des cellules glandulaires rompues et tombées en déliquium. Dès 1842, Goodsir[1] s'était beaucoup occupé des études de ce genre. Avec le microscope, il constatait la présence de la bile du foie des mollusques et des crustacés dans l'intérieur des cellules à noyau de cet organe; à la face interne de la poche à encre des céphalopodes, il trouvait des cellules pleines de matière noire; enfin il voyait dans les culs-de-sac terminaux des glandes mammaires une masse de cellules à noyau renfermant un liquide dans lequel nagent un plus ou moins grand nombre de globules graisseux parfaitement semblables à ceux du lait. Goodsir en conclut que les produits sécrétés ont pour origine la reproduction (prolifération) des cellules glandulaires, leur action métabolique, et leur résolution en sécrétion. Cette théorie, qui, nous le verrons, est vrai pour un grand nombre de sécrétions, a joui ultérieurement d'un grand succès; ses partisans n'eurent qu'un tort, ce fut de la généraliser au delà de ce que permettait de constater l'observation directe.

A. Théorie actuelle de la sécrétion. — L'acte de sécrétion est aujourd'hui considéré comme résultant du fonctionnement propre des éléments anatomiques glandulaires, c'est-à-dire des cellules qui tapissent les culs-de-sac sécréteurs, et les modifications vasculaires qui accompagnent la sécrétion sont seulement en rapport avec la nécessité d'apporter une plus grande abondance de matériaux à ces cellules. L'hyperémie qui se produit en même temps que la sécrétion est de même ordre que celle qui accompagne la contraction musculaire et en général l'état d'activité de tous les tissus et organes de l'économie. La sécrétion résulte de phénomènes intimes de nutrition, dans lesquels les cellules sécrétantes empruntent au sang des matériaux qu'elles accumulent et élaborent en elles, pour les laisser ensuite échapper dans la cavité centrale du cul-de-sac glan-

---

[1] Goodsir (John), anatomiste anglais (1814-1867); professeur à l'Université d'Edimbourg, fut des premiers à adopter la théorie cellulaire de Schwann, et Virchow lui a dédié sa *Pathologie cellulaire* comme à « l'un des premiers et des plus sages observateurs de la vie des cellules ».

dulaire. Il faut donc étudier séparément les phénomènes d'élaboration cellulaire,. et l'acte par lequel les principes contenus dans. la
cellule passent dans la cavité des culs-de-sac glandulaires pour
former le produit sécrété.

a) Quant à la nature intime des phénomènes d'élaboration cellulaire, elle n'échappe sans doute pas aux lois physico-chimiques,
mais ces actes sont pour le moment aussi impénétrables à l'observation directe que le sont la plupart des phénomènes intimes de
nutrition et d'activité cellulaire. Comme notions indirectes à leur
égard, nous savons que la glande en activité est une source de
chaleur ; Ludwig, en effet, a constaté, à l'aide d'appareils thermoélectriques et même avec de simples thermomètres, que la salive,
produite par excitation de la corde du tympan, présente une température supérieure à celle du sang artériel qui entre dans la
glande ; la différence peut aller jusqu'à 1°,5 centigrade ; il a de plus
observé que le sang veineux de la glande en activité est plus chaud
que le sang veineux de la glande à l'état de repos, et même
plus chaud que la salive sécrétée. Il est vrai que la température de
la salive était prise dans le canal excréteur, et que sans doute elle
eût été trouvée plus élevée, si elle eût pu être mesurée directement
dans les culs-de-sac sécréteurs. Il y a donc dans les cellules glandulaires des phénomènes de combustion, d'oxygénation, ou en tout
cas de dédoublement.

b) Le passage, dans la cavité des culs-de-sac glandulaires, des
matériaux élaborés par l'épithélium de ces culs-de-sac est aujourd'hui expliqué par deux processus bien différents, c'est-à-dire soit
par la déhiscence et la fonte des cellules, soit par la simple expulsion d'une partie de leur contenu.

On a pu, grâce aux recherches de Heidenhain et de Ranvier, faire à
chacun de ces processus sa part exacte, c'est-à-dire déterminer quels épithéliums glandulaires sécrètent par déhiscence et quels épithéliums glandulaires
sécrètent par simple exosmose du contenu des cellules. Déjà l'observation
microscopique, sur les glandes sébacées, en permettant d'observer toutes
les formes de transition entre la cellule glandulaire intacte, gorgée de
gouttelettes graisseuses, et les cellules arrivées à divers stades de destruction
et de fonte, avait permi d'affirmer que la déhiscence avec destruction de
la cellule, suivie d'une régénération incessante de l'épithélium, devait jouer
un rôle important dans la sécrétion. Mais ce processus était-il aussi restreint
que l'affirmaient quelques auteurs (Ch. Robin entre autres). S'il ne pouvait
guère être conçu pour la sécrétion de la sueur, dont la production si rapide,
si abondante, et la composition si aqueuse ne s'accordent pas facilement
avec l'idée d'une fonte cellulaire, que devait-il en être pour les différentes
sécrétions des glandes muqueuses et salivaires de la cavité buccale et du
tube digestif en général ? Pour les glandes salivaires, l'observation directe

était relativement facile, grâce à ce que la sécrétion est, sinon intermittente, du moins très nettement rémittente, grâce à ce qu'on peut la rendre très active par la galvanisation de la corde du tympan (pour la glande sous-maxillaire), de telle sorte qu'il était tout indiqué de faire l'examen comparatif des éléments glandulaires avant et après une sécrétion active. C'est à Heidenhain que revient le mérite d'avoir le premier étudié les modifications histologiques des glandes salivaires par le fait de la sécrétion,

Mais c'est Ranvier qui nous paraît avoir résolu le problème qui consiste à déterminer la manière dont se comportent les épithéliums glandulaires pendant la sécrétion. A cet égard, il distingue deux types généraux.

1° Dans le premier type, dit des *glandes holocrines* (ou à fonte cellulaire totale; ὅλος entier) le produit de sécrétion résulte de la destruction des cellules épithéliales : celles-ci, disposées en couches multiples, évoluent de la profondeur à la superficie, en élaborant la substance caractéristique de la sécrétion, et arrivent à la superficie gorgées de cette substance; là elles se déchirent, et, laissant échapper leur contenu, constituent, par leurs débris même, le liquide sécrété. Les glandes sébacées sont le type le plus net de ces glandes *holocrines*. Les cellules les plus profondes du cul-de-sac d'une glande sébacée ressemblent aux cellules profondes de l'épiderme; dans une rangée plus superficielle, elles apparaissent chargées de granulations graisseuses; dans les rangées suivantes ces granulations sont plus abondantes; et enfin, tout à la superficie, les cellules sont gorgées de grosses gouttes de graisse qui deviennent libres par la rupture et la destruction de la cellule, dont les débris, mêlés à la graisse, forment le produit sébacé.

2° Dans le second groupe, dit des glandes *mérocrines* (μέρος, partie, parce qu'une partie seulement de la cellule devient produit sécrété), les cellules sécrétantes restent en place; leur protoplasma élabore une substance spéciale qui se dégage des cellules et forme le produit sécrété; la cellule subsiste, diminuée de volume, et prête à être le siège d'un nouveau travail semblable. Les glandes sudoripares nous en offrent un exemple. Leurs cellules épithéliales sont disposées en une seule rangée. Avant l'acte de sécrétion, on les voit formées d'une masse transparente, non colorable par le carmin, dans laquelle apparaît un peu de protoplasma granuleux avec un noyau petit, à bords irrégulièrement dentelés, et sans apparence de nucléole. Au contraire, après la sécrétion, ces cellules sont devenues moins volumineuses, leur noyau n'est plus dentelé, présente des nucléoles très nets; de plus, leur substance transparente a diminué, tandis que le protoplasma granuleux est devenu relativement plus abondant et plus régulièrement condensé autour du noyau. Règle générale, après épuisement par une active sécrétion, les cellules sont représentées par une petite masse de protoplasma granuleux qui se colore par le carmin; s'il intervient un temps de repos suffisant, la quantité de protoplasma diminue, et à sa place apparaît une substance transparente réfractaire à la coloration par la teinture de carmin. Il en faut donc conclure que, dans ces glandes mérocrines, se forme, pendant le repos, aux dépens du protoplasma, cette substance transparente, que, d'après une terminologie proposée par Kupffer, on peut nommer paraplasma, et qui paraît être un degré déjà avancé de transformation de l'albumine du sang en les divers dérivés albuminoïdes caractéristiques du produit des glandes telles que les parotides, le pancréas, les glandes pepsiques, etc. ; pendant la période d'activité, ce paraplasma, en même temps qu'il achève son évolution, quitte la cellule et va prendre part à la composition du liquide sécrété.

Pour certaines glandes, il est difficile de décider au premier abord si elles fonctionnent d'après le type holocrine ou mérocrine. Tel est le cas des glandes salivaires sous-maxillaires. Dans celles-ci on trouve deux sortes d'éléments cellulaires. Ce sont, d'une part, des cellules volumineuses transparentes (cellules claires), ayant l'aspect de cylindres ou mieux de pyramides dont la base est appuyée sur la paroi du cul-de-sac, et dont le sommet correspond au centre de l'acinus; vers la base est un noyau aplati qui se colore par le carmin. D'autre part, on trouve d'autres cellules beaucoup plus petites, anguleuses, formées essentiellement d'une petite masse de protoplasma granuleux, avec un noyau arrondi. Sur des coupes, on voit que ces cellules sont disposées par petits groupes, dont chacun est composé de trois ou quatre cellules disposées côte à côte sous la forme d'un croissant *(croissants* ou *lunules de Giannuzzi)*. Ces croissants sont placés entre la membrane propre de la glande et les grosses cellules épithéliales décrites en premier lieu, et forment d'ordinaire un amas à l'extrémité la plus reculée du cul-de-sac: mais quelquefois aussi (gl. sous-maxillaire du chat) ces cellules ou les croissants qu'elles forment occupent toute la périphérie du cul-de-sac glandulaire. Ces éléments ont été signalés pour la première fois par Giannuzzi (1867), qui décrivit les demi-lunes en question comme une masse protoplasmique à noyaux multiples; Heidenhain (1868) reconnut qu'il s'agit là de petites cellules pressées les unes contre les autres, et, d'après ses études comparées sur la glande sous-maxillaire avant et après une sécrétion active, il crut pouvoir conclure que les cellules dites de Giannuzzi seraient de jeunes cellules de remplacement, destinées à prendre la place des autres cellules qui se détruiraient pendant l'acte de sécrétion. Les glandes salivaires appartiendraient donc au type holocrine. Mais les recherches de Ranvier sont venues donner une interprétation bien différente.

Il a montré d'abord qu'il y a deux espèces de glandes salivaires, les unes à produit séreux, les autres à produit muqueux. Les glandes séreuses ont un épithélium formé de cellules granuleuses, rappelant l'aspect des cellules de Giannuzzi, et produisent, par sécrétion mérocrine, une salive très aqueuse; telle est la glande parotide du chien. Les glandes muqueuses ont un épithélium formé de grandes cellules claires, qui doivent cet aspect au mucus dont elles sont gorgées, et qui, après avoir expulsé ce mucus, apparaissent plus petites et plus granuleuses. Les deux ordres de glandes sont donc mérocrines. Quand à la sous-maxillaire, sur laquelle ont porté les observations de Heidenhain, c'est une glande mixte, c'est-à-dire à la fois muqueuse (par les grandes cellules claires) et séreuse (par les cellules de Giannuzzi); cette glande fonctionne donc à tous égards d'après le type mérocrine. Après une forte sécrétion, Ranvier a constaté que les grandes cellules claires n'ont nullement disparu par fonte totale, mais qu'elles ont simplement expulsé leur mucus; il a constaté de plus qu'à ce moment les

cellules des croissants ne prolifèrent pas, à titre de remplacement, puisqu'elles ne présentent aucun phénomène de karyokinèse, mais qu'elles ont
simplement laissé exsuder la sérosité qu'elles produisent [1].

Ce n'est donc probabl[t]. des cellules à ferment (physolint) que les cellules à granules. souvent dire cell. en croissance de Giannuzzi.

En définitive, qu'il s'agisse de glandes holocrines ou mérocrines,
on voit que pendant le repos le protoplasma des cellules est le siège
d'une élaboration ou transformation qui accumule dans la cellule
la substance propre à la sécrétion correspondante (mucine, ferments albuminoïdes divers), ou tout au moins un produit qui
représente un degré avancé de transformation de l'albumine du
sang en cette substance caractéristique ; puis c'est au moment où la
glande manifeste extérieurement son activité par l'abondant écoulement de son produit, que les cellules sécrétantes empruntent au
sang une quantité plus ou moins considérable d'eau, avec laquelle
elles transmettent, dans la cavité centrale des culs-de-sac glandulaires, cette substance caractéristique, en la laissant échapper soit
par exosmose (il ne faut pas attribuer une valeur bien précise à ce
mot exosmose appliqué à des cellules qui n'ont peut-être pas de
membrane cellulaire distincte), soit par déhiscence et fonte de tout
le corps cellulaire.

Il y a donc dans les cellules glandulaires deux actes correspondant
à ce qu'on peut concevoir en général pour les phénomènes de
nutrition de tous les éléments anatomiques. Dans le premier acte,
qu'on pourrait dire d'*assimilation*, le protoplasma de la cellule
élabore de nouveaux composés ; dans le second, qu'on pourrait dire
de *désassimilation*, il cède ces nouveaux composés, et le liquide
sécrété prend ainsi naissance. Cette double série de phénomènes se
conçoit très bien pour les glandes à sécrétion intermittente, comme
le sont celles de l'estomac et sans doute celles de l'intestin : pour
les glandes à sécrétion plus ou moins continue, il est fort probable
que les mêmes modes d'activité ne règnent pas simultanément
dans toute les partie de la glande, c'est-à-dire que, grâce à une
certaine alternance dans les fonctions des culs-de-sac voisins,
l'épithélium des uns est en travail d'assimilation, tandis que celui
des autres est en travail de désassimilation, en donnant à ces deux
expressions appliquées aux glandes le sens ci-dessus indiqué.

[1] A. Nicolas (de Nancy) a décrit *(Contribution à l'étude des cellules
glandulaires*, Nancy, 1892) des cellules glandulaires qui fonctionnent d'une
manière intermédiaire entre le mode holocrine et le mode mérocrine ; en
effet, ces cellules, à chaque acte de sécrétion, abandonnent une partie de
leur corps cellulaire, mais ce qui reste, avec le noyau, conserve la propriété
de vivre encore et de sécréter, pour peu de temps cependant, car au bout
d'une certaine période d'activité ces éléments se détruisent définitivement et
sont remplacés par de nouvelles cellules.

B. Influence du système nerveux sur les sécrétions. — L'acte sécrétoire, en désignant ici par ce terme la période active pendant laquelle une glande laisse abondamment couler son produit, l'acte sécrétoire est soumis à l'influence du système nerveux, comme l'est la contraction musculaire, et l'étude expérimentale des sécrétions permet d'observer des phénomènes réflexes aussi caractérisés que les mouvements réflexes musculaires.

De même qu'on s'est dès longtemps attaché, depuis les travaux de Haller sur l'irritabilité musculaire, à démontrer que la contractilité est indépendante de l'innervation, il serait bon sans doute de constater expérimentalement que l'irritabilité sécrétoire des glandes est indépendante du système nerveux et peut être mise en jeu par des excitations directes. La chose est jusqu'à un certain point évidente par elle-même, puisque certaines substances modifient le pouvoir sécréteur des glandes sans agir sur le système nerveux : mais la démonstration expérimentale la plus simple de cette indépendance, c'est-à-dire la production de sécrétion par l'excitation électrique de la glande, n'a pas encore été donnée.

Quant aux actes réflexes qui se traduisent par une sécrétion, ils sont aujourd'hui classiques, et celui qu'on obtient avec les glandes salivaires peut servir de type; nous l'analyserons en étudiant la salive (ci-après), et nous verrons des actes semblables pour la sécrétion de la sueur.

Nous avons de même déjà signalé (p. 94) l'existence et l'importance de divers *centres nerveux* présidant à des sécrétions. Enfin quant aux nerfs sécrétoires centrifuges (nerfs excito-sécrétoires), on sait, pour ce qui est des glandes salivaires, que l'excitation de la corde du tympan produit, en même temps qu'une abondante sécrétion de la glande sous-maxillaire, une hyperémie, c'est-à-dire une vaso-dilatation de cette glande; il en est de même pour les nerfs des autres glandes, et partout où l'observation directe est facile, on voit d'ordinaire (mais non toujours) l'acte sécréteur s'accompagner d'une hyperémie très prononcée. En présence de ces faits on peut être amené à penser que les nerfs excito-sécrétoires ne sont autre chose que les nerfs vaso-dilatateurs, c'est-à-dire que ces derniers, par le fait même qu'ils produisent l'hyperémie de la glande, en amènent la sécrétion. Si nous nous sommes précédemment efforcés de démontrer que la sécrétion n'est pas un acte de filtration, dépendant des effets mécaniques de la pression sanguine, mais bien un acte d'activité cellulaire, cette conclusion n'est nullement en contradiction avec l'idée que l'hyperémie vasculaire est la cause de la sécrétion, car ici l'hyperémie serait considérée comme agissant sur l'activité propre des cellules glandulaires, activité qui serait

réveillée par un apport plus abondant d'oxygène et d'autres matériaux, en un mot, par un changement dans les conditions du milieu
où vivent ces cellules. Cette hypothèse n'a rien d'invraisemblable,
lorsqu'on tient compte de ce que pendant l'état de vaso-dilatation
la glande est tout entière abondamment baignée de sang artériel,
car le sang des veines elles-mêmes est rouge, et qu'on a égard aux
expériences dans lesquelles Cl. Bernard a mis en évidence l'influence excitante du sang rouge, par opposition au sang noir, sur
les glandes. Cependant, outre les faits que nous aurons à examiner
à propos de la sécrétion salivaire, nous donnerons plus loin, à
propos de la sécrétion sudorale, une série d'expériences qui ne
laissent aucun doute sur l'existence de nerfs excito-sécrétoires
indépendants des nerfs vaso-moteurs.

C. **De quelques agents modificateurs des sécrétions.** — Nous devons
compléter ces indications sur l'innervation des glandes par quelques considérations sur les agents médicamenteux ou toxiques qui
modifient en plus ou en moins l'activité sécrétoire du plus grand
nombre des glandes de l'économie. Plusieurs de ces agents portent
leur action sur les nerfs excito-sudoraux ; nous allons voir que
quelques-uns, au contraire, agissent par un mécanisme nerveux
différent.

Ainsi on a dit que les sécrétions étaient excitées ou activées par les
agents anesthésiques, et on s'est basé particulièrement sur les effets
observés sur les glandes salivaires sous l'influence du chloroforme. Le
fait est exact, dit Cl. Bernard; mais il faut savoir comment il se produit.
Or il n'y a point là un résultat de l'action anesthésique par elle-même,
c'est tout simplement une action locale du chloroforme, et l'on obtiendrait
le même effet avec du vinaigre. En effet, en plaçant quelques gouttes
d'eau chloroformée sur la langue d'un chien muni d'une fistule salivaire,
on voit la salive couler abondamment et dans ce cas le chloroforme a agi
simplement comme excitant des extrémités terminales du nerf lingual;
c'est ainsi qu'il agit au début de l'administration de vapeurs anesthésiques
par la bouche, etc. ; du reste, il ne se produit rien de semblable quand
on anesthésie l'animal par la trachée.

Au contraire, la morphine arrête les sécrétions; sur un animal mor-
phiné, on n'obtient plus de sécrétion salivaire en irritant la langue, c'est-
à-dire le nerf lingual, avec du vinaigre ou un courant électrique. Cependant
l'action de l'agent hypnotique ne porte pas son action sur les glandes
salivaires, mais seulement sur les nerfs centripètes et sur le centre réflexe
d'où dépend leur sécrétion. En effet, Cl. Bernard a montré que, dans
l'expérience précédente, si l'on n'obtient plus rien en excitant la langue,
ni même en coupant le nerf lingual et irritant son bout central, on voit la
sécrétion se produire aussitôt qu'on irrite directement la corde du tympan
(*Les Anesthésiques*, 1875, p. 290).

L'atropine est de toutes les substances celle qui agit le plus énergique-

ment pour diminuer l'activité des sécrétions ; à ce point de vue les expérimentateurs se sont surtout attachés à mettre en évidence l'antagonisme
entre l'atropine, d'une part, et la muscarine ou la pilocarpine, d'autre part.
Quand sur un chien on vient d'obtenir un abondant écoulement de salive
par l'injection intra-veineuse d'une infusion de jaborandi, on peut, en
quelques secondes, arrêter le flux salivaire en injectant par la même
veine une dissolution de sulfate d'atropine (1 à 2 centigrammes dans 4 à
5 grammes d'eau). Inversement, si l'on a injecté d'abord une faible quantité
de sulfate d'atropine, il est impossible lorsque les effets de cette substance
sont manifestes (état de la pupille) de provoquer le moindre écoulement de
salive en injectant de l'infusion de jaborandi ou une solution de sel de
pilocarpine, même à haute dose, soit dans le tissu cellulaire, soit dans une
veine. Du reste, cet antagonisme entre le jaborandi et l'atropine existe
pour la sécrétion sudorale comme pour la sécrétion salivaire.

Parmi les substances qui agissent sur les sécrétions en général pour
les rendre plus actives, il faut surtout citer la *muscarine* et la *pilocarpine*.
La *muscarine*, alcaloïde de l'*Amanita muscaria*, a surtout été étudiée
par Schmiedeberg et Koppe, puis par Prévost (de Genève). La *pilocarpine*,
alcaloïde du jaborandi, a été dans ces dernières années l'objet d'un grand
nombre d'expériences. Nous rappellerons seulement que l'ingestion d'une
infusion de feuilles de jaborandi, ou l'injection sous-cutanée de 1 à 2 centigrammes de chlorhydrate de pilocarpine produit une augmentation rapide
de toutes les sécrétions (salivaire, pancréatique, biliaire, lacrymale, sébacée, etc.); au bout de quelques minutes d'ingestion d'une infusion de 3
à 4 grammes de feuilles dans 100 à 150 grammes d'eau, il se produit une
légère congestion de tout le tégument cutané, sur lequel la sueur commence à paraître abondamment après dix à vingt minutes ; en même temps
la salive afflue dans la bouche et le patient est parfois obligé de se coucher
sur le côté pour laisser couler les flots de salive qui tendent à remplir sa
cavité buccale. Enfin les glandes lacrymales sécrètent avec activité, la
surface des yeux est couverte de larmes qui tendent à couler sur les joues
et y coulent quelquefois ; en tout cas, elles humectent abondamment la
membrane muqueuse des fosses nasales, qui est aussi le siège d'une sécrétion muqueuse plus abondante ; il y a pareillement hyperémie des glandes
muqueuses de l'arrière-gorge, de la trachée et des bronches. La sueur
qu'on peut recueillir en abondance (300 à 500 centimètres cubes pendant
les deux heures environ que dure l'hypersécrétion) est légèrement opa-
lescente, et cet aspect est dû à la présence des matériaux de la sécrétion
sébacée ; c'est-à-dire que le jaborandi agit sur les glandes sébacées en
même temps que sur les glandes sudoripares.

D. Sécrétions externes et sécrétions internes. — Des idées nouvelles
tendent aujourd'hui à se faire jour sur le fonctionnement des glandes.
Le rôle des glandes ne serait pas seulement de former le produit
de sécrétion qu'elles déversent dans leurs canaux excréteurs, mais
encore d'élaborer d'autres matériaux pour les livrer au torrent
circulatoire. C'est-à-dire que, en outre de ce qu'on peut appeler

leur sécrétion externe (la sécrétion classique, connue ou soupçonnée
de tout temps), les glandes auraient encore une *sécrétion interne*,
selon l'expression de Brown-Séquard. Nous verrons que le fait a
été démontré depuis longtemps, par Claude Bernard, pour le foie,
qui sécrète la bile dans l'intestin et le sucre dans les veines sus-
hépatiques. Les recherches récentes, dont nous parlerons plus
loin, montrent un fonctionnement semblable pour le pancréas, enfin
les expériences de Brown-Séquard tendent à prouver qu'il en est de
même pour d'autres glandes, par exemple pour le testicule [1].

Cette influence des tissus glandulaires sur le sang était depuis
longtemps connue, dans ses traits principaux, sinon dans ses détails,
pour les glandes dites vasculaires sanguines (rate, ganglions lymphatiques, thyroïde, thymus, etc.), pour lesquelles, vu la non-
existence de conduits excréteurs, il fallait bien admettre que la
glande, après avoir emprunté au sang les matériaux de son élaboration, versait ensuite dans le sang les produits par elle élaborés.
On voit que, d'après les idées nouvelles, un grand nombre de
glandes ordinaires, c'est-à-dire pourvues de canaux excréteurs,
auraient, avec la fonction de verser un produit dans ces canaux,
celle de verser, comme les glandes vasculaires sanguines, d'autres
produits dans le sang. Nous reviendrons sur cette question à propos
de l'étude des phénomènes généraux de la NUTRITION.

RÉSUMÉ. — Les ÉPITHÉLIUMS sont des couches de cellules revêtant les
surfaces internes ou externes de l'organisme.

· Les *membranes séreuses* sont revêtues d'un *épithélium pavimenteux* à
une seule couche (dans les synoviales il y a plusieurs couches).

L'épiderme est un épithélium pavimenteux stratifié, dont les cellules
superficielles sont cornées et desséchées, les profondes pouvant seules être
considérées comme vivantes.

L'*épithélium cylindrique simple* revêt les voies digestives (estomac et
intestins). La bouche et l'œsophage sont revêtus par un épithélium pavimenteux stratifié.

---

[1] Partant de ce fait bien connu que la castration est suivie de modifications
profondes de l'individu, Brown-Séquard a été amené à penser *(Société de
biologie*, 15 juin 1889) que les testicules fournissent au sang, sans doute par
résorption de certains produits du sperme, des principes qui donnent de
l'énergie au système nerveux et probablement aussi aux muscles. Dès 1869,
il avait, conformément à cette hypothèse, émis l'idée que, s'il était possible
d'injecter sans danger du sperme dans les veines de vieillards, on pourrait
obtenir chez ceux-ci des phénomènes de rajeunissement, à l'égard à la fois du
travail intellectuel et des puissances physiques de l'organisme. Il a en effet
tenté l'expérience, par injection sous-cutanée d'un liquide obtenu par le
broiement de testicules de chien ou de lapin, et cette opération, qu'il a pratiquée sur lui-même, a produit une plus grande résistance à la fatigue musculaire, et une plus grande facilité du travail intellectuel.

L'*épithélium cylindrique vibratile* est le plus remarquable; il se trouve dans les fosses nasales, la trachée, les grosses bronches, les canaux de l'épididyme chez l'homme, les trompes et l'utérus chez la femme, etc. Les mouvements des cils vibratiles sont à comparer à ceux des spermatozoïdes (queue des spermatozoïdes); chez les uns comme chez les autres, ils persistent un temps variable après la mort de l'organisme général; ils sont arrêtés par les liquides acides et excités par les liquides alcalins.

Les *épithéliums* ont pour fonction de présider aux échanges entre le milieu intérieur (sang et lymphe) et le milieu extérieur. Par leurs déchets (fonte et desquamation), les épithéliums des diverses muqueuses donnent les divers *mucus*, caractérisés par la présence de la *mucosine*, coagulable non par la chaleur, mais par l'acide acétique.

Les *sécrétions* sont les produits des cellules épithéliales des culs-de-sac glandulaires. Ces cellules élaborent, à l'aide de matériaux empruntés au sang, les substances de la sécrétion; puis elles versent, dans cavité des culs-de-sac glandulaires, ces substances, soit en subissant elles-mêmes une véritable fonte *(glandes holocrines* de Ranvier), soit par un simple phénomène d'exosmose *(glandes mérocrines)*.

Il existe des nerfs excito-sécrétoires indépendants des nerfs vaso-moteurs (voy. *Sueur)*.

SIXIÈME PARTIE

APPAREIL DE LA DIGESTION

I. BUT DE LA DIGESTION — INANITION — ALIMENTS

Le but des fonctions digestives est de transformer les matières empruntées à l'extérieur, de manière à les rendre aptes à passer dans l'économie, à être absorbées et portées dans le torrent de la circulation, pour renouveler nos organes et entretenir les fonctions (chaleur et force), ou, en d'autres termes, pour le maintien du *statu quo* de l'organisme développé, et l'accroissement de cet organisme tant que son développement est incomplet.

Ces matériaux reconstitutifs sont les aliments.

Inanition. — La privation des aliments met les animaux dans l'état d'*inanition ;* le résultat constant de l'inanition prolongée est, par le fait de la continuation des excrétions respiratoire, rénale, intestinale, etc., la perte graduelle du poids du corps, le refroidissement et la mort ; les animaux meurent quand ils ont perdu les 4/10 de leur poids primitif (Chossat). La perte se fait d'abord aux dépens de la graisse emmagasinée dans les divers tissus (spécialement la couche sous-cutanée) ; au terme extrême de l'inanition les graisses du corps ont diminué dans la proportion de 99 pour 100 ; puis les autres parties (muscles, etc. ; les masses musculaires n'arrivent pas à diminuer de plus de 50 pour 100) perdent également de leur poids ; mais, chose remarquable, la quantité et la composition du sang restent à peu près identiques jusqu'aux jours qui précèdent la mort : c'est que le sang qui, comme milieu intérieur, résume les besoins de l'organisme, extrait des divers tissus tout ce qui est nécessaire à son intégrité, et que l'organisme général meurt seulement lorsque les matériaux de réserve disponibles sont épuisés (V. *Nutrition).* Cette perte se fait plus ou moins rapidement selon les animaux ; ainsi les animaux à sang froid résistent trente fois

plus longtemps à la privation d'aliments que les animaux à sang
chaud ; ils peuvent même y résister pendant une durée incroyable
de temps. Cl. Bernard a vu des crapauds résister près de trois ans
à la privation complète d'aliments. Un petit oiseau, au contraire,
meurt de faim au bout de deux ou trois jours au plus. C'est que
chez les oiseaux les combustions sont très actives. Comme elles
sont plus actives chez les animaux de petite taille que chez ceux de
grande taille, on trouve de grandes différences, chez les mammifères, par exemple entre le chien qui peut ne succomber qu'après
trente-cinq jours, et le cochon d'Inde qui meurt après six jours
d'inanition. On sait que dans ces dernières années divers sujets
se sont soumis à des jeûnes prolongés, et Tanner et Merlatti se
sont rendus célèbres, le premier par un jeûne de quarante jours,
le second par un jeûne de cinquante jours. Dans les états de léthargie,
chez des sujets hystériques, alors que les combustions organiques
sont réduites au minimum, on a vu également des sujets résister à
des jeûnes très prolongés. Mais on peut dire qu'en général l'homme
succombe au bout de vingt jours d'inanition.

Fait important à noter, l'ingestion d'eau pure permet la prolon-
gation du jeûne avec survie au delà du double, au moins, de la
limite mortelle du jeûne absolu (Laborde, *De l'eau potable dans
l'inanition, Soc de Biologie*, 18 déc. 1886).

Aliments. — Parmi les *substances alimentaires* destinées à réparer les pertes incessantes de l'économie, les unes sont directement
absorbables ; les autres, déposées à la surface des voies digestives,
doivent subir l'influence des sucs qui s'y trouvent versés, et se
modifier de manière à pouvoir être absorbées. C'est pour cela que
l'aliment, introduit dans la bouche, parcourt successivement les diverses parties du canal digestif, et se trouve soumis, chemin faisant
à diverses actions mécaniques, mais surtout à l'action chimique de
liquides variés qui le fluidifient et le transforment.

Pour qu'un aliment soit complet, il faut qu'il contienne tous les
éléments qui font partie de nos tissus.

1° Il faut donc que, outre leurs principes organiques, les matières animales et végétales que nous consommons renferment les
divers *produits minéraux* qui se rencontrent dans nos tissus : tels
sont les sels alcalins ou alcalino-terreux, le soufre, le phosphore,
le fer, tous éléments nécéssaires à chaque cellule de nos organes.
Lorsqu'à une personne chlorotique on administre du fer, c'est à
titre d'aliment ; c'est parce que le fer, un des éléments indispensables
dans l'économie, a diminué dans le sang. Ces substances minérales
sont à elles seules incapables d'entretenir la vie. Si les substances

empruntées au règne organique suffisent, au contraire, à elles seules
à l'entretien de la vie, c'est qu'elles renferment toujours en même
temps une certaine proportion de matières minérales.

Parmi ces sels minéraux, le plus indispensable à l'alimentation
paraît être le chlorure de sodium. La pratique journalière avait
depuis longtemps montré que l'homme ne peut se passer de ce sel,
et les corporations religieuses, qui cherchaient à se soumettre aux
privations les plus sévères, avaient en vain tenté de bannir le chlorure de sodium de leur alimentation. Les expériences physiologiques
sur les animaux ont montré (Wundt, Rosenthal, Schultzen) *que ce
sel est indispensable à l'économie ; que des accidents graves
sont la suite de sa suppression.* Enfin la chimie physiologique
nous explique ces faits en nous montrant que le chlorure de sodium
entre dans la composition de presque toutes les parties de l'organisme, et qu'il est spécialement indispensable à la constitution du
sérum sanguin et des cartilages. Ce sel paraît favoriser le travail
intime de la nutrition des tissus ; il est indispensable à la formation
de la bile, du suc pancréatique, du suc gastrique. Les éleveurs de
bestiaux connaissent parfaitement l'heureuse influence que l'administration du chlorure de sodium exerce sur le développement des
animaux. Sans admettre absolument que ce sel mêlé à la nourriture
favorise l'accroissement et l'engraissement, il faut reconnaître
(Boussingault) que les animaux nourris d'aliments mêlés de chlorure de sodium présentent un poil plus luisant et plus fourni, un
aspect plus séduisant de santé, une vivacité remarquable, un besoin
de saillir plus considérable, etc.

On a en vain fait des expériences pour remplacer le sel de soude
par le chlorure de potassium. Ce dernier composé, loin de présenter
les avantages du premier, donne bientôt lieu à des accidents.

2° L'aliment principal, l'aliment par excellence nous est surtout
fourni par le règne animal : ce sont les différentes formes d'*albumine*, qu'on désigne sous le nom commun de *matières protéiques*,
et plusieurs autres principes analogues réunis sous le nom de
caséine. Toutes ces substances renferment O, H, C, Az, et de
plus une certaine quantité de S et de Ph, de sels minéraux, etc.
Il est probable qu'elles contiennent, en outre, de petites quantités
de fer.

Le règne végétal, dans certains produits, nous offre le même
aliment : tel est le *gluten* ou *fibrine végétale*, qu'on trouve dans
un grand nombre de graines, et en particulier dans les céréales ;
telle est l'*albumine végétale*, qu'on rencontre dans les graines
émulsives et dans les sucs végétaux ; puis la *légumine* ou *caséine*

végétale, qui existe abondamment dans les gráines des légumineuses. On peut réunir toutes ces matières sous le nom d'*albuminoïdes*.

3° Viennent ensuite des principes ternaires non azotés contenant C, H et O, dans les proportions nécessaires pour former le sucre, l'amidon, la dextrine, la gomme et divers mucilages, toutes substances impropres à former directement des cellules où la matière dominante est la matière azotée. Ces substances sont surtout empruntées au règne végétal ; elles se rencontrent cependant dans l'alimentation animale, mais en moindres quantités. On trouve du sucre (ou de la *matière glycogène)* dans le lait, dans le foie et dans le sang qui revient de cet organe. Il a été constaté dans un grand nombre d'épithéliums ; dans celui des ventricules cérébraux, on trouve des granules blancs qui se comportent, vis-à-vis des réactifs, les uns comme de la matière amylacée, les autres comme de la dextrine ; le sucre existe aussi dans le muscle, il s'y accumule lorsque le muscle ne fonctionne pas (après un long repos ; après la section des nerfs moteurs ; dans les muscles du fœtus, .Rouget). Ces premières classes de substances alimentaires présentent ce caractère commun d'être chimiquement modifiées au contact de l'appareil digestif, afin de devenir absorbables.

4° Les *graisses* forment la dernière espèce de matières alimentaires ; ces substances n'ont pas absolument besoin d'être *digérées* dans le sens propre du mot, c'est-à-dire qu'elles ne subissent presque pas de modifications chimiques de la part des sucs digestifs : *les graisses sont absorbées en nature* : aussi peuvent-elles être absorbées par des surfaces autres que les surfaces digestives, par exemple, par la peau, et l'on sait que des frictions avec des corps gras font pénétrer ceux-ci à travers l'épiderme : c'est le seul mode de nutrition qui soit possible par le tégument externe. Les matières grasses se rencontrent aussi bien dans le règne animal et dans le règne végétal.

[note manuscrite :] On a soutenu à tort la constance de la composit. de la graisse ch[ez] un animal donné et qu'il y avoit p[our] chaque espèce une graisse spéciale spécifique. Or au contraire de l'opinion de Voit, Il est certain que l'alimentation peut modifier la nature de nos graisses (Oléine surtout ch[ez] les Polynésiens nourris de Coco, Saturtin des Esquimaux etc...)

Ainsi nous voyons que les aliments peuvent être empruntés d'une manière presque indifférente au règne végétal où au règne animal : les amylacés, les substances glycogènes, qui sont presque l'élément essentiel des végétaux, se retrouvent aussi bien dans les produits animaux, et l'on sait que, par exemple, certains peuples sauvages arrivent à fabriquer des liqueurs fermentées (de l'alcool) avec le sucre contenu dans le lait de leurs juments. Dans un autre sens, et comme exemple d'emprunt au règne végétal d'un aliment en apparence essentiellement animal, on voit les Chinois fabriquer du *fromage* avec la légumine *(caséine)* extraite des fruits des légumineuses (pois).

Mais il est surtout important de remarquer que les végétaux ne possèdent pas seuls le privilège de former certaines de ces substances à l'exclusion des animaux : la formation des matières albuminoïdes dans les deux règnes est évidente ; la découverte de la glycogénie animale (Cl. Bernard) a montré que les animaux peuvent former et forment normalement des substances amylacées, aussi bien que les végétaux ; enfin, il en est de même pour les substances grasses. Nous devons, en effet, aux expériences de F. Hubert, de Milne-Edwards et Dumas la connaissance de ce fait que les abeilles nourries exclusivement avec du sucre possèdent cependant la propriété de fournir de la cire, c'est-à-dire des corps gras. La possibilité de la formation des corps gras par un organisme animal avait été niée par nombre de chimistes et de physiologistes.

Le règne animal et le règne végétal renferment ensuite des matières réfractaires à l'action des sucs digestifs, et qui, par suite, ne font que traverser le canal intestinal pour reparaître dans les matières excrémentitielles, isolées, séparées des principes alimentaires qu'elles accompagnaient. C'est, d'une part, le tissu élastique dont la digestion est très difficile et même impossible pour certaines personnes ; ce sont, d'autre part, de nombreux éléments végétaux, dont la forme la plus commune est la cellulose ou ligneux, formant le squelette de la plupart des végétaux, l'enveloppe d'un certain nombre de graines, etc. Donc les substances non utilisables sont plus abondantes dans les aliments d'origine végétale que dans ceux d'origine animale. A cet égard on peut dire que l'organisme utilise seulement 50 pour 100 des aliments végétaux et presque 100 pour 100 des aliments animaux. De là, pour les herbivores, la nécessité d'une ingestion presque continue d'aliments ; de là, pour ces mêmes herbivores, l'abondance des excréments.

Nous venons de classer les aliments d'après leur composition chimique. Comment les diviserons-nous, eu égard à leur rôle ultérieur dans l'organisme ? Nous avons vu précédemment (p. 141) comment Liebig croyait que le muscle employait surtout des matériaux azotés dans sa contraction, et avait divisé les aliments en aliments respiratoires (graisses et hydrocarbures), qui, par leur combustion, produisaient la chaleur animale, et en aliments plastiques (albuminoïdes), qui serviraient à la constitution des tissus et à la production du travail musculaire ; de là encore la division des aliments en *dynamogènes* ou producteurs de force, et *thermogènes* ou producteurs de calorique. Cette division n'est plus soutenable aujourd'hui (V. p. 142, en note), du moins en constituant les groupes comme le faisait Liebig, car les aliments *thermogènes* (ou respiratoires) sont les mêmes que les *dynamogènes* (équivalent mécanique de la chaleur).

Enfin il est une classe toute particulière de substances qui méritent le nom d'*aliments*, quoiqu'elles ne soient que peu ou pas modifiées dans leur trajet à travers l'économie et l'intimité des tissus; ces substances paraissent agir par leur présence en diminuant les combustions, ou plutôt en les rendant plus utiles; en un mot, *elles favorisent la transformation de la chaleur en force*, et permettent d'utiliser davantage les véritables substances alimentaires ingérées avant elles : de là le nom d'*aliments d'épargne*, de *dynamophores*, d'*antidéperditeurs* ou plus simplement de *stimulants*. Ce groupe singulier de substances non alimentaires, mais utiles à l'alimentation, a été l'objet de nombreuses études qui ont montré et leur nombre considérable et le mode d'action particulier à chacune d'elles.

Il faut placer en première ligne l'*alcool*. Pour beaucoup de physiologistes, l'alcool serait brûlé dans l'économie et servirait ainsi directement à la production de la chaleur (Liebig, Hepp, Hirtz, Schulinus); mais d'après les recherches de Lallemand et Perrin, l'alcool ingéré traverserait seulement l'économie, et se retrouverait en tout cas tel quel dans le sang et dans les tissus, et surtout dans le tissu nerveux, où il semblerait se localiser pour quelque temps. En un mot, il ne serait pas brûlé, il n'agirait que par sa présence, comme *aliment d'épargne*, en ménageant les combustions, c'est-à-dire en les rendant plus utiles. On comprend ainsi que les boissons alcooliques soient, jusqu'à un certain point, indispensables à l'homme qui doit produire un travail considérable avec une nourriture insuffisante, et l'abus venant fatalement après l'usage modéré, la physiologie nous montre que ce n'est pas tant contre cet abus même qu'il faudrait réagir aujourd'hui, mais contre les conditions qui font de l'usage de l'alcool une nécessité impérieuse et fatale pour l'ouvrier (Moleschott).

Après l'alcool viennent les principes actifs du thé, du café et des boissons semblables : la théine, la caféine, la théobromine, la coumarine (fève tonka), le principe de la *coca* du Pérou. Cette dernière substance paraît agir surtout sur l'activité du système musculaire, tandis que les précédentes portent plus spécialement leur action sur le système nerveux. Mâchées par les courriers, les voyageurs, les ouvriers, les feuilles de l'*Erythroxylum coca* permettent de rester un ou deux jours sans prendre d'aliments solides ou liquides; elles calment la faim et la soif, soutiennent les forces. Aussi les Péruviens avaient-ils divinisé cet arbre dont les Incas employèrent plus tard les feuilles comme monnaie. Cependant, d'après des recherches plus récentes, il ne faut peut-être voir, dans cette action de la coca, qu'une anesthésie de l'estomac et on sait en effet que le principe de la coca (cocaïne) est aujourd'hui très employé comme anesthésique (voir Laborde, *Etude de l'action physiologique de la cocaïne et de ses sels.* Soc. de Biologie, 13 déc. 1884).

On ne saurait invoquer, pour expliquer l'action ces diverses substances, la présence de l'azote dans leur composition, et les regarder comme des aliments azotés, des aliments plastiques de Liebig. La caféine, la théine, etc.. contiennent bien de l'azote, mais leur composition est à peu près celle de l'acide urique, de la xanthine, de l'hypoxanthine, qui sont autant de produits excrémentitiels, de déchets de l'organisme ; la théine, la caféine, etc., doivent donc traverser simplement l'organisme et se retrouver dans les excreta, et c'est ce qu'a, en effet, confirmé l'expérience. Il semble plutôt que ces substances agissent en surexcitant les fonctions nerveuses, l'énergie nerveuse, d'où le nom d'*aliment nerveux* (Mantegazza) qui leur a été aussi donné[1].

II. PREMIÈRE PARTIE DE L'ACTE DIGESTIF

Les aliments introduits dans la cavité buccale sont divisés par les dents *(mastication)*, humectés et modifiés par la salive *(insalivation)*, puis enfin portés vers le pharynx, saisis par lui et poussés jusque dans l'estomac par l'œsophage *(déglutition)*.

A. Mastication. — La mastication a pour but de diviser les aliments solides, afin qu'ils puissent être attaqués plus facilement par les liquides digestifs tant de la bouche que de tout le reste du canal intestinal. La viande et les matières azotées sont plus facilement digérées dans l'estomac, quand elles ont été soumises dans la cavité buccale à l'action de la mastication. Toutefois cette opération n'a pas besoin d'être poussée très loin pour les aliments de cette nature : aussi remarque-t-on que les animaux exclusivement carnivores ont surtout des dents pointues, de véritables crochets destinés à déchirer la masse alimentaire en bouchées. Pour les aliments tirés du règne végétal, au contraire, la mastication est indispensable (système des dents molaires si développées chez les herbivores). La plupart des matières nutritives végétales sont renfermées dans des enveloppes, en général réfractaires à l'action des sucs digestifs ; l'appareil masticateur fonctionne alors pour déchirer les cellules, les enveloppes des graines, etc. ; *prima digestio in ore*, disaient les anciens, qui ne considéraient cependant en parlant ainsi que la mastication, ignorant l'acte chimique qui se produit pendant l'insalivation.

La *mâchoire inférieure*, dans les mouvements d'abaissement et d'élévation, représente un *levier* qui se meut autour d'un axe fictif, lequel, dans les mouvements peu étendus, passerait par les deux condyles ; mais lorsque la cavité buccale s'ouvre largement, l'écar-

---

[1] Voy. A. Lacassagne, *Précis d'hygiène privée et sociale*, Paris, 1876, p. 411.

.tement des mâchoires devient plus considérable, les condyles quittent les cavités glénoïdes pour se porter en avant, le mouvement s'exécute autour d'un axe qui traverserait les deux branches montantes du maxillaire inférieur au niveau du trou dentaire ; du reste, lorsque la cavité buccale s'ouvre tant soit peu largement, et même dans la mastication ordinaire, les deux mouvements se combinent, comme on peut s'en assurer en plaçant le doigt sur l'articulation temporo-maxillaire : il y a à la fois rotation du condyle dans la cavité, et projection en avant, de sorte qu'il est difficile, on peut même dire impossible, de préciser un axe fixe autour duquel se ferait l'ensemble des mouvements de la mâchoire.

Dans tous les cas, la *mâchoire inférieure* agit à la manière d'un *levier* dont le point fixe est en arrière, vers la branche montante de l'os ; la puissance, représentée surtout par les muscles *masséter* et *temporal*, a son point d'application vers le bord antérieur de cette branche montante ; la résistance peut se trouver en des points différents : s'il s'agit d'un aliment à diviser, la résistance siège au niveau des incisives, et, dans ce cas, le levier en question appartient au troisième genre, et le bras de la puissance est très court relativement à celui de la résistance (levier interpuissant, V. p. 173, *Mécanique des muscles*). Quand la masse alimentaire doit être broyée, la résistance s'applique au niveau des molaires ; alors son bras de levier se trouve raccourci, ce qui donne de l'avantage à l'action de la puissance dont le bras de levier garde la même longueur. S'il s'agit même d'une résistance opposée aux dernières molaires, les fibres du masséter peuvent se trouver antérieures à la résistance et le levier maxillaire devient alors levier du deuxième genre, celui qui est le plus avantageux à l'action de la puissance. (*levier interrésistant*, p. 174).

La *mâchoire inférieure* offre à considérer encore un *mouvement de latéralité*, mouvement assez borné chez l'homme, mais très étendu chez les ruminants. Il est dû à la contraction du muscle ptérygoïdien externe, qui fait sortir de la cavité glénoïde, en le tirant en avant, un des condyles, tandis que la mâchoire pivote sur l'autre condyle.

Nous voyons donc que la mastication, chez l'homme, est mixte et participe à la fois de celle des canivores et de celle des herbivores (ruminants), vu la nature mixte de son alimentation : les *carnivores* qui ne font que déchirer leur proie, n'ont que des mouvements d'abaissement et d'élévation, et point de mouvement de latéralité, aussi leur condyle ne peut-il tourner que sur son axe transversal. Chez les *ruminants*, les mouvements de latéralité sont très accentués, et, à cet effet, le condyle est plat et mobile en tous sens. Un autre type de condyle est celui des *rongeurs*, condyle à grand diamètre antéro-postérieur, avec une cavité glénoïde creusée dans le même sens. Le condyle de l'homme a une forme intermédiaire entre toutes les précédentes, de même que chez lui les mouvements de mastication sont plus variés et se combinent d'une façon plus complexe que chez aucun animal.

Outre l'action des mâchoires qui déchirent, coupent, écrasent les aliments (muscles de la mâchoire inférieure, innervés par la portion motrice du trijumeau, portion dite *nerf masticateur*, page 48), la *mastication* est encore aidée par l'action de la *langue*, des *lèvres* et des *joues* (le *buccinateur*, muscle des joues, est innervé par le *facial)*, qui poussent et maintiennent les substances alimentaires entre les dents.

La mastication est un acte volontaire, mais qui cependant peut rentrer sous certains rapports dans la classe des réflexes : ainsi la mastication devient paresseuse, difficile et même impossible quand la salive manque ou que le besoin d'aliment ne se fait plus sentir. Il faut donc ici, comme partout ailleurs, une impression périphérique particulière, qui se réfléchissant dans les centres nerveux (bulbe et protubérance, pour la mastication) amène le phénomène réflexe. Il en est de la mastication comme de la marche, et d'un grand nombre de mouvements en apparence uniquement volontaires, et qui s'accomplissent en grande partie, et la plupart du temps, d'après le mécanisme des réflexes (V. *Physiologie des centres nerveux, bulbe)*.

B. **Insalivation.** — L'insalivation a pour organes non seulement les *glandes salivaires* proprement dites (parotide, sous-maxillaire, sublinguale), mais toutes les petites glandes disséminées dans la cavité buccale : telles sont les glandes *molaires* ou glandes des joues, les glandes des lèvres, celles de la face inférieure de la langue, celles de la voûte palatine et celles du voile du palais.

Le suc salivaire est un peu différent, suivant qu'il provient de telle ou telle glande; ces différences portent à la fois sur la composition chimique, et, d'après Cl. Bernard, sur les usages ; de telle sorte que chacune des salives est associée à l'un des trois phénomènes physiologiques de mastication, déglutition, gustatation.

1° La *salive parotidienne* est très liquide, claire, non visqueuse; sa densité est de 1006 environ; elle est toujours alcaline; elle renferme comme sels du phosphate et du carbonate de chaux. Ce dernier est assez abondant pour que la salive parotidienne fasse effervescence quand on la traite par un acide puissant. Quant au phosphate de chaux, c'est lui qui, se précipitant mêlé à des matières coagulables, forme le *tartre dentaire* déposé entre les dents ou à leur surface (nous parlerons plus loin de la substance albumineuse de la salive); quant aux usages de cette salive, la parotide est considérée par Cl. Bernard comme la glande de la mastication. Elle n'existe que chez les animaux qui ont des dents pour broyer leurs aliments; elle est d'autant plus volumineuse que la trituration est plus lente; enfin la sécrétion parotidienne a lieu spécialement quand il se produit des mouvements de mastication; et quand l'animal mâche alternativement d'un côté et de l'autre, c'est la parotide située du côté où se fait la mastication qui sécrète le plus abondamment (Colin[1]).

2° La *salive sous-maxillaire* est filante, visqueuse; elle est alcaline, sa densité est d'environ 1003. Sa sécrétion, d'après Cl. Bernard, serait uniquement liée au phénomène de la gustation ; dans les expériences, le moyen le plus sûr d'amener cette sécrétion est, en effet, de déposer un corps sapide sur la langue, et de provoquer ainsi le réflexe que nous analyserons plus loin; en anatomie comparée, on voit disparaitre la glande sous-maxillaire partout où la gustation n'a plus besoin de s'accomplir : chez les animaux carnivores, elle disparaît presque complètement.

3° La *salive sublinguale* est très épaisse, très visqueuse et filante. Elle est analogue au produit des différentes glandes buccales et palatines, qu'on a nommées glandes mucipares. La glande sublinguale serait donc, ainsi que ces dernières glandes, plus particulièrement associée à la déglutition [2]. Elle servirait à agglutiner les éléments du bol alimentaire et à lubrifier son glissement sur le dos de la langue et de l'isthme du gosier.

Du mélange normal de toutes ces salives dans la bouche résulte la *salive mixte;* celle-ci est aussi alcaline. Recueillie chez une personne à jeun, elle est quelquefois légèrement acide ; mais cette acidité est due à des produits de décomposition des matières alimentaires demeurées entre les dents.

La salive renferme une substance organique azotée (découverte par Leuchs, 1831, puis étudiée par Mialhe, 1838), forme particulière d'albumine qu'on a appelée *ptyaline* (Berzélius) ou *diastase animale* (Mialhe), car elle est très analogue au principe de l'orge

---

[1] G. Collin, *Traité de physiologie comparée des animaux*, 3e édition, Paris, 1888, t. I.

[2] Et en effet la glande sublingale n'est pas, comme on l'a cru longtemps, une glande unique, parfaitement délimitée, comparable à la parotide. Comme l'a démontré Tillaux, c'est un groupe de glandes en grappe distinctes les unes des autres, munies chacune d'un canal excréteur spécial (le nombre de ces canaux varie de 15 à 30).

germée *(diastase)*. Cette substance jouit de la propriété de transformer l'*amidon* en *glycose*. Elle appartient, comme la pepsine,
comme la pancréatine, à la classe des *ferments solubles* (ou *ferments non figurés*, par opposition aux *ferments figurés*, qui,
comme la levure de bière, sont formés de cellules vivantes). Cette
ptyaline transforme en glycose l'amidon cuit; cette action se
produit très vite; c'est ainsi que le pain acquiert rapidement un
goût sucré, après avoir été mâché dans la bouche; mais la ptyaline
n'a presque pas d'action sur l'amidon cru. L'action de la salive se
continue du reste dans l'estomac, sur les aliments qui ont été
déglutés ou imbibés de liquide salivaire. La salive parotidienne,
prise isolément, n'a pas le pouvoir de transformer l'empois d'amidon en sucre (cheval, homme); il en est de même de la sous-
maxillaire (chien) : il paraît donc que la puissance saccharifiante
appartient surtout au *produit complexe* des diverses glandes
salivaires et des autres glandes, dites muqueuses, si répandues
dans la cavité buccale. Ces faits, signalés par Claude Bernard, et
devenus classiques, sont vrais pour le cheval et peut-être pour
l'homme. D'après les recherches nouvelles de Schiff, la salive
parotidienne du lapin, prise isolément, jouirait de la propriété
saccharifiante; il en serait même ainsi pour le produit de la glande
sous-maxillaire de l'homme (Eckhardt).

La propriété saccharifiante de la salive n'est pas également
prononcée chez tous les animaux; l'homme est sous ce rapport un
des mieux partagés, mais avant lui se trouvent quelques herbivores
et surtout le cochon d'Inde; la salive du chien, que l'on utilise
souvent pour les expériences, est assez mal choisie, car elle est
loin d'occuper les premiers rangs parmi les salives saccharifiantes.
Chez l'homme même, la propriété saccharifiante de la salive
n'apparaît qu'avec la première dentition (Bidder). Alors seulement
on peut extraire la ptyaline de la salive en la précipitant par l'alcool,
puis en la redissolvant dans l'eau (procédé général d'isolement
des albuminoïdes ferments).

Dans toute salive, on trouve des éléments particuliers, dits par
quelques auteurs *globules pyoïdes*, et qui ne sont en effet autre
chose que des globules blancs ou lymphatiques. Leeuwenhoeck avait
déjà vu ces éléments globulaires, qui présentent des phénomènes
très accentués de mouvements amiboïdes et de reproduction par
scission; quelques auteurs ont voulu faire jouer à ces éléments
un rôle plus ou moins direct dans la production de l'activité
chimique de la salive. En effet, on a cru remarquer que plus ils
sont abondants, plus la propriété saccharifiante de la salive est
accusée.

Il n'en est pas moins vrai que chimiquement pure, la *ptyaline est un ferment soluble*, de nature albuminoïde ; elle diffère un peu des autres albuminoïdes en ce qu'elle n'est pas précipitée comme eux par une chaleur de 60° ; ce n'est pas à dire cependant qu'une élévation de température ne la détruise pas (Frerichs, Cohnheim), mais il faut pour cela la porter au moins à la température de l'ébullition (Schiff).

Les autres éléments de la salive sont représentés par des sels identiques à ceux du sang ; mais on y trouve de plus du *sulfocyanate de potassium*. La présence de ce sel, signalée pour la première fois par Treviranus, a été depuis l'objet de nombreuses contestations. La réaction qui le caractérise (couleur rouge en présence des sels de fer) a été attribuée à des acétates ; mais la distillation de la salive prouve qu'il n'y existe pas d'acide acétique. On a prétendu alors que le sulfocyanure résultait de décompositions, ou bien qu'il ne se rencontrait que dans des cas pathologiques (dans les cas de rage chez le chien) ou sous l'influence de certains états nerveux ou moraux (Eberle). Mais aujourd'hui les recherches plus précises de Longet, d'Œhl, de Sertoli, de Schiff ont démontré que le sulfocyanure est un élément constant dans la salive humaine, quoique l'on ne puisse encore concevoir quel rôle il peut y remplir [1].

La *sécrétion salivaire* nous offre un bel exemple de l'influence que l'innervation exerce sur les sécrétions. Cette sécrétion, en effet, est un type de phénomène réflexe. L'impression périphérique produite par les aliments est transmise par un appareil nerveux spécial vers un centre réflecteur, d'où elle est communiquée à un autre appareil (nerf centrifuge) qui détermine la sécrétion. Le ganglion sous-maxillaire peut jouer le rôle de contre-réflexe dans cette sécrétion [2] ; mais à cet égard c'est la moelle allongée (région du bulbe et de la protubérance) qui représente le centre réflexe principal. Les nerfs centripètes, partant de la muqueuse, abou-

[1] Plus récemment Florain aurait constaté que les plantes arrosées journellement avec de la salive ne tardent pas à périr, et que cette action nuisible est due au sulfocyanate qu'on retrouve dans la tige et les feuilles de la plante malade.

[2] Cl. Bernard avait démontré que le ganglion sous-maxillaire pourrait servir de centre à la sécrétion salivaire, et cet exemple avait été généralement invoqué pour affirmer que les ganglions du grand sympathique jouissent des propriétés de *centres réflexes;* mais ces recherches avaient besoin d'être reprises en présence des expériences contradictoires de Schiff (V. Schiff, *Leçons sur la physiologie de la digestion*, Florence, 1866). Or, cette étude de contrôle vient d'être faite par Wertheimer, qui a mis en évidence les propriétés réflexes du ganglion sous-maxillaire (E. Wertheimer, *Recherches sur les propriétés réflexes du ganglion sous-maxillaire; Archives de physiologie*, 1890).

tissent, en effet, au bulbe : ce sont essentiellement des filets de
trijumeau. Le *lingual*, branche du maxillaire inférieur, est le filet
nerveux sur lequel l'expérimentation démontre le mieux ce rôle;
mais le glosso-pharyngien prend aussi part à la conduction centripète, ainsi que le pneumogastrique, car des excitations de l'estomac
amènent la sécrétion salivaire, et l'on sait, par exemple, que le
vomissement est toujours précédé d'une abondante salivation. Si
l'on pratique une section sur le trajet du lingual, on remarque
que l'irritation de la portion périphérique du nerf coupé ne produit
aucun effet sur la formation de la salive, tandis que l'excitation du
bout central, qui tient encore à la moelle allongée, établit la sécrétion. Les nerfs qui du bulbe vont aux glandes salivaires sont des
filets du facial et particulièrement la *corde du tympan*. Ce dernier
filet nerveux appartient plus spécialement à la glande sous-maxillaire. Son excitation produit en même temps et une hyperémie
(vaso-dilatation) de la glande, et un abondant écoulement du
liquide sécrété par la glande (voir *Sécrétion en général*, p. 301).

Le grand sympathique peut aussi amener, quand on l'excite, la sécrétion
de la salive ; mais cette action ne paraît pas se faire normalement, sous
l'influence réflexe. La salive produite expérimentalement par l'action du
grand sympathique est beaucoup plus épaisse que la salive normale. Il
faut rapprocher ce fait de celui qui se passe alors dans les vaisseaux. En
effet, sous l'influence de l'excitation du grand sympathique, les vaisseaux
de la glande sont très resserrés (contractés), mais en même temps le
contact, l'échange, paraît être plus intime entre le sang et les éléments
sécréteurs, car le sang sort tout noir de la glande. Au contraire, quand,
sous l'influence du nerf facial (C. du tympan), la glande sous-maxillaire
sécrète son produit très liquide, on voit que les vaisseaux sanguins y sont
très dilatés (paralysés), et le sang en sort rouge, presque à l'état artériel
(Cl. Bernard).

Du reste, il ne faut pas attribuer trop d'influence à la présence
du sang et à l'état des vaisseaux eux-mêmes, car nous avons cité
plus haut la sécrétion salivaire comme un exemple de l'attraction
énorme que la cellule glandulaire exerce sur les substances envi-
ronnantes. Si l'on supprime la circulation, on peut, en irritant les
nerfs centripètes ou les nerfs centrifuges des glandes, donner lieu
cependant à une production considérable de salive (Ludwig). La
cellule tire alors les matériaux de sa végétation par imbibition,
c'est-à-dire des tissus qui l'environnent; il faut se figurer alors une
puissante attraction de sa part, d'où des courants qui se portent
vers elle, en traversant la membrane inerte qui forme la paroi des
tubes sécréteurs. L'état de la pression artérielle n'est donc que
secondaire. La salive résulte d'un deliquium des éléments cellu-

laires de l'épithélium glandulaire, et l'on ne peut plus considérer la glande comme un simple filtre. Le deliquium se fait sous l'influence du système nerveux, mais on n'a pas encore, d'une manière certaine, constaté des terminaisons nerveuses dans les cellules de la glande (les résultats annoncés par Pfluger à cet égard n'ont rencontré que des contradictions). Si le fait anatomique n'est pas encore bien établi, le fait physiologique (existence de nerfs qui provoquent la sécrétion d'une glande, comme les nerfs moteurs provoquent la contraction d'un muscle) est parfaitement démontré. C'est en étudiant la sueur, que nous insisterons sur la physiologie des nerfs excito-sécrétoires.

D'autre part, les histologistes se sont efforcés de surprendre sur le fait le processus qui se passe dans les cellules de la glande pendant la sécrétion, ou du moins de constater les modifications qui se manifestent dans l'épithélium des glandes après une abondante sécrétion : Boll, Giannuzzi, et surtout Heidenhain et Ranvier se sont livrés à cette étude. Nous avons déjà donné (V. chapitre *Sécrétion*, page 298) le résumé de ces intéressantes recherches, en les rapprochant de celles qui ont été faites sur d'autres glandes, et nous avons vu que, d'après Ranvier, il faut distinguer dans les glandes salivaires, des glandes séreuses, des glandes muqueuses, et des glandes mixtes (séreuses et muqueuses) et que, dans les unes comme dans les autres, contrairement à l'opinion de Heidenhain, les cellules, par simple exosmose, abandonnent la matière élaborée dans leur intérieur et ne se détruisent pas entièrement, leur portion active (noyau et protoplasma) persistant, pour devenir, lors d'une nouvelle période d'activité, le siège d'une nouvelle élaboration des produits de la glande. Les glandes salivaires appartiennent donc au type des glandes dites *mérocrines* (p. 299).

Certains agents peuvent amener la sécrétion salivaire en agissant sur l'épithélium de la glande, dont ils excitent les métamorphoses, comme ils excitent celles de l'épithélium de la bouche en général ; c'est ainsi que se produit la *salivation mercurielle.*

Les canaux excréteurs des glandes salivaires paraissent manquer d'éléments musculaires. Si la salive s'écoule, ce n'est pas par un mouvement analogue au mouvement péristaltique, c'est par une sorte de *vis a tergo* du liquide, qui, emplissant d'abord le fond des tubes salivaires, monte peu à peu puis finit par déborder.

Le centre nerveux de la sécrétion salivaire est, avons-nous dit, dans la moelle allongée ; dans certaines circonstances il faut admettre l'intervention d'autres centres nerveux. L'encéphale, comme organe de l'imagination, exerce une influence très grande sur la sécrétion, et la vue ou seulement le souvenir des aliments suffisent pour augmenter cette influence. Mais, en somme la volonté proprement dite est impuissante à produire cette sécrétion. Il faut que l'imagination évoque le souvenir d'une impression gustative, ou produise dans la bouche des mouvements capables d'amener la sécrétion par le mécanisme réflexe. Dans d'autres circonstances, au contraire, l'encéphale semble agir sur le bulbe, contre la sécrétion, dont il paraît paralyser les nerfs excitateurs. Ainsi certains mouvements de l'âme peuvent suspendre la sécrétion de la salive, comme d'autres peuvent l'exagérer. Les émotions vives produisent cet effet qui se traduit par une sécheresse extrême de la bouche, et occasionne parfois une impossibilité à peu près complète de parler.

La *quantité* de salive sécrétée dans un jour a été évaluée diversement, à cause de l'intermittence de la sécrétion. D'après des évaluations faites sur des chiens, la quantité de salive qu'ils sécréteraient dans un jour serait de 1500 grammes. Cette sécrétion, quoique sensible surtout pendant la mastication, est cependant continue. C'est que la salive est nécessaire pour maintenir l'état d'humidité de la bouche, pour favoriser les mouvements de la langue (parole) et, avons-nous déjà dit, pour la déglutition. Or, nous verrons qu'il se produit, grâce à la salive, de temps en temps et à des intervalles très rapprochés, des mouvements de déglutition qui ont pour but d'assurer le fonctionnement de l'appareil de l'audition.

C. **Déglutition.** — Quand l'aliment a été mêlé assez intimement à la salive pour devenir mobile à la manière des liquides, il est soumis à un appareil qui le fait progresser par pression depuis la cavité buccale jusqu'à l'orifice cardiaque de l'estomac, c'est-à-dire qu'il quitte alors la cavité buccale pour suivre le canal pharyngien et œsophagien. Le principe qui détermine le mouvement du bol alimentaire est celui qui préside au mouvement des liquides, c'est-à-dire une pression exagérée en un point, et nulle dans les autres, d'où progression du bol alimentaire (ou des liquides dégluties) dans le sens de la pression la plus faible.

L'appareil de la déglutition (fig. 96) se compose d'abord de la cavité buccale limitée supérieurement par la voûte palatine, postérieurement par le voile du palais, en bas par la langue, en avant par les dents. Après la cavité buccale, on arrive, par l'*isthme du gosier* (circonscrit par les piliers antérieurs du voile), dans le pharynx, au niveau duquel le canal alimentaire communique avec les voies aériennes, ou plutôt les deux voies se croisent (communication en haut et en arrière avec les fosses nasales, première partie du canal aérien ; en bas et en avant avec le larynx, suite du canal aérien). Aussi un point très important de la déglutition

sera-t-il le mécanisme par lequel se fait l'oblitération de l'orifice
supérieur et celle de l'orifice inférieur de communication.

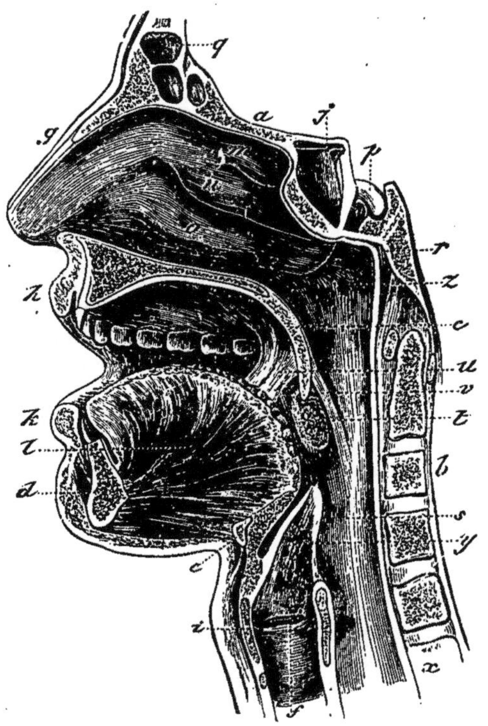

Fig. 96. — Bouche et pharynx *.

Lorsque la mastication est complètement opérée, ainsi que
l'insalivation, le bol alimentaire se rassemble en une masse unique
sur la surface de la langue; la pointe de celle-ci s'applique contre
la voûte du palais, et le bol glisse vers sa base (premiers temps de
la déglutition). Arrivé entre les piliers antérieurs du voile du
palais (isthme du gosier), le bol alimentaire, toujours poussé vers

* k-k, Ouverture buccale; — l, langue; — d, mâchoire inférieure avec insertion
du génioglosse; — e, os hyoïde; — y, épiglotte; — f, cavité du larynx (avec l'ouverture des ventricules); — c, voile du palais; — u, pilier antérieur du voile; —
v, pilier postérieur; — t, amygdale; — s, portion étroite du pharynx se continuant
avec l'œsophage; — z, ouverture de la trompe d'Eustache à la partie supérieure du
pharynx.

le pharynx par la langue, qui s'applique de plus en plus, et jusque par sa base, contre la voûte palatine, le bol alimentaire est saisi par le pharynx qui monte au-devant de lui, grâce à la contraction de ses fibres longitudinales. Mais aussitôt les fibres circulaires de ce canal musculeux, se contractant successivement, chassent devant elles le bol alimentaire qui est ainsi poussé jusque dans l'œsophage (deuxième temps de la déglutition), où il continue à progresser (troisième temps de la déglutition) par un péristaltisme analogue, c'est-à-dire une contraction successive des fibres musculaires circulaires qui chassent le bol au-devant d'elles, en même temps que la contraction des fibres longitudinales amène vers lui les parties du canal où il doit s'engager.

Pendant que le bol franchit le pharynx, c'est-à-dire pendant le *second temps* de la déglutition, les deux communications de ce canal avec les voies aériennes sont oblitérées.

La communication supérieure (pharynx et fosses nasales) s'oblitère d'une manière toute particulière; d'après quelques auteurs, le voile du palais se soulèverait, deviendrait horizontal et agirait comme une véritable valvule ou soupape. On a même attribué à Bichat, peut-être à tort, une théorie bien plus exagérée, celle du renversement du voile sur les narines postérieures : le voile culbuterait en quelque sorte pour venir se coller, comme une porte, sur les orifices postérieurs des fosses nasales. C'est la théorie dite du *pont-levis*. A nos yeux, le mécanisme de l'oblitération est tout autre ; il se fait par le jeu des *piliers postérieurs* du voile du palais. Pour opérer cette oblitération, les piliers se rapprochent : en effet, les fibres musculaires de ces piliers (muscles pharyngo-staphylins) sont dirigées obliquement en bas et en arrière, à travers les parois latérales du pharynx, se rejoignant en grande partie sur la ligne médiane postérieure, de manière à constituer un véritable sphincter elliptique, à plan oblique d'avant en arrière et de haut en bas (fig. 97). Les extrémités antérieures et postérieures de ce sphincter elliptique étant à peu près fixes, il en résulte qu'il ne peut oblitérer son orifice qu'en le réduisant à une fente antéro-postérieure. Grâce à ce mouvement, les deux parties latérales du voile du palais ressemblent alors à deux rideaux qu'on aurait rapprochés, car les muscles staphylo-pharyngiens, concaves en dedans à l'état de repos, ont redressé leur courbe, et figurent à l'état de contraction la corde de l'arc qu'ils représentaient à l'état de repos (fig. 97, B, 2) ; mais il reste encore une fente plus ou moins large, qui néanmoins s'oblitère, en bas, par les contractions du sphincter moyen du pharynx. En haut, la luette est destinée à fermer l'ouverture en forme de fente qui pourrait encore rester, mais elle n'est pas indispensable (fig. 97, B, 3, *l*). Par ces mouvements, déjà entrevus par Albinus [1] et par Sandifort, mais démontrés surtout par Gerdy et Dzondi [2], et plus récemment par Laborde [3], l'occlusion de l'*isthme naso-pharyngien* est complète, et même hermétique. En effet, si l'on fait un mouvement de déglutition en tenant bouchées les ouvertures des narines, on observe

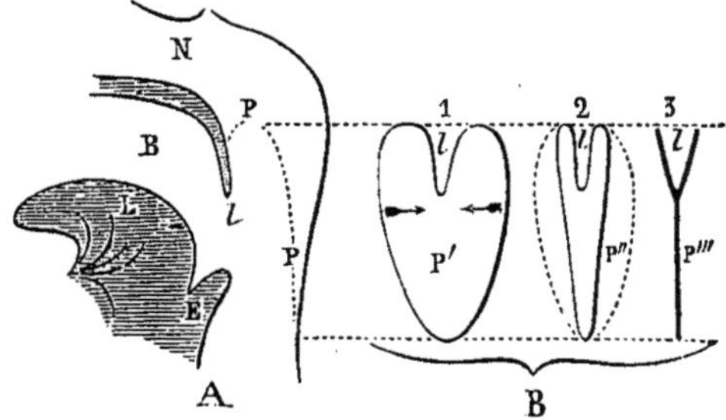

FIG. 97. — Schéma de l'occlusion du détroit naso-pharyngien, par l'action des muscles des piliers postérieurs *(staphylo-pharyngiens)* *.

que l'ouïe devient après cela un peu dure. C'est que, dans la succession des mouvements péristaltiques du pharynx, sa partie supérieure s'abaisse, et, le sphincter staphylo-pharyngien restant encore fermé, il en résulte une raréfaction de l'air dans les fosses nasales [4]. Mais comme, pendant la déglutition, la base du voile du

[1] Albinus, anatomiste hollandais (1697-1770), célèbre par les admirables planches qu'il a publiées spécialement sur la myologie et l'ostéologie, et dont la plupart furent dessinées par Wandelaer d'Amsterdam (voir : Mathias Duval et Albert Bical, *l'Anatomie des maîtres*, ou histoire de l'anatomie plastique, Paris, 1890).

[2] Gerdy, chirurgien français (1797-1856).

Dzondi (Carl.), médecin d'origine saxonne (1770-1835), fut professeur à Halle.

Sandifort, anatomiste hollandais (1742-1814), élève et successeur d'Albinus comme professeur d'anatomie à Leyde.

[3] En opérant sur le chien *(Société de biologie*, 1er mai 1886), Laborde a constaté nettement le jeu des pharyngo-staphylins ; « on assiste, dit-il, exactement au mécanisme de fermeture d'un sphincter, et cette fermeture peut être absolue par le rapprochement des parties. »

[4] Ce fait de la raréfaction de l'air avait inspiré à Maissiat (1838) une singulière théorie de la déglutition, théorie réfutée par l'explication même de la

* A, Cette région vue de profil ; — N, cavité nasale ; — B, bouche ; — L, langue ; — E, épiglotte ; — *l*, luette ; — P, P', trajet du muscle staphylo-pharyngien.

B, Schéma de l'orifice circonscrit par les deux staphylo-pharyngiens comme par un sphincter ; — 1 (P'), à l'état de repos ; — 2 (P''), demi-occlusion ; — 3 (P'''), occlusion parfaite ; *l*, luette.

palais est tendue et fixée par la contraction des péristaphylins externes, et que ceux-ci ont en même temps pour action d'ouvrir la trompe d'Eustache, il en résulte que la raréfaction de l'air des fosses nasales se communique jusque dans la caisse du tympan, et s'y maintient alors jusqu'à ce qu'un nouveau mouvement de déglutition vienne mettre cette caisse de tympan en communication avec les fosses nasales librement ouvertes. Cette petite expérience montre donc combien est complète l'oblitération de l'isthme naso-pharyngien ; on peut encore le démontrer au moyen d'un tube qui communique, d'une part, avec les fosses nasales (par les narines étroitement pressées sur ce tube), et, d'autre part, plonge dans de l'eau (expérience de Maissiat) : à chaque mouvement de déglutition on voit l'eau subir un mouvement d'ascension dans le tube, par suite de la raréfaction de l'air des fosses nasales (par descente de l'isthme naso-pharyngien contracté), raréfaction qui se communique à l'air du tube, comme elle se communique à celui de la caisse du tympan.

Ainsi l'isthme naso-pharyngien pendant la déglutition subit un triple changement : il se ferme par la contraction de son sphincter ; il subit une légère ascension au début de la déglutition ; il subit une légère descente dans le dernier temps de la déglutition. Ces mouvements d'ascension et de descente sont produits par les mouvements d'ensemble du pharynx. Le mouvement de descente nous explique le vide qui se produit dans les fosses nasales fermées ; le mouvement d'ascension nous explique pourquoi un

---

raréfaction que nous donnons ici. Pour Maissiat, il se produirait, au moment de la déglutition, par ascension et puis par ampliation du pharynx, un vide dans cette cavité ; le bol y serait donc précipité par la pression atmosphérique, et c'est ce qui constituait pour Maissiat la *saccade involontaire* de la déglutition.

Ce phénomène de vide existe, mais 1° non dans le pharynx proprement dit, mais dans la cavité naso-pharyngienne ; 2° la production de ce vide ne correspond pas à l'ascension du pharynx, mais à sa descente, non au commencement, mais à la fin de la déglutition.

Il nous semble aussi que les ingénieuses expériences dont M. Carlet a récemment publié les résultats (*Sur le mécanisme de la déglutition*, Acad. des sciences, nov. 1874. V. aussi G. Arloing, *Application de la méthode graphique à l'étude de quelques points de la déglutition*, id., id.) peuvent très bien s'accorder avec la théorie de l'occlusion, non par soulèvement du voile, mais par contraction des piliers.

Enfin rien n'est plus significatif que le résultat des expériences, déjà citées, de Laborde (*Société de biologie*, 17 avril 1886), sur la déglutition chez le chien : il a vu l'occlusion de l'isthme naso-pharyngien s'opérer par un mouvement d'ensemble dans lequel le pharynx se porte en haut et en avant, allant au-devant du voile, dont le bord libre est tendu et tiré par les pharyngo-staphylins.

stylet introduit horizontalement dans les fosses nasales jusqu'à leur limite postérieure sera légèrement projeté en avant au commencement de chaque mouvement de déglutition (expérience de Debrou).

L'occlusion de l'orifice de communication antéro-inférieur, ou orifice du larynx, s'opère au moyen de l'*épiglotte*, sorte de valvule inerte qui, dans les circonstances où elle est libre, laisse découvert l'orifice respiratoire, mais qui, constituée par du tissu élastique (fibro-cartilage réticulé), se plie sous le poids du bol alimentaire au moment de son passage. Du reste, la présence de l'épiglotte n'est pas indispensable à cette oblitération. Au moment de l'ascension du pharynx, le larynx, prenant part à ce mouvement, vient butter contre la base de la langué (proéminente en arrière en ce moment) et ce mécanisme suffit pour protéger l'orifice respiratoire, ou en tout cas pour assurer le renversement de l'épiglotte sur cet orifice. Les petits cartilages placés au sommet des cartilages aryténoïdes contribuent, avec l'épiglotte, à l'occlusion de l'ouverturé du larynx.

Aussi l'absence de l'épiglotte n'a-t-elle presque aucun inconvénient pour la déglutition des solides : le mouvement de totalité du larynx sous le bourrelet de la base de la langue suffit pour protéger l'orifice respiratoire. Mais il n'en est plus de même pour la déglutition des liquides, et c'est ce qui nous explique la présence de l'épiglotte. En effet, lorsque la déglutition d'une masse liquide est achevée, le larynx reprend sa position normale; mais il reste toujours sur le dos de la langue quelques gouttes de liquide qui se réunissent, s'écoulent vers l'œsophage et tomberaient fatalement dans le larynx, si son opercule membraneux (épiglotte) venait à manquer. Cependant les observations cliniques et les résultats de l'expérimentation avaient souvent paru contradictoires à ce point de vue : tantôt on observerait de la toux, tantôt on n'observerait aucun trouble après la déglutition d'un liquide chez les malades ou les animaux privés d'épiglotte (Magendie, Longet). La variabilité de ces résultats s'explique facilement. D'abord, chez l'homme, la destruction de l'épiglotte est toujours très irrégulière, vu la nature de ses causes (blessures, érosions syphilitiques), de sorte que les cas ne sont pas comparables entre eux, et que tel individu n'éprouvera aucune gêne tandis que tel autre sera pris d'accidents alarmants après la déglutition d'un liquide. Si, chez les animaux auxquels on a régulièrement et parfaitement enlevé l'épiglotte, on observe aussi une certaine variabilité dans les résultats, au point de vue des troubles qui suivent ou ne suivent pas la déglutition des liquides, cette variabilité s'explique par ce fait que, toutes les fois

que l'animal est calme, il n'y a pas de troubles ; s'il est dérangé à
la fin de la déglutition, des accidents se produisent. En effet, Schiff
a montré que, quand la déglutition des liquides est en apparence
finie, l'accumulation des dernières gouttes, qui de la langue descendent vers les ligaments glosso-épiglottiques, provoque des
mouvements de déglutition secondaires, mouvements qui se
répètent deux ou trois fois de suite, jusqu'à ce qu'il ne reste plus
aucune goutte de liquide. Or, pour peu que l'animal soit troublé,
pour peu que sa manière de boire soit violentée, quand on empêche,
par exemple, un chien de se lécher après avoir vidé une jatte de
lait, ces déglutitions secondaires n'ont pas lieu, et, si l'épiglotte a
été excisée, les dernières gouttes d'eau pourront s'introduire dans
le larynx et y provoquer la toux. En un mot l'excision complète
de l'épiglotte chez le chien ne trouble pas la déglutition des
liquides, si cet acte est suivi de déglutitions ultérieures faites à
vide et servant à débarrasser l'isthme du gosier des particules
liquides qui y sont restées adhérentes.

Quand même des particules alimentaires solides ou liquides
parviennent à s'introduire dans le larynx, elles n'arrivent que bien
rarement dans la trachée ; dès qu'elles sont au contact de la
muqueuse du vestibule du larynx, elles mettent en jeu la sensibilité
toute spéciale que cette région reçoit du nerf laryngé supérieur, et
provoquent le phénomène de la toux, qui les rejette aussitôt au
dehors. La sensibilité du larynx joue donc un rôle important dans
la protection des voies respiratoires (Longet) ; elle est destinée à
prévenir la chute de corps étrangers dans les voies respiratoires,
chute contre laquelle l'animal serait impuissant à réagir, si la fente
glottique était une fois franchie (V. *Larynx et sensibilité obtuse
de la trachée*).

Enfin, comme pour mettre un dernier obstacle de précaution à
l'entrée de ces corps dans la trachée, nous voyons la fente glottique
se fermer à chaque déglutition ; mais encore une fois, ce n'est là
qu'une occlusion de précaution, sur laquelle Magendie a attiré
l'attention, et il ne faudrait pas croire que dans la déglutition
normale les substances déglutiés viennent jusqu'au contact des
lèvres de la glotte. Longet, qui reprit la question, a montré et
l'importance accessoire de cette occlusion, et son mécanisme, qui
est dû à ce que le cartilage thyroïde est plié par la contraction des
muscles sphincters du pharynx. *Les mouvements de la glotte qui
accompagnent la déglutition sont donc soumis à d'autres
agents musculaires que ceux qui meuvent le même orifice
durant la production des phénomènes vocaux et respiratoires*
(Longet). Enfin, Claude Bernard est venu compléter l'étude de

cette intéressante question, que nous ne pouvons que résumer rapidement, en montrant que le nerf spinal innerve le constricteur inférieur du pharynx pour présider à cette occlusion de la glotte, de sorte que nous pouvons ajouter à la conclusion de Longet : Les agents nerveux qui président à l'occlusion de la glotte pendant la déglutition sont autres que ceux qui président à ses mouvements respiratoires ; ce sont les filets du nerf spinal, qui, ici comme dans toutes ses autres fonctions, se montre *antagoniste* du pneumogastrique (Claude Bernard).

Une partie très importante de la physiologie de la déglutition, c'est la manière dont elle est réglée par le système nerveux : la déglutition est un des plus brillants exemples des actes réflexes. On ne peut avaler à vide, faire un mouvement de déglutition, sans qu'une excitation locale serve de point de départ au réflexe. Il faut dans la bouche la présence d'un corps quelconque, petit bol alimentaire ou petite masse de salive. Quand on croit faire un mouvement de déglutition à vide et sous la seule influence de la volonté, celle-ci n'agit que pour transporter quelques gouttes de salive vers l'isthme du gosier, où leur présence provoque le réflexe. De même la volonté est impuissante à arrêter la déglutition, qui se produit fatalement dès qu'un corps étranger vient impressionner cette région. Ce qu'il y a enfin de plus remarquable, c'est que cet acte doit commencer par le commencement. Si le bol alimentaire est accidentellement arrêté dans le milieu de sa course, il ne peut la reprendre et la continuer que si un nouveau mouvement de déglutition part de l'isthme du gosier.

La moelle allongée est le centre de ces phénomènes nerveux qui ont pour voies centripètes les rameaux sensitifs du trijumeau, du glosso-pharyngien, et du pneumogastrique.

La région de l'isthme du gosier peut aussi être le point de départ de mouvements antipéristaltiques accompagnés de sensations désagréables (dégoût) et amenant le vomissement (nausées) ; aussi le nerf glosso-pharyngien, qui paraît conduire plus spécialement ces sensations, a-t-il reçu parfois le nom de *nerfs nauséeux*.

Les mouvements péristaltiques de l'œsophage sont sous la dépendance des nerfs pneumogastriques : la région inférieure ou sous-bronchique de l'œsophage reçoit son innervation motrice des cordons terminaux des pneumogastriques ; la région supérieure la reçoit, soit des récurrents (homme et lapin), soit du plexus pharyngien et du nerf laryngé externe (chien, cheval). Chez les ruminants et les solipèdes, les nerfs moteurs de l'œsophage, au moins pour sa partie supérieure ou trachéale, sont bien distincts des nerfs sensitifs,

ceux-ci étant représentés par quelques filets ascendants, longs et
grêles, qui se détachent de l'origine de récurrents. Aussi Chauveau
a-t-il pu faire des expériences intéressantes sur la suppression de
la sensibilité de cette partie de l'œsophage, et constater que la
section de ces nerfs sensibles amène soit la paralysie, soit une
véritable *ataxie* de l'œsophage, qui ne peut plus exécuter de contractions péristaltiques régulières ; c'est un exemple remarquable
du rôle joué par les nerfs sensitifs dans l'exécution des mouvements
musculaires réflexes : en supprimant ou diminuant l'action centripète, on supprime ou trouble l'action centrifuge, c'est-à-dire
détruit le réflexe ou au moins sa coordination.

III. PORTION SOUS-DIAPHRAGMATIQUE DU TUBE DIGESTIF

Le tube digestif provient du *feuillet interne* du blastoderme ;
vu l'encapuchonnement que subit la vésicule blastodermique à ses
deux extrémités et sur ses côtés, sa cavité primitive se trouve

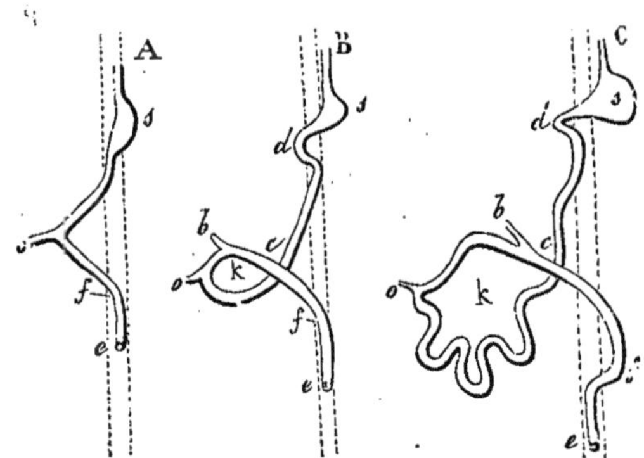

Fig. 98. — Formation du tube intestinal *.

divisée en deux : d'une part, la *vésicule ombilicale* (V. plus loin,
Embryologie), et d'autre part, un tube médian, d'abord cylindrique et régulièrement calibré (fig. 98, A), l'intestin primitif ;
bientôt la partie supérieure de cet intestin se dilate (fig. 98, A, *s*),

---

* A, B, C. Divers degrés du développement de l'estomac et des circonvolutions de
l'intestin proprement dit ; — *s*, estomac ; — *f*, S iliaque ; — *o*, canal omphalo-mésen-
tèrique ; — *b*, bourgeon qui forme le cæcum ; — *c*, côlon ; — *k*, circonvolutions de
l'intestin grêle.

puis devient oblique, de telle sorte que son extrémité inférieure, la
moins dilatée (fig. 98, B, *d)*, se dirige à droite en même temps
que sa face gauche devient antérieure. Ainsi se forme l'*estomac*
(fig. 98, C, *s*, *d)*, et c'est ainsi que le pneumogastrique gauche
devient antérieur en arrivant au-dessous du diaphragme. Le reste
du tube digestif s'allonge, et, par suite, s'écarte du rachis en formant une anse ; du sommet de l'anse part le conduit qui fait communiquer l'intestin avec la vésicule ombilicale (fig. 98, B, *o)*; la

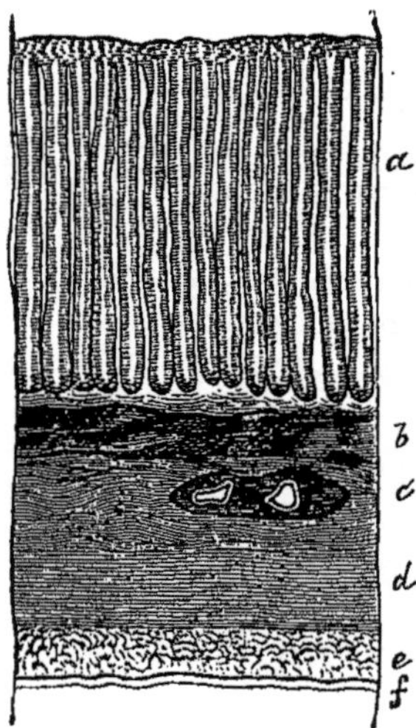

FIG. 99. — Glandes en tube de la
muqueuse intestinale *.

branche supérieure de l'anse est placée
en avant et présente bientôt un léger
renflement *(b)*, première trace du
cæcum et de l'*appendice iléo-cæcal;*
le reste de cette anse formera le *gros
intestin* jusqu'à l'S iliaque (fig. 98,
B, *b*, *f*, et C, *b*, *f*, *e)*; en même temps
les circonvolutions du sommet de la
partie postéro-inférieure de l'anse se
développent (fig. 98, B, *k)* et constituent l'*intestin grêle* (C, *k)*.

L'épithélium de cette partie du tube
digestif est partout cylindrique et se
continue à ses deux extrémités avec
les épithéliums pavimenteux de l'œsophage et de la peau. Il forme aussi des
végétations vers la superficie (ou *pha-
nères)* et dans la profondeur (ou
cryptes). Les premières sont représentées par les *villosités* que nous étudierons à propos de l'absorption ; les
secondes sont les glandes diverses du
tube intestinal. Ces glandes peuvent être très simples, comme
les glandes de Lieberkuhn, qui ne sont qu'une dépression en
doigt de gant (fig. 99), et qu'on rencontre sur presque toute la
longueur de cette portion du canal alimentaire: mais déjà dans
l'estomac quelques-unes de ces dépressions se compliquent, l'épithélium de leur extrémité cæcale cesse d'être cylindrique, et on a
alors les *glandes pepsiques*. Plus loin, un bourgeonnement plus
complexe nous donne des glandes en grappes : telles sont les *glandes*
de *Brunner* du duodénum ; le *pancréas* n'est qu'une énorme
glande de ce genre. Enfin l'embryologie nous montre que le foie

---

* *a*, Epaisse couche de glandes; — *b*, tissu propre de la muqueuse et couche
celluleuse; — *c*, *d*, couche des fibres musculaires circulaires , — *e*, fibres musculaires
longitudinales ; — *f*, enveloppe péritonéale.

lui-même est primitivement formé de bourgeons semblables à ceux qui donnent naissance aux glandes ; seulement la masse glandulaire hépatique est ultérieurement remaniée par la pénétration des vaisseaux.

Ces diverses glandes versent dans le tube intestinal leurs produits de sécrétion, qui se trouvent la plupart en présence des matières alimentaires venues du dehors ; ces matières sont modifiées par ces liquides, en même temps qu'elles sont soumises à des phénomènes de transport (mouvements péristaltiques) de la part des parois musculaires de l'estomac et des intestins. Nous étudierons donc ces phénomènes chimiques et mécaniques dans l'*estomac* et dans l'*intestin* ; nous verrons alors comment la plus grande partie des matériaux ainsi élaborés est *absorbée* par les parois du tube digestif et spécialement par son épithélium, et comment enfin le résidu des aliments, ainsi que les produits de desquamation intestinale, sont rejetés après avoir parcouru le *gros intestin*.

Après avoir vaguement parlé de *fermentations digestives*, les anciens physiologistes s'étaient surtout arrêtés à l'idée de voir, dans la digestion, des actes mécaniques produisant une sorte de trituration des aliments (Pitcairn [1] évaluait complaisamment à près de 13.000 livres la force triturante de l'estomac). Réaumur [2] le premier, établit que la digestion est essentiellement un acte chimique, et ses expériences instituées en faisant avaler à des corbeaux de la viande enfermée dans des tubes percés de trou (il reconnut que la viande était digérée, quoique soustraite à toute action triturante) furent confirmées par celle de Spallanzani [3], qui se procura du suc gastrique en faisant avaler aux animaux de petites éponges qu'il retirait et exprimait ensuite. Avec le liquide ainsi obtenu, il fit des digestions artificielles *in vitro*. Le rôle chimique du suc gastrique étant dès lors établi, les physiologistes furent amenés à ne considérer la digestion que comme un acte stomacal, à ne voir qu'une digestion gastrique, à faire jouer tout le rôle digestif au suc gastrique. Il était réservé aux physiologistes modernes, et notamment à Cl. Ber-

[1] Pitcairn, physiologiste d'origine anglaise, qui fut professeur à Leyde, en Hollande, dans les dernières années du xviie siècle.

[2] Réaumur (Ferchault de), mathématicien, physicien, chimiste et naturaliste français (1683-1757), connu surtout en physiologie par ses études sur les insectes, sur la digestion, sur l'incubation des œufs (c'est à propos de ses recherches sur l'incubation artificielle qu'il fut amené à construire le thermomètre qui porte son nom).

[3] Spallanzani, physiologiste italien (1729-1799), professeur à Pavie ; il fut un des premiers expérimentateurs en physiologie, et ses expériences les plus célèbres ont porté sur la digestion, l'exhalation pulmonaire, la génération spontanée, la fécondation artificielle, la réviviscence des rotifères, etc.

nard, de montrer qu'il n'y a pas qu'un seul liquide digestif, qu'une seule digestion, mais que, outre celle qui se passe dans l'estomac et qui n'est que le début de la série, il y a encore une digestion intestinale, pancréatique, biliaire peut-être. En même temps les pathologistes ont reconnu qu'il n'y a pas une seule dyspepsie, la dyspepsie gastrique, mais des dyspepsies intestinales, pancréatiques, etc. [1].

A. Estomac

L'*estomac* est une poche destinée à offrir un asile d'assez longue durée aux aliments qui y arrivent par le fait de la déglutition. Certains aliments ne font que traverser l'estomac ; tels sont, chez les chevaux surtout, les liquides, qui vont s'accumuler dans l'intestin. Les autres aliments s'arrêtent en général dans l'estomac, et d'autant plus longtemps qu'ils doivent y subir une élaboration plus importante, c'est-à-dire qu'ils sont plus difficilement attaquables : les aliments que l'estomac ne peut attaquer restent dans sa cavité le plus longtemps possible.

Il y a à considérer dans l'estomac, d'une part, l'*élément moteur ;* d'autre part, l'*élément sécrétoire épithélial.*

I. Musculature stomacale. — L'*élément moteur* se compose d'une tunique charnue assez faible, à contractions rares et incapables de

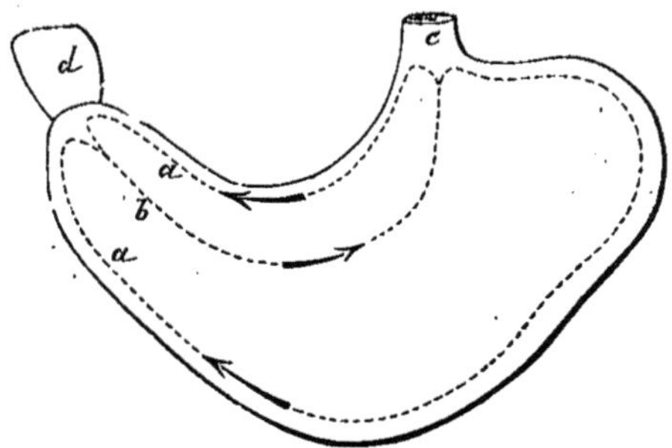

Fig. 100. — Mouvements de l'estomac *.

grands efforts, du moins chez l'homme et les mammifères voisins. Ces contractions péristaltiques, qui transportent, par une espèce

[1] Voy. Germain Sée, *Des dyspepsies gastro-intestinales,* Paris, 1881.

* *a*, Direction du cardia *c*, au pylore *d* ; — *b*, direction en sens inverse.

de déglutition, le contenu de l'estomac du cardia au pylore et de là
dans l'intestin, sont excessivement douces et lentes, car on a vu
se faire sans accidents cette sorte de déglutition de corps très
aigus, durs et blessants. Ces contractions résultent d'un réflexe
succédant à l'impression des matières sur la surface stomacale, et
paraissent ainsi produire une espèce de triage entre les substances
qui doivent séjourner plus ou moins longtemps dans l'estomac. En
même temps, ces contractions de l'estomac impriment, aux matières
qui y séjournent, une sorte de brassage, qui les mêle intimement
au suc gastrique, en les ramenant successivement de la surface
vers le centre de la cavité, selon une marche indiquée par les flèches
de la figure 100.

Diverses expériences semblent montrer que les liquides ne s'accumulent
que peu dans l'estomac, même pendant le repas, et souvent on ne trouve
pas de différence bien considérable du contenu stomacal chez un individu
qui a bu ou chez celui qui s'est abstenu de boire en mangeant. C'est qu'en
effet il règne sur les faces antérieure et postérieure de l'estomac des fibres
parallèles à la petite courbure, situées à quelque distance d'elle, et se
continuant d'une face à l'autre au-dessous du cardia et du pylore (fig. 101) ;

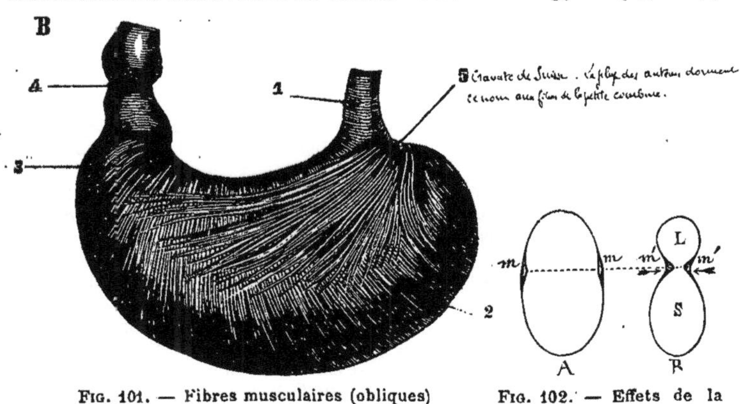

FIG. 101. — Fibres musculaires (obliques)
de l'estomac (cravate de Suisse) *.

FIG. 102. — Effets de la
contraction de la cravate
de Suisse **.

ces fibres forment donc une espèce d'anneau elliptique *(cravate de Suisse)*,
de sphincter, qui, en se contractant, divise l'estomac en deux portions

* L'estomac a été retourné et les bandes musculaires mises à nu en enlevant la
muqueuse : — 1, fibres musculaires de l'œsophage ; — 2, 3, fibres circulaires de l'estomac ; — 5, cravate de Suisse.

** A, Coupe verticale de l'estomac à l'état de repos ; — *m, m,* cravate de Suisse ;
— B, contraction de ces faisceaux [musculaires (*m' m'*), rapprochant, dans le sens
indiqué par les flèches, les points correspondants de la paroi de l'estomac, de façon
à diviser sa cavité en deux loges (S et L)

(fig. 102), qui sont : la région de la grande courbure (fig. 102, S), hermétiquement close, et la région de la petite courbure, constituant un canal qui va du cardia au pylore; ce canal (fig. 102, L) se produit lors de la déglutition des liquides, et ceux-ci le suivent, de sorte qu'on peut dire que leur déglutition se continue depuis le pharynx jusqu'au duodénum, sans qu'ils entrent à proprement parler dans l'estomac [1]. C'est ainsi qu'on a pu constater, chez une personne qui présentait une communication anormale du duodénum avec le côlon, des selles liquides presque immédiatement après l'ingestion d'un verre d'eau; l'eau arrivant, immédiatement après sa déglutition, dans le gros intestin, y produisait l'effet d'un lavement.

En expérimentant sur l'estomac des suppliciés aussitôt après la mort, Laborde (*Société de Biologie*, 9 avril 1887) a vu que, quand on provoque une contraction énergique de la musculaire, « il se produit un étranglement considérable entre le cul-de-sac et la petite courbure, divisant la cavité de l'organe en deux loges, dont l'une correspond et fait suite à l'ouverture cardio-œsophagienne et à la petite courbure, l'autre au cul-de-sac et à la grande courbure... Le siège de cet étranglement est exactement celui du faisceau de fibres elleptiques, dites, à cause de sa disposition, cravate de Suisse, et c'est évidemment, à l'action de ces fibres qu'il faut attribuer cet effet remarquable qui ressemble à l'action d'une sorte de sphincter... Ainsi s'expliquerait le passage rapide, presque intantané des liquides dans l'intestin, ainsi que l'on peut s'en assurer chez les animaux au moyen d'une fistule duodénale... »

Tels sont les faits expérimentaux ; nous devons ajouter que la théorie

----

[1] V. R. Larger, *Essai critique et expérimental sur les muscles lisses en général et sur quelques-uns en particulier (estomac)*. Thèse de Strasbourg, 1870, n° 262.

Page 59 : « Nous avons eu la bonne fortune d'observer la contraction des fibres obliques de l'estomac, que nous n'avons jamais réussi à provoquer artificiellement. Ce fut chez un chien : nous vîmes un sillon assez profond se dessiner depuis le cardia jusqu'au coude stomacal, et cela exactement sur le trajet des fibres obliques (cravate de Suisse). En même temps, chose assez singulière, la petite courbure de l'estomac se bomba d'une façon très notable. Cet état dura un certain temps, au bout duquel tout disparut lentement. Quelques instants après, le même phénomène se reproduisait. Ce qu'il y eut encore de remarquable dans ce fait, c'est le relâchement des fibres circulaires dans leur portion située au-dessus de la bande de fibres obliques, tandis que leur portion inférieure était en contraction. Nous n'avons pas vu se former un canal complet, en ce sens que les deux faces de l'estomac ne se sont pas rejointes inférieurement sous l'influence de la contraction des fibres obliques. *Mais les liquides eussent parfaitement pu passer du pylore au cardia ou inversement sans se mélanger aux aliments contenus dans la portion cardiaque*, car celle-ci était fortement resserrée sur ce contenu, et empêchait par cette étreinte ce dernier, soit de sortir, soit de se laisser pénétrer par un liquide.

« Ce fait donne raison à l'hypothèse émise par Luschka et par M. le professeur Küss, dans son cours, hypothèse qui donne aux fibres obliques de l'estomac le pouvoir d'établir dans certains cas une communication directe entre les orifices cardiaque et pylorique. »

qui en résulte n'a généralement pas plu aux médecins. A. Paris, notamment, en a présenté une réfutation basée sur des considérations mécaniques et non sur de nouvelles expériences *(De l'action des fibres obliques de l'estomac; Progrès médical* 4 juin 1887, p.458), et invoquant surtout des considérations cliniques, à savoir la dilatation de l'estomac des buveurs, et l'illogisme qu'il y aurait à prescrire, aux repas, des eaux minérales, des eaux alcalines par exemple, afin de modifier le suc gastrique, si ces liquides ne devaient pas s'arrêter dans l'estomac et se mélanger à ce suc.

Vomissement. — A part ce fonctionnement particulier du collier musculaire placé le long de la petite courbure, le rôle mécanique des parois musculaires de l'estomac est, avons-nous dit, très peu considérable. Aussi dans les mouvements de régurgitation, dans le *vomissement*, l'estomac est-il à peu près passif ; il vide son contenu sous l'influence de la pression exercée par le diaphragme et par les muscles des parois abdominales.

Tout le monde connaît l'expérience dans laquelle Magendie ayant enlevé l'estomac à un chien et mis à la place une vessie pleine d'eau en communication avec l'œsophage, put, après avoir recousu les parois abdominales, voir l'animal rejeter par des efforts de vomissements (après injection d'émétine dans les veines) le contenu de cette vessie, par le seul effet de la presse abdominale et diaphragmatique.

Cependant les recherches récentes de Schiff ont montré que la tunique musculaire de l'estomac, si elle n'agit pas pour produire l'*effort* du vomissement, pour projeter au dehors le contenu du viscère, agirait du moins pour en favoriser la sortie. A cet effet, les fibres longitudinales de la région cardiaque se contractent, et, redressant leur courbure, dilatent l'orifice correspondant. Les efforts de vomissement n'aboutissent que si la *presse abdominale* se produit en même temps que cette dilatation cardiaque. Le pneumogastrique préside à l'association de ces mouvements [1].

Le vomissement est un réflexe comparable à celui de l'*éternuement* (V. p. 70). Quant aux agents qui le provoquent, ils peuvent porter leur action sur les centres nerveux soit directement, soit par

---

[1] M. Schiff, *Leçons sur la Physiologie de la digestion*, 1867, t. II, 37e leçon.

Et en effet le professeur Sappey a démontré que les fibres longitudinales de l'œsophage, en se continuant avec celles de l'estomac, décrivent autant de courbes qui regardent le centre de l'orifice par leur convexité, et qui toutes ont manifestement pour résultat, en se contractant et se redressant, de dilater cet orifice. Sur un berger qui avait été éventré par un taureau, on a pu voir, à chaque effort de vomissement, l'œsophage entrer brusquement et violemment en contraction, et à chacune de ces contractions, le cardia s'entr'ouvir et une certaine quantité d'aliments le traverser.

l'intermédiaire de divers nerfs sensitifs comme le pneumogastrique
et le glosso-pharyngien. Ceux qui agissent par ce dernier nerf sont
dits *nauséeux* (V. *Sens du goût, le glosso-pharyngien, nerf
nauséeux*), les autres sont des *vomitifs purs*. Du reste, les deux
actions se trouvent d'ordinaire réalisées dans une même substance;
cependant il n'y a aucun doute que dans certains médicaments l'action
nauséeuse ne soit due à un principe différent de celui qui produit
l'action vomitive pure. Ainsi, dans l'ipécacuanha, l'action nauséeuse
est due à une substance odorante (séparable par l'éther), et l'action
vomitive est due à l'*émétine* (séparable par l'alcool) (Magendie).
L'émétine agit directement sur les centres nerveux (Expérience
célèbre de Magendie, provoquant le vomissement par injection
d'émétique dans les veines), et sur la muqueuse gastrique, sur ses
filets sensitifs, tandis que la substance nauséeuse, agissant sur les
filets de la sensibilité spéciale (glosso-pharyngiens et olfactifs),
fait vomir au moment d'être ingérée ou même avant de l'être [1]. Le
centre réflexe du vomissement est dans le bulbe. On admet généralement que, dans le *mal de mer*, les nausées et le vomissement
sont dus à un trouble de la circulation bulbaire.

II. Sécrétion gastrique; chimisme stomacal. — L'*épithélium-cylin-
drique* de l'estomac joue d'abord vis-à-vis de ce viscère un rôle
protecteur; c'est lui qui empêche que cet organe ne se digère lui-
même; mais dès que l'épithélium est entamé en un point quelconque,
le suc gastrique agit sur les parties sous-jacentes des parois stomacales et il s'y produit une érosion que l'on connaît en pathologie
sous le nom d'*ulcère rond*. Cet épithélium, ici comme sur tant
d'autres surfaces (vessie, par exemple), s'oppose à l'absorption; il
est, en effet, prouvé que, malgré ses nombreux vaisseaux sanguins
et lymphatiques, l'estomac n'absorbe que peu ou pas. Outre les
expériences qui ont prouvé qu'un cheval auquel on a lié le pylore
n'est pas empoisonné par l'ingestion d'une dose considérable de
strychnine (expériences de Bouley)[2], on a observé des cas analogues
chez l'homme. Ainsi, chez un homme atteint d'une oblitération du
pylore, la sensation de soif persistait malgré la déglutition d'une
grande quantité d'eau, et l'autopsie a prouvé que la muqueuse de
l'estomac était, du reste, parfaitement normale; par contre, la soif
était calmée par l'injection d'eau dans le rectum. Dans un autre
cas, nous avons vu un malade ne ressentir aucun des effets calmants
de l'opium ingéré, parce qu'une cause inconnue empêchait que le

[1] V. J. Grasset, *De la Médication vomitive*, thèse de concours, Paris, 1875.
[2] Bouley, *Bulletin de l'Académie de médecine*, 1882, t. XVII.

pylore ne fût franchi ; mais une grande quantité d'opium ayant été successivement administrée, et une sorte de débâcle pylorique s'étant produite tout à coup, il en résulta des accidents d'empoisonnement, par suite d'une absorption considérable, dans l'intestin, de l'opium accumulé antérieurement dans l'estomac[1].

Le rôle principal de l'épithélium stomacal est de donner lieu, par les glandes qu'il forme, à des produits de sécrétion. Les glandes de l'estomac sont dites les unes glandes pepsiques, les autres glandes muqueuses. Sappey a démontré que les unes comme les autres ne sont pas des glandes en tube simple, mais que le tube par lequel elles s'ouvrent sur la surface libre de la muqueuse se divise dans la profondeur et se dichotomise successivement, de manière à présenter une conformation intermédiaire à celle des glandes en tube et des glandes en grappe : elles constituent, dit Sappey, une classe à part qu'on peut désigner sous le nom de *glandes en tubes ramifiés*. Les glandes muqueuses, dites aussi *glandes pyloriques*, parce qu'elles sont développées surtout dans la région pylorique, sont tapissées par des cellules prismatiques transparentes et ne produisent que du mucus ; les *glandes pepsiques*, distribuées dans le reste de l'estomac, mais surtout dans la région du grand cul-de-sac, ont leur conduit excréteur tapissé de cellules prismatiques transparentes ; mais leurs culs-de-sac sécréteurs ont un revêtement épithélial plus compliqué, car il se compose de deux ordres de cellules, les unes claires, transparentes, à contours peu nets, et dites

[1] Cependant des recherches récentes ont remis en question l'absorption stomacale ; plusieurs physiologistes italiens, reprenant les expériences de Bouley, ont constaté comme lui que, chez le cheval, de grandes doses de strychnine, introduites dans l'estomac préalablement lié au pylore, ne produisent pas d'empoisonnement. Mais, observation nouvelle et importante, l'empoisonnement n'a pas lieu non plus, si au bout d'un temps assez long, on enlève la ligature et laisse libre cours aux matières D'après Schiff, cette dernière circonstance indiquerait que la strychnine a été absorbée assez lentement pour être éliminée au fur et à mesure par les urines, sans s'accumuler dans le sang jusqu'au degré nécessaire pour produire l'empoisonnement. Il en serait ici de la strychnine comme du curare, qui est absorbé par l'intestin, mais d'une manière si lente, qu'il est éliminé par les reins avant qu'il ait eu le temps de s'accumuler dans l'organisme jusqu'à la dose toxique (Cl. Bernard). V. pour plus de détails sur la question, la publication de F. Lussana : *Sulla piccola circolazione enteroepatica*, etc. (*Lo Sperimentale*, octobre 1872). Analysé in *Revue des Sciences médicales*, de G. Hayem, t. I, p. 32.

Schiff, se fondant sur plusieurs expériences de Collin et sur des expériences qui lui sont propres, admet l'absorption stomacale comme un fait général : nous verrons que cette absorption est nécessaire à sa théorie des *Matières peptogènes*, que nous étudierons plus loin. Aussi plusieurs auteurs posent-ils aujourd'hui en principe que *l'estomac a pour fonction d'absorber les liquides*.

pour cela *cellules adélomorphes*, par Rollet *(cellules principales*
de Hendenhain), les autres granuleuses, grosses, à contours nets
dites cellules *délomorphes* par Rollet *(cellules bordantes* de
Hendenhain) ; ces dernières cellules sont d'ordinaire tout à fait à la
périphérie de l'épithélium, comme rejetées en dehors dans des
espèces de cupules formées aux dépens de la paroi propre de la
glande, et déterminent, par leur saillie extérieure, cet aspect
bosselé, moniliforme, des glandes pepsiques isolées (voir la
fig. 103). Ces cellules délomorphes ou bordantes contiennent des
granulations qui paraissent être l'origine du principe actif ou ferment *(pepsine;* voir plus loin) du suc gastrique. Ce suc gastrique,
produit de la fonte de ces derniers éléments cellulaires, est un
liquide très ténu, contenant à peine 4 pour 100 de matières solides,
dont les substances organiques (albuminoïdes) constituent plus des
deux tiers. Parmi les sels, c'est surtout le phosphate de soude qui
domine, avec le chlorure de sodium.

Pour étudier les propriétés du suc gastrique on se procurait
d'abord ce liquide au moyen de petites éponges, attachées à une
ficelle, éponges qu'on faisait avaler à des animaux et qu'on retirait
quand elles étaient imprégnées de suc gastrique (Réaumur, Spallanzani) ; mais on se le procure plus largement au moyen de
fistules stomacales. D'abord on a fait ces recherches sur l'homme,
à la suite d'accidents ou d'opérations chirurgicales ayant produit
des ouvertures de l'estomac : les recherches de Beaumont sur un
chasseur canadien sont célèbres à cet égard[1]. Plus récemment,
Verneuil a pratiqué avec succès une véritable fistule stomacale permanente pour remédier à une oblitération complète du pharynx à
la suite d'un empoisonnement par l'acide sulfurique, et Ch. Richet
a pu faire sur ce sujet d'intéressantes études (voyez ci-après). Mais
la physiologie expérimentale a surtout recours à des fistules pratiquées sur le chien, et maintenues permanentes à l'aide de larges
canules spéciales. Blondlot (de Nancy) a le premier, en 1843, pratiqué ces fistules, qui ont depuis donné de si beaux résultats entre
les mains de Cl. Bernard et de Schiff. Ces canules ont la forme
d'un bouton de chemise, de sorte que, une fois introduit dans la
boutonnière faite aux parois abdominale et stomacale, le petit
appareil reste en place, maintenu par les plaques qui le terminent

---

[1] William Beaumont, médecin américain qui eut, en 1833, l'occasion de
soigner un jeune chasseur dont un coup de fusil avait perforé l'estomac, et
chez lequel, après guérison de la plaie, était restée une large fistule mettant
l'estomac en communication avec l'extérieur.

à chaque bout. La figure 104 et sa description suffiront pour donner l'idée de ces canules et de leur mode d'emploi.

Le suc gastrique obtenu par ces divers procédés contient deux principes actifs : un ferment (la *pepsine*), et un *acide*.

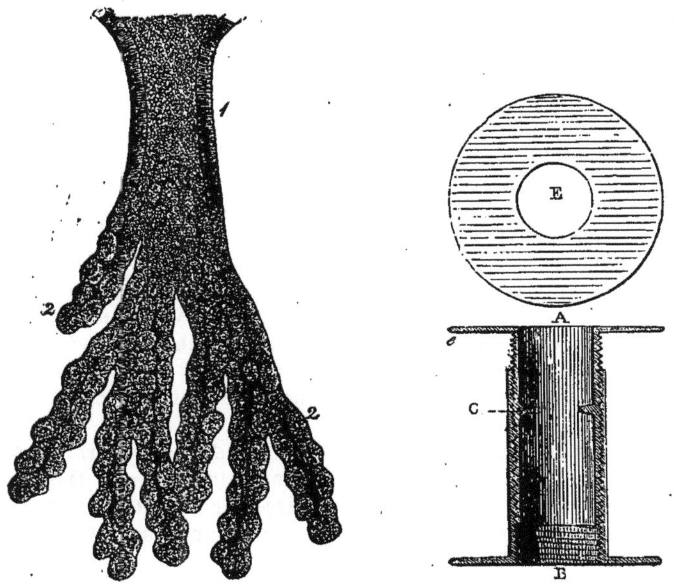

Fɪɢ 103. — Glande pepsique composée *.   Fɪɢ. 104— Canule à fistule gastrique **.

La matière organique (ferment de nature albuminoïde) que contient le suc gastrique de l'adulte est un ferment que l'on nomme la *pepsine* ou *gastérase ;* ce ferment est de la nature des ferments solubles, comme celui de la salive *(ptyaline).* Schwann a le premier signalé son existence en 1838 : Payen[1] l'a obtenu en le précipitant du suc gastrique par l'alcool. Aujourd'hui on se le pro-

[1] Payen (A.), chimiste français (1795-1871).

* 1; Conduit excréteur tapissé d'un épithélium cylindrique comme celui de la muqueuse gastrique en général; 2, culs-de-sac en doigt de gant remplis de gros globules granuleux (cellules de sécrétion pepsique), dont les débris vont se déverser sur la surface gastrique par le conduit excréteur qu'ils remplissent (Kölliker).
** AB, Coupe de la canule; — A, plaque introduite dans l'estomac; — B, plaque située à l'extérieur; e, rebords de la canule; — C, saillies qui rentrent dans la clef destinée à visser et à dévisser les deux parties de la canule; — F, ouverture de la canule vue entière et par une de ses extrémités.

M. Dᴜᴠᴀʟ, Physiol.   22

cure d'une manière pour ainsi dire industrielle, en l'extrayant de l'estomac des porcs abattus pour le service des boucheries. C'est ainsi que l'on peut préparer la *pepsine* pure, qui se présente, après dessiccation, sous la forme d'une poudre blanche : dans le commerce on la falsifie souvent en la mêlant à de la fécule. La pepsine présente toutes les réactions des matières albuminoïdes, quoique l'on ait essayé de nier sa nature albuminoïde (Brücke), comme on a nié celle de la ptyaline (Cohnheim. (V. Ritter, thèse citée). Elle agit sur les matières albuminoïdes des aliments en les transformant en *albuminose* ou *peptone*, c'est-à-dire en une forme isomérique d'albumine qui n'est plus précipitable ni par la chaleur, ni par les acides, et qui est facilement absorbable. On évalue à 3 pour 1000 la quantité de pepsine contenue dans le suc gastrique normal.

Mais cette transformation, qui constitue essentiellement la digestion stomacale telle qu'on l'effectue expérimentalement *in vitro*, ne peut avoir lieu qu'en présence d'un acide ; la *pepsine* est donc associée dans le suc gastrique à un *acide*. Nous étudierons dans un instant cet acide normal du suc gastrique, et verrons les nombreuses controverses auxquelles a donné lieu sa détermination. Disons seulement ici qu'il est actuellement démontré que c'est l'*acide chlorhydrique*.

Mais nous devons auparavant parler de la *présure* ou *ferment lab*, qu'il ne faut pas confondre avec la *pepsine*. Dans ces dernières années l'attention a été attirée sur un autre ferment existant dans l'estomac des jeunes sujets, des nourrissons, ferment que les auteurs allemands désignent actuellement sous le nom de *lab*, et qui n'est autre que ce qu'on connaissait depuis longtemps sous le nom de *présure*. Le lab, étudié par Hammarsten, a pour propriété de coaguler le lait sans le concours des acides, dans un milieu neutre ou même alcalin, contrairement à la pepsine, qui ne coagule le lait que dans un milieu acide. On sépare le lab de la pepsine par l'action de l'acétate neutre de plomb qui ne précipite que la pepsine. Hammarsten a montré que le lab existe, en grande abondance, chez le veau et l'agneau ; chez l'enfant à la mamelle il a été constaté soit dans le grand cul-de-sac, soit dans la région pylorique. La première modification que subit le lait en arrivant dans l'estomac du nourrisson est sa coagulation, qui consiste en une coagulation de la caséine par le lab ; aussi, dans l'industrie des fromages, c'est en ajoutant au lait un morceau de *caillette de veau* (quatrième estomac du ruminant) qu'on obtient sa caséification [1].

---

[1] « Cette sécrétion de présure n'est pas exclusivement réservée à l'animal en lactation. Elle persiste tant que l'alimentation reste lactée, même en partie. J'ai préparé une présure très active avec la caillette d'un veau de quatre mois,

Le lab joue sans doute ensuite un rôle important dans la digestion stomacale du lait ; mais on tend à admettre en général aujourd'hui que, chez le nourrisson très jeune, la digestion stomacale est incomplète et éclipsée, en quelque sorte, au point de vue de son importance, par la digestion intestinale. Chez lui, l'estomac, avec ses glandes et sécrétions encore rudimentaires, jouerait le rôle d'un simple réservoir où le lait subit une préparation préalable destinée à le rendre apte à subir les transformations ultérieures dans la portion suivante du tube digestif.

Acide du suc gastrique. — Aucune question de physiologie n'a subi des fluctuations aussi irrégulières que celle de la nature de l'acide du suc gastrique. Dans les digestions artificielles, faites *in vitro*, avec une solution de pepsine, on peut aciduler cette solution avec n'importe quel acide, minéral ou organique, et obtenir un effet digestif. Il est donc impossible de résoudre ainsi, *a priori*, la question de l'acide qui aide normalement à la digestion, puisque tous les acides sont capables d'y contribuer ; pour savoir quel est l'acide normal du suc gastrique, il faut procéder directement à l'analyse de ce liquide. Ces analyses ont longtemps donné les résultats les plus contradictoires, et il faudrait presque un volume pour résumer l'histoire de la question ; aussi Germain Sée pouvait-il, en 1881, écrire sur ce sujet la phrase humoristique suivante : « quatorze auteurs sont pour l'acide chlorhydrique, douze pour l'acide lactique, deux votent encore pour le biphosphate de chaux. » En effet Prout, Schmidt, Mulder, Brinton, Rouget, Ritter, etc., s'étaient prononcés pour l'acide chlorhydrique ; Cl. Bernard, Barreswill, etc., pour l'acide lactique ; Blondlot et quelques autres pour l'acide phosphorique (phosphate acide de chaux).

Pour donner une idée de la complexité de la question nous examinerons rapidement quelques-unes de ces opinions et des arguments anciennement émis pour ou contre elles.

Le phosphate acide de chaux, de Blondlot, parait exister réellement dans le suc gastrique, mais dans le suc gastrique de chiens préalablement nourris avec des os, et ce n'est plus alors qu'un érsidu des digestions précédentes.

L'acide lactique existe incontestablement dans le contenu de l'estomac au cours de la digestion, ainsi que l'ont démontré, dès

tétant encore, mais très peu et à de longs intervalles, et nourri surtout d'herbe fraiche. La présure persiste dans l'estomac huit ou dix mois après la naissance, tant que l'alimentation reste en partie lactée ; mais elle cède de plus en plus la place à la pepsine qui bientôt existe seule chez l'animal adulte. La caillette du mouton de boucherie ne renferme plus de présure. » E. Duclaux. *Le Lait*, Paris, 1887.

1874 *(Biologie*, 11 juillet), Laborde et Dusart, qui les premiers ont appliqué à l'étude du suc gastrique les réactions colorées des dirivés de l'aniline, réactions d'un emploi si général aujourd'hui. Laborde a constaté que les changements de coloration subis par le sulfate d'aniline en présence du bioxyde de plomb sont les mêmes avec le suc gastrique qu'avec une dilution d'acide lactique ou sarco-lactique, et il était arrivé à cette conclusion que non seulement l'acide sarco-lactique existe dans l'estomac, mais qu'il en est le seul acide normal, à l'exclusion de l'acide chlorhydrique. Cependant on pouvait se demander si l'acide lactique était réellement secrété par l'estomac ou s'il se formait aux dépens des aliments.

Pour l'acide chlorhydrique, les meilleures raisons invoquées en faveur de sa présence, étaient les suivantes : l'analyse élémentaire du suc gastrique y montre plus de chlore qu'il n'en faut pour saturer la soude présente ; il doit donc y avoir du chlore à l'état d'acide chlorhydrique ; cet acide résulte de la décomposition du chlorure de sodium apporté par le sang aux glandes ; tandis que le chlore (acide chlorhydrique) est versé dans le suc gastrique, la soude du chlorure de sodium reste dans le sang, d'où l'augmentation d'alcalinité du sang, alcalinité qui est telle que l'acidité des urines diminue, ou que même les urines deviennent alcalines pendant une active digestion (Brinton, Bence-Jones). Mais pour beaucoup d'auteurs cet acide chlorhydrique n'était pas libre dans le suc gastrique, mais à l'état de combinaison avec les substances organiques, avec la pepsine pour Schiff (acide chlorhydro-peptique).

La monographie de Ch. Richet sur le suc gastrique *(Journal de l'Anatomie et de la Physiologie*, 1878) vint mettre un certain accord entre ces diverses opinions, en montrant que chacune contenait une partie de la vérité. Ch. Richet s'est servi, pour la détermination quantitative des acides du suc gastrique, d'une méthode d'analyse dont le principe est dû à Berthelot, à savoir que quand on agite une solution aqueuse d'un acide avec l'éther, l'éther et l'eau se partagent l'acide suivant un rapport constant, qui s'appelle le *coefficient de partage*, et dont la valeur numérique caractérise chaque acide ; de plus, s'il y a deux acides dissous, on peut appeler *rapport de partaye* le rapport qui s'établit entre l'acidité de l'eau et l'acidité de l'éther ; ce rapport permet d'évaluer les proportions des acides minéraux (caractérisés par un coefficient de partage très élevé) et des acides organiques (caractérisés par un coefficient de partagé très faible). Nous ne saurions entrer ici dans les détails des recherches chimiques dont nous venons d'indiquer le principe ; quant aux résultats qu'elles ont donnés, voici comment nous pouvons les résumer : Le suc gastrique pur ne contient que

des acides minéraux; mais, abandonné à lui-même, <u>il fermente</u>, et
la proportion des acides organiques analogues à l'acide lactique
augmente. Les aliments mélangés au suc gastrique peuvent, par la
digestion artificielle, en dehors de toute sécrétion stomacale,
augmenter de 20, de 50 et même de 70 pour 100 l'acidité des
liquides contenus dans l'estomac; dans ce cas, le suc gastrique contient toujours des acides organiques analogues à l'acide lactique,
mais l'acide minéral reste prédominant tant qu'il n'y a pas putréfaction. Pour déterminer la nature de l'acide organique du suc
gastrique, Ch. Richet a traité par l'eau de chaux les liqueurs
éthérées employées précédemment, et a ainsi obtenu un sel de
chaux qui n'est pas du lactate de chaux ordinaire, mais du sarco-
lactate. L'acide organique du suc gastrique serait donc, au moins
dans sa portion principale, de l'*acide sarcolactique*.

État actuel de la question. — On voit, par l'historique précédent, que les divergences d'opinion s'étaient circonscrites entre
l'acide lactique et l'acide chlorhydrique; aujourd'hui, c'est l'acide
chlorhydrique qui a définitivement triomphé (acide chlorhydrique
libre et combiné); mais cependant il est démontré que le contenu
stomacal contient aussi, quoique comme élément bien moins important, des acides organiques libres et combinés. Nous allons examiner successivement : 1° les principaux procédés d'étude ; 2° la
question de l'acide chlorhydrique; 3° la question des acides organiques.

1° Les *procédés d'étude* actuellement en faveur sont d'origine
médicale, clinique; nous voulons dire qu'ils ont eu pour point de
départ les recherches sur le diagnostic des diverses espèces de
dyspepsies, pour lesquelles les médecins n'ont plus voulu se contenter d'enregistrer les sensations éprouvées par le malade et
d'explorer extérieurement l'estomac ; on a cherché à examiner le
contenu de celui-ci au cours de la digestion. C'est donc sur
l'homme, sur le suc gastrique extrait au cours d'une digestion, ou,
pour mieux dire, sur le contenu de l'estomac en plein travail que
portent les expériences. En effet, se préoccupant des variations de
composition du suc gastrique dans divers états pathologiques de
l'estomac, les cliniciens ont eu l'idée d'extraire ce suc, au moyen
de la sonde œsophagienne ou du siphon stomacal, au cours même
de la digestion [1]. A cet effet, on fait faire au sujet en observation un

---

[1] Lorsque la sonde œsophagienne (sonde de Debove) a dépassé le cardia,
on commande au sujet de tousser, et alors des jets de liquide gastrique sont
projetés par la sonde; souvent, si la quantité de liquide contenue dans l'estomac
est considérable, la sonde-siphon se trouve ainsi amorcée et l'estomac se vide

léger repas, dit *repas d'épreuve*, un peu diversement composé selon les auteurs ; le repas d'épreuve d'Ewald se compose de 35 grammes de pain et de 200 à 300 centimètres cubes d'eau ; Germain Sée donnait un œuf et un peu d'eau ; on extrait le liquide environ une heure après ; actuellement Germain Sée fait faire un léger repas ordinaire et examine le contenu stomacal plusieurs heures après l'ingestion ; Leube donne au sujet une soupe, un beefsteak et un petit pain, et fait l'analyse du contenu stomacal sept heures après l'ingestion de ces aliments.

D'autre part on a attaché beaucoup d'importance aux réactifs qui permettent de constater l'acide chlorhydrique, parce qu'on a reconnu que, dans certaines affections de l'estomac, on trouve une augmentation d'acide chlorhydrique dans son contenu *(atonie hyperchlorhydrique)* et que le médecin a grand intérêt à constater cet état (études de G. Sée). Le réactif aujourd'hui le plus employé à cet effet, et dit *réactif de Gunsbourg*, est un mélange de deux parties de *phloroglucine* (triphénol de la benzine) et d'une partie de *vanilline* (aldéhyde vanillique), dissoutes dans 30 parties d'alcool absolu. La solution a une teinte rouge jaune ; des traces d'acide chlorhydrique la colorent en rouge vif, tandis que les acides organiques, et en particulier l'acide lactique n'en modifient pas la teinte. Pour examiner le suc gastrique, on filtre le liquide retiré de l'estomac, on en met quelques gouttes dans une capsule chauffée au bain-marie, puis, en versant un peu de la solution de phloroglucine-vanilline, on obtient un liquide rouge vif s'il y a de l'acide chlorhydrique. Pour faire la recherche quantitative de l'acide chlorhydrique on se sert, d'après les indications de Lépine, du *vert brillant*, couleur tirée de l'aniline, qui donne, dans l'eau, une solution d'un beau bleu verdâtre ; une solution d'acide chlorhydrique à 1 pour 100 y produit une teinte verte, à 2 pour 100 une teinte jaunâtre, à 4 pour 100 et plus une teinte feuille morte.

2° Pour la *question de l'acide chlorhydrique*, nous adopterons ici les résultats publiés par Hayem et Winter [1]. D'après ces auteurs l'acide chlorhydrique existe dans le suc gastrique, mais cette combinaison du chlore avec l'hydrogène est seulement une des formes de combinaisons du chlore dans le contenu stomacal. S'attachant donc essentiellement à doser le chlore et à distinguer les divers modes

de son contenu. Du reste, dans nombre de cas, le contact de la sonde avec la paroi stomacale amène une contraction qui produit l'expulsion du contenu de l'estomac.

[1] Hayem et Winter, *Le Chimisme stomacal à l'état normal et à l'état pathologique*, Paris, 1891.

sous lesquels il se rencontre, Hayem détermine le chlore total, le chlore fixe (lié à une base minérale; chlorure de sodium), le chlore combiné à des substances organiques, et enfin l'acide chlorhydrique libre (le chlore combiné à l'hydrogène). Or le chlore total augmente rapidement pendant une première période de la digestion, puis il diminue; le chlore fixe n'augmente que peu ou pas; le chlore ou acide chlorhydrique combiné à des substances organiques (albuminoïdes) est le plus important dans le travail digestif; quant à l'acide chlorhydrique libre, son maximum survient au bout d'une heure après le repas; mais son apparition est tout à fait irrégulière, et souvent il est absent.

De ces faits Hayem conclut que la sécrétion gastrique est une sécrétion chlorurée; le chlorure ainsi fourni donne naissance à l'acide chlorhydrique libre et à l'acide chlorhydrique combiné; l'acide chlorhydrique naissant se fixe immédiatement sur les substances azotées; une partie seulement, contingente en quelque sorte, échappe à cette combinaison et reste à l'état d'acide chlorhydrique. C'est à ce travail complexe qu'on donne le nom de *chimisme stomacal*. Nous ne saurions entrer ici dans plus de détails. Contentons-nous d'ajouter, comme conséquence des résultats sus-énoncés, que l'acide chlorhydrique libre ne donnerait pas une mesure de l'activité digestive de l'estomac; il représenterait simplement un résidu non utilisé d'acide chlorhydrique; le facteur important serait l'acide chlorhydrique organiquement combiné; mais l'acide chlorhydrique libre, ajouté au chlore combiné (acide chlorydrique fixé par les substances albuminoïdes), indique précisément quelle est la quantité d'acide chlorhydrique secrétée par la muqueuse, et mesure, à cet égard, la valeur physiologique de la sécrétion gastrique [1].

C'est donc bien, en définitive, l'acide chlorhydrique qui est l'acide normalement actif dans le suc gastrique.

3° Un mélange complexe *d'acides organiques* existe dans le contenu de l'estomac pendant la digestion; ce sont des acides de fermentation, dont les principaux ont été seuls régulièrement déterminés; acide lactique, acide butyrique, acide citrique. A l'état normal ces acides organiques s'accroissent pendant la première

---

1. Hayem et Winter opèrent ces dosages de la manière suivante : on dose d'abord le chlore total dans une certaine quantité de suc gastrique ; dans une égale quantité ou dose de chlore qui a persisté après évaporation. La différence représente l'acide chlorhydrique qui s'est évaporé, c'est-à-dire l'acide chlorhydrique libre. Enfin, dans une troisième portion de suc gastrique, on dose le chlore après évaporation et calcination. Ce chlore correspond aux chlorures fixes (chlorure de sodium). La différence entre les résultats de la deuxième et la troisième opération permet de conclure à la quantité d'acide chlorhydrique en combinaison avec les substances organiques.

heure de la digestion, et diminuent ensuite, peut-être parce qu'il y a arrêt des fermentations en vertu de l'action de l'acide chlorhydrique ; mais chez certains dyspeptiques ces fermentations secondaires sont très-intenses, et les acides organiques plus abondants.

Donc, en résumé, il y a, dans l'estomac, une acidité de sécrétion et une acidité de fermentation. — *L'acidité de sécrétion* est l'acidité chlorhydrique (acide chlorhydrique libre et acide chlorhydrique combiné organiquement) ; — *L'acidité de fermentation*, due aux acides organiques, est peu importante à l'état normal ; elle se développe dans les cas de stase gastrique, lorsqu'il y a dilatation de l'estomac et manque d'acide chlorhydrique.

D'après tout ce qui précède, on voit qu'il n'y a plus guère lieu de se demander quel est, dans les glandes gastriques, le siège précis de la sécrétion d'acide chlorhydrique.

Les cellules, quelles qu'elles soient, qui présideraient à la formation de cet acide, ne font en réalité qu'en préparer les matériaux chlorurés ; et en effet les couches profondes de la muqueuse ne présentent jamais une réaction acide et se montrent riches en chlorures, particulièrement en chlorure de sodium, que l'on retrouve en abondance dans le suc gastrique. (Voir H. Girard, *Contribution à l'étude de l'influence de chlorures sur la composition du suc gastrique ; Archiv. de physiologie*, juillet 1889).

D'après Heidenhain, la pepsine serait sécrétée dans les *cellules principales* (cellules adélomorphes de Rollet), et l'acide stomacal serait produit par les *cellules bordantes* (cellules délomorphes de Rollet). Mais la plupart des physiologistes pensent que les grosses cellules des glandes pepsiques (cellules bordantes) sont les éléments qui produisent la pepsine, et que les granulations si caractéristiques de ces cellules sont précisément la substance aux dépens de laquelle se forme la pepsine. Cette substance, dite *propepsine* ou *zymogène*, ou *substance pepsinogène*, se forme dans les cellules pendant les périodes de repos de l'estomac ; au moment de la digestion les granules qui la représentent disparaissent de la cellule en se transformant en pepsine ; cette transformation a également lieu après la mort, dans des fragments de muqueuse stomacale placée dans l'eau acidulée. Enfin quand on enlève par l'eau non acidulée la pepsine d'une muqueuse stomacale, de façon à l'épuiser, et qu'on traite ensuite cette muqueuse par l'acide chlorhydrique ou le chlorure de sodium, on obtient de nouvelles quantités de pepsine, par la transformation de la propepsine restée dans les cellules des glandes. La propepsine est donc à la pepsine ce qu'est, comme nous le verrons plus loin, le glycogène hépathique à la glycose du foie.

Du reste, on a beaucoup exagéré la saveur et la réaction acide du suc gastrique ; dans les cas pathologiques, cette acidité augmente : mais à l'état normal elle est peu prononcée et presque insensible au goût ; elle équivaut au degré d'acidité produit par $1^{gr},8$ d'acide chlorhydrique dans un litre d'eau. L'odeur acide des matières vomies provient de la décomposition du contenu stomacal. En

effet, des acides gras volatils peuvent s'y former dans ces circon-
stances (acide butyrique). *Rôle des microbes de la digestion. Voir p. 1* et Gaume Delbove. Adann à Consid. gén. T.V.*

Pour traiter complètement la question des produits d'exhalation
de l'estomac, nous devons ajouter que cet organe, ainsi que le reste
du tube intestinal, peut donner naissance à des gaz, en quantité considérable : ces gaz sont surtout de l'acide carbonique et de l'azote.
Ils ne proviennent donc pas toujours de la fermentation des ingesta,
mais bien du sang, et ils se forment, par exemple, dans tous les cas
de paralysie du tube digestif, que celui-ci contienne ou non des
matières alimentaires ; ils peuvent se dégager ainsi brusquement
sous l'influence d'une émotion morale et peuvent être absorbés tout
aussi rapidement.

Cl. Bernard avait appelé l'attention des physiologistes sur les
faits de ce genre : « Dans le poumon, dit-il, et à la surface cutanée,
les gaz peuvent être exhalés par un simple fait d'échange entre
le milieu extérieur et le milieu intérieur ; mais dans l'intestin, où
il n'y a normalement pas d'air, l'exhalation gazeuse doit se faire
en vertu d'un autre mécanisme. Il est probable que le système
nerveux a une influence sur la production de ces gaz, car je les ai
vus se produire en grande quantité à la suite d'opérations pratiquées
sur la moelle épinière. Les substances gazeuses qui sont éliminées
sont en général celles qui peuvent être absorbées. Cependant l'hydrogène, qui n'est pas sensiblement absorbé, est parfois exhalé en
plus ou moins forte proportion, ainsi que cela résulte des expériences
de Regnault et Reiset[1] » .

Théorie des peptogènes. — Les conditions dans lesquelles se
sécrètent les liquides de l'estomac sont toutes particulières. Ainsi
que nous l'avons dit précédemment, du mucus se produit facilement
dans l'estomac à jeun ou fatigué, ou sous l'influence d'un corps
étranger non alimentaire ; c'est ainsi qu'une éponge introduite dans
l'estomac s'imbibe d'un mucus parfois fortement acide (suc gastrique
sans pepsine), qu'il ne faut pas confondre avec le véritable suc
gastrique, comme on le faisait autrefois.

Le véritable suc gastrique n'est sécrété que sous l'influence d'un
excitant d'une nature particulière, d'une manière alimentaire ; ou,
en d'autres termes, cette sécrétion a surtout lieu si l'aliment est un
albuminoïde (chair musculaire, fibrine, blanc d'œuf), c'est-à-dire
un aliment qui réclame essentiellement l'action du suc gastrique.
Dans ces circonstances, la paroi stomacale, dans tous les points
touchés par l'irritant approprié, devient rouge, turgescente, et

[1] Cl. Bernard, *De la Physiologie générale*, notes, p. 290, 1872.

alors commence une sécrétion abondante de suc gastrique, qui a
bientôt transformé l'aliment albumineux en albuminose. Ces faits
prouvent que la sécrétion du suc gastrique est le résultat d'une
sensibilité spéciale de la part de la muqueuse stomacale, et que
cette sensibilité très délicate ne se laisse pas tromper. Il faut un
aliment apte à subir l'action du suc gastrique pour en amener la
production. Le mucus, au contraire, est sécrété dans les moments
où l'estomac demande des aliments, ou sous l'influence d'un corps
étranger que le mucus entoure et isole.

On a pu, du reste, constater qu'après la section des pneumogastriques, le suc gastrique, quoique en moindre abondance, ne
continue pas moins à se former. Ainsi les nerfs ne sont pas indispensables à l'accomplissement de l'acte digestif ; c'est en général le
grand sympathique qu'on regarde comme dirigeant la digestion
stomacale.

Cette particularité si singulière de l'appareil sécréteur de
l'estomac, de ne donner du véritable suc gastrique qu'en présence
de certaines substances alimentaires, est aujourd'hui parfaitement
reconnue, mais peut-être ne faut-il pas l'attribuer à une *sensibilité*
particulière, à une sorte d'*intuition* (Blondeot) de l'estomac ; elle
tiendrait plutôt, d'après les travaux de Lucien Corvisart et de Schiff,
à ce que ces substances fournissent un élément indispensable à la
sécrétion de la pepsine ; telle est la théorie des *matières peptogènes*
et de la *peptogénie* de Schiff, théorie déjà féconde en résultats
pratiques, théorie dont quelques points paraissent confirmés par
les recherches de Vulpian[1], par celles de Herzen, 1884, et que
nous devons rapidement résumer.

De nombreuses expériences ont démontré à Schiff que la pepsine ne se
forme pas dans les glandes pepsiques d'une manière continue, en vertu de
la simple nutrition des parois stomacales, mais qu'un estomac à jeun et
épuisé par une copieuse digestion antérieure, perd la propriété de donner
un suc gastrique vraiment actif, jusqu'à ce que, certaines substances ayant
été absorbées par lui, les parois stomacales se trouvent *chargées* de
principes capables de se transformer en pepsine; ces substances sont les
peptogènes. Ainsi, après l'épuisement produit par une digestion copieuse
remontant à douze heures, le pouvoir digestif de l'estomac vide, par rapport à l'albumine, est à peu près nul; mais il augmente en proportion
très notable lorsque avec l'albumine on introduit dans l'estomac une
quantité modérée de certains autres aliments *(peptogènes)*. Dans ce cas,
l'estomac secrète d'abord un liquide purement acide, qui sert à dissoudre
les éléments peptogènes, et à mesure que ceux-ci sont absorbés, et, se
mêlant au sang, le rendent apte à fournir de la pepsine aux glandes

---

[1] Vulpian, *Cours de la Faculté de médecine*, Leçons sur la digestion, 1876.

stomacales, on constate la sécrétion d'un suc gastrique de plus en plus
actif, de plus en plus pepsique en un mot. Ces peptogènes sont essentiellement représentés par les éléments de la viande solubles dans l'eau, par la
gélatine, par la dextrine. Le bouillon, la soupe, contiennent donc au plus
haut degré les matières peptogènes, et sous ce rapport l'expérience de
tous les jours se trouve parfaitement d'accord avec les nouvelles données
scientifiques.

Ces peptogènes seraient absorbés par l'estomac, mais leur action serait
identiquement la même s'ils étaient introduits dans l'organisme par injection
dans le tissu cellulaire sous-cutané, dans le rectum, ou même directement
dans les veines. Chose remarquable, absorbés par l'intestin grêle, ces
peptogènes perdraient complètement leur action, non que la bile ou le suc
pancréatique les aient modifiés dans le canal intestinal, mais parce que,
absorbés par les chylifères, ils seraient détruits, comme peptogènes, au
moment de leur passage à travers les ganglions mésentériques. Il faut
reconnaître que sur ce dernier point les recherches de Schiff perdent un
peu de la précision qui caractérise la première partie de cette série de
travaux, et qu'il est difficile de croire à toutes les expériences qui ont
pour but de montrer l'action des ganglions mésentériques; mais la question
de l'absorption stomacale et de l'inutilité de l'absorption intestinale, malgré
son apparence paradoxale, n'enlève rien à l'importance générale de la
théorie de la peptogénie, comme question de physiologie pure et comme
source féconde d'applications thérapeutiques.

En effet, il était à supposer *a priori* que dans les *dyspepsies* qui méritent
vraiment ce nom, c'est-à-dire dans le cas de paresse digestive occasionnée
par une insuffisance du suc actif sécrété par l'estomac, il était à supposer
que dans plusieurs de ces cas les troubles pourraient être attribués simplement à ce que les glandes pepsiques ne trouvent pas dans le sang les matériaux nécessaires pour se *charger* à un degré suffisant. Ces maladies
réclameraient alors comme traitement une simple augmentation artificielle
de la substance peptogène momentanément contenue dans le sang. Il
suffirait donc, comme dans les expériences physiologiques, de *préparer*
l'estomac, de le *charger* d'avance d'une proportion suffisante de peptogène,
et par suite de pepsine, pour faire commencer le travail digestif dès
l'arrivée des aliments. Et en effet, Schiff rapporte quelques observations
de malades semblables, qui ont été guéris au bout de peu de jours, et
dont la guérison s'est maintenue par l'usage d'un *bouillon* pris une ou
deux heures avant le repas, d'une *solution de dextrine* en potion, ou
même d'un lavement de la même substance une demi-heure ou une heure
avant l'ingestion des aliments.

Herzen [1], sur un homme porteur d'une fistule gastrique, a vérifié
l'exactitude des idées de Schiff sur le rôle peptogène du bouillon de
la dextrine, du lait; il a vu que les peptogènes manifestent leur influence
plus lentement chez l'homme que chez le chien, et que, de toutes les
substances peptogènes, c'est le bouillon de viande fraîche qui donne les
meilleurs résultats. Plus récemment, pour répondre à certaines critiques

____

[1] *Revue médicale de la Suisse romande*, janvier 1884.

dont avait été l'objet la théorie de Schiff, H. Girard (de Genève) a repris
l'étude de la question[1]. Il a montré que les corps étrangers n'attirent dans
la cavité stomacale que du mucus ou un liquide acide, plus ou moins
complètement inactif, tandis qu'un suc gastrique véritablement actif n'est
sécrété qu'en présence de substances alimentaires aptes à subir son action.
Et quant à cette activité toute particulière des glandes pepsiques, que
Blondelot attribuait à une sensibilité spéciale, il a montré qu'elle était dûe
à ce que ces substances peptogènes fournissaient au sang les matériaux
pour la formation de la pepsine, c'est-à-dire qu'il a entièrement confirmé
la théorie de la *peptogénie* de Schiff.

Résultats de la digestion gastrique. — Il s'en faut de beaucoup
que la physiologie soit parfaitement fixée sur les résultats de la
digestion gastrique.

1° Pour les uns (Cl. Bernard, Robin, Leven [2]), le suc gastrique,
dans l'estomac, ne fait que ramollir, gonfler et hydrater les aliments.
Nous savons que les aliments comprennent des matières albuminoïdes,
des matières féculentes et sucrées et enfin des matières grasses. On
n'a pas constaté d'action du suc gastrique sur ces matières grasses,
si ce n'est qu'il désagrège les cellules dans lesquelles elles sont
renfermées et met la graisse en liberté. Quant aux matières amylacées, elles sont transformées en dextrine et saccharifiées dans
l'estomac, mais seulement sous l'influence de la salive qui est avalée
avec le bol alimentaire. La quantité de salive varie selon que la
mastication a été plus ou moins longue; aussi, quand la digestion
est embarrassée, avale-t-on ultérieurement une plus ou moins
grande quantité de salive, qui vient aider l'action de celle que les
aliments ont entraînée avec eux. On comprend d'après cela
combien, dans les digestions artificielles, il est difficile d'opérer sur
le suc gastrique pur, non mélangé de salive. Enfin, quant aux
matières albuminoïdes, c'est à tort qu'on a voulu prétendre qu'elles
ne seraient que légèrement modifiées par le suc gastrique, et ainsi
mises seulement en état de subir l'action liquéfiante des autres
liquides digestifs (sucs pancréatique et biliaire). La plupart d'entre
elles sont réellement transformées d'une manière complète dans
l'estomac, ainsi que nous allons le voir.

2° En effet, pour la plupart des auteurs, l'estomac est l'organe
essentiel et principal de la digestion d'une certaine catégorie
d'aliments ; là s'achève la *liquéfaction* et la *transformation* de
la plus grande partie des matières albuminoïdes (Schiff, Brücke,
Meissner, etc.). Ce travail s'accomplirait en deux temps : un

---

[1] H. Girard, *Recherches sur la sécrétion du suc gastrique* (*Arch. de
physiologie*, juillet 1889).

[2] Leven, *Académie de médecine*, 15 novembre 1875.

premier .temps de dissociation mécanique (comme plus haut) pour
les aliments albuminoïdes solides ; puis un temps de transformation
chimique (formation des *peptones)*.

Les matières albuminoïdes liquides sont directement changées
en un autre liquide plus absorbable et non coagulable par les
réactifs ordinaires. Ainsi le blanc d'un œuf mêlé à du suc gastrique
devient liquide comme l'eau. Seule la caséine, mise en présence du
suc gastrique, est d'abord coagulée avant d'être attaquée par le suc
gastrique : c'est cette propriété que l'on utilise pour faire cailler
le lait au moyen de la pepsine contenue dans des estomacs conservés
(présure). Mais nous avons vu que cette présure est un ferment
de l'estomac du nourrisson *(ferment-lab*, p. 338). Chez l'adulte
la coagulation du lait est produite par l'acide du suc gastrique, ou
par la pepsine en présence de cet acide.

Les matières albuminoïdes solides (soit avant leur ingestion, soit
coagulées par la pepsine, comme la caséine) sont liquéfiées par le
suc gastrique. Cette action se passe, avons-nous dit, en deux temps.
On voit d'abord que la matière albuminoïde, par exemple un petit
cube de blanc d'œuf, est gonflée, que ses arêtes s'émoussent, et
qu'elle finit par être réduite en une poussière très ténue; à cet état
de ramollissement, les substances albuminoïdes forment une
bouillie, qui mêlée aux autres aliments non modifiés par le suc
gastrique se présente comme une espèce de pâte; c'est ce qu'on
appelait autrefois le *chyme*, et on n'avait pas poussé plus loin
l'étude de l'action du suc gastrique. Mais à ce premier acte en succède un second, qui a pour effet de liquéfier complètement cette
bouillie, et c'est seulement sous la forme d'un liquide très fluide
que le produit de la digestion gastrique de la plupart des albuminoïdes quitte l'estomac pour se rendre dans l'intestin.

Ce ramollissement et cette *liquéfaction* successives sont accompagnées de changements de couleur dans les matières digérées : du
sang ingéré devient, pendant le premier acte, tout à fait noir
(vomissements de sang à moitié digéré, dans les hémorragies
stomacales, hématémèse noire). En général, le produit ultime de
la digestion stomacale est légèrement jaunâtre. Il est bon de
connaître ces alternatives de couleurs, afin de ne point commettre
d'erreur en recherchant la nature des matières vomies.

Des albuminoses ou peptones. — Cet acte final de liquéfaction
a pour résultat chimique de produire de nouvelles espèces d'albumine, dont Mialhe, le premier, a découvert la nature et les propriétés, et qu'il a nommées *albuminoses ;* plus tard, Lehman a
employé, pour désigner ces mêmes albumines transformées, le nom
peptones, qui est aujourd'hui plus généralement employé. Ce qui

caractérise, au point de vue physiologique, ces albuminoses ou peptones, c'est, nous l'avons dit, qu'elles sont éminemment propres à être absorbées. Les peptones conservent toujours quelque caractère des matières originelles. On reconnaît, en effet, des peptones du blanc d'œuf, des tissus collagènes, de la fibrine, etc. La durée nécessaire pour cette transformation dépend de la nature des aliments. Ainsi le blanc d'œuf cru est plus vite digéré que cuit ; en général, les viandes crues, ou du moins saignantes, sont beaucoup plus facilement digérées, et leur usage devrait être préféré (à part la question des entozoaires).

L'étude des *peptones albuminoses* est un des points de la chimie physiologique qui ont fait le plus de progrès dans ces dernières années, grâce aux travaux de Lehmann, de Brücke, Meissner, Mulder, Schiff, etc. On a d'abord reconnu que la *peptone parfaite* est un produit éminemment assimilable et endosmotique : ce qui la caractérise essentiellement, au point de vue physiologique, c'est que, injectée directement dans les veines, elle ne reparaît pas dans les urines ; elle est donc immédiatement assimilable par les tissus. Au point de vue chimique, elle n'est précipitable ni par la chaleur, ni par les acides, ni par les alcalis, mais seulement par le bichlorure de mercure, par le réactif de Millon (nitrate nitreux de mercure) et par quelques autres rares réactifs. La vraie peptone représente donc de l'albumine non pas seulement *dissoute*, mais encore *transformée* (surtout par *hydratation*, d'après Brinton, Schutzenberger, Henninger).

Mais la vraie peptone définitive ne se produit pas du premier coup par l'action du suc gastrique ; dans cette série d'actions que nous avons étudiées (ramollissement en pâte, liquéfaction, changement de couleur), il se produit une série de dédoublements qui donnent successivement des peptones intermédiaires assez bien définies, telles que la dyspeptone, la parapeptone, la métapeptone, et enfin la peptone définitive.

La *dyspeptone* est un résidu que laisse la digestion de la caséine ; elle est complètement insoluble et ne peut être assimilée. La *parapeptone* est caractérisée par ce fait qu'elle est précipitée par la neutralisation de sa solution acide ; la *métapeptone* au contraire, est précipitée si l'on augmente l'acidité du produit stomacal ; les acides minéraux concentrés la précipitent définitivement. Ces dernières formes ne sont que des formes transitoires, et, vers la fin de la digestion stomacale, tout tend à se transformer en vraie peptone, excepté la dyspeptone, qui reste telle qu'elle, et la parapeptone, dont une partie tend à passer à l'état de dyspeptone. Mais entre la *métapeptone* et la *peptone définitive*, on a encore décrit des formes de transition (peptone A, peptone B) moins importantes, et qui se produiraient pendant la digestion de la fibrine (Meissner, de Bary, Thiry).

Ces transformations, et surtout la peptone définitive, sont dues à l'action combinée de l'acide et de la pepsine du suc gastrique : il faut que ces deux principes du liquide digestif agissent simultanément. Il ne suffirait pas, par exemple, de faire agir sur de la viande d'abord de l'acide chlorhydrique, puis, après un lavage complet, de soumettre la viande à l'action

d'une solution de pepsine. Dans ce cas, il n'y aurait pas formation de
peptone. Si, au contraire, on fait agir simultanément et un acide quelconque (1 à 4/1000 en solution) et de la pepsine, on peut faire *in vitro*
des digestions entièrement artificielles, qui donnent exactement les mêmes
produits que les digestions naturelles.

Cependant il ne faudrait pas croire que la production des vraies peptones
soit un de ces faits de transformation auxquelles l'organisme seul, ou des
produits (pepsine) empruntés à l'organisme, pourraient seuls donner lieu.
Cette transformation, comme toutes les transformations chimiques que
nous voyons se produire dans l'animal ou la plante, ne présente nullement
ce monopole de spécificité dont les théoriciens de tous les temps ont voulu
douer les agents de la vie. On peut produire artificiellement des peptones,
mais par des procédés très longs et plus curieux que pratiques. Une
longue coction dans la marmite de Papin a permis à Meissner d'obtenir
les peptones parfaites avec la chair musculaire, avec la caséine, la légumine, etc. (*Albuminose de cuisson*, E. Corvisart); le même procédé
donne avec le blanc d'œuf de la métapeptone, que l'estomac ou le suc
gastrique artificiel peut ensuite transformer en vraies peptones. On a
encore produit des peptones par l'action de l'ozone sur l'albumine de l'œuf
et sur la caséine (Gorup-Besanez, Schiff); mais il faut faire passer de
l'air ozonisé pendant seize à vingt jours à travers une solution aqueuse
d'albumine, et encore ce dernier procédé ne donnerait-il que des produits
analogues seulement aux peptones : injectés dans les veines d'un animal,
ces produits reparaîtraient en partie dans les urines (Schiff).

Si on étudie le phénomène de la digestion gastrique dans son ensemble,
on n'y trouve plus, élément par élément, l'action si simple que nous venons
d'étudier : nous savons que les amylacés continuent à se transformer en
sucre par l'action de la salive. Les graisses, sous l'influence des mouvements de l'estomac, et par leur mélange avec le produit de liquéfaction
des albuminoïdes solides, se trouvent légèrement émulsionnées; mais cette
émulsion est des plus instables, et les gouttes de graisse tendent à se
réunir en masses plus considérables, qui viennent nager à la surface du
liquide. Les albumines diverses sont transformées en diverses *peptones;*
mais il est d'autres matières qui résistent pendant longtemps à l'action du
suc gastrique, comme, par exemple, le tissu cellulaire des muscles; enfin
il en est, comme la cellulose des plantes, qui sont à peu près réfractaires.
C'est le mélange de ces diverses substances avec une grande quantité de
suc gastrique qui constitue ce qu'on a aussi appelé le *chyme*. Mais nous
voyons que, dans ce cas encore, le *chyme* n'est pas une matière immédiate;
c'est une bouillie éminemment complexe et peu propre à donner une idée
exacte de l'action digestive de l'estomac.

On a cherché à déterminer quelle est la quantité de suc gastrique
nécessaire pour dissoudre un aliment. D'après les digestions artificielles, il en faudrait une grande quantité. Ainsi, pour une partie
d'albumine concrète, il faudrait 25 parties de ce suc ; aussi cette
sécrétion est-elle très abondante, et on l'évalue par litre ; mais les

chiffres que nous allons citer ne paraîtront pas si prodigieux, si l'on
tient compte de ce que le suc gastrique n'est pas versé au dehors,
mais est ultérieurement résorbé ; c'est une sécrétion récrémenti-
tielle : pour l'homme, par exemple, elle serait de près de 20 litres
par vingt-quatre heures. Chez les animaux, on a trouvé pour
formule générale 100 grammes de suc gastrique pour 1 kilogramme
de l'animal. A ce compte, l'homme, qui pèse en moyenne 65 kilogrammes, devrait sécréter seulement $6^{kg},500$ de suc gastrique (par
vingt-quatre heures).

Ainsi les évaluations les plus modérées portent ce poids au 1/10
de celui du corps de l'animal, pendant la période de vingt-quatre
heures. On a même cité une femme, portant une fistule gastrique,
qui allaitait et qui, néanmoins, produisait dans le même temps un
poids de suc gastrique atteignant le quart du poids de son corps
(Béchamp)

B. Intestin grêle

1° Sécrétions, digestions intestinales. — Nous connaissons déjà
l'épithélium du tube intestinal proprement dit, ses villosités et ses
glandes (p. 328). Les villosités seront étudiées plus complétement
à propos de l'absorption. Il nous faut maintenant rechercher la
nature des liquides que versent les glandes et qui se trouvent plus
ou moins en contact avec le produit de la digestion stomacale.

En effet, le *duodénum* reçoit par ondées le contenu de l'estomac,
et ces matières passent dans la partie qui a reçu le nom de *jéjunum*, parce qu'on la trouve d'ordinaire vide, le contenu intestinal
allant s'accumuler dans la dernière partie de l'intestin grêle
(iléon). On a cru généralement que les produits de sécrétion des
diverses glandes étaient versés dans l'intestin dans ce même
moment et se trouvaient en présence des matières alimentaires;
mais ce fait, qui est vrai pour le produit des glandes de Lieberkühn,
et pour celui du pancréas, ne l'est point pour la bile; l'étude des
fistules biliaires a prouvé que ce liquide n'est versé dans l'intestin
qu'après le passage du produit stomacal; cette sécrétion biliaire est
adaptée non à la digestion, mais bien plutôt à l'absorption ; nous
ne l'étudierons donc qu'avec ce dernier phénomène. Nous expo-
serons cependant, et seulement alors, les diverses théories émises.
et professées encore aujourd'hui sur l'*action digestive* de la bile.

Suc entérique. — Le liquide sécrété par les glandes de
Lieberkühn constitue le *suc entérique.* Jusqu'à ces dernières
années, on n'avait sur ce liquide que des idées erronées ou au
moins très hypothétiques, parce qu'il est très difficile à recueillir.
Aujourd'hui d'après la méthode de Thiry, on se le procure en

isolant par deux sections une certaine longueur du tube intestinal [1] ;
on réunit par des sutures les bouts qui appartiennent au canal
général, de façon à rétablir le cours des liquides ; quant à la
portion isolée, et restée adhérente seulement par son mésentère, on
coud une de ses extrémités de manière à la fermer en cul-de-sac,
tandis qu'on laisse l'autre ouverte et fixée dans la plaie abdominale
béante. On obtient par cet orifice le liquide intestinal pur de tout
autre mélange ; on a un suc limpide, un peu jaunâtre, très ténu,
salé, alcalin, et à propriétés fort peu prononcées, presque toutes
négatives ou discutées. Selon la plupart des auteurs il agit sur
l'amidon qu'il saccharifie ; il n'agit pas sur les graisses ; il n'agit
pas non plus sur les albumines en général, mais seulement sur la
fibrine du sang, qu'il transforme en *peptone*. Mais il transforme
le suc de canne en sucre *interverti* (mélange de glycose et de
lévulose), grâce à un *ferment inversif* découvert par Cl. Bernard.
Dans les cas pathologiques, il peut être sécrété en très grande
abondance, et c'est ainsi que se produisent ces *diarrhées séreuses*,
parfois si considérables.

L'observation de tous les jours a depuis longtemps révélé l'*influence
du système nerveux sur la production des liquides intestinaux*. Tout
le monde connaît le retentissement que certaines impressions morales

[1] Telle est aussi la méthode de M. Colin. Ce physiologiste (*Traité de Physiologie comparée des animaux domestiques*, 3e édition, 1886 ; t. I, p. 888,
fig. 124) a imaginé un petit appareil compresseur de l'intestin et intercepte
ainsi les deux extrémités d'une anse intestinale de cheval, longue de 1 mètre 1 2
à 2 mètres. Il obtient ainsi, en une demi-heure, plus de 100 grammes d'un
liquide qui fut trouvé, à l'analyse, composé de 98 parties d'eau ; le reste offrait
diverses proportions d'albumine, de chlorure de potassium et de sodium, de
phosphate et de carbonate. Ce liquide était donc *alcalin*.

Plus récemment, M. Leven, continuant ses recherches sur l'appareil digestif,
s'est occupé du suc entérique et est arrivé à cette conclusion que ce suc, au
lieu d'être alcalin, est acide comme le suc gastrique. Il a opéré sur le chien.
La méthode par ligature et par compression lui paraissant défectueuse, il a
eu recours à la méthode par infusion. L'intestin, coupé en petits morceaux
(après lavage de la muqueuse à grande eau), a été infusé dans 300 grammes
d'eau à 38°. Le liquide obtenu a montré des propriétés digestives très énergiques pour l'intestin grêle, nulles pour le gros intestin. Mais la plus importante des constatations est celle qui concerne l'acidité du suc intestinal. En
conséquence, on aurait tort, d'après M. Leven, de considérer l'estomac et
l'intestin comme deux milieux tout à fait différents, dont l'alcalinité de l'un
servirait à neutraliser l'acidité de l'autre. En réalité, ils constitueraient un
seul milieu renfermant un même liquide pour la digestion des substances
azotées. D'après M. Leven, les manœuvres de la ligature et de la compression
altéreraient le fonctionnement de l'intestin, et, par suite, le suc sécrété, qui
serait alors trouvé alcalin. Le suc recueilli chez les animaux non torturés lui
aurait toujours présenté une réaction soit acide, soit neutre (*Acad. de médecine*, octobre 1874).

exercent sur le fonctionnement du tube intestinal, et l'affluence fâcheuse de produits liquides par laquelle se traduit parfois le sentiment trop vif du danger, la peur. L'expérience directe sur les animaux a prouvé que ces faits trouvent leur explication dans une paralysie réflexe des nerfs de l'intestin, et particulièrement des vaso-moteurs. Si l'on isole (Armand Moreau) les nerfs qui se rendent à une portion d'intestin, en ayant soin de ménager les veines et les artères, l'intestin ayant été remis en place, on trouve le lendemain l'anse intestinale en question distendue par une quantité considérable de liquide clair, alcalin, très ténu, et très analogue au suc entérique. Une épreuve confirmative destinée à montrer que la présence du liquide provient réellement de la section des nerfs, consiste à intercepter une autre anse intestinale entre deux ligatures, mais en respectant les filets nerveux. La muqueuse de cette portion d'intestin, au lieu d'être baignée de liquide, se présente collante au doigt, presque sèche, telle qu'elle est dans un intestin à jeun[1].

Suc pancréatique. — Le *suc pancréatique* a été aussi appelé *salive abdominale ;* on l'obtient à l'aide de fistules, en maintenant une canule dans le canal excréteur ou canal de Wirsung. Régnier de Graaf[2], dès 1664, avait pratiqué ce genre de fistules que Cl. Bernard a plus méthodiquement établies.

De même que la structure du pancréas rappelle celle des glandes salivaires, son produit de sécrétion est de même très analogue à la salive ; mais il en diffère d'abord par la proportion de matières solides qu'il contient, car l'eau n'en forme que les 90 pour 100, tandis qu'elle entre pour 99 pour 100 dans la composition de la salive. (Pour 1000 parties, le suc pancréatique renferme : Eau, 900 ; matières organiques, 90 ; sels minéraux, 10, dont 8 de chlorure de sodium.) Ce suc pancréatique est donc relativement très épais ; il est très coagulable par la chaleur (il se prend en masse par la chaleur) ; il est visqueux, facilement altérable, très riche en albuminoïdes. Il est alcalin comme toutes les salives, et, en présence du produit stomacal imprégné de suc gastrique, il neutralise l'acidité de ce dernier, et peut agir à son tour. Par les ferments qu'il contient *(pancréatine)*, il peut agir à la fois sur les amylacés et sur les albuminoïdes ; il transforme les premiers en sucre, comme la salive (Bouchardat, Sandras), et les secondes en peptone, comme le suc gastrique (Lucien Corvisart, Claude Bernard). Cette dernière action différerait de celle de la pepsine en ce qu'elle consiste en une liquéfaction directe et plus rapide.

[1] A. Moreau, *Recherches sur la Sécrétion intestinale (Comptes rendus de la Société de biologie,* 1879).

[2] Graaf (Reinier ou Regnier de), anatomiste hollandais (1641-1673); exerçait la médecine à Delft; connu surtout par ses recherches sur l'ovaire (ovisacs ou *vésicules de de Graaf*).

De plus, et c'est là l'action la plus importante, il agit sur les graisses ; il est peut-être le seul liquide digestif qui modifie les substances grasses ingérées ; il émulsionne les graisses, c'est-à-dire les met dans un état tel de *division* qu'elles restent fort longtemps en suspension et deviennent absorbables par les villosités intestinales. Cette propriété a été mise hors de doute par les belles expériences de Cl. Bernard. Cette émulsion est facile et stable ; c'est-à-dire qu'on peut, en agitant longuement des graisses avec d'autres produits de sécrétion, obtenir une émulsion ; mais celle-ci n'est pas persistante ; elle disparait quand le mélange est laissé au repos ; le suc pancréatique donne seul une émulsion stable et persistante.

Une partie des corps gras est peut-être, en même temps, saponifiée et dédoublée en acide gras et glycérine, observation due à Cl. Bernard et que Berthelot a confirmée. Dans tous les cas, une très faible proportion de corps gras est ainsi transformée ; si l'on fait un mélange de suc pancréatique et de beurre, au bout de très peu de temps l'émulsion, d'alcaline qu'elle était, devient acide, et la liqueur prend l'odeur du beurre rance. On a cependant objecté à cette expérience que ce dédoublement peut être dû à une altération du suc pancréatique. En tout cas, quand on oblitère les canaux excréteurs du pancréas, ou qu'on détourne le suc pancréatique en l'amenant au dehors par une fistule permanente, les graisses ne sont plus absorbées et on les retrouve abondamment, en nature, dans les selles.

Les recherches de Kühne, Danileski, Hoppe-Seyler (Ritter, thèse citée) ont montré que le principe actif du suc pancréatique, la *pancréatine*, est un mélange de trois ferments particuliers, dont chacun a une action indépendante ; le premier, précipitable par la magnésie calcinée, agit sur les corps gras ; le second, qu'on sépare en l'entraînant mécaniquement par la précipitation d'une solution de collodion, est le ferment des corps albuminoïdes ; Kühne l'a étudié sous le nom de *trypsine* (ou *pancréatine proprement dite);* enfin le troisième est analogue à la ptyaline, se précipite comme elle par l'alcool concentré, et porte son action spéciale sur les amylacés *(ptyaline pancréatique).*

La sécrétion du pancréas paraît être à peu près continue, comme celle des salives ; mais elle est d'ordinaire très faible, et ne devient considérable qu'au moment où le produit stomacal arrive dans l'intestin. Cette sécrétion est donc évidemment réflexe, quoiqu'on ne connaisse pas exactement les voies nerveuses de ce phénomène ; cependant on a remarqué que la section des pneumogastriques arrête la sécrétion du pancréas. Même pendant la digestion la plus active, cette sécrétion n'est pas très abondante, ce qui est sans doute en rapport avec sa richesse en principes organiques. Ainsi un chien, pendant la digestion, ne produit pas plus de 2 à 3 grammes de liquide pancréatique par heure et par kilogramme d'animal.

Les influences qui président à la sécrétion du liquide pancréatique paraissent être de même nature que celles qui président à la sécrétion du suc gastrique. De même que l'estomac a besoin de *peptogènes* (V. plus haut, p. 345), le pancréas aurait besoin de *pancréatogènes*. Ainsi le pancréas sécréterait moins par un mécanisme nerveux réflexe, que par le fait qu'il est *chargé*, à un moment donné, des matières propres à donner lieu à la sécrétion, c'est-à-dire que le sang lui apporte des peptones déjà élaborées par l'estomac. La théorie des pancréatogènes, établie par L. Corvisart, a même précédé celle des peptogènes et en a été le point de départ ; elle a été reprise par Schiff, qui y a introduit quelques éléments nouveaux sur les *fonctions de la rate dans ses rapports avec la digestion*. En effet, tandis que l'estomac emprunte directement les peptogènes à la circulation (si toutefois le sang en contient), la formation du suc pancréatique exigerait l'intervention de la rate. Schiff a vu qu'après l'extirpation de la rate ou après que cet organe a subi des lésions expérimentales profondes, le suc pancréatique, sécrété au moment où il est d'ordinaire le plus actif, se trouve alors absolument dépourvu de ferment capable d'agir sur les albumines.

D'après Heidenhain, le pancréas se charge non pas directement du ferment des albuminoïdes (ou trypsine), mais d'une substance qu'il appelle *zymogène* (ζύμη, levure), laquelle se transformerait en trypsine au moment de la digestion. Le zymogène forme des granulations qui remplissent les cellules des culs-de-sac glandulaires : ces granulations disparaissent lorsque la glande sécrète, c'est-à-dire que le zymogène se transforme en trypsine. Le zymogène pancréatique est donc à la trypsine, ce que la propepsine ou zymogène stomacal est à la pepsine elle-même[1] (ci-dessus p. 346).

---

[1] « La cellule sécrétoire des animaux concentre-t-elle, crée-t-elle les principes immédiats qu'elle renferme ? C'est une question difficile à résoudre. J'ai constaté, par exemple, que chez les animaux en hibernation la cellule pancréatique ne contient pas de pancréatine. Il en serait de même chez les animaux à jeun ; mais aussitôt que l'on donne des aliments et que la digestion commence, ces cellules se rempliraient de pancréatine et deviendraient actives. Il faudrait admettre que dans ce cas il y a eu création de pancréatine dans la glande par l'influence nerveuse, ou bien qu'il y a eu apport par le sang de la matière. » (Cl. Bernard, *De la Physiologie générale*, note, 1872, p. 284).

Le pancréas paraît n'avoir pas seulement pour fonction de produire le suc pancréatique versé dans l'intestin ; il produirait aussi un ferment particulier qu'il verserait dans le sang qui le traverse, et fonctionnerait ainsi comme une véritable glande vasculaire sanguine. Cette fonction nouvelle du pancréas est en rapport avec l'utilisation des glycoses par l'organisme, et sa suppression produit une glycosurie ou diabète. Nous ne pourrons donc traiter cette question que plus loin, après avoir appris à connaître la fonction glycogénique du foie, et les diverses transformations des glycoses dans l'organisme (voir le chapitre *Nutrition*).

2° Mouvements de l'intestin. — Les aliments ainsi modifiés par les sucs entérique et pancréatique parcourent le canal de l'intestin grêle sous l'influence de ses mouvements péristaltiques. Ces mouvements, à l'état normal, sont toujours lents, faibles, et s'ils s'exagèrent, ils produisent les douleurs connues sous le nom de *coliques*. Ces contractions sont réflexes ; on les voit s'exagérer surtout dans les cas pathologiques. Ainsi certains purgatifs agissent surtout en exagérant ces mouvements, telles sont les huiles et en général les substances végétales; les purgatifs salins, au contraire, agissent surtout en amenant l'hypersécrétion des glandes de Lieberkühn, d'où une diarrhée séreuse, sans colique.

Tout *mouvement péristaltique* résulte de la contraction de la tunique musculaire transversale, et de la tunique longitudinale; les fibres circulaires ou transversales se contractent en arrière des matières qu'elles chassent devant elles ; les fibres longitudinales raccourcissent la portion de canal dans laquelle les matières vont s'engager, et l'amènent au-devant d'elles. Nous retrouverons, dans la défécation, des muscles circulaires et des muscles longitudinaux, agissant de même pour chasser les matières fécales; nous avons vu de même, dans le pharynx, des muscles circulaires (sphincters) et des muscles longitudinaux (stylo-pharyngiens), ces derniers produisant l'ascension du pharynx, c'est-à-dire l'amenant au-devant du bol alimentaire. C'est donc toujours par un mouvement péristaltique que se fait la progression des matières, dans le tube digestif, de la bouche à l'anus. Quand le mouvement, dans l'intestin, se fait en sens inverse, on dit qu'il est *antipéristaltique*.

Sur un animal dont on a ouvert l'abdomen, l'exposition de l'intestin à l'air y provoque des mouvements péristaltiques et antipéristaltiques très actifs, qui, vu l'aspect qu'ils présentent, sont dits *mouvements vermiculaires*.

La marche des matières paraît être rapide dans les deux premières parties de l'intestin grêle *(duodénum* et *jéjunum) ;* ce n'est que vers l'*iléon* que la marche paraît se retarder et que les aliments s'accumulent, de sorte qu'à la fin de l'intestin grêle on les trouve entassés. Comme pendant ce trajet les matières alimentaires sont soumises à l'*absorption*, on peut dire que leur marche se ralentit à mesure que leur consistance augmente et que leur quantité diminue.

Résumé. — Les *aliments* sont destinés à réparer les pertes de l'organisne et à fournir les matériaux nécessaires à la production de diverses forces (chaleur, travail mécanique, etc.). On peut diviser les aliments en trois classes : minéraux, hydrocarbures, albuminoïdes. La division de Liebig (en *respiratoires* et *plastiques)* ne peut plus être admise aujourd'hui, du moins telle que la concevait Liebig.

La *digestion* a pour but de transformer les aliments de manière à les rendre absorbables par la muqueuse intestinale. Ces transformations sont le résultat d'actions mécaniques et chimiques qui se passent successivement dans la bouche, l'estomac et l'intestin.

A. Dans la bouche, les aliments sont divisés par la *mastication* et imbibés d'eau par la *salivation*. La *salive parotidienne* sert surtout à la mastication, la *sous-maxillaire* à la gustation, la *sublinguale* à la déglutition. La *salive mixte* agit de plus chimiquement sur l'amidon, qu'elle transforme en sucre, au moyen d'une substance albuminoïde, ferment soluble, qu'elle renferme, la *ptyaline* ou *diastase animale*.

B. La *déglutition* nous montre, dès son *deuxième temps*, un exemple du *mouvement dit péristaltique,* c'est-à-dire par lequel le bol alimentaire progresse dans un canal musculaire, grâce à la double action des fibres circulaires qui le chassent en avant et des fibres longitudinales qui amènent au-devant de lui la partie du canal dans laquelle il va s'engager. La *déglutition* est un *phénomène réflexe*. Pendant qu'elle s'accomplit, l'arrière-cavité des fosses nasales est fermée par le jeu des *piliers postérieurs* du voile (muscles *pharyngo-staphylins*, constituant un véritable *sphincter)*; l'orifice du larynx est fermé par le renversement de l'*épiglotte*, dont toutefois la présence n'est bien utile que pour la déglutition précipitée des liquides.

C. *Estomac*. — Disposition de fibres musculaires permettant aux liquides de passer directement du cardia au pylore; question de l'absorption stomacale très controversée; pour beaucoup de physiologistes, l'*estomac absorbe les liquides;* pour d'autres (expériences sur les chevaux), il est réfractaire à toute absorption.

Dans le *vomissement,* l'estomac est à peu près passif; il n'agit que pour favoriser la sortie par le cardia des matières qui sont expulsées par la presse abdominale et diaphragmatique.

Le *suc gastrique,* sécrété par les glandes dites *pepsiques* (par opposition aux glandes dites *muqueuses),* est un liquide clair, incolore, d'une densité de 1001 à 1010, d'une *réaction acide*. Il contient comme éléments actifs : 1º une substance coagulable (albuminoïde), la *pepsine,* ferment soluble, qui a pour effet de transformer les albumines en *peptones,* mais qui n'agit qu'en présence de : 2º un *acide* : l'acide chlorhydrique, en partie libre et en partie combiné avec matières organiques; la production

de cet acide se fait par des actes complexes, qu'on désigne sous le nom
de *chimisme stomacal;* on trouve aussi des acides organiques (acide
lactique, etc.) ; ils ne sont pas sécrétés par la muqueuse gastrique, mais
proviennent de la fermentation des aliments.

Quant aux résultats de la *digestion stomacale*, nous adoptons l'opinion
qui attribue au suc gastrique une action plus complexe que de réduire les
aliments en une bouillie plus ou moins épaisse *(chyme)*. Le suc gastrique
liquéfie les substances albuminoïdes et les transforme en *peptones*.

Le *suc entérique* achève cette transformation.

Le *suc pancréatique* agit à la fois : 1° sur les albuminoïdes, qu'il
achève de transformer en *peptones;* 2° sur l'amidon, qu'il transforme en
glycose; 3° sur les graisses, qu'il met dans un état d'*émulsion* persistante
et dont il dédouble peut-être une faible proportion.

Quant à la *bile,* nous la considérons comme agissant surtout pour
favoriser l'*absorption* des produits de la digestion (voy. ci-après).

IV. ABSORPTION

A. Absorption en général, rôle des épithéliums. — Nous avons vu
que l'estomac n'absorbait que peu ou pas de son contenu et que ce
phénomène de refus était dû à la vitalité propre de l'épithélium qui
recouvre la muqueuse.

Au contraire, dans l'estestin, l'absorption se fait avec une
grande rapidité, et nous verrons aussi que dans ce phénomène il
faut faire jouer un rôle important à la vitalité propre de l'épithélium. Lannois et Lépine[1] ont étudié l'activité de l'absorption comparativement dans les parties supérieures du jéjunum, et dans les
parties inférieures de l'intestin grêle. Ils ont observé que l'anse
supérieure du jéjunum absorbe environ les deux tiers de la quantité de peptone introduite dans sa cavité, tandis que dans ce même
temps l'anse inférieure n'en absorbe que la moitié seulement. Avec
l'huile émulsionnée, la différence a été beaucoup plus accusée ; il
en a été de même avec le glycose. Au contraire, avec les sels
(chlorure de sodium et iodure de potassium) la différence a été
moins accusée.

A part le rôle des épithéliums, on peut considérer en général les
phénomènes d'*absorption* comme des phénomènes de *diffusion*.
Les phénomènes de diffusion sont connus de tout le monde ; chacun
a répété cette expérience qui consiste à faire arriver du vin rouge
sur l'eau contenue dans un verre, en versant le premier liquide
avec assez de lenteur pour qu'il ne se mêle pas au second. On voit
alors le vin coloré se tenir à la surface de l'eau restée incolore,

---

[1] *Arch. de physiol.*, 1888.

puisque le vin . est plus léger que l'eau. Les deux couches sont si distinctes qu'on croirait qu'elles ne se confondront jamais pour former un mélange intime ; cependant au bout de peu de temps, malgré un repos complet, les deux liquides sont confondus en un tout homogène, l'eau est allée vers le vin, elle a *diffusé* vers lui. Quelque chose de semblable se passe dans l'absorption considérée à un point de vue général. En effet, l'organisme se compose de 4/5 d'eau sur 1/5 de matières solides, de sorte qu'il est comparable à une éponge imbibée d'eau. Or, si une éponge imbibée d'eau est placée dans de l'alcool, celui-ci la pénètre à son tour, en se mêlant à l'eau ; dans ce cas, on peut faire abstraction de l'éponge, et l'essence même du phénomène est un acte de *diffusion* entre l'alcool et l'eau (contenue dans les mailles de l'éponge). Il en est de même pour l'organisme. Le fait de la circulation du liquide sanguin n'est qu'accessoire. On peut priver une grenouille de sa circulation, et cependant, en faisant plonger un de ses membres dans une solution de strychnine, on voit ce poison diffuser dans tout le corps de l'animal, atteindre sa moelle épinière et le faire périr dans les convulsions du tétanos. Si la circulation existe encore, ces phénomènes se produisent beaucoup plus vite, parce que le mouvement du sang hâte la diffusion, mais il n'est pas indispensable à sa production : la circulation est à l'absorption ce que le mouvement respiratoire est à la diffusion du gaz ou respiration.

On ne peut donc pas dire, dans le sens propre du mot, que les vaisseaux sont des organes absorbants ; à proprement parler, ce sont les liquides des tissus, c'est le sang lui-même qui absorbe. Aussi l'état du sang influe-t-il beaucoup sur l'intensité de l'absorption. Si le sang est saturé d'eau, comme, par exemple, après une injection aqueuse dans les veines d'un animal, la pénétration d'une nouvelle quantité d'eau. deviendra très difficile ; aussi l'absorption est-elle très paresseuse chez les hydrémiques ; au contraire, elle devient très active si l'on a diminué la masse du sang (saignée), ou si l'on parvient à l'épaissir, comme, par exemple, par des purgatifs ou des diurétiques chez les malades précédemment cités. On a fait des expériences analogues pour l'absorption des corps gras : si le sang est surchargé de graisse (3 pour 1000 seulement à l'état normal), les matières grasses ingérées se retrouvent presque totalement dans les selles, et il n'y en a eu que fort peu d'absorbées. Nous pouvons donc dire en résumé que l'état de saturation ou de non-saturation du sang est une des causes qui influent le plus sur l'absorption vis-à-vis de telle ou telle substance.

Mais cette diffusion ne peut se faire que tant que l'*épithélium*, qui forme la barrière entre l'organisme et les liquides déposés à la surface, permet et facilite ces passages. Le point capital de l'étude de l'absorption est donc la manière dont se comporte l'épithélium intestinal pendant ces phénomènes.

Fonctions des villosités. — La muqueuse intestinale, afin de multiplier les contacts avec les matières à absorber, forme de nombreux plis, tels que les *valvules conniventes*, et des saillies

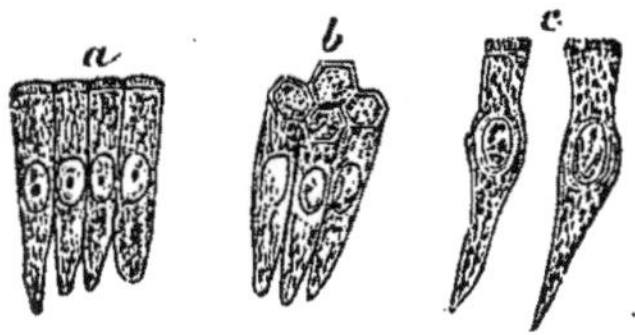

FIG. 105. — Eléments de l'épithélium cylindrique *.

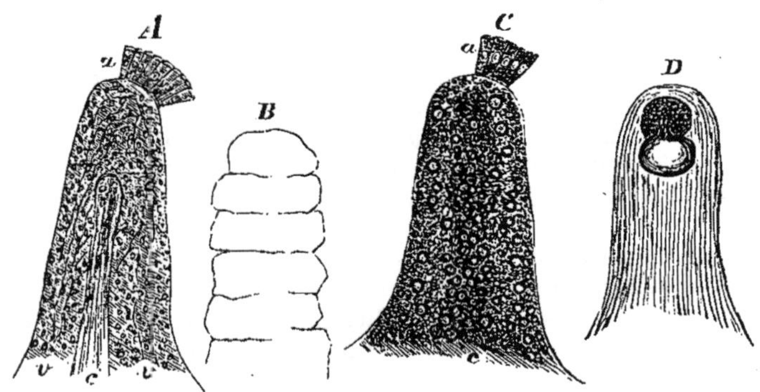

FIG. 106. — Villosités intestinales observées pendant l'absorption, surtout pendant l'absorption de la graisse ** (Virchow).

telles que les *villosités*. Les villosités se composent d'un revêtement de cellules cylindriques (fig. 105), qui, vues de face, représentent une espèce de carrelage hexagonal (base libre de la cel-

* *a*, Quatre cellules unies entre elles, vues de côté ; leur bord libre (en haut) présente un rebord épais, strié de fines radiations ; — *b*, cellules analogues vues inclinées par leur face libre (en haut et en dehors). On y remarque la forme hexagonale de la coupe et le rebord épais ; — *c*, cellules modifiées par l'imbition et un peu altérées ; elles sont effilées à leur rebord supérieur (Virchow, *Pathologie cellulaire*).

** A, Villosités intestinales de l'homme prises dans le jéjunum ; — en *a*, on voit l'épithélium cylindrique, avec son fin bourrelet et ses noyaux, persistant encore à la surface de la villosité ; — *c*, vaisseau chylifère central ; — *v*, *v*, vaisseaux sanguins ; dans le reste du corps de la villosité, on aperçoit les noyaux embryonnaires du tissu conjonctif.

B, Villosité du chien contractée.

C, Villosité pendant la résorption intestinale : la graisse envahit le corps même de la villosité ; — en D, on voit une goutte considérable de graisse. (Grossis. 230.)

lule), tandis que par leur sommet elles s'insèrent sur le corps de la villosité (fig. 106), et sont en contact avec des cellules plus petites, polyédriques ou irrégulières, germes de futures cellules cylindriques (qui sont à celles-ci ce que la couche de Malpighi est aux cellules plus superficielles de l'épiderme [1]). La partie centrale, ou *corps de la villosité*, est très compliquée (voir fig. 106, A et C); elle se compose d'un tissu connectif embryonnaire, avec un grand nombre de cellules embryonnaires ou plasmatiques. Dans ce tissu se trouvent deux systèmes vasculaires : c'est, d'une part, un lacis de vaisseaux sanguins placés dans toute l'épaisseur, et arrivant si près de la superficie qu'il est presque en contact avec l'épithélium. En second lieu, nous trouvons un canal central, extrémité d'un *chylifère*, qui reçoit, ainsi que l'a montré Sappey, le contenu des lacunes et capillicules lymphatiques disposés dans toute l'étendue de la villosité. On a longtemps considéré ce chylifère central comme formant un canal isolé, central, et terminé en cul-de-sac à son extrémité.

Nous voyons donc déjà que les vaisseaux sanguins sont aussi bien disposés pour l'absorption que les chylifères.

Quand l'estomac livre par ondées son contenu à l'intestin grêle, les villosités, épithélium et corps de la villosité, changent d'aspect au contact de ce liquide. On peut provoquer artificiellement ce phénomène en prenant le contenu d'un estomac en pleine digestion, le filtrant, et plaçant ce liquide en contact avec la muqueuse intestinale fraîchement mise à nu et encore vivante. Toute autre substance que le contenu stomacal, c'est-à-dire tout aliment qui n'est pas dilué dans une grande quantité de suc gastrique, ne produit aucun effet sur la muqueuse intestinale; mais au contact du liquide précédent, même quatre heures après la mort, on voit la muqueuse devenir blanche, plus épaisse, plus résistante. En regardant de plus près, on s'aperçoit que tout d'abord ces phénomènes tiennent seulement à des changements dans l'épithélium; excitées par le suc gastrique, les cellules épithéliales, qui chez l'animal à jeun sont petites, et forment à peine une membrane bien distincte, ces cellules se gonflent, s'érigent pour ainsi dire, triplent de volume et forment une membrane résistante et presque disséquable; alors

---

[1] D'après les recherches de Debove *(Comptes rendus de l'Académie des sciences*, décembre 1872), ces cellules profondes représenteraient une *couche endothéliale*, c'est-à-dire formée de cellules identiques à celles qui recouvrent les séreuses, cellules plates unies entre elles par un ciment très fin. Elles sont rendues visibles par l'emploi du nitrate d'argent. D'après Debove, ce que His a vu et figuré dans les villosités comme le revêtement d'un chylifère central serait précisément la couche endothéliale, sous-épithéliale qui appartient à la surface de la villosité (?).

les villosités sont pressées les unes contre les autres, et l'épithélium forme les 4/5 de leur épaisseur. De plus, les cellules épithéliales changent de couleur, deviennent blanchâtres, et l'on peut constater que cet aspect est dû à un grand nombre de gouttes de graisse placées dans leur intérieur ; ce phénomène a lieu alors même que le liquide stomacal mis en contact avec la muqueuse était complètement dépourvu de graisse. Mais nous savons que toute cellule contient de la graisse, dissimulée, il est vrai, mais qui devient libre et visible en certaines circonstances et particulièrement sous l'influence d'une transformation intime qui est comme le signal de la mort de la cellule. Il est donc probable que le cylindre épithélial qu'on a alors sous les yeux est près de sa fin, qu'il va bientôt tomber en ruine et qu'il s'opère une véritable *mue épithéliale* de la muqueuse; c'est ce que nous verrons, en effet. Lorsque le chyme contient des corps gras, ce fait est encore bien plus apparent, la blancheur est plus éclatante, les sphères graisseuses plus considérables ; mais là encore on verra bientôt le tout disparaître et être remplacé par un jeune épithélium [1].

Cet aspect blanchâtre, cette turgescence commence vers la base libre de l'épithélium, gagne peu à peu sa profondeur et finit par envahir le corps même de la villosité (fig. 106, C); mais toujours c'est l'épithélium du sommet de cette papille qui est le premier blanchâtre et gonflé, et donne ainsi à la saillie villeuse un aspect tout particulier, qui nous permet de comprendre ce que Lieberkühn avait vu et interprété, en lui donnant le nom d'*ampoule* (de petit réservoir aspirateur du chyle). Le mandrin ou corps de la villosité se modifie alors consécutivement à l'épithélium, et au moment où celui-ci devient granuleux et va tomber, on voit le sommet de la villosité se transformer en une grappe de gouttelettes graisseuses, qui apparaissent successivement dans le corps et la base de la villosité, et sont souvent rangées en lignes plus ou moins régulières [2].

---

[1] V. Küss, *Gazette médicale de Strasbourg*, 1844, p. 38: *Sur l'Absorption*.
Fink, *Sur la Physiologie de l'épithélium intestinal*, thèse de Strasbourg, 1854, n° 324.

L. Lerebouillet, *De l'Épithélium intestinal au point de vue de l'absorption des matières grasses*, thèse de Strasbourg, 1866, n° 579.

[2] Il est bien intéressant de rapprocher cet exposé, emprunté textuellement aux leçons de Küss, de ce qu'à écrit Cl. Bernard :

« D'après de nouvelles recherches encore inédites, je pense que l'absorption digestive est d'une tout autre nature que les absorptions ordinaires. J'ai vu chez la grenouille des glandes pyloriques disparaître pendant l'hiver quand la digestion cesse, et se régénérer au printemps quand la digestion recommence. Je suis porté à admettre, d'après mes expériences, qu'il y a à la surface de

Cet aspect est parfois modifié, surtout chez le chien (fig. 106, en B), par une déformation de la villosité, mais ce n'est là qu'un phénomène accessoire dû à la contraction de fibres musculaires lisses. En effet, le corps de la villosité renferme des éléments contractiles rudimentaires ; ils sont disposés, surtout autour du chylifère central, en stries longitudinales parallèles à l'axe de la villosité, puis se recourbent en anse vers le sommet, où Moleschott et Donders ont reconnu des fibres contractiles lisses (cellules contractiles) disposées transversalement.

En somme, nous venons d'assister à un phénomène de passage : l'épithélium, par sa vie propre, par sa nutrition, s'est gorgé du produit de la digestion avec lequel il était en contact, et l'a transmis aux éléments cellulaires du corps de la villosité. La pénétration a eu lieu ; il suffit désormais d'un phénomène de diffusion pour que le sang absorbe les liquides avec lesquels il est en contact immédiat. Ce phénomène de passage, nous l'avons observé surtout pour les graisses, parce que leurs propriétés optiques en rendent facile la constatation : il est probable que les choses se passent de même pour les autres éléments (albuminoses et glycoses), quoiqu'on ne puisse le constater directement : les graisses seules nous montrent le chemin qui doit être parcouru.

On a cherché à pénétrer d'une manière plus intime dans l'analyse des phénomènes par lesquels les cellules épithéliales des villosités effectuent l'absorption. On sait que la surface libre de ces cellules est munie d'un *plateau strié*; ce plateau strié est formé de bâtonnets placés parallèlement côte à côte ; or d'après Tanhoffer, Gruenhagen, Heidenhain, ces bâtonnets seraient des prolongements du protoplasma de la cellule, prolongements analogues à des cils vibratiles. Ces prolongements présenteraient en effet des mouvements, très lents, qui sont activés par la présence de la bile, et grâce auxquels ils plongeraient dans le liquide intestinal qui est en contact avec la villosité et s'y empareraient des substances à absorber, comme un amibe, avec ses pseudopodes, va à la recherche de ses aliments, s'en empare, et les amène dans son corps protoplasmique par la rétraction de ses pseudopodes. C'est ainsi notamment que les fines gouttelettes de la

la membrane muqueuse intestinale une véritable génération d'éléments épithéliaux qui attirent les liquides alimentaires, les élaborent et les versent ensuite par une sorte d'endosmose dans les vaisseaux. La digestion ne serait donc pas une absorption alimentaire simple et directe. Les aliments dissous et décomposés par les sucs digestifs dans l'intestin ne forment qu'un blastème régénérateur dans lequel les éléments épithéliaux digestifs trouvent les matériaux de leur formation et de leur activité fonctionnelle. Je ne crois pas, en un mot, à ce qu'on pourrait appeler la *digestion directe*. Il y a un travail organique ou vital intermédiaire. Ce n'est pas une simple dissolution chimique, comme l'avaient admis la généralité des physiologistes. J'espère pouvoir plus tard développer toutes les conséquences de ces nouvelles idées. » (Cl Bernard, *De la Physiologie générale*, notes, 1872, p. 283.) Et plus loin (p. 287), Cl. Bernard ajoute : « Les cellules qui sont à la surface de l'intestin s'atrophient très rapidement quand elles sont soustraites au travail digestif. J'ai vu, par exemple, qu'en isolant une anse intestinale, de façon à ce que les aliments n'y passent plus, il y a une atrophie rapide de la membrane muqueuse, bien que la circulation continue à s'y faire d'une façon normale. »

graisse émulsionnée seraient amenées dans le corps de la cellule épithéliale, qui la transmettrait aux éléments anatomiques sous-jacents[1].

Les recherches récentes de Nicolas (de Nancy) conduisent à une interprétation un peu différente, mais dans laquelle l'absorption est cependant
due toujours à un travail spécial de la cellule. Cet auteur a observé, dans
les cellules épithéliales de l'intestin du triton à jeun, la présence de boules
ou enclaves formées d'une substance particulière, encore mal définie. Ces
enclaves joueraient un rôle essentiel dans l'absorption des graisses ; celles-
ci pénétreraient dans les cellules épithéliales sous la forme de solution,
après saponification préalable dans la cavité intestinale, et se fixeraient sur
les boules ou enclaves sus-indiquées ; c'est alors que la graisse apparaîtrait
de nouveau sous forme de gouttelettes, la substance des enclaves en question
agissant à la manière d'un véritable ferment qui opère la synthèse de la
graisse[2].

Enfin bien différent encore est le résultat des observations de Schäfer,
Zawarykin et Watney, et la théorie que ces auteurs ont été amenés à
proposer. D'après Zawarykin les globules de graisse émulsionnée contenus
dans l'intestin ne pénètrent pas à travers la substance même des cellules de
revêtement épithélial ; l'absorption de la graisse serait exclusivement le
fait des cellules lymphatiques ou globules blancs contenus dans l'épaisseur
de la muqueuse ; ces cellules, se dirigeant par leurs mouvements amiboïdes
vers la lumière de l'intestin, pénétreraient entre les cellules épithéliales
et viendraient à la surface libre se charger de granules de graisse, pour
retourner par le même chemin et gagner ensuite les vaisseaux lymphatiques[3]. Une théorie analogue avait été émise par A. Schäfer dès 1876[4].

---

[1] Cette manière de voir est singulièrement confirmée par l'étude de la digestion et de l'absorption chez les animaux tout inférieurs, tels que les hydres
d'eau douce. Nous avons déjà rappelé que les animaux mono-cellulaires, tels
que les amibes, se nourrissent en englobant dans leur protoplasma (à l'aide de
prolongements dits pseudopodes) les particules dont ils doivent s'assimiler une
partie, rejetant ensuite les portions non assimilables. Or, chez les hydres, qui
possèdent un sac digestif, on peut voir, pendant la digestion, les cellules de
l'entoderme (épithélium du sac digestif) émettre vers l'intérieur de la cavité
stomacale de véritables pseudopodes semblables à ceux des amibes, et qui
englobent les matières alimentaires. Ces cellules entodermiques, qui sont les
cellules d'absorption digestive, se nourrissent donc, pour effectuer cette
absorption, exactement comme les amibes.

[2] Nicolas, *Recherches sur l'épithélium de l'intestin grêle (Journ. intern.
d'Anat. et de Physiol.*, 1891, t. VIII).

[3] Nicolas (de Nancy), dont nous avons ci-dessus résumé les recherches, a
retrouvé, entre les cellules épithéliales, des éléments semblables à ceux décrits
par Zawarykin comme des cellules lymphatiques, mais considérant que ces éléments ont un noyau qui paraît en régression, et que leur protoplasma est farci
d'enclaves analogues à celles qu'il a décrites dans les cellules épithéliales, il
regarde ces éléments comme des cellules épithéliales en voie de dégénérescence
à la suite d'un travail très actif d'absorption.

[4] V. Otto Wiemer, *Ueber den Mechanismus der Fettresorption (Arch.
für die gesammte Physiologie*, Bd. XXXIII, p. 515). — Zawarykin, *Die
Fettresorption (Arch. f. die gesammte Physiol.*, 1884, p. 145).

C'est également un rôle semblable que le professeur J. Renaut (de Lyon) paraît assigner aux globules blancs ou cellules lymphatiques, mais en leur attribuant d'autres voies de passage[1]. En effet, sur la muqueuse de l'appendice iléo-cæcal du lapin, il a constaté, en certaines régions, la présence de nombreux globules blancs entre les cellules épithéliales ; non seulement ces cellules sont alors sillonnées d'empreintes, mais leur protoplasma est découpé et perforé par le passage des cellules migratives (globules blancs) au point que le revêtement épithélial est alors formé de véritables cellules épithéliales fenêtrées ; mais ce n'est pas tout : grâce à de délicates imprégnations au nitrate d'argent, on constate que la mince cuticule formée par les plateaux des cellules n'a pas été elle-même respectée, car elle présente d'innombrables trous clairs et arrondis, indiquant que les cellules lymphatiques migratrices passent aussi bien de l'épithélium dans l'intestin, que du tissu réticulé dans l'épithélium et qu'elles ouvrent, par leur passage, de véritables stomates. « Le problème si discuté des bouches absorbantes, dit le professeur Renaut, est ainsi ramené à une solution conforme à ce qu'on sait à la fois de la constitution des épithéliums et des propriétés des cellules migratrices. Ces cellules travaillent sans cesse à produire, dans les régions en question, des sortes de pommes d'arrosoir dont les trous sont ouverts pour un certain temps, et que l'imprégnation surprend dans cet état, mais qui se peuvent ensuite effacer plus ou moins rapidement, par suite du retrait de la ligne cuticulaire perforée sur elle-même, comme le ferait une lame de gélatine qu'on aurait percée à coups d'aiguille ou de poinçon. »

Nous avons tenu à donner avec quelques détails l'analyse de ces différents travaux sur le mécanisme intime, cellulaire, de l'absorption. La question est loin d'être résolue, et les conclusions des divers observateurs sont, sur plusieurs points, contradictoires, mais du moins toutes ces recherches s'accordent à montrer que, dans l'absorption intestinale, l'acte essentiel est un fonctionnement propre des cellules, et non un simple phénomène physique d'endosmose. Au moyen des théories de l'endosmose, on pouvait jusqu'à un certain point se rendre compte du passage des sucres et des albuminoïdes, mais le passage de la graisse constituait toujours un problème insoluble. L'idée que le protoplasma cellulaire joue un rôle essentiel dans l'absorption de la graisse est confirmée par ce qui se passe si fréquemment dans les autres parties de l'organisme : les cellules plasmatiques des couches profondes du derme, celle du mésentère, peuvent en peu de temps se charger d'une grande quantité de graisse, qu'elles empruntent au sang, lorsque celui-ci en est saturé par une alimentation abondante ; cette graisse est rendue parfois très vite, lorsque l'animal maigrit subitement. On peut alors con-

[1] J. Renaut, *Sur l'épithélium fenêtré des follicules clos de l'intestin du lapin et de ses stomates temporaires (Comptes rendus Acad. des sciences,* 30 juillet 1883).

stater que les cellules graisseuses perdent leur graisse, qui est remplacée par un liquide séreux ; celui-ci peut disparaître à son tour et la cellule revient à son état typique de globule plasmatique ; ici on ne peut invoquer l'action d'un liquide dissolvant particulier. Nous ne pouvons guère expliquer ce fait qu'en disant que les corps gras, pour pénétrer dans l'économie, forment des combinaisons particulières avec les corps albumineux.

Nous avons ainsi conduit les substances absorbées jusque dans le corps de la villosité. Arrivées là, ces substances n'ont plus besoin que de la *diffusion* (p. 360) pour se répandre dans l'organisme. Nous préciserons plus loin (p. 382), quels sont les vaisseaux (sanguins ou lymphatiques) qui sont les voies de transport des diverses substances. Pour le moment il nous reste à voir ce que deviennent les cellules épithéliales qui ont favorisé le passage, et ce que deviennent les matériaux qui ont passé.

Après avoir transmis au tissu de la villosité les liquides absorbés et notamment la graisse, dont la constatation est plus facile, l'épithélium de la villosité se fane, et il tombe en débris que l'on retrouve dans l'intestin. A la place de l'épithélium tombé en ruines, on trouve de jeunes éléments cellulaires prêts à le remplacer.

B. Bile et foie. — *a) De la bile.* — Comme la bile est un liquide dont les propriétés digestives sont encore tout à fait hypothétiques, comme ce produit du foie paraît plutôt destiné à favoriser l'absorption intestinale, nous avons cru devoir en faire l'étude seulement après avoir examiné les actes de cette absorption. Après l'étude de la bile en particulier, nous passerons à celle du foie, dont les fonctions se rattachent étroitement à l'absorption intestinale, formant un intermédiaire nécessaire entre celle-ci et les actes de *nutrition* proprement dite (la *nutrition* sera étudiée après les chapitres consacrés à la *respiration).*

La bile, sécrétée par le foie (V. plus loin), suit d'abord les *canaux biliaires interlobulaires,* lesquels sont pourvus de nombreuses glandes (sécrétant le mucus et non la bile) ; ces canaux biliaires forment par leur convergence le *canal hépatique* qui émerge au niveau du sillon transverse du foie, et se continue d'une part avec le *canal cystique,* allant aboutir à la vésicule biliaire, et d'autre part avec le canal *cholédoque,* allant aboutir au duodénum. La bile, qui reflue par le canal cystique dans la vésicule biliaire et s'y accumule, en sort à certains moments pour suivre le canal cystique et le canal cholédoque et se déverser dans le duodénum. Ces voies biliaires, qui sont munies de tuniques musculaires à fibres lisses, sont douées de contractilité, et peuvent, comme l'a démontré Laborde, entrer dans un état spasmodique sous l'influence d'une excitation directe ou indirecte. Ces faits sont intéressants pour le médecin, car ils permettent de comprendre le mécanisme des *coliques hépatiques*, surtout lorsqu'on sait que la muqueuse de ces mêmes conduits est douée d'une sensibilité très vive, se traduisant, sous l'action d'excitants intenses, par des phénomènes réflexes dont la manifestation immédiate est le spasme des canaux (Laborde, *Bulletin de thérapeutique*, 1873-1874).

La *bile* est un liquide qu'il est difficile d'étudier en le prenant dans la vésicule biliaire d'un cadavre, parce qu'elle s'altère rapidement dans ces conditions, surtout au contact du mucus de la vésicule ; sa couleur et sa réaction sont alors changées. Pour s'en faire une idée juste, il faut la recueillir par une fistule pratiquée au fond de la vésicule biliaire à travers les parois abdominales, en ayant soin de lier le canal cholédoque, afin que rien ne s'écoule dans le canal intestinal. Dans ces conditions, on peut constater que la bile normale n'est point verte comme celle que nous montrent les autopsies (altérée par les mucus de la vésicule), ni comme celle que l'on trouve parfois dans les matières vomies (altérée par le suc gastrique). La bile n'est normalement verte que chez les ovipares ; chez tous les mammifères, elle est *jaune*, comme on peut, du reste, le constater chez les personnes atteintes de résorption biliaire, et chez lesquelles la coloration normale de ce liquide vient se peindre dans tous les tissus, et premièrement dans la sclérotique de l'œil ; la sclérotique des *ictériques* est jaune.

Enfin on peut constater que la bile est *neutre* ou très légèrement alcaline; c'est son mélange avec le mucus qui lui donne parfois une alcalinité prononcée à laquelle on a voulu faire jouer un grand rôle dans la digestion. Sa saveur est sucrée, puis amère; son odeur musquée, quand on la chauffe ; son poids spécifique est de 1020 à 1032. *elle est très toxique . 5 à 6 g. par kilog. d'animal pour mourir ôtés couadkiru (chassin (Roger.)*

En vingt-quatre heures, on recueille de 1200 à 1300 grammes de bile ; la sécrétion est rémittente, c'est-à-dire qu'elle devient plus abondante vers la fin de la digestion. L'évaporation de la bile fournit une proportion relativement considérable de matières solides (15 pour 100).

Quant à sa composition, on peut la résumer en disant qu'elle se compose d'eau, tenant en dissolution trois éléments différents : les sels, la cholestérine et la matière colorante.

1° Les *sels de la bile* sont représentés par une combinaison de soude avec deux acides gras, l'acide cholique et l'acide choléique; ce sont donc le cholate et le choléate de soude ; on désigne aussi ces acides sous les noms de taurocholique et de glycocholique (taurocholate et glycocholate de soude), parce qu'ils sont constitués tous deux par un acide unique, l'acide cholalique, uni dans un cas au glycocolle, dans l'autre à la taurine. Chez les poissons, ces acides sont combinés non à la soude, mais à la potasse.

On s'accorde généralement à faire dériver l'acide cholalique des corps gras, et il présente, en effet, de grandes analogies avec l'acide oléique, par exemple ; ce n'est donc pas un corps azoté. Quant au *glycocolle*, nous savons que c'est un corps azoté, présentant une saveur sucrée, et dérivant des substances collagènes, d'où le nom de *sucre de gélatine*. La *taurine* est également un principe azoté, mais de plus elle contient du soufre, et, en se décomposant dans l'intestin, elle peut prendre part à la production d'hydrogène sulfuré.

2° La *cholestérine*, qu'on regardait autrefois comme un corps gras non saponifiable, est rangée aujourd'hui par les chimistes dans la classe des *alcools* (parce qu'en se combinant aux acides elle donne des composés analogues aux *éthers*). C'est un corps insoluble dans l'eau, et soluble dans la bile, grâce à la présence du choléate de soude : si ce dernier sel est en quantité insuffisante, la cholestérine se précipite et forme ces calculs qu'il est si fréquent de rencontrer dans la vésicule biliaire. D'après les recherches de Flint, la cholestérine devrait être considérée comme un déchet provenant de la vie des éléments nerveux (V. p. 29).

3° La matière colorante est essentiellement représentée par la *bilirubine* (dite aussi *bilifulvine*), matière très analogue au pigment sanguin *(hématoïdine)*, dont elle dérive ; elle se décompose et se précipite très facilement, et donne alors des matières colorantes diverses, qu'on a désignées sous les noms de *biliverdine*, *biliprasine*, etc. ; c'est surtout la couleur verte que l'on rencontre le plus fréquemment dans la bile altérée [1].

Cette composition et les propriétés constatées plus haut ne nous donnent que peu de renseignements sur les fonctions probables de la bile dans la digestion. Lorsqu'on détourne la bile par une fistule, et qu'on empêche l'animal de lécher celle-ci, de telle sorte que la bile ne peut plus, par aucune voie, entrer dans le canal intestinal,

---

[1] Tableau de la composition chimique de la bile :

Eau.		85 p. 100

Parties solides. .	Matière colorante, bilirubine. .	2	
	Acides biliaires.	8	15 p. 100
	Cholestérine.	4	
	Sels.	1	

on constate que l'animal maigrit ; l'absorption se fait incomplètement, surtout celles des matières grasses, que l'on retrouve presque en totalité dans les excréments, et l'on ne peut conserver l'animal qu'à condition de lui donner une nourriture double ou triple de l'alimentation normale. En outre, le système pileux de l'animal est dans un grand état de souffrance. Les poils se sèchent, s'atrophient et tombent ; mais nous verrons que ce fait est dû à ce que normalement la bile est, en grande partie, résorbée dans le tube intestinal, et que lorsqu'elle est versée au dehors il en résulte pour l'organisme une grande perte, surtout en soufre (de la taurine), puisque dans la bile de vingt-quatre heures il y a en moyenne 3 grammes de soufre ; or, cette substance est d'une grande importance pour tous les éléments de l'épiderme, et notamment pour ses productions cornées (poils, ongles, etc.).

En somme, la présence de la bile dans l'intestin paraît nécessaire à l'accomplissement régulier de la digestion et de l'absorption. Mais comment agit-elle ? Un fait que nous avons déjà fait prévoir, et sur lequel il faut insister ici, c'est que la bile n'est point versée dans l'intestin de manière à se trouver en présence du produit de la digestion stomacale. Lorsque la bile arrive dans le duodénum, le contenu de l'intestin est déjà loin vers l'iléon, et se trouve déjà en grande partie absorbé. Ce seul fait, de même que les propriétés bien établies de la bile normale (neutralité notamment), nous amène à ne pas attacher beaucoup d'importance à certaines hypothèses qu'on a faites relativement à l'action de la bile sur le chyme [1]. Ainsi, on a dit que, la bile étant fortement alcaline et le chyme acide, ces deux liquides se neutralisaient réciproquement ; que la bile précipitait du produit stomacal un *chyme brut*, sous forme de flocons. On a supposé enfin que ce liquide émulsionnait les graisses, les dédoublait même, etc.

Une autre série d'opinions, moins en contradiction avec les faits, fait de la bile un liquide qui s'oppose à la fermentation putride du contenu intestinal ; et en effet, quand la bile est détournée et versée au dehors, les fèces acquièrent une odeur très fétide [2]. Ou bien on

---

[1] Voy. Blondlot, *Inutilité de la bile dans la digestion proprement dite*, Nancy, 1851.

[2] Le rôle antiseptique de la bile est incontestable ; Gley en a déterminé les conditions (*Revue biol.*, Nord de France, 1888) ; il a constaté que la bile n'exerce aucune action antiseptique en milieu neutre ou alcalin, mais arrête la putréfaction bactérienne des matières albuminoïdes, pourvu que le milieu soit acide. Or, l'acidité normale du suc gastrique suffit d'abord pour entraver la putréfaction, qui ne s'établit avec quelque activité que si l'on abaisse le taux de l'acide jusqu'à 5 centigrammes pour 1000, c'est-à-dire que si, dans le duodénum et dans une partie de l'intestin grêle, la persistance de l'acidité gastri-

considère la bile comme un excitant de la muqueuse et du muscle intestinal ; mais nous avons vu que l'érection de la villosité est essentiellement épithéliale et se produit bien avant l'arrivée de la bile, uniquement sous l'action excitante du suc gastrique; d'autre part, les mouvements des parois musculaires de l'intestin se produisent tout aussi bien quand la bile est détournée de ce canal.

En présence de ces doutes et de ces hypothèses, il faut se demander si la bile a réellement une action digestive; si, outre son rôle de liquide en partie excrémentitiel (cholestérine), elle a un rapport important avec les fonctions intestinales. Dans ce cas, ne pourrait-on pas, pour arriver à une hypothèse probable, prendre pour point de départ ce fait que la bile n'arrive dans l'intestin que lorsque l'absorption est à peu près terminée; lorsque l'épithélium qui a servi au passage commence à se flétrir et à se desquamer ? On voit alors que la bile elle-même subit quelques changements : sa matière colorante se précipite et va se mêler aux fèces qu'elle colore ; il en est de même de la *cholestérine* qui est un produit excrémentitiel; le reste de la bile semble disparaître dans les parois intestinales et être résorbé, mais non en nature, car on ne retrouve pas ses acides dans le sang ; elle paraît décomposée au moment même où elle pénètre dans la muqueuse intestinale.

Cet ensemble de faits, et celui bien connu que la bile dissout très vite tous les éléments cellulaires (comme on peut très bien le constater sur les globules sanguins), enfin cette circonstance que la plus grande activité de la desquamation épithéliale de l'intestin coïncide avec le contact de la bile, semblent nous autoriser à conclure que l'arrivée et l'action de la bile sont en rapport avec cette chute des épithéliums. La bile servirait donc essentiellement à renouveler le revêtement cellulaire, à aider la chute des anciens éléments et la restauration des nouveaux ; elle produit, qu'on nous permette l'expression, *un véritable balayage de cet atelier où vient de se produire le travail si laborieux de l'absorption*, et prépare la reconstitution de nouveaux organes épithéliaux prêts pour un nouveau fonctionnement semblable. Cette reconstitution se fait par les jeunes cellules dont nous avons eu occasion de constater la présence dans la partie profonde de l'épithélium. Aussi ne trouve-t-on jamais l'intestin privé de cellules épithéliales : c'est que la nouvelle génération est si rapide, qu'on n'a pas le temps de la constater, voilée encore par les débris en ruine des anciens éléments. Nous avons vu que, lorsque la bile est détournée du canal intestinal, les animaux sont incapables d'absorber, particulièrement les corps gras; ils se portent bien, mais il leur faut double ou triple ration d'aliments. Donc la digestion proprement dite ne souffre pas, c'est l'absorption

que suffit pour annihiler l'action des micro-organismes qui pullulent dans tout bol alimentaire, plus bas, quand cette acidité s'atténue et tend à devenir insuffisante, la présence de la bile peut continuer à assurer pendant quelque temps l'antisepsie de la masse.

seule qui est insuffisante, et particulièrement celle des graisses. Or, cette absorption est la plus laborieuse, c'est elle qui exige le plus d'activité de la part de l'épithélium ; la bile serait donc en rapport avec l'absorption des corps gras, en rendant plus actif l'acte de renouvellement, la desquamation et la végétation de l'épithélium [1].

b) Fonction du foie. Glycogenèse. — Le rôle de la bile dans l'absorption nous explique déjà l'importance physiologique de cet énorme viscère, le foie; mais nous avons déjà vu que cet organe n'est pas sans action sur la composition du sang, sur la formation et sur la destruction de ses éléments globulaires, et particulièrement des globules rouges (V. *Sang*, p. 200). Enfin les travaux de Cl. Bernard ont révélé dans cet organe de nouvelles fonctions, celles de la *glycogénie*, de sorte qu'il aurait pour le moins autant d'importance sur la constitution du sérum que sur celle des éléments figurés du sang. Avant de passer à l'étude de la glycogenèse hépatique, nous devons rappeler rapidement la composition histologique du foie.

Si l'on déchire le foie, on voit que la surface de la déchirure offre un aspect granuleux : on y distingue en effet, à l'œil nu, des grains saillants, gros comme des grains de millet, et séparés par des sillons plus ou moins irréguliers. Ces grains constituent les lobules du foie; ils ont 1 millimètre de diamètre environ. Lorsqu'on coupe un de ces lobules, on remarque que le centre est un peu plus foncé et la partie extérieure plus claire. Dans d'autres cas, c'est la partie superficielle qui est la plus foncée. Ces différences de couleur tiennent à la nature du contenu des vaisseaux, c'est-à-dire à ce que les vaisseaux du centre du lobule sont plus gorgés de sang que ceux de sa périphérie, ou inversement. Les lobules sont très rapprochés chez l'homme. Avec un instrument grossissant de 50 diamètres environ, on aperçoit au centre l'orifice béant (VH, fig. 107) d'un vaisseau coupé (veine sus-hépatique, *veine intra-lobulaire* de Kiernan, 1838). A la surface du lobule on aperçoit les ramifications de la veine porte (VP,

---

[1] Les récentes recherches de Dastre *(Recherches sur la bile, Arch. de Physiol.* avril 1890, p. 315) nous paraissent confirmer la théorie ici exposée, puisque la conclusion la plus précise de son travail est que « la présence de la bile est indispensable à la lactescence des chylifères ». L'auteur ajoute: « Le suc pancréatique seul ne détermine pas cette lactescence. On considère celle-ci comme la conséquence de l'émulsion des matières grasses. S'il en est bien ainsi, si véritablement l'opacité et la blancheur lactée des chylifères traduisent le fait de l'émulsion des graisses, on devra dire que, chez le vivant, le suc pancréatique seul est peu capable d'émulsionner les graisses ; ce rôle revient à la bile. Si l'observation de Cl. Bernard sur le lapin semble indiquer que la bile seule est impuissante à digérer les corps gras, d'un autre côté, nos expériences apprennent que le suc pancréatique seul est tout aussi impuissant. *Les deux sucs, du pancréas et du foie, auraient chacun leur rôle dans l'absorption des graisses. »*

fig. 107) qui sont contenues, depuis le hile jusqu'aux lobules, dans la capsule de Glisson [1]. Les ramifications de la veine porte entre les lobules ont été comparées aux racines d'un arbre qui pénètrent entre les pierres d'un sol pierreux. Elles portent le nom de *veines inter-lobulaires* de Kiernan. De ces veines partent des capillaires (R, fig. 107) qui sillonnent le lobule, sous forme de réseau, pour aller se jeter dans l'origine des veines sus-hépatiques. Les capillaires du lobules sont petits, 10 μ en moyenne; les mailles sont étroites.

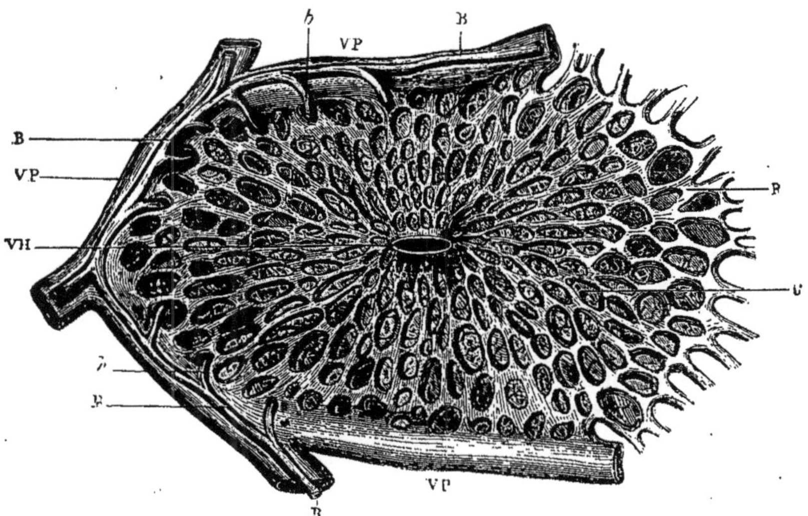

Fig. 107. — Lobule hépatique *.

Avec un grossissement de 300 à 350 diamètres, on verra, entre les capillaires, c'est-à-dire remplissant les mailles du réseau, les cellules hépatiques (2 ou 3 en moyenne par maille : en G, fig. 107). Ces cellules sont l'élément sécréteur du foie. Les cellules hépatiques ont été découvertes par Purkinje et Henle. Elles sont polyédriques, tantôt cubiques, tantôt prismatiques, d'un diamètre de 16 μ en moyenne. Elles n'ont pas d'enveloppe. Elles possèdent un ou deux noyaux, tous caractères qui prouvent

[1] Glisson (Fr.), médecin anglais (1596-1677), professeur à l'Université de Cambridge, puis au Collège des médecins à Londres.

* VH, Veine hépatique prenant naissance au milieu du lobule hépatique ; — VP, VP, VP, terminaison de la veine porte autour du lobule hépatique : de ces divisions de la veine porte part un système de vaisseaux capillaires (R) intermédiaires entre la veine porte et la veine hépatique. C'est dans les mailles de ce réseau capillaire que se trouvent situées les cellules hépatiques, G, qui sont immédiatement en contact avec le sang de la veine porte ; — B, B, B et b, terminaison de ces conduits biliaires, ou plutôt origine de ces canaux autour des lobules hépatiques (Cl. Bernard).

une grande activité dans ces cellules. Les granulations sont nombreuses dans le protoplasma de ces cellules : granulations protéiques, graisseuses et biliaires (pigments biliaires). Ces cellules renferment aussi de la matière glycogène, que quelques auteurs ont décrite comme étant aussi à l'état de granulations ; mais en réalité cette matière glycogène, véritable amidon animal, qui se colore en rouge brun par l'action de la teinture d'iode, est à l'état amorphe, diffus. Il suffit de traiter par la teinture d'iode la surface d'une coupe du foie pour obtenir la coloration rouge brun ou acajou.

Les granulations graisseuses existent de tout temps dans les cellules hépatiques, elles sont plus nombreuses après le repas. On ne les rencontre pas, dit-on, chez les animaux qui vivent à l'état sauvage. L'accumulation de ces granulations finit par transformer les cellules en véritables vésicules graisseuses, phénomène qui s'observe pathologiquement dans le foie gras et physiologiquement dans le foie des animaux qu'on engraisse (pour la confection des pâtés de foie).

Les cellules hépatiques, avec les capillaires sanguins dans les mailles desquels elles sont disposées, représentent évidemment le *foie glycogénique*, c'est-à-dire président à la fonction glycogénique que nous étudierons dans un instant. Quant au *foie biliaire*, c'est-à-dire présidant à la formation de la bile, on l'a longtemps considéré comme devant être complètement distinct du précédent, c'est-à-dire que le foie aurait été formé de deux glandes se pénétrant réciproquement. D'après cette conception, à l'appui de laquelle on invoquait de nombreuses raisons théoriques, la bile n'aurait pas été sécrétée par les cellules hépatiques que nous venons de décrire, mais par les cellules qui tapissent les canalicules biliaires, lesquels se termineraient en cul-de-sac à la périphérie du lobule ou pénétreraient plus ou moins dans son intérieur, mais sans jamais affecter de connexions directes, de rapports anatomiques avec les cellules hépatiques.

Cependant les recherches histologiques récentes et multipliées, qui ont eu pour objet l'origine des canalicules hépatiques, ont montré entre les grandes cellules hépatiques et l'appareil biliaire des rapports bien plus intimes qu'on ne l'avait cru tout d'abord.

Déjà Lereboullet[1], en 1853, d'après ses recherches sur le foie gras, avait été amené à considérer les canaux biliaires comme ayant pour racines de simples vides creusés entre les cellules disposées en séries (méats intercellulaires), vides purement virtuels et qui, dans les préparations, seraient le résultat du passage même de la matière à injection[2].

Ces vides ont été l'objet d'études nombreuses sous le nom de *capillaires biliaires*, de *canalicules intralobulaires*. Avec les histologistes que nous avons déjà cités, Kölliker était parvenu à les distinguer et les considérait comme de simples *lacunes intercellulaires* dépourvues de parois propres, ou revêtues seulement par une sorte de *cuticule* qu'il regardait comme dépendant des cellules entre lesquelles la lacune est située : « J'aimerais

---

[1] Lereboullet, anatomiste français (1804-1865), professeur de zoologie à la Faculté des sciences de Strasbourg.

[2] Lereboullet, *Mémoire sur la structure intime du foie et sur la nature de l'altération connue sous le nom de foie gras*, Paris, 1853.

mieux appeler cette cuticule membrane cellulaire, et dire que dans les régions des capillaires biliaires cette membrane est plus développée que dans les autres points. » (Traduct. franc., 1870, p. 568.)

Aujourd'hui, grâce notamment aux recherches de Hering, ces canalicules biliaires intra-lobulaires, ou capillaires biliaires, sont bien connus. Ces canalicules sont creusés, chez l'homme, entre deux cellules hépatiques, et correspondent toujours, sur chaque cellule, à une face qui n'est pas en rapport avec les capillaires sanguins (fig. 108, B). Ces canalicules n'ont comme parois qu'une cuticule appartenant aux cellules hépatiques corres-pondantes. Ce sont donc bien les cellules hépatiques qui sécrètent la bile, ces cellules étant d'un côté en rapport avec les capillaires sanguins, et d'un autre côté avec la cavité du canalicule biliaire dans lequel elles ver-

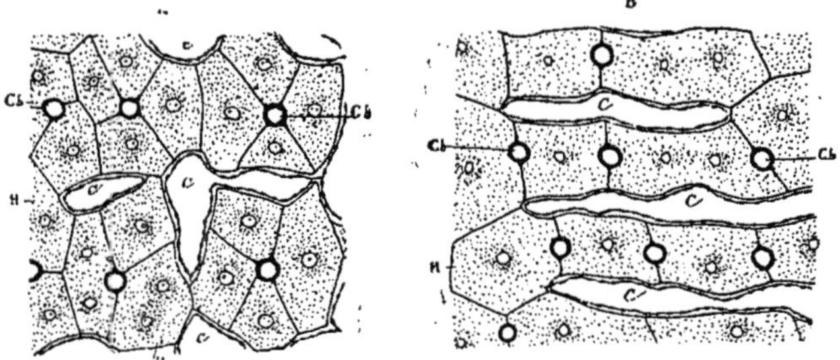

Fig. 108. — Disposition des canalicules biliaires *

sent la bile. A cet égard, il est facile de comparer le foie à une glande en tube, dont la lumière serait très étroite et creusée seulement entre deux cellules. Du reste, le foie des vertébrés inférieurs, celui de la grenouille par exemple, nous présente une disposition qui est une forme de transition entre le type ordinaire des glandes et le foie de l'homme. On y voit en effet des îlots de quatre à cinq cellules hépatiques de forme plus ou moins pyramidale qui reposent par leurs bases sur les capillaires sanguins, repré-sentant la périphérie du tube glandulaire (V. fig. 108, A), et qui laissent entre elles, au niveau de leur sommet, un petit pertuis qui n'est autre chose qu'un canalicule hépatique, représentant la lumière centrale du tube glandulaire. Du reste, à la périphérie du lobule, on voit l'épithélium cubique des canalicules biliaires interlobulaires, au moment où ceux-ci deviennent intralobulaires, se transformer graduellement en cellules plus volumineuses, irrégulièrement polyédriques, qui font saillie dans la lumière du canal, et l'oblitèrent graduellement, de façon à le réduire bientôt à la simple lacune intercellulaire qui représente le canalicule intralobulaire ;

* Dispositions des canalicules biliaires intralobulaires dans le foie de la grenouille (A) et dans le foie de l'homme (B).

C, C, C, Capillaires sanguins ; — Cb, Cb, canalicules biliaires intralobulaires ; — H, H, H, cellules hépatiques.

c'est-à-dire que les cellules hépatiques sont des cellules épithéliales transformées.

L'embryologie parle dans le même sens, en nous montrant que le foie
est primitivement une glande en tube dérivée de l'épithélium de l'intestin.
Par les progrès du développement ce tube se ramifie, et ses ramifications
s'anastomosent, et ainsi se trouve formée la masse du foie, dans laquelle
on voit graduellement les cellules épithéliales des tubes glandulaires prendre
les caractères des cellules hépatiques.

Il n'est donc plus possible aujourd'hui de distinguer dans le foie une
glande glycogénique et une glande billiaire ; la cellule hépatique est le
siège de ces deux fonctions à la fois. Nous avons vu ce qu'on sait ou
suppose quant à la physiologie de la fonction biliaire ; il nous reste à étudier
la fonction glycogénique.

Cl. Bernard établit le premier que les organismes animaux peuvent former du sucre comme les organismes végétaux. Magendie
avait déjà trouvé du sucre dans le sang, mais seulement chez les
herbivores ; Cl. Bernard montra qu'il y en a aussi dans le sang des
carnivores, mais qu'on en trouve à peine des traces dans la veine
porte, tandis que dans les veines sus-hépathiques il y en a une
quantité relativement considérable. Il montra en même temps que
ce sucre ne peut provenir uniquement d'une alimentation antérieure
dont les éléments sucrés se seraient emmagasinés dans le foie, comme
le font certains poisons ; que le sucre existe dans le foie en dehors
de toute alimentation. Le foie est donc le lieu de production de ce
sucre, identique au sucre des urines de diabétiques, et le diabète
n'est qu'une exagération pathologique de la fonction normale glycogénique. Cette fonction du foie ne commencerait chez le fœtus que
vers l'âge de trois ou quatre mois. Avant cette époque, le placenta
serait chargé de fonctions analogues, grâce à une couche de cellules
glycogènes placées entre le placenta fœtal et le placenta maternel
(Cl. Bernard, 1847-1855).

Bientôt Cl. Bernard reconnut que les éléments cellulaires du
oie ne forment pas directement du sucre, mais bien une substance
capable de se transformer en sucre, une *matière glycogène*, analogue à l'amidon, et se transformant en glycose par les mêmes
agents que l'amidon. Ce n'est que par l'action d'un ferment, qui se
produit dans le foie ou qui y est amené par le sang, que cette
matière glycogène est tranformée en sucre dans l'organisme. Il fut
amené à ce nouveau point de vue en observant que la quantité de
sucre variait suivant le moment où l'on examinait le foie ; que
constamment, quand le foie était examiné au moment de la mort
de l'animal, il contenait moins de sucre que quand il était examiné
le lendemain. C'est que la matière glycogène s'est changée en sucre
après la mort (Cl. Bernard, 1855-1859). Cette matière glycogène

a été retrouvée par Schiff, qui lui a donné le nom d'*inuline*, la comparant à un amidon végétal dont elle a jusqu'à un certain point les caractères microscopiques et même les réactions. Rouget a donné à cette substance glycogène le nom de *zoamyline* (ou amidon animal).

Ainsi le foie forme de la matière glycogène ; cette matière glycogène se transforme en sucre par l'action d'un ferment dont la nature à été déterminée par les dernières recherches de Cl. Bernard [1]. Le sucre ainsi formé est versé dans le sang, et, entraîné par le torrent de la circulation, ne tarde pas à disparaître, soit brûlé

[1] On peut dire que Cl. Bernard a non seulement découvert la fonction glycogénique du foie, mais qu'il en a fait successivement une étude si complète, que la question toute entière est son œuvre, de sorte que les autres auteurs n'ont que des travaux accessoires sur la question. Ses recherches peuvent se résumer de la manière suivante. En 1840, découverte du sucre dans le foie : son existence y est constante, quelle que soit l'alimentation de l'animal. En 1855, il démontre comment le sucre du foie dérive d'une matière formée dans le foie, matière qu'il isole (1857), et à laquelle il reconnaît des caractères identiques à ceux de l'amidon végétal. En 1859, recherchant l'origine de cette *matière glycogène*, il en signale la présence dans les organes placentaires des mammifères, dans la membrane vitelline des oiseaux et chez les animaux inférieurs à l'état de larve ou de chrysalide. Il montre alors que les cellules glycogéniques se rencontrent d'abord sur la face interne de l'amnios dès mammifères, y forment des papilles très développées vers le milieu de la gestation, et disparaissent plus tard à mesure que la fonction glycogénique se localise dans le foie. Chez les oiseaux, les cellules glycogéniques se rangent d'abord sur le trajet des veines omphalo-mésentériques et plus tard aux extrémités des veines vitellines, qui forment de véritables villosités glycogéniques flottant dans la substance du jaune. La substance glycogène existe donc d'abord d'une manière diffuse dans les organes embryonnaires, transitoires, et c'est ultérieurement qu'elle apparaît dans le foie pour y persister. D'autre part, la glycogénie animale constitue une véritable évolution chimique des principes amidonnés, évolution analogue, ou pour mieux dire identique à celle que présente l'amidon dans les organismes végétaux. (Cl. Bernard, *Cours* de 1872.)

Enfin, en 1877 (*Comptes rend. Acad. des sciences*, 10 sept.), Cl. Bernard indique la manière d'isoler le *ferment diastasique* qui, dans le foie, transforme la matière glycogène en glycose. A cet effet, on agit sur un foie lavé par une injection intravasculaire jusqu'à ce qu'il ne reste plus ni sucre ni glycogène dans le tissu hépatique. Le ferment qui est toujours en excès, se trouve alors seul ; on l'extrait en broyant le tissu du foie et en délayant la bouillie hépatique avec quatre ou cinq fois son poids de glycérine pure ; on laisse macérer pendant deux ou trois jours et on filtre. Le liquide qui passe contient le ferment hépatique dissous dans la glycérine et rendu par cela même inaltérable ; en effet, la glycérine pure empêche le ferment d'agir et de s'altérer ; mais dès qu'on l'étend d'eau, le ferment reprend et manifeste son activité spéciale de transformer la solution d'empois d'amidon en dextrine et en sucre. Si maintenant on veut isoler et extraire de la glycérine le ferment hépatique, rien n'est plus facile. Il suffit de le précipiter par l'alcool, de le recueillir sur un filtre et de le purifier par une nouvelle dissolution et une nouvelle précipitation.

dans le poumon(?), soit détruit par oxydation ou par tout autre mode dans un point quelconque de l'économie, surtout dans les muscles. Aussi n'en reste-t-il, en définitive, que peu dans le sang ; mais toutes les fois que la quantité de sucre formé est trop considérable ou n'est pas entièrement détruite, il y a *glycémie* ; et si cette quantité est supérieure à 3 pour 100 du résidu solide du sang, ou s'il y en a plus de 2 à 3 grammes par kilogramme de l'animal (Kühne), alors le sucre est excrété par les reins, la glycémie se révèle par la *glycosurie*, par le *diabète*.

Non seulement le foie produit du sucre, mais il est encore l'organe régulateur de la distribution, dans le sang, du sucre absorbé par l'intestin : il l'emmagasine, le transforme, puis le restitue sous forme de glycose (sucre de foie). En effet, les dernières expériences de Cl. Bernard ont mis hors de doute le rôle actif du foie qui consisterait à retenir le sucre, à empêcher qu'il se montre dans les veines sus-hépatiques en aussi forte proportion que dans les vaisseaux afférents. La démonstration est établie par la ligature de la veine porte. A la suite de cette oblitération, la circulation complémentaire s'organise par les anastomoses qui relient les branches de la veine porte aux hémorroïdales, aux veines des parois abdominales, aux diaphragmatiques, de sorte que le sang venant de l'intestin ne passe plus par le foie, mais est versé par ces anastomoses dans la circulation générale. Si, dans ces circonstances, on fait ingérer à l'animal 10 à 12 grammes de sucre, on constate bientôt la présence du sucre dans les urines, tandis que chez un chien de même taille, mais n'ayant pas la veine porte oblitérée, il faut 50 ou 80 grammes de sucre ingéré pour qu'il apparaisse dans les urines. Cette expérience de la ligature de la veine porte se trouve parfois réalisée dans les cas cliniques d'obstruction de ce vaisseau (pyléphlébite et cirrhose). Dans ces cas, on a observé l'absence complète de glycose dans les urines lorsque le malade était à jeun, tandis que les urines de la digestion, après un repas composé de matières amylacées ou sucrées, en renfermaient des quantités notables (V. ci-après le chapitre NUTRITION.)

Cette exagération de la production du sucre et toutes les conséquences qui en résultent peuvent être produites expérimentalement par plusieurs procédés qui confirment la théorie de la glycogénie hépatique, car tous portent leur action d'une façon plus ou moins directe sur le foie.

Ainsi l'injection de matières irritantes dans la veine porte (éther) amène la glycosurie. C'est ainsi qu'agissent sans doute certaines substances plus ou moins toxiques, absorbées par diverses voies, comme le chloroforme, le curare, les matières putrides, etc. ; ces

dernières contribuent sans doute à augmenter la quantité de ferment capable de produire la transformation du glycogène en sucre.
En effet, toutes les conditions qui favorisent les fermentations sont
aptes à produire et à augmenter le diabète, de même que toutes les
conditions qui arrêtent les fer-
mentations peuvent diminuer ou
même faire cesser le diabète.
Ainsi Winogradoff a montré que
les grenouilles qu'on rend diabétiques cessent de l'être quand on
les place dans un lieu froid, car
les fermentations s'arrêtent à
une basse température; le diabète se reproduit lorsque la
grenouille est remise dans un
milieu assez chaud pour permettre la fermentation [1].

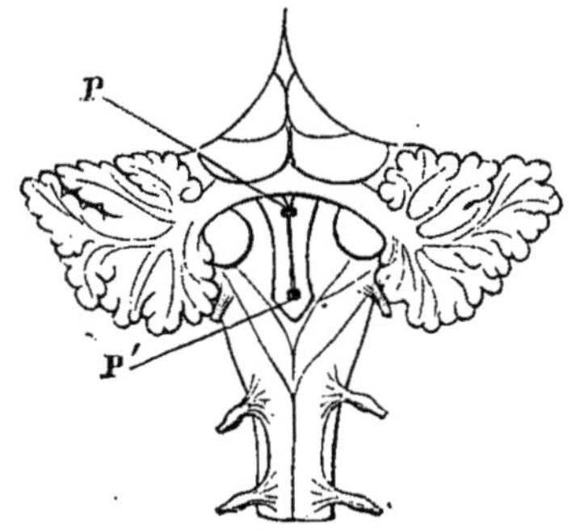

Fig. 109. — Quatrième ventricule (lapin)
et piqûres expérimentales *.

Influence du système ner-
veux sur la glycogenèse. —
Mais de toutes les conditions expérimentales capables de produire le
diabète, la plus intéressante en physiologie est celle qui résulte
de modifications particulières portées sur le système nerveux.
Cl. Bernard a découvert que, si l'on pratique sur un animal (lapin)
une piqûre sur le plancher du quatrième ventricule (en P', fig. 109),
entre les racines des nerfs acoustiques et celles des nerfs pneumogastriques, on trouve au bout de peu de temps (une heure, et
quelquefois moins) du sucre dans les urines de l'animal. (Une piqûre
pratiqué un peu plus haut, en P, produit de la glycosurie accompagnée de polyurie; un peu plus haut encore, elle produit une
albuminurie.) Cette glycosurie est due à un travail hépatique, car
Winogradoff a montré que, après avoir, chez une grenouille, piqué
le quatrième ventricule et produit ainsi le diabète consécutif, celui-
ci cesse si on enlève le foie, c'est-à-dire l'organe producteur du
sucre. D'autre part, on sait que, après un long empoisonnement par
l'acide arsénieux, le foie est privé de substance glycogène, et ne
peut plus produire du sucre. Or, sur un animal placé dans ces

[1] V. Cl. Bernard, *Cours du Collège de France,* in *Revue des cours scientifiques,* avril 1873.

* Les lobes du cervelet sont écartés. On voit, en bas, les corps restiformes dont
l'écartement circonscrit le bec du *calamus scriptorius* et le quatrième ventricule. —
La piqûre P', qui produit de la glycosurie, est située un peu au-dessus du bec du
calamus. — La piqûre P est située au niveau des tubercules de Wenzel, c'est-à-dire
de l'origine des nerfs acoustiques (Cl. Bernard).

conditions la piqûre du quatrième ventricule ne donne plus lieu au diabète [1].

Le mécanisme par lequel la piqûre du quatrième ventricule agit sur le foie a été bien déterminé par Cl. Bernard. Les premières recherches lui ayant montré que la section des pneumogastriques fait disparaître le sucre du foie, Cl. Bernard avait pensé d'abord que le pneumogastrique serait, à cet égard, un nerf centrifuge, excito-sécrétoire, qui portait vers le foie l'excitation ayant son centre dans le bulbe; mais il constata bientôt que la glycosurie se produit à la suite de la piqûre du quatrième ventricule, alors même que le pneumogastrique a été coupé ; ce n'est donc pas le pneumogastrique qui transmet l'excitation vers le foie; et il fut démontré par la suite que le pneumogastrique agit sur la glycogénie hépatique en tant que nerf centripète, conduisant au bulbe des impressions périphériques venant du poumon, impressions qui sont alors réfléchies vers le foie par des voies centrifuges qui sont représentées par le grand sympathique (nerfs vaso-moteurs).

Cette question des voies nerveuses centrifuges reliant le bulbe au foie, a été l'objet de nombreuses études : Schiff et Moos ont montré que, si on lie sur une grenouille tous les nerfs sympathiques qui vont au foie, on ne peut plus produire, chez cet animal ainsi préparé, le diabète, soit par la piqûre du quatrième ventricule, soit par l'excitation électrique de la moelle épinière. Dans tous ces cas, une *forte hyperémie* du foie paraît être la condition de l'exaltation de ses fonctions glycogéniques. Et, en effet, si on lie sur une grenouille la veine cave inférieure au-dessous du foie, on amène, vu les anastomoses qui existent chez cet animal entre le système veineux général et le système de la veine porte, on amène une circulation plus considérable dans la veine porte, et, par suite, le diabète. Mais dans la piqûre du quatrième ventricule la congestion du foie et l'exaltation de sa fonction glycogénique ne paraissent pas résulter d'une simple hyperémie névro-paralytique provenant de la destruction de l'innervation vaso-motrice, car le diabète artificiel ainsi produit n'est que temporaire (de vingt-quatre heures au maximum). Ce diabète paraît plutôt provenir de l'*excitation* de certains nerfs compris dans les filets du grand sympathique et qui seraient au foie ce que la corde du tympan est à la glande sous-maxillaire (Cl. Bernard). C'est ce que s'est attaché à démontrer Marc Laffont [2] qui a poursuivi à cet égard les recherches de Cl. Bernard. Pour cet auteur, le diabète artificiel, par piqûre du quatrième ventricule, est dû à une excitation et non à une paralysie. De nombreuses expériences sur les premières paires nerveuses de la région dorsale, sur le centre bulbo-médullaire, sur les

---

[1] V. ci-après, au chapitre *Nutrition*, le rôle du foie dans les actes complémentaires de la désassimilation.

[2] *Recherches expérimentales sur la glycosurie considérée dans ses rapports avec le système nerveux*, par Marc Laffont, thèse de Paris, 1880.

nerfs pneumo-gastriques l'amènent aux conclusions suivantes : La glycosurie d'origine nerveuse peut avoir pour cause une paralysie vaso-motrice
par suite de section, d'altération des nerfs ou des ganglions sympathiques,
mais le plus souvent elle est due à des actions vaso-dilatatrices directes ou
réflexes. 1° La vaso-dilatation est directe lorsqu'elle survient à la suite de
la piqûre du bulbe, d'une hémorragie du plancher, d'une excitation du
bout périphérique bien isolé de certains nerfs (par exemple, des premières
paires nerveuses de la région dorsale, lesquelles livrent passage à des
nerfs dilatateurs) ; 2° la vaso-dilatation est indirecte ou réflexe, lorsque
l'excitation porte sur la moelle ou le bout central d'un nerf mixte
(par exemple, du pneumogastrique). Dans ces conditions, l'excitation est
portée dans la moelle jusqu'aux centres vaso-dilatateurs, ou excito-
fonctionnels de la glycogénie hépatique, centres placés dans le bulbe au-
dessous de la petite diagonale du plancher du quatrième ventricule. Ces
centres, symétriques, distincts et séparément excitables, sont le point de
départ de nerfs dilatateurs vasculaires qui cheminent dans la moelle jusqu'à
la hauteur de la première paire de nerfs dorsaux, à partir de laquelle,
peut-être jusqu'à la troisième paire, ils sortent pour se jeter dans le tronc
sympathique et de là dans les nerfs splanchniques. C'est pourquoi l'arrachement des premières paires nerveuses de la région dorsale supprime, comme
l'avait vu Cl. Bernard, l'action réflexe (vaso-dilatatrice) des nerfs vagues
sur la vascularisation des organes splanchniques. Ajoutons que le mode
d'action de la piqûre portée sur le quatrième ventricule a été soigneusement
déterminé : cette action est double, se traduisant d'abord par une irritation
locale, d'où suractivité circulatoire des viscères abdominaux ; à cette irritation succède une paralysie due à l'altération du centre par l'hémorragie
consécutive : ce centre alors n'est plus excitable ni directement (nouvelle
piqûre superposée), ni par action réflexe (excitation du bout central de
pneumogastrique ou du nerf dépresseur du même côté).

C. Voies de l'absorption. Rôle des chylifères. — Nous avons vu, par
suite du travail épithélial, les matériaux de la digestion arriver
jusque dans le corps même de la villosité. Tandis que l'épithélium
se répare (desquamation, etc.), le corps de la villosité s'éclaircit,
se vide, les éléments absorbés ont passé par diffusion dans les
vaisseaux.

Mais ces vaisseaux sont de deux espèces : nous avons vu qu'il
y a un réseau vasculaire sanguin, formant les origines de la veine
porte, et un chylifère central, origine des vaisseaux chylifères qui
vont aboutir au tronc principal de la circulation lymphatique (canal
thoracique. V. *Système lymphatique*, p. 270). C'est par le sang
que sont entraînées la plupart des matières absorbées, et c'est, en
effet, dans la veine porte que l'on retrouve les peptones et les glycoses. Mais, en même temps que la graisse disparaît de la villosité,
on voit le chylifère central devenir tout blanc *(vaisseaux lactés
d'Aselli,* voir ci-dessus, page 270), et on y constate un grand nombre

de molécules graisseuses finement émulsionnées ; c'est-à-dire que les graisses ne passent pas par les mêmes voies que les substances précédentes et que le chylifère est spécialement préposé à leur absorption (fig. 110).

Il est permis, en effet, de supposer que la graisse contenue dans l'intestin est absorbée par les cellules de la villosité (cellules épithéliales et plasmatiques), lesquelles l'excrètent dans le chylifère central. Sappey, après avoir décrit les réseaux de lacunes et capillicules lymphatiques qui parcourent tout le corps de la villosité et viennent confluer dans le chylifère central, explique l'absorption des grais-

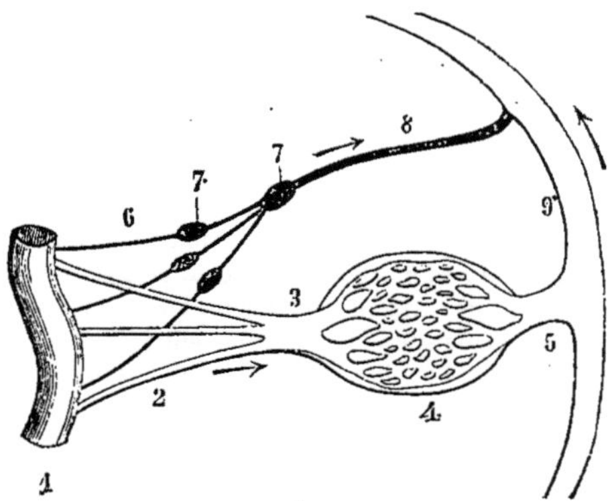

Fig. 110. — Voies de l'absorption digestive *.

ses par leur passage à travers les cellules épithéliales, qu'elles traversent pour arriver sur la périphérie du corps de la villosité ; là elles rencontrent le réseau des capillicules et des lacunes qui les transmet au chylifère central.

Du reste, la graisse ne passe pas uniquement par la voie lymphatique ; il y en a dans le sang de la veine porte, mais en quantité très peu considérable. De même, les autres substances qui ont subi l'absorption se retrouvent aussi dans les chylifères, mais en quantité infiniment petite relativement à la graisse qui y est contenue.

Cependant quelques auteurs refusent absolument aux vaisseaux de la veine porte le pouvoir d'absorber et d'entraîner la graisse [1] ;

1 V. Béclard, *Recherches expérimentales sur les fonctions de la veine porte (Arch. génér. de médecine, 1848).*

* Figure empruntée à Beaunis *(Nouv. Élém. de physiol. humaine,* 2ᵉ édit., Paris, 1881). — 1, Intestin ; — 2, vaisseaux sanguins (veine d'origine de la veine porte) ; — 3, veine porte ; — 4, foie ; — 5, veines sus-hépatiques ; — 6, chylifères ; — 7, 7, ganglions lymphatiques ; — 8, canal thoracique ; — 9, système veineux (veines-caves).

c'est qu'en effet, la graisse que l'on trouve dans ce sang n'est pas
dans le même état que dans le chyle ; chez les mammifères, ce n'est
jamais de la graisse libre ; ce sont des graisses saponifiées. Elles ont
sans doute été saponifiées par le choléate de soude de la bile.

La plupart des substances toxiques sont absorbées par la voie des
veines : l'intoxication étant très rapide, les poisons ne peuvent avoir
passé par la voie des lymphatiques.

Les métaux absorbés à l'état de sels métalliques s'accumulent
dans le foie. Ce fait est très important en ce qu'il nous montre le
foie comme retenant une forte proportion de matières alimentaires
pour les modifier. Et, en effet, l'albumine est transformée en arrivant par la veine porte au contact des cellules hépatiques.

Nous voyons, en somme, que les notions précises sur l'acte intime
de l'absorption sont encore incomplètes. Nous nous sommes attachés ici à étudier ces phénomènes au point de vue de l'action
qu'exercent les *cellules vivantes* à travers lesquelles se fait l'absorption. Pour nous, ce travail d'absorption est essentiellement le fait de
ces cellules. Aussi nous sommes-nous peu arrêtés sur les théories
physiques de l'absorption et les expériences pratiquées avec des
membranes privées de vie. Nous avons dû insister davantage sur
les voies (vaisseaux sanguins et lymphatiques) de l'absorption
digestive. La figure 110 résume, sous une forme schématique, la
disposition de ces voies et leur rapport avec certains viscères (foie).

RÉSUMÉ. — *Absorption, bile et foie.* — Les phénomènes d'*absorption*
sont essentiellement, au point de vue physique, des phénomènes de diffusion
et d'endosmose ; mais ces phénomènes sont régis par la nature même de
l'épithélium, qui doit être traversé pour que les substances arrivent à se
diffuser dans l'organisme, ou à y être entraînées par la circulation.

L'*état du sang* (richesse ou pauvreté en principes à absorber) et l'*état
de la circulation* (pressions fortes ou faibles) influent beaucoup sur la
rapidité et l'intensité de l'absorption.

Pour l'*absorption intestinale*, la clef de tout le phénomène doit être
cherchée dans le rôle de l'*épithélium cylindrique* qui recouvre les *villosités*. Les aliments dissous, dédoublés, émulsionnés par les sucs digestifs,
sont saisis par les cellules épithéliales qui les incorporent à leur propre
substance, pour les transmettre ensuite au milieu intérieur sous-jacent
(lymphe et sang du chylifère central et des capillaires périphériques).
Cette manière de voir nous dispense de chercher des théories compliquées
pour expliquer l'absorption des corps gras : ceux-ci, dans cet acte
d'absorption intestinale, comme dans tous les cas où ils sont déposés, puis
repris, par le sang dans l'intimité des tissus, se combinent avec les substances
albuminoïdes des cellules.

Il y a environ 1300 grammes de bile sécrétée en vingt-quatre heures.
Cette bile renferme comme matières en solution : 1º les *sels biliaires*

(choléate et cholate de soude); la *cholestérine* (de la classe des alcools); la matière colorante ou *bilirubine.*

La bile est destinée à être en partie *résorbée* dans l'intestin; sa perte amène un grand état de souffrance du système pileux de l'animal (perte du soufre qui est contenu dans la *taurine* du taurocholate ou cholate de soude).

On a attribué à la bile des rôles divers : neutraliser le chyme acide que fournit l'estomac; émulsionner et dédoubler les graisses; s'opposer à la fermentation putride du contenu intestinal; cette dernière opinion trouve une certaine confirmation dans les expériences. On peut aussi, se basant sur un grand nombre de considérations, émettre l'hypothèse que le rôle de la bile serait de *favoriser la desquamation épithéliale* qui se produit dans la muqueuse intestinale après chaque absorption digestive.

Le *foie* représente une seule glande, à la fois biliaire et glycogénique, c'est-à-dire que les cellules hépatiques sont le siège de deux phénomènes simultanés, la sécrétion de la bile et la production de la matière glycogène.

Le foie produit donc du sucre qu'il verse dans les veines sus-hépatiques; il le produit aux dépens d'une matière *glycogène* (ou amidon animal) et d'un ferment *diastasique* (analogue à la diastase salivaire) qui transforme cette matière en glycose, comme la ptyaline ou la pancréatine le font pour l'amidon végétal. Non seulement le foie produit du sucre, mais il emmagasine, transforme et livre de nouveau sous forme de glycose le sucre absorbé dans l'intestin.

Cette *fonction glycogénique* est réglée par le système nerveux, comme le montre la célèbre expérience de la piqûre du quatrième ventricule et le *diabète artificiel* qui en résulte, ce diabète étant produit par l'excitation de certains nerfs qui sont au foie ce que la corde du tympan est à la glande sous-maxillaire. Sous l'influence de ces nerfs il y a hyperémie de foie, qui verse dans le sang une plus grande quantité de glycose; d'où *glycémie,* qui a pour conséquence la *glycosurie* (le sucre passe dans les urines toutes les fois que le sang en contient plus de 3 pour 100).

Les voies par lesquelles sont transportées les substances absorbées sont représentées : 1° par les chylifères (surtout pour les graisses); 2° par la veine porte (pour les autres substances).

V. GROS INTESTIN

Les aliments livrés par l'estomac forment une masse liquide; nous avons vu qu'ils devenaient de plus en plus liquides par l'adjonction du suc pancréatique et du suc entérique. Mais à mesure que ces matières parcourent l'intestin grêle, leur consistance augmente, en même temps que leur masse diminue, parce que la plus grande partie en est absorbée. Ce que l'intestin grêle livre au gros intestin n'est donc plus qu'une matière déjà épaisse, qu'un résidu destiné à être expulsé, et qui ne peut plus revenir sur ses pas, vu la présence de la *valvule iléo-cæcale,* qui s'oppose à tout reflux. Chez l'homme, il n'y a plus guère d'action digestive dans le gros intestin; cependant quelques substances qui ont échappé à l'absorption y sont prises par le courant sanguin, et le gros intestin peut même absorber des liquides qui y ont été directement introduits (lavements nutritifs ; lavements médicamenteux). Après l'injection rectale de substances grasses (surtout de graisses émulsionnées), les lymphatiques qui viennent du gros intestin offrent les mêmes caractères, le même aspect de chylifères que ceux de l'intestin grêle. Ici les villosités manquent, mais elles sont remplacées par les plis nombreux de la muqueuse.

Chez les herbivores, où le cæcum est très développé, cette partie du tube intestinal est le siège de véritables phénomènes digestifs : le cæcum peut être alors regardé comme une espèce de second estomac; il contient des acides, qui suffisent à la digestion des albuminoïdes végétaux. Il n'est pas prouvé que ces acides soient sécrétés par les parois; il est plus probable qu'ils ont pris naissance aux dépens des aliments eux-mêmes. Ils sont d'autant plus abondants qu'il y a plus de matières dans le canal. Ce sont, en général, les acides lactique et butyrique, qui proviendraient de la fermentation et de la décomposition des sucres et des matières grasses. Cette digestion dans le gros intestin se prolonge si longtemps, chez le lapin par exemple, qu'on peut dire que la digestion totale dure huit jours chez cet herbivore; chez les carnivores la digestion totale est au contraire de 24 heures seulement, c'est-à-dire qu'il ne s'écoule pas plus d'un jour entre le moment où les aliments sont ingérés par la bouche et celui où leurs résidus sont expulsés par l'anus.

Matières fécales. — Toujours est-il que, vers le milieu de la longueur du gros intestin, toute digestion et toute absorption sont terminées, chez l'homme et chez les carnassiers en général ; le contenu du canal n'est plus formé que par des matières qui doivent être rejetées, par les *fèces*, en un mot. On considère à tort les fèces comme formées essentiellement par la partie non assimilable des aliments. A ce compte, si tout l'aliment est absorbable, il ne devrait pas y avoir de fèces, et il s'en produit cependant dans ces cas. Ainsi le fœtus, qui n'a rien introduit dans son tube digestif, expulse cependant dès la naissance des fèces bien connues sous le nom de *méconium*. Le méconium se compose de débris de cellules épithéliales, colorés en jaune par une bile qui, n'ayant pas été altérée, conserve sa couleur normale. C'est qu'en effet, le principal produit rejeté au dehors, ce qui forme essentiellement les fèces, ce sont les *débris de l'épithélium desquamé*. Parfois, même chez l'adulte, ces débris peuvent former à eux seuls toutes les matières fécales. Ils se montrent sous la forme de globules entiers ou mutilés, de couleur blanchâtre, colorés alors diversement par la bile altérée. Ces résidus, ces raclures épithéliales sont comparables au furfur qui se détache de l'épithélium cutané, mais plus nombreux et plus importants ici, puisque nous avons vu que cette chute épithéliale termine fatalement la série des phénomènes de l'absorption, et que la bile a peut-être pour usage d'en régulariser et d'en hâter la production.

Ce n'est qu'au second rang, comme éléments constitutifs des fèces, qu'il faut ranger les parties non assimilables des aliments et des liquides digestifs. Telle est la cholestérine (ou un dérivé dit *stercorine)* et la matière colorante de la bile, qui se précipite dès l'arrivée de ce liquide dans l'intestin ; tels sont divers dérivés des matières albuminoïdes, résidus de leur digestion, ou produits de leur putréfaction, comme l'*indol* (caractérisé par la coloration rouge qu'il donne avec l'alcool et l'acide nitreux), le *scatol* (qui donne seulement une coloration jaunâtre avec ces mêmes réactifs), l'*excrétine*, etc. Les fèces contiennent encore des parties qui n'ont pas été attaquées par les liquides digestifs : telles sont les matières amylacées protégées par des enveloppes de cellulose trop considérables ; telles sont la cellulose en général et ses dérivés. Ce sont, en effet, surtout les aliments végétaux qui présentent le plus de substances réfractaires à la digestion, de sorte que les herbivores produisent des fèces bien plus abondantes que les carnivores. Mais la nourriture animale présente aussi des éléments qui résistent longtemps à l'action des sucs digestifs. Ainsi on retrouve à peu près intactes dans les fèces les productions épidermiques cornées (poils, ongles) et les tissus jaunes ou élastiques (parties de tendons, de tuniques artérielles, etc.). La quantité de ces résidus divers, constituant la somme des matières fécales, s'élève en moyenne à 150 grammes en vingt-quatre heures pour un homme adulte.

Défécation. — Ces matières sont poussées par des contractions lentes péristaltiques jusque vers l'S iliaque. Là elles paraissent s'arrêter. Quant au rectum, les matières ne s'y portent que d'une manière intermittente, sous l'influence de contractions plus vives, et alors elles tendent à donner naissance au phénomène réflexe que nous étudierons sous le nom de *défécation ;* mais si cette tentative d'évasion ne réussit pas, si le passage leur est fermé, elles retournent dans l'S iliaque. Tous ces mouvements sont très lents, ce qui ne les empêche pas de pouvoir produire à la longue des compressions considérables. Ces mouvements sont de même forme et de même nature que ceux de l'intestin grêle (p. 357) ; ce sont des mouvements *péristaltiques*, c'est-à-dire dans lesquels les fibres circulaires de la membrane musculeuse se contractent successivement de haut en bas, à mesure que la matière progresse dans le tube intestinal, de sorte que cette matière, comprimée supérieurement, se trouve poussée dans la portion suivante de l'intestin, dont les fibres sont encore dans le relâchement. Les mouvements dits *anti-péristaltiques*, et qui se produisent en sens inverse, de manière à faire rétrograder les matières, ne paraissent exister que rarement sur l'animal vivant. Ils se produisent évidemment dans certains cas pathologiques. Ceux que l'on observe dans tout le tube intestinal d'un animal, dont on ouvre l'abdomen immédiatement après l'avoir mis à mort, paraissent dus à l'impression du froid et à une interruption de la circulation abdominale d'où une excitation ultime sur les fibres lisses, à la période d'agonie.

Nous n'avons que fort peu de données sur le mécanisme réflexe par lequel le système nerveux influence ou produit ces mouvements. Leur centre est dans la moelle épinière *(centre ano-spinal* de Masius, page 77); mais peut-être aussi le *plexus solaire* peut-il servir de centre à ces réflexes. Cependant le plexus solaire est uni à la moelle par deux grandes commissures nerveuses, les pneumogastriques et les nerfs splanchniques : chose remarquable, l'excitation des premiers produit ou augmente les mouvements des intestins ; au contraire, l'excitation des seconds (grands splanchniques) paraît immobiliser les viscères, paralyser leurs tuniques musculaires. Les splanchniques seraient donc aux intestins ce que le pneumogastrique est au cœur, c'est-à-dire des *nerfs d'arrêt* (expérience de Pflüger). Cependant les physiologistes ne sont pas encore d'accord sur le rôle de ces deux ordres de nerfs relativement aux mouvements de l'intestin. En effet, Onimus et Legros, étudiant les mouvements des différentes parties du tube digestif au moyen d'un appareil enregistreur sur lequel venait écrire un levier (mis en mouvement par une ampoule de caoutchouc introduite dans le canal intestinal et qui en traduisait les contractions), ont observé que, en électrisant les pneumogastriques avec des courants interrompus, on arrête les mouvements de l'intestin, et *on les arrête non en contraction, mais dans un état complet de relâchement.* « Sur le graphique, on obtient, dans ce cas, un abaissement très notable, et il est important de rapprocher ce fait de l'arrêt du cœur en *diastole,* et de l'arrêt des mouvements respiratoires *en inspiration,* lorsqu'on électrise le pneumogastrique avec des courants interrompus. » (V. p. 247.)

Vers l'extrémité tout inférieure du tube digestif, partie plus accessible à l'investigation, les faits sont plus faciles à analyser ; aussi le phénomène de la *défécation* est-il parfaitement expliqué. Il faut d'abord se rappeler qu'au niveau du rectum les fibres musculaires longitudinales forment un stratum très épais, très puissant, et que, d'autre part, les fibres circulaires se groupent et se multiplient de manière à constituer un sphincter, un anneau, dit *sphincter interne*, formé de fibres musculaires lisses, et doublé extérieurement par un autre sphincter plus puissant, le *sphincter externe*, formé de fibres striées. Ces sphincters constituent non pas précisément un anneau, mais plutôt une *boutonnière antéro-postérieure* limitée par deux bandes musculaires parfaitement contiguës à l'état de repos. Ainsi ce sphincter ferme complètement, à l'état de repos et en vertu de sa seule élasticité, l'ouverture qu'il circonscrit, comme le font, du reste, tous les autres sphincters (V. p. 136). Il n'est donc pas question ici, pas plus qu'ailleurs, de contractions permanentes proprement dites, mais seulement d'action de tonicité. L'ouverture anale est normalement oblitérée par la forme naturelle du sphincter à l'état de tonicité, et le sphincter ne se contracte que lorsqu'un corps quelconque cherche à modifier sa forme, pour dilater l'orifice qu'il circonscrit; dans ces circonstances, ou bien le sphincter ne réagit pas, se laisse facilement dilater, vu sa grande élasticité, et le passage a lieu; ou bien le sphincter réagit, et alors, par sa contraction, ferme l'orifice d'une manière réellement active; c'est dans le premier cas que la *défécation* se produit.

La *défécation* est un phénomène réflexe d'expulsion, dont le centre se trouve dans la partie inférieure de la moelle (V. p. 77), comme le prouvent les cas pathologiques. Le point de départ de ce réflexe est une sensation vague, peu définissable, un sentiment de pesanteur vers le périnée, produit par la présence des matières fécales. Cette sensation, que l'on nomme le *besoin*, n'a son siège que dans le rectum et au niveau de l'anus; le besoin de la défécation est provoqué par tout corps étranger introduit à ce niveau (emploi des *suppositoires* pour provoquer un réflexe trop paresseux à se produire); le réflexe est aussi provoqué par des excitations portant sur divers centres nerveux, comme dans la strangulation, l'asphyxie. Toujours est-il que les matières fécales ne provoquent le besoin que quand elles arrivent dans le rectum; dans le reste du gros intestin, les matières ne sont pas senties à l'état normal. Cependant dans le cas d'anus contre nature, succédant à une hernie étranglée, et pouvant siéger sur un point quelconque du tube intestinal, on a observé, lorsque les matières arrivent près de l'orifice artificiel, une sensation vague analogue à celle du besoin de déféquer; ce qui semblerait prouver que tous les points du canal intestinal peuvent devenir le siège de ce sentiment, qui n'est peut-être dû qu'au poids, à la pression des matières fécales réunies en masse (P. Bert[1]).

Sous l'influence de ce besoin, tendent à se faire toute une série

[1] P. Bert, art. DÉFÉCATION du *Nouv. Dict. de méd. et de chirur. prat.*

d'efforts d'expulsion, qui, avons-nous dit, sont réflexes, mais que
la volonté peut influencer, soit pour y joindre de nouvelles forces,
soit, au contraire, pour les arrêter. Si nous ne satisfaisons pas à ce
besoin, il s'établit, en partant du sphincter anal, un mouvement
antipéristaltique qui refoule les matières dans l'S iliaque, d'où elles
reviennent au bout d'un certain temps, pour tenter de nouveau le
passage. Si l'on résiste ainsi plusieurs. fois de suite, la sensibilité
du rectum finit par s'émousser, et la présence des matières fécales
ne devient plus le signal des réflexes que nous allons étudier ; de là,
les constipations habituelles chez les personnes qui négligent d'obéir
aux exigences de ce besoin, et qui sont bientôt obligées d'exciter,
par des moyens artificiels (suppositoires), la sensibilité émoussée de
la muqueuse rectale et des fibres nerveuses qui président à la partie
centripète du réflexe. Si le besoin est écouté, il se produit naturellement une contraction réflexe des tuniques musculaires du rectum,
un vrai mouvement péristaltique qui chasse les matières vers l'anus,
dont le sphincter très facilement dilatable ne fait aucune résistance
dans ce cas. En effet, si les fèces présentent une liquidité anormale,
le rectum seul suffit à les expulser, sans que la volonté intervienne
autrement qu'en s'abstenant de mettre aucun obstacle à cette expulsion. Mais, dans les cas ordinaires, l'état solide des matières exige
une intervention de forces plus nombreuses et plus considérables,
qui entrent en jeu principalement sous l'action de la volonté. C'est
d'abord le phénomène de l'*effort*, par lequel le larynx se ferme, de
sorte que les parois de la cavité thoracique, remplie d'air, offrent
un solide point d'appui aux muscles qui vont agir; alors se contractent tous les muscles qui peuvent comprimer l'abdomen,
c'est-à-dire les muscles de la paroi abdominale, le diaphragme, et
les muscles du périnée (releveur de l'anus, muscle qui représente
un véritable diaphragme inférieur), de sorte que la compression se
produit dans tous les sens. Le releveur de l'anus, en même temps
qu'il comprime les viscères de bas en haut, amène au-devant des
matières fécales l'orifice qu'elles doivent franchir. Les fibres longitudinales si développées du rectum agissent dans le même sens,
et ce n'est là, du reste; qu'un des modes du mécanisme que nous
avons étudié dans l'analyse du mouvement péristaltique (V. *Déglutition*, et p. 357). De plus, ces fibres longitudinales se terminent en bas par des anses qui vont se perdre d'une façon plus ou
moins distincte dans le périnée, en formant une courbure à convexité
dirigée vers le centre de l'anus ; il en résulte donc que, pendant
leur contraction, elles redressent leur courbure et par suite dilatent
l'orifice que les matières fécales doivent franchir.

SEPTIÈME PARTIE

RESPIRATION — MUQUEUSE PULMONAIRE CHALEUR ANIMALE

I. — Respiration.

Après la surface épithéliale digestive, celle qui se prête le mieux aux échanges, c'est la surface de la muqueuse respiratoire; seulement ici les échanges sont, à l'état normal, essentiellement gazeux. De même que l'absorption des matières dites alimentaires peut se faire un peu par toutes les surfaces, de même que nous avons vu la résorption des graisses se faire dans tous les tissus, quoique ces phénomènes se localisent spécialement au niveau de l'épithélium du tube digestif, de même les échanges gazeux se font sur un grand nombre de surfaces, comme, par exemple, au niveau de la peau, et les gaz peuvent être résorbés dans l'intimité même des tissus (comme, par exemple, dans l'emphysème sous-cutané); mais ces phénomènes se localisent, chez les animaux supérieurs, au niveau de la *muqueuse respiratoire.*

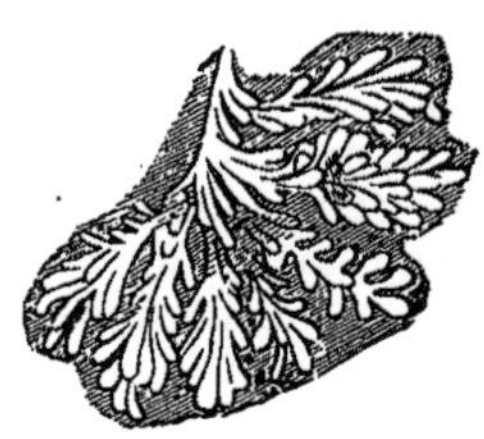

Fig. 111. — Ramification du bourgeon pulmonaire chez le fœtus de brebis, long de 1 pouce 1/2 (Müller).

La *muqueuse respiratoire* peut être considérée, au point de vue embryologique, comme un bourgeon de la partie sus-diaphragmatique du canal digestif. En effet, les premières traces des poumons se présentent chez le fœtus sous la forme d'une végétation de l'épithélium de la paroi antérieure du pharynx. Ce *bourgeon*, creux, se bifurque successivement à mesure qu'il se développe (fig. 111); en même temps l'épithélium se modifie: de pavimenteux qu'il était dans le pharynx, il devient cylindrique et vibratile dans les pédicules des bourgeons *(trachée et bronches),* puis de nouveau pavimenteux vers les culs-de-sac des bourgeons *(alvéoles).*

On peut donc comparer les poumons à une glande dont les culs-

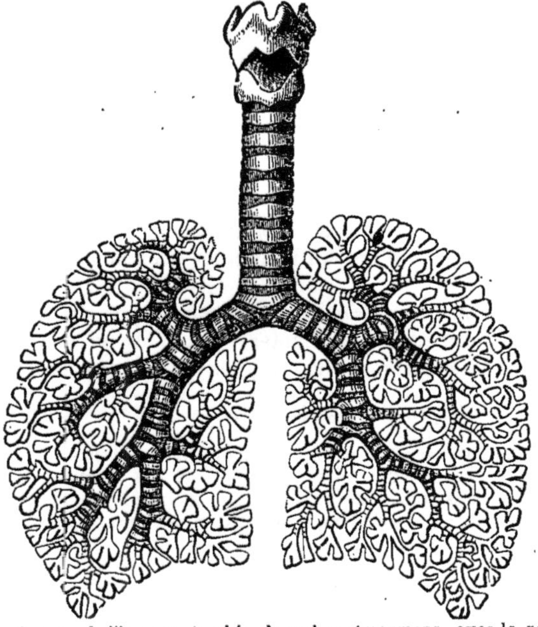

FIG. 112. — Larynx de l'homme, trachée, bronches et poumons, avec la ramification des bronches et la division des poumons en lobules (Dalton).

de-sac seraient représentés par les *alvéoles* (fig. 112), et les canaux excréteurs par les *bronches*. Ces culs-de-sac peuvent être assimilés chacun à un organe conique, piriforme, mais bosselé et dont le sommet se continue avec une ramification bronchique. Cette *ampoule* (fig. 113), qui a environ ~~1/8 de~~ millimètre de diamètre, n'est pas simple, mais également bosselée à l'intérieur où elle présente un grand nombre de replis saillants qui divisent ~~l'alvéole~~ primitif en un grand nombre d'alvéoles ~~secondaires~~ ou *vésicules* (fig. 113, c, c). Ces ampoules s'accolent les unes aux autres pour former des *lobules*,

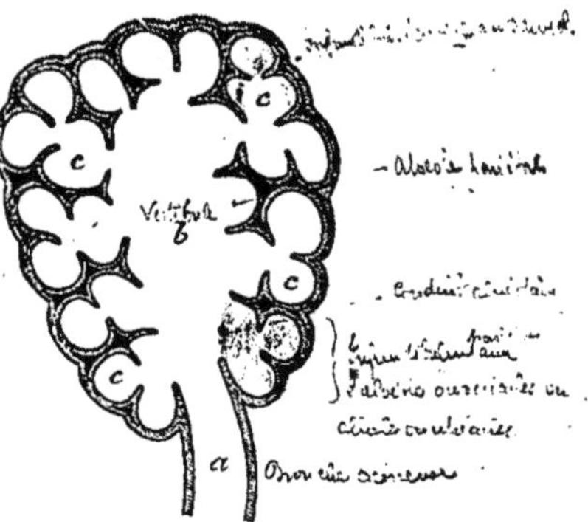

FIG. 113. — Lobule primitif ou ampoule du poumon de l'homme *.

*a, Terminaison des dernières ramifications bronchiques; — b, cavité de l'alvéole ou ampoule; — c, c, c, c, vésicules aériennes (Dalton, *Physiologie et Hygiène*). Cette ampoule représente exactement la totalité d'un poumon de batracien.

qui se distinguent facilement à la surface du poumon sous l'aspect
de réseaux (lignes de séparation des lobules), et les lobules eux-
mêmes, en se réunissant, forment les *lobes du poumon*. Les alvéoles
sont donc très nombreux. On a calculé approximativement que leur
nombre s'élève à 1700 ou 1800 millions.

I. STRUCTURE DE LA MEMBRANE RESPIRATOIRE
DISPOSITION DE SES ÉLÉMENTS

L'alvéole pulmonaire constitue essentiellement la surface respiratoire. Il se compose d'un épithélium et d'un substratum de
tissu connectif.

1° L'*épithélium pulmonaire* est formé de plaques épithéliales
très minces, très difficiles à constater, disposées en une seule
rangée et souvent assez distantes les unes des autres [1]. Aussi à l'état

[1] V. Ch. Schmidt, *De l'Épithélium pulmonaire*, thèse de Strasbourg, 1866.
n° 931.

L'existence de l'épithélium pulmonaire a été longtemps contestée ; Villemin
a été un de ses plus ardents adversaires, ce qui n'est pas étonnant, si l'on
considère les préparations compliquées qu'il faisait subir aux lobules pulmonaires avant de les étudier (dessiccation, bichlorure de mercure, eau ammonia-

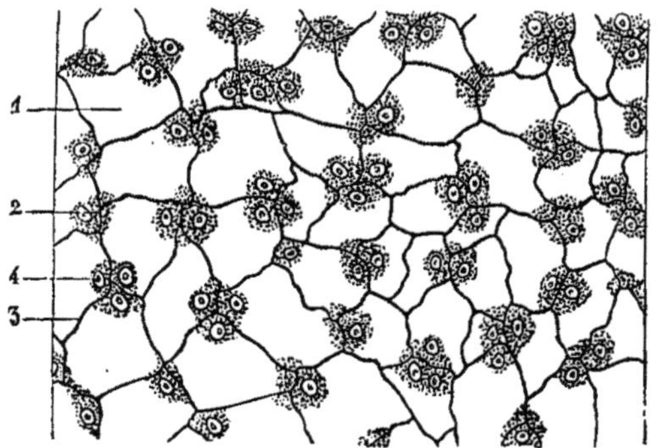

Fig. 114. — Epithélium pulmonaire [*].

cale, et enfin iode). Or, l'épithélium pulmonaire est l'un des plus délicats ; il
demande à être étudié par les mêmes procédés de préparation que les épithéliums les plus délicats des séreuses. Elenz (1864), ayant employé le nitrate
d'argent, constata un épithélium pulmonaire complet chez tous les vertébrés ;

[*] 1, Vaisseaux capillaires ; — 2, interstice des capillaires (tout ce qui est en blanc
fait partie du réseau capillaire ; les espaces ponctués représentent les mailles ou
interstices de ce réseau) ; — 3, contour des cellules épithéliales ; — 4, noyaux des
cellules, placés ordinairement dans une maille.

normal, ses éléments ne présentent-ils que fort peu de métamorphoses, et presque pas de *déchets* épithéliaux. Ils tendent même à s'atrophier de plus en plus avec l'âge, et, les cloisons qui les supportent s'atrophiant en même temps, il en résulte ce qu'on a appelé l'*emphysème pulmonaire*, altération si fréquente chez les vieillards. Mais il n'en est pas de même dans certains états pathologiques. Sous l'influence des irritations, cet épithélium s'hypertrophie et prolifère ; c'est lui qui produit alors les fausses membranes du croup, et les éléments caractéristiques de la pneumonie ; il oblitère alors complètement les alvéoles, qu'il transforme en un tissu compact et résistant, ce qui a valu à cet état le nom d'*hépatisation*. C'est lui encore qui joue le principal rôle dans la production du *tubercule*, et dans celle de quelques transformations plus rares, comme le *cancer du poumon*.

Dans les cas d'*infarctus* du poumon, surtout dans les infarctus produits expérimentalement sur le chien, il est facile de voir, dans les alvéoles pulmonaires infiltrés de sang, l'épithélium subir une certaine hypertrophie et quelques-unes de ses cellules tomber dans l'alvéole et s'y mêler aux globules sanguins (Vulpian).

2° Cet épithélium est supporté par une *membrane* qui forme comme la *coque* de l'alvéole. Elle est composée d'un tissu connectif presque amorphe, parsemé de cellules plasmatiques et très riche en fibres élastiques, qui forment des réseaux très serrés dont les mailles figurent des fentes extrêmement étroites ; parfois les fibres élastiques se montrent plus écartées, et, par dissociation, on peut

ces résultats ont été depuis confirmés par de nombreux observateurs. Par les mêmes moyens d'investigation, Schmidt (thèse citée) est arrivé aux conclusions suivantes. Chez les mammifères, les vésicules pulmonaires des embryons sont tapissées par des cellules régulières et de grandeur uniforme ; chez le nouveau-né, une partie des cellules précédentes s'étale en largeur et recouvre les capillaires ; les autres n'éprouvent pas de changement et restent réunies par groupes dans les mailles des capillaires (fig. 114). Enfin, chez les adultes, les cellules sont réunies en plus petit nombre pour former des groupes ; beaucoup d'entre elles sont isolées. Les grandes cellules qui les séparent semblent se fusionner en partie et prennent l'aspect de plaques membraneuses très simples et presque amorphes.

Les arguments empruntés à l'anatomie comparée contre l'existence de l'épithélium pulmonaire ont été renversés par des recherches plus exactes. La loche d'étang *(Cobitis fossilis)* est un poisson bizarre qui avale de l'air par la bouche, et, après avoir absorbé une partie de l'oxygène, rend de l'acide carbonique par l'anus. Leydig n'avait pu trouver d'épithélium intestinal chez ce poisson où la respiration est en partie intestinale. Or, à l'aide du nitrate d'argent, Schmidt a constaté un revêtement épithélial complet sur toute la surface en question. Ici encore, des cellules diverses sont entremêlées sans aucun ordre, tantôt groupées de façon que plusieurs petites cellules soient entourées de cellules plus grandes.

parfaitement les rendre évidentes sur une préparation. Ces éléments élastiques formés de fibres à contour nettement indiqué, avec bifurcations et anastomoses nombreuses, sont très importants à rechercher au point de vue pathologique, par exemple dans les crachats, car ils résistent longtemps aux causes de destruction et sont souvent les seuls débris qui, dans une portion de poumon nécrosée et éliminée, conservent une structure reconnaissable et caractéristique à l'examen microscopique. Chez quelques animaux des fibres musculaires lisses prennent évidemment part à la struc - ture de la coque alvéolaire. Il est difficile de décider, par l'examen anatomique, s'il en est de même pour l'homme [1]. Nous aurons à discuter plus tard si les expériences physiologiques sont propres à résoudre cette question. Mais ce que cette membrane présente de plus important, c'est sa richesse en vaisseaux sanguins. Ce sont des réseaux de capillaires très petits, car ils ont une lumière juste assez grande pour le passage d'un globule sanguin, et très serrés les uns contre les autres, de sorte que les mailles qui les séparent sont très étroites. On trouve, par exemple, que, sur une surface donnée d'alvéoles pulmonaires, l'étendue occupée par les capillaires équivaut aux trois quarts, et les intervalles qu'ils laissent entre eux seulement à un quart de la surface. Or, la surface totale de l'ensemble des alvéoles équivalant à 200 mètres carrés [2], il en

[1] « Les fibres musculaires apparaissent sur les grosses bronches sous la forme de faisceaux aplatis, *circulaires;* ces faisceaux constituent une couche complète. Comme on les retrouve encore sur des rameaux de $0^m,22$ à $0^m,18$, il est probable qu'ils s'étendent jusqu'aux lobules pulmonaires. » (Kölliker, 1870.) La présence de l'élément musculaire dans la paroi des vésicules pulmonaires a été soutenue par Moleschott, Piso-Borme, Hirschmann et Chrzonszczewsky.

[2] Il est bien évident qu'on ne peut évaluer que d'une manière plus ou moins approximative la surface interne du poumon. Tout en conservant ici le chiffre donné par Kuss, nous devons ajouter que dans ces dernières années *(Bul. de l'Acad. de méd.*, t. XV, n° 8), Marc Sée s'est livré à des calculs qui l'ont amené à une évaluation certainement plus exacte. D'après cet auteur, on peut considérer la surface respiratoire comme une immense nappe sanguine dont l'épaisseur est celle d'un globule rouge du sang et dont l'étendue est égale, à peu de chose près, à celle de la surface de toutes les vésicules réunies. Sachant quel volume d'air renferme l'appareil respiratoire tout entier, si l'on en déduit l'air que renferment les voies respiratoires (larynx, trachée, bronches et leurs ramifications), on aura le volume total des vésicules pulmonaires. Comme on connaît, d'autre part, le diamètre moyen des vésicules, il est facile de calculer approximativement le volume et la surface d'une vésicule pulmonaire consi- dérée comme formant une petite sphère. Le rapport entre le volume total des vésicules et celui d'une vésicule unique exprime le nombre des vésicules que contient le poumon. En multipliant la surface d'une vésicule par ce nombre, on aura l'étendue de la surface respiratoire du poumon. Par ces calculs, Marc Sée arrive à évaluer le nombre des vésicules du poumon à près de 900 millions (Kuss portait ce nombre à 1700 ou 1800 millions); quant à la

résulte que les capillaires forment une nappe de 150 mètres carrés. Cette nappe est très mince, et n'a guère que l'épaisseur d'un globule sanguin. Il n'en résulte pas moins qu'elle représente un volume de sang à peu près égal à 1 ou 2 litres. On a de plus calculé qu'en vingt-quatre heures il y passe au moins 20.000 litres de sang ; cette nappe de sang se renouvelle donc sans cesse. Ces chiffres sont importants, car ils nous font déjà prévoir la grandeur des échanges gazeux qui s'opéreront entre le sang et les masses d'air mises presque en contact avec lui, puisqu'elles n'en sont séparées que par la mince paroi des capillaires et un épithélium d'une très faible épaisseur.

Il nous faut donc étudier le mécanisme par lequel l'air extérieur est amené au contact de la surface respiratoire, et comment il est renouvelé après que la diffusion gazeuse s'est accomplie entre lui et le sang.

Ces phénomènes sont en tout comparables à ceux de la digestion ; mais tandis que les aliments introduits dans le tube digestif doivent, avant d'être assimilables, subir un grand nombre de métamorphoses, les éléments respiratoires de l'air sont directement assimilables. Ce gaz ne subit qu'une légère action préparatoire, destinée à le mettre dans le même état de température et d'humidité que la surface pulmonaire avec laquelle il va se trouver en contact. L'origine même de l'arbre aérien est disposée de façon à faire subir à l'air cette légère modification. Les fosses nasales sont, en effet, tapissées par une muqueuse très humide, très riche en sang et par suite très chaude ; elle recouvre une série de replis *(cornets)* circonscrivant des canaux étroits *(méats)*, par lesquels l'air est obligé de filtrer ; il se charge de vapeur d'eau à ce passage et se met à la température du corps. Ces seules considérations prouvent que c'est par le nez et non par la bouche que doit se faire la respiration normale, et font comprendre le danger qu'il y a de respirer par ce dernier orifice quand on se trouve dans un milieu très froid et très sec [1].

surface pulmonaire, elle mesurerait, d'après Marc Sée, près de 81 mètres carrés, c'est-à-dire environ cinquante-quatre fois la surface du corps.

[1] D'après les expériences de Smester *(Acad. de méd.*, 13 sept. 1881), il ne faudrait pas croire que, quand on respire avec la bouche ouverte, la respiration se ferait à la fois par la bouche et par le nez ; elle se fait soit exclusivement par le nez, soit exclusivement par la bouche, mais jamais simultanément par les deux voies. Dans le premier cas, la langue se bombe en arrière, oblitère l'isthme du gosier, et l'air ne passe que par le nez, quoique la bouche soit ouverte ; dans le second cas, il y a occlusion de l'isthme naso-pharyngien (muscles staphylo-pharyngiens), comme dans le second temps de la déglutition et l'air ne peut passer par le nez. L'expiration, par exemple, par les deux ori-

II. PHÉNOMÈNES MÉCANIQUES DE LA RESPIRATION

Les avantages que nous avons trouvés à représenter par un graphique schématique la disposition du réservoir circulatoire se reproduiront ici encore si nous cherchons une expression graphique de la forme de l'appareil respiratoire. On trouve ainsi [1], par le même raisonnement que pour les vaisseaux (V. p. 221), que l'ensemble des canaux aérifères, abstraction faite des cloisons, représente un cône très évasé, ayant pour base la surface alvéolaire précédemment étudiée, et pour sommet l'ouverture des fosses nasales (fig. 115).

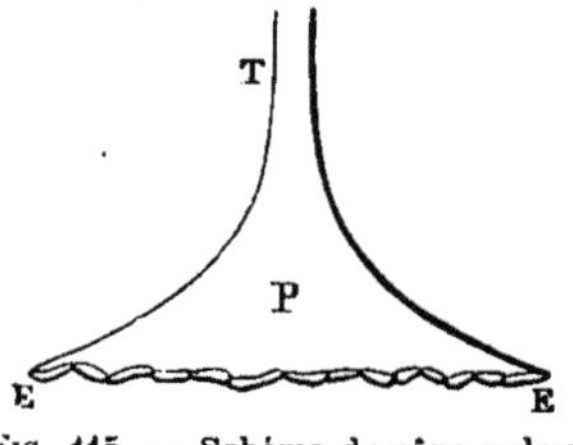

FIG. 115. — Schéma du cône pulmonaire [*].

Cette disposition nous fait déjà comprendre que, lorsque l'air, par quelque mécanisme que ce soit, entrera ou sortira de ce réservoir, la vitesse de son courant devra être très différente dans les différentes zones du cône, d'autant plus rapide que la zone est plus étroite (plus élevée), d'autant plus lente que la zone est plus large (plus rapprochée de la base), et que, par exemple, vers la base du cône, vers la surface des alvéoles, il doit y avoir une stagnation relative de l'air. Aussi, malgré le nombre de nos mouvements respiratoires, jamais on ne trouve l'air pur au niveau de la surface respirante (alvéolaire), mais un air contenant jusqu'à 8 pour 100 d'acide carbonique provenant des échanges gazeux antérieurs [2]; la partie toute supérieure du cône contient à peu près

lices à la fois, ne se produit que dans la prononciation des syllabes nasales ; c'est aussi la respiration simultanée par les deux orifices qui amène les vibrations du voile du palais produisant le *ronflement.*

[1] Il est vrai que, d'après les mensurations faites par Marc Sée, les calibres réunis des deux bronches sont égaux au calibre de la trachée, et que les calibres réunis des divisions bronchiques sont égaux au calibre de la bronche qui leur a donné naissance. Ce n'est donc qu'au niveau des ramifications terminales, vers les alvéoles pulmonaires, que le réservoir aérien s'élargit brusquement en base de cône, les premières voies (trachée et grosses bronches) représentant comme un long goulot qui prolonge le sommet de ce cône court. (Voy. Marc Sée : *Sur le calibre relatif de la trachée et des bronches. Acad. de médecine*, 23 avril 1878).

[2] Ce chiffre de 8 pour 100 peut paraître trop fort, et cependant il est certainement au-dessous de la vérité. Par l'expérience directe, Gréhant a trouvé le chiffre de 7,5 pour 100, mais il n'a pas analysé le gaz qui est en contact immé-

[*] T, Trachée ; — P, cavité du poumon ; — E, E, surface respiratoire (épithélium pavimenteux des alvéoles).

l'air atmosphérique ; dans les zones moyennes se trouve un air moins pur que celui-ci, moins altéré que le premier, car il contient seulement 4/100 d'acide carbonique [1]. Il s'en faut donc de beaucoup que la nappe sanguine respirante se trouve en contact avec l'air atmosphérique ordinaire.

Gréhant, remplaçant l'air atmosphérique par de l'hydrogène, a pu déterminer combien il fallait de mouvements respiratoires pour que le gaz fût mélangé d'une manière homogène avec le contenu antérieur du poumon. Ces expériences nous permettent de conclure qu'il faut au moins quatre ou cinq mouvements respiratoires successifs pour renouveler le contenu gazeux du cône pulmonaire. En faisant respirer à une même personne une quantité donnée d'hydrogène, et en analysant dans une série d'expériences le gaz de la première, puis de la deuxième, de la troisième expiration, etc., Gréhant a trouvé que ce n'était guère qu'après quatre inspirations et expirations exécutées dans la cloche pleine d'hydrogène que ce gaz est uniformément réparti dans le poumon. Ces expériences sont très rigoureuses, puisque le sang n'absorbe presque pas l'hydrogène (l'absorption est si faible qu'elle produit à peine une erreur de 1/28).

L'introduction de l'air dans le cône respiratoire et son expulsion se font par les mouvements de l'inspiration et de l'expiration.

A. **Inspiration.** — Le mouvement inspiratoire a pour action d'allonger le cône (fig. 115) en éloignant davantage la base du sommet, et d'augmenter ses autres dimensions en écartant les parois latérales et déplissant la surface de la base. Il en résulte une différence de pression entre l'air extérieur et celui du cône respi-

diat avec la surface respirante, puisque, comme nous le verrons plus tard, ce gaz ne peut être expiré, le poumon ne se vidant jamais complètement ; il n'a analysé que les couches qui précèdent la couche en question, de sorte qu'il est permis de conclure que dans cette dernière la proportion d'acide carbonique doit atteindre et même dépasser 8 et 9 pour 100. Voici, du reste, l'expérience de Gréhant : On inspire 5 centimètres cubes d'hydrogène et l'on fait immédiatement l'expiration *en deux temps ;* le second temps de l'expiration se fait dans un petit ballon en caoutchouc muni d'un robinet, dont l'air a été chassé complètement par la compression et par un petit volume d'hydrogène préalablement introduit dans le ballon. Ce volume de gaz recueilli dans ce ballon donne à l'analyse, et en en remplaçant l'hydrogène par l'air, dont il tient expérimentalement la place : 7,5 pour 100 d'acide carbonique, 13,5 d'oxygène et 78,6 d'azote.

[1] Becher et Holmgren, pratiquant le tubage du poumon à l'aide d'une sonde, ont extrait l'air des bronches (zones moyennes du cône pulmonaire) et ont trouvé que cet air donne une proportion d'acide carbonique de 2,3 pour 100. (Voy. I. Straus, *Des travaux récents sur les gaz du sang et les échanges respiratoires. Arch. génér. de médecine,* 1873.)

ratoire, et aussi entre les différentes couches d'air de celui-ci, d'où un échange et un mélange plus intime des gaz intérieurs et extérieurs. Cette dilatation du cône pulmonaire se fait par l'intermédiaire de la *cage thoracique*, dont tous les diamètres augmentent, grâce à la contraction des muscles et au jeu des leviers osseux qui la constituent. En effet, la paroi thoracique se compose, sur les côtés et en avant, des côtes avec le sternum, et du diaphragme en bas.

Cage, thoracique et muscles inspirateurs. — Les *côtes* sont des *arcs osseux* obliques de haut en bas, d'arrière en avant et de dedans en dehors, de sorte que, lorsqu'elles s'élèvent, en ayant pour point fixe leur extrémité postérieure (articulation costo-vertébrale), leur extrémité antérieure se porte en avant, et leur convexité externe se porte en dehors, d'où agrandissement des diamètres antéro-postérieur et transversal du thorax ; la figure 116 fait mieux comprendre ce mécanisme qu'aucune explication. On voit notamment que le sternum doit s'éloigner de la colonne vertébrale ; le sternum et la colonne vertébrale, réunis par les côtes, forment comme les deux montants d'une échelle à échelons obliques, et lorsque ces échelons se rapprochent de l'horizontale, les deux montants s'éloignent l'un de l'autre [1] ; c'est un appareil semblable qui constitue le dilatateur forcé de l'urètre employé par les chirurgiens. Enfin le plan incliné de dedans en dehors et de haut en bas que forme la côte se relève en tournant autour d'un axe oblique qui va du sternum à la colonne vertébrale, et qui représente la corde de l'arc formé par la côte ; la convexité de celle-ci se porte donc en dehors, d'où dilatation transverse du thorax. Le profes-

[1] D'après les recherches de Chabry *(Contribution à l'étude du mouvement des côtes et du sternum. Journal de l'anatomie et de la physiologie,* juillet 1881), le mode de projection du sternum en avant pendant l'inspiration n'est pas aussi simple qu'on l'a cru généralement. Si l'on appelle *bascule négative* le mouvement dont le centre est situé au-dessous du sternum, et *bascule positive* celui où le centre du mouvement serait au-dessus du milieu du sternum, on reconnaît que dans l'inspiration ces deux mouvements se combinent, ou, pour mieux dire, se succèdent. Ains une inspiration forte commence toujours par une bascule négative, puis le sternum redevient peu à peu parallèle à sa direction primitive, et finit le mouvement par une bascule positive. C'est que l'élévation des côtes supérieures étant, dans une certaine mesure, indépendante de l'élévation des côtes inférieures, le mouvement inspiratoire susindiqué a commencé par les côtes supérieures: cette inspiration costo-supérieure s'est continuée par une inspiration costo-inférieure. En définitif, les mouvements des côtes et du sternum ne peuvent être reproduits exactement par un appareil articulé dans lequel les côtes seraient remplacées par des leviers rigides. Chez l'homme, l'extrémité inférieure du sternum se projette plus en avant que la supérieure dans le type respiratoire costo-inférieur ; le contraire a lieu dans le type costo-supérieur (voir p. 405).

seur Frédericq (de Liège) a construit un ingénieux appareil (voir :
*Manipulations de Physiologie, Guide des travaux pratiques
de Physiologie*, Paris, 1892), avec lequel il est facile d'imiter les
mouvements des côtes et du sternum et de se rendre compte de
tous les détails de leurs mécanismes. La figure 117 représente cet
appareil et suffit pour en faire comprendre l'intérêt démonstratif.

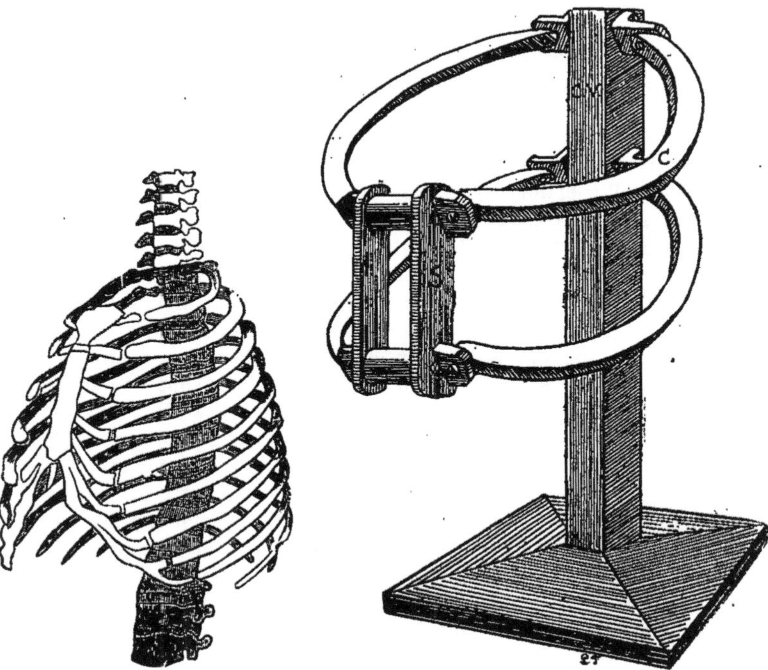

Fig. 116. — Cage thoracique *.   Fig. 117. — Modèle en bois destiné à démontrer
les mouvements de soulèvement et de torsion
des côtes lors de l'inspiration * *.

Les *muscles* qui impriment aux côtes ces mouvements sont bien
connus ; ce sont ceux des parois thoraciques, et la simple étude de
la direction de leurs fibres suffit pour démontrer leur action. Ils
n'agissent cependant pas toujours tous et peuvent, à ce point de
vue, être divisés en deux groupes : ceux qui agissent dans l'inspiration ordinaire, calme ; et ceux qui agissent dans l'inspiration

* Colonne vertébrale avec les côtes qui y sont attachées (région dorsale) et qui
viennent en avant s'unir au sternum (d'une manière directe pour les sept premières).
* * CV, Colonne vertébrale ; — S, sternum ; — C, Côtes.

forcée. Les inspirateurs ordinaires sont : les *surcostaux*, qui, descendant sous forme de triangle allongé, d'une apophyse transverse à la côte située au-dessous, sont élévateurs de cette côte; les *scalènes*, qui prennent de même leurs insertions fixes sur les apophyses transverses cervicales pour agir sur les deux premières côtes ; le *petit dentelé postérieur et supérieur* qui prend son point fixe sur les apophyses épineuses de la dernière cervicale et des trois premières dorsales et élève les deuxième, troisième, quatrième et cinquième côtes ; tous ces muscles, comme on le voit, ont pour insertions fixes diverses parties de la colonne vertébrale ; dans la même catégorie doit sans doute être placé le muscle cervical descendant (portion cervico-dorsale du sacro-lombaire). Au contraire, les muscles qui interviennent dans l'inspiration forcée n'ont pas d'insertions fixes sur la colonne vertébrale. Ils vont du thorax à la tête ou à la racine du membre supérieur, et ce n'est que dans des cas exceptionnels, la tête ou le membre supérieur étant fixés, qu'ils agissent sur les côtes, leur fonction plus ordinaire étant de prendre leur point fixe sur le thorax pour mouvoir l'épaule ou la tête ; tels sont : le sterno-cléido-mastoïdien, qui peut élever le sternum, et, par suite, l'ensemble des côtes ; le grand dentelé, uniquement par ses digitations inférieures qui sont obliques de haut en bas et d'arrière en avant, du bord spinal de l'omoplate à la face externe des sixième, septième, huitième et neuvième côtes ; le grand pectoral, seulement par ses faisceaux les plus inférieurs, à moins que le bras ne soit élevé et fixé dans cette attitude, qui permet au muscle d'agir en élevant le thorax en masse, puisqu'alors toutes ses insertions thoraciques sont plus basses que ses insertions humérales ; le petit pectoral, qui élève les troisième, quatrième et cinquième côtes ; enfin le grand dorsal, par les digitations qui prennent naissance sur la face externe des trois ou quatre dernières côtes.

Le jeu de tous ces muscles est, disons-nous, facile à déterminer d'après la seule inspection anatomique : mais il n'en est pas de même pour les *intercostaux* qui ont constitué de tout temps un sujet de vives discussions entre les physiologistes. On sait que ces muscles se divisent en *intercostaux internes et intercostaux externes*, qui se croisent en sautoir. Il n'est pas une manière de voir qui n'ait été émise sur le mode d'action de ces muscles, dans lesquels on a cru trouver des puissances uniquement inspiratrices ou expiratrices[1]. A nos yeux, les intercostaux ne jouent peut-être

1 Beau et Maissiat *(Archives générales de médecine,* 1842-1843) ont dressé une liste curieuse des opinions émises sur les fonctions des intercostaux. Ces opinions sont au nombre de plus de dix, défendues chacune par de nombreux physiologistes, depuis Hamberger et Haller, jusqu'à Beau, Maissiat et Sibson;

aucun de ces deux rôles, ils servent surtout à compléter la paroi thoracique en remplissant les espaces intercostaux. Mais alors on peut se demander si du tissu fibreux n'aurait pas tout aussi bien rempli ce rôle. La présence du tissu musculaire nous est expliquée si nous nous rappelons bien les propriétes générales du muscle, qui est le tissu le plus élastique de l'économie; or, il fallait ici un tissu d'une élasticité exceptionnelle, puisque dans les mouvements du thorax les dimensions des espaces intercostaux changent sans cesse; il fallait un tissu qui se maintînt toujours tendu entre les côtes, de manière à ne pouvoir être déprimé de dehors en dedans par la pression extérieure pendant l'inspiration, ou de dedans en dehors par la pression intrapulmonaire pendant l'expiration. Cette fonction est si importante que, pour l'accomplir, le tissu musculaire des intercostaux a besoin que son élasticité soit parfaitement entretenue par la nutrition; si, par exemple dans une *pleurite*, l'inflammation s'est étendue jusqu'à eux, ils sont alors impuissants à remplir la fonction assignée, et dans ces cas on trouve, à l'autopsie, des poumons cannelés en travers, parce qu'ils ont pu se mouler sur les espaces intercostaux devenus déprimables.

depuis cette époque (1843), de nouveaux physiologistes sont venus prendre part à cette discussion toujours indécise et toujours peu fructueuse. Nous pouvons résumer ces opinions en les classant, avec Sappey, en six groupes : 1º *Les intercostaux externes et internes sont les uns et les autres inspirateurs :* Borelli, Senac, Boerhaave, Winslow, Haller, Cuvier, Duchenne (de Boulogne), Marcellin Duval. Ce dernier appuie son opinion sur des expériences pratiquées directement sur l'homme, sur des suppliciés, peu de temps après la mort, alors que les muscles sont encore excitables. Duchenne (de Boulogne) s'appuie surtout sur l'observation clinique de cas de paralysie, où, tous les muscles de la respiration étant paralyses, cette fonction continuait cependant à s'accomplir, ce qui ne pourrait être dû qu'à une inspiration active produite par les intercostaux. Dans tous les cas d'atrophie progressive rapportés par Duchenne, on peut remarquer qu'il n'est jamais fait mention des muscles surcostaux, au sujet desquels d'ailleurs le désaccord est aussi complet entre les physiologistes; Duchenne ne se prononce point à leur égard, et l'on peut supposer avec vraisemblance que la persistance de la respiration était due à la persistance d'action de ces muscles. 2º *Ils sont les uns et les autres expirateurs :* Vésale, Diemerbrock, Sabatier. C'est à cette manière de voir que se rattachent Beau et Maissiat : pour eux, les intercostaux entreraient surtout en jeu lors de l'expiration complexe (cris, toux), et alors on verrait dans les vivisections leurs fibres se redresser et se durcir, tandis que dans l'inspiration elles se dépriment en se portant vers le poumon; à cela ils joignent un argument tiré de la physiologie comparée : « On sait que la respiration des oiseaux diffère de celle des mammifères, en ce que l'expiration est primitive, active, et que l'inspiration n'est que le résultat passif de l'élasticité des côtes, qui se déploient après avoir été resserrées par l'action des muscles expirateurs. Par conséquent, les intercostaux, qui existent chez les oiseaux comme chez les mammifères, ne peuvent être affectés qu'à l'expiration. Or, peut-on supposer que les mêmes muscles, qui sont expirateurs chez les oiseaux, seraient inspirateurs chez les mammifères ? » 3º *Les intercostaux externes sont expirateurs et les internes sont inspirateurs :* Galien, Bartholin. 4º *Les intercostaux externes sont inspirateurs et les internes expirateurs :* Spigel,

Enfin la nécessité de cette constante élasticité des espaces intercostaux nous explique la présence de deux couches musculaires, les intercostaux externes et les internes. En effet, un schéma bien simple de la direction des muscles (dit schéma de Hamberger[1], fig. 118) nous montre que les points d'insertion des intercostaux externes s'éloignent quand les côtes s'abaissent (expiration), se rapprochent quand elles s'élèvent (inspiration), et que l'inverse a lieu pour les intercostaux internes. On en a d'ordinaire tiré des conclusions relatives à l'effet de leur contraction, considérant les externes comme élévateurs ou inspirateurs, les internes comme abaisseurs ou expirateurs (Hamberger). Mais ce schéma est encore plus facile à interpréter dans notre manière de voir, si nous disons que l'élasticité des intercostaux externes est mise en jeu pendant l'expiration, et celle des internes pendant l'inspiration, et il fallait, en effet, ces deux jeux alternatifs d'élasticité dans la paroi, puisqu'elle tend alternativement à se

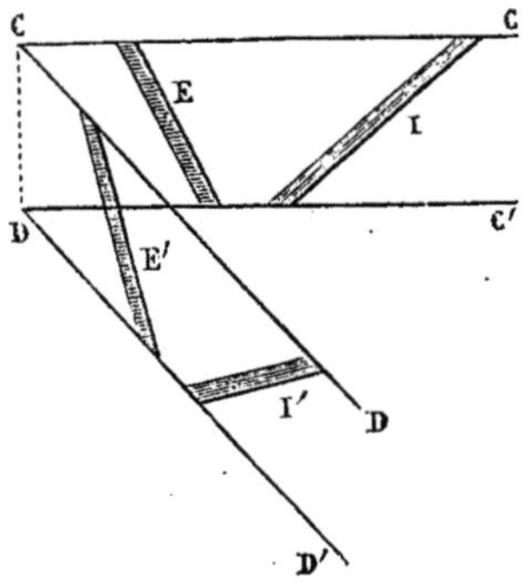

Fig. 118. — Schéma des muscles intercostaux *.

Vesling, Hamberger. Cette opinion est surtout fondée sur l'étude du schéma de Hamberger (V. fig. 118 et son explication dans le texte). Elle a été un peu modifiée par Sibson : « Les intercostaux externes sont partout inspirateurs, excepté à leur partie antérieure dans les cinq espaces intercostaux inférieurs ; les intercostaux internes sont inspirateurs à la partie antérieure des cinq premiers espaces, partout ailleurs expirateurs. » (Sibson, *On the mechanism of respiration.* — *Philosophical Transactions*, 1847). On voit à quelles minuties et à quelle confusion paraît conduire cette dernière opinion, qui cependant nous amène, avec Hermann, à une conception plus simple, si on la considère à un point de vue général : « Les externes sont donc des inspirateurs aux parties osseuses des côtes, les internes aux parties cartilagineuses ; *mais, comme c'est là à peu près la principale action des deux directions de fibres, on peut compter les intercostaux en général parmi les muscles d'inspiration.* » (Hermann.) 5° *Les intercostaux externes et internes sont à la fois inspirateurs et expirateurs :* Mayow, Magendie. 6° *Les deux intercostaux sont passifs dans les mouvements d'inspiration et d'expiration et font l'office d'une paroi immobile :* Van Helmont, Arantius, Cruveilhier ; ou bien ils se contractent, non pour produire des mouvements d'inspiration ou d'expiration, mais pour résister, pendant ces deux moments, soit à la pression de l'air extérieur, soit à la pression de l'air intérieur (Küss). (V. Aug. Jobelin, *Étude critique sur les muscles intercostaux*, thèse de Strasbourg, 1870, n° 287.)

[1] Hamberger (G.), Physicien et anatomiste allemand (1697-1755), professeur à l'Université d'Iéna.

* Schéma dit de Hamberger.
C C, D C', Côtes élevées ; — C D, D D', côtes abaissées ; — I, I', intercostaux internes : tendus dans l'élévation (I), relâchés dans l'abaissement (I'), des côtes ; — E, E', inter-

déprimer en sens inverse, de dehors en dedans dans l'inspiration, de dedans en dehors dans l'expiration. Nous pouvons encore concevoir que, lors des violents efforts de respiration, ces muscles se contractent, mais alors ce n'est pas davantage pour mouvoir les côtes, mais toujours pour maintenir la paroi, que leur simple élasticité devenait impuissante à tenir tendue entre les arcs osseux. D'après le schéma de Hamberger, et à notre point de vue, nous avons donc contraction des intercostaux externes pendant l'inspiration, et des internes pendant l'expiration.

Les espaces intercostaux ne sont pas le seul point de la paroi thoracique où des éléments musculaires soient disposés de façon à lutter contre les changements de forme imprimés par les variations de la pression. Vers le sommet de la cage thoracique, à la racine du cou, lors des inspirations énergiques, il tend à se produire des dépressions, des *fossettes sus-sternale* et *sus-claviculaire*. Or, en ces points nous trouvons précisément des couches musculaires (peaucier), ou des bandes musculaires (omohyoïdien) tendant des aponévroses, et luttant ainsi contre la pression de dehors en dedans, notamment dans le bâillement, dans le sanglot, etc.

Nous voyons donc, en résumé, que les diamètres transversal et antéro-postérieur de la poitrine sont augmentés par le jeu des arcs costaux, mis en mouvement par la contraction d'un grand nombre de muscles, les uns normalement en jeu, les autres constituant des puissances accessoires utilisées seulement dans des cas exceptionnellement énergiques ; de plus, certains muscles servent uniquement à maintenir la forme des parois, tels sont surtout les intercostaux. Dans la respiration normale, leurs propriétés élastiques suffisent à remplir ce but ; dans les *efforts respiratoires* seulement, ils ont à se contracter pour suffire à leur tâche.

Diaphragme. — L'agrandissement du diamètre vertical se produit par le jeu du *diaphragme*. Ce muscle constitue la base du cône thoracique, de sorte qu'en s'abaissant il modifie considérablement la capacité de ce cône. On peut comparer jusqu'à un certain point son action à celle d'un *piston* dans un *corps de pompe*. Mais il faut aussi tenir compte de ce que ce muscle a la forme d'une voûte, et que, par conséquent, on peut supposer qu'en se contractant, il redresse sa courbure, et qu'ainsi seulement il augmente le diamètre vertical de la cavité dont il forme la base, base qui serait convexe vers le haut pendant le repos du muscle et presque plane pendant sa contraction. Il est cependant à remarquer que la courbure du diaphragme est moulée exactement sur celle des viscères abdominaux, et par exemple, à droite sur celle du foie ; donc quand le muscle se contracte, il ne peut que faible-

costaux externes : tendus dans l'abaissement (E'), relâchés dans l'élévation (E) des côtes.

ment modifier cette convexité, cette courbure, qu'il déplace plutôt de haut en bas, en refoulant les viscères devant lui dans le même sens : aussi voyons-nous les parois abdominales se soulever d'une manière synchrone à chaque dilatation inspiratrice du thorax. Le diaphragme forme donc en somme un *piston de forme convexe* qui se meut dans le corps de pompe constitué par la cage thoracique ; mais en s'abaissant, il n'agit pas seulement sur le diamètre vertical du thorax. Rappelons-nous que sa périphérie s'insère sur les côtes, que celles-ci sont mobiles, et que, par suite, *en même temps que le centre voûté du diaphragme se porte en bas, sa périphérie doit sensiblement monter.* En d'autres termes, ce muscle, comme un grand nombre d'autres (comme, par exemple, les lombricaux de la main), n'a pas de points d'insertion réellement fixes, et ses fibres, en se contractant, prennent en même temps un point relativement fixe sur les côtes pour abaisser le centre phrénique et les viscères, et en même temps un point relativement fixe sur les viscères (centre phrénique) pour élever les côtes et le sternum.

Par cette action, le diaphragme porte donc les côtes en avant et en dehors, et il dilate en même temps le thorax dans ses diamètres antéro-postérieur et transversal. On peut donc dire qu'il agit à la fois sur les *trois diamètres* de la poitrine. Aussi faut-il attribuer au diaphragme la plus grande part dans les mouvements de l'inspiration, surtout chez les jeunes sujets et chez l'homme [1] ; les femmes, à partir de l'âge de puberté, font jusqu'à un certain point exception à cette règle, et chez elles le type respiratoire, au lieu d'être *abdominal* (diaphragmatique) ou *costo-inférieur*, se caractérise plutôt par une forme *costo-supérieure ;* sans doute, cette absence du jeu diaphragmatique est en rapport avec les fonctions génitales, vers l'époque de la gestation, le diaphragme ne pouvant sans inconvénient presser sur l'utérus gravide.

En résumé, dans l'inspiration, la dilatation thoracique a lieu dans tous les sens, et l'action du diaphragme est prédominante pour produire cet effet ; une inspiration complète, nécessitée par un effort à accomplir, utilisera toutes les puissances inspiratrices, et mettra en jeu toute la mobilité dont les côtes sont susceptibles ; le sternum aussi pourra être élevé par les muscles qui s'insèrent à

---

[1] Aussi la paralysie du diaphragme apporte-t-elle les plus grands troubles dans toutes les fonctions qui ont pour conditions le jeu complet de la cage thoracique. La phonation n'est pas perdue, mais la voix est très faible ; la toux, l'éternuement, provoquent une grande gêne dans la respiration. (Voir Duchenne (de Boulogne), *De l'électrisation localisée*, 3e édition, p. 908 Paris, 1873.)

son extrémité supérieure. Mais dans les circonstances ordinaires, dans la respiration tranquille, spontanée, on peut observer que sur le même individu certaines côtes jouissent d'une amplitude de mouvement remarquable, alors que d'autres se meuvent à peine, et que d'un sujet à l'autre, dans les mêmes conditions, ce ne sont point toujours les mêmes côtes qui sont affectées des mouvements les plus étendus ; dans certains cas aussi, toute la cage thoracique paraît presque immobile, et aucune côte ne semble se mouvoir Cette observation a donné lieu à la création des trois types respiratoires (Beau et Maissiat) : type abdominal, type costo-inférieur, type costo-supérieur. La respiration est *abdominale* chez l'enfant de l'un et de l'autre sexe (V. plus haut) : elle est *costo-inférieure* chez l'homme ; elle est, chez la femme, le plus souvent, *costo-supérieure*. Mais il faut reconnaître que cette distinction ne peut être considérée comme absolue. Le diaphragme, même lorsqu'il agit seul, élève manifestement les côtes inférieures ; d'autre part, dans le type costo-supérieur, les côtes inférieures sont aussi élevées dans une certaine mesure, car le sternum ne saurait se mouvoir sans les entraîner dans son ascension (voir fig. 121).

Du poumon dans l'inspiration. — Que devient le poumon pendant ces mouvements du thorax ? Nous avons vu que le cône pulmonaire communique avec l'air extérieur. D'autre part, entre la surface externe du poumon et la face interne de la cavité thoracique, se trouve une cavité virtuelle, close, la cavité pleurale. Le poumon adhère donc, par suite de ce vide, à la cage thoracique, et doit en suivre chaque mouvement absolument comme un caillou, sur lequel on applique exactement un morceau de cuir mouillé, suit ce morceau de cuir quand on le soulève. Ce jouet, bien connu des enfants, nous représente le mécanisme par lequel le cône thoracique, activement amplifié, force le cône pulmonaire à suivre toutes ses variations de volume, à se dilater, en un mot. Tel est le mécanisme de l'inspiration. Le *poumon est entièrement passif ;* la cage thoracique se dilate activement, et le poumon est forcé de suivre.

Ce phénomène mécanique a pour effet l'introduction d'une certaine quantité d'air dans le poumon. En effet, le principe qui préside aux mouvements des gaz dans la respiration est le même qui préside à ceux des liquides dans la circulation. C'est le résultat de l'*inégalité des pressions.* Du moment que, par l'effet de l'ampliation du cône pulmonaire ou thoracique (nous pouvons dès maintenant regarder les deux mots comme synonymes), les gaz sont raréfiés dans le réservoir pulmonaire, il devra se produire une irruption de l'air extérieur, puisque le poumon est en libre communication avec lui, et par suite un courant de dehors en dedans.

Nous avons déjà indiqué combien la forme du cône pulmonaire devait rendre différentes les vitesses de ce courant dans les différentes zones du réservoir respiratoire (V. p. 396).

B. Expiration. — Mais ce n'est là qu'une moitié de l'acte respiratoire. A l'introduction de l'air, à l'inspiration succède bientôt l'*expiration*, l'expulsion de l'air par un courant en sens inverse.

Ce dernier mouvement se produit par un mécanisme tout différent du précédent, et ne demande à l'état normal l'intervention d'aucune puissance musculaire. Pour s'en faire une juste idée, il faut avoir bien présentes à l'esprit la structure du parenchyme pulmonaire et les propriétés de son tissu. La coque des alvéoles se compose de tissu élastique; il y a du tissu musculaire (muscles lisses) dans les bronches et jusque dans leurs dernières ramifications [1]; il n'est pas probable que ces éléments musculaires s'étendent jusqu'aux parois alvéolaires; en tout cas, ce tissu musculaire ne donne que rarement lieu à des phénomènes de contraction. Les expérimentateurs ne sont pas d'accord sur ce point. Williams a fait sur le chien une expérience qui consiste à faire passer un courant électrique à travers un poumon dont la bronche est munie d'un appareil manométrique. Sous l'influence du courant, on pourrait alors observer des variations dans la colonne de mercure; il y aurait donc contraction des fibres musculaires lisses, soit du poumon proprement dit (alvéoles), soit des bronches. C'est en vain que nous avons essayé à plusieurs reprises de reproduire cette expérience, elle nous a toujours donné un résultat négatif [2]. Cependant

[1] On donne souvent à ces fibres musculaires le nom de *muscles de Reisseisen;* c'est qu'en effet elles ont été décrites pour la première fois par cet auteur. (Reisseisen, *De fabrica pulmonum*, Strasbourg, 1822.)

[2] Paul Bert *(Leçons sur la physiologie comparée de la respiration*, professées au Muséum d'histoire naturelle, Paris, 1870), ayant repris les expériences sur la contractilité du tissu pulmonaire, est arrivé aux résultats suivants : le tissu pulmonaire est contractile chez les mammifères et chez les reptiles; cette contractilité s'observe en galvanisant avec un courant induit, après avoir appliqué, autour de la trachée et à l'extrémité opposée des poumons, deux larges plaques métalliques qui servent de conducteurs. L'ascension manométrique que l'on observe alors n'est pas due à des contractions de l'œsophage (comme l'avait prétendu Rugenburg), puisqu'elle se produit même lorsque les poumons ont été extraits du thorax et qu'on a séparé le cœur et l'œsophage. Ces contractions sont, du reste, sous la dépendance du pneumogastrique. Mais il est bien évident, d'autre part, que cette contractilité ne peut avoir un rôle physiologique important; si ces muscles (muscles de Reisseisen) fonctionnaient activement à chaque mouvement respiratoire, ils devraient se contracter plus de 20.000 fois en vingt-quatre heures, et cette rapidité serait tout à fait en désaccord avec ce qu'on connaît de positif sur la physiologie générale de la fibre lisse. Du reste, il est évident que la contraction du poumon ne saurait avoir un rôle actif pendant l'expiration en particulier; elle est

on a pu être tenté d'admettre la contraction des muscles pulmonaires
chez l'homme, en ayant égard à certains états morbides, comme,
par exemple, certaines formes d'asthme, ou certaine sorte de
crampes pulmonaires, qui paraissent résulter soit d'une paralysie,
soit d'un spasme de ces muscles (des alvéoles et des petites bronches). En tout cas, la contraction des éléments musculaires ne
paraît pas jouer un rôle bien important dans la mécanique normale
de la respiration. Ce n'est pas à dire que ce tissu musculaire n'ait
pour cela aucune utilité. N'oublions pas que l'*élasticité* du muscle
constitue pour ce tissu une propriété aussi importante que la contractilité et aussi utilisée dans l'économie; nous avons déjà vu, du
reste, que les muscles intercostaux, par exemple, étaient des agents
plus utiles par leur élasticité que par leur contraction. Donc, à nos
yeux, le tissu musculaire qui peut entrer dans la structure du poumon représente un élément élastique qu'il faut physiologiquement
rapprocher du tissu élastique proprement dit. Sa contraction est
peut-être un phénomène pathologique, et n'a pas normalement de
rôle appréciable.

Si le poumon est un tissu éminemment élastique, il doit avoir
une forme naturelle à laquelle il tend sans cesse à revenir. C'est ce
que nous allons voir, et nous allons constater que cette forme n'est
jamais complètement réalisée pendant la vie. Si l'on ouvre la cage
thoracique d'un animal mort, le poumon se présente sous la forme
d'une masse spongieuse assez fortement rétractée vers la colonne
vertébrale, mais ce n'est pas encore là la forme naturelle du poumon.
Sur le cadavre, le tissu musculaire a perdu son élasticité ; il n'y a
plus que le tissu élastique qui existe physiologiquement. Ouvrons,
en effet, la cage thoracique d'un lapin vivant. Aussitôt le poumon
fuit et se rétracte vers la colonne vertébrale à un degré bien plus
considérable que nous ne l'avions constaté antérieurement sur le
cadavre ; il s'est réduit à une petite masse ne contenant plus ou
presque plus ni air ni sang ; c'est un parenchyme compact, hépatisé,
pourrait-on dire. Qu'un épanchement abondant, occupant l'une des
cavités pleurales, permette au poumon correspondant de revenir
sur lui-même, et on le verra de même se rétracter comme dans
l'expérience précédente.

La *forme naturelle* du poumon est donc celle d'une éponge,

pour cela bien trop faible. Peut-être préside-t-elle à quelque espèce de mouvement péristaltique des bronches, utile pour brasser l'air ? (Paul Bert.) On
peut enfin affirmer qu'elle n'est pas indispensable à l'intégrité du parenchyme
pulmonaire et des fonctions respiratoires, car les sections nerveuses qui la font
disparaître (section du pneumogastrique) n'amènent aucun trouble sous ce
rapport dans le poumon (P. Bert).

d'une vessie à cloisons multiples, étroitement rétractée contre la colonne vertébrale ; mais dès la première inspiration du fœtus à la naissance, *cetle forme est violentée*. Le thorax se dilate, et, vu le vide pleural, force, comme nous l'avons vu plus haut, le poumon à se développer en une cavité que notre schéma nous a représentée comme un cône. Dès lors, vu la rigidité des côtes, le poumon ne peut plus jamais (à moins de perforation ou d'épanchement dans les plèvres) réaliser sa forme naturelle, mais il tend toujours à le faire.

L'*inspiration*, telle que nous l'avons étudiée, peut être considérée comme *une nouvelle violence* faite au poumon, l'éloignant de plus en plus de sa forme naturelle [1].

Dès lors, il nous sera très facile de comprendre le *mécanisme de l'expiration*. Dès que les contractions des muscles inspirateurs s'arrêtent, l'*élasticité pulmonaire*, jusque-là violentée, *tend à reprendre ses droits ;* le poumon revient sur lui-même, et, vu le vide pleural, entraîne avec lui la paroi thoracique. Il semble donc que le poumon est actif, inversement à ce qui se passe dans l'inspiration, et que la paroi thoracique est passive ; mais on voit qu'en réalité les deux organes sont passifs. Il en est de même pour le diaphragme, que l'on peut, dans ce cas, voir remonter comme automatiquement, en observant sa face inférieure, par l'abdomen ouvert et vidé ; c'est que le poumon tend à remonter très haut et entraîne puissament le diaphragme, grâce au vide pleural, vide qui est tel qu'ici le diaphragme doit suivre le poumon, comme le poumon suivait tantôt le diaphragme. Aussi sur le cadavre trouve-t-on le diaphragme très bombé vers le haut et très tendu ; les anatomistes savent combien cette disposition est favorable à la dissection de ce muscle, mais ils savent aussi que le moindre coup de scalpel qui le traverse et qui permet à l'air de se précipiter entre les deux feuillets de la plèvre produit immédiatement l'affaissement du muscle, qui tombe flasque, ridé et flottant, et dont il est alors impossible de faire une belle dissection.

Ainsi, à l'état normal, l'inspiration et l'expiration diffèrent complètement de mécanisme ; la première est *active* et due à des contractions musculaires ; la seconde, *passive*, et due à des phénomènes d'élasticité de la part des organes violentés par l'inspiration ; car il n'y a pas rien que l'élasticité du poumon qui produise cette réaction, il faut encore tenir compte de celle des parois de la cage thoracique, parois qui ont été également violentées, comme, par

---

[1] V. L. Oger, *Considérations physiologiques sur la forme naturelle de certains organes*, thèse de Strasbourg, 1870, n° 283.

exemple, les cartilages costaux, qui ont subi un mouvement de torsion assez notable selon leur axe pendant l'inspiration. Enfin les viscères et les parois abdominales, déplacés pendant l'inspiration, tendent à reprendre leurs dispositions normales, et notamment l'estomac et l'intestin, qui renferment des gaz élastiques, repoussent ainsi le diaphragme vers le haut.

L'expiration peut cependant devenir active dans des cas particuliers. De même que nous avons vu une *inspiration ordinaire* et une *inspiration forcée*, nous trouvons aussi une *expiration ordinaire* et une *expiration forcée*. C'est dans cette dernière seulement que le phénomène devient actif et que l'on voit intervenir des puissances musculaires, telles que les muscles de l'abdomen, le petit dentelé inférieur, et en général tous les muscles capables d'abaisser les côtes. Cette *expiration active* se produit surtout dans la toux : alors les parois thoraciques ne se contentent plus de suivre le mouvement de retrait du poumon, elles le compriment pour augmenter la vitesse et l'énergie du courant d'air expiré. (Contraction des muscles abaisseurs des côtes : grand oblique et petit oblique de l'abdomen ; les muscles de l'abdomen abaissent les côtes et en même temps compriment les viscères abdominaux, c'est-à-dire agissent par leur intermédiaire sur le diaphragme qu'ils repoussent de bas en haut.)

Nous ne saurions trop insister sur le rôle tout particulier que joue la cavité pleurale, qui, tout en permettant aux poumons de glisser et de se déplacer le long de la face interne de la paroi thoracique, lie ces deux surfaces solidairement l'une à l'autre, de sorte qu'il ne peut y avoir dilatation du thorax, sans qu'il s'ensuive dilatation du poumon, ni rétrécissement de celui-ci sans rétrécissement de celui-là. Les feuillets pleuraux, qui tapissent les deux organes en contact, agissent par adhésion, par le vide, en un mot par une espèce de succion à la manière des ventouses.

La figure ci-jointe (fig. 119), d'après Funke, fait comprendre les conditions mécaniques dans lesquelles le poumon est placé relativement à la cavité thoracique. La cloche 1 (fig. 119) représente la cage thoracique ; la membrane de caoutchouc 4, le diaphragme ; la membrane 6, les parties molles d'un espace intercostal ; le tube 2, figurant la trachée, traverse le bouchon du goulot de la cloche et se bifurque pour aboutir aux deux vessies minces qui représentent les poumons ; un manomètre, 3, donne la mesure de la pression dans l'intérieur de la cloche. Si on tire en bas le bouton 5, on augmente la cavité de la cloche (dilatation du thorax en inspiration), on diminue la pression dans son intérieur, et on voit les deux vessies se dilater (fig. A) ; si l'on parvient à faire le vide absolu dans la

cloche, les vessies se dilatent au point que leurs parois viennent
s'accoler intimement à la face interne des parois de la cloche.

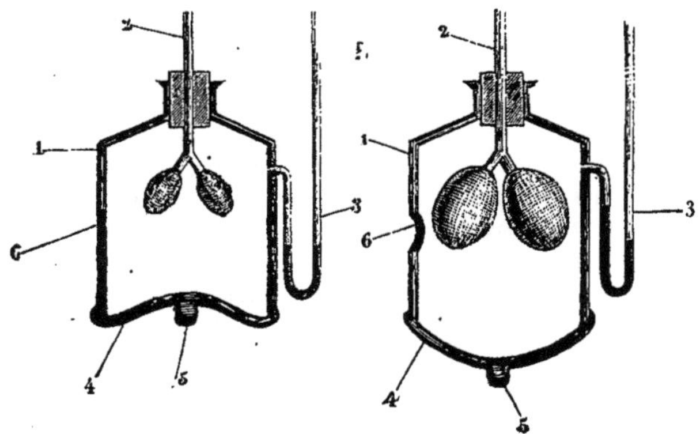

FIG. 119. — Rapport du poumon et de la cavité thoracique (Funke).

Cet appareil schématique peut être appelé à rendre de grands services
dans l'étude des phénomènes de la respiration; en le construisant d'une
manière aussi analogue que possible à la réalité, Woillez[1] a réalisé son
spiroscope, qu'il destinait à l'étude de l'auscultation pulmonaire. Ce *spi-*

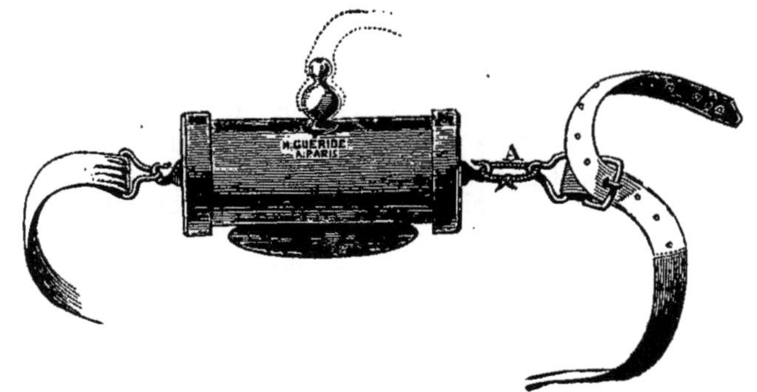

FIG. 120. — Pneumographe de Marey, modifié.

roscope consiste en une petite chambre cylindrique ou manchon de verre,
où l'on suspend un poumon parfaitement sain, de façon à laisser les voies
aériennes en communication avec l'extérieur. On fait le vide dans le
manchon au moyen d'un soufflet cylindroïde, avec lequel on reproduit les
mouvements d'inspiration. Comme à l'aide d'une palette on peut rapprocher

[1] Woillez, *Académie de médecine*, 1875.

.le poumon des parois du manchon, il est facile d'ausculter l'organe et de suivre ainsi avec les yeux et les oreilles les détails intimes de l'acte respiratoire. Des études entreprises par Woillez avec cet instrument, il ressort déjà une réfutation de la théorie défendue par Beau, et dont nous parlerons dans un instant, théorie qui rattachait le murmure vésiculaire au retentissement des bruits pharyngiens et glottiques.

Pneumographes et pneumographie. — On nomme pneumographes des appareils destinés à recueillir le tracé des variations de dilatation du thorax selon une ou plusieurs de ses lignes de circonférence. Le premier explorateur des mouvements respiratoires dont s'est servi Marey *(Méthode graphique,* 1878, p. 541) était un cylindre creux mis sur le trajet d'une ceinture. L'ampliation ou le resserrement de la poitrine, agissant sur ce cylindre à capacité variable, y appelaient ou en expulsaient de l'air; ces mouvements alternatifs actionnaient un levier. Un appareil analogue, formé par un cylindre métallique, fermé par une membrane de caoutchouc à chaque extrémité, a été employé par Paul Bert dans ses *Recherches sur les mouvements de la respiration,* et la figure 120 montre la disposition que lui a donnée P. Bert. Dans l'inspiration, l'air du cylindre se raréfie, et cette raréfaction agit par aspiration sur un tambour à levier, au moyen du tube en caoutchouc dont le branchement est figuré en lignes pointillées. Quand le thorax se dilate, la courbe tracée s'abaisse (elle s'élève, au contraire, si le thorax se resserre, c'est-à-dire dans l'expiration; voir la fig. 124). On peut disposer sur un même sujet plusieurs ceintures pneumographiques, les unes sur le thorax, une autre sur l'abdomen, chaque pneumographe étant relié à un levier particulier écrivant sur le même cylindre tournant. Cette disposition permet de comparer dans leur synchronisme, leurs formes et leur intensité, les mouvements de dilatation des diverses parties du thorax, et de les comparer également avec le soulèvement des parois abdominales produit par l'abaissement du muscle diaphragme. Au point de vue du *synchronisme,* Marey, après avoir recueilli avec deux pneumographes les courbes fournies par les mouvements du thorax et ceux de l'abdomen, a obtenu la plupart du temps des tracés parallèles et en conclut la simultanéité d'action du diaphragme et des muscles moteurs des côtes. Au point de vue de l'*intensité,* c'est-à-dire de la prédominance des muscles thoraciques ou du diaphragme dans l'inspiration, nous avons déjà vu (p. 405) ce qu'on entend par type respiratoire abdominal, costo-inférieur et costo-supérieur.

La figure 121, d'après Hutchinson [1], montre l'étendue des mouvements antéro-postérieurs du thorax dans les deux types extrêmes, c'est-à-dire dans la respiration thoracique supérieure de la femme et abdominale de l'homme : le profil de la face antérieure du tronc dans la respiration ordinaire est marqué par un large trait noir, qui indique par ses deux bords les limites de l'inspiration et de l'expiration. On y a surajouté un profil en ligne pointillée qui répond à l'inspiration forcée pendant laquelle l'homme lui-même prend nettement le type costo-supérieur; enfin le contour même de la silhouette en noir répond à l'expiration forcée.

[1] Hutchinson (John), médecin anglais (1811-1861).

Le nombre des mouvements respiratoires est en moyenne de
16 par minute, chez l'homme, dans la respiration calme; les
variations que présentent à cet égard les divers mammifères sont
en rapport avec la taille ; les mouvements d'inspiration sont d'autant plus nombreux que l'animal est plus petit (nous verrons en
effet plus loin que, plus un animal est de petit volume, plus les com-

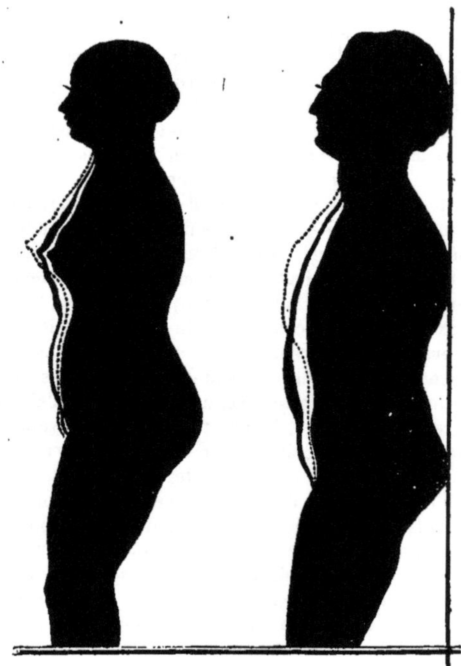

Fig. 121. — Diagramme des divers modes de respiration chez l'homme
et chez la femme.

bustions sont actives chez lui). Ce nombre est de 10 chez le bœuf,
de 24 chez le chien, de 40 chez le lapin, de 80 chez le cobaye, de
150 chez la souris. Il est presque inutile d'ajouter, tant le fait est
d'observation banale, que l'exercice, le travail musculaire, augmentent le nombre des mouvements respiratoires dans l'unité de
temps.

C. Rôle des voies aériennes dans la respiration. — L'air, que
les mouvements respiratoires amènent et chassent du poumon,

passe par la partie étroite de notre cône pulmonaire, c'est-à-dire par les narines, les fosses nasales, le pharynx et la trachée (avec le larynx). Tous ces canaux présentent des phénomènes mécaniques accessoires à ceux que nous venons d'étudier dans le poumon.

Les *narines* se dilatent activement, mais seulement dans les grandes inspirations et lorsqu'il y a sentiment de dyspnée. Les fosses nasales ne présentent pas de phénomènes mécaniques particuliers; nous savons déjà qu'elles jouent un rôle capital comme lieu de préparation de l'air respiré, quelles chargent de chaleur et de vapeur d'eau.

Au niveau du *pharynx*, le canal aérien croise le canal alimentaire, et nous avons vu, en étudiant ce dernier, comment, lors du passage des aliments, les orifices supérieur et inférieur se trouvent oblitérés (p. 321).

Chez quelques animaux, les communications entre le canal aérien et le canal alimentaire sont oblitérées d'une manière permanente. Chez les cétacés, le larynx est reçu dans une boutonnière complète du voile du palais, de sorte que la trachée communique directement avec les fosses nasales, par lesquelles seules l'animal peut respirer. Chez les pachydermes, le voile du palais forme au larynx un demi-anneau, et il en résulte encore une respiration exclusivement nasale. Le cheval ne peut également respirer que par le nez, à cause de la disposition du voile du palais et de l'épiglotte, qui remonte jusqu'à l'orifice postérieur des fosses nasales. Il en résulte que quand on coupe, chez le cheval, le nerf facial qui innerve les muscles de la narine, celle-ci, devenue inerte, s'aplatit comme une soupape au moment de l'inspiration, de sorte que l'animal, ouvrant largement la bouche, suffoque malgré ses efforts pour respirer. Cet accident est particulier au cheval et ne se montre pas chez le chien ou chez d'autres animaux qui peuvent inspirer par la bouche (Cl. Bernard). Enfin, chez les fœtus humains, de même que chez le fœtus de chien, on remarque que le larynx remonte un peu plus haut que chez l'adulte, et reproduit jusqu'à un certain point la disposition que nous venons de signaler chez des mammifères inférieurs.

Le *larynx*, la *trachée* et ses divisions, les *bronches*, forment un canal ramifié, qui, comme toutes les parties constituantes de l'appareil respiratoire, est remarquable par ses éléments élastiques. Ce sont d'abord ses *cerceaux cartilagineux*, interrompus en arrière; mais l'espace que ces anneaux incomplets laissent ainsi à la partie postérieure est comblé par des lames longitudinales de *tissu élastique*, formant des bandes entre-croisées et anastomosées au-dessous de la muqueuse. Plus profondément, les extrémités libres de chaque anneau sont réunies par des fibres *musculaires lisses ;* la présence de ces fibres se continue très loin jusque sur les dernières ramifications bronchiques, de sorte que les derniers noyaux carti-

lagineux, vestiges des anneaux trachéens, ont déjà disparu, quand
les fibres musculaires existent encore, et même plus abondamment,
et d'une manière plus uniforme tout autour du canicule aérifère
(V. p. 406); ces fibres (muscles de Reisseisen) ne se contractent
pas sous l'influence de la volonté. Nous pouvons répéter pour elles
ce que nous avons déjà dit des fibres musculaires un peu pro-
blématiques de la paroi alvéolaire, car peut-être n'y a-t-il dans le
poumon d'autres éléments musculaires que ceux des petites bronches et des petits vaisseaux. Il est difficile, pour ne pas dire impossible, de démontrer que ces fibres se contractent pour prendre part
à la toux ; nous avons déjà parlé de la possibilité de leur intervention dans l'asthme et les spasmes bronchiques. En tout cas, ce
que nous devons voir surtout dans cet élément, comme dans les
précédents, c'est un tissu éminemment *élastique*, et utile surtout
par cette propriété. Ainsi les cartilages trachéens et bronchiques
s'opposent à des changements de forme trop considérables, et par
leur élasticité ramènent le canal à sa forme primitive lorsqu'il a été
violenté ; ils sont aidés dans cette action par les tissus élastique et
musculaire.

La trachée est soumise, par l'action des muscles du cou (sous- et
sus-hyoïdiens), à des mouvements d'ascension et de descente qui
correspondent aux mouvements de la respiration. *Pendant l'inspiration, la trachée descend;* par suite, son calibre devient plus
large, et le courant d'air d'inspiration s'y fait facilement et sans
frottements. *Pendant l'expiration, elle monte*, elle s'allonge, donc
elle se rétrécit; il s'ensuit que l'air de l'expiration, sortant par
un canal plus étroit, doit circuler plus vite et avec plus de frottement contre la paroi.

Le larynx contribue aussi puissamment à produire cette différence
entre le courant de l'air de l'inspiration et celui de l'expiration. En
étudiant cet organe comme appareil vocal, nous verrons qu'il se
compose essentiellement d'une fente antéro-postérieure (glotte)
capable de s'élargir ou de se rétrécir ; et en effet, *elle s'élargit
dans l'inspiration et se rétrécit dans l'expiration*. Ce rétrécissement peut aller plus ou moins loin ; dans le phénomène de l'*effort*,
il est complet, et le thorax, comprimant l'air qui ne peut s'échapper,
forme un solide point d'appui aux muscles qui doivent être le siège
de la manifestation de l'effort.

Cette différence dans la vitesse du courant de l'air de l'inspiration
et de l'expiration, différence due aux mouvements respiratoires du
larynx et de la trachée, a pour but l'expulsion des corps étrangers
ou plutôt des mucosités qui peuvent se trouver dans l'arbre aérien.
En effet, le courant d'air d'inspiration, par sa lenteur et son peu de

frottements, n'aura nulle tendance à entraîner plus profondément ces mucosités adhérentes à la paroi; au contraire, le courant d'air d'expiration, présentant des conditions opposées, entraînera vivement ces petites masses vers l'orifice supérieur des voies aériennes.

Toux ; éternuement. — La *toux* n'est qu'une expiration encore plus brusque, précédée d'une inspiration encore plus lente, que l'expiration et l'inspiration normales; aussi la toux a-t-elle essentiellement pour effet de rejeter au dehors les mucosités qui encombrent l'arbre aérien.

Cette expulsion continue et inconsciente des mucosités est d'abord opérée par le jeu des cils vibratiles qui garnissent l'épithélium cylindrique de toute l'étendue du tube bronchial et trachéen (excepté au niveau des cordes vocales) ; les mouvements de ces cils sont tels qu'ils portent vers l'extérieur tous les corpuscules déposés à leur surface, et les font arriver jusque dans la cavité laryngienne (V. p. 288). Ce n'est qu'à ce niveau que l'expulsion devient volontaire, parce que ce n'est qu'au niveau du larynx que les corps étrangers ou mucosités sont senties; plus bas, leur présence ne donne lieu qu'à des sensations très obtuses et incapables d'amener des réflexes énergiques. Mais au niveau du larynx, elle est le point de départ de réflexes ou de phénomènes volontaires qui produisent l'expulsion, toujours par ce mécanisme des courants d'air inégaux, mais avec une énergie bien plus considérable.

C'est précisément alors que se produit la *toux*, et plus haut (vers le pharynx et les fosses nasales) l'*éternuement*, et plus haut enfin (vers les narines) l'*action de se moucher*, actions qui consistent toutes en une inspiration lente par un orifice dilaté, et une expiration brusque par un orifice reserré, soit par la contraction de ses propres muscles, soit par un mécanisme plus ou moins éloigné.

III. RÉSULTATS PHYSIQUES ET MÉCANIQUES
DE LA RESPIRATION

A. Effets mécaniques produits au niveau du poumon. — Nous pouvons, sous ce titre, étudier divers phénomènes qui sont relatifs les uns à la surface extérieure des poumons, les autres à l'épaisseur de leur parenchyme (parois alvéolaires avec les capillaires), les derniers enfin à la surface intérieure ou cavité des poumons).

1° La *surface externe du poumon*, suivant les changements de volume de cet organe, glisse sur la face interne du thorax, c'est-à-dire que les plèvres costale, diaphragmatique et pulmonaire exécutent l'une sur l'autre des mouvements de va-et-vient. C'est vers la base du poumon que ces mouvements sont le plus sensibles. Sur ce point, la plèvre diaphragmatique qui correspond à la périphérie du diaphragme est en contact avec la plèvre costale correspondante, à la fin de l'expiration ; mais pendant l'inspiration, et surtout vers la fin de cet acte, le bord de la base du poumon s'interpose entre ces deux plèvres et vient descendre jusqu'aux insertions diaphragmatiques. On sait, en effet, comme J. Cloquet l'a fait remarquer, qu'un instrument piquant introduit dans l'un des derniers espaces intercostaux n'atteindra le poumon que si celui-ci est surpris au moment même de l'inspiration. Les bords de la base des poumons sont donc très mobiles et subissent des déplacements considérables aux diverses phases de l'acte respiratoire ; mais les autres parties du viscère ne sont pas aussi mobiles ; les parties les plus fixes des poumons sont leur racine, leur sommet et leur bord postérieur.

2° Entre les surfaces interne et externe du poumon, dans la *charpente des alvéoles*, se trouvent des vaisseaux formant une large nappe sanguine, au niveau de laquelle se fait l'hématose. Il est donc intéressant de rechercher quel peut être l'état de la pression dans l'épaisseur du parenchyme pulmonaire, c'est-à-dire quelle influence doivent exercer sur la circulation du poumon même les actes de l'inspiration et de l'expiration. Cette question a été étudiée avec un soin particulier par d'Arsonval, et c'est à son excellente monographie que sont empruntés la plupart des détails qui vont suivre [1]. Les recherches entreprises à ce sujet avaient d'abord donné des résultats singuliers et contradictoires ; c'est qu'on ne se plaçait pas dans les mêmes conditions expérimentales, et que, dans certaines circonstances, on réalisait des conditions inverses de celles qui existent normalement sur l'animal vivant. Ainsi on avait vu à travers la plèvre le poumon devenir plus rose au moment de l'inspiration et pâlir lors de l'expiration. Cette simple observation aurait pu suffire pour montrer que dans l'inspiration le poumon doit être plus perméable au sang, et que par suite, à ce moment la pression doit être diminuée dans les vaisseaux du parenchyme pulmonaire.

Mais Haller ayant fait des circulations artificielles dans le poumon et croyant imiter la respiration normale en faisant des insufflations trachéales (ce qui produit l'arrivée de l'air dans les alvéoles par un mécanisme précisément inverse de l'inspiration normale), vit le poumon s'anémier à chaque

---

[1] D'Arsonval (A.), *Recherches théoriques et expérimentales sur le rôle de l'élasticité du poumon*; thèse, Paris, 1877.

inspiration. Il en conclut, et plus tard Poiseuille fit de même, que l'inspiration entrave la circulation dans le poumon. Enfin une expérience plus récente de Gréhant sur l'arrêt de la circulation pulmonaire par insufflation trachéale semblait confirmer cette interprétation, car on voyait le sang se retirer à mesure que l'organe augmentait de volume et enfin arriver à ne plus pouvoir passer.

Mais si l'on tient compte du jeu véritable du poumon qui, luttant par élasticité contre la dilatation thoracique, est soumis par ce fait même à une aspiration constante; si l'on tient compte de ce que démontrent les expériences de P. Bert, à savoir que, pendant toute la durée de l'inspiration, la pression est moindre dans la cavité pulmonaire qu'à l'extérieur, on voit qu'alors le parenchyme pulmonaire se trouve placé entre deux vides, le vide pleural et le vide intra-pulmonaire, et que, par suite, les vaisseaux placés dans l'épaisseur des parois alvéolaires doivent être non pas comprimés, mais bien dilatés. La surface externe de ces vaisseaux est donc plongée dans un espace raréfié qui les force à se dilater et les maintient béants. Pour plus de précision encore, on pourrait évaluer en chiffres la pression à l'intérieur et à l'extérieur des vaisseaux, puisque la première est égale à la pression atmosphérique augmentée de la pression du sang dans l'artère pulmonaire (pression cardiaque), tandis que la seconde, la pression supportée par la surface des vaisseaux, est égale à la pression atmosphérique diminuée de toute la hauteur de l'aspiration pleurale. Le sang et l'air se précipitent donc au-devant l'un de l'autre et on peut dire *a priori*, contrairement à Haller, Poiseuille et Gréhant, que, dans la respiration physiologique, plus le poumon contient (aspire) d'air et plus aussi il contient (aspire) de sang.

3° Dans l'*intérieur du poumon*, le phénomène essentiel qu'il est à peine nécessaire d'indiquer, c'est que l'air extérieur se précipite dans les alvéoles pulmonaires pendant l'inspiration ou la raréfaction que la dilatation du poumon fait subir à l'air déjà contenu, et qu'inversement, vu la compression de cet air quand le poumon revient sur lui-même, il y a expulsion lors de l'expiration; mais un détail intéressant serait de savoir si l'équilibre entre l'air pulmonaire et l'air intérieur s'établit très vite, ou bien si, par exemple, pendant toute la durée de l'inspiration, la pression reste moindre dans le poumon qu'à l'extérieur. Une élégante expérience de P. Bert donne la solution de ce problème. A cet effet, un animal est placé sous une cloche hermétiquement fermée et communiquant par une tubulure avec un tambour inscripteur, qui donne les variations de pression dans la cloche. Si l'air extérieur et l'air intrapulmonaire réalisaient instantanément leur équilibre, cet appareil ne marquerait aucune variation de pression, car peu importe que l'air soit au-dedans ou au dehors de l'animal. Mais il n'en est rien : on voit, en effet, l'appareil enregistreur accuser des augmentations de pression de l'air de la cloche pendant les mouvements d'inspiration, ce qui indique qu'alors cet air ne se précipite pas assez vite dans le poumon dilaté et que, par suite, il se trouve comprimé lui-même par le mouvement d'expansion du thorax ; il y a, en un mot, excès d'air dans la cloche et défaut dans le poumon. Pendant l'expiration, au contraire, il y a manque d'équilibre en sens inverse, et la dilatation de l'air de la cloche indique la compression de l'air intrapulmonaire.

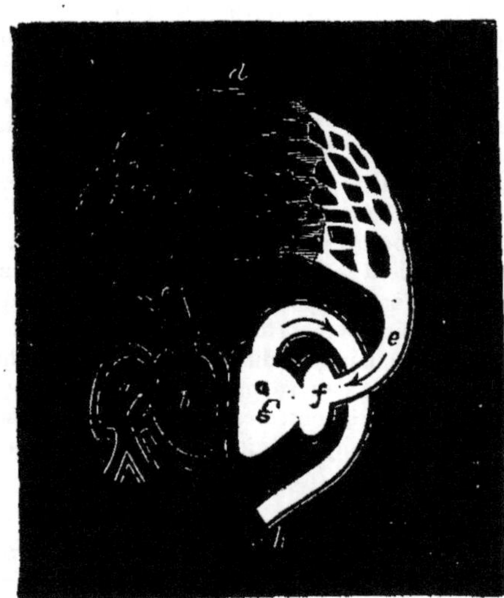

Fig. 122. — Circulation à travers le poumon *.

Nous avons déjà étudié les nombres qui nous représentent les conditions du sang vis-à-vis de l'air intrapulmonaire ; rappelons que la surface respiratoire, égale en totalité à 200 mètres carrés, est essentiellement représentée par une nappe sanguine de 150 mètres carrés ; que cette nappe représente une masse de 2 litres de sang : que ce sang est continuellement renouvelé, de telle sorte que le poumon donne passage par vingt-quatre heures à 20.000 litres de liquide sanguin (fig. 122). Il nous faut préciser actuellement les résultats de la respiration relativement à la quantité d'air mise en

* *a, b,* Cœur droit (sang veineux) ; — *g, f,* cœur gauche (sang artériel) ; *c*, artère pulmonaire et ses branches (transportant le sang veineux vers le poumon) ; — *e*, veines pulmonaires (ramenant le sang artériel) ; — *d*, nappe sanguine du poumon ; — *h*, aorte. (Dalton, *Physiologie et Hygiène*.)

présence de ce sang, et la valeur numérique des puissances qui produisent ce renouvellement d'air.

Spirométrie ; capacité respiratoire. — Le cône pulmonaire représente un réservoir dont la capacité totale s'élève en moyenne à 4 ou 5 litres, quand ce réservoir est rempli au maximum, c'est-à-dire quand on a fait la plus grande inspiration possible; quand on fait la plus grande expiration possible, il reste toujours dans les poumons 1 à 1 1/2 litre qu'on ne peut en chasser d'aucune manière, puisque nous avons vu que le poumon ne peut jamais réaliser complètement sa forme naturelle. La différence entre ce second nombre et le premier constitue la quantité d'air que l'on peut successivement introduire dans le poumon et en chasser ensuite en faisant les mouvements les plus énergiques de respiration; c'est ce qu'on appelle la *capacité vitale* (ou *capacité pulmonaire*, ou mieux encore *capacité respiratoire*); elle est égale à 3 1/2 litres. Ce nombre est assez important ; il indique la grandeur des conditions physiques de nos échanges respiratoires et, par suite, il constitue comme une mesure de notre vie; car respirer, c'est vivre. Aussi a-t-on construit, pour l'évaluer, un grand nombre d'appareils dont le plus connu est le spiromètre de Hutchinson [1]. Il consiste simplement en un gazomètre qui plonge

[1] Hutchinson, *Médico-chirurg. Transactions*, 1846. Plus récemment on s'est servi, pour des évaluations comparatives, de l'*anapnographe* de MM. Bergeon et Kastus (de Lyon). Cet instrument est, en somme, le sphygmographe de Marey, appliqué sur les courants d'air qui pénètrent dans la poitrine ou qui s'en échappent à chaque respiration; il consiste, en effet, essentiellement en un ressort appliqué sur le courant inspiratoire et le courant expiratoire. Un levier enregistreur, muni d'une pointe écrivante, présente à son extrémité opposée une partie élargie, obturant un tube par lequel on respire. Cette partie élargie, feuille d'aluminium excessivement mince et d'une grande légèreté, joue le rôle d'une valve qui, maintenue dans l'immobilité verticale par deux ressorts opposés et d'égale force, se déplace sous l'action de chaque courant respiratoire, entraînant avec elle le levier écrivant, qui traduit sur le papier, par des traits successivement verticaux et horizontaux, les mouvements de la valve, c'est-à-dire les impressions qu'elle subit, en même temps que le ressort, de la part des courants d'air plus ou moins intenses et plus ou moins prolongés. L'exquise sensibilité de l'appareil, qui enregistre les plus faibles mouvements de l'air, comme l'éclosion d'une bulle dans un flacon, permet d'apprécier exactement la fréquence des mouvements respiratoires, la durée relative de chacun d'eux, leur intensité et surtout leur *forme*. (Bergeon et Kastus, *Recherches sur la physiologie médicale de la respiration, à l'aide d'un nouvel instrument, l'anapnographe*, Paris, 1869.) Ces auteurs ont ainsi recueilli des tracés d'une régularité saisissante, d'une physionomie particulière suivant l'âge du sujet, l'exercice exagéré ou l'état morbide de ses poumons, etc. V. Maurice Jeannel, *Arsenal du diagnostic médical, mode d'emploi et appréciation des procédés et des instruments d'exploration employés en séméiologie*, Paris, 1877.

Il est évident que le spiromètre pourrait servir à apprécier la diminution de

dans une cuve à eau et qui est mis en rapport avec la bouche du sujet en expérience à l'aide d'un tube en caoutchouc. Un indicateur mobile et une échelle graduée et fixe permettent d'apprécier les mouvements du récipient à air. On fait faire d'abord une grande inspiration, puis on fait souffler dans le tube, et on a ainsi le volume maximum de l'air inspiré. En opérant ainsi sur environ deux mille personnes, Hutchinson a pu formuler cette loi que le volume d'air expiré maximum à l'état normal serait en proportion régulière, sinon mathématique, avec la stature. Chez un Américain athlétique, cet auteur a trouvé que le volume expiré maximum était de 7 litres (ce qui n'empêcha pas cet homme de mourir phtisique quelques années après). Nous donnons (fig. 123) le dessin du spiromètre de Schnepf, qui n'est que l'appareil d'Hutchinson modifié. L'air, expiré par le tube A, est reçu dans la cloche C, qui sert de gazomètre [1].

Les nombres indiqués plus haut sont des nombres extrêmes; dans la respiration calme et ordinaire, chaque inspiration n'introduit et chaque expiration ne chasse que 1/2 litre d'air. On pourrait appeler ce nombre le *chiffre de la respiration ordinaire*.

Pour apprécier exactement la capacité des poumons et les quantités d'air introduites, il faut d'abord dénommer exactement les diverses parties qui constituent successivement ces quantités d'air. On nomme *air résidual (a)* la quantité d'air qui ne peut être chassé du poumon même pendant l'expiration la plus énergique ; *air de réserve (b)*, l'air qui peut être encore chassé après une expiration ordinaire (c'est-à-dire la différence entre une expiration modérée et une expiration forcée) ; *air de la respiration (c)*, la quantité d'air que nous inspirons et expirons à chaque mouvement de la respiration ordinaire ; enfin, *air complémentaire (d)*, la quantité d'air que nous pouvons inspirer en plus par une inspiration énergique (c'est-à-dire la différence entre l'inspiration normale et l'inspiration forcée).

Cela étant posé, on conçoit que rien n'est plus facile que d'évaluer expérimentalement cette dernière quantité *(d)*; la valeur numérique de cet air complémentaire est essentiellement variable avec

la capacité pulmonaire dès le début de la phtisie, alors que les signes physiques (auscultation) laissent le médecin dans le doute; mais il faudrait pour cela qu'on l'eût mesurée exactement pendant l'état de santé. Toute lésion telle que emphysème, la pleurésie, etc., diminuant l'espace occupé par l'air ou la quantité d'air en circulation (comme dans l'emphysème), produirait, du reste, le même résultat que la phtisie. Aussi la spirométrie ne donne-t-elle pas des renseignements très utiles à la pratique médicale.

[1] Schnepf, *Capacité vitale du poumon, ses rapports physiologiques et pathologiques avec les maladies de la poitrine*, 1858.

les individus, et ces variétés se montrent subordonnées moins à la taille des individus qu'au mode de conformation de la poitrine.

Cette quantité est d'autant plus considérable que le diamètre de la cavité thoracique est plus étendu dans le sens tranverse. Les trois diamètres du poumon, ou, ce qui revient au même, de la cavité thoracique, diffèrent beaucoup par leur importance ; le transverse, sous ce rapport, l'emporte notablement sur les deux autres (Sappey).

Il est également facile de mesurer la quantité *c* ou l'*air de la respiration* (ordinaire) ; il n'y a qu'à recueillir le gaz qui sort des poumons par un certain nombre d'expirations, à le mesurer, et à diviser la quantité ainsi obtenue par le nombre des expirations. Cependant il est difficile de ne pas changer involontairement pendant l'expérience le nombre et l'étendue des mouvements respiratoires. Par des moyens de contrôle particuliers, basés sur l'analyse de l'air expiré, au commencement et à la fin de l'expérience, Gréhant[1] est parvenu à s'entourer de toutes les conditions d'exactitude, et il a ainsi évalué

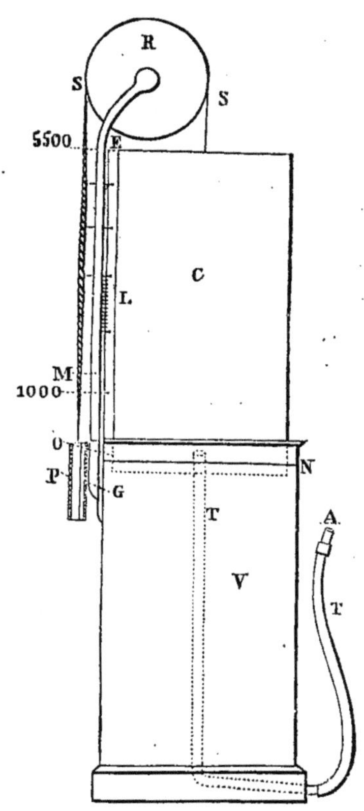

FIG. 123. — Spiromètre de Schnepf[*].

la quantité *c* à 0¹,510, ce qui est à peu près le chiffre déjà classique de 1/2 litre (Dalton, Valentin, Bérard).

Les deux autres quantités, l'*air de réserve (b)* et l'*air résidual (a)*, sont beaucoup plus difficiles à évaluer ; on n'y peut parvenir

[1] V. *Journal de l'anatomie*, etc., de Charles Robin, 1864, p. 542.

[*] V, Cylindre de laiton ; — TT, tube respiratoire ; — A, embout du tube respiratoire ; — C, cloche ou gazomètre ; — P, contrepoids ; — S, chaîne ; — R, poulie ; — L, échelle ; — M, montant ; — G, gaine qui contient l'échelle ; — N, surface du liquide contenu dans le réservoir ; — E, fond du gazomètre ; — O, partie inférieure ouverte du gazomètre.

que par un détour. On mesure d'abord la somme de ces deux quantités *(a + b)* et puis ensuite l'une d'elles *(a)*. On obtient alors par une soustraction la valeur de la troisième inconnue *(b)*.

La somme *a + b* a été évaluée par Gréhant avec une grande rigueur ; sa méthode est basée sur le même principe que nous avons déjà vu employé pour évaluer la quantité de sang contenue dans le réservoir circulatoire (V. p. 182). Pour mesurer le sang contenu dans les vaisseaux, on examine le degré de dilution que lui fait subir l'injection d'une certaine quantité d'eau ; pour mesurer le volume d'air qui reste dans les poumons après une expiration ordinaire *(a + b)*, on mélange exactement les gaz qui sont contenus alors dans l'arbre aérien avec un volume connu d'hydrogène, puis on fait l'analyse du mélange avec l'eudiomètre. Ainsi, à la fin d'une expiration à l'air libre, l'expérimentateur se met à respirer dans une cloche contenant 500 centimètres cubes d'hydrogène pur. Après le cinquième mouvement respiratoire, le mélange est complet (V. p. 397), c'est-à-dire identique dans la cloche et dans le poumon. On n'a donc alors qu'à analyser les gaz de la cloche pour obtenir par un simple calcul le volume d'air qui était contenu dans le poumon au commencement de l'expérience, c'est-à-dire après une expiration ordinaire, ou, en d'autres termes, le volume *a + b*. Gréhant a ainsi obtenu, pour les personnes dont l'âge est compris entre dix-sept et trente ans, des valeurs qui varient entre $2^l,19$ et $3^l, 22$. (Gréhant nomme cette quantité *capacité pulmonaire*. Ce n'est pas là le sens classique attribué à l'expression capacité pulmonaire : Si l'on se rapporte à ce qui a été dit plus haut, la *capacité pulmonaire* ou *vitale* représente la somme *b + c + d ;* tandis que la capacité déterminée par Gréhant représente la somme *a + b.)*

Reste à déterminer la quantité *a ;* c'est encore à Gréhant que nous en devons la connaissance exacte. « Pour la mesurer, j'introduis dans une cloche (à robinet) 1/2 litre d'air ; puis, après une expiration faite dans l'air, j'inspire ce gaz et je fais ensuite dans la cloche une expiration prolongée autant qu'il est possible ; puis je mesure le volume des gaz expirés ; je le trouve égal à $1^l,8$. La capacité pulmonaire, qui est égale à $2^l,34$, a augmenté par l'inspiration de 1/2 litre, puis diminué de $1^l,8$. Ce qui est resté dans les poumons est donc de $2^l,34 + 0^l,5 — 1^l,8 = 1^l,04$, » Ainsi la quantité *a (l'air résidual)*, qui comprend, bien entendu, le volume de la cavité buccale, est égale à *1 litre* environ [1].

---

[1] Nous nommons, avec la plupart des physiologistes, cette quantité *air résidual*. Nous devons prévenir le lecteur que Gréhant lui donne le nom d'*air*

Cette même expérience nous donne la valeur de b, ou de l'*air de réserve*. On a donc ainsi toutes les données pour résoudre tous les problèmes physiologiques qui se rapportent aux quantités a, b, c, d.

L'un des plus intéressants parmi ces problèmes est celui de la *ventilation du poumon*, que Gréhant s'est posé et qu'il a résolu le premier. On appelle *coefficient de ventilation* la quantité d'air nouveau qui, après chaque mouvement de ventilation, reste dans l'unité de volume de l'espace ventilé ; le poumon est un espace de ce genre, et le mouvement respiratoire constitue un véritable mouvement de ventilation. Le coefficient de ventilation sera donc le quotient obtenu en divisant la quantité *(x)* d'air pur qui reste dans le poumon, après une expiration normale, par le volume connu du poumon après cette expiration *(a + b =*, par exemple, $2^l,365$). Gréhant a trouvé, toujours par la méthode de l'inspiration d'hydrogène, que la quantité $x =$ en moyenne $0^l,320$ (c'est-à-dire que, quand on exécute une inspiration et une expiration ordinaires, ou égales chacune à 1/2 litre, *un tiers* environ de l'air inspiré est rendu à l'atmosphère, mélangé avec deux tiers d'air vicié, et *deux tiers* d'air pur entrent et renouvellent par leur mélange le contenu du poumon). Donc le *coefficient de la ventilation* pulmonaire sera de $\frac{2365}{320} = 0,145$; il est un peu plus fort que 1/10. Ce coefficient varie, du reste, avec le volume des poumons et avec le volume de l'inspiration. Gréhant est arrivé à ce point de vue à des résultatts très intéressants. Ainsi il a observé qu'une inspiration de 1/2 litre renouvelle mieux l'air dans les poumous que deux inspirations de 300 centimètres cubes, qui feraient ensemble 600 centimètres cubes : « Il résulte de là que, dans certaines affections thoraciques, lorsque les malades font des mouvements respiratoires nombreux, mais présentant peu d'amplitude, l'air peut être moins bien renouvelé que dans les conditions de la respiration normale ; ainsi quarante inspirations de 300 centimètres cubes ne produisent pas un renouvellement aussi parfait que vingt inspirations de 500 centimètres.

Telles sont les valeurs des quantités d'air introduites dans le poumon. Quant à la fréquence des mouvements qui produisent ce renouvellement, nous avons déjà dit (p. 412) que nous respirons de quatorze à seize fois par minute, ce qui porte à 20.000 le nombre des inspirations par vingt-quatre heures : et comme chaque inspiration introduit 1/2 litre, nous respirons en somme 10.000 litres

de réserve, nom qui appartient plus naturellement à la quantité b. (V. *Revue des cours scientifiques*, août 1871.)

d'air en une journée. Le chiffre du sang mis au contact de cet air est avec celui-ci dans un rapport numérique très simple, puisqu'il s'élève à 20.000 litres, ou mieux encore à 10.000 litres de globules (1 litre de sang = 1/2 litre de globule ou cruor + 1/2 litre de liquor).

Forme et force de l'inspiration et de l'expiration. — Les *différences de pression* produites par le jeu mécanique du thorax, et destinées à amener les mouvements de l'air, sont aussi fort peu considérables à l'état normal. Si, par exemple, nous représentons par 100 la pression extérieure (la pression atmosphérique), à l'état de repos la pression intrapulmonaire sera également de 100. Mais par l'effet de la dilatation de l'inspiration, la pression intérieure descend à 99,5 (mesurée au manomètre à mercure, la pression négative de l'inspiration est de 4 à 5 millimètres), de sorte que l'air extérieur pénètre dans le poumon (1/2 litre, avons-nous dit). Quand se produit l'expiration normale, la pression intrapulmonaire monte à 100,5 (cette pression positive est, au manomètre à mercure de 3 à 4 millimètres), et une quantité de gaz égale à celle qui avait été introduite se précipite au dehors.

Mais, dans les mouvements respiratoires énergiques, ces nombres sont bien plus élevés. Ainsi l'inspiration peut réduire à 75 la pression intérieure, et l'expiration la faire monter à 130 ou 135 ; en d'autres termes, la pression intérieure diffère de l'extérieure de 1/4 d'atmosphère dans une inspiration très énergique et de 1/3 dans une expiration très énergique. On voit, en somme, que la différence est plus considérable pour l'expiration que pour l'inspi-ration, quand on agit avec force ; et en effet, tout le monde sait qu'on peut produire plus d'effet mécanique en expirant qu'en inspirant, en soufflant, par exemple dans un tube, qu'en aspirant par un semblable conduit. Cette différence s'explique facilement si l'on se rappelle que les contractions des muscles inspirateurs ont à lutter contre l'élasticité d'un grand nombre d'organes qu'elles violentent (poumon, cartilages costaux, viscères abdominaux, etc.), tandis que les muscles expirateurs, au moins aussi puissants que leurs antagonistes, n'ont qu'à ajouter leur action à celle de ces parties élastiques agissant dans le même sens qu'eux. Cette puis-sance de l'expiration forcée vient se joindre aux conditions mé-caniques résultant du rétrécissement de la trachée et de la glotte, pour favoriser l'expulsion des corps étrangers ou des mucosités (toux).

Cette différence, à l'avantage de l'expiration, n'existe, nous ne saurions trop le répéter, que pour la respiration forcée. A l'état normal, l'expiration n'est qu'une réaction de l'élasticité des organes violentés par l'inspiration ; aussi l'une a-t-elle à peu près la même force que l'autre. Mais elles n'ont pas toutes deux le même type, la même forme, la même durée ; c'est-à-dire que l'inspiration, produite par des contractions musculaires, s'effectue d'une manière à peu près égale, et peut être représentée par une ligne régulière-ment ascendante ; l'expiration, au contraire, vu son mode de production, suit dans sa forme la loi des corps élastiques ; or, si l'on comprime un gaz dans le corps d'une seringue, par exemple, au moyen du piston, au moment où l'on cessera de presser sur celui-ci, on le verra d'abord remonter brusquement, puis achever lentement sa réaction ascensionnelle ; il en est de même de l'expi-ration ; elle est d'abord brusque, puis elle s'achève par un mouve-

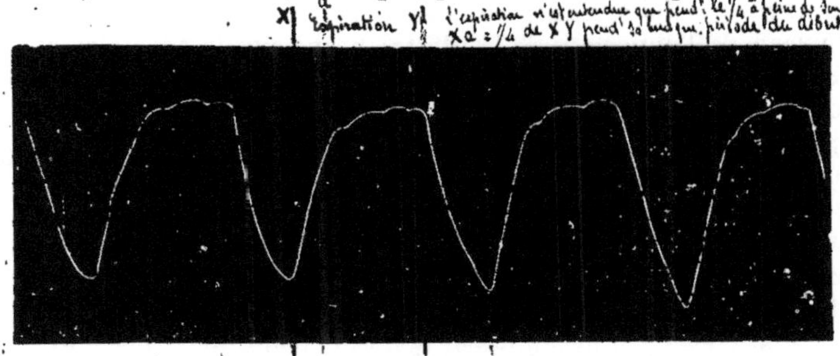

FIG. 124. — Tracé normal des mouvements respiratoires chez l'homme, d'après Marey *.

ment lent et d'une durée relativement longue. Dans un schéma on pourrait la représenter par une ligne d'abord presque verticale, très prolongée et très oblique ensuite. C'est du reste, ce que montre le tracé de la figure 124 obtenu par l'enregistrement des mouvements du thorax à l'aide du pneumographe de Marey (décrit ci-dessus, p. 410). De sorte qu'en somme l'expiration dure plus longtemps que l'inspiration. Mais un examen superficiel ne laisse constater que le premier temps de l'expiration, qui alors paraît être très courte, plus courte que l'inspiration.

Bruits de la respiration. — Le passage de l'air dans les tubes aériens produit des frottements que l'on désigne sous les noms de *bruit de l'inspiration et bruit de l'expiration*. Le bruit de l'inspiration dure aussi longtemps que cet acte lui-même ; celui de l'expiration ne se perçoit à l'état normal que pendant la première partie de cet acte ; parce que, pendant la seconde partie, le courant d'air est trop lent et trop faible pour se faire entendre. On

* La ligne descendante est le tracé de l'inspiration, l'ascendante celui de l'expira-tion.

voit donc que l'auscultation de la respiration normale donnerait
une idée fausse de la durée relative des deux actes de la respiration,
puisqu'elle assignerait une plus grande longueur à l'inspiration
qu'à l'expiration, et que ce qui est vrai pour les bruits n'est pas
vrai pour les actes mêmes qui leur donnent naissance.

Depuis la découverte de l'auscultation (Laënnec), bien des
théories ont été émises pour expliquer le bruit que produit la
respiration normale et ses altérations dans les cas pathologiques.
Le *murmure respiratoire* est dû évidemment au frottement de
l'air contre les parois des conduits aériens, mais il est plus difficile
de localiser exactement le siège de ce murmure. On l'attribue
généralement au *déplissement* des vésicules pulmonaires, d'où le
nom de *murmure vésiculaire*. Beau en plaçait cependant le siège
au niveau de l'ouverture de la glotte; beaucoup de physiologistes
se sont ralliés à cette manière de voir; mais aujourd'hui (Cornil,
Woillez, etc.), on s'accorde à en chercher la principale cause dans
le poumon lui-même. En effet, on ne peut placer la cause des
bruits respiratoires au niveau de la glotte, car le murmure persiste
avec ses caractères ordinaires dans le cas où l'air ne passe plus à
travers le larynx, comme après les opérations de trachéotomie.
Concluons donc que les causes du *murmure respiratoire* sont
multiples, et que l'on peut désigner comme principales (Sabatier) :
la crépitation sourde produite par le décollement des trabécules ou
cloisons légèrement humides des alvéoles pulmonaires ; les vibrations imprimées à l'air par les éperons bronchiques, et peut-être
enfin le retentissement plus ou moins prononcé des bruits supérieurs
ou glottiques [1].

**B. Effets mécaniques produits par la respiration dans les organes
voisins du poumon.** — Les conséquences mécaniques des mouvements respiratoires et expiratoires ne se localisent pas seulement
dans les voies aériennes, elles retentissent encore sur les canaux
sanguins, et sur la circulation du sang, puisque la plus grande partie
de l'appareil circulatoire se trouve enfermée dans la cavité thoracique.

Nous avons schématiquement figuré l'ensemble de la circulation
par un 8 de chiffre, dont le cercle supérieur représenterait la circulation pulmonaire, le cercle inférieur la circulation générale, et
dont le point de jonction serait occupé par le cœur (V. fig. 68,
p. 210 ; et fig. 76, p. 223); or, la cavité thoracique contient :
1° toute la circulation pulmonaire, c'est-à-dire le cercle supé-

[1] V. les recherches de V. Cornil, *Anatomie pathologique et auscultation
du poumon (Mouvement médical,* avril et mai 1873.)

rieur ; 2° le point de jonction des deux cercles ; et 3° enfin les origines latérales du cercle inférieur, c'est-à-dire les sommets du cône artériel et du cône veineux. Les variations de pression intrathoracique peuvent agir sur ces trois parties.

1° *Circulation pulmonaire.* — Cette action est à peu près nulle sur la circulation pulmonaire, car le cône veineux de cette circulation étant soumis en même temps que son cône artériel aux mêmes variations, les différences de pression intravasculaire qui déterminent la circulation doivent rester les mêmes, et, par suite, la circulation ne sera pas modifiée ; elle n'est guère influencée que par le déplissement plus ou moins complet des alvéoles, d'où une perméabilité plus ou moins grande des capillaires, c'est-à-dire de la base du cône pulmonaire (p. 417).

2° *Cœur.* — L'influence de la respiration se fait plus vivement sentir sur le cœur. En effet, si l'expiration se fait avec force, par exemple, dans l'effort, il en résulte pour le cœur une pression énorme, et comme cette cavité a des parois minces et déprimables, il s'ensuit une déformation. Weber a expérimenté dans ce sens, en faisant, après une très large inspiration, les mouvements les plus énergiques d'expiration avec la glotte fermée, et au besoin en appuyant avec les bras contre les flancs. Au bout de quelques secondes, on remarque alors une variation dans le pouls ; il se ralentit et finit par cesser complètement ; si on place l'oreille contre la poitrine, on ne perçoit plus alors aucun bruit, d'où on peut conclure qu'il y a arrêt complet du cœur. Si l'expérience se prolonge, il y a perte de connaissance, et l'expérimentateur reprend son état primitif de circulation et de vie malgré lui.

Mais si l'individu est passif, l'arrêt du cœur se prolonge, et il pourrait peut-être en résulter la mort ; c'est probablement ainsi que meurent les gens pressés au milieu de foules en désordre, la compression étrangère à l'individu se continuant même après que la syncope est survenue.

3° *Circulation générale.* — L'influence de la respiration n'est pas moins considérable sur la circulation générale, qui a le sommet de ses deux cônes (artériel et veineux) compris dans le thorax. Nous savons que dans le sommet du cône veineux la pression est presque nulle, et que nous pouvons la représenter par 0 ou 1/100 ; dans le sommet du cône artériel, la contraction ventriculaire produit, au contraire, une pression que l'on peut représenter par 25/100 d'atmosphère (V. p. 224).

Supposons que, par une forte expiration, il se produise dans la cavité thoracique une pression de 15/100 ; la pression au sommet du cône veineux sera donc de 16/100, c'est-à-dire une pression énorme pour ce point de l'appareil circulatoire, dont le fonctionnement a pour condition essentielle l'absence de pression. Il devrait donc en résulter un reflux considérable dans les veines ; ce reflux est d'abord empêché par les nombreuses valvules qui garnissent les veines non loin du cœur, et ce n'est que tout à fait au sommet du cône que la pression se fait sentir. Mais le sang arrivant toujours, et ne trouvant pas d'accès, il en résulte une stase avec distension des veines voisines du thorax. Cela se voit surtout dans l'effort, et dans tous les actes qu'il accompagne, comme dans la parturition, la défécation, etc. ; cette stase du sang se manifeste par l'injection des yeux, la rougeur de la face, l'abolition de la circulation cérébrale, enfin la supression des fonctions du cerveau (vertiges et même apoplexie) ; des stases moins violentes, mais souvent répétées, amèneront des dilatations veineuses, des varices, une hypertrophie vasculaire de la glande thyroïde, etc.

Dans le cône artériel, il se produit, sous cette même influence de l'expiration, des effets aussi marqués. Nous avons au sommet de ce cône une pression de 25/100, produite par le ventricule. Supposons que la pression thoracique soit encore de 15/100, cela nous fera 40/100 dans le cône artériel ; d'où une accélération considérable dans le cours du sang artériel, car ici il n'y a pas d'appareil qui puisse retarder l'effet de cette exagération de pression, et le liquide se trouve poussé alors dans les artères par deux pompes, le cœur et le thorax. Il est vrai que le retard qu'éprouve en même temps le sang dans les veines tend à contre-balancer l'accélération du cours dans les artères, mais il n'en résulte pas moins une pression énorme dans tout le torrent circulatoire, une grande tendance aux hémorragies, aux ruptures d'anévrisme, aux dilatations variqueuses [1], etc.

Les phénomènes sont tout autres quand la pression diminue dans le thorax par suite d'un fort mouvement d'inspiration. Alors la pression au sommet du cône veineux devient inférieure à 0, elle est négative, il y a *aspiration du sang des veines*, et accélération très grande dans la circulation du sang veineux ; le sang n'arrivant pas en assez grande abondance pour satisfaire à cette aspiration, il en résulte un relâchement des parois veineuses qui tendent à s'affaisser. Dans les veines voisines du thorax, et, par conséquent, soumises à cette aspiration, les rapports des parois veineuses et des aponévroses sont tels que ces vaisseaux restent toujours béants ; aussi l'aspiration se propage-t-elle au loin sur des veines moins

---

[1] V. E. Guyon, *Note sur l'arrêt de la circulation carotidienne pendant l'effort (Archives de physiologie*, Paris 1866).

voisines du cœur. Il en résulte aussi que si, dans une opération chirurgicale, on vient à ouvrir une des veines voisines du thorax, l'air extérieur, au moment de l'inspiration, pourra être aspiré dans l'intérieur du vaisseau, et l'on sait que cet accident amène d'ordinaire une mort subite.

Sous l'influence de cette même aspiration inspiratoire, la pression, qui, dans l'aorte, est de 25/100, tombe à 15/100 ou 10/100, d'où retard dans la circulation, moindre tension des vaisseaux, faiblesse du pouls, etc. Mais autant les conditions de l'expiration étaient favorables à l'hémorragie, autant celles-ci s'y opposent, et il suffit souvent, pour arrêter une perte de sang, de faire faire au malade quelques fortes inspirations.

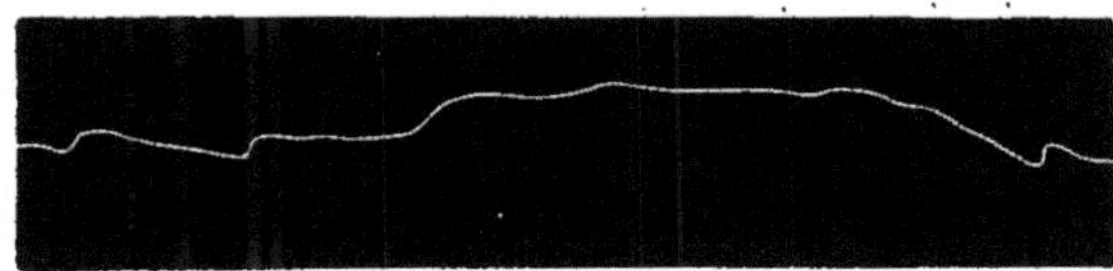

Fig. 125. — Type abdominal.

Ces résultats, que le simple raisonnement nous indique, ont été vérifiés expérimentalement par Marey au moyen de la méthode graphique. Étudiant l'influence de la respiration sur la circulation, ce physiologiste est arrivé aux conclusions suivantes. La respiration agit sur les battements du cœur ; non seulement elle fait varier la ligne d'ensemble du tracé, mais elle donne aux pulsations qui se produisent pendant l'inspiration une amplitude et une forme différentes de celles de l'expiration ; l'arrêt de la respiration produit un ralentissement des battements du cœur et une diminution de leur intensité ; ces modifications s'expliquent par la difficulté plus grande du passage du sang au travers du poumon quand celui-ci ne respire pas. Après un effort (tentative énergique d'expiration, la glotte étant fermée) les battements du cœur prennent des caractères particuliers. Le ventricule gauche fait sentir violemment son action, et le sang de l'oreillette se précipite violemment au moment où commence la diastole. Si l'on respire par un tube étroit, le rapport des battements du cœur et des mouvements respiratoires est changé ; en même temps que la respiration devient plus rare, les battements deviennent plus fréquents.

On retrouve même dans le pouls des différences correspondant aux divers types respiratoires (type thoracique et type abdominal. V. p. 405). Le type thoracique nous offre une diminution de pression pendant l'inspiration, puis la ligne d'ensemble du tracé remonte

dans l'expiration. Le type abdominal donne lieu à des effets directement inverses (Marey). Nous donnons (fig. 125) le tracé du pouls
pendant que la respiration s'effectue par des contractions énergiques du diaphragme. On voit que dans le type abdominal (comme
dans le type thoracique), la pulsation diminue, puis disparait, en
même temps que la tension artérielle augmente [1].

Enfin on peut encore citer, plutôt comme curiosité expérimentale que
comme fait physiologique important, l'influence en sens inverse que l'on
peut constater entre le cœur et le poumon. « On sait que les battements
du cœur changent les conditions de la pression intra-thoracique; l'afflux
sanguin, qui se fait à chaque diastole, doit (en supposant le thorax immobile) comprimer l'air du poumon, et, si la glotte est ouverte, provoquer
une légère expiration ; de même, lorsque le cœur se vide brusquement, le
sang qu'il lance hors du thorax doit être remplacé par une certaine quantité
d'air venu par la trachée. Dans l'état normal cela est peu sensible, à
cause des modifications incessantes que la respiration apporte dans la
capacité aérienne du thorax. Mais on peut aisément mettre en évidence ce
phénomène. Il suffit pour cela de mettre en communication la trachée d'un
chien avec l'appareil enregistreur, puis de trancher d'un coup le bulbe de
l'animal ; la respiration s'arrête à l'instant, et le cœur continuant de battre
pendant quelques minutes, *ses battements s'enregistrent par l'intermédiaire de l'air de la trachée.* » (P. Bert.)

IV. PHÉNOMÈNES CHIMIQUES DE LA RESPIRATION

Nous connaissons les masses d'air et de sang mises en présence,
ainsi que le mécanisme qui les renouvelle; il nous faut donc étudier
les échanges qui se produisent à ce contact au niveau du poumon ;
ils nous seront rendus évidents par la constatation des changements
qu'ont subis l'air et le sang à leur passage dans le poumon.

A. **Modifications de l'air expiré.** — Nous savons que nous
introduisons par jour dans notre poumon 10 mètres cubes d'air
(10.000 litres). Nous expulsons une quantité d'air à peu près égale
à celle que nous inspirons, mais cependant un peu moins forte :
ainsi nous retenons environ 1/40 ou 1/50 de l'air inspiré ; mais au
premier examen, le volume du gaz expiré n'est pas diminué, car
il contient de la vapeur d'eau qui occupe un volume considérable,
et, d'autre part, il est dilaté par le fait de l'élévation de sa température (la température de l'aisselle étant de 37°, 40°, celle de l'air
expiré est en moyenne de 36°, 35 [2]). Mais un changement bien plus

[1] P. Lorrain, *Étude de médecine clinique. Le pouls*, 1870.
[2] Le procédé pour prendre cette température de l'air expiré est des plus
simples ; il consiste dans l'emploi d'un tube de verre dans lequel est maintenu

important qu'a subi l'air, c'est une perte d'*oxygène* qui a été remplacé en grande partie par de l'*acide carbonique*. En effet, dans les 10 mètres cubes d'air inspiré, il y a 1/5 d'oxygène (21 d'O pour 79 d'Az), ce qui donne en poids $2^{kg},500$ d'oxygène environ (puisque 1 litre d'oxygène pèse $1^{gr},4$). Or, dans l'air expiré des vingt-quatre heures, il n'en reste plus que $1^{kg},750$; c'est-à-dire que 750 grammes d'O ont été retenus par le poumon (2500 — 1750 = 750). Nous voyons donc qu'en somme nous retenons 3/4 de kilogrammes d'oxygène en vingt-quatre heures (750 grammes, ou, en volume, 530 litres).

D'autre part, on sait que l'acide carbonique ne se trouve représenté que par millièmes dans l'air atmosphérique, dans l'air inspiré (1/2500, c'est-à-dire 4 dix-millièmes). Or, dans l'air expiré, il est dans une proportion très considérable. Il suffit, pour le démontrer, d'expirer par un tube de verre dans une solution de chaux ou de baryte et on voit aussitôt se former un précipité qui n'est autre chose qu'un carbonate (de chaux ou de baryte). La quantité en est variable suivant les circonstances, mais on peut dire qu'en moyenne, nous expirons en vingt-quatre heures 850 grammes d'acide carbonique (en volume 400 litres : à rapprocher des 500 litres d'O absorbé pour se rendre compte de la diminution de volume que nous avons signalée entre l'air inspiré et expiré). Tels sont les faits principaux relatifs à l'air; les autres modifications sont insignifiantes. Ainsi l'air contient 4/5 d'azote (21 d'O, 79 d'Az); selon les uns, la quantité inspirée et la quantite expirée de ce gaz sont égales; selon d'autres, ces quantités pourraient varier, et parfois il y en aurait un peu plus de rendu, par suite une certaine quantité en serait excrétée par le poumon. En effet, on trouve assez souvent dans le poumon des traces d'ammoniaque et diverses exhalations provenant des substances azotées, ainsi que des vapeurs de toutes les substances volatiles

un thermomètre, et qu'on place dans la bouche, en ayant soin d'une part d'inspirer par le nez (en formant le tube avec le bout de la langue) et d'autre part d'expirer par la bouche, c'est-à-dire par ce tube, de sorte que l'air, pendant sa sortie, frôle longuement le réservoir du thermomètre. Quand on inspire par la bouche, la température de l'air expiré est un peu plus basse que quand on inspire par le nez, preuve de ce que nous avons signalé précédemment (p. 395), à savoir, qu'au point de vue de la caléfaction de l'air, ce sont les fosses nasales qui représentent la voie naturelle de l'inspiration. Enfin il est évident *a priori* que moins l'air séjournera dans les voies respiratoires, moins il arrivera à se rapprocher de la température de corps; la température de l'air expiré sera donc d'autant moins élevée qu'on accélérera davantage les mouvements respiratoires, et si en même temps la température ambiante est inférieure à $0°$, il arrivera facilement que celle de l'air expiré reste inférieure à 30°.

accidentellement contenues dans le sang, comme l'alcool, l'éther, des produits phosphorés, des gaz paludéens.

B. Modifications du sang qui a traversé le poumon. — Que se passe-t-il du côté du sang? Comme la simple induction pouvait le faire prévoir et comme l'expérience l'a démontré, l'acide carbonique expiré provient du sang veineux qui se débarrasse de ce produit d'excrétion, et se charge d'oxygène, de façon à passer à l'état de sang artériel. En effet, nous avons déjà étudié les gaz du sang, et nous avons vu qu'au point de vue de la respiration le sang peut être considéré comme une véritable solution gazeuse, dans laquelle le globule sanguin est le véhicule de l'oxygène, et le sérum celui de l'acide carbonique, et nous avons vu que la différence essentielle entre le sang artériel et le sang veineux est précisément la prédominance de l'oxygène dans le premier, de l'acide carbonique dans le second (p. 206).

Les analyses des gaz contenus dans le sang artériel et le sang veineux donnent [1] :

Pour 100 volumes de sang artériel (chien) :
Oxygène — 20 ; acide carbonique — 34, 8.
Pour 100 volumes de sang veineux :
Oxygène — 12 ; acide carbonique — 47.

Il y a donc eu au niveau du poumon un échange gazeux entre le sang et l'air introduit par l'inspiration : le sang a abandonné une partie de son acide carbonique et est devenu plus riche en oxygène.

La couleur rutilante du sang artériel dépend sans doute d'une action chimique de l'oxygène sur la matière colorante, ou hématine : mais elle paraît tenir aussi à un changement de forme; sous l'influence excitante de l'oxygène, comme sous celle de plusieurs autres agents (le chlorure de sodium, par exemple), le globule sanguin devient plus plat, plus mince, et il réfracte autrement la lumière, que sous l'influence de l'acide carbonique qui a pour effet de le faire gonfler, en le rapprochant de la forme sphérique.

De plus, en passant par le poumon, le sang dégage, comme nous l'avons vu, une certaine quantité de vapeur d'eau (très variable, mais que l'on peut représenter en moyenne par 300 grammes en vingt-quatre heures). En effet, l'air de l'expiration sort du poumon presque saturé de vapeur d'eau, à une température très voisine de celle du corps, ainsi que l'a démontré Gréhant. Nous avons déjà vu que, si l'on inspire 1/2 litre d'air atmosphérique, on rejette par l'expiration qui suit un tiers de ce volume d'air pur mélangé à deux tiers d'air vicié. Or, l'air vicié, qui a séjourné un certain temps au

[1] Ludwig et ses élèves *(Archives de physiologie* de Pflüger, 1872).

contact des bronches, possède la température des poumons et se trouve saturé d'humidité ; le tiers d'air pur qui est rejeté aussitôt n'a pas eu le temps de prendre exactement la température des parois de l'arbre aérien, de sorte que la totalité de l'air expiré ne peut avoir une température égale à celle du corps. Par des recherches expérimentales très exactes, Gréhant a montré que la température de l'air extérieur étant de $22°$, celle de l'air expiré est égale à $35°,3$ (avec un rythme de dix-sept expirations par minute ; V., du reste, ci-dessus, p. 430).

Ainsi le sang doit se rafraîchir au contact de l'air pulmonaire, puisqu'il lui abandonne une certaine quantité de chaleur.

Ce fait a été longtemps contesté ; d'abord parce que l'expérience directe semblait lui être contraire : deux thermomètres placés, l'un dans le cœur gauche, l'autre dans le cœur droit, semblaient indiquer un excès de chaleur dans la première cavité, et, par suite, un échauffement du sang à son passage dans le poumon ; mais une expérimentation plus exacte a donné des résultats opposés (Cl. Bernard) et montré que, dans les premières recherches, on n'avait pas tenu compte de l'épaisseur inégale des parois des deux ventricules, d'où une perte de chaleur plus considérable pour le ventricule droit (parois minces) que pour le ventricule gauche (parois épaisses [1]). En second lieu, l'excès de température, en faveur du sang artérialisé, avait été considéré comme la conséquence de l'hypothèse qu'il se fait dans le poumon une véritable combustion, et que c'est là même que l'oxygène absorbé pendant l'inspiration est utilisé pour brûler le carbone et produire l'acide carbonique exhalé dans l'expiration.

Mais il est prouvé aujourd'hui que l'acide carbonique ne se produit pas dans le sang au niveau de la surface pulmonaire, mais bien dans tout

---

[1] Heidehain et Körner avaient cherché à établir que la différence de température du sang du cœur droit et du cœur gauche ne tient pas à un refroidissement éprouvé par le sang à son passage dans le poumon. La température plus élevée du ventricule droit tiendrait à ce que ce ventricule repose plus immédiatement sur le centre phrénique et par là se trouve en contact avec les organes contenus dans la cavité abdominale, foie, estomac, intestins, qui présentent tous une température plus élevée que celle des organes thoraciques. Mais Cl. Bernard a opposé à cette conclusion les cas d'ectopie du cœur, où le cœur, sortant librement de la poitrine, ne présentait aucun rapport de contact avec le diaphragme ni avec les viscères abdominaux, et cependant contenait du sang plus chaud dans le ventricule droit que dans le gauche. D'autre part, chez le chien, le cœur, entouré de son péricarde libre de toute adhérence diaphragmatique, est pour ainsi dire flottant dans la poitrine. En changeant la position du chien, on modifie les rapports du diaphragme avec le ventricule sans changer pour cela les relations de température entre le sang du ventricule droit et celui du ventricule gauche. Enfin les expériences si précises de Cl. Bernard sur la *topographie calorifique* (V. ci-après *Chaleur animale*) ne peuvent laisser subsister aucun doute à ce sujet (V. Cl. Bernard, *Physiologie opératoire*, Paris, 1879).

l'organisme, dans tout le torrent circulatoire au niveau des réseaux capillaires. En effet, l'acide carbonique se trouve partout dans le sang veineux, et ne fait qu'augmenter à mesure qu'on se rapproche du sommet du cône veineux. Le phénomène respiratoire pulmonaire consiste simplement en un échange gazeux, plus ou moins identique à un phénomène de diffusion, mais non en une combustion. C'est aux points où les tissus de l'économie sont en contact intime avec le sang, c'est dans l'épaisseur même de ces tissus que se produisent les combustions, et le sang artériel n'est pour ces tissus que le véhicule de l'oxygène, comme le sang veineux est le véhicule qui emporte au loin l'acide carbonique.

C. Théorie de la respiration. — Ainsi la respiration, considérée au point de vue, non des échanges gazeux, mais des phénomènes chimiques de combustion, de décomposition et de dédoublement, la respiration dans son essence intime, en un mot, se passe non au niveau du poumon, mais dans l'intimité des tissus ; c'est ainsi que le foie, où s'accomplissent des phénomènes chimiques très importants, quoique encore mal définis, utilise jusqu'aux derniers restes d'oxygène que contient le sang de la veine porte, et que le sang qui sort du foie est celui qui présente en même temps et la température la plus élevée et les caractères les plus accentués du sang veineux typique. Ce qui prouve que, dans le sens chimique, ce sont bien les tissus qui respirent eux-mêmes, c'est que l'on peut observer directement leur respiration, en les plaçant dans un milieu gazeux oxygéné [1]. Ainsi un muscle, isolé d'un organisme et suspendu dans une atmosphère d'oxygène, y consomme de ce gaz et exhale de l'acide carbonique ; cette combustion est encore plus intense si l'on excite la contraction du muscle, ce que l'on comprendra facilement si l'on se reporte à l'étude physiologique du muscle. Dans sa situation normale, dans l'organisme, les phénomènes ne se passent pas autrement pour le muscle et pour les autres tissus ; seulement c'est le sang qui joue ici le rôle de milieu auquel l'élément vivant emprunte l'oxygène (sang artériel) et auquel il rend de l'acide carbonique (sang veineux). Aussi le sang de la veine d'un muscle est-il bien plus noir, bien plus veineux, en un mot, quand ce muscle se contracte que lorsqu'il reste dans un repos complet.

La respiration, chez l'homme et les animaux supérieurs, considérée à un point de vue d'ensemble, se compose donc de trois grands actes, de trois phénomènes intimement enchaînés et solidaires les uns les autres : 1° respiration des tissus ; 2° fonctions du sang comme véhicule des agents et des produits gazeux de la respiration des tissus ; 3° échanges gazeux du sang au niveau de la surface pulmo-

[1] V. P. Bert, *Leçons sur la physiologie comparée de la respiration*, 1870. Leçons III et IV : *Respiration des tissus.*

naire. Les recherches modernes ont jeté un grand jour sur les phénomènes intimes qui composent chacun de ces trois grands actes, et leur étude dans la série des êtres organisés montre nettement leur importance relative.

1° *Respiration des tissus*. — Nous avons déjà parlé à plusieurs reprises de la respiration des tissus (V. p. 137) ; de même que les éléments anatomiques peuvent respirer isolément, de même nous voyons des organismes inférieurs, des animaux mono-cellulaires, respirer directement dans les milieux où ils sont plongés, comme les tissus respirent dans le sang. Mais, chose remarquable, il est des animaux à structure déjà très complexe dont les éléments histologiques respirent directement dans l'air, tels sont les *insectes* et les articulés en général. Chez ces animaux, l'air extérieur est amené par une multitude de petits canaux très finement ramifiés *(trachées)* jusqu'au contact de chaque élément histologique, de sorte qu'il n'y a aucun intermédiaire entre les tissus et le milieu gazeux respirable, et chez ces animaux, le sang n'a pas besoin de circuler bien activement ; ce n'est plus un milieu affecté à la respiration, c'est simplement un liquide nutritif qui baigne les tissus.

Quant au phénomène intime qui constitue la respiration des tissus, c'est une *oxydation*, une *combustion*, en un mot. Il nous faut d'abord indiquer sous ce rapport la différence fonctionnelle qui semble exister entre la respiration des animaux et celle des végétaux.

La respiration des tissus végétaux consiste en une réduction (du moins pendant le jour et sous l'influence de la lumière solaire) ; les végétaux absorbent de l'acide carbonique qu'ils réduisent, pour former avec de l'eau des hydrocarbures ; en réduisant de plus l'eau absorbée, ils forment des substances grasses ; ils absorbent de plus des composés oxygénés du soufre, qu'ils réduisent pour former, par exemple, les sulfures d'allyle (dans l'ail) ; ils absorbent des composés oxygénés de l'azote ($Az\,O^5$) qu'ils réduisent pour former des albuminoïdes. Tous ces phénomènes de réduction donnent lieu à un dégagement d'oxygène, et accumulent dans les tissus végétaux ce qu'on appelle des *forces de tension*, c'est-à-dire que ces tissus *emmaganisent la chaleur solaire* qu'ils emploient à produire les réductions précédemment énumérées, chaleur qui pourra se dégager sous la forme de *forces vives* lors de la combustion des tissus végétaux.([illegible])

C'est précisément là le rôle des animaux [1]. Les tissus de ceux-ci

---

[1] Il ne faut pas croire cependant qu'il y ait entre le règne végétal et le règne animal un antagonisme si absolu en principe. L'on observe des *réductions* dans les organismes animaux, et des *oxydations* dans les organismes végé-

brûlent les éléments fournis par le règne végétal, ils les oxydent
et les décomposent en acide carbonique et en eau, et produisent
ainsi de la chaleur et des forces (deux mots synonymes ou équi-
valents). Nos phénomènes intimes de nutrition oxydent le carbone,
l'hydrogène, le soufre ; l'azote paraît résister davantage à ces oxydations organiques, et l'urée, qui représente le produit ultime dela
combustion des albuminoïdes, paraît renfermer de l'azote, sinon
libre, du moins non combiné à l'oxygène, car l'on dose l'urée en
la décomposant (par le réactif de Millon, Gréhant ; V. *Physiologie
du rein)* en acide carbonique et en azote.

2° *Rôle du sang dans la respiration.* — Chez les animaux
placés au-dessus des articulés, le sang sert d'intermédiaire entre
les tissus et les milieux respirables. Mais on ne peut pas dire que
le sang va respirer pour les tissus ; il ne consomme pas d'oxygène,
il ne produit pas l'acide carbonique; il se charge seulement de
ces deux gaz, pour apporter le premier aux tissus, pour emporter
le second vers les surfaces où il pourra être dégagé [1]. Chez le fœtus

taux ; les uns et les autres *respirent, vivent* en oxydant (les plantes dégagent CO² dans l'obscurité). Mais, au point de vue fonctionnel, les animaux
dégagent de la force *par oxydation,* tandis que les végétaux emmagasinent
de la force *par réduction* grâce à la *fonction chlorophyllienne :* cette dernière fonction ne s'exerce que sous l'influence de la lumière solaire. Pour la
question du dualisme vital (animaux opposés aux végétaux), voy. Cl. Bernard
(De la définition de la vie, p. 148, de *Science expérimentale,* Paris, 1878).

[1] On peut se demander si le sang, dépositaire de l'oxygène, est, pour ainsi
dire, un dépositaire fidèle, c'est-à-dire s'il ne consomme pas pour son propre
compte une partie de cet oxygène, en produisant de l'acide carbonique. A
priori, puisque le sang renferme des éléments anatomiques vivants, des
globules blancs et rouges, il n'est aucune raison de refuser à ces globules
l'oxygène qu'ils vont porter aux autres éléments de tissus : et, en effet, ils
en consomment une partie. On a remarqué, en effet, que, si l'analyse du sang
artériel extrait des vaisseaux n'est pas rapidement faite, les chiffres obtenus
alors et indiquant la teneur du sang en oxygène sont un peu trop faibles, et
on a également constaté que cela tient à ce qu'une petite partie de ce gaz est
consommée par le sang et lui fait subir une sorte de combustion intérieure
pendant la durée même de l'expérience. Cette déperdition d'oxygène est
d'ailleurs peu considérable et, d'après Schutzemberger, ne s'élève qu'à 3 ou
4 centimètres cubes par heure pour 100 grammes de sang. Elle devient plus
rapide lorsqu'on abandonne le sang pendant quelque temps à lui-même. Il
noircit alors et laisse dégager, lors de l'extraction du gaz, une quantité d'oxygène de plus en plus faible, l'oxyhémoglobine passant bientôt à l'état d'hémoglobine réduite. Si le sang demeure stagnant dans un vaisseau, cette consommation d'oxygène est plus considérable, mais tient alors à une cause nouvelle :
ainsi quand on pose, comme l'a fait Hoppe Seyler, deux ligatures sur une
artère, le sang devient très rapidement noir à l'intérieur. Mais il noircit infiniment moins vite si l'on remplace le segment d'artère lié par un tube de verre.
Dans le premier cas, l'oxygène avait donc été consommé par la paroi même
du vaisseau. Pour ce qui est du sang en mouvement, si l'on a égard à la

ce rôle intermédiaire est double ; le sang du fœtus ne vient pas directement faire les échanges avec l'air extérieur, mais dans le sang maternel. Quant au mode par lequel les éléments du sang servent de véhicule à l'oxygène et à l'acide carbonique, il a été suffisamment indiqué par toutes nos études précédentes, par celle des globules rouges du sang et de leur hémato-cristalline, par celle du sérum et de ses sels (V. p. 192 et 206).

Le sang étant le véhicule de l'oxygène, plus un animal possédera de sang, plus il contiendra d'oxygène en provision dans son réservoir circulatoire, et, par suite, plus il pourra résister à la privation d'air ; inversement un animal ayant perdu beaucoup de sang résistera très peu de temps à la privation d'oxygène, parce qu'il manque de globules sanguins dans lesquels une certaine quantité de ce gaz aurait pu s'accumuler. On a cherché depuis longtemps à expliquer la résistance de certains animaux à l'asphyxie ; Paul Bert a démontré que, pour les animaux plongeurs, cette résistance était due tout simplement à une plus grande quantité de sang. Ainsi, à poids égal, un canard renferme environ 1/3 ou même 1/2 de plus de sang qu'un poulet ; aussi ce dernier animal immergé dans l'eau (ou étranglé) périt au bout de 2 ou 3 minutes, tandis que le premier résiste jusqu'à 7 ou 8 minutes. Cette résistance à la privation d'air s'explique par la grande quantité de sang qui constitue comme un *magasin d'oxygène combiné.* (P. Bert, *op. cit.)*

On sait que le pouvoir absorbant du sang pour l'oxygène diminue sous l'influence de la dépression, et que cependant les animaux vivant sur des hauts lieux s'acclimatent de manière à ne pas éprouver les effets de cette dépression. Paul Bert a attribué cette acclimatation à l'augmentation du pouvoir absorbant du sang pour l'oxygène. Les expériences de Muntz[1] démontrent le bien fondé de cette hypothèse. Des lapins de la plaine ont été acclimatés au Pic du Midi et s'y sont reproduits normalement. Au bout de sept ans on a examiné leur sang comparativement avec celui des lapins vivant dans les plaines, et on a trouvé qu'il renfermait presque le double de fer et absorbait bien plus puissamment l'oxygène. Du reste, d'autres observations faites sur les moutons ont montré à l'auteur qu'une durée de temps bien moins grande est suffisante pour amener cette acclimatation ; six

rapidité de la circulation, il est évident que, dans le court espace de temps que met le sang hématosé pour aller du poumon jusque dans l'intimité des tissus, la quantité d'oxygène qu'il consomme doit être infiniment peu considérable. Il s'est trouvé cependant deux auteurs, Estor et Saint-Pierre, qui ont avancé que la principale combustion respiratoire se ferait dans le sang lui-même. (V. notre art. RESPIRATION : *Nouv. Dict. de médecine et de chirurg. prat.,* t. XXXI, p. 268.)

[1] *De l'enrichissement du sang en hémoglobine, suivant les conditions d'existence,* par Muntz (Compt. rend. Acad. des sciences, février 1891).

semaines ont suffi ici pour l'enrichissement du sang permettant aux fonctions respiratoires de s'exercer avec la même intensité dans les grandes altitudes, où la tension de l'oxygène est faible.

De même Viault[1] a constaté qu'un des premiers effets produits par le séjour de l'homme sur les hautes montagnes consiste dans l'exagération de la fonction normale de l'hématopoïèse; le nombre des globules rouges, par millimètre cube de sang, du chiffre normal de 5 millions, passe successivement à 7 millions après quinze jours de séjour, à 8 millions après trois semaines. Une jeune chienne présente 9 millions de globules; chez le lama, mammifère camélien de ces plateaux, le chiffre normal est de 16 millions. C'est donc par une augmentation des éléments respiratoires du sang que l'homme et les animaux peuvent vivre dans l'atmosphère raréfiée de ces lieux élevés.

3° *Rôle de la surface pulmonaire.* — Le sang, intermédiaire entre les tissus et le milieu respirable, peut aller accomplir les échanges gazeux au niveau de toute surface qui se trouve en contact avec ce milieu. C'est ainsi que les échanges de la respiration se font chez la grenouille aussi bien par la surface cutanée que par la muqueuse pulmonaire. Quand on étale le mésentère d'un batracien pour en examiner la circulation, on remarque bientôt que le contenu des veines mésentériques, noir au début de l'opération, ne tarde pas à devenir rutilant comme du sang artériel; c'est que, en effet, la surface mésentérique et la surface de l'intestin sont alors devenues expérimentalement un lieu où se fait l'hématose, et la grenouille ainsi préparée respire (dans le sens *pulmonaire* du mot) et par le poumon, et par la peau, et par le mésentère. Nous avons déjà cité, à propos de l'épithélium pulmonaire, la muqueuse intestinale du *Cobitis fossilis* (loche d'étang), comme l'un des points où peut se produire l'hématose. Enfin, chez les animaux supérieurs et chez l'homme même, la peau ne paraît pas étrangère aux échanges de la respiration entre le sang et le milieu extérieur, surtout au point de vue de l'exhalation; nous y reviendrons en étudiant les fonctions de la surface cutanée.

Mais, en général, ces échanges se localisent au niveau d'une surface particulière, qui, chez les animaux placés dans l'air, nous est représentée par le poumon. Les poumons sont l'organe de la respiration en tant que lieu d'échanges entre le sang et l'air extérieur; c'est à ce point de vue que l'on étudie en général la *respiration;* mais on voit, en somme, que nos connaissances actuelles nous permettent de regarder la *fonction pulmonaire* non comme le

---

[1] *Sur l'augmentation considérable du nombre des globules rouges dans le sang chez les habitants des hauts plateaux de l'Amérique du Sud,* par F. Viault *(Compt. rend. Acad. des sciences,* 15 décembre 1890).

lieu unique de la respiration, mais comme représentant seulement l'un des chaînons, et l'un des chaînons les moins essentiels, parmi les chaînons de cette longue série d'actes qui commencent dans l'intimité des éléments histologiques pour venir se terminer au niveau des surfaces en contact avec le milieu extérieur.

Le rôle de la surface pulmonaire ne pouvait donc être exactement apprécié qu'avec les conquêtes modernes de la physiologie ; aussi l'histoire de la respiration nous présente-t-elle à ce sujet les hypothèses les plus curieuses émises par les physiologistes et les médecins. Pour les uns, la respiration pulmonaire n'avait qu'un rôle *mécanique* destiné à permettre le passage du sang à travers les vaisseaux du poumon, grâce au déplissement de celui-ci ; pour d'autres, ce rôle était purement physique, et consistait à *rafraîchir* le sang par le contact de l'air ; cette action rafraîchissante se produit, en effet, nous l'avons déjà dit (p. 433), mais elle est secondaire et presque insignifiante (Cl. Bernard). L'air froid, que chaque inspiration amène dans l'arbre respiratoire, ne pénètre jusqu'aux lobules pulmonaires qu'en faible proportion et après s'être déjà réchauffé. La plus grande partie de l'air respiré reste confinée dans les voies respiratoires, dans les fosses nasales, le pharynx et les grosses bronches; — C'est à Lavoisier que nous devons les premières connaissances exactes sur la respiration ; confirmant les idées que, un siècle auparavant, J. Mayow[1] avait émises à propos de son *esprit igno-aérien*, Lavoisier identifia la respiration à une *combustion*, mais il resta indécis sur le *siège* précis de cette combustion. Lagrange, Spallanzani, Williams Edwards montrèrent que ces oxydations se font au niveau des tissus, et que le poumon n'est que le lieu où s'exhalent les produits gazeux de ces combustions intimes.

Cependant ce n'est pas tout encore que de savoir que le sang vient simplement dégager de l'acide carbonique et puiser de l'oxygène au niveau du poumon ; il est encore dans cet échange des conditions qu'il faut préciser.

1° D'abord pour l'oxygène, nous savons qu'il ne s'agit pas là d'une simple dissolution de ce gaz dans le sang, mais bien de son absorption par le globule, et que, dans cette absorption, c'est un fait chimique, la combinaison oxyhémoglobique qui joue le principal rôle. Ce qui le prouve, c'est l'énergie avec laquelle le sang d'un animal respirant enlève l'oxygène à l'air ambiant. Dans les conditions ordinaires nous respirons dans un milieu (air atmosphérique) où l'oxygène possède une tension de 1/5 d'atmosphère (puisqu'il y a 21 d'oxygène pour 79 d'azote) ; on pourrait penser que dans un milieu plus pauvre en oxygène, ou dans un espace clos où l'oxygène devient de plus en plus rare à mesure qu'il est pris par l'animal, il arriverait très vite un moment où la tension de ce gaz serait trop faible pour que le sang continuât à s'en charger. Or, on peut dire qu'il n'en est rien, car si l'on fait respirer un animal en espace clos, en ayant soin de soustraire l'acide carbonique exhalé, on constate que les mammifères continuent à vivre jusqu'à ce que l'oxygène que contient cet espace soit réduit à 2, à 1

---

[1] Mayow (J.), chimiste anglais (1645-1679), considéré comme le précurseur de Lavoisier.

et même à 0,5 pour 100 (P. Bert). L'absorption de l'oxygène par le sang du poumon se fait donc, alors même que la pression de ce gaz est presque nulle. Müller a même constaté que plus l'espace clos est étroit, plus l'absorption de l'oxygène peut y être poussée loin; ainsi en faisant respirer un animal dans le plus petit espace clos possible, c'est-à-dire dans l'air emprisonné dans ses poumons, alors qu'on l'a étranglé, il épuise la totalité de l'oxygène de cet air. C'est que l'hémoglobine, en vertu de son affinité chimique, s'empare de l'oxygène à mesure que ce gaz se dissout dans le sérum, de sorte que celui-ci, constamment spolié, n'arrive jamais à satisfaire son coefficient d'absorption pour l'oxygène, quelque faible que soit ce coefficient, et quelle que faible que soit la tension de l'oxygène dans l'air ambiant.

2° Quant à l'exhalation de l'acide carbonique, elle ne se produit pas d'une manière aussi simple qu'on pourrait le croire *a priori* par une simple *diffusion* gazeuse, ou par un phénomène de *dégagement d'un gaz dissous* en présence d'une atmosphère qui contient très peu de ce gaz. En effet, l'air des vésicules pulmonaires contient 8 pour 100 de CO^2, ce qui est une condition peu favorable au dégagement de l'acide carbonique du sang, et, d'autre part, une partie de ce dernier est non dissoute, mais combinée avec les sels du sérum (carbonates et phosphates. Emile Fernet, V. p. 206 [1]). Il est donc probable qu'il se passe au niveau du poumon une action qui a pour effet de *chasser* vivement l'acide carbonique. Cette action est sans doute de nature chimique, et quelques expériences peuvent faire supposer que c'est une action analogue à celle des acides dégageant l'acide carbonique des carbonates. Ce sont ces faits qui donnèrent lieu à la théorie de Robin et Verdeil d'un *acide pneumique* [2]; l'existence de cet acide n'a pu

[1] Bien plus, d'après les recherches de P. Bert, il n'y aurait pas d'acide carbonique en dissolution, c'est-à-dire à l'état libre, dans le sérum; tout l'acide carbonique du sang veineux est combiné aux sels du sérum. Le fait que l'acide carbonique sort facilement du sang dans les appareils à vide, dit P. Bert (*Comp. rend. Acad. des sciences*, 28 octobre 1878), ne prouve pas que ce gaz se trouve dans le sang à l'état de solution et non à l'état de combinaison, puisque les bicarbonates et les phosphocarbonates se dissocient aisément par le vide. Pour juger la question, P. Bert analyse d'abord un échantillon de sang au moyen de la pompe à extraction des gaz; puis il en agite pendant quelques heures un autre échantillon avec de l'acide carbonique pur, jusqu'à ce qu'il ne se fasse plus d'absorption; faisant alors une nouvelle extraction de gaz, l'expérimentateur défalque du nombre alors trouvé la quantité d'acide carbonique qui, d'après les tables de Bunsen (applicables au sang, suivant Fernet), pourrait à la température ambiante se dissoudre dans le sang : si le chiffre obtenu par cette soustraction est supérieur à celui qui exprimait le volume d'acide carbonique contenu naturellement dans le sang, c'est bien évidemment que les alcalis de ce sang n'étaient pas complétement saturés. C'est précisément ce qui est arrivé dans toutes les expériences entreprises avec cette méthode; jamais il ne s'est trouvé d'acide carbonique dissous ni dans le sang artériel, ni dans le sang veineux. Si donc le sang n'est jamais saturé d'acide carbonique, la sortie de ce gaz pendant la traversée des poumons est un phénomène de dissociation.

[2] Plus récemment L. Garnier a remis en honneur cette théorie (*Compt.*

être constatée, et, du reste, on a vu que toutes les fois que l'oxygène se mêle au sang veineux, même *in vitro* dans les expériences, l'acide carbonique se dégage aussitôt. On est donc porté aujourd'hui à admettre que la combinaison de l'oxygène avec le globule (oxyhémoglobuline, dont nous avons étudié les caractères spectroscopiques, p. 193) joue un rôle analogue à celui d'un *acide* et amène par cela même le dégagement de l'acide carbonique du sang veineux. L'absorption de l'oxygène serait donc doublement importante dans la respiration, et comme source d'oxygène et comme cause du départ de l'acide carbonique antérieurement formé. Nous avons vu que, grâce à l'affinité des globules pour l'oxygène, un animal pouvait, par sa respiration, arriver à dépouiller presque complètement d'oxygène un espace clos. Pour l'acide carbonique, on le comprendra facilement d'après les considérations précédentes, le phénomène inverse, mais analogue, ne peut se produire, c'est-à-dire qu'un animal ne peut, dans un espace clos, continuer à exhaler le gaz carbonique jusqu'à en saturer cet espace. Quand la pression du gaz carbonique dans l'air ambiant équilibre celle du gaz dans les capillaires pulmonaires, il n'y a plus d'élimination de ce gaz carbonique du sang; on peut même produire l'inverse, c'est-à-dire, dans des conditions artificielles, en faisant respirer un animal dans une atmosphère d'oxygène renfermant 30 pour 100 d'acide carbonique, on voit se produire une absorption d'acide carbonique par le sang, la pression de ce gaz dans le poumon étant alors supérieure à celle qu'il a dans le sang.

D. Asphyxie. — Les études précédentes nous permettent d'in-

rend. Acad. des sciences, 26 juillet 1886), et fait sur le tissu pulmonaire des recherches qui l'amènent à conclure qu'il existe dans le tissu pulmonaire un corps à fonction acide, différent de la taurine : c'est qu'en effet l'outre mer bleu injecté en pulvérisation dans le poumon de cobayes vivants, se décolore, décoloration qui ne peut se produire qu'au contact d'un acide fort; la taurine, comme l'acide carbonique, ne peuvent produire cette action. L'analyse chimique du poumon n'a cependant pas permis d'en extraire un acide déterminé. — D'autre part nous penserions volontiers que, pour les échanges pulmonaires, comme pour la question de l'absorption intestinale, c'est peut-être à tort que les physiologistes continuent à ne voir dans ces phénomènes que de simples faits d'endosmose de liquide, de diffusion de gaz séparés par une membrane inerte. Selon l'idée dont Bohr s'est fait le défenseur, il est permis de penser que le tissu pulmonaire, c'est-à-dire la paroi de la vésicule qui sépare le sang et l'air, n'est pas une membrane si inerte que l'ont admis jusqu'à présent les physiologistes. Les cellules qui tapissent la surface interne des alvéoles interviennent peut-être activement pour décomposer les combinaisons de l'acide carbonique du sang et pour rejeter le gaz acide carbonique du côté de l'atmosphère des vésicules, peut-être président-elles de même à l'absorption de l'oxygène. Le poumon serait ainsi l'analogue physiologique des autres glandes dont il est d'ailleurs l'analogue au point de vue anatomique et embryologique. Le revêtement épithélial des branchies des poissons est tout à fait comparable à l'épithélium des vésicules pulmonaires; or, le professeur L. Fredericq, de Liège, a montré que cette membrane branchiale n'est pas une cloison inerte, car, si elle laisse passer certaines substances, elle arrête les sels de l'eau de mer, et fait un véritable choix parmi les substances dissoutes dans le milieu extérieur.

diquer en quelques mots les divers modes selon lesquels peut se produire l'*asphyxie*. Il peut y avoir asphyxie par *privation d'air respirable*, ou par *intoxication*, c'est-à-dire par absorption de gaz pernicieux.

a) L'asphyxie par *défaut d'air respirable* peut se produire de deux manières : ou bien parce qu'il n'y a plus d'oxygène à absorber. ou bien parce que l'acide carbonique ne peut plus se dégager.

1° Dans une atmosphère qui ne se renouvelle pas, *les animaux ne meurent que quand ils ont épuisé la plus grande partie de l'oxygène*, pourvu que l'on enlève tout l'acide carbonique formé, afin d'éviter les troubles dus à son accumulation; on voit alors que les reptiles meurent après avoir utilisé tout l'oxygène, les mammifères quand il ne reste plus que 2 pour 100 d'oxygène, les oiseaux déjà quand il n'en reste plus que 4 à 3 pour 100 (Paul Bert). Ces faits nous rendent compte des troubles éprouvés par les aéronautes ou par les voyageurs dans l'ascension des hautes montagnes ; la diminution de pression extérieure équivaut à une raréfaction de l'oxygène; par suite la respiration se fait mal, l'oxygène manque pour entretenir les combustions, produire de la chaleur et des forces ; de là la fatigue, le refroidissement, la tendance au sommeil. Ces troubles sont surtout prononcés pendant les ascensions des montagnes *(mal des montagnes)* et dans les ascensions en ballon. Paul Bert a montré que les modifications de la pression barométrique agissent sur l'organisme par les changements qu'elles apportent dans la tension de l'oxygène ambiant. C'est par ce mécanisme qu'agit la dépression (V. plus loin comment agit la compression). Quoique l'oxygène soit en très faible partie dissous dans le sérum, et en plus grande proportion combiné avec l'hémoglobine du globule rouge, on observe, sur des chiens, que, lorsque la pression du milieu ambiant diminue, la perte d'oxygène éprouvée par le sang suit presque la loi de Dalton, surtout pour les fortes dépressions[1].

La catastrophe du ballon *le Zénith*[2] a rendu cruellement évidente l'influence funeste exercée sur l'organisme humain par la diminution excessive de la pression atmosphérique. M. Jourdanet, qui, après de longues observations recueillies principalement au Mexique, avait mis en avant l'opinion qu'une diminution notable de la pression atmosphérique modifie la composition des gaz qui existent dans le sang, et qu'il en résulterait une sorte

[1] Paul Bert, *Acad. des sciences*, 22 mars 1874. *La pression barométrique*, recherches de physiologie expérimentale, Paris, 1877.

[2] Mort de Crocé-Spinelli et Sivel (Voy. *Acad. des sciences*, 26 avril 1875, la relation de M. G. Tissandier, seul survivant).

d'*anémie* plus ou moins grave selon les climats, a récemment publié ses études sur ce sujet[1]. Selon lui, cet ensemble de sensations douloureuses qui constitue le *mal des montagnes* aurait pour cause principale la diminution de la masse d'oxygène dans le sang, l'anoxyémie, état provenant de la diminution de pression effective de ce gaz dans l'air ambiant. M. Jourdanet indique, comme limite probable des accidents de cette nature, la demi-distance entre le niveau de la mer et le niveau où commencent les neiges éternelles, limite qui sépare les *climats d'altitude* des *climats de montagne.*

Les expériences de Paul Bert ont aussi parfaitement montré que le moyen de combattre les effets de la diminution de pression consiste à respirer de l'oxygène pur; c'est la précaution que prennent aujourd'hui ceux qui s'élèvent en ballon à une grande hauteur. « J'ai la conviction, dit Paul Bert, que Crocé-Spinelli et Sivel vivraient encore, malgré leur séjour si prolongé dans les hautes régions, s'ils avaient pu respirer l'oxygène. Ils auront malheureusement perdu brusquement la faculté de se mouvoir; les tubes adducteurs de l'air vital auront subitement échappé de leurs mains paralysées. »

Ces faits, avons-nous dit, nous expliquent l'influence qu'exerce sur l'hygiène et la pathologie des habitants des hautes montagnes la faible pression de l'atmosphère au milieu de laquelle ils sont plongés. Ces hommes, ainsi que l'a montré Jourdanet, sont placés dans des conditions d'oxygénation insuffisante. Ils sont *anoxyémiques*[2], à moins que leur organisme ne réagisse par la production d'un sang plus riche en hémoglobine, c'est-à-dire capable de fixer, pour un moindre volume de sang, une plus grande quantité d'oxygène, comme nous l'avons vu précédemment (p. 438) d'après les observations de Muntz et de Viault.

2° Si l'on fournit à l'animal enfermé dans un espace clos une quantité toujours suffisante d'oxygène, mais qu'on laisse s'accumuler dans cet espace l'acide carbonique produit par la respiration, on voit les *animaux périr quand la proportion de ce gaz est devenue trop considérable*, dans une mesure très variable selon lès espèces. Ce n'est pas que l'acide carbonique soit un *poison*, mais la trop grande quantité de ce gaz (sa trop grande pression) dans le milieu ambiant s'oppose à la sortie de celui qui est dans le sang ; par suite, le sang ne peut plus recueillir celui que dégagent les combustions des tissus, et la respiration de ceux-ci se trouve entravée. *[annotation manuscrite illisible]*)

Dans l'asphyxie dans une atmosphère confinée, les deux causes précédentes se trouvent réunies. Diminution de l'oxygène, augmentation de l'acide carbonique. Aussi l'arrêt mécanique de la respiration produit-il, comme tout le monde le sait, la mort très rapi-

---

[1] Jourdanet, *Influence de la pression de l'air sur la vie de l'homme*, 2 vol., Paris, 1875.

[2] Jourdanet, *Le Mexique et l'Amérique tropicale*, Paris, 1864.

dement. Les plus habiles plongeurs de perles ne peuvent rester plus de deux minutes sous l'eau, et les noyés ne peuvent généralement, après six ou huit minutes de submersion totale, être rappelés à la vie. Dans ces diverses circonstances d'asphyxie par manque d'air, les deux causes de mort, privation d'oxygène et excès d'acide carbonique, paraissent agir toutes deux, mais dans des proportions différentes et variables. D'après de nombreuses expériences que nous ne pouvons rapporter ici, Paul Bert arrive à cette conclusion que la mort, dans l'air confiné, est déterminée chez les animaux à sang chaud par le manque d'oxygène, et chez les animaux à sang froid par la présence en excès de l'acide carbonique [1].

Dans la mort naturelle, quelle qu'en soit la cause, le sang tant artériel que veineux est privé de tout son oxygène. De là cette opinion de P. Bert, un peu paradoxale dans son énoncé, que « l'on meurt toujours d'asphyxie ».

b) L'asphyxie par intoxication a pour type l'asphyxie par l'*oxyde de carbone;* c'est ce gaz qui joue le rôle toxique essentiel dans les asphyxies par la *vapeur de charbon* (Leblanc). Dans ce cas, c'est le globule rouge qui est primitivement atteint ; nous avons déjà vu, en étudiant les caractères spectroscopiques du sang (p. 193), comment l'oxyde de carbone venait prendre la place de l'oxygène dans l'hémoglobine, et l'on conçoit facilement que cette hémoglobine oxycarbonée devienne impropre à entretenir la combustion des tissus [2] ; aussi dans l'asphyxie par l'oxyde de carbone y a-t-il abaissement de la température (Cl. Bernard). On voit qu'en somme cette asphyxie se réduit à une privation d'oxygène ; mais cette privation a un autre mécanisme que précédemment, elle est due uni-

---

[1] Voy. Paul Bert, *Leçons sur la respiration*, Leçons XXVII et XXVIII.

[2] La rapidité avec laquelle se fait cette intoxication est très grande ; il résulte des expériences que Gréhant a pratiquées sur des chiens, que chez un animal qui respire de l'air contenant 1/10 d'oxyde de carbone, le sang artériel, entre la dixième et la vingt-cinquième seconde, renferme déjà 4 pour 100 d'oxyde de carbone, et seulement 14 pour 100 d'oxygène ; qu'entre une minute quinze secondes et une minute trente seconde, l'oxyde de carbone se trouve dans le sang en très forte proportion (18,4 pour 100), tandis que la quantité de l'oxygène a diminué encore davantage et se trouve réduite à 4 pour 100. Il est donc permis de conclure, avec Gréhant, que si un homme pénètre dans un milieu fortement chargé d'oxyde de carbone, le poison gazeux est dès la première minute absorbé par le sang artériel, c'est-à-dire qu'il prend presque instantanément la place de l'oxygène dans le globule, et rend celui-ci incapable d'absorber de l'oxygène. D'après les plus récentes recherches de Gréhant (*Journ. de l'anat. et de la physiol.*, 1889), la combustion du tabac à fumer produit de l'oxyde de carbone, mais le fumeur n'en absorbe pas tant qu'il ne fait pas pénétrer la fumée dans la trachée, tandis que l'absorption a lieu, en petite quantité du reste, quand on fume très vite en avalant la fumée.

quement à ce que le globule sanguin ne peut plus être le véhicule de ce gaz [1].

L'oxyde de carbone n'est pas un agent qui porte directement une action toxique sur les tissus, car Paul Bert a démontré que la présence de ce gaz ne modifie en rien les échanges gazeux qui constituent la respiration élémentaire des tissus au contact de l'oxygène.

Il est des gaz qui vont agir directement comme principes toxiques sur les éléments anatomiques; ces faits ne sont plus des cas *d'asphyxie* proprement dite, au point de vue de la *respiration;* ce sont des empoisonnements produits par un agent gazeux : tels sont, par exemple, les composés du cyanogène.

Les recherches de P. Bert sur l'influence de l'air comprimé l'ont amené à la découverte de ce fait bien singulier et bien innattendu, que l'oxygène suffisamment condensé exerce une action toxique [2]. Lorsqu'on place un animal, un chien, par exemple, dans de l'oxygène pur à la pression de 5 ou 6 atmosphères, ou, ce qui revient au même, dans de l'air ordinaire à la pression de 20 atmosphères, l'animal présente des symptômes véritablement effrayants, consistant en des attaques de convulsions toniques, analogues à celles que produit la strychnine, et qui alternent avec des convulsions cloniques. Ces accidents débutent dès que le sang artériel du chien, au lieu de la proportion normale de 18 à 20 centimètres cubes d'oxygène par 100 centimètres cubes, en contient 28 ou 30. Si la proportion atteint 35 centimètres cubes, la mort est la règle. Chose remarquable, les accidents convulsifs continuent alors que l'animal est ramené à l'air libre et que son sang ne renferme plus que la quantité normale d'oxygène. L'oxygène est donc un poison du système nerveux qui amène un abaissement notable de température, indice d'un trouble profond dans les phénomènes généraux de la nutrition. Le sang ici joue seulement le rôle d'un véhicule allant porter le poison aux tissus. Cette circonstance explique pourquoi l'empoisonnement apparaît plus lentement par l'effet de la compression, alors que la masse du véhicule qui sert d'intermédiaire, c'est-à-dire du sang, a été diminuée par une saignée copieuse, par exemple.

Cette action sur le système nerveux, exercée par l'oxygène en excès, se produit non seulement chez les vertébrés aériens, mais aussi chez les poissons qu'on voit périr quand l'eau renferme plus de 10 volumes d'oxygène. Les invertébrés eux-mêmes ne jouissent d'aucune immunité relativement à l'action toxique de l'air comprimé. P. Bert s'est appliqué à rechercher la nature de l'altération produite dans les phénomènes nutritifs sous l'influence d'un excès d'oxygène. Les manifestations les plus

[1] V. Cl. Bernard, *Leçons sur les anesthésiques et sur l'asphyxie,* Paris, 1875.

[2] Paul Bert, *Leçons sur la physiologie comparée de la respiration,* Paris, 1870.

frappantes sont une diminution des phénomènes d'oxydation occasionnée par une moindre absorption d'oxygène pendant l'intoxication, un abaissement de la proportion de l'acide carbonique contenu dans le sang, puis une diminution dans la production de l'urée. L'abaissement de température est un corollaire naturel de cette réduction de tous les processus chimiques consécutifs à la fixation de l'oxygène dans l'organisme. C'est ainsi que P. Bert a constaté, dans une atmosphère d'oxygène comprimé, le ralentissement ou même la cessation d'un grand nombre de phénomènes chimiques du groupe des fermentations, dont le résultat final est soit une oxydation, soit un dédoublement, soit encore une simple hydratation. Paul Bert a donc été amené à cette conclusion générale que l'air comprimé à un certain degré tue rapidement tous les êtres vivants, et que cette action redoutable est due non à la *pression* de l'air considéré comme agent physico-mécanique, mais à la *tension* de l'oxygène comprimé. En effet, il a démontré que sous l'influence de l'oxygène à forte tension, les combustions corrélatives au mouvement vital sont diminuées ou même supprimées; qu'en un mot une oxygénation trop forte des tissus en empêche l'oxydation[1].

E. Résultats généraux de la respiration. — L'échange gazeux au niveau des poumons n'est donc que la résultante des produits des respirations (combustions) partielles qui se passent au niveau des différents départements de l'organisme. Or, comme respirer c'est vivre, c'est fonctionner, la grandeur des échanges gazeux pulmonaires nous donne la mesure de la vie, de l'énergie du fonctionnement de l'organisme en général. Aussi remarque-t-on, selon les circonstances, des variations assez considérables dans les quantités d'oxygène absorbé et d'acide carbonique exhalé; ainsi on a pu établir que ces échanges sont en raison directe de l'activité des organes; qu'ils sont plus considérables dans la veille que dans le sommeil; qu'après le repas on absorbe plus d'oxygène et exhale plus d'acide carbonique; que le mouvement et en général le travail musculaire amènent ces échanges à leur plus haut degré; que le travail intellectuel les augmente aussi, puisque les cellules nerveuses et les éléments nerveux en général consomment de l'oxygène comme tous les autres éléments et surtout au moment de leur fonctionnement.

On dirait même que, de tous les tissus, celui qui a le plus besoin de l'oxygène, c'est-à-dire du sang artériel, c'est le tissu nerveux; les premiers symptômes de l'*asphyxie* sont des troubles nerveux,

[1] Paul Bert, *Compt. rend. de l'Ac. des sciences, passim*, de 1871 à 1875, et *Recherches expérimentales sur l'influence que les modifications de pression barométrique exercent sur les phénomènes de la vie*, Paris, 1874 (*Annal. des sc. nat.*). — *La pression barométrique*, recherches de physiologie expérimentale, Paris, 1877.

tintements des oreilles, obscurcissement de la vue, troubles intellectuels, perte de la connaissance, troubles qui siègent d'abord dans
la partie céphalique du système céphalo-rachidien ; les réflexes de
nature médullaire se produisent encore quelque temps (mouvements
de défense, de fuite, de natation, excrétion des matières fécales, de
l'urine, du sperme, etc.), mais ne tardent pas à disparaître aussi. Il
semble de plus qu'au moment de l'asphyxie, l'acide carbonique accumulé dans le sang agit par sa présence sur les centres nerveux et les
excite. C'est ainsi qu'alors on voit certaines facultés psychiques
portés au plus haut degré, par exemple, la mémoire, et l'on sait,
par des noyés revenus à la vie, qu'au moment de l'asphyxie cette
faculté atteint son maximum, et qu'en pareil cas, on voit repasser
devant ses yeux, en moins de quelques secondes, et avec une pro-
digieuse netteté, toute la série des événements qui se sont passés
dans la vie et dont on croirait souvent toute trace éteinte dans les
organes de la pensée et du souvenir[1]. Cette excitation, produite par
l'excès d'acide carbonique, se localise surtout dans les centres nerveux qui président à la respiration (et que nous étudierons bientôt :
bulbe), et alors la respiration surexcitée se précipite et prend une
forme remarquable par son énergie. C'est ce qu'on observe dans
les cas de dyspnée. Au contraire, quand le sang est très oxygéné,
le besoin (central) de respirer se fait moins vivement sentir, et la
respiration devient nulle ou insensible. Si, par exemple, on pratique
sur un animal la respiration artificielle, de façon à suroxygéner
son sang, le besoin de respirer ne se produit plus dans les centres
nerveux (bulbe) que l'acide carbonique n'excite plus, et la respira-

---

[1] Brown-Séquard a depuis longtemps attiré l'attention des physiologistes
sur cette *action excitante de l'acide carbonique* (V. *Journal de physiologie*,
année 1858 et suiv.) ; on la constate surtout sur les muscles (lisses ou striés),
qu'on voit se contracter très vivement chez les animaux asphyxiés par strangulation ; c'est à une cause semblable qu'il faut attribuer les mouvements observés
post mortem, et les attitudes parfois bizarres prises spontanément par des
cadavres (observées surtout chez les cholériques). Enfin Cl. Bernard a montré
que, chez les animaux asphyxiés par l'acide carbonique (strangulation), il y
a une *élévation de température pendant tout le temps que dure l'asphyxie*, et que cette production de chaleur a surtout son siège dans le
système musculaire (excité sans doute par CO_2) et s'y produit, comme
toujours, par des phénomènes chimiques de combustion, exagérés par suite
des conditions mêmes de l'asphyxie, qui détermine des convulsions. Dans ces
cas, le muscle épuise complètement l'oxygène du sang, qui fournit ainsi un
aliment aux phénomènes exagérés et, par suite, à la calorification. (Cl. Bernard,
Cours, 1872.) C'est ainsi qu'il faut expliquer l'*élévation de la température
observée sur des cadavres*, peu de temps après la mort (surtout encore chez
les cholériques), élévation de température dont on avait contesté la réalité,
mais qui est parfaitement démontrée, et qui ne présente plus rien d'étonnant
aujourd'hui qu'on peut facilement se rendre compte de son mécanisme.

tion spontanée ne se manifeste plus que peu, ou même pas du tout. Il en est de même pour l'homme qui fait successivement et rapidement plusieurs respirations très intenses : le sang est saturé d'oxygène, très pauvre en acide carbonique, et l'on peut alors rester un certain temps sans éprouver le besoin de respirer ; c'est ainsi que les plongeurs, après de rapides, nombreuses et profondes respirations, peuvent séjourner un certain temps au fond de l'eau, sans souffrir alors de l'arrêt complet de leur respiration.

Nous voyons que les échanges gazeux ont une grande influence sur le fonctionnement des centres nerveux, et particulièrement du centre nerveux respiratoire, et qu'il faudra tenir compte de ces faits lorsque nous étudierons les rapports du système nerveux avec la production des phénomènes mécaniques de la respiration.

Si nous revenons à l'étude des conditions qui augmentent ou diminuent la respiration des tissus, ou plutôt la grandeur des échanges gazeux au niveau du poumon, nous retrouverons encore des différences suivant les constitutions, les *âges* et les *sexes*. Un individu robuste produit plus d'acide carbonique, en un temps donné, qu'un homme de constitution grêle ; l'enfant en produit également plus que l'adulte à poids égal[1], ce qui est en rapport avec les phénomènes de développement, de vie plus active qui se passent en lui. Parmi les conditions qui influent sur la quantité d'acide carbonique exhalé par la respiration, l'une des plus curieuses est l'influence du sexe et de la menstruation chez la femme. D'après les recherches d'Andral et de Gavarret, la quantité d'acide carbonique exhalé par l'homme va en augmentant jusqu'à trente ans, et diminue ensuite avec l'âge. Chez la femme, la quantité de carbone expiré va en augmentant jusqu'à l'époque de la puberté, jusqu'à l'apparition des premières règles. A partir de ce moment, elle reste stationnaire jusqu'à la ménopause, pour augmenter

[1] Cela est vrai pour l'enfant, mais non pour l'enfant nouveau-né, pour le fœtus. Les tissus de celui-ci sont le siége de combustions bien moins actives. Par exemple, les muscles des animaux nouveau-nés consomment, à poids égal, et dans le même temps, une quantité d'oxygène beaucoup moindre que ne le font ceux des animaux adultes (dans la proportion de 29 à 47. P. Bert). C'est par la découverte de ce fait que Paul Bert a pu expliquer la résistance des nouveau-nés à l'asphyxie. On sait que des petits chiens naissants peuvent rester une demi-heure immergés dans l'eau tiède et en être retirés vivants. On les voit de même résister beaucoup plus longtemps à la strangulation, à une saignée abondante, etc. On ne peut donc expliquer cette particularité par des restes de la disposition fœtale de la circulation, puisqu'elle persiste alors même que la circulation est réduite à néant par une saignée à blanc. Cette résistance du nouveau-né s'explique uniquement par une résistance plus grande de ses éléments anatomiques, qui, consommant moins d'oxygène, peuvent plus longtemps en être privés sans que leur mort s'ensuive.

ensuite pendant un temps assez court et suivre alors la même marche décroissante que chez le vieillard. C'est que, sans doute, à chaque flux cataménial, une notable quantité de matériaux sortent de l'économie avec le sang des règles. Ces matériaux ne sont pas soustraits à l'oxygène, mais les produits de leur combustion incomplète sont éliminés en dehors des échanges gazeux de la respiration. Et, en effet, pendant le cours de la grossesse, les règles étant supprimées, la quantité de carbone exhalé par l'appareil respiratoire augmente notablement, pour retomber plus tard avec le retour de la menstruation[1].

Les modifications produites par divers *états pathologiques* ne sont pas moins intéressantes. Liebermeister le premier a constaté dans la fièvre intermittente l'augmentation de l'acide carbonique produit, et il a observé que cette augmentation précède l'élévation de température. Regnard a constaté que, dans les fièvres franches et dans les inflammations aiguës, la consommation d'oxygène est considérablement augmentée[2]. L'exhalation du gaz carbonique l'est également, mais dans des proportions moindres, de telle sorte que l'oxygène contenu dans l'acide carbonique exhalé ne représente que les 5 ou 6/10 de celui qui a été absorbé; c'est que cet oxygène s'est fixé sur d'autres produits et qu'il y a, par exemple, une abondante excrétion d'urée. Dans les fièvres lentes, les combustions présentent une augmentation moins considérable, et l'exhalation d'acide carbonique est moindre encore par rapport à la consommation d'oxygène (l'urée est remplacée en grande partie par des produits moins oxydés). Dans toutes les maladies cachectiques, où le sang a perdu de sa capacité respiratoire, et où il arrive moins d'oxygène aux tissus, il y a diminution dans la consommation d'oxygène et dans l'exhalation d'acide carbonique.

Comme résultat moyen de la respiration, on admet que l'homme adulte excrète par vingt-quatre heures 850 grammes d'acide carbonique (V. p. 431), ce qui fait en volume à peu près 400 litres. La connaissance de ce chiffre a un résultat pratique qui sera de nous enseigner combien il faut d'air pur pour suffire à la consommation d'un homme adulte de vigueur moyenne. On admet qu'une proportion d'acide carbonique de 4/1000 dans l'air respiré est déjà nuisible. Or si nous rendons en vingt-quatre heures 400 litres d'acide carbonique, cela fait par heure 16 litres, c'est-à-dire précisément de quoi vicier 4 mètres cubes ($\frac{16}{4000} = \frac{4}{1000}$). Il faut donc au moins

---

[1] Andral et Gavarret, *Annales de chimie et de physique*, 1843.

[2] Voy. P. Régnard, *Recherches expérimentales sur les variations pathologiques des combustions respiratoires*, thèse, Paris, 1878.

4 mètres cubes d'air par heure pour suffire à notre respiration. Mais tenant compte des diverses combustions et décompositions qui se produisent autour de nous et qui contribuent largement à vicier l'air, les hygiénistes ont plus que doublé ce nombre, et il est généralement admis que, pour que toutes les conditions de l'hygiène soient remplies, un *homme doit disposer de 10 mètres cubes d'air pur par heure.*

V. INFLUENCE DU SYSTÈME NERVEUX SUR LA RESPIRATION

1° *Centre nerveux respiratoire.* — Les phénomènes mécaniques de la respiration (inspiration et expiration) sont des actes réflexes dont le centre nerveux se trouve dans le bulbe, au niveau de la substance grise du quatrième ventricule, près de l'origine du pneumogastrique et du spinal. Déjà Galien avait signalé l'importance de ce point, et la cessation subite de la respiration, c'est-à-dire de la vie, après les lésions du bulbe ; mais les recherches de Legallois et de Flourens ont permis de préciser davantage la situation de ce *point* ou *nœud vital.*

Ce centre est placé près de ceux des nerfs moteurs de la langue (grand hypoglosse), des lèvres (noyau inférieur du facial) et des fibres cardiaques du spinal et du pneumogastrique. La *paralysie labio-glosso-laryngée*, si bien étudiée par Duchenne (de Boulogne), frappe successivement ces centres. Généralement la langue est la première affectée ; quelques mois plus tard, les muscles du palais sont atteints, puis l'orbiculaire des lèvres ; surviennent ensuite des *accès de suffocation* et des syncopes.

Nous avons déjà vu (pag. 447) que le sang, par sa richesse en oxygène ou en acide carbonique, peut directement influencer ce centre respiratoire : si le sang qui baigne la moelle allongée est très riche en oxygène, le besoin de respirer devient presque nul et la respiration peut s'arrêter ; c'est ainsi qu'on peut produire l'*apnée* chez les animaux en pratiquant la respiration artificielle, par une énergique ventilation du poumon, de manière à saturer le sang d'oxygène ; quand on cesse alors les insufflations artificielles, l'animal ne se remet pas immédiatement à respirer et peut rester en *apnée* pendant près d'une minute, jusqu'à ce qu'il y ait moins d'oxygène dans son sang [1]. Inversement la présence d'un excès d'acide carbonique, en contact avec la substance grise (V du quatrième ventricule) de ce centre nerveux, constitue au plus haut

---

[1] Voir François Frank, *Étude expérimentale de l'apnée (Journal de l'Anatomie et de la Physiologie*, novembre 1877).

degré le *besoin de respirer*. Le premier mouvement respiratoire
du fœtus est sans doute produit par l'effet de l'interruption subite
de la respiration placentaire, d'où une accumulation dans le sang
d'acide carbonique qui vient directement exciter le centre nerveux
respiratoire [1]. Mais la plupart du temps, la respiration est le résultat d'un simple réflexe, dont cette substance grise forme le centre,
et qui nous présente de plus à considérer des nerfs centripètes et
des nerfs centrifuges.

2° *Voies centripètes*. — Les nerfs centripètes de la respiration
sont tout d'abord les *pneumogastriques*, qui aboutissent au bulbe
rachidien au niveau du *nœud vital ;* mais il faut ajouter à ces nerfs
le plus grand nombre des nerfs sensitifs de la peau.

Les *pneumogastriques* transmettent au centre nerveux les
impressions sensitives vagues de la surface pulmonaire, impressions
qui constituent en partie le besoin de respirer. François Franck
(Biologie, octobre 1880) a montré que l'irritation brusque de la
muqueuse pulmonaire (par inhalation trachéale de vapeurs irritantes) provoque un violent mouvement d'inspiration. Si après avoir
coupé le *pneumogastrique* au-dessus de la racine du poumon, on
vient à exciter son *bout central*, on voit les mouvements respiratoires devenir plus intenses, plus rapides, et bientôt même, si l'excitation est très forte, les contractions du diaphragme se transformer
en un véritable tétanos, de sorte que les animaux meurent par
arrêt de la respiration dans un état d'inspiration tétanique.

Un des filets du pneumogastrique paraît avoir une action centripète toute spéciale sur le réflexe respiratoire ; c'est le *laryngé
supérieur* qui paraît surtout donner lieu, à l'inverse du tronc
pneumogastrique, à des phénomènes *expirateurs*. Ainsi, si l'on
sectionne ce nerf et que l'on excite son extrémité supérieure (centrale), on voit l'expiration se produire avec une grande énergie, et,
si l'excitation est très forte, les animaux succomber dans une sorte
de tétanos des muscles expirateurs. Comme dans l'expiration le
diaphragme reste passif, on le voit, lors de l'excitation centripète

---

[1] Dans des expériences récentes, Engström a montré que chez les fœtus de
cochon d'Inde et de lapin, encore contenus dans leurs membranes et suffisamment protégés contre le froid et contre toute cause d'irritation des nerfs cutanés,
la simple interruption de la circulation placentaire suffit pour provoquer des
mouvements respiratoires. Il s'agit donc ici d'une action directe du sang fœtal,
qui devenu pauvre en oxygène et riche en acide carbonique, excite les cellules
nerveuses des centres respiratoires. L'excitation des nerfs cutanés n'est donc
pas indispensable à l'établissement de ces premiers mouvements de la respiration, mais elle constitue un puissant adjuvant à leur production, comme le
savent les accoucheurs, qui ont soin de frictionner, devant un feu clair, l'enfant
qui vient à l'état dit de mort apparente.

du laryngé supérieur, demeurer complètement relâché, de sorte qu'à ce point de vue le laryngé supérieur a pu être considéré comme un *nerf modérateur centripète de la respiration*. C'est pourquoi Brown-Séquard considère le laryngé supérieur comme un nerf dont l'excitation peut produire l'inhibition des centres bulbaires de la respiration [1].

Cependant le pneumogastrique n'est pas le seul nerf centripète de la respiration. En effet, quand on l'a sectionné, la respiration ne s'arrête pas complètement, quoiqu'elle change de rythme. Il y a d'autres voies sensitives, qui viennent mettre en jeu le centre respiratoire, et d'autres surfaces que la surface pulmonaire servant de départ à ces nerfs centripètes. C'est la peau et ses nerfs qui jouent ce rôle. Pour expérimenter sur ces derniers conducteurs centripètes, il est impossible de couper tous les nerfs de la peau, mais on peut du moins soustraire la surface cutanée à toute impression extérieure, et particulièrement à l'impression de l'air ou de l'eau, car ce dernier milieu ambiant paraît également propre, par son contact, à impressionner les nerfs centripètes de la respiration. Si l'on couvre la peau d'un enduit imperméable, d'un vernis, on voit aussitôt la respiration s'affaiblir, se ralentir, s'arrêter même parfois, et en tout cas devenir insuffisante. L'oxygène n'est plus fourni en quantité suffisante, les combustions se ralentissent, l'animal se refroidit et meurt; on a souvent employé ce moyen dans les laboratoires de physiologie pour transformer un animal à sang chaud en animal à sang froid, par un refroidissement lent et graduel. Quelques cas accidentels ont permis de constater sur l'homme des états tout semblables, après destruction d'une grande partie ou de la presque totalité de la peau. Dans nos villes de grandes brasseries, il n'arrive que trop souvent qu'un garçon brasseur tombe dans une des immenses chaudières de ces établissements. Retiré très vite, il n'en présente pas moins une brûlure, parfois très légère, mais en tout cas très étendue et qui a profondément modifié la peau au point de vue nerveux, comme cela arrive pour la sensibilité de toutes les surfaces dont l'épithélium est altéré. Dans quelques cas de ce genre, nous avons pu observer que la respiration ne se continue avec son ampleur et son intensité normales que grâce à l'intervention de la *volonté*. Le patient respire alors parce qu'il veut respirer, et le réflexe physiologique étant insuffisant par défaut dans les voies centripètes, les mouvements du thorax ne présentent plus ni leur forme rythmique ni leur apparente spontanéité normale; mais si le malade *oublie de respirer*, les mouvements du thorax deviennent lents et faibles comme chez les animaux enduits d'un vernis; la température du corps s'abaisse, et n'est maintenue que par l'action de la volonté sur la respiration. Il est évident

---

[1] Il est de nombreuses observations d'individus morts par l'effet d'une pendaison insuffisante et incapable d'avoir empêché le passage de l'air dans la trachée. C'est que le larynx, la trachée et la peau correspondante sont capables, sous l'influence d'une irritation mécanique, de produire l'inhibition du cœur, de la respiration et de toutes les activités cérébrales. (Brown-Séquard, *Acad. des sciences*, 4 avril 1887.)

qu'ici une des sources, la *source cutanée*, si l'on peut ainsi s'exprimer, du réflexe respiratoire, a été supprimée, et que l'action du pneumogastrique seul est devenue insuffisante pour provoquer l'action du système nerveux central. La volonté supplée à ce manque d'impulsion extérieure, jusqu'à ce que les malheureux soumis à cet étrange supplice succombent enfin à la fatigue et s'endorment. La respiration devient alors assez faible pour amener un refroidissement considérable et finalement la mort [1].

Le rôle de la peau dans la respiration nous est encore démontré par un grand nombre de pratiques médicales devenues tout à fait vulgaires, et qui consistent à rappeler et à exciter les mouvements respiratoires par des irritants portés sur la peau. Telles sont les frictions, les affusions d'eau froide, les cautérisations, moyens plus énergiques qui parviennent parfois à rappeler les noyés à la vie ; telles sont encore les diverses pratiques par lesquelles on détermine chez le nouveau-né le premier mouvement d'inspiration, parfois lent et paresseux à se produire, etc.

3° *Voies centrifuges.* — Les voies centrifuges du réflexe respiratoire ont à peine besoin d'être indiquées ici ; l'anatomie nous montre assez que ce sont tous les nerfs moteurs qui se détachent des parties cervicale et dorsale de la moelle pour se rendre aux muscles des parois thoraciques. Signalons seulement, comme plus remarquable, le nerf *phrénique*, qui se détache du *plexus cervical* pour aller innerver le diaphragme ; aussi peut-on, par des sections de la moelle au-dessous de l'origine de ce nerf, paralyser tous les muscles respiratoires, et ne laisser fonctionner que le diaphragme, qui, à la rigueur, peut suffire à lui seul à la respiration.

II. — Chaleur animale.

1° *Sources de la chaleur animale.*

L'étude que nous avons faite des phénomènes pulmonaires, de la respiration des tissus et de la température du sang, nous permettra d'étudier rapidement la question de la chaleur animale, question

---

[1] De même que le pneumogastrique seul ne suffit plus à provoquer la respiration lorsque les impressions amenées par les nerfs cutanés sont supprimées, de même les nerfs cutanés seuls ne suffisent pas à entretenir le réflexe, lorsque les pneumogastriques sont coupés. C'est sans doute à cette cause qu'il faut attribuer la mort des animaux chez lesquels on a sectionné les nerfs vagues. Les physiologistes ont cherché dans l'estomac, dans le cœur, dans le poumon, la cause de la mort qui suit si fatalement cette opération. De nombreuses expériences prouvent que ce sont surtout les troubles pulmonaires qui sont en jeu ; et, comme on a vu souvent des animaux, dont les pneumogastriques avaient été coupés, mourir en quelques jours sans que l'autopsie vînt révéler aucune altération pulmonaire, il faut attribuer la mort uniquement à la suppression des filets sensitifs ou centripètes des pneumogastriques. (V. Paul Bert, *Leçons sur la physiologie comparée de la respiration*, p. 496.)

dont nous connaissons déjà les données fondamentales, et qui n'a besoin que d'être complétée par quelques détails spéciaux.

Animaux à sang chaud; animaux à sang froid. — Il est un fait connu depuis longtemps, c'est que la température des animaux supérieurs est indépendante jusqu'à un certain point de la température ambiante ; on appelle ces animaux des animaux à *température constante;* ce sont les mammifères et les oiseaux. Dans les autres groupes du règne animal, la température du corps suit plus ou moins les variations de température extérieure; ce sont des animaux à *température variable.* On a encore appelé, mais moins heureusement, les premiers, *animaux à sang chaud;* les seconds, *animaux à sang froid* [1].

Chez l'homme, la température est constante ; un thermomètre, placé dans l'aisselle, donne constamment la température de 37° environ ; si on pénètre plus profondément dans l'économie, on trouve que la température augmente légèrement ; dans les extrémités, exposées à des déperditions considérables, la température est un peu plus basse. La température moyenne du sang des mammifères est de 39° (38° chez le cheval et le singe ; 37°,4 à 38° chez l'homme; 39°,50 chez le lapin ; 39°,70 chez le porc.) Chez les oiseaux la température est plus élevée (de 42° à 43°). Chez l'homme, la fièvre peut élever la température jusqu'à 43° (voir plus loin). Les poisons qui élèvent la température sont ceux qui excitent l'activité musculaire (convulsivants: strychnine); les anesthésiques, qui dépriment les fonctions du système nerveux et des muscles, abaissent la température.

Pour maintenir la température du corps et résister aux influences de la température ambiante; l'économie produit de la

---

[1] « Chez les animaux à sang chaud et chez les animaux à sang froid, il existe des différences dans les propriétés physiologiques des muscles et des nerfs, différences qui peuvent être, du reste, le fait de l'influence des modificateurs ambiants. C'est ainsi que les muscles et les nerfs d'une marmotte engourdie, ou ceux d'un lapin placé dans certaines conditions (refroidissement lent) qui le font ressembler à un animal à sang froid, sont tout à fait semblables à ceux d'une grenouille ou d'une tortue observées pendant l'hiver. Chez les animaux engourdis, la propagation de l'excitation nerveuse se fait lentement, et la contraction musculaire dure après que l'excitation du nerf a cessé, tandis que chez les animaux non engourdis, la contraction musculaire se fait rapidement au moment de l'excitation et cesse avec elle. Legros a observé, pendant l'hibernation chez le loir, des phénomènes qui montrent de plus en plus l'identité des animaux à sang froid et des animaux en hibernation. Il se passe chez ces derniers des phénomènes de réintégration qui n'ont jamais lieu pendant la veille. Si, dans cet état, par exemple, on coupe la queue à l'animal, elle peut repousser. (Voy. P. Bert, *Recherches expérimentales pour servir à l'histoire de la vitalité propre des tissus animaux*, 1866.)

chaleur, d'une part, et, d'autre part, possède des moyens énergiques pour éliminer la chaleur en excès.

Aujourd'hui il est bien démontré que les sources de la chaleur animale sont les combustions qui se produisent dans l'organisme ; nous brûlons, au moyen de l'oxygène fourni par la respiration, le carbone et l'hydrogène des aliments ou de nos propres tissus (inanition). On sait que la capacité calorifique du carbone est de 8000 calories, celle de l'hydrogène de 34.000, c'est-à-dire que, pour passer à l'état d'acide carbonique ou d'eau, une unité de chacun de ces corps produit une quantité de chaleur capable d'élever de 0° à 100° le premier 80 kilogrammes, le second 340 kilogrammes d'eau.

La chaleur produite par l'organisme humain en vingt-quatre heures peut être évaluée de 2700 à 3250 calories en moyenne (on appelle calorie ou unité de chaleur la quantité de chaleur nécessaire pour élever la température de 1 kilogramme d'eau de 0° à 1°), ce qui donne 112 calories par heure. Comme le poids moyen de l'homme est de 65 kilogrammes, on voit que l'homme produit en moyenne 17 calories par kilogramme et par heure. Un moineau produirait 36 calories par heure et par kilogramme.

L'organisme humain produit environ 112 calories par heure pendant le repos, et 271 pendant le mouvement (Hirn) ; d'après Helmholtz le chiffre de calories formées par heure pendant le sommeil tombe à 36 environ.

On voit que nous pouvons produire des quantités considérables de chaleur en vingt-quatre heures, et que ces quantités seront d'autant plus élevées que la nutrition sera plus active, les aliments plus abondants et plus riches en carbone et en hydrogène. Aussi la nourriture des habitants des pays froids doit-elle être bien plus riche que celle des habitants des régions tropicales, et surtout beaucoup plus riche en hydrocarbures peu oxygénés, comme les graisses que les Lapons absorbent en si grande abondance.

La chaleur ainsi produite sert à maintenir le corps à 37°, à élever à cette température les boissons introduites, etc.

Siège des combustions. — Quant aux lieux précis où se produisent ces combustions, nous avons vu, à propos de la respiration, que ce n'est point au niveau du poumon, mais bien au niveau des capillaires, dans l'intimité des tissus [1]. Nous savons, de plus, que

---

[1] Cl. Bernard s'est attaché à déterminer la *topographie* de la chaleur dans les différents troncs de l'arbre artério-veineux. Pour cette recherche, il s'est servi d'appareils thermo-électriques sensibles à 1/50 de degré, et formés d'aiguilles soudées, placées dans une bougie de gomme élastique. L'expérience se fait avec ces appareils de la manière suivante. Sur un chien, l'artère et la

le sang veineux est en général le plus chaud, puisque, en devenant artériel au contact de l'air pulmonaire, il subit en même temps un léger refroidissement. Plus la combustion est vive dans un organe, plus le sang veineux qui en sort est chargé de chaleur, témoin le sang des veines sus-hépatiques et le sang veineux d'un muscle en contraction. Tout le monde est d'accord aujourd'hui sur la complexité des phénomènes qui produisent la chaleur animale. Ce qui a divisé un instant les physiologistes, c'est l'importance comparative des réactions dont le sang est le siège, et de celles qui se passent dans l'intimité des tissus. Pasteur, Blondeau, Camille Saint-Pierre accordaient la prépondérance aux premières ; mais Cl. Bernard a démontré qu'il n'y a réellement à tenir compte que des phénomènes qui se passent au niveau des tissus. Pour lui, c'est dans la profondeur des organes, au contact des éléments histologiques, que la chaleur s'engendre par les réactions chimiques dont s'accompagne leur nutrition et leur fonctionnement. Et ces réactions sont infiniment complexes ; elles peuvent être des dédoublements, des fermentations, etc. En effet, ce serait une erreur de croire, comme on l'a fait longtemps, qu'il soit possible de calculer exactement, d'après l'hydrogène et le carbone brûlés dans l'économie pendant un temps donné, les quantités de chaleur dégagée pendant ce même temps. Ainsi, dans de nouvelles recherches confirmatives à cet égard des idées de Cl. Bernard, d'Arsonval, grâce à l'emploi d'un appareil calorimétrique donnant simultanément l'enregistrement

veine crurale étant découvertes, dans la région inguinale, on introduit dans chaque vaisseau une bougie munie de l'aiguille thermo-électrique. A quelque profondeur que l'on pousse la sonde introduite dans l'artère, on trouve que la température est constante dans ce vaisseau aussi bien que dans l'iliaque, dans l'aorte abdominale, thoracique jusqu'au ventricule gauche. Au contraire, à mesure qu'on enfonce la sonde qui est placée dans la veine, on voit la température s'élever peu à peu, à mesure que l'extrémité de la sonde arrive dans les parties de la veine cave plus rapprochées du diaphragme ; c'est lorsque cette extrémité est arrivée au niveau du diaphragme, que l'on constate la température la plus élevée. En ce point, les veines sus-hépatiques viennent se jeter dans la veine cave inférieure. Cette expérience, modifiées de diverses manières, donne toujours des résultats concordant avec la théorie qui place dans le système capillaire la production de la chaleur animale. Si le sang des veines périphériques (surtout des veines superficielles des membres) est plus froid que le sang artériel, c'est qu'il y a une déperdition de calorique qui en diminue la température ; lorsqu'on examine, au contraire, comme dans les expériences types que nous venons de rappeler, le sang des veines sus-hépatiques, qui n'a point subi cette perte de chaleur, on y trouve l'excès de température que la théorie devait faire admettre. Si pendant l'expérience l'animal s'agite, la température du sang veineux augmente (la contraction musculaire a produit de la chaleur.) (Voy. Cl. Bernard, *Leçons sur la chaleur animale, sur les effets de la chaleur et sur la fièvre*, Paris, 1876, et *Physiologie opératoire*, 1879)

automatique de la chaleur dégagée et les déchets provenant des
combustions respiratoires, a rendu évidente l'erreur longtemps
classique qui consiste à calculer, à l'aide des produits de la respiration, la quantité de chaleur dégagée par un animal. C'est qu'en
effet beaucoup de réactions qui se passent dans l'organisme s'accompagnent d'un dégagement de chaleur sans production de gaz, ou
inversement [1]. Ainsi la calorimétrie directe montre que l'œuf en
incubation absorbe, pendant les premiers jours, beaucoup de chaleur,
et qu'en même temps il y a absorption d'oxygène et dégagement
d'acide carbonique; ne tenant compte que de ce dernier fait, la
méthode chimique eût conclu dans ce cas à un dégagement de chaleur. En général, l'auteur n'a presque jamais trouvé de concordance entre la chaleur mesurée directement et la chaleur calculée
d'après les combustions respiratoires. Cela tient, d'une part, à ce
que les combustions organiques sont de l'ordre des fermentations,
et de ce que, à côté des combustions, il y a des synthèses organiques,
lesquelles s'accompagnent d'une absorption de chaleur. C'est le cas
de l'œuf en incubation.

Il est donc bien démontré aujourd'hui que les combustions respiratoires
ont lieu dans l'intimité des tissus et non dans le poumon; dans celui-ci se
produit seulement la fixation de l'oxygène par les globules, qui en deviennent le véhicule. Mais cette fixation elle-même n'est-elle pas une source
de production de chaleur ? C'est ce que viennent démontrer les rigoureuses
et délicates expériences de Berthelot. La chaleur animale, conclut-il,
peut être décomposée en deux parties : une première portion, le septième
environ, se dégagerait dans le poumon même, par fixation de l'oxygène ;
les six autres septièmes se développeraient au sein de l'économie, par les
réactions proprement dites d'oxydation et d'hydratation. Mais ce n'est pas
à dire que, pour cela, la température du sang s'élève nécessairement dans
le poumon. A cet égard en effet, les circonstances sont très diverses. Quand
on respire une atmosphère saturée d'humidité, à la température de 37°,
en tenant compte de la chaleur absorbée d'autre part dans le passage à
l'état gazeux de l'acide carbonique du sang, le sang éprouve dans le poumon
une élévation de température un peu inférieure à un dixième de degré.
Mais ces conditions sont rares. Au contraire, avec une température
ambiante de 0°, et un air sec, le sang se refroidira dans le poumon d'un
dixième de degré. Dans les conditions de la vie normale, dans nos climats,
conditions intermédiaires aux deux extrêmes pris pour exemple, les effets
sont à peu près compensés, et le sang n'éprouve pas de changement de
température en traversant le poumon [2].

[1] Recherches sur la chaleur animale, note de A. d'Arsonval (*Compt. rend.
Acad. des sciences*, 11 juillet 1881).

[2] Berthelot, *Chaleur dégagée par l'action de l'oxygène sur le sang*
(*Comp. rend. Acad. des sciences*, 25 novembre 1889).

D'autre part, pour ce qui est des combustions qui se passent dans les tissus, loin du poumon, on a cherché à en localiser le siège avec plus de précision encore; se produisent-elles dans les éléments histologiques eux-mêmes, ou bien dans les capillaires qui sont en contact avec les éléments histologiques? Sur cette question, les physiologistes allemands, qui en ont fait une étude particulière, sont divisés en deux écoles : 1º Pour Ludwig et ses élèves, c'est dans l'intérieur des capillaires que se passe l'acte d'oxydation et la production d'acide carbonique. Les arguments invoqués en faveur de cette manière de voir reposent surtout sur les analyses des *gaz de la lymphe* par Hammarsten. Elles montrent que ce liquide, qui charrie directement les produits de désintégration des tissus, renferme moins d'acide carbonique que le sang veineux. D'où cette conclusion que l'acide carbonique ne se produit pas au niveau même des éléments histologiques. 2º Pflüger pense que la tension de l'acide carbonique dans la lymphe ne nous donne pas la mesure exacte de la tension de ce gaz dans les éléments histologiques eux-mêmes. Pour mesurer aussi directement que possible cette tension, Pflüger s'adresse aux sécrétions normales de l'économie (bile, salive), qui, résultant directement de la fonte des éléments cellulaires, doivent représenter exactement le contenu de ceux-ci en acide carbonique. Or, dans tous ces produits de sécrétion, la tension de l'acide carbonique est bien plus considérable que dans le sang veineux. Pflüger en conclut que l'acide carbonique se forme dans les tissus et non dans le sang, et que le siège précis des combustions respiratoires se trouve dans l'intimité de ces derniers.

Répartition de la chaleur ; lutte contre le froid. — La chaleur ainsi produite dans toutes les parties de l'économie, et plus spécialement dans quelques foyers internes (foie), est régulièrement répartie dans le corps par la circulation du sang. Ainsi plus une partie est vasculaire, plus la circulation y est active, et plus la température de cette partie se rapproche du maximum qu'elle puisse atteindre; en plusieurs régions (choroïde, articulations, etc.), la richesse vasculaire n'a pas d'autre but à remplir que la caléfaction (voy. *Circulation* et *Vaso-moteurs*).

Des déperditions de chaleur se font par la surface du corps quand le milieu ambiant est d'une température inférieure à la nôtre; mais l'économie présente plusieurs dispositions éminemment aptes à diminuer les fâcheux résultats de ce rayonnement. Le corps tout entier est revêtu par une enveloppe cornée constituée par les couches superficielles de l'épiderme. De plus, la plupart des régions du corps sont couvertes de duvet, de poils, qui tiennent emprisonnée une couche d'air formant un revêtement aussi mauvais conducteur du calorique que les couches épidermiques. Enfin, dans le derme, on trouve une couche spéciale (voy., pour toutes ces parties : *Physiologie du tégument externe*) nommée *pannicule adipeux*, formée de cellules pleines de graisse, et qui constituent une enve-

loppe protectrice au point de vue calorifique, d'autant plus développée que la perte de chaleur serait plus facile (par exemple, chez
le nouveau-né, chez les animaux des contrées glaciales). Nous
avons, de plus, des courants sanguins nombreux et considérables
qui circulent avec beaucoup plus d'activité que ne le nécessite la
nutrition, dans les parties particulièrement exposées au refroidissement, comme le pavillon de l'oreille, la face (le nez en particulier),
la main et l'extrémité des doigts, et qui augmentent considérablement la chaleur de ces parties.

Lutte contre l'excès de chaleur ; rôle de la sueur. — Il est
plus difficile à l'organisme de lutter contre les élévations exagérées
de la température extérieure. Nous retrouvons utilisés dans ce même
but les organes cités précédemment et doués d'un faible pouvoir
conducteur, comme les couches épidermiques, l'air emprisonné par
les revêtements pileux, le pannicule adipeux lui-même. Mais ce qui
agit surtout pour lutter contre une trop grande élévation de température, ce sont les phénomènes d'évaporation qui se produisent au
niveau du poumon et de la surface cutanée.

Pour ce qui est du poumon, nous savons qu'en général, tandis
que les 10 mètres cubes d'air inspirés par vingt-quatre heures ne
contiennent que 50 à 60 grammes de vapeur d'eau, l'air expiré en
renferme en moyenne 300 à 400 grammes, et souvent plus; or, le
calcul démontre que nous perdons facilement 200 à 300 calories
employées à mettre cette eau à l'état de vapeur à 35° ou 36° (température de l'air expiré) ; cette déperdition de calorique peut être
portée beaucoup plus loin, et, par exemple, chez les animaux qui,
comme le chien, ne jouissent guère que de la transpiration pulmonaire, elle peut représenter le principal moyen d'équilibre de la
chaleur intérieure, quand celle-ci tendrait à s'élever trop haut,
comme dans les exercices violents, dans la course, etc.

Mais, chez l'homme, c'est surtout l'évaporation au niveau de la
surface cutanée, l'évaporation de la sueur, qui nous permet de
lutter contre l'excès de chaleur. Nous traiterons plus longuement
ce sujet en étudiant les fonctions de la peau et principalement la
sécrétion des *glandes sudoripares ;* qu'il nous suffise de signaler
ici que cette fonction de l'exhalation cutanée nous permet seule
d'expliquer la plus facile résistance aux chaleurs sèches qu'aux
chaleurs humides ; contre ces dernières, nous pouvons à peine lutter
par l'évaporation, puisque le milieu ambiant est déjà presque saturé
de vapeur d'eau. On connaît des exemples étonnants de neutralisation d'une chaleur extérieure énorme, grâce à une sudation violente
et à une évaporation considérable de la sueur. C'est ainsi qu'on cite
des exemples d'individus ayant résisté pendant dix-neuf minutes et

plus à une température de 130°. Dans ces cas, la sécrétion sudorale peut devenir cent fois plus considérable qu'à l'état normal, et produire, par suite, une grande perte de chaleur, puisque nous savons que la chaleur latente de vaporisation de l'eau est égale à 540.

Influences diverses : âge; volume du corps. — L'homme, à tous les âges, a une température en rapport avec les combustions qui se produisent dans ses tissus. L'enfant qui vient de naître a déjà une température presque égale à notre température normale, mais un peu inférieure; mais il est très sensible aux variations extérieures, et très peu apte à maintenir sa température propre. On a pu, à ce sujet, établir expérimentalement quelques lois générales. Les animaux, mammifères ou oiseaux, qui naissent avec les yeux ouverts ou avec du duvet sur le corps, peuvent maintenir leur température égale à celle qu'ils ont reçue en naissant, pourvu que les causes de déperdition soient peu prononcées (l'homme particulièrement est dans ce dernier cas); au contraire, les oiseaux nus, les mammifères qui naissent les yeux fermés, et l'enfant né avant terme, ne peuvent maintenir leur température. Ainsi le lapin ne peut se maintenir en naissant à la température de 35° ou 36°. C'est le peu d'activité des combustions qui est la cause du peu de résistance au refroidissement chez tous les jeunes animaux, de même qu'elle est la cause de leur résistance à l'asphyxie; car, la respiration étant peu active, la privation d'oxygène doit avoir moins d'influence que chez les individus qui ont besoin d'en consommer une grande quantité [1] (adultes) (voy. p. 448).

Chez l'homme, au fur et à mesure que la respiration s'active, la chaleur produite augmente, et, au bout de quelques mois d'existence, la résistance de l'enfant au refroidissement est déjà très prononcée. Plus tard, la respiration de l'adolescent doit être considérée comme supérieure à celle de l'adulte; si l'adulte consomme 100, l'adolescent consomme 150.

Mais, à partir de l'époque où la croissance est achevée, on constate une diminution dans la production de l'acide carbonique et dans la quantité de chaleur animale; cela ne veut pas dire que la température doive s'abaisser sensiblement, car, plus le corps est volumineux, moins les causes de déperditions par rayonnement sont prononcées. En effet, le refroidissement par rayonnement agit d'autant plus énergiquement sur un animal, que sa taille, son volume sont moindres, les surfaces par lesquelles s'opère la déperdition ne variant entre les individus de forme semblable que comme les carrés, tandis que les volumes varient comme les cubes des

---

[1] Voy. Gavarret, *De la chaleur produite par les êtres vivants*, Paris, 1855.

diamètres ; par conséquent, un individu adulte qui pèserait, par
exemple, huit fois plus qu'un autre (enfant) n'a cependant qu'une
surface quadruple et se trouve proportionnellement deux fois moins
refroidi par le fait du rayonnement (2 — 4 — 8). Ceci nous explique
pourquoi les animaux de petite taille produisent (relativement à
leur poids, à leur volume) plus de chaleur que les grands animaux [1],
car ils en perdent plus par rayonnement et par contact, vu leur
plus grande surface (toujours relativement à leur volume).

Chez les vieillards, où les phénomènes de nutrition et de combustion diminuent, la chaleur animale est plus faible que chez
l'adulte. Ainsi il y a toujours rapport entre la consommation de
l'oxygène, la production d'acide carbonique et la production de
chaleur (V. encore *Physiologie du muscle*).

Ces faits présentent de nombreuses applications à la pathologie ;
dans le choléra, par exemple, où la respiration n'est plus une
fonction proprement dite, mais semble, vu l'état du sang, réduite
à l'entrée et à la sortie de l'air, il y a refroidissement complet.
Dans les affections fébriles, il y a une augmentation de calorique,
et nous savons, en effet, qu'il y a dans ce cas une grande activité
dans la circulation, dans la respiration, et dans les combustions qui
se passent au niveau des tissus.

2° *Influence du système nerveux sur la chaleur animale*. —
a) *Production de la chaleur*. — Le système nerveux exerce
une influence évidente sur la production de la chaleur animale,
influence complexe et qu'il est encore fort difficile d'analyser
à certains points de vue. Puisque la chaleur produite par les
organes (muscles, glandes, centres nerveux) est en raison directe
de l'activité de leur fonctionnement (c'est-à-dire des oxydations
qui s'y produisent), il est évident que les nerfs qui amènent ce
fonctionnement amènent par cela même une augmentation dans la

---

[1] Dans ses *Études de la calorimétrie chez l'homme (Journ. de l'anat. et
de la physiol.*, juillet 1887), P. Langlois a constaté que, chez l'homme même,
il existe une étroite relation entre la taille et la production de chaleur ; ainsi
un enfant de 7 kilogrammes perd, par unité de poids, deux fois et demi plus
qu'un adulte de 60 kilogrammes ; mais cette différence disparaît quand on
compare les surfaces respectives des deux sujets ; en effet, la perte de chaleur
par unité de surface est constante ; elle est de huit microcalories environ par
centimètre carré. Dans les maladies avec hyperthermie, celle-ci n'est pas due,
comme on l'a parfois prétendu, à une rétention permanente du calorique, mais
bien à une réelle augmentation dans les combustions interstitielles ; en effet,
la radiation est alors augmentée, et il existe toujours une relation directe
entre la température et la radiation, sans qu'on puisse établir une loi précise
entre ces deux faits : la thermogénie et la température doivent donc être considérées comme en corrélation directe dans les maladies.

production de la chaleur. Aussi avait-on remarqué depuis longtemps (Haller) que les membres paralysés sont d'ordinaire plus froids que les membres sains. Mais malheureusement cette influence fut mal comprise par quelques expérimentateurs. Ainsi Brodie et Chossat, ayant enlevé l'encéphale et coupé la moelle épinière à des animaux chez lesquels ils entretenaient la respiration artificielle (cause de refroidissement si elle est faite trop activement), et ayant alors constaté un abaissement notable de la température, en arrivèrent à attribuer exclusivement la calorification à une influence plus ou moins mystérieuse du système nerveux. Aujourd'hui il est bien reconnu que c'est en agissant sur les tissus et en amenant les processus chimiques d'oxydation ou de dédoublement, qui accompagnent leurs manifestations vitales, que le système nerveux céphalo-rachidien modifie en même temps la production de chaleur animale.

Nous avons vu, à la page précédente, que les animaux de petite taille produisent, relativement à leur volume, plus de chaleur que les grands animaux.

Or, en faisant de nombreux dosages des combustions respiratoires, et en confirmant la loi de Regnault et Reiset, à savoir que les combustions par kilogramme de poids vif croissent en raison inverse de la taille, Ch. Richet a été amené à donner de cette loi une formule nouvelle, à savoir que, pour l'unité de surface, la production d'acide carbonique présente une constante remarquable. *C'est donc l'étendue de la surface tégumentaire qui règle les combustions respiratoires des tissus. Cette régulation est sous la dépendance du système nerveux central.* En effet, si l'on abolit l'activité du système nerveux par un anesthésique, comme le chloral, les chiens, gros et petits, produisent sensiblement par kilogramme la même quantité d'acide carbonique. Il s'ensuit qu'un petit chien chloralisé diminue sa combustion chimique de 70 pour 100, tandis que cette diminution n'est que de 30 pour 100 chez un gros chien. En chloralisant par la même dose de chloral (relativement au poids) un gros et un petit chien, on voit que le gros chien se refroidit à peine, tandis que le petit perd 5 ou 6 degrés en une heure[1].

Mais l'influence du *grand sympathique* sur la calorification est encore aujourd'hui difficile à préciser. On sait que la section du grand sympathique ou sa paralysie amène une hyperémie dans les parties correspondantes du corps; cette hyperémie est accompagnée d'une élévation de température. Par contre, la galvanisation du bout périphérique du grand sympathique amène une anémie des parties correspondantes, anémie qui est accompagnée d'un abaissement de température (V. p. 256). Les variations locales de température sont-elles dues uniquement à un afflux

[1] Ch. Richet, *Régulation, par le système nerveux, des combustions respiratoires, en rapport avec la taille de l'animal (Compt. rend. Acad. des sciences,* 29 juillet 1889).

plus ou moins considérable de sang, qui est le véhicule de la chaleur produite dans les principaux foyers internes de combustion (foie, rate, viscères en général), ou bien le grand sympathique, en dehors de ses filets vaso-moteurs, exerce-t-il une influence directe sur la calorification? Nous avons vu précédemment (p. 258) qu'il faut reconnaître, d'après les recherches de Cl. Bernard, deux ordres de nerfs vaso-moteurs : les *vaso-constricteurs* et les *vaso-dilatateurs*. Or, l'expérience montre qu'il y a deux ordres de phénomènes de température en rapport avec les deux actions vaso-motrices, c'est-à-dire que les nerfs dilatateurs sont en même temps *calorifiques*, tandis que les constricteurs sont *frigorifiques*. Le système nerveux semblerait donc, au premier abord, n'atteindre la calorification, comme la nutrition, que par l'intermédiaire de la circulation. Mais les expériences ultérieures de Cl. Bernard l'ont amené à admettre une action du grand sympathique différente de l'action vaso-motrice et qui aurait pour conséquence une suractivité dans les échanges chimiques avec production directe de calorique[1] (V., du reste, les considérations analogues que nous avons présentées à propos de l'influence du système nerveux sur les sécrétions, p. 300). Inversement, ce n'est pas seulement parce qu'ils rétrécissent les vaisseaux que les nerfs vaso-constricteurs produisent le froid; c'est parce qu'ils refrènent et ralentissent en même temps le mouvement chimique de nutrition.

Il faudrait donc dire désormais qu'indépendamment de l'action vaso-motrice, le grand sympathique exerce une action thermique : calorifique par les vaso-dilatateurs, frigorifique par les vaso-constricteurs.

La fièvre, caractérisée essentiellement par une élévation de la température normale, est le résultat, au point de vue de la physiologie pathologique, d'une suractivité des nerfs calorifiques.

b) *Répartition et déperdition de la chaleur.* — Si le rôle du système nerveux sur la *production locale* de chaleur est une question encore délicate à résoudre, il n'en est plus de même de son rôle sur la *répartition de la chaleur;* ici il est facile de comprendre comment les vaso-moteurs fonctionnent pour répartir différemment le sang, c'est-à-dire la chaleur, selon les circonstances, dans les parties profondes ou dans les parties superficielles et régler ainsi la déperdition de calorique.

L'appareil vasculaire représente un système de canaux dans lesquels circule un liquide chauffé, le sang; et si les organes internes produisent constamment de la chaleur, et que cependant leur température reste constante, c'est que le sang réparti dans les vaisseaux de la surface du corps est soumis, par rayonnement, à une déperdition de calorique, déperdition variable selon les conditions de milieu. C'est là une donnée qui peut paraître assez difficile à

---

[1] Cl. Bernard, *Leçons sur la chaleur animale, sur les effets de la chaleur et sur la fièvre*, Paris, 1876.

comprendre au premier abord, parce qu'elle semble présenter quelque chose de contradictoire, quand on ne considère pas les rapports qui lient entre elles les diverses parties de l'organisme : on peut hésiter à comprendre comment une circulation cutanée plus active, qui produit une augmentation de température de la peau, détermine un abaissement de la température centrale; mais il est bien évident que plus la peau est chaude, plus elle perd de calorique par rayonnement, ou, en d'autres termes, que plus est considérable la quantité de sang qui passe par les vaisseaux de la peau, plus est considérable le refroidissement de la masse du sang total de l'organisme. De même, si l'on hésite d'abord en face de la donnée d'après laquelle une circulation cutanée plus restreinte, qui ne lutte que d'une façon tout à fait insuffisante contre les causes de refroidissement du tégument, et engendre les sensations subjectives de froid, peut avoir pour conséquence une élévation de la température centrale, il est bien évident qu'ici les effets sont inverses des précédents, c'est-à-dire que la peau froide rayonne moins de calorique, et que l'anémie des vaisseaux cutanés a pour conséquence un moindre refroidissement de la masse du sang. Examinons donc quels sont les mécanismes nerveux qui président à l'état de resserrement ou de dilatation des vaisseaux cutanés dans la lutte de l'organisme contre le froid ou contre le chaud extérieur. Nous en emprunterons les principaux éléments au mémoire que Léon Frédéricq (de Liège) a récemment publié sur ce sujet [1].

1° L'expérience montre que, *lorsque la température extérieure s'abaisse*, la peau pâlit, ses vaisseaux se resserrent et opposent un obstacle énergique à la circulation cutanée. Les veines ne ramènent donc alors de la surface du corps qu'une faible proportion de sang refroidi. Ce sang, se mélangeant ensuite avec celui des organes internes, n'y détermine, en raison de sa faible quantité, qu'un abaissement de température insignifiant, comparé à celui produit dans les conditions ordinaires par le sang qui revient des mêmes vaisseaux cutanés. Quel est le mécanisme de cette constriction des vaisseaux? Trois hypothèses se présentent : Ou bien le froid agit directement sur les vaisseaux cutanés; ou bien il agit directement sur les centres nerveux ; ou bien enfin il agit par un mécanisme nerveux réflexe, dont le point de départ est l'excitation des nerfs sensibles de la peau. On ne saurait rejeter absolument la première hypothèse, c'est-à-dire se refuser à admettre une action directe du froid sur les muscles des vaisseaux ou sur les ganglions périphériques, lorsqu'on a présents à l'esprit les faits classiques relatifs à la physiologie des muscles lisses, et lorsqu'on constate, comme l'a fait Frédéricq *(op. cit.* p. 776)

---

[1] L. Frédéricq, *Sur la régulation de la température chez les animaux à sang chaud (Arch. de biologie* de Beneden, 1882).

que des fragments d'intestin de lapin récemment sacrifié présentent, si on les place dans de l'eau froide, des vaisseaux très resserrés, et au contraire des vaisseaux dilatés, si on les place dans de l'eau tiède. Mais cette action directe n'est pas la seule, et ne se produit pas avec une même intensité pour toutes les parties; elle paraît même ne jouer qu'un faible rôle pour certaines régions de la peau, puisque, d'après une autre expérience de Frédéricq, en excisant rapidement les deux oreilles d'un lapin blanc tué par section du bulbe, et en plongeant à moitié chacune de ces oreilles, l'une dans de l'eau à 42 degrés, l'autre dans de l'eau à 13 degrés, on constate que les parties exposées à l'air ne présentent, au point de vue de leur vascularisation, aucune différence appréciable avec celles qui sont soumises à l'action de la chaleur ou du froid. Quant à la seconde hypothèse, elle est réfutée aussi bien par le raisonnement que par l'expérience. En effet, nous ne saurions admettre que les centres nerveux vaso-constricteurs soient excités par le sang refroidi, puisque nous savons qu'un abaissement de température, loin d'agir comme un stimulus, déprime l'excitabilité de tous les centres nerveux. Et l'expérience démontre que l'application extérieure du froid provoque la constriction vasculaire sans qu'il y ait au préalable abaissement de la température interne : le premier effet de l'immersion dans un bain froid, ou de l'exposition de la peau à un rayonnement énergique n'est en aucune façon une diminution de la température interne du corps, puisqu'on observe alors une légère ascension du thermomètre placé sous la langue ou dans le rectum, élévation de température due sans doute au refoulement du sang vers les organes internes. Au contraire toutes les expériences parlent en faveur de l'hypothèse d'une action réflexe. Il nous suffira de citer l'expérience suivante de Frédéricq *(op. cit.,* p. 769). « Je coupe les poils aux pattes postérieures chez un lapin blanc de façon à apprécier à la vue les changements dans la vascularisation de la peau. Je constate alors que je puis à volonté faire pâlir les pattes en les plongeant dans l'eau froide (à 13 degrés)... il me suffit de couper le sciatique d'un côté pour supprimer l'influence de la température sur la patte opérée; elle ne présente plus les changements de teinte qui persistent dans la patte saine. » Nous pouvons donc conclure à l'exactitude de la troisième hypothèse formulée ci-dessus sur la nature de la contraction vasculaire qui suit l'application du froid : il s'agit surtout d'une *activité réflexe* des centres vaso-constricteurs, réglée par le degré de température des nerfs sensibles de la peau. Tel est le mécanisme de la résistance au froid; il aboutit à une diminution de la perte de calorique par la surface cutanée.

2º La *lutte contre la chaleur exagérée* doit se faire par un mécanisme inverse : Si le milieu intérieur tend à trop s'échauffer, la dilatation des vaisseaux cutanés amènera une grande masse de sang à la surface, sang qui, refroidi au contact du milieu extérieur, retournera se mélanger au sang des organes internes et concourra à y faire baisser la température. Selon une expression de Frédéricq, l'organisme sera alors comparable à un appartement chauffé dont on aurait ouvert les fenêtres : l'air chaud de l'intérieur y est remplacé par l'air froid venu du dehors; l'intérieur de l'appartement se refroidit au profit du dehors.

Quel est le mécanisme de cette dilatation des vaisseaux cutanés? Une ancienne expérience de Schiff nous force à admettre que cette dilatation vasculaire est en grande partie active, due à l'irritation des nerfs vaso-dilatateurs et non uniquement à la paralysie des vaso-constricteurs; en effet, dans cette expérience, chez des lapins qui avaient subi la section unilatérale du cordon cervical, à gauche par exemple, l'oreille correspondante présentait la dilatation vasculaire et l'augmentation classique de la température; or, l'animal ayant été placé dans une étuve chauffée, l'oreille droite restée saine ne tardait pas à présenter une température plus élevée et une vascularisation plus considérable que l'oreille paralysée. Il y a donc là une action nerveuse évidente. Mais s'agit-il d'une action réflexe prenant son point de départ dans une irritation des nerfs sensibles de la peau, ou, inversement à ce que nous avons vu pour l'action vaso-motrice de lutte contre le froid, la chaleur agirait-elle sur les centres nerveux par l'intermédiaire du sang surchauffé? Tout montre qu'ici l'action de la chaleur est complexe et que l'activité des centres vaso-dilatateurs est en partie réflexe, en partie automatique : elle est en partie réflexe, puisque les expériences d'Adamkiewicz ont montré que l'application d'un vase métallique rempli d'eau chaude à la peau de la cuisse provoque une hyper-émie des membres inférieurs (accompagnée d'une transpiration plus ou moins abondante), et puisque Frédéricq a vu également, chez le chien et le lapin, que l'immersion de l'une des pattes de derrière dans l'eau chaude est suivie d'une dilatation vasculaire se montrant à la fois sur la patte immergée et sur l'autre, la vascularisation des pattes antérieures n'étant alors pas modifiée; elle est automatique, c'est-à-dire résulte de l'action directe de la chaleur sur les centres nerveux, puisque les expériences nombreuses et variées de Frédéricq montrent qu'une élévation de la température interne du corps suffit à provoquer une dilatation énergique des vaisseaux cutanés, quel que soit le degré de température de la peau. Ainsi ce physiologiste, se dépouillant entièrement de ses vêtements dans une pièce où la température est peu élevée (15 degrés), de façon à provoquer un léger refroidissement de la peau, mais respirant, par un tube particulier, de l'air surchauffé et humide, constate au bout de peu de temps une dilatation générale des vaisseaux de la peau; ici les nerfs cutanés n'ont pu être le point de départ d'un réflexe vaso-moteur, puisque la peau était froide au début, et il faut bien admettre que les centres ont été primitivement affectés par la chaleur interne. L'ingestion d'aliments ou de boissons chaudes en grande quantité provoque par le même mécanisme une congestion vers la peau.

Nous voyons donc que les vaso-moteurs jouent bien réellement dans le maintien de la température constante générale le rôle que l'on était arrivé à leur assigner *a priori*, et si le mécanisme de leur entrée en action dans la lutte contre le chaud est plus complexe et un peu différent de celui qui préside à leur activité dans la lutte contre le froid, c'est sans doute que les conditions du milieu intérieur, du sang, ne sont pas les mêmes dans les deux cas : à part les circonstances exceptionnelles de séjour dans une étuve, c'est à l'intérieur de l'organisme que sont les sources d'excès de chaleur contre laquelle l'organisme doit lutter, c'est alors le sang qui est tout d'abord échauffé et qui excite directement les centres nerveux vaso-moteurs ; au contraire, dans la lutte contre le froid, c'est de l'extérieur que vient l'impression, qui doit par suite agir sur les nerfs cutanés et provoquer ainsi par voie réflexe l'activité des centres nerveux.

RÉSUMÉ. — La muqueuse respiratoire, lieu des échanges gazeux, est développée, en 1700 ou 1800 alvéoles, sur une surface qu'on a cru pouvoir évaluer à 200 mètres carrés (seulement 81 mètres carrés d'après les calculs plus exacts de Marc Sée). Les 3/4 de cette surface sont représentés par les capillaires pulmonaires (soit 150 mètres carrés), tandis que 1/4 seulement correspond aux mailles de ces réseaux capillaires.

Ces capillaires sont supportés par une charpente où domine le *tissu élastique*, et recouverts d'un *épithélium* très mince.

Ces capillaires sanguins (dont le diamètre est en moyenne de 8 μ) forment donc une nappe sanguine de 150 mètres carrés d'étendue et d'une épaisseur de 0,008, c'est-à-dire d'un volume de 1200 centimètres cubes (soit un peu plus de 1 litre). Mais cette nappe est sans cesse renouvelée par le fait de la circulation. Or, en comptant de 70 à 75 pulsations cardiaques par minute, chacune d'elles lançant environ 180 grammes de sang dans l'artère pulmonaire, on trouve que le poumon est traversé en vingt-quatre heures par environ 20.000 litres de sang (180 $\times$ 70 $\times$ 60 $\times$ 24 = 19 584 000 centimètres cubes, soit 19 584 litres). Ce chiffre de 20 000 litres de sang est à rapprocher du chiffre, qui sera rappelé plus loin, et qui indique la quantité d'air qui passe par le poumon en vingt-quatre heures.

L'inspiration a pour mécanisme une dilatation *active* du thorax par contraction des muscles inspirateurs qui *élèvent* les côtes. Or, comme lorsqu'une côte s'élève, son extrémité antérieure se porte en avant, et sa convexité se porte en dehors, il en résulte une augmentation du diamètre *transverse* et du diamètre *antéro-postérieur* du thorax ; le diaphragme élève les côtes inférieures, et, par suite, contribue également à la dilatation de ces deux diamètres ; de plus, en abaissant son centre phrénique, et en modifiant la courbure de sa voûte, il augmente le diamètre vertical du thorax. Le poumon, vu le vide pleural, est obligé de suivre ce mouvement d'expansion de la cage thoracique, et, par conséquent, d'appeler l'air extérieur.

L'expiration, au contraire, est due à l'*élasticité du poumon*. Le poumon, très élastique, et maintenu au contact de la face interne de la cage thoracique, tend sans cesse à revenir sur lui-même et à se ramasser vers sa racine en une masse compacte (expérience de l'ouverture de la plèvre ; vide virtuel de la plèvre). Pendant l'inspiration, le poumon est violenté ; mais dès que les muscles inspirateurs cessent d'agir, le poumon, revenant sur lui-même, entraîne avec lui et resserre la cage thoracique. C'est ce qui a lieu dans l'expiration ordinaire ; mais lorsqu'il y a *expiration forcée*, on voit entrer en jeu des muscles dits *expirateurs* qui compriment fortement le thorax (abaissent les côtes, soulèvent le diaphragme en pressant sur les viscères abdominaux, etc.). Ces contractions des muscles expirateurs ont surtout pour but de rendre *l'expiration plus brusque* qu'elle ne pourrait l'être par la simple réaction élastique du poumon et des cartilages costaux.

Pour apprécier les valeurs numériques relatives à la capacité des poumons et au courant d'air dont ils sont le siège, il faut distinguer 1° l'*air complémentaire* (très variable selon les sujets) : 2° l'*air de la respiration normale* (1/2 litre environ) ; 3° l'*air de réservve* ; 4° l'*air résidual*. La somme de ces différentes quantités représente la *capacité pulmonaire*, qu'on peut évaluer à 4 ou 5 litres, et qu'il ne faut pas confondre avec ce qu'on a appelé la *capacité vitale* (ou mieux *capacité respiratoire*), laquelle ne dépasse pas normalement 3 1/2 litre. Parmi ces données numériques, la plus simple et la plus importante est que chaque inspiration amène dans le poumon 1/2 litre (500 centimètres cubes) d'air.

La *fréquence de la respiration* (nombre des mouvements respiratoires par minute) est de 14 à 16 pour l'adulte. L'homme fait ainsi passer environ 7 litres d'air par minutes dans son poumon ($0,500 \times 14 = 7$), ce qui fait 420 litres par heure ($7 \times 60 = 420$), soit environ 10 000 litres par vingt-quatre heures ($420 \times 24 = 10\ 080$).

Le *murmure respiratoire* a sa principale cause dans le poumon lui-même (murmure vésiculaire).

Des 2000 litres d'oxygène qui sont introduits en vingt-quatre heures (avec les 10.000 litres d'air, puisque l'air est composé de 21 d'oxygène pour 79 d'azote), dans le poumon de l'adulte, 530 litres environ, c'est-à-dire à peu près le quart, sont retenus (employés aux combustions organiques). Par contre, il y a environ 400 litres d'acide carbonique expirés (par vingt-quatre heures).

Cet *échange gazeux* nous explique la transformation du sang noir (sang veineux) en sang rouge (sang artériel). En effet, il se fait au niveau de la surface pulmonaire un échange dans lequel le globule sanguin (hématie) se charge d'oxygène, tandis que le plasma du sang laisse dégager l'acide carbonique qu'il contenait en dissolution, et surtout en combinaison.

Ce n'est donc pas au niveau de la surface pulmonaire que se font les *combustions respiratoires :* elles se font dans l'intimité de tous les tissus (comme le prouve d'ailleurs l'étude de la *chaleur animale*).

Le sang est essentiellement l'intermédiaire entre les tissus et l'air extérieur pour le transport du gaz nécessaire aux combustions (oxygène), et du gaz produit par ces combustions (acide carbonique).

Si la *pression extérieure diminue* considérablement, l'oxygène est à une trop faible tension et le sang n'en renferme que des proportions insuffisantes pour entretenir la vie (expériences de Paul Bert. Catastrophe du ballon *le Zénith*. Jourdanet et le Mexique).

Si, dans un milieu confiné, l'*acide carbonique* s'accumule, sa pression devient telle qu'elle s'oppose à l'exhalation pulmonaire carbonique, et l'animal périt asphyxié par l'excès d'acide carbonique, quand même l'oxygène lui serait fourni en quantité suffisante (P. Bert).

Si le milieu ambiant renferme de l'*oxyde de carbone*, ce gaz, ayant une grande affinité pour l'hémoglobine, se porte sur le globule rouge du sang, en chasse l'oxygène, et l'animal périt asphyxié puisque le sang ne porte plus d'oxygène aux tissus.

Les effets singuliers qu'exerce l'augmentation considérable de pression extérieure sont dus (P. Bert) à la *forte tension de l'oxygène*, condition qui arrête toutes les combustions corrélatives au mouvement vital.

Le *système nerveux* règle les actes respiratoires pulmonaires (partie mécanique de la respiration). Le centre des réflexes respiratoires est dans le bulbe *(nœud vital* de Flourens); les voies centripètes sont représentées par le *pneumogastrique* et secondairement par un grand nombre de nerfs sensitifs divers; les voies centrifuges sont représentées par les nerfs moteurs des muscles du thorax.

L'homme appartient à la classe des animaux dits à *sang chaud*, c'est-à-dire dont la température est indépendante du milieu ambiant. La température du corps (prise dans le creux de l'aisselle) est de de 37°. L'homme produit de la *chaleur :* près de 3000 calories par vingt-quatre heures (environ 112 calories par heure); cette chaleur est le résultat des combustions qui ont lieu dans l'intimité de *tous les tissus* et aussi des dédoublements et autres actes chimiques très complexes dont les éléments anatomiques sont le siège, ou qui tout au moins se passent dans le sang des capillaires au niveau de ces éléments anatomiques. Aussi le sang veineux général (ventricule droit) est-il plus chaud que le sang artériel. Le sang se rafraîchit au lieu de s'échauffer en passant par le poumon.

Par les nerfs vaso-moteurs, le système nerveux règle la *distribution* de la chaleur; il en règle aussi la *production*, car les nerfs vaso-dilatateurs sont *calorifiques* et les vaso-constricteurs *frigorifiques*.

III. — Larynx et phonation.

De même que nous verrons bientôt les téguments externes se modifier en certains points de manière à devenir plus aptes à recevoir les impressions du monde extérieur et constituer ainsi les *organes des sens*, de même nous voyons le conduit aérifère de la respiration présenter au niveau de la partie supérieure du cou une disposition spéciale qui constitue le *larynx*, organe apte à mettre l'homme en relation avec le monde extérieur et particulièrement avec ses semblables. Cet appareil forme donc l'un des organes les plus importants qui servent aux *fonctions de relation*, car il constitue notre principal moyen de communication, d'expression, en un mot.

Les autres moyens de communication et d'expression se trouvent disséminés dans les divers organes extérieurs. C'est ainsi que les *membres* et surtout les *membres supérieurs* sont des organes d'expression dont les signes sont en général très aisément interprétés. La *musculature de la face* est également un appareil d'expression tout particulier. Tous ces muscles, à l'exception de ceux du globe de l'œil, sont innervés par le nerf de la septième paire, par le facial, qui est sous la dépendance de la moelle allongée;

aussi les mille variétés d'expression que présente la face peuvent-
elles se produire par simple action réflexe, et sans aucune participation de la volonté.

Larynx. — Le larynx, organe essentiel de la phonation, n'est
qu'une portion de la *trachée* modifiée dans sa forme et un peu dans
sa structure. *Sous le rapport de la forme*, la trachée présente à
ce niveau un rétrécissement, une espèce de *défilé*, dont les dimen-

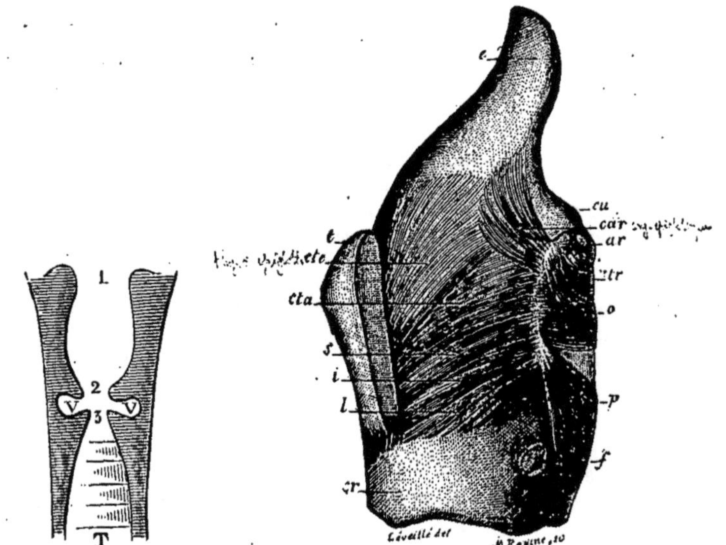

Fig. 126. — Coupe verticale
schématique du larynx *.

Fig. 127. — Muscles intrinsèques du larynx
vus latéralement * *.

sions peuvent être diminuées ou agrandies de façon à rendre presque
à la trachée son calibre primitif. Ce rétrécissement, ce défilé
laryngien est multiple, comme le montre un schéma (fig. 126) de
la coupe verticale du larynx. Il y a trois rétrécissements qui sont

* On voit que la partie laryngienne du conduit aérifère présente trois rétrécissements circonscrits : — 1, par les replis aryténo-épiglottiques ; — 2, par les cordes
vocales supérieures ; — 3, par les cordes vocales inférieures ; — V, V, ventricules
du larynx ; — T, trachée.

** La lame gauche du cartilage thyroïde *(t)* est désarticulée et coupée près de son
angle saillant; — *e*, épiglotte ; — *cr*, cricoïde ; — *f*, surface articulaire thyroïdienne ;
— *ar*, cartilage aryténoïde; — *tr*, muscle ary-aryténoïdien transverse ; — *o*, muscle
ary-aryténoïdien oblique ; — *p*, muscle crico-aryténoïdien postérieur ; — *l*, musle
crico-aryténoïdien latéral ; — *i*, couche inférieure, et *s*, couche supérieure du muscle
thyro-aryténoïdien; — *car*, *cta* et *cte*, faisceaux musculaires très variables et non
constants contenus dans les replis aryténo-épiglottiques, et désignés sous le nom
de muscle thyro-ary-épiglottique.

circonscrits, le premier (en allant de haut en bas) par les *replis
aryténo-épiglottiques*, le second par les prétendues *cordes vocales
supérieures* (simple repli de la muqueuse), le troisième par les
vraies cordes vocales; c'est ce dernier seul qui constitue la véritable *glotte*, le *véritable orifice phonateur. — Sous le rapport de
la structure*, nous trouvons au niveau de la glotte les mêmes éléments que dans la trachée, mais modifiés aussi dans un but spécial.
Ainsi, tandis que l'épithélium est cylindrique et vibratile dans
toute l'étendue de l'arbre aérien, au niveau de l'éperon formé par
la glotte proprement dite le revêtement épithélial prend la forme
pavimenteuse, plus appropriée aux fonctions des cordes vocales. Cet
épithélium, en couches plus nombreuses que l'épithélium vibratile,
est en même temps plus apte à prévenir le dessèchement des lèvres
d'un orifice où le courant d'air se fait avec le plus de violence. Au-
dessous de la muqueuse, nous trouvons le tissu élastique déjà constaté dans toute la longueur de la trachée et toujours formé de fibres
irrégulièrement entrelacées et tordues comme des crins de matelas ;
ce tissu forme au niveau de la glotte une couche plus épaisse, qu'on
a considérée comme un ligament sous-jacent à la muqueuse; c'est
ce qu'en anatomie on appelle la *corde vocale*.

Au-dessous de ce tissu élastique on trouve encore, comme dans
tout l'arbre aérien, le tissu musculaire; mais au niveau du larynx
ce n'est plus le muscle lisse, c'est le muscle strié que nous rencon-
trons; il y forme, comme dans tous les appareils de la vie de relation, des corps musculaires nettement délimités et à fonctions bien
déterminées (muscles crico-aryténoïdiens postérieurs, crico-aryténoïdiens latéraux, aryténoïdiens, thyro-aryténoïdiens) (fig. 127).
Enfin les anneaux cartilagineux de la trachée se modifient également
pour former des pièces spéciales et caractéristiques (cartilages
thyroïde, cricoïde, aryténoïdes) (fig. 129 et 130).

Orifice glottique. — Le rétrécissement laryngien inférieur ou
glotte proprement dite présente, quand on le regarde par en haut,
la forme d'une fente triangulaire ou d'un fer de lance, dont le
sommet est en avant et la base en arrière. Cette base est formée
par les muscles aryténoïdiens. Les bords du triangle sont constitués dans les 3/5 antérieurs par les cordes vocales, et dans les 2/5
postérieurs par les bords des cartilages aryténoïdes (fig. 128, 129,
et 130). Ces cartilages forment des pyramides triangulaires; leur
base est un triangle dont les angles sont l'un antérieur, l'autre
postérieur et le troisième externe; un des côtés de ce triangle est
donc interne et forme ainsi la partie postérieure de la glotte. Or,
chaque cartilage aryténoïde, dans son articulation avec ce qu'on
appelle le *chaton* du cricoïde (V. fig. 129 et 130, et plus loin

fig. 132, 133), peut tourner autour de son axe vertical, de manière à ce que son angle antérieur (ou *apophyse vocale)* se porte soit en dedans, soit en dehors, ce qui modifie nécessairement la forme

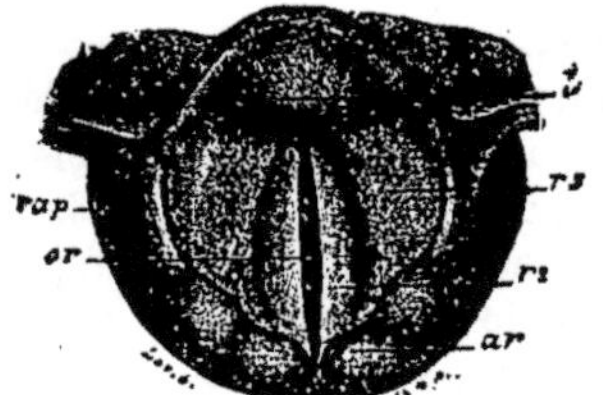

FIG. 128. — Orifice glottique observé sur le vivant au moyen du laryngoscope *.

de l'ensemble de la fente glottique, puisque cet angle est le point d'attache de la corde vocale occupant les 3/5 antérieurs.

Donc si l'angle antérieur du cartilage aryténoïde se porte en dehors, la glotte sera dilatée et prendra une forme *losangique* (fig. 131). Cet effet est produit par la contraction du muscle *crico-aryténoïdien postérieur,* qui va s'insérer à l'angle externe de l'aryténoïde et imprime à ce cartilage un mouvement de bascule dit *mouvement de sonnette.*

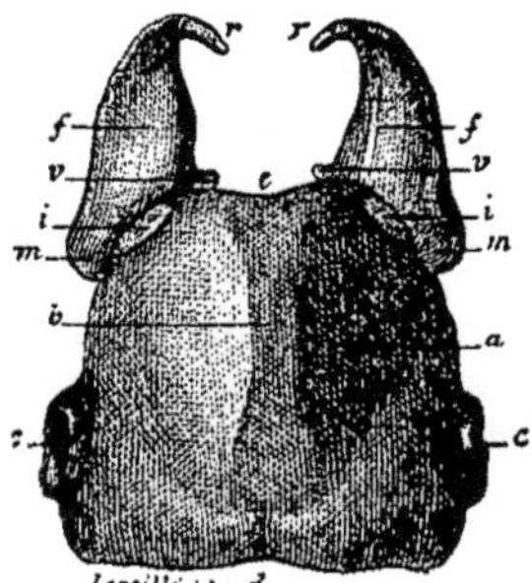

FIG. 129. — Face postérieure des cartilages cricoïdes et aryténoïdes **.

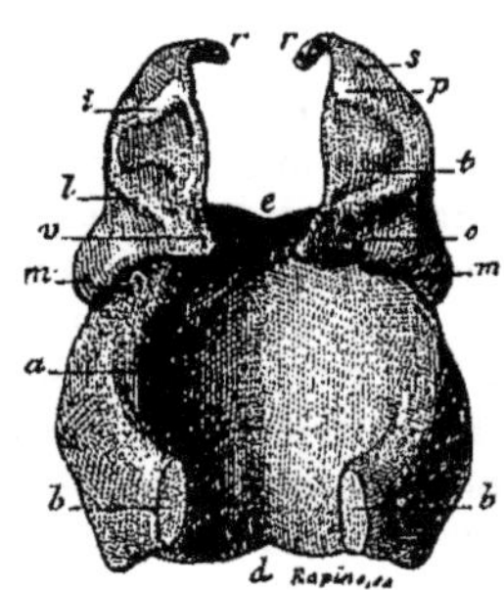

FIG. 130. — Face antérieure du cricoïde et des aryténoïdes ***

Si l'angle antérieur du cartilage aryténoïde se porte en dedans, la partie antérieure de la glotte prendra la forme d'une fente qui

* *or,* Orifice glottique; — *ri,* cordes vocales inférieures; — *rs,* cordes vocales supérieures; — *ar,* cartilage aryténoïde; — *rap,* replis aryténo-épiglottiques; — *b.* bourrelet de l'épiglotte.

** *a,* Cartilage cricoïde; — *b,* sa saillie médiane; — *c,* surface articulaire thyroïdienne; — *d,* bord inférieur; — *e,* bord supérieur; — *f,* face postérieure des cartilages aryténoïdes; — *i,* surface articulaire aryténoïdienne du cartilage cricoïde; — *m,* apophyse musculaire (angle externe de la base de l'aryténoïde); *v,* apophyse vocale vue en raccourci (angle antérieur de la base de l'aryténoïde); *r,* cartilage corniculé.

*** *a,* Cartilage cricoïde, face interne du chaton; — *b,* surface de section de la portion annulaire enlevée; — *d,* bord inférieur; — *e,* bord supérieur du cricoïde; — *m,* apophyse musculaire (angle externe); — *v,* apophyse vocale (angle antérieur); — *r,* cartilage corniculé; — *i, p, l, t, o,* saillies et dépression de la face antéro-externe de l'aryténoïde, destinées à des insertions musculaires pour les fibres les plus externes du thyro-aryténoïdien, et ligamenteuses pour les cordes vocales supérieures.

restera ouverte en arrière en une petite ouverture triangulaire in-
ter-aryténoïdienne (fig. 132). Enfin cette dernière ouverture pourra
être elle-même réduite à une fente par un second mouvement qui
rapprochera directement les deux aryténoïdes l'un de l'autre

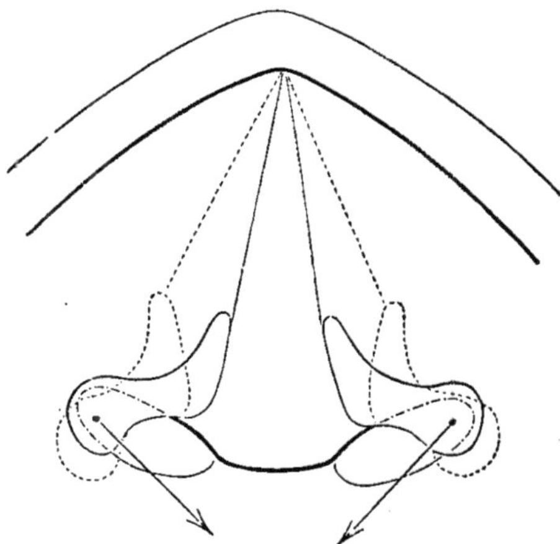

FIG. 131. — Forme losangique de la glotte par l'action des muscles
crico-aryténoïdiens postérieurs *.

(fig. 133). La première action est produite par le muscle crico-aryténoïdien latéral qui fait basculer l'aryténoïde en sens inverse du
crico-aryténoïdien postérieur ; la seconde action est due à la contraction du muscle qui forme la base du triangle glottique, à l'ary-
aryténoïdien, qui déplace les aryténoïdes en totalité et les fait
glisser de dehors en dedans (fig. 133).

Toutes les modifications de forme de la glotte sont dues à ces
deux ordres de mouvement : *mouvement de bascule* et *mouvement de translation en totalité;* et les deux formes extrêmes de
la glotte ainsi obtenues sont la forme losangique, qui a lieu pendant
l'inspiration, et la forme linéaire, qui tend à se produire pendant
l'expiration (V. la *Respiration*, p. 414) ; mais elle est plus spéciale
à la phonation et à l'effort; c'est ce qui nous explique pourqoi·
l'effort s'accompagne souvent d'un son, d'un cri caractéristique.
Nous voyons de plus que, des quatre muscles intérieurs du larynx,
un seul sert à dilater la glotte ; c'est le crico-aryténoïdien posté-

* Coupe horizontale schématique des cartilages du larynx, au niveau de la base
des cartilages aryténoïdes. — Les lignes ponctuées indiquent la position nouvelle
des cartilages par suite de l'action des muscles agissant dans le sens de la flèche.

rieur; le crico-aryténoïdien latéral et l'ary-aryténoïdien ont pour effet de l'oblitérer et de la réduire à l'état de fente. A l'action de

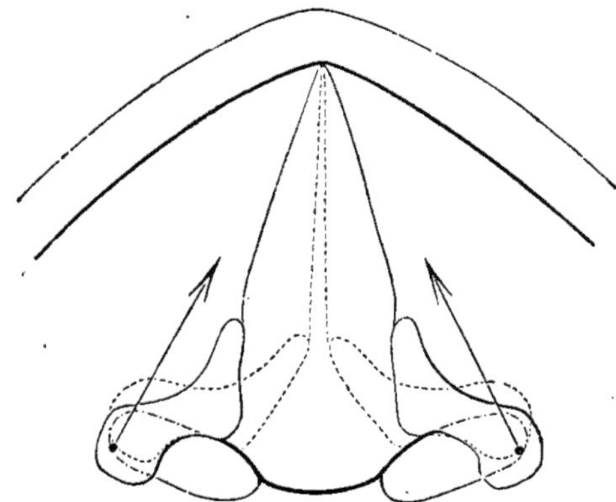

Fig. 132. — Occlusion de la partie interligamenteuse de la glotte *.

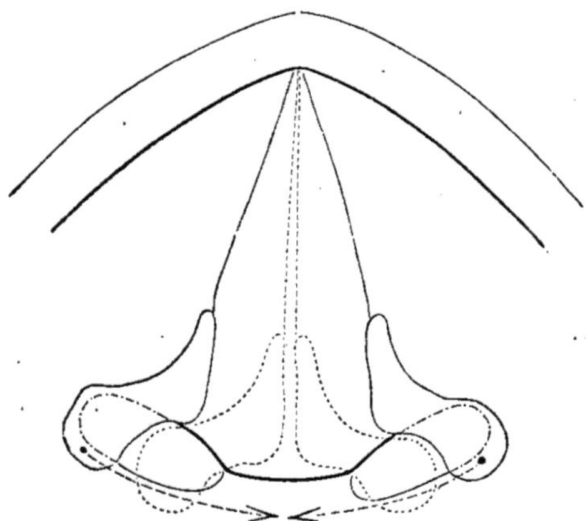

Fig. 133. — Oblitération complète de la fente glottique **

ces muscles il faut joindre celle du *thyro-aryténoïdien*, qui, placé dans l'épaisseur même de la glotte, en complète la fermeture,

* Action des muscles crico-aryténoïdiens latéraux, agissant dans le sens indiqué par les flèches, pour mettre les cartilages aryténoïdes et les cordes vocales dans la position indiquée par les lignes ponctuées.

** Action des muscles ary-aryténoïdiens, mouvement médian des cartilages aryté-noïdes, dans le sens indiqué par les deux flèches : les lignes ponctuées indiquent la nouvelle position des aryténoïdes et la nouvelle forme de la glotte.

comme tous les muscles courbes placés autour d'un orifice : mais
nous verrons bientôt que la contraction de ce muscle a encore à
jouer un rôle bien autrement important.

Nous n'avons pas parlé d'un muscle extérieur du larynx, du
crico-thyroïdien : ce muscle n'a sur la glotte qu'une action relativement moins importante ; il fait basculer le cartilage thyroïde
en avant, en le tirant de son côté, et, par suite, il peut allonger la
glotte en allongeant les parties fibreuses qui vont de la face interne
du thyroïde à l'apophyse antérieure de l'aryténoïde ; aussi a-t-il
été considéré par un grand nombre d'auteurs comme tenseur des
cordes vocales ; mais l'expérience directe a montré que le rôle de
ce muscle est à peu près nul dans la phonation ; les modifications
qu'il imprime à la glotte semblent être en rapport plutôt avec la
déglutition qu'avec la phonation ; et, en effet, il est innervé par le
même nerf que le constricteur du pharynx (nerf *laryngé supérieur*, branche externe).

Mécanisme de la phonation. — L'expérimentation sur les
animaux, les observations accidentelles sur l'homme, les essais de
phonation artificielle sur des larynx détachés, tout démontre que
c'est au niveau de la glotte que se forme le son de la voix. Quand
ce son se produit, nous savons que la glotte se rétrécit : aussi a-t-on
cru tout d'abord que l'appareil vocal était comparable, comme
mécanisme intime, à un *sifflet*, c'est-à-dire que la cause du son
était la vibration de l'air lui-même passant par un orifice étroit, et
produisant un son d'autant plus aigu que l'orifice est de dimensions
plus petites.

Il est démontré aujourd'hui que, dans cet appareil, ce n'est pas
seulement l'air qui vibre, mais encore et d'abord les *bords de la
glotte*, de sorte que le larynx doit être comparé non à un sifflet,
mais à un *tuyau à anche membraneuse.* Du reste, nous trouvons
dans l'organisme un appareil analogue, qui peut également fonctionner comme une anche, ce sont les *lèvres (orifice buccal)*, qui
vibrent elles-mêmes, par exemple, quand on joue du cor ; inutile
d'insister sur l'analogie anatomique entre l'orifice buccal et l'orifice
glottique [1].

. Mais si les bords de la glotte vibrent, ils doivent pour cela être
tendus. On a donc supposé que les cordes vocales sous-jacentes à
la muqueuse devaient être tendues par la contraction de certains

---

[1] « Rien n'autorise à comparer les replis thyro-aryténoïdiens inférieurs soit
à des cordes, soit à des rubans. Il est beaucoup plus exact de les appeler tout
simplement les *replis inférieurs*, ou, si l'on cherche un nom anatomique plus
approprié à leur configuration et fonction, *lèvres vocales.* » (L. Mandl, *Traité
pratique des maladies du larynx et du pharynx*, Paris, 1872.)

muscles. Müller, ayant fait passer un rapide courant d'air par un larynx dans lequel il avait figuré la contraction des muscles crico-thyroïdiens par la traction d'un certain poids fixé en avant du thyroïde, obtint, en effet, un son par la vibration des cordes vocales tendues, grâce au mouvement de bascule du cartilage thyroïde.

Mais rien ne prouve que les choses se passent ainsi dans la phonation ; si les lèvres de la glotte étaient ainsi tendues, la glotte serait nécessairement allongées ; or, l'inspection directe prouve que la glotte ne s'allonge que très peu pendant la phonation. De plus, cette tension par bascule du thyroïde étant opérée par le crico-thyroïdien, ce muscle aurait le rôle capital de la phonation. Or, la section du nerf qui s'y rend (branche externe du larynx supérieur), sa paralysie modifie à peine la voix, tandis que la section du laryngé inférieur abolit immédiatement la phonation, et cependant ce nerf ne donne qu'aux muscles intérieurs du larynx et nullement au crico-thyroïdien.

Il n'en est pas moins évident que les lèvres de la glotte doivent être tendues pour vibrer, mais il reste encore à chercher, parmi les tissus qui composent ces lèvres, quel est celui qui est susceptible de tension et quel peut être l'agent de cette tension.

Or, si nous passons en revue les trois tissus qui, de la superficie à la profondeur, composent l'épaisseur des lèvres de la glotte, c'est-à-dire la muqueuse, le ligament élastique (corde vocale) et le muscle (fig. 134), et si nous cherchons quel est celui de ces trois éléments qui peut constituer le corps vibrant, il est évident que nous ne nous arrêterons pas à la *muqueuse;* elle forme un revêment protecteur, mais non un appareil susceptible d'être tendu et de vibrer. La *corde vocale*, malgré son nom de ligament, ne nous paraît pas, contrairement à l'opinion généralement reçue, présenter les conditions nécessaires pour constituer une corde vibrante. Ce ligament est composé de tissu élastique, c'est-à-dire de fibres non rectilignes, mais enchevêtrées en tous sens, de telle sorte que, quelque traction qu'on lui applique, on ne lui donne jamais qu'un degré de tension insignifiant. Du reste, à l'état physiologique, cette tension, accompagnée du rétrécissement de la glotte, ne pourrait être opérée que par le muscle crico-thyroïdien, et nous avons vu que ce muscle n'a qu'un rôle insignifiant dans la phonation. Reste donc le *tissu musculaire*, le muscle thyro-arythénoïdien. Or, le tissu musculaire est très susceptible de tension. Quoi de plus tendu, de plus énergiquement élastique, de plus vibratile qu'un muscle à·l'état de contraction ? Il est donc probable que c'est le muscle thyro-aryténoïdien qui, au point de vue physiologique, doit constituer la *vraie corde vocale*, le véritable et seul élément vibratile parmi les tissus qui composent les lèvres de la glotte. Pour vibrer, cette corde vocale est tendue, mais elle n'est point tendue par l'effet de puissances étrangères ; elle se tend par elle-même ; en un mot, le *muscle se contracte* [1]. La glotte forme donc, en définitive, une *anche vibrante*, non par tension, mais *par contraction*. C'est là, comme source de son, un appareil unique dans son genre, un appareil qu'on ne peut artificiellement imiter, puisqu'on ne peut faire du muscle ; les lèvres *(muscle orbiculaire* de l'orifice buccal) fonctionnent d'une manière analogue dans les cas cités précédemment [2].

Reste alors à se demander à quoi sert la corde vocale élastique. Nous comprendrons facilement son rôle si nous nous figurons ce qui serait advenu si l'appareil phonateur ne s'était composé que d'un muscle recouvert seulement d'une muqueuse ; à chaque contraction du premier, la seconde se serait irrégulièrement plissée et aurait altéré le son, comme cela se produit dès que la moindre particule étrangère, mucus ou autre, se trouve arrêtée sur la glotte. Il fallait donc là un appareil élastique qui rendît le muscle et la muqueuse indépendants l'un de l'autre, en s'interposant entre les deux. C'est précisément là le rôle de la corde

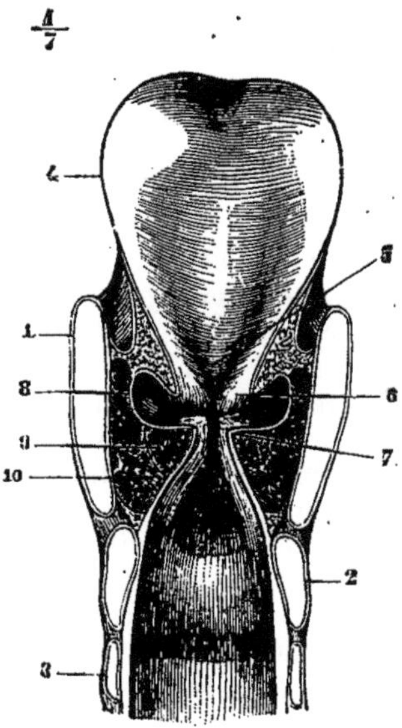

Fig. 134. — Coupe verticale du larynx *.

---

[1] « C'est la contraction du thyro-aryténoïdien interne qui fait que le repli inférieur (lèvres de la glotte), mou et lâche pendant la respiration, se transforme pendant l'émission de la voix en véritable anche, dont la rigidité est proportionnelle à la tonalité. On pourrait donc dire que ce muscle est le muscle d'accommodation de la voix. » (L. Mandl, 1872.)

[2] V. la remarque p. 475.

* Cette figure montre bien que les lèvres de la glotte sont formées essentiellement par du tissu musculaire ; — 1, cartilage thyroïde ; — 2, cartilage cricoïde ; — 3, premier anneau de la trachée ; — 4, épiglotte ; — 5, son bourrelet médian ; — 6, cordes vocales supérieures ; — 7, cordes vocales inférieures ; — 8, ventricules de Morgani ; — 9, muscle thyro-aryténoïdien (la *vraie corde vocale* au point de vue physiologique) ; — 10, muscle crico-aryténoïdien latéral (Beaunis et Bouchard, *Anatomie descriptive*).

vocale, et ce que nous avons dit de sa structure démontre assez
qu'elle est admirablement conformée pour remplir ce but [1].

Les différents degrés de rétrécissement de la glotte influent aussi
sur la production des sons et modifient leur hauteur ; plus la glotte
est resserrée, plus le son est aigu, et quand le son arrive à son
maximum d'acuité, la glotte ne peut plus se resserrer sans s'oblitérer
complètement dans la *voix ordinaire ;* mais il paraît y avoir une
disposition particulière pour ce qu'on appelle *voix de tête* (voir
page 480). Il résulte de la disposition anatomique des parties, que
les *cordes vocales* (anatomiques) se relâchent à mesure que la glotte
se ferme. Si donc, ces cordes étaient la partie vibrante, les sons devraient être plus graves à mesure que se produit ce rapprochement
des lèvres de la glotte ; il est vrai que l'étroitesse de l'ouverture
augmente l'intensité du courant d'air et pourrait ainsi contribuer à
l'acuité du son ; mais les choses sont bien plus faciles à comprendre
si c'est le muscle qui vibre ; comme c'est lui qui, en se contractant,
contribue à l'oblitération de la glotte et même qui achève cette
fermeture, plus il se contracte, plus il est tendu ; plus il est, par
conséquent apte à vibrer.

Ainsi les *cordes élastiques*, dites vocales, n'ont dans la phonation qu'un rôle accessoire, celui de servir d'intermédiaire entre
la muqueuse et le muscle ; elles n'empêchent pas plus celui-ci de
vibrer que les parties molles qui entourent l'orbiculaire des
lèvres n'empêchent ce muscle de vibrer quand on joue du cor, par
exemple.

Les vibrations du muscle thyro-aryténoïdien sont encore rendues
plus faciles par la présence des ventricules du larynx, qui ont à
remplir le double but, de donner plus de liberté à ce muscle
(fig. 134), et de jouer le rôle de caisse de renforcement.

Parties annexées à l'appareil de la phonation. — Le son
produit par la glotte est renforcé par les vibrations de la partie du
canal aérien qui précède et suit le larynx. Aussi ces parties présentent-elles des mouvements spéciaux pendant la production des
sons. Ainsi, pendant l'émission des sons aigus, le larynx monte, et
pour cela, nous contractons les muscles sus-laryngés et renversons
la tête ; pendant les sons graves, le larynx descend et le menton

---

[1] V. Henle, *Handbuch der systematischen Anatomie des Menschen*, 1871,
t. II, p. 259. « Les fibres musculaires avancent tellement vers les cordes vocales
et sont tellement unies au tissu élastique, qu'il est impossible de penser que les
fibres élastiques vibrent isolément et que les fibres musculaires se retirent du
repli muqueux... *L'utilité du tissu élastique consiste en ce qu'il peut se
raccourcir sans former des plis et sans onduler, comme certains ligaments de la colonne vertébrale.* »

s'abaisse. Ces mouvements sont bien connus, et lorsqu'on examine un malade au laryngoscope, on lui fait parfois émettre des notes aiguës, parce qu'alors l'ascension du larynx vient le présenter plus facilement à l'exploration. On a voulu rendre raison de ces phénomènes en les comparant à ceux que nous produisons dans les instruments à vent. Dans le premier cas, on allongerait le porte-vent (partie sous-glottique) et raccourcirait le porte-voix (partie sus-glottique), et *vice versa* dans le second cas. Mais cette explication est rendue nulle par ce seul fait que les mêmes phénomènes se constatent quand nous produisons le son en inspirant; alors, quoique la valeur physique des appareils soit renversée (porte-voix devenu porte-vent et *vice versa)*, le larynx s'élève toujours pour les sons aigus et s'abaisse pour les sons graves.

Le fait de l'élévation du larynx s'explique beaucoup mieux en considérant que les parois de la trachée agissent comme appareil de résonance, et que, par suite, il leur faut, pour renforcer tel ou tel son, un état de tension particulier ; car la même paroi élastique ne vibre pas indifféremment avec tous les sons ; il faut pour cela que sa tension soit modifiée. Plus le son est aigu, plus les parois consonantes doivent être tendues ; ainsi la contraction des muscles sus-laryngiens tend à la fois les parois du porte-voix et du porte-vent [1].

Il faut rattacher à ces appareils de consonance tout l'ensemble de l'appareil nasal, fosses nasales, sinus frontaux, ethmoïdaux, maxillaires. Ces cavités, vu leurs parois formées de lamelles élastiques assez minces, sont très aptes à entrer en vibration. Aussi l'altération de ces appareils modifie-t-elle considérablement le timbre de la voix. Les cartilages du nez eux-mêmes font partie de ces appareils de résonance, et chacun sait qu'en empêchant leurs vibrations on altère d'une façon particulière le timbre de la voix.

La trachée, les bronches, le poumon et la cage thoracique vibrent aussi pour renforcer les sons laryngiens. Aussi la voix se modifie-t-elle dans les affections trachéales, bronchiques et pulmonaires.

L'*articulation* du langage, qui est très différente du simple cri ou son laryngien, résulte presque tout entière du jeu de ces parties consonantes et principalement des modifications dans les ouvertures des lèvres et de l'arrière-gorge.

Voix et parole. — Au niveau de la glotte ne peut se produire

[1] V. E. Nicaise, *Physiologie de la trachée et des bronches,* 1889. — *Physiologie de la voix ; dilatation de la trachée chez les chanteurs (Revue de chirurgie,* août, 1891).

qu'un *son inarticulé*, le *son glottique*, qui ne présente à considérer que des différences d'*intensité*, de *hauteur*, et même de timbre ; mais ce son glottique, par le *renforcement* de certains de ses éléments au niveau des cavités buccale et nasale, et par son mélange avec des *bruits* produits au niveau de ces mêmes cavités, acquiert des caractères particuliers qui en font la voix et la parole proprement dites (V. *Organes des sens*, *Audition*, pour l'explication des mots *intensité, hauteur, timbre, bruits*, etc.)

L'intensité du son glottique dépend de la force avec laquelle le courant d'air de l'expiration vient frapper les lèvres de la glotte disposées pour émettre un son déterminé ; cette intensité dépend donc essentiellement du développement et de l'élasticité du poumon, de l'ampleur de la cage thoracique, de la force des muscles expirateurs.

Les lèvres vocales produisent un son d'autant plus *élevé* qu'elles sont plus *tendues* et plus *courtes* (plus *contractées* en un mot). Aussi la voix humaine forme-t-elle des gammes en allant des sons graves aux sons aigus ; elle forme même deux séries de gammes, dont l'une plus basse, est généralement désignée sous le nom de *registre de poitrine (voix de poitrine)*, et l'autre plus aiguë, plus élevé, sous celui de *registre de tête (voix de tête)*. Ces expressions n'ont aucune valeur au point de vue physiologique, car dans les deux cas la voix se forme toujours au niveau de la glotte ; ce qui a motivé et ce qui justifie jusqu'à un certain point ces expressions, ce sont les sensations que l'on éprouve pendant l'émission de la voix dite de tête ou de poitrine, et les vibrations concomitantes plus accentuées dans les parois thoraciques dans un cas, dans les cavités sus-laryngiennes dans l'autre cas. D'après Mandl, la modification glottique essentielle qui produit l'émission des sons dans l'un ou l'autre registre, c'est que dans la voix de poitrine l'orifice glottique est ouvert et vibre dans toute son étendue, tandis que dans la voix de tête et de fausset, l'orifice glottique est ouvert et vibrant seulement dans sa portion interligamenteuse, toute la portion intercartilagineuse étant fermée, en même temps que les cordes vocales supérieures s'abaissent, s'appliquent sur les inférieures, et en recouvrent une partie considérable de manière à diminuer l'étendue de la partie vibrante (comme font les *rasettes* employées dans les tuyaux à anche [1]).

Dans ces conditions, la voix humaine peut varier en général dans une étendue de deux octaves, et selon que cette étendue de deux

---

[1] Voy. aussi Ch. Bataille, *Nouvelles recherches sur la phonation*, Paris, 1861.

octaves est comprise dans des régions plus ou moins hautes de
l'échelle des sens musicaux, on a classé les voix humaines, en
allant des plus basses aux plus élevées, en voix de basse (du *fa* au
ré₃), de baryton (du *la* au *fa₃*), en voix de ténor (de l'*ut₂* au *la₃*).
de contralto (du *mi₂* à l'*ut₄*), de mezzo-soprano (du *sol₂* au *mi₄*),
de soprano (du *si₂* au *sol*) ; ces deux dernières voix sont des voix
de femme. Les limites extrêmes de la voix humaine sont du *mi₁* ,
(162 vibrations) à l'*ut₅* (2069 vibrations). Ces différences individuelles sont dues principalement à des différences de longueur des
lèvres de la glotte : la longueur de ces lèvres, représentée par 25.
chez l'homme, l'est par 20 chez la femme, par 15 chez les castrats,
qui possèdent une voix très aiguë.

La voix de l'enfant est très aiguë, et, en effet, les dimensions de
la glotte sont chez lui moitié moindres que chez l'adulte. Lors de
la puberté se produit la *mue* de la voix, et, à la suite du développement relativement subit du larynx, la voix s'abaisse d'une octave
chez les garçons, de deux tons seulement chez les filles. Dans la
vieillesse, par suite de l'ossification des cartilages, de l'atrophie des
fibres musculaires (?), le diapason normal baisse encore, en même
temps qu'il diminue d'intensité : les ténors deviennent barytons.
(L. Mandl).

Le *timbre* de la voix a une première source dans les lèvres de la
glotte elle-même. On sait qu'Helmholtz a démontré que le *timbre*
(V. *Organes des sens, Audition)* est dû à ce que les sons, qui nous
paraissent simples, sont en réalité *composés* d'un son *fondamental*
et de plusieurs sons *accessoires* nommés *harmoniques* (Sauveur).
La combinaison variable de ces harmoniques, selon les divers
instruments, en constitue le timbre particulier. Les lèvres vocales
peuvent, comme les hanches membraneuses, présenter, outre la
vibration fondamentale d'un son, des vibrations partielles qui donnent
naissance à des harmoniques divers de ce son ; de là *les timbres
divers du son glottique.* Mais ce qui accentue surtout le timbre
de la voix, c'est le mode selon lequel quelques-uns de ces sons
harmoniques sont renforcés au niveau des cavités et lames vibrantes
sus-glottiques (pharynx, bouche, fosses nasales, etc.), de manière
à prédominer et à imprimer leurs caractères particuliers à la voix[1]
(V. plus haut, p. 479).

Cette étude des sons harmoniques, comme sources du timbre de la voix,
a permis à Willis, Wheatstone, Donders, du Bois Reymond, et surtout à

[1] Helmholtz, *Théorie physiologique de la musique*, trad. franç. par
Guéroult, Paris, 1868.

Helmholtz[1], de pénétrer le mécanisme par lequel se produisent les *voyelles*. Les voyelles sont essentiellement des sons produits par le passage de l'air dans les cavités pharyngienne et buccale, qui se disposent d'une manière particulière, et par suite résonnent différemment pour la production de chaque voyelle. Quand on prononce une voyelle à voix basse, la glotte n'y prend aucune part, et le son de la voyelle se produit uniquement par le passage de l'air dans les cavités sus-glottiques disposées en ce moment pour l'émission de la voyelle en question ; lorsqu'on prononce cette voyelle a haute voix, les cavités sus-glottiques disposées comme précédemment ont pour effet de renforcer, dans le son glottique, les <u>harmoniques</u> qui correspondent précisément au son de la voyelle que l'on veut émettre. En d'autres termes, les cavités buccale et pharyngienne se comportent comme des *résonnateurs*, qui peuvent être diversement accordés[2].

Nous ne pouvons nous étendre davantage sur cette analyse, qui est du ressort de la physique pure ; ajoutons seulement que l'on a pu parfaitement déterminer la forme que prennent ces cavités pour l'émission de telle ou telle voyelle, et que, lorsque ces cavités sont ainsi disposées, si l'on fait passer le vent d'une soufflerie devant la bouche, on entend alors, même en retenant sa respiration, se produire des sons qui ressemblent parfaitement aux voyelles que l'on prononcerait à voix basse. D'une manière générale, on peut dire que le « diamètre longitudinal de la *cavité pharyngo-buccale* est raccourci et son diamètre transversal agrandi successivement pour les voyelles *a, e, i*; pour les voyelles *o* et *u*, au contraire, le diamètre longitudinal s'allonge et le diamètre transversal diminue. Les mouvements des diverses parties de la cavité se conforment à cette disposition générale. Les lèvres exécutent un mouvement horizontal de plus en plus prononcé en arrière pour les trois premières voyelles, tandis que pour les deux dernières le mouvement en avant sera de plus en plus marqué. Pour l'*o* et l'*u*, il y a retrait de la langue, tandis que pour l'*e* et l'*i*, la langue est plus ou moins jetée en avant. Les mouvements des *joues*, du *voile du palais*, de la *luette* et des *piliers* s'accordent à réaliser la disposition générale, etc. » (Mandl, *op. cit.*)

Les *consonnes*, qui sont, après les voyelles, le second élément de la voix articulée, ne sont pas des sons comme les voyelles ; ce sont des *bruits*, c'est-à-dire des vibrations irrégulières et trop confusément mélangées pour être perçues séparément (V. *Audition*); ce sont des bruits qui ne peuvent se faire entendre distinctement par eux-mêmes, mais qui se différencient par la manière dont ils laissent commencer ou finir l'émission d'une voyelle. Les consonnes ne peuvent donc pas être prononcées sans l'association d'une voyelle. De là leur nom *(cum sonare)*. Au moment de l'émission d'une voyelle, les cavités buccale et pharyngienne se disposent de manière à présenter à l'air, qui va produire la voyelle, certains *obstacles* qu'il ébranle, d'où le bruit plus ou moins éclatant des consonnes.

Selon que cet obstacle siège au niveau des lèvres, de la langue ou du

---

[1] Laugel, *La Voix, l'Oreille et la Musique*, d'après les travaux de Helmholtz. In *Revue des Deux Mondes*, mai 1867.

[2] Mandl, *Hygiène de la voix parlée ou chantée*, Paris, 1879.

voile du palais et du pharynx, on a des consonnes *labiales*, *linguales* ou *gutturales;* et selon que l'obstacle est vaincu par une espèce d'explosion, par un frottement vibratoire ou par un tremblement, on a des *labiales explosives (b, p), résonnantes (f, v, m), tremblotantes (r)*, des *linguales explosives (t, d), résonnantes (s, n, l), tremblotantes (r* lingual)* ; des *gutturales explosives (k, g), résonnantes (j et ch,* surtout chez les Allemands), *tremblotantes (r* guttural). La langue française ne possède pas de véritables consonnes gutturales, c'est-à-dire se produisant dans le pharynx ; mais certaines langues, et surtout l'arabe, en possèdent de très accentuées, par exemple pour le bruit que nous désignons par *h*, qui paraît alors se produire par un obstacle siégeant très profondément, au niveau même de la glotte. C'est en cherchant à pénétrer le mécanisme de la production des *vraies gutturales* de la langue arabe que Czermack découvrit le *laryngoscope*, aujourd'hui universellement employé pour l'exploration du larynx.

Les consonnes labiales, et surtout les labiales explosives *(b, p, m)*, sont les plus faciles à prononcer, vu la simplicité des mouvements qu'elles exigent. Ce sont les premières prononcées par l'enfant *(papa, mama,* etc.), celles que l'on arrive le plus facilement à faire répéter à certains animaux et que l'on trouve naturellement produites dans le *bèlement*.

D'autre part, certaines mêmes consonnes peuvent être produites par des mécanismes analogues, mais siégeant dans des parties différentes ; ainsi on peut distinguer quatre *r* produits, soit par la vibration des lèvres (comme dans *opprobre)*, soit par celle du bout de la langue *(r* normal), soit par celle du voile du palais *(r* du grasseyement), soit enfin par l'orifice supérieur du larynx.

L'ensemble de ces phénomènes, par lesquels un *son* est émis par la glotte, *modifié* par les cavités pharyngienne et buccale de manière à représenter une *voyelle*, et *associé* à certains *bruits* qui se produisent dans ces mêmes cavités et forment les *consonnes*, cet ensemble constitue la *voix articulée*, et par la combinaison intelligente des voyelles et des consonnes en *syllabes*, et des syllabes en *mots*, constitue la *parole*. Dans la *parole parlée*, les syllabes sont produites avec des variations peu marquées de hauteur ; dans la *parole chantée*, au contraire, les syllabes, et surtout les voyelles, leur élément essentiel, sont produites successivement avec des variations de hauteur considérables et harmonieusement réglées.

Innervation de l'appareil laryngien. — Le muscle crico-thyroïdien, qui est au dehors et en avant du larynx, est innervé par la branche externe du *laryngé supérieur ;* tous les autres muscles du larynx sont innervés par le *laryngé inférieur* ou *récurrent*[1].

---

[1] La branche interne du laryngé supérieur donne la sensibilité à la muqueuse du larynx. Or ce laryngé supérieur est uni au récurrent par une branche anastomotique bien connue en anatomie sous le nom d'anastomose de Galien. La nature et le rôle de ce filet anastomotique ont provoqué de nombreuses recherches de la part des physiologistes. D'après Fr. Franck *(Compt. rend. Acad. des sciences,* 25 août 1879), l'anastomose de Galien représente des filets sensitifs (centripètes) remontant du récurrent dans le laryngé supérieur :

Les fibres nerveuses motrices du larynx semblent donc venir du pneumogastrique, d'après l'anatomie descriptive; mais elles représentent en réalité la suite de fibres que ce grand tronc nerveux emprunte à l'accessoire de Willis, ou spinal (branche interne du spinal). Aussi la section du spinal abolit-elle complètement la voix. On pourrait donc le nommer le *nerf vocal*. Chose remarquable, les autres rameaux du spinal (branche externe) se rendent à deux muscles superficiels et bien connus, le sterno-cléido-mastoïdien et le trapèze, muscles qui tous deux jouent un grand rôle dans l'expression par signes, dans ce qu'on pourrait appeler le langage du cou et des épaules (lever les épaules, faire de la tête un signe négatif, etc.). Le nerf spinal semble donc être le nerf de la *mimique* et de la *phonation*.

Tout en servant à la mimique, la branche externe du spinal prend encore une part active, mais indirecte, à la phonation. C'est elle qui innerve les muscles sterno-mastoïdien et trapèze lorsque, pendant l'expiration sonore, ces muscles se contractent pour empêcher la cage thoracique de s'affaisser subitement, et pour ménager ainsi le soufflet à air. Ce fonctionnement est facile à constater chez les chanteurs, où il constitue ce que Mandl a appelé la *lutte vocale*. En effet, dans ce moment le spinal lutte contre l'expiration, et Cl. Bernard, qui par de nombreuses vivisections a démontré ce même rôle du spinal chez les animaux pendant l'émission d'un cri prolongé, a montré par là qu'au point de vue physiologique le nerf spinal est, non pas l'*accessoire*, mais bien l'*antagoniste* du pneumogastrique, puisque, au niveau de la glotte (branche interne), il produit des mouvements opposés à la respiration. ✦

Il est démontré aujourd'hui que le *centre nerveux réflexe de la phonation* a son siège dans la moelle allongée. En effet, ce centre ne se trouve pas dans le cerveau, car on a vu des anencéphales qui criaient sous l'influence d'excitations extérieures ou de douleurs internes. Quant au *centre du langage articulé*, ou plutôt quant au centre de la *mémoire de l'articulation des mots*, nous avons vu qu'il est dans la substance corticale du cerveau, et qu'aujourd'hui on est parvenu à localiser la partie corticale qui est le siège de la *mémoire visuelle*, et celui qui répond à la *mémoire auditive des mots* (V. fig. 39, p. 112), et qu'enfin la troisième circonvolution frontale gauche, ou *circonvolution de Broca*, est le siège de la

---

ces filets sensitifs proviennent surtout de la muqueuse de la trachée et des grosses bronches, comme le prouvent les manifestations de sensibilité fournies par l'animal quand on irrite avec quelques gouttes d'ammoniaque la muqueuse de la trachée et des grosses bronches, en préservant le larynx par une canule spéciale.

mémoire des mouvements phonateurs. Mais le centre bulbaire peut encore fonctionner par action réflexe, alors que le centre cérébral est détruit, car le cri peut être très facile et l'articulation très difficile. Aussi faut-il distinguer l'*amnésie*, ou la perte de la mémoire des mots, de l'*aphasie laryngienne* ou perte de la voix.

Disons enfin que le fonctionnement de l'appareil phonateur, au point de vue du langage, est dans une relation étroite avec celui de l'audition ; la parole ne pouvant venir qu'après l'audition, l'enfant n'apprend à parler que par la reproduction des sons qu'il entend journellement. Celui qui n'a pas entendu ne peut parler ; bien plus, ainsi que l'a démontré Bonnafond, tout individu ayant entendu et parlé jusqu'à l'âge de trois ou quatre ans, même de cinq, et qui accidentellement viendra à perdre complètement l'ouïe, perdra peu à peu l'usage de la parole à tel point que, quelques années après, il sera à peine susceptible d'articuler quelques sons. On peut donc dire que le sourd-muet de naissance n'est muet que parce qu'il est sourd [1].

RÉSUMÉ. — Le *larynx* est l'organe de la phonation, qui se produit au niveau des *cordes vocales inférieures* (véritables cordes vocales). Ce sont les bords de la *glotte* qui vibrent comme dans un instrument à *anche membraneuse*, et les muscles qui modifient l'ouverture de la glotte et en tendent les bords (cordes vocales), modifient ainsi l'*acuité* des sons. De tous ces muscles, le plus important à considérer est le *thyro-aryténoïdien*.

La glotte ne produit qu'un *son inarticulé*, doué d'une *hauteur*, d'un *timbre* et d'une *intensité* variables.

L'*articulation* des sons est due : 1° au mode selon lequel quelques-uns des *harmoniques* du son glottique sont renforcés par les cavités pharyngienne, nasale, buccale (production des voyelles) ; 2° aux *bruits* qui se produisent, au moment ou à la fin de l'émission des voyelles, dans la cavité buccale *(consonnes* labiales, linguales, gutturales, etc.).

Le *nerf récurrent* est le nerf de la phonation ; il innerve tous les muscles du larynx, excepté le crico-thyroïdien ; ce nerf provient de la branche interne du spinal annexée au pneumogastrique. La branche externe du spinal sert également, mais d'une manière moins directe, à la phonation (innervation du trapèze et du sterno-mastoïdien dans le chant).

1 Voy. J. P. Bonnafont, *Traité théorique et pratique des maladies de l'oreille*, 2ᵉ édition, p. 609, Paris, 1873. — Gellé, *Précis des maladies de l'oreille*, Paris, 1884.

HUITIÈME PARTIE

NUTRITION EN GÉNÉRAL

Les progrès de la *physiologie générale* permettent aujourd'hui de tracer, sous le titre d'*étude de la nutrition en général*, une esquisse des rapports les plus essentiels entre les phénomènes que nous venons d'étudier dans les chapitres précédents (digestion, circulation, respiration) et ceux qui seront l'objet des chapitres suivants (sécrétions et excrétions en particulier). — La présente étude sera de plus un complément de celle que nous avons faite sur la *sécrétion en général* (ci-dessus, p. 292).

D'une manière générale, on désigne sous le nom de *nutrition*, l'ensemble des échanges qui se font entre l'organisme vivant et le milieu qui l'entoure.

La *nutrition*, chez les animaux, comprend à la fois des actes préparatoires et des actes intimes qui se passent au niveau des tissus, des éléments anatomiques. Mais ces actes préparatoires sont tellement distincts, qu'ils sont aujourd'hui classés en physiologie comme des fonctions particulières : *digestion*, ou actes de transformation des substances alimentaires; *absorption*, ou pénétration des substances transformées dans le sang ; *circulation*, ou transport du sang et de ces substances jusqu'au niveau de tous les tissus, de tous les éléments anatomiques. Au niveau des éléments anatomiques se produisent, au contact du sang, les phénomènes auxquels on réserve spécialement aujourd'hui le nom de *nutrition:* ce sont les échanges qui s'établissent plus ou moins directement entre le sang et les tissus, les actes par lesquels certaines glandes modifient la composition du sang, etc.

Du sang dans la nutrition. Distinction des actes successifs de la nutrition. — Le sang est le milieu intérieur dans lequel vivent les éléments anatomiques; il leur apporte les matériaux à

assimiler, il entraine loin d'eux les substances résultant de la désassimilation.

Pour que cette nutrition des éléments anatomiques s'effectue
normalement, la composition de ce milieu intérieur ne doit pas subir
des oscillations trop considérables; si les substances qui y sont
normalement contenues s'y trouvent dans des proportions exagérées,
les éléments de tissus subissent des modifications fonctionnelles qui
se traduisent souvent par des altérations matérielles faciles à constater. Ainsi, par exemple, il est un tissu, celui du cristallin, qui
nous donne une mesure de l'influence que peut exercer l'état de plus
ou moins grande richesse du sang en eau, c'est-à-dire la concentration
du milieu intérieur (par perte d'eau ou bien par excès de substances
salines ou autres en dissolution dans le plasma). On sait que lorsque,
sur une grenouille, on introduit dans le tube digestif une forte dose
de sel marin ou de sucre, telle que son absorption amène le sang à
un haut degré de concentration, on voit bientôt le cristallin devenir
opaque, parce qu'il cède une partie de son eau au sérum sanguin.
Dès que l'on remet l'animal dans les conditions nécessaires pour
que le sang reprenne son eau normale de constitution et rende au
cristallin celle qu'il lui avait empruntée, l'opacité de la lentille
disparaît aussi rapidement qu'elle s'était montrée. Un phénomène
analogue se produit en clinique ; chez les malades diabétiques,
c'est-à-dire hyperglycémiques, il est connu sous le nom de *cataracte
diabétique*. Du reste, il est bien d'autres symptômes du diabète qui
s'expliquent par le fait de la concentration du sang, c'est-à-dire
par le fait des échanges endosmo-exosmotiques qui se font alors
entre lui et les tissus; on sait, par exemple, que, chez le diabétique,
l'eau ingérée pour satisfaire sa soif intense n'est pas éliminée de la
même manière que chez l'individu sain; elle passe beaucoup plus
lentement dans les urines; c'est que, lorsque le diabétique boit,
l'eau absorbée vient diluer le sang; mais, comme les tissus ont cédé
au milieu intérieur, concentré par son état hyperglycémique, une
partie de leur eau, ils enlèvent alors par extraction exosmotique
au sérum du sang la quantité d'eau qu'ils avaient précédemment
perdue. C'est pour cela que la diurèse, c'est-à-dire l'évacuation
abondante d'urine, ne se fait pas, après l'ingestion d'eau, aussi
rapidement chez le diabétique que chez l'individu sain.

Mais de pareilles ruptures d'équilibre ne sauraient constituer
l'état normal : cependant les ingestions sont intermittentes, et si la
composition du milieu intérieur (sang artériel général) reste relativement constante, c'est que la masse sanguine établit des rapports
complexes entre les différents départements de l'organisme ; en tel
lieu, certaines substances sont emmagasinées, mises comme en

réserve, et ne reparaissent dans le sang qu'au fur et à mesure des besoins des autres tissus ; ce sont là des phénomènes intermédiaires à l'absorption d'une part, d'autre part à la nutrition proprement dite. De plus, quand les tissus ont rejeté dans le sang leurs produits de désassimilation, ce milieu intérieur peut servir semblablement à établir des rapports divers entre ces tissus et des organes où s'achèvent les métamorphoses chimiques des produits de désassimilation ; ce sont là des phénomènes intermédiaires entre la désassimilation au niveau des tissus d'une part, et d'autre part les actes de sécrétion excrémentitielle ou de rejet au dehors de l'organisme.

On voit donc que l'étude de la *nutrition*, en ne comprenant sous ce nom que les métamorphoses que subissent les substances nutritives depuis leur arrivée dans le sang jusqu'à leur départ, sous forme de produits excrémentitiels, dans les sécrétions, doit passer en revue une série d'actes très complexes et dont, il faut bien le reconnaître, quelques-uns sont peu connus dans leur nature, à peine soupçonnés dans leur mécanisme. Dans l'état actuel de la science, aborder l'analyse de ces phénomènes de nutrition, c'est tracer un cadre, indiquer un programme selon lequel il nous est permis d'entrevoir que les progrès de la physiologie expliqueront ultérieurement ces phénomènes ; c'est chercher à localiser les diverses phases de ces actes intimes ; s'il est peu de points de ce sujet sur lesquels nous soyons en possession de connaissances complètes, permettant une théorie achevée, nous sommes du moins en mesure de démontrer combien les théories anciennes sont exclusives, peu en rapport avec les faits, insoutenables en un mot.

Les considérations qui précèdent indiquent assez l'ordre que nous suivrons dans cet exposé. Nous étudierons : 1° les fonctions par lesquelles des substances introduites dans le milieu inférieur sont mises en réserve dans des organes plus ou moins nettement déterminés : ce sont là des actes que nous pouvons considérer comme *préparatoires* de la nutrition proprement dite ; 2° les actes de nutrition proprement dite, c'est-à-dire d'assimilation et de désassimilation au niveau des éléments anatomiques en général ; 3° les actes complémentaires ou d'achèvement de la désassimilation.

Cette triple série de phénomènes renferme le cycle complet de l'évolution assimilatrice et désassimilatrice des matériaux nutritifs au sein de l'organisme.

Mais nous ne devons pas perdre de vue ce fait que, des trois phases sus-indiquées, c'est la phase moyenne, celle qui se passe au niveau des éléments anatomiques, qui est la plus importante. La nutrition proprement dite ne commence, nous le répétons, qu'au moment où les éléments anato-

miques divers interviennent par leur activité propre, puisent dans le sang
qui les baigne, pour emprunter à ce milieu intérieur les substances dont
ils ont besoin *(assimilation)*, et pour rejeter dans ce même milieu les
matériaux qui ne leur sont plus utiles *(désassimilation)*. Mais c'est à tort
que, même en réduisant le mot *nutrition* à son sens propre, quelques
auteurs paraissent regarder le sang comme étant essentiellement le siège
de ce phénomène, les éléments anatomiques n'ayant pour ainsi dire qu'à
saisir au passage les matériaux tout prêts que charrie le liquide sanguin.
Les phénomènes sont plus complexes; entre le sang et les éléments du
tissu, les échanges sont plus compliqués; il est probable qu'ils se font par
l'intermédiaire du plasma, de la lymphe, qui, issue des vaisseaux sanguins,
baigne seule les tissus dont elle constitue le liquide interstitiel. Il en est
ainsi et pour les phénomènes d'assimilation et pour ceux de désassimilation.
Il se produit donc entre le moment où le nutriment passe du sang dans
l'élément anatomique et celui où il retourne dans le sang sous forme de
déchets organiques, il se produit des actes complexes d'élaboration, qui,
joints aux phénomènes antérieurs d'emmagasinement, font qu'il est à peu
près impossible de faire le bilan immédiat de la nutrition d'un animal.
Sans doute, dit Cl. Bernard, il y a entre les phénomènes de la nutrition et
l'emploi de certains aliments des relations qui ont été bien mises en lumière
par les beaux travaux de Dumas et de Boussingault, mais la rigueur de
ces usages n'est pas absolue. L'organisme jouit d'une certaine élasticité,
d'une laxité dans les mécanismes qui lui permet les compensations; il peut
remplacer une substance par une autre, faire servir une même matière à
bien des usages divers.

Ce n'est pas à dire cependant qu'il faille négliger ces recherches sur ce
qu'on a appelé le *bilan nutritif de l'organisme:* Carl Vogt, pour montrer
ce qu'aurait d'exagéré toute opinion exclusive dans un sens ou dans l'autre,
se sert d'une ingénieuse comparaison : « On a fait remarquer, dit-il, qu'on
ne pourrait déterminer les travaux faits dans un laboratoire de chimie, si
l'on se borne à examiner combien d'eau, d'acide sulfurique, de potasse et de
chaux y ont été introduits, et combien d'acide carbonique et d'eau s'en
vont par la cheminée ou sont emmenés par les canaux. Cela est parfaitement vrai, mais il est vrai aussi que des observations de ce genre ont
cependant une certaine valeur quand elles se rapportent à un laboratoire
qui, comme le corps animal, ne produit et n'absorbe que certaines
substances. Un chimiste qui serait préposé à une fabrique d'acide sulfurique peut parfaitement se rendre compte de sa fabrication quand il sait
combien on a employé de soufre, de salpêtre et de combustible. » On
appelle donc *bilan de l'organisme* l'équilibre entre les recettes (aliments)
et les dépenses (produits excrétés). Si l'on tient compte de tous les produits
excrétés par les glandes, par les reins, par le poumon, etc., on trouve
qu'en moyenne un homme adulte perd en vingt-quatre heures 310 grammes
de carbone, 21 grammes d'azote et 2000 grammes d'eau. Il faut donc, pour
que ces pertes soient exactement compensées par ce qu'on appelle la *ration
d'entretien*, que chaque jour les aliments rendent à l'organisme ces mêmes
quantités de carbone, d'azote et d'eau (mais cette dernière est trop variable
selon la température extérieure pour qu'il y ait à la faire entrer en ligne.

de compte). Le calcul montre que cette ration d'entretien est réalisée par 1000 grammes de pain et 286 grammes de viande. Mais quand la machine animale travaille, la ration d'entretien n'est pas suffisante, puisque alors les aliments doivent être la source des forces produites. C'est pourquoi, d'après les calculs de Moleschott, la ration d'un ouvrier doit renfermer : 130 grammes de substances albuminoïdes, 488 grammes d'hydrocarbures (dont 84 de graisse). On comprend, du reste, que ces proportions doivent varier selon les conditions, et notamment selon la nécessité de produire beaucoup de chaleur; ainsi les Esquimaux et les Lapons se gorgent de graisses et d'huiles de mammifères marins; ils chauffent leur organisme avec un combustible d'élite.

I. **Matières de réserve**. — Le sang reçoit du milieu extérieur et apporte aux tissus, d'une part, les substances que ceux-ci s'assimileront, et, d'autre part, le gaz oxygène, dont la combinaison avec ces substances sera la source de toutes les activités nutritives et fonctionnelles; il apporte, en un mot, les combustibles et le gaz comburant, puisque nous savons que, d'une manière générale, les phénomènes d'oxydation ou de combustion sont l'origine des différentes forces dégagées par les éléments anatomiques (contraction musculaire; courant nerveux; décharge des organes électriques, etc.). Or, le fait d'emmagasinement, d'état de réserve, s'observe aussi bien pour les matériaux combustibles que pour le gaz comburant (l'oxygène).

Rôle du foie; emmagasinement du glycogène. — C'est à Cl. Bernard que nous devons la connaissance générale de cet état de réserve auquel les matériaux nutritifs peuvent être conservés dans l'organisme; c'est lui qui a démontré, en particulier, l'état d'emmagasinement d'une matière dont il a poursuivi l'évolution dans l'organisme (glycogène, sucre); c'est lui qui a localisé cet emmagasinement dans un viscère important (le foie). Nous prendronc donc, comme type des fonctions et des matériaux de réserve, la fonction du foie et l'évolution organique de la matière glycogène.

Les aliments digérés et absorbés n'arrivent dans le milieu interstitiel, dans les capillaires généraux, qu'après avoir traversé le foie; cela est vrai surtout pour les albuminoïdes et les hydrocarbures, dont la principale voie d'absorption est la veine porte, sur le trajet de laquelle est interposée la masse hépatique. Or, pour ces aliments, il ne suffit pas qu'ils aient pénétré dans le torrent circulatoire; l'absorption une fois faite, leur évolution n'est pas terminée, et il peut s'écouler bien du temps, se produire bien des modifications entre le moment où une matière alibile est absorbée et celui où elle sert à la nutrition de l'élément anatomique. En découvrant la matière glycogène du foie et les phénomènes de la digestion des matières sucrées, Cl. Bernard a jeté les premières clartés sur ces phases préliminaires de la nutrition. Il a démontré que les matières sucrées pénètrent dans le sang de la veine porte à l'état de glycose, qu'une faible partie de cette glycose traverse directement le foie pour aller immédiatement servir aux combustions organiques, tandis que la plus grande partie s'arrête au niveau du foie, s'y déshydrate et s'y entrepose à l'état de matière glycogène, pour être ensuite distribuée, après une nouvelle transformation en glycose, au fur et à mesure des besoins de l'organisme. Le foie, dit-il, est donc une sorte de grenier d'abondance où vient s'accumuler l'excès de la matière sucrée fournie par l'alimentation.

Aussi qu'arrive-t-il lorsqu'on supprime cette action du foie, c'est-à-dire lorsque, par des procédés expérimentaux dans le détail desquels nous ne saurions entrer ici, on empêche le sang veineux intestinal de traverser le parenchyme hépatique ? Dans ce cas, la glycose, n'étant plus retenue, se trouve en excès dans le milieu intérieur à la suite de chaque digestion ; il y a une *glycémie anormale*, et par suite *glycosurie*, c'est-à-dire présence du sucre dans les urines, puisque nous savons que le sucre passe dans ce produit excrémentitiel dès que sa quantité dans le sang dépasse la proportion normale.

Ces faits expérimentaux sont pleinement confirmés (ainsi que nous l'avons déjà brièvement indiqué ci-dessus, p. 378) par les faits cliniques. Il était, en effet, à prévoir que chez l'homme une altération profonde, une destruction du parenchyme hépatique, ou une simple suppression du passage du sang intestinal (veine-porte) dans ce parenchyme, en supprimant le rôle du foie comme lieu d'emmagasinement des substances glycogènes, devrait amener un débordement dans les urines du sucre contenu en trop grande abondance dans le sang par suite d'une absorption considérable de matière sucrée. Il devait se produire dans ces cas un *diabète alimentaire*. Ces prévisions de la physiologie expérimentale ont eu leur réalisation dans le domaine des faits cliniques. Colrat (de Lyon) a observé trois cas de cirrhose hépatique dans lesquels le sucre, en proportion notable, apparaissait régulièrement dans les urines après la digestion d'aliments féculents, reproduisant ainsi les conditions de ce que Cl. Bernard a appelé la *glycosurie alimentaire*, par opposition à la glycosurie qui résulte de la transformation exagérée de la matière glycogène en sucre *(glycosurie hépatique)*. Lépine *(Gazette médicale*, mars 1876) s'est attaché à provoquer en quelque sorte expérimentalement ce diabète alimentaire, chez des sujets qu'on soupçonnait affectés d'une lésion grave du parenchyme hépatique ; il faisait absorber à ces malades du sucre de raisin. Or, dans trois cas de cirrhose confirmée, le résultat de cette ingestion a été de produire une glycosurie passagère. On conçoit qu'il y ait là une donnée à utiliser pour le diagnostic : les maladies abdominales qui n'intéressent pas le foie, ou les altérations du foie qui n'affectent pas gravement le parenchyme hépatique, ne produiront pas le diabète alimentaire.

Nous avons dit que la glycose provenant de la digestion intestinale se déshydrate pour se fixer dans le foie à l'état de matière glycogène. Dans le fait de cet emmagasinement il y a donc non seulement acte de dépôt, mais encore acte chimique, acte de réduction. Bien plus, Cl. Bernard a démontré qu'il peut y avoir acte de réduction chimique plus complexe, c'est-à-dire formation de sucre aux dépens des aliments albuminoïdes, si l'organisme ne peut puiser à l'extérieur les quantités de sucre nécessaires à son fonctionnement, et surtout à son développement. C'est, en effet, pendant le développement des jeunes organismes que la glycose paraît le plus indispensable à la nutrition, à l'évolution des tissus, et on voit alors que la fonction, qui chez l'adulte se localise dans le foie, se trouve alors, chez les embryons de mammifères, répartie d'une manière plus ou moins diffuse dans divers tissus, et plus particulièrement dans les formations placentaire et amniotique. Mais c'est chez les oiseaux que cette fonction glycogénique de l'embryon présente son plus grand intérêt, puisqu'ici son étude démontre que l'organisme peut former de la matière sucrée. Ces résultats sont dus aux expériences de Cl. Bernard. Ce physiologiste analysait à cet effet les œufs à chaque jour de l'incubation; il a constaté que le sucre, contenu dans l'œuf dans la proportion de 3,70 pour 1000 au début de l'incubation, va en diminuant jusqu'au dixième jour (0,88 pour 1000), puis augmente de nouveau jusqu'à la fin de l'incubation (2,05 pour 1000). Il y a donc *destruction* de la matière sucrée par suite de la nutrition, puis reformation de cette matière. Cette formation est le fait le plus intéressant; c'est un exemple de *synthèse d'un principe immédiat ;* c'est le début de la *fonction glycogénique*, de telle sorte que nous pouvons dire que, dans la fonction des organes glycogéniques, il y a non seulement emmagasinement de sucre transformé en glycogène et de nouveau transformable en sucre, mais il peut y avoir encore, dans certaines circonstances, formation de la matière sucrée aux dépens des autres matériaux de nutrition : il s'agit donc alors non plus d'une provision, mais d'une formation de réserve. Nous insistons sur ces faits, car ils démontrent la réalité de ce que nous avons indiqué déjà à plusieurs reprises, à savoir qu'il n'est plus permis aujourd'hui de considérer la nutrition comme *directe*, c'est-à-dire comme n'utilisant que des principes fournis par l'absorption intestinale, et les utilisant sous la forme où ils ont été fournis par cette absorption. Ce rôle formateur, que peuvent présenter les organes qui sont le siège des dépôts de réserve, jette un grand jour sur la pathologie de certains troubles complexes. Voici, par exemple, comment Cl. Bernard est amené aujourd'hui à concevoir la physiologie pathologique du diabète : « Par suite d'un travail de désassimilation excessif, l'organisme use incessamment et d'une manière exagérée le dépôt de réserve dont le foie est le siège ; le sucre est versé dans le sang en quantité anormale, d'où hyperglycémie et glycosurie ; mais la source hépatique n'est pas épuisée pour cela ; elle continue à assimiler les matériaux propres à fournir le glyco- gène et, par suite, le sucre ; elle redouble, pour ainsi dire, d'activité pour remplacer le sucre éliminé ; elle épuise l'organisme pour suffire à cette production, à cette dépense désordonnée en matière sucrée. » (Cl. Bernard, *Le Diabète*, p. 437, Paris, 1877.)

Réserves de sels calcaires. — C'est encore pendant la vie embryonnaire que se forment des amas de réserve de certains sels calcaires. Dastre a découvert [1], dans les enveloppes de l'œuf des ruminants, des plaques choriales que l'analyse chimique montre formées de sels calcaires identiques à ceux des os, sauf le carbonate de chaux, qui n'y existe qu'en faible proportion ; ces plaques choriales, comme le montre l'auteur, s'atrophient et disparaissent à mesure que se fait l'ossification des pièces du squelette ; elles constituent donc une véritable réserve où s'accumulent les substances phosphatées, en attendant le moment de leur utilisation dans l'organisme fœtal. Le fait de la faible proportion de carbonate de chaux ne vient pas à l'encontre de cette manière de voir, si l'on a égard à ce que Milne Edwards a fait observer à propos de la constitution des os. « Le carbonate de chaux, dit-il, ne paraît remplir qu'un rôle très secondaire dans la constitution des os. Il est en faible proportion chez les jeunes individus, ainsi que dans les parties osseuses de nouvelle formation, et il devient plus abondant avec les progrès de l'âge. » Ce phénomène de réserve des sels calcaires chez l'embryon peut être rapproché de celui qui s'observe chez les écrevisses au moment de la mue. On trouve, à cette époque, d'abord dans les parois, puis dans la cavité de l'estomac de ces animaux, des masses dures improprement appelées *yeux d'écrevisse ;* ces masses sont de nature calcaire (carbonate et phosphate) ; elles disparaissent rapidement à mesure que la nouvelle carapace se consolide et se calcifie.

Réserves et fabrication des graisses. — Il en est de même pour la graisse, qui s'accumule dans les cellules adipeuses du tissu conjonctif interstitiel et sous-cutané, et y reste comme une réserve

---

[1] A. Dastre, *L'Allantoïde et le Chorion chez les mammifères*, thèse de doctorat ès sciences, Paris, 1876.

pour fournir aux besoins de la combustion respiratoire. Ici encore ce dépôt de réserve ne représente pas uniquement un simple emmagasinement des substances grasses, telles qu'elles ont été fournies par l'absorption intestinale, un dépôt pur et simple dans les cellules adipeuses de la graisse toute formée que fournissent les aliments. Il y a, au niveau des cellules qui ont pour fonction de fixer et de retenir les graisses, un travail d'assimilation et de constitution chimique en tout semblable à celui qu'accomplissent les cellules hépatiques relativement aux matières glycogènes· et sucrées; ce qui prouve ce rôle spécial des cellules adipeuses, c'est que la composition de la graisse varie avec les diverses parties du corps d'un même animal; c'est que, pour une même espèce nourrie très différemment, les corps gras d'un même tissu paraissent à peine varier. Il est établi aujourd'hui que l'on peut engraisser un animal en le nourrissant exclusivement de viande exempte de corps gras. Dans ce cas, l'organisme forme les graisses aux dépens des matières albuminoïdes; mais par quel mécanisme, par quel dédoublement? C'est ce qu'il est encore difficile de préciser d'une manière certaine. D'après Pettenkofer et Voït, chez un animal nourri avec des matières albuminoïdes en excès, une grande partie de carbone n'est pas éliminée, n'est pas comburée, et sert à former des graisses ou des corps analogues. D'autre part, l'observation la plus vulgaire montre que les féculents sont de toutes les substances alimentaires les plus aptes à l'engraissement, ce qui indique que les hydrates de carbone sont très propres à fournir les matériaux avec lesquels l'organisme peut former de la graisse; mais l'ingestion directe de ces hydrates de carbone n'est pas indispensable à la formation des graisses des cellules adipeuses; il suffit, pour cela, que des hydrates de carbone soient formés dans l'organisme, et nous avons vu qu'ils pouvaient, en effet, y prendre naissance aux dépens des aliments albuminoïdes, puisque Cl. Bernard a montré que du glycogène se produit dans le foie avec une alimentation entièrement exempte de graisses et d'hydrates de carbone [1].

[1] Ce fait que l'organisme animal peut fabriquer, peut produire par synthèse certains principes immédiats, qui ne figurent pas dans son alimentation, mais dont il tire de son alimentation les matériaux constituants, ce fait a été longtemps controversé. Il y a cependant longtemps que Milne Edwards et Dumas en ont donné une démonstration ingénieuse et élégante, tirée de l'étude des insectes. Il s'agit de la production de la cire, corps gras que les abeilles fabriquent en si grande abondance. En déterminant, par comparaison, la dose de corps gras préexistante dans le corps des abeilles, dose relativement minime, et en nourrissant une ruche exclusivement avec du sucre, nécessaire à la fabrication de leurs gâteaux, ces deux expérimentateurs établirent que la cire peut être fabriquée aux dépens des éléments du sucre, c'est-à-dire sans le concours d'un corps gras fourni par l'alimentation.

Réserves d'oxygène. — Des phénomènes semblables paraissent se passer pour ce qu'on peut appeler les principes constituants de l'organisme. Ainsi, d'après Picard, la rate serait un lieu d'emmagasinement pour le fer (destiné à la formation des hématies), et peut-être pour le potassium ; quelques auteurs regardent les organes lymphoïdes comme un lieu de réserve albuminoïde.

En tout cas, parallèlement aux réserves des matériaux combustibles, il y a lieu de signaler la production de réserves pour le gaz comburant, pour l'oxygène. L'acide carbonique exhalé pendant une certaine période ne correspond pas toujours à l'oxygène absorbé dans cette même période ou dans celle qui l'a immédiatement précédée; il y a, dans certains états de l'organisme, absorption en excès d'oxygène et emmagasinement de ce gaz, et ce dépôt est ultérieurement employé lorsque l'acide carbonique est exhalé relativement en excès. Regnault et Reiset avaient déjà très nettement indiqué ces faits lorsque, étudiant les animaux en hibernation, ils avaient observé que ces animaux augmentent de poids pendant leur engourdissement, et que cette augmentation de poids provient d'une accumulation d'oxygène sans exhalation proportionnellement d'acide carbonique. Depuis lors, on a observé des phénomènes semblables chez l'homme lui-même, en comparant les absorptions et les exhalations gazeuses qu'il produit pendant la période de sommeil et pendant celle de veille et d'activité. En général, chez l'animal soumis à un violent travail musculaire, il y a excès d'acide carbonique expiré. Les observations de Pettenkofer et Voït sont parfaitement démonstratives à ce sujet. « En calculant pour 100, dit Gautier, d'acide carbonique et d'oxygène les quantités exhalées ou absorbées pendant la veille et le sommeil, on a pour les jours de repos et de travail les nombres suivants :

	Pour 100 CO² exhalé		Pour 100 O absorbé.	
	Jour.	Nuit.	Jour.	Nuit.
Repos.	58	42	33	67
Travail.	69	31	31	69

« Ainsi, par le travail musculaire et pendant le jour, il y a non seulement exhalation plus abondante d'acide carbonique, mais l'oxygène paraît être emprunté aux matières animales elles-mêmes, et n'être ensuite activement absorbé que pendant la nuit suivante. »

Est-il nécessaire d'insister, en présence de ces faits, sur ce que nous avons dit précédemment, à savoir que la nutrition n'est pas directe (p. 492), c'est-à-dire qu'on ne peut établir, pour un moment donné, un bilan exact de l'organisme, avec parallélisme parfait des recettes et des dépenses.

II. Assimilation et désassimilation. — La faculté que possède tout élément anatomique vivant d'être en relation d'échange continu avec le milieu qui le baigne, d'attirer les principes qu'il renferme, de se les incorporer pour un temps, puis de les rejeter après leur avoir fait subir certaines modifications, cette faculté est la propriété commune, la plus générale, la plus essentielle de toute partie vivante. Grâce à ce double mouvement continu de combinaison et de décombinaison, que présentent les éléments anatomiques sans se détruire, ces éléments, et, par suite, l'édifice organique tout entier, sont le siège d'une perpétuelle circulation de matière; c'est ce mouvement d'assimilation et de désassimilation que Cuvier désignait par le nom de *tourbillon vital*.

Cette succession incessante d'assimilation et de désassimilation, ce mouvement nutritif, en un mot, est, disons-nous, la propriété la plus générale des éléments anatomiques vivants; elle est, en effet, la condition indispensable de la manifestation de toutes les autres propriétés, sensibilité, contractilité, etc.

Les deux actes d'entrée et de sortie des matières qui prennent part, pour un temps plus ou moins long, à la composition des éléments anatomiques vivants, ces deux actes sont entièrement mêlés l'un à l'autre et s'accomplissent le plus souvent simultanément ; cependant il est certaines périodes où les phénomènes d'entrée prédominent, d'autres où les phénomènes de sortie sont plus accentués. Il est donc permis, pour la commodité de l'analyse physiologique, d'étudier séparément les premiers actes sous le nom d'*assimilation*, parce que, par ces actes, des substances plus ou moins différentes de celles de l'élément vivant deviennent semblables à elles ou tout au moins leur sont incorporées ; et les seconds actes sous le nom de *désassimilation*, parce qu'alors les principes qui faisaient partie de la substance des éléments cessent d'être semblables à celle-ci, et s'en séparent en prenant un état qui, sans être absolument celui des corps d'origine minérale, s'en rapproche par la propriété de cristalliser (acide urique, urée, etc.).

Assimilation. — L'acte d'assimilation est un de ces phénomènes élémentaires que la physiologie n'a pu encore analyser, et dont elle ne saurait espérer découvrir de sitôt le mécanisme intime ; c'est ce qu'on peut, à ce point de vue, appeler un acte *vital*. Il est, en effet, évident que les simples lois de la physique sont impuissantes à expliquer comment la cellule vivante, l'élément anatomique, attire à lui telle substance du milieu ambiant : ici les lois de l'endosmose ne sauraient être invoquées, car le plus souvent les choses se passent à l'inverse de ce que pourrait faire supposer *a priori* la réalisation d'un simple phénomène d'endosmose. Ainsi, le globule sanguin nage dans un liquide, le sérum sanguin, riche en sels de soude et relativement pauvre en sels de potasse ; cependant ce sont surtout les sels de potasse que le globule sanguin attire à lui et qu'il s'assimile. Chaque élément anatomique choisit pour ainsi dire dans le milieu intérieur les substances qu'il s'incorpore ; c'est ainsi que les sels du tissu musculaire ne sont pas les mêmes que ceux du cartilage. Le peu que nous enseigne la chimie sur l'assimilation des substances azotées et des hydrocarbures nous montre que pour ces substances, comme pour les sels, il ne saurait être question d'expliquer leur entrée dans les éléments anatomiques par le fait d'un simple acte d'endosmose ; il y a, en effet, au moment de l'assimilation de ces substances, des actes qui les modifient en combinant des éléments empruntés aux unes et aux autres ; c'est pourquoi l'assimilation des matières protéiques est aidée par la présence des substances hydrocarbonées ; c'est pourquoi on a reconnu depuis longtemps la nécessité d'une alimentation mixte.

Ce n'est pas non plus simplement par un acte d'endosmose ou de diffusion gazeuse que l'oxygène du sang vient dans les éléments anatomiques pour y donner lieu à la combustion des substances ternaires et quaternaires. L'oxygène est, dans le sang, combiné avec l'hémoglobine des globules sanguins ; il faut donc une action particulière des éléments anatomiques pour s'emparer du gaz vital qui leur est nécessaire, en désoxydant l'hémoglobine ; il est impossible de définir entièrement cette action, mais la réalité de son existence est rendue bien évidente par l'étude des actes semblables ou même beaucoup plus énergiques que nous voyons accomplis par des organismes élémentaires, monocellulaires. Ainsi, certains ferments, qui ont besoin d'oxygène pour se développer et vivre, s'ils ne trouvent pas dans le milieu ambiant ce gaz libre ou en solution, mais seulement à l'état de combinaisons, sont capables de défaire ces combinaisons pour se procurer le gaz comburant ; c'est le cas de ces vibrioniens qu'a étudiés Pasteur, qui décomposent le tartrate de chaux ou qui transforment l'acide lactique en acide butyrique : « Chez l'homme et chez les animaux supérieurs, dit Cl. Bernard, les éléments anatomiques se comportent comme ces animalcules vibrioniens : ils désoxydent l'hématine. »

Désassimilation. — L'acte complexe de désassimilation représente, dans son ensemble le plus général, un phénomène chimique d'oxydation par lequel les substances faisant partie de l'élément anatomique sont transformées en produits qui doivent être rejetés ; le but de ces oxydations, pour ne parler ici que de la forme la plus générale du phénomène, est de produire, par la chaleur développée, les différentes forces qui sont le résultat du fonctionnement des éléments anatomiques (chaleur, travail mécanique du muscle, phénomène de conduction nerveuse, etc.).

Il est difficile de dire exactement quand finit l'assimilation et quand commence la désassimilation. En effet, il faut distinguer, dans les substances assimilées et désassimilées, celles qui peuvent être considérées comme servant spécialement à la réparation des tissus, et celles qui sont employées par ces tissus pour produire les combustions fonctionnelles auxquelles nous avons fait précédemment allusion.

Une comparaison classique fera bien comprendre cette distinction : L'organisme, qui produit du travail (contraction musculaire, etc.) en brûlant les substances alimentaires, a été souvent, par une comparaison dont on a abusé, identifié au fourneau d'une machine à vapeur, qui produit de la chaleur, et, par suite, le travail de la vapeur, en brûlant du charbon. En adoptant cette comparaison nous devons remarquer que non seulement le fourneau brûle du combustible, mais que la machine elle-même s'use ; il faut non seulement lui fournir du charbon, mais il faut la réparer ; de même l'organisme brûle les substances alimentaires, mais en même temps les éléments anatomiques, siéges de ces combustions, perdent de leur propre substance ; il faut qu'ils s'assimilent des substances réparatrices, en même temps que les matériaux nécessaires à de nouvelles combustions.

En poussant plus loin cette comparaison, on peut concevoir, sous une forme pour ainsi dire idéale, les divers actes successifs de l'assimilation et de la désassimilation des substances purement réparatrices. On peut construire le schéma suivant que nous empruntons à Beaunis. « Soit, par exemple, pour fixer les idées, l'assimilation d'une substance albuminoïde par une fibre musculaire. Dans un premier stade, *stade de fixation*, la fibre musculaire s'empare de l'albumine qui lui est offerte par le sang et la lymphe à l'état d'albumine du sérum ; mais à cet état, l'albumine ne peut entrer dans la constitution de la fibre, il faut qu'elle soit transformée, *stade de transformation* ; elle devient alors de la myosine ; mais elle a encore une étape à franchir pour devenir partie intégrante de la fibre musculaire, c'est le stade d'*intégration* ou de *vivification* ; elle n'était jusqu'ici que substance organique, elle devient *organisée*, vivante, elle devient substance contractile [1]. » Quant aux substances qui seraient regardées comme représentant simplement le combustible de la machine animale, on pourrait dire que pour elles il y a à peine assimilation ; elles ne font que traverser l'élément anatomique sans entrer dans sa constitution propre, de même que le charbon ne fait réellement pas partie de la machine dans

____

[1] Beaunis, *Physiologie*, 2e édit., t. I, p. 583.

laquelle il est brûlé. Pour ces substances, on arriverait à formuler ce paradoxe, qu'elles sont désassimilées, c'est-à-dire brûlées, etc., sans avoir été réellement assimilées.

Mais en réalité, les choses ne sauraient être conçues sous cette forme schématique. Une même substance, par son dédoublement, peut fournir à la fois des matériaux réparateurs et des matériaux combustibles; elle est donc assimilée pour une partie de ses principes composants, alors que la désassimilation commence déjà pour l'autre partie. C'est pourquoi nous disions qu'on ne peut préciser à quel moment cesse l'assimilation et à quel moment commence la désassimilation.

Bien plus, il n'est pas prouvé que les phases, plus ou moins hypothétiques, de ces deux actes se passent toutes dans l'intimité même de l'élément anatomique. La cellule vivante peut agir à distance sur les substances du sang et de la lymphe, et y produire des combinaisons oxydantes et des dédoublements, qui se passent à côté d'elle, mais non en elle. Nous avons exposé précédemment (V. *Chaleur animale, siège des combustions*, p. 458) les travaux de Ludwig, d'après lequel l'acide carbonique ne prendrait pas naissance au niveau même des éléments anatomiques, et ceux de Pflüger qui place, au contraire, le siège des combustions organiques dans l'intimité même des éléments des tissus.

On voit combien il s'en faut que nous soyons fixés sur le siège réel de certains actes de désassimilation. On se ferait également illusion en croyant résolues toutes les questions qui se rapportent à la nature du phénomène chimique correspondant. On considère ce phénomène comme une combustion, une oxydation; cette vue n'est juste que comme résumant les résultats généraux. Mais une semblable formule ne peut rendre compte de tous les actes par lesquels les tissus produisent de l'acide carbonique, ni de ceux par lesquels ils sont le lieu de dégagement de forces vives (de chaleur, etc.), c'est-à-dire que le fait de dégagement de chaleur n'implique pas nécessairement le fait de combustion produisant de l'acide carbonique, pas plus que le dégagement d'acide carbonique n'implique celui de la production de chaleur.

En effet, d'une part, les données nouvelles de la thermochimie montrent que des phénomènes autres que les combustions ou oxydations peuvent être la source de chaleur. Berthelot, qui a fait de ce sujet une étude approfondie, ramène les sources de la chaleur animale à cinq espèces de métamorphoses : ce sont d'abord les effets qui résultent de la fixation de l'oxygène sur divers principes organiques, puis la production d'acide carbonique par oxydation, ensuite la production d'eau, en quatrième lieu la formation d'acide carbonique par dédoublement, enfin les *hydratations* et les *déshydratations*. D'autre part, Berthelot a également montré que l'acide carbonique de l'économie ne se forme pas toujours par oxydation du carbone, et provient quelquefois d'un dédoublement qui absorbe de la chaleur. Ces faits doivent intervenir dans le calcul exact et détaillé, évidemment prématuré aujourd'hui, de la chaleur et du travail produits par les animaux aux dépens des diverses substances nutritives qu'ils utilisent.

III. Actes complémentaires de la désassimilation. — Nous avons vu que l'assimilation qui se produit au niveau des éléments anatomiques peut être précédée de certains actes d'emmagasinement et de formation qu'on peut considérer comme des actes préliminaires. De même, la désassimilation est achevée par certains actes complémentaires, c'est-à-dire que les produits de désintégration formés au niveau des tissus, ne sont pas toujours rejetés au dehors sous la forme où ils ont pris naissance dans l'intimité des divers éléments anatomiques, mais peuvent subir, dans des organes particuliers, une transformation plus complète leur donnant le caractère définitif de produits excrémentitiels. Ces actes complémentaires de la désassimilation sont peu connus ; ils ont été étudiés assez nettement pour les produits de désintégration des substances albuminoïdes dont la transformation définitive en urée semble avoir besoin du concours d'actes se passant dans le parenchyme hépatique. D'autres actes, moins bien définis, se produisent dans le pancréas, la thyroïde, ou, pour mieux dire, sont dus à certains principes que ces glandes, et en général les glandes vasculaires sanguines, versent dans le sang. Nous traiterons donc ici de ces fonctions des glandes vasculaires sanguines, examinées dans le *foie*, le *pancréas*, la *thyroïde*, le *corps pituitaire*, les *capsules surrénales*, etc.

Foie. — Nous emprunterons au mémoire de Brouardel [1] les principales indications sur cette intéressante question de physiologie. Comme l'a fait remarquer Armand Gautier, l'urée ne se produit pas d'emblée dans l'économie par l'oxydation des matières azotées ; les dédoublements auxquels sont soumises ces matières donnent des produits riches en azote, qui sont soumis à des oxydations successives et se retrouvent dans les muscles, le sang, le cerveau (créatinine, xanthine, sarcine, acide urique). Dans les muscles, qui sont cependant le siège de combustions si intenses, on ne trouve pas d'urée ; c'est que, dans ces organes, comme dans la plupart des tissus, les albuminoïdes ne subissent que les premières phases de eur oxydation.

Où donc s'achèvent ces actes de combustion et de dédoublement? Dès 1864, Meissner avait été amené à considérer le foie comme

---

[1] P. Brouardel, *L'Urée et le Foie*, Paris, 1877.

l'organe principal où se produit l'urée. Ayant constaté dans le foie
des poulets de l'acide urique en quantité considérable, et sachant
que l'acide urique des oiseaux est l'analogue de l'urée chez les
mammifères, il fut amené à rechercher l'urée dans le foie de ces
derniers, et y trouva, en effet, cette substance en proportion relativement notable (V. Brouardel, *op. cit.*, p. 10). Puisque le foie,
dit Meissner, contient une proportion relativement forte d'urée,
lorsque les muscles, les poumons n'en révèlent aucune trace, il
est permis de conclure que c'est le foie qui est le principal lieu de
formation de l'urée. Ces résultats ont été confirmés par Bouchard,
par Kuhne, par Cyon, etc. ; ce dernier physiologiste a cherché à
résoudre la question de la formation d'urée dans le foie par une
expérience directe, en dosant la quantité contenue dans la veine
porte et celle qui se trouve dans les veines sus-hépatiques des chiens.
Il a ainsi constaté que le sang qui sort du foie contient presque
deux fois plus d'urée que celui qui y entre. Enfin Murchison,
adoptant les résultats de ces expériences physiologiques et en
recherchant les confirmations cliniques, a pu ainsi formuler *(On
functional derangement of the liver*, 1874) les conclusions suivantes : « Le foie a un rôle important dans la formation des matières azotées éliminées par les reins. En effet : 1° parmi les signes
les plus constants de troubles fonctionnels du foie, on trouve la
formation imparfaite de l'urée prouvée par l'augmentation du dépôt
d'acide urique ou d'urates ; 2° quand une partie importante du foie
a été détruite par la maladie, l'urée éliminée est considérablement
diminuée, ou même l'urée disparaît. » Le travail plus complet de
Brouardel nous montre que, sous l'influence des lésions du foie,
l'urée varie suivant des lois déterminables. Dans l'ictère grave,
l'urée diminue et même disparaît des urines ; dans la cirrhose atro-
phique ou hypertrophique, la quantité d'urée éliminée est représentée
par un chiffre extrêmement faible, même lorsque le malade continue
à se nourrir ; il en est de même dans la dégénérescence graisseuse
du foie qui survient chez les phtisiques et les malades atteints de
suppurations osseuses.

Du reste, nous verrons bientôt, en étudiant la physiologie de la
sécrétion urinaire, qu'au point de vue de l'urée le rein est un
appareil purement éliminateur et non formateur. Ce n'est donc pas
dans le rein qu'il faut chercher le siège de ces actes complémentaires de la désassimilation.

Ainsi, le parenchyme hépatique joue un rôle important et dans la formation de certains matériaux de réserve (matière glycogène), et dans
l'achèvement des métamorphoses désassimilatrices des substances albumi-

noïdes (formation de l'urée). Ne faut-il voir dans ce double fonctionnement qu'un fait de localisation dans un même organe de deux actes distincts, ou bien peut-on établir un rapprochement, une solidarité entre ces deux fonctions? La question des rapports de la formation de l'urée et de la formation de la matière glycogène a été étudiée principalement par les pathologistes, mais le problème ne saurait encore être considéré comme résolu. Dans le diabète, on peut observer que l'excrétion de l'urée et celle du sucre augmentent souvent en même temps; il y a azoturie en même temps que glycosurie. « Les deux phénomènes, dit Brouardel *(op. cit.*, p. 114), s'accompagnent, marchent parfois suivant des voies parallèles; mais ils peuvent exister isolément et se dissocier. Ainsi, lorsqu'un diabétique prend la fièvre, le sucre disparaît des urines; mais la quantité d'urée persiste et même augmente. Dans certains cas de diabète traumatique, le sucre paraît d'abord; puis, après quelque temps, l'urée n'augmente que progressivement, et c'est alors que le sucre a disparu que l'augmentation de l'urée éliminée est le plus considérable. Ces rapports entre les variations des deux phénomènes ont été trop peu suivis pour que nous puissions y trouver des renseignements précis. Nous ne retenons de ces faits que ce résultat incontestable : nulle maladie plus que le diabète n'est capable de provoquer d'une façon permanente une augmentation aussi considérable de l'urée éliminée. Nous savons que c'est dans le foie que s'accomplit la plus grande partie, sinon la totalité des échanges qui aboutissent à la formation de la matière glycogène. L'union intime qui associe les variations de l'urée à la glycosurie passagère ne permet-elle pas de se demander si les mêmes influences ne président pas à la formation de l'urée et à celle de la glycose? »

Ch. Bouchard a récemment insisté sur les fonctions du foie comme organe modificateur des produits de désassimilation. En effet Schrœder, en 1882, a établi que l'urée, chez les mammifères, et l'acide urique, chez les oiseaux, peuvent être formés dans le foie par une transformation de l'ammoniaque, et Minkowski, en 1886, a démontré que, chez les oiseaux, la presque totalité de l'acide urique est fabriquée par le foie, à l'aide de l'ammoniaque, les urines de ces animaux renfermant, après l'extirpation du foie, une quantité d'ammoniaque dont l'azote représente presque exactement l'azote de l'acide urique qui a disparu. Or, à ne considérer que l'ammoniaque produite par la désassimilation des tissus, parmi les substances qui deviennent dans le foie génératrices d'urée ou d'acide urique, Ch. Bouchard a démontré que cette fonction du foie diminue dans une proportion énorme la toxicité des produits de désassimilation. Pour bon nombre d'autres produits de la désassimilation, le foie, d'après les expériences du même auteur, en transformant ces produits excrémentitiels, supprimerait presque complètement leur toxicité[1].

Il est en effet reconnu aujourd'hui, grâce aux travaux d'A. Gautier, que des alcaloïdes analogues aux *ptomaïnes* (ou alcaloïdes cadavériques, de la putréfaction) se produisent dans l'organisme vivant par la désassimilation des albuminoïdes. Gautier a montré que la cinquième partie de l'en-

---

[1] Voir pour plus de détails : H. Roger, *Action du foie sur les poisons.*

semble de nos cellules vivantes est *anaérobie* à l'état normal et se détruit
par conséquent *putréfactivement*. On comprend donc l'importance des
parenchymes qui comme le foie transforment ces produits, et qui, comme
le rein, les glandes sudoripares, etc., les éliminent.

Pancréas. — Des recherches récentes, encore en voie d'exécution, montrent que le pancréas, outre son rôle de glande produisant un suc digestif versé dans l'intestin, aurait encore pour fonction
de verser dans le sang certains produits en l'absence desquels l'organisme devient incapable d'utiliser le sucre, la glycose, c'est-à-dire
qu'il se produit alors un trouble qui rentre dans la catégorie des
maladies que Bouchard considère comme un ralentissement de la
nutrition[1]. En effet, en 1889, Mering et Minkowski ont montré que
les animaux auxquels on extirpe complètement le pancréas deviennent glycosuriques. Ce résultat expérimental rappela l'attention
des physiologistes sur une série de faits cliniques connus depuis
longtemps, surtout par les études de Lancereaux, faits qui avaient
montré des lésions du pancréas dans les cas où le malade avait
présenté les symptômes de ce que Lancereaux appelait le *diabète
maigre* (caractérisé par un amaigrissement rapide, une faim et une
soif extrêmes dès les premières semaines). Les faits expérimentaux
poursuivis par Lépine, Gley, Hédon, montrèrent que ce n'est pas,
dans ces cas de lésion ou d'extirpation du pancréas, l'absence du
suc pancréatique dans l'intestin qui entraîne la glycosurie ; car la
ligature des canaux excréteurs n'amène pas ce résultat ; ce diabète
n'est pas dû non plus à une lésion contingente, telle que l'oblitération des vaisseaux, la section ou l'irritation des nerfs, car, malgré
toutes ces lésions, le diabète ne survient pas, si l'extirpation du
pancréas n'est pas totale. On a donc été amené à supposer que cette

[1] Bouchard *(Maladies par ralentissement de la nutrition*, Paris, 1882)
a montré qu'un certain nombre de maladies ont pour caractère commun un
trouble nutritif qui rend moins active la destruction de tel ou tel principe
immédiat. La destruction trop lente des graisses engendre l'obésité ; le défaut
de transformation du sucre caractérise le diabète ; l'élaboration insuffisante
des substances protéiques caractérise la gravelle et la goutte ; l'insuffisance de
l'oxydation des acides organiques ou leur formation exagérée engendrent la
dyscrasie acide (rachitisme, ostéomalacie, oxalurie), à laquelle se rattache la
lithiase biliaire (la dyscrasie acide met en liberté, à l'état soluble, la chaux de
constitution des tissus et, l'introduisant en quantité exagérée dans la bile, remplace par des sels insolubles les savons et les sels biliaires alcalins qui ont
pour fonction de maintenir la cholestérine en dissolution). Or, la clinique
montre qu'il existe un lien commun entre ces diverses maladies, qu'on trouve
souvent réunies (lithiase biliaire, obésité, diabète, goutte) soit dans les antécédents personnels, soit dans les antécédents héréditaires de quiconque est
affecté de l'une d'entre elles ; ce lien commun, c'est une modalité particulière
de la vie, un trouble nutritif particulier, un ralentissement de la nutrition.

importante fonction, dont la suppression amène le diabète, le pancréas l'exerce comme glande vasculaire sanguine (voir le chapitre *Sécrétions;* sécrétions externes et internes, page 302). Dès lors se présentaient deux hypothèses :

Ou bien le pancréas a pour fonction de détruire une substance nuisible, qui, après l'extirpation de cette glande, s'accumule dans l'organisme pour y produire des troubles nutritifs (outre la glycosurie, il y a encore azoturie, polyurie, dénutrition rapide et cachexie telle qu'en quelques jours les animaux ont perdu toutes leurs forces et ne peuvent plus se mouvoir). Mais l'expérimentation ne s'est pas montrée favorable à cette hypothèse, car on n'a produit aucun trouble chez un chien en lui injectant le sang d'un autre animal devenu diabétique par extirpation du pancréas.

Ou bien le pancréas sécrète et déverse dans les vaisseaux une substance utile pour l'accomplissement normal des actes nutritifs. Une expérience de Gley parle en faveur de cette hypothèse: ayant réussi à lier toutes les veines du pancréas, il a vu se produire la glycosurie. Ainsi le pancréas est une glande à double fonction : il a une fonction comme glande digestive, connue depuis longtemps, et une fonction, nouvellement connue, de glande vasculaire sanguine. Reste à savoir quelle est cette substance que le pancréas sécrète et déverse dans les vaisseaux. Ici interviennent les recherches de Lépine et Barral sur ce qu'ils ont appelé le *ferment glycolytique* du sang. On sait que le sucre contenu normalement dans le sang s'y détruit graduellement, alors même que ce sang est extrait des vaisseaux, et cette destruction a lieu sous l'influence d'un ferment, car en chauffant le sang à 54 ou 55 degrés, la *glycolyse* n'a plus lieu. Or en étudiant comparativement la destruction du sucre, ou glycolyse, dans le sang normal, ou dans le sang d'un chien rendu diabétique par l'extirpartion du pancréas, on trouve que ce sang diabétique est plus pauvre en ferment glycolytique que le sang normal. Dès lors cette conclusion, qui résume l'état actuel de ces recherches sur cette fonction particulière du pancréas : Le pancréas a normalement pour fonction d'élaborer et de déverser dans le sang un ferment glycolytique. Pour que le sucre soit utilisé par les tissus et détruit par eux, il faut que le sang contienne une certaine proportion de ce ferment glycolytique; quand la source de ce ferment est supprimée, c'est-à-dire quand le pancréas est extirpé totalement (il suffit qu'il reste un fragment de la glande pour que ce fragment, par sa suractivité, remplace l'organe total), la glycolyse ne se fait plus avec l'intensité normale, et le sucre s'accumule dans le sang (d'où il passe dans les urines) par défaut d'utilisation.

Corps thyroïde. — Depuis longtemps l'attention avait été

attirée sur un état crétinoïde particulier des sujets présentant une altération du corps thyroïde; on avait décrit (Ord, 1877) chez ces sujets, sous le nom de *myxœdème* ou de *cachexie pachydermique*, un état particulier de la peau, qui, fortement gonflée, perd sa souplesse, devient sèche et écailleuse. En 1882, Reverdin (de Genève) constata que les sujets auxquels il a fallu extirper complètement la thyroïde présentent bientôt les phénomènes cachectiques sus-indiqués, avec troubles de la sensibilité et des actes intellectuels, et, en raison de ce gonflement de la peau, avec œdème dur, attribué à l'accumulation de mucine dans le tissu cellulaire, il donna à ces accidents le nom de *myxœdème par extirpation de la thyroïde* ou simplement de *myxœdème opératoire* (μύξα, mucosité). Les auteurs anglais qui, après Reverdin, constatèrent ces mêmes accidents et leurs rapports avec l'absence du corps thyroïde, leur donnèrent le nom de *cachexie strumiprive*.

D'autre part, Schiff, dès 1856, puis dans de nouvelles recherches en 1884, constatait que les chiens, auxquels il extirpait complètement la glande thyroïde, présentaient des troubles nombreux (attaques cloniques et toniques, puis paralysies) et des altérations de la nutrition analogues à celles observées chez l'homme après la thyroïdectomie. Il émettait l'hypothèse que la thyroïde élaborerait une substance qui, emportée par le système circulatoire, jouerait un rôle dans la nutrition du système nerveux. Enfin, en 1885, l'anglais Horseley, expérimentant sur des singes, auxquels il pratiquait la thyroïdectomie, constatait l'apparition de troubles semblables à ceux observés par Reverdin chez l'homme, et notamment l'infiltration des paupières, par un œdème dur, le myxœdème en un mot. Nombre de physiologistes ont depuis répété ces mêmes expériences et constaté que la mort suit toujours l'extirpation de la glande thyroïde chez le chien, le chat et le singe. Il faut pour cela que l'extirpation soit totale, et les accidents n'apparaissent pas si elle n'est que partielle. Dans ces conditions, c'est-à-dire quand les accidents se produisent, on trouve une quantité de mucine beaucoup plus grande qu'à l'état normal dans le tissu conjonctif non seulement du tégument, mais de tous les organes internes. Dans l'état actuel de la question on est donc porté à penser que les accidents nerveux (affaiblissement de la sensibilité, troubles moteurs, ralentissement de l'intelligence) tiennent d'une part à ce que les excitations périphériques sont émoussées par le tissu muqueux qui enveloppe et matelasse les extrémités nerveuses sensitives, et d'autre part à ce que les actes nerveux centraux sont troublés par l'infiltration mucoïde de la moelle et de l'encéphale ou de leurs enveloppes.

Jusque dans ces derniers temps on n'avait pas réussi à produire ces mêmes accidents chez le lapin et chez les rongeurs en général, et voyant ces animaux résister à l'ablation de la thyroïde, on avait cherché à établir une théorie d'après laquelle la thyroïdectomie n'entraînerait la mort que chez les carnivores. Or Gley *(Archives de Physiologie,* janvier 1892), vient de montrer que le lapin meurt comme le chien, et en présentant les mêmes manifestations morbides ; mais, pour cela, il faut enlever non seulement le corps thyroïde proprement dit, mais aussi deux très petites glandules (thyroïdes accessoires) qui existent chez ce rongeur, une de chaque côté, au-dessous de la glande principale.

On admet donc aujourd'hui que la glande thyroïde joue un rôle important dans la nutrition ; ce serait un organe dépuratoire qui agirait en détruisant ou transformant une substance toxique. Quand la glande est enlevée, cette substance s'accumule dans le sang. Pour Horseley, cette substance est la mucine même, qui envahit l'organisme en l'absence du corps thyroïde ; celui-ci fonctionnerait en transformant la mucine en une autre substance utile à l'organisme. C'est ce que Horseley appelle le *métabolisme mucineux*, fonction qui, d'après lui, serait beaucoup plus importante chez les jeunes sujets que chez les animaux âgés. Mais tant qu'on n'aura pas isolé, dans le sang, cette substance toxique, la théorie ne pourra pas être considérée comme certaine. Gley a essayé de tourner la difficulté en montrant quele sang des animaux thyroïdectomisés contient en effet une substance toxique, et, à cet effet, il a pratiqué sur des lapins des injections de sérum du sang de chiens thyroïdectomisés, et a vu se produire quelques accidents, notamment des contractions fibrillaires semblables à celles qu'il avait observées sur les animaux opérés.

On a pensé qu'on pourrait prévenir les accidents du myxœdème, résultant de l'absence du corps thyroïde, en greffant, sur le sujet thyroïdectomisé, la glande thyroïde d'un autre animal. Lannelongue a fait une tentative de ce genre chez l'homme. Les résultats n'en ont pas paru encore bien décisifs ; mais, *a priori*, ces essais paraissent devoir réussir, puisque Gley a constaté, sur le chien, que le suc extrait de la thyroïde par trituration et expression, peut, quand on l'injecte sur un autre animal thyroïdectomisé, atténuer ou supprimer, plus ou moins temporairement, les accidents consécutifs à l'ablation de la glande. En tout cas, ces expériences semblent indiquer que, dans l'hypothèse de la destruction d'une substance toxique du sang par la glande, celle-ci agit <u>au moyen</u> d'un produit de *sécrétion interne* qu'elle verse dans le sang.

Corps pituitaire; capsules surrénales. — D'après les expériences de Gley, l'hypophyse ou corps pituitaire aurait des fonctions analogues à celles du corps thyroïde. Sur un lapin qui avait survécu à la thyroïdectomie, la destruction de l'hypophyse a amené des troubles trophiques semblables à ceux de la cachexie produite chez le chien par l'extirpation totale du corps thyroïde.

Depuis longtemps, Brown-Séquard a montré que l'extirpation des capsules surrénales produit, dans l'organisme, de grands troubles de nutrition, qui amènent souvent la mort à bref délai ; en tout cas l'ablation de ces organes produit une accumulation de pigment dans le sang, et en effet, dans la *maladie bronzée d'Addison*, caractérisée par une pigmentation considérable de la peau, on constate une dégénérescence des capsules surrénales. Ces organes seraient donc en relation avec la formation du pigment, dont ils limiteraient la production. Dans de récentes communications à la *Société de Biologie* (décembre 1891), Abelous et Langlois ont montré que, chez la grenouille, la destruction des deux capsules surrénales entraîne la mort à brève échéance et que, si l'on prend le sang d'une grenouille mourante consécutivement à la destruction antérieure des capsules, et qu'on l'injecte à une grenouille fraîchement dépouillée de ces mêmes organes, on provoque une mort rapide de ce dernier animal, alors que la même injection est inoffensive pour des grenouilles normales ; d'où cette conclusion que la mort, par destruction des deux capsules surrénales, est le résultat d'une intoxication due à l'accumulation dans le sang de substances toxiques de nature inconnue. *[note manuscrite : l'accumulation aurait le syndr. d'Addison moins la pigmentation (Th. Delpar... 96. Langlois arch. Phys. P. Medic. 96. art. de Petit N° 105.)]*

Thymus. — Le thymus est évidemment une glande vasculaire sanguine ; mais nous ne savons rien de précis sur les modifications que son parenchyme fait subir au sang, modifications qui doivent être importantes, chez les jeunes animaux, à en juger par le volume et le développement du thymus. On a extirpé le thymus à de jeunes chiens et de jeunes chèvres, et constaté qu'alors les animaux ainsi opérés mangent beaucoup plus que les autres, et que cependant leur croissance est inférieure à celle des animaux non opérés ; mais ces constatations ne vont pas plus loin et les troubles de nutrition n'ont pas de gravité, sans doute parce que le thymus est alors suppléé par les autres glandes vasculaires sanguines, peut-être par la rate et les ganglions lymphatiques.

RÉSUMÉ. — Le sang apporte aux éléments anatomiques des matériaux destinés à être assimilés, et emporte les produits de la désassimilation. Mais certains organes servent de *lieux de réserve* aux matériaux assimilables : ainsi le foie emmagasine les sucres sous la forme de matière glycogène ; le tissu adipeux représente une réserve de graisses, etc.

La *désassimilation* représente dans son ensemble des phénomènes

chimiques d'oxydation, de dédoublement, d'hydratations et de deshydra-
tation.

Ces transformations chimiques, commencées dans la généralité des
éléments anatomiques, doivent parfois s'achever dans des organes particuliers *(actes complémentaires de la désassimilation)*. A cet égard le
foie, le pancréas, la thyroïde, le corps pituitaire, la capsule surrénale, etc..
ont des fonctions importantes, mais dont le mécanisme intime demande
encore de nouvelles recherches.

NEUVIÈME PARTIE

TÉGUMENT EXTERNE. — PEAU

La peau constitue l'une des principales surfaces par lesquelles l'organisme se trouve en rapport avec les milieux ambiants. Nous aurons donc à rappeler sa structure, puis à étudier ses fonctions relativement aux échanges soit de dedans en dehors, soit de dehors en dedans ; et enfin sa sensibilité, c'est-à-dire les dispositions qui la rendent propre à faciliter les impressions du monde extérieur sur les origines des nerfs sensitifs ou centripètes.

I. *Structure de la peau — Productions épidermiques.*

a)]*Derme et épiderme.* — La peau (fig. 135) se compose du *derme* et de l'*épiderme*. Le *derme* forme un substratum de tissu connectif et élastique, destiné à supporter la partie la plus importante de la peau, l'épiderme, et à contenir ses vaisseaux sanguins ses nerfs et les organes glandulaires qui résultent de sa végétation en profondeur. Le derme renferme aussi des éléments musculaires lisses, qui sont inégalement répandus selon les régions. Dans la peau des bourses *(scrotum)*, ces éléments forment une couche continue (dartos). Dans le *mamelon*, ils constituent un appareil tout particulier (improprement dit *érectile) ;* ailleurs, ils sont surtout annexés aux follicules des poils qu'ils peuvent redresser. Ce sont les contractions de ces muscles qui produisent, par exemple sous l'influence du froid, ce qu'on appelle la *chair de poule.* La chair de poule, comme l'érection du mamelon *(thélotisme)*, sont des phénomènes purement musculaires, et nullement comparables à l'érection des tissus vasculaires érectiles. Le mamelon, par exemple, possède des fibres musculaires transversales qui, en se contractant, augmentent sa longueur aux dépens de son épaisseur ; dans la chair de poule, les muscles lisses redressent et font saillir les bulbes pileux auxquels ils sont annexés.

L'*épiderme* est la partie essentielle de la peau ; c'est lui, en effet, qui existe le premier chez l'embryon *(ectoderme* ou *feuillet externe* du blastoderme) en même temps que l'épithélium du tube digestif *(endoderme* ou *feuillet interne)*, et ce n'est que plus tard que le derme se forme et s'organise aux dépens du *mésoderme* ou *feuillet moyen*. Ce revêtement cellulaire se compose de plusieurs couches de cellules, dont les plus profondes sont cylindriques comme celles des muqueuses intestinales, puis viennent des cellules polyédriques, à peu près de même dimension dans tous les sens ;

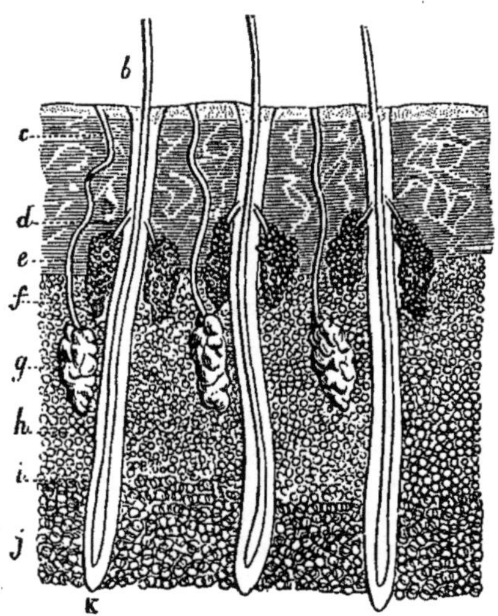

FIG. 135. — Schéma général de la peau *.

toutes ces premières couches sont formées de cellules à protoplasma granuleux, avec noyaux ; c'est ce qu'on nomme la *couche de Malpighi ;* plus superficiellement est une couche, plus ou moins épaisse selon les régions, de cellules plus larges que hautes, et enfin entièrement aplaties et réduites à une simple plaque, c'est-à-dire ne renfermant plus de noyaux ; c'est la *couche cornée* de l'épiderme ; et en effet ces cellules superficielles sont transformées en matière cornée, en *kératine*. Ces modifications successives de forme des cellules des couches de l'épiderme sont assez bien représentées par les

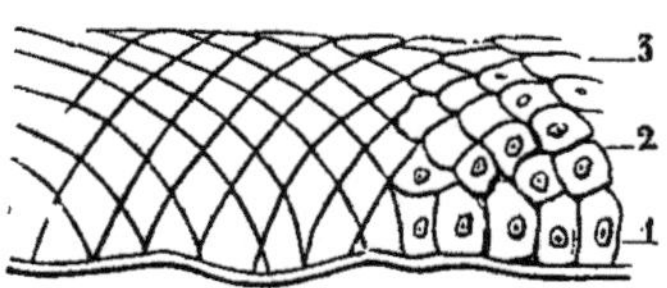

FIG. 136. — Schéma des couches épidermiques **.

---

* Coupe de cuir chevelu (d'après Gurlt) : *a*, épiderme ; — *b*. tige d'un poil ; — *c*, *f*, *g*, glande sudoripare ; — *e*, *d*, glande sébacée et son conduit excréteur ; — *h*, *i*, tissus adipeux ; — *j*, bulbe du poil.

** 1 et 2, Couche de Malpighi ; les cellules profondes (1) sont cylindriques, les autres (2) ont des dimensions à peu près égales dans tous les sens ; — 3, couche superficielle de cellules cornées aplaties et ayant perdu leurs noyaux.

figures que donnent des lignes paraboliques juxtaposées et formant deux séries inverses qui se coupent plus ou moins obliquement selon le niveau des couches cellulaires auxquelles correspondent leurs points d'intersection (fig. 136).

b) *Vie des éléments cellulaires de l'épiderme.* — Mais outre le changement de *forme*, une particularité importante qui différencie les couches, c'est le changement de *structure, de composition.* La couche de Malpighi est formée de cellules vivantes, c'est-à-dire de masses albumineuses, protoplasmatiques, capables de se liquéfier en un produit analogue au mucus, en un mot d'*éléments globulaires vivants;* mais au-dessus de ces couches, la structure change brusquement, et nous trouvons seulement des cellules desséchées, ratatinées ou aplaties, ayant perdu en grande partie leur albumine, en un mot des *cellules cornées* (couches cornées), dont l'albumine s'est oxydée pour se transformer en *kératine*[1].

Il est facile de prévoir que, parallèlement à ces différences de structure et de composition, nous trouverons entre ces deux parties de l'épiderme des différences tout aussi accentuées dans le fonctionnement physiologique. Les cellules superficielles cornées ne sont plus vivantes; les cellules des couches profondes sont essentiellement vivantes; c'est-à-dire qu'elles réagissent à l'action des excitants, et donnent lieu, par exemple, à de véritables phénomènes inflammatoires; c'est ainsi que sous l'influence d'une pression forte et longtemps soutenue, la couche profonde se métamorphose, se liquéfie, et donne un liquide avec quelques noyaux (ampoules); le froid, la chaleur très vive produisent le même effet, de même que quelques irritants chimiques (tels que la *cantharidine)* connus sous le nom général de *vésicants.* C'est alors la couche moyenne de l'épiderme qui se liquéfie, et forme une masse liquide qui soulève la couche cornée. Si on enlève cette calotte cornée, la sérosité s'écoule et l'on aperçoit sur le derme un voile blanc qui n'est autre chose qu'un reste de la partie profonde de la couche de Malpighi, prêt à reconstituer successivement par sa prolifération les diverses couches de l'épiderme normal; mais si l'action irritante continue à agir sur la couche de Malpighi, alors elle subit tout entière la liquéfaction.

C'est aussi cette couche profonde et essentiellement vivante de l'épiderme qui donne naissance aux néoplasmes de ce tissu, aux

---

1 La kératine, substance propre des cheveux, des ongles, de la corne, constitue réellement un principe particulier, car elle est insoluble dans la potasse, à l'inverse de toutes les autres substances organiques (Ch. Robin).

diverses formes de *cancers épithéliaux* ou *cancroïdes* [1]. C'est dans
la couche de Malpighi que se trouvent les granules de pigment qui
produisent la coloration de la peau dans les races de couleur, et
dans quelques régions de nos téguments (peau des bourses, aréole
du mamelon, etc.). Ce pigment du réseau de Malpighi ne se montre
qu'après la naissance. Cependant chez le nègre, les bords des ongles,
l'aréole du mamelon et les parties génitales prennent une teinte foncée
dès le troisième jour, et du cinquième au sixième jour la coloration
noire envahit toute la surface du corps. La base du cordon ombilical
présente même une coloration brune caractéristique dès la naissance. Du reste, d'après les recherches de Sappey, les couches profondes de l'épiderme renferment toujours un peu de pigment ; les
différences que l'on observe selon les races ne sont que des différences de plus ou de moins ; sous diverses influences, le pigment peut
prendre un plus grand développement dans les races blanches. Tel
est l'effet de l'action prolongée de la lumière ; ici les rayons solaires
n'ont pas pour résultat de faire naître des granulations pigmentaires
comme un élément nouveau, elles déterminent simplement l'hypertrophie de celles qui existent (Sappey).

La couche de Malpighi est la matrice de toutes les autres couches.
Ses cellules se multiplient incessamment, et, grâce à cette proliféra-
ration physiologique, les éléments cellulaires qui ont fait partie de
la couche primitive s'éloignent de plus en plus du derme pour former
successivement des couches de plus en plus vieilles et par suite de
plus en plus superficielles. Quand ces cellules arrivent à une certaine distance du derme, elles paraissent éprouver une modification
graduelle dans leur composition chimique, modification qui se traduit
par l'aspect particulier des couches dites *stratum granulosum* et
stratum lucidum (nous renvoyons aux traités d'histologie pour
l'étude de ces deux couches interposées au stratum de Malpighi et
au stratum corné). Finalement il y a mort des cellules épidermiques à mesure qu'elles arrivent à constituer la couche cornée.
Cette mort est le sort de toutes les cellules épidermiques (peut-être
faut-il faire une exception en faveur des productions analogues aux
ongles, dont les cellules conservent encore leurs noyaux), et, d'après
ce que nous avons vu, de toutes les cellules épithéliales (intestin). Ces
changements brusques n'ont rien d'étonnant et se trouvent parfois
encore plus accentués. On a cité des exemples de décoloration
presque instantanée de la chevelure par l'effet de diverses secousses
morales, et si cela n'indique pas la vitalité dans les éléments des

---

[1] A. Blum et Mathias Duval, *Du cancroïde de la peau (Archives générales de médecine*, août 1883).

poils, cela prouve du moins qu'ils peuvent subir de rapides modifications chimiques à la suite de certains états nerveux agissant sur eux soit directement, soit par l'intermédiaire du sang et des vaisseaux.

Ces couches cornées ainsi produites sont destinées à être séparées de l'épiderme, et à tomber en se détachant, absolument comme nous avons vu l'épithélium de l'intestin tomber en ruine. Mais ici la chute ne se produit pas sous forme de mucus, ou de flocons plus ou moins albumineux, mais sous celle de petites écailles, de pellicules, de débris de cellules desséchées. La partie toute superficielle de l'épiderme est constituée par ces couches de débris prêts à se détacher. C'est ce qu'on appelle le *furfur*, la *couche furfuracée*, qui s'enlève au moindre frottement. Cette desquamation furfuracée peut, sous l'influence de causes pathologiques, devenir plus abondante, et comme ces débris épithéliaux renferment de l'albumine transformée (kératine), du soufre, du fer, etc., il en résulte une perte réelle pour l'organisme, d'où la gravité des maladies dites *squameuses*, et leur effet épuisant. Nous avons vu de même que la fonte muqueuse trop considérable des épithéliums constitue des états pathologiques importants. La *bronchite*, par exemple, et les *catarrhes* en général sont en partie un phénomène de ce genre. On peut donc dire que ce qui est un *pityriasis* (ou desquamation) pour la peau, est un *catarrhe* pour une muqueuse.

Nous venons de voir que le produit de la desquamation épidermique n'est pas liquéfié en général, comme celui des muqueuses ; mais il existe des régions de la peau, des points plus abrités, où la desquamation est déjà moins sèche et se rapproche sensiblement du produit correspondant des muqueuses. Nous citerons le creux de l'aisselle, la desquamation grasse de la peau du gland et de la face interne du prépuce (smegma préputial). Chez le fœtus la desquamation épidermique n'est pas non plus sèche et cornée ; elle est caractérisée par sa dégénérescence graisseuse *(vernix caseosa)* et analogue au *smegma préputial;* cette desquamation graisseuse se continue encore après la naissance dans certaines régions, surtout dans celles qui se sont formées les dernières, par exemple, sur la tête, et particulièrement vers la ligne médiane et vers la grande fontanelle, où il semble que la peau n'était pas encore mûre lors de la naissance.

c) *Productions épidermiques.* — Outre cette végétation desquamative, l'épiderme est encore le siège de végétations particulières destinées à produire des organes plus ou moins permanents. Ce sont les *poils*, les *ongles*, les *plumes* et autres produits cornés. La formation du poils est le type de toutes les autres. Le point de départ de cette production est un bourgeon épidermique de la couche de

Malpighi, qui s'enfonce dans le derme et y forme un sac en doigt de gant (A, fig. 137), ou rappelant plus ou moins la forme d'une bouteille *(follicule pileux)*; au fond de ce cul-de-sac qui a végété vers la profondeur, se forme un bourgeon épidermique (fig. 137), qui cette fois végète vers la superficie, s'allonge de plus en plus, traverse toute la longueur du follicule *(racine* du poil), puis en

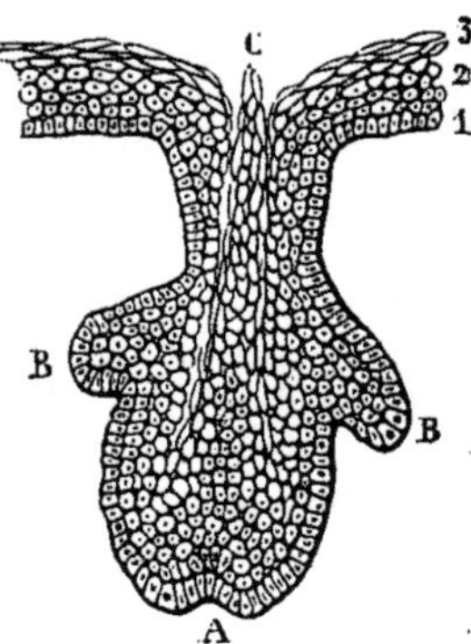

Fig. 137. — Schéma d'un bourgeon profond de l'épiderme, ou formation d'un poil et de glandes sébacées *.

sort (C) et vient proéminer plus ou moins au dehors *(tige* du poil. Cheveu, poil follet). Toutes ces productions sont composées d'éléments cellulaires analogues à ceux de la couche cornée, et très hygroscopiques comme elle ; cette hygroscopie est notablement diminuée, grâce à la matière grasse que lès glandes sébacées répandent sur la peau et dont elles revêtent le poil au fur et à mesure de son développement, car nous verrons que ces glandes viennent déboucher dans la partie supérieure des follicules pileux. Quelques poils (poils tactiles du museau du chien et du chat) présentent dans leur intérieur une papille dermique qui monte jusqu'à une certaine distance dans le canal médullaire. Cette papille est très vasculaire [1]. Il est donc probable qu'elle renferme aussi les éléments nerveux qui en font un organe du tact.

II. — *Phénomènes d'échanges au niveau de la peau.*

Les échanges peuvent se faire de dehors en dedans (absorption), ou de dedans en dehors (sécrétions).

A. ABSORPTION. — L'absorption par la surface cutanée, épidermique, est une question encore en litige. Il est vrai que toute une méthode *(méthode iatroliptique)* d'administration des médicaments suppose l'existence de l'absorption cutanée ; mais il faut remarquer que dans ces cas on altère la peau par des actions mécaniques, par le frottement, comme dans les frictions mercurielles. C'est par une

---

[1] V. Math. Duval, *Note pour servir à l'étude de quelques papilles vasculaires (papilles des poils). (Journal de l'anatomie,* 1873.)

*, A, Fond du bourgeon *(follicule)* où se forme le *bulbe pileux;* — B, B, bourgeons latéraux, origines de deux glandes sébacées; — C, extrémité du jeune poil sortant à peine de 'son *follicule;* — 1 et 2, couche de Malpighi ; — 3, couche cornée de l'épiderme.

action mécanique que Colin arrive à obtenir l'absorption dans une
expérience souvent citée : l'eau, chargée de cyanure de potassium,
tombant pendant cinq heures sur le dos d'un cheval, n'a-t-elle pas
déterminé à la longue, par la percussion, la destruction de la matière sébacée et l'imbibition du cyanure à travers la peau, ce qui
explique l'empoisonnement du cheval par l'absorption cutanée [1]? La
question vraiment physiologique se réduit à savoir si la peau saine
absorbe l'eau : sur ce point les anciens répondaient par l'affirmative,
mais aujourd'hui tout semble contredire cette manière de voir. Si
l'on se met à l'abri des nombreuses causes d'erreur, on peu constater qu'il n'y a rien d'absorbé après un long séjour dans un bain,
et à Vienne, dans des essais d'un traitement des maladies cutanées
par une longue immersion, on a conservé des malades plongés
dans le bain pendant des semaines et des mois, sans qu'il y ait eu
d'absorption sensible, car les malades éprouvaient le sentiment de
la soif, et étaient obligés d'ingérer autant de liquide que s'ils avaient
vécu entièrement à l'air libre. Les expériences plus récentes de
P. Feodorow (Saint-Pétersbourg, 1885) parlent dans le même sens :
cet auteur ayant expérimenté avec des solutions aqueuses pulvéri-
sées, arrive même à cette conclusion que la peau humaine normale
et intacte n'absorbe pas les substances médicamenteuses fixes, en
solution aqueuse, quelles que soient la concentration de la solution,
la température et la force de projection du jet. Le peu qui est parfois absorbé s'introduit soit par les points de transition de la peau
aux muqueuses, soit par les orifices des glandes sudoripares et
sébacées. Il semble que c'est une loi générale des organismes tant
végétaux qu'animaux, que l'épiderme s'oppose aux échanges : les
écorces végétales, l'épiderme d'un fruit sont très analogues à
l'écorce, à l'épiderme animal; or, l'épiderme d'un grain de raisin
s'oppose aux échanges et empêche, par exemple, ce fruit de se
dessécher tant qu'il est intact ; le peu de dessiccation qui se produit
se fait par le pédicule.

Du reste, la structure de l'épiderme est très peu favorable à la
pénétration des liquides déposés à sa surface, et l'on se demande
comment un tel passage pourrait se faire à travers ces couches cornées enduites de matières grasses. Aussi ne peut-on arriver à produire artificiellement quelque absorption que par des détours : on
emploie comme véhicule des corps gras (pommades), qui alors se
mêlent facilement aux corps gras de l'épiderme; ou bien, pour
faire pénétrer des liquides aqueux, on savonne soigneusement la

---

[1] V. G. Colin, *Physiologie comparée des animaux domestiques*, 1873,
t. II, p. 123.

peau de façon à la dégraisser aussi complètement que possible; encore, malgré cette dernière précaution, n'obtient-on que des absorptions presque nulles. Nous arriverons donc à dénier à peu près complètement à la peau le pouvoir d'absorber. Quand on veut faire pénétrer par cette surface une substance dans l'organisme, il faut la déposer dans les couches profondes de l'épiderme, dans la couche de Malpighi, qu'il n'est pas nécessaire de dépasser; il suffit, par exemple pour la vaccine, que la substance (lymphe vaccinale) soit déposée au contact de ces couches globulaires éminemment vivantes et impressionables ; c'est ce procédé qui tend à se généraliser aujourd'hui et qu'on appelle *méthode endermique*, quoiqu'elle pût être mieux caractérisée dans certains cas par le mot *enépidermique*.

La peau est perméable aux gaz ; on connaît l'expérience de Bichat qui démontre que la surface cutanée d'un membre plongé dans des gaz putrides, les absorbe, de sorte que ceux-ci, transportés dans l'organisme, sont ensuite éliminés par la partie inférieure du tube digestif. La facile absorption des gaz par la peau a porté quelques auteurs à n'admettre d'absorption cutanée que pour les substances volatiles. D'après Rabuteau, si l'on trouve de l'iode dans les urines après s'être frictionné avec une pommade renfermant un iodure, ou après avoir porté une chemise trempée dans l'iodure de potassium, c'est que les acides des graisses, qui rancissent à la longue, et les acides de la sueur, ont mis en liberté l'iode qui, étant volatil, a été absorbé par la peau. Chez les batraciens, cette pénétration des gaz par la peau prend une grande importance fonctionnelle, car il y a chez ces animaux une véritable *respiration cutanée*, qui peut suppléer la respiration pulmonaire. De même chez les mollusques.

B. SÉCRÉTIONS. — La peau, au contraire, est admirablement disposée pour les *sécrétions*, puisqu'elle est le siège de constantes végétations et chutes cellulaires, et que c'est là ce qui constitue l'un des mécanismes des sécrétions. La desquamation furfuracée peut déjà être considérée comme une sécrétion diffuse ; mais le phénomène sécrétoire se localise d'une manière plus nette sur les *glandes sudoripares* et les *glandes sébacées*, dont la *sécrétion mammaire* est une forme très exagérée.

Ces organes sécréteurs se forment, selon le mode ordinaire, par végétation, vers la profondeur, des éléments cellulaires de la couche de Malpighi (fig. 138). Tantôt cette végétation se fait sous la forme d'un tube qui s'enfonce profondément, traverse tout le derme, et, arrivé au niveau du pannicule adipeux, ne pouvant aller plus loin, s'enroule sur lui-même et continue ainsi à végéter jusqu'à ce qu'il ait produit un petit glomérule ; c'est le *peloton de la glande sudoripare* (V. fig. 140). D'autres fois et surtout aux dépens du follicule pileux, il se produit une végétation plus large, mais moins profonde,

et qui se termine par des culs-de-sac courts et arrondis ; ce sont les glandes sébacées (fig. 135) ; une végétation semblable, mais bien plus considérable, produit les éléments sécréteurs de la glande mammaire.

1° Glandes sudoripares et sueur. — Les glandes sudoripares sont très nombreuses : d'après certaines appréciations, il n'y en aurait pas moins de *deux à trois millions* de répandues à la surface du corps [1] ; elles y sont irrégulièrement disséminées. s'accumulant surtout vers les plis de la surface cutanée ; à la région de l'aisselle, par exemple, elles forment comme une couche rougeâtre continue : mais elles manquent totalement sur la surface interne du pavillon de l'oreille, tandis que dans le conduit auditif externe elles constituent un anneau de glandes grosses et serrées *(glandes cérumineuses)*.

Le tube qui compose ces glandes a à peu près le diamètre d'un très fin cheveu : d'abord pelotonné *(glomérule)* dans la profondeur du derme, il se redresse, traverse le derme et se continue par un canal, simple lacune intercellulaire, qui se termine en tire-bouchon à travers l'épiderme (fig. 139 et 140). En moyenne la longueur totale d'un de ces tubes est de 2 millimètres, ce qui donne pour l'ensemble de tous les tubes sudoripares supposés mis bout à bout

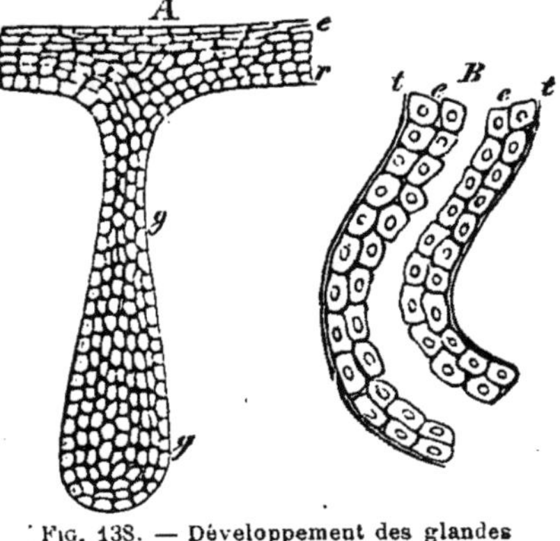

Fig. 138. — Développement des glandes sudoripares *.

---

[1] Sur les parties recouvertes par un épiderme mince, Sappey a compté près de 120 orifices de glandes sudoripares par centimètre carré ; aux régions plantaires et palmaires (épiderme épais), elles sont encore plus nombreuses (près de 300 par centimètre carré). D'après ces calculs, leur nombre total atteindrait *deux millions.*

* A, développement des glandes sudoripares, par suite de la prolifération vers l'intérieur des cellules du réseau de Malpighi ; — *e*, épiderme ; — *r*, réseau de Malpighi ; — *g, g*, prolongement solide représentant le premier commencement de la glande (d'après Kölliker). — B, portion d'un canal de glande sudoripare développée ; — *t, t*, tunique propre ; — *c, c*, couche épithéliale.

une longueur totale de 4 kilomètres : on a pu ainsi évaluer que la masse totale de l'appareil sudoripare équivaut à un demi-rein ou au quart de la masse de l'appareil rénal ; ces nombres ne sont pas inutiles à déterminer, afin de comprendre l'importance relative de ces deux ordres d'organes sécréteurs.

Le liquide sécrété par les glandes sudoripares n'a jamais pu être recueilli à l'état de pureté, parce que, en s'étalant sur l'épiderme, il se mêle à d'autres produits venant de cet organe. De même, il est

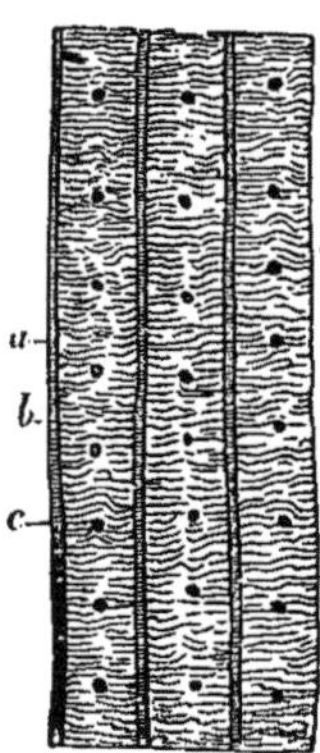

Fig. 139. — Orifices des glandes sudoripares*.

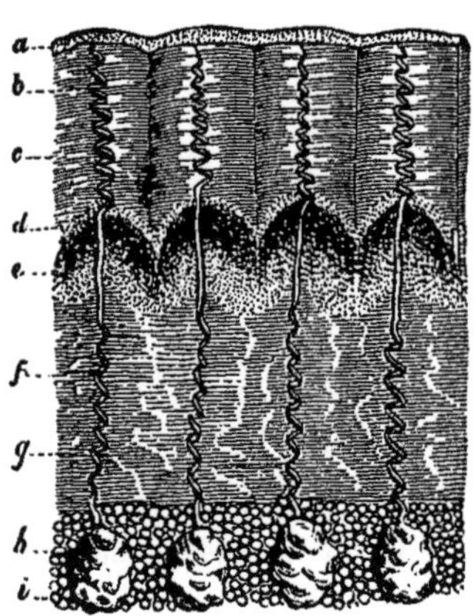

Fig. 140. — Coupe de la peau de la figure précédente**.

très difficile de doser la quantité de sueur, d'autant plus que cette quantité est très variable, et peut être représentée, selon les circonstances, par des nombres qui seront dans les rapports de 1 à 100. Cependant on évalue en moyenne la sueur de vingt-quatre heures à 1^{kg},300, contenant 15 à 20 grammes de parties solides ; cela fait 40 à 50 grammes de sueur par heure ; mais la sécrétion peut s'élever à 400 grammes par heure sous l'influence d'un exercice violent. Dans ce cas, la quantité d'excreta solides peut aussi augmenter et l'on s'explique ainsi l'affaiblissement qui résulte de sueurs prolongées. Le produit solide normal de la sueur (15 à 20 grammes) représente à peu près un quart du produit solide de l'urine (60 à 70 grammes);

* Peau de la main, région palmaire; — peau vue par sa face libre ; — *a*, élévation formée par une série de papilles ; — *b*, sillons interpapillaires ; — *c*, pores sudoripares (Gurlt).

** *a*, Couche superficielle de l'épiderme ; — *c*, couche moyenne ; — *d*, couche de Malpighi ; — *e*, papille ; — *f*, derme ; — *h*, tissu adipeux ; — *i*, glandes sudoriques (glomérules) avec leurs conduits excréteurs, *g*, contournés en spirale en *b*.

ce rapport est précisément le même que nous avons indiqué entre les masses des deux appareils (on remarque en général que les parties solides du produit des glandes sont en rapport avec la masse de celles-ci et qu'il n'y a que la quantité d'eau qui varie).

La *sueur* se compose d'eau, des sels ordinaires du sang (le chlorure de sodium domine), de principes gras, et d'un grand nombre d'acides, tels que l'acide formique, butyrique, propionique et même un acide qui lui serait particulier, l'*acide sudorique* (Favre [1]).

Aussi la réaction de la sueur est-elle généralement acide ; elle peut le devenir encore plus si les corps gras qu'elle contient se dédoublent et laissent dégager leurs acides. Ce sont ces acides gras, et volatils qui donnent à la sueur son odeur acide, parfois très variable selon les personnes, et même selon les races humaines. La sueur contient toujours un peu de graisse par elle-même; ainsi à la paume de la main il n'y a pas de glandes sébacées, mais d'abondantes glandes sudoripares, dont le produit est toujours chargé d'une certaine proportion de corps gras. Certaines sueurs *(glandes de l'aisselle)* contiennent une proportion beaucoup plus considérable de corps gras.

Enfin on trouve aussi dans la sueur des éléments azotés, et entre autres de l'urée ; si la décomposition de ces produits prédomine sur celle des graisses, il peut se produire de l'ammoniaque et alors la sueur devient alcaline. L'élimination de l'urée, et en général celle des produits de combustion des albuminoïdes, est assez importante pour faire de la peau un émonctoire analogue au rein et qui peut le suppléer dans certains cas. Nous verrons qu'à l'état normal les deux tiers de l'azote introduit dans l'organisme s'éliminent par l'urine; l'autre tiers peut en partie s'échapper par le poumon, ou par les matières fécales, ou bien encore par la peau.

Sécrétion de la sueur. — Quant au mécanisme intime de la sécrétion de ces glandes, il appartient au type désigné sous le nom de sécrétion *mérocrine* (voir ci-dessus page 297), par opposition aux glandes sébacées qui sont holocrines. On a en effet constaté (recherches de Renaut sur la peau des chevaux) qu'avant l'acte de sécrétion les cellules cylindriques du glomérule sudoripare sont hautes, avec noyau refoulé vers la base, tandis que la partie de protoplasma voisine de l'extrémité libre (voisine de la lumière du canal) est gorgée d'un liquide transparent. Après une abondante

---

[1] Tableau de la composition de la sueur (pour 1000) :

Eau	990	
Matières extractives..	5	(dont 1 d'urée)
Sels minéraux..	5	(dont 4 de Na Cl)

sudation, on trouve ces mêmes cellules devenues très basses, et tout leur protoplasma est granuleux, parce qu'il s'est vidé du liquide qu'il contenait. Ces cellules fonctionnent donc en expulsant une partie de leur contenu, sans se détruire. Les glandes sudoripares sont donc des *glandes mérocrines*, ainsi que Ranvier l'a démontré sur les glandes sudoripares de la chauve-souris, et sur certaines glandes qui, dans la peau des batraciens, sont les analogues des glandes sudoripares des mammifères. D'autre part on a constaté que les figures caryokinétiques, si nombreuses dans les glandes sébacées, sont fort rares dans les glandes sudoripares, même après injection de pilocarpine. Il n'y a donc pas ici destruction et renouvellement rapide de cellules comme dans les glandes sébacées. Cependant il faut remarquer que les glandes sudoripares de l'aisselle fonctionnent peut-être d'une façon mixte, car la sueur de l'aisselle est remarquable par la proportion de ses matériaux solides, qui proviennent évidemment des végétations et des chutes épithéliales. Nous sommes ainsi portés à admettre que dans la sécrétion de la sueur, en même temps qu'il y a exosmose des produits formés dans les cellules secrétantes, il peut y avoir parfois aussi déhiscence et fonte de quelques éléments cellulaires.

Cette sécrétion se fait surtout sous l'influence du système nerveux, qui agit non seulement sur les vaisseaux de la peau, mais encore directement sur les éléments glandulaires; sans doute l'hyperémie de la peau (comme la produit une forte chaleur), la grande tension du sang (comme celle qui résulte de l'absorption d'une grande quantité d'eau) peuvent exagérer la production de sueur, mais le système nerveux peut amener des sécrétions réflexes tout aussi énergiques et nullement en rapport avec l'injection sanguine de la peau : si le sang ne suffit pas à fournir l'eau à la sécrétion, la glande sudoripare emprunte ses liquides aux tissus voisins, absolument comme nous avons vu que le faisaient les glandes salivaires.

C'est, en effet, à propos de la sécrétion sudorale qu'on a démontré, ainsi que nous l'indiquions précédemment (p. 300) l'indépendance des *nerfs excito-sécrétoires* d'avec les nerfs vaso-moteurs, c'est-à-dire l'indépendance de la sécrétion d'avec l'état d'hyperémie de la glande sécrétante. Certaines sueurs émotives, loin de s'accompagner de rougeur de la peau, coïncident, au contraire, avec une pâleur prononcée des téguments (sueur froide) ; la sueur de certaines intoxications (nicotine) présente les mêmes caractères. Enfin la découverte des propriétés excito-sécrétoires du jaborandi et de son alcaloïde, la pilocarpine, l'identité d'action de cette substance sur les glandes salivaires et sur les glandes sudoripares, l'action antagoniste exercée également sur les deux sécrétions par l'atropine, invitaient, pour ainsi dire, à faire un rapprochement entre le mode d'innervation des deux sortes de glandes et à rechercher pour les unes comme pour les autres les données expérimentales capables de montrer une indépendance réelle entre les influences nerveuses vaso-motrices et les influences nerveuses excito-sécrétoires.

Ces recherches eurent pour point de départ les expériences dans lesquelles Kendall et Luchsinger constatèrent l'apparition de la sueur sur les pulpes glabres de la patte de chiens ou de chats chez lesquels ils excitaient les nerfs sciatiques ou brachiaux, et ils s'assurèrent que cette apparition de sueur n'est pas en rapport nécessaire avec une hyperémie concomitante de la patte, mais qu'elle apparait à la suite de l'excitation du nerf, malgré la ligature préalable de l'aorte, et même sur une patte amputée depuis un quart d'heure ; les auteurs en concluaient que la sécrétion de la sueur est indépendante des modifications circulatoires, mais directement soumise à l'influence du système nerveux, et ils rapprochaient leurs expériences de celles déjà si significatives de Ludwig sur la glande sous-maxillaire (sécrétion provoquée malgré la ligature de la carotide, ou même sur une tête de chien fraîchement séparée du tronc). Dans des recherches faites en Russie à la même époque que celle de Luchsinger, Ostrumow arrivait aux mêmes résultats. Mais c'est surtout Vulpian qui s'est attaché à montrer que les sécrétions sudorales abondantes ne sont pas en rapport nécessaire avec une suractivité de la circulation cutanée. Il a fait remarquer que l'abondante sécrétion de sueur qui se manifeste sur les pulpes digitales d'un membre postérieur du chat, sous l'influence de la faradisation du segment périphérique du nerf sciatique correspondant, lorsque ce nerf vient d'être coupé, coïncide avec un resserrement notable des vaisseaux de toute l'extrémité de ce membre, et, par conséquent, avec un amoindrissement considérable de l'irrigation sanguine de cette extrémité. Au moment de la mort, lorsque le cœur est sur le point de s'arrêter et que ses mouvements se trouvent déjà très affaiblis, on voit, en général, sur les chats, la sueur sourdre des pulpes digitales. A ce moment, si ces pulpes sont dépourvues de pigment, on constate qu'elles sont devenues pâles, exsangues, avant même l'apparition des gouttelettes de sueur. Cette sécrétion sudorale a pour cause l'excitation passagère qui se produit d'ordinaire dans les centres nerveux de la vie organique, ganglionnaire et myélencéphalique, pendant que les centres nerveux de la vie animale subissent l'engourdissement de la mort. Il est facile de prouver qu'il s'agit bien d'une excitation émanée des centres nerveux et transmise aux fibres nerveuses excito-sudorales, car si l'on coupe transversalement un des nerfs sciatiques sur un chat, on voit ensuite, au moment de la mort, la sueur apparaître sur tous les membres à l'exception de celui dont le sciatique est sectionné. D'autre part, Adamkiewicz dit avoir vu la sueur apparaître encore sur les extrémités des quatre membres de jeunes chats sous l'influence de l'excitation de la moelle allongée, trois quarts d'heure après la mort, alors, par conséquent, que toute circulation avait depuis longtemps disparu. Sans doute, il parait y avoir quelque chose d'exagéré dans ce dernier énoncé, car ni Vulpian, sur des chats, ni Straus sur l'homme (en expérimentant sur une jambe amputée ou sur la région sternale de sujets qui venaient de succomber n'ont pu, notamment par des injections sous-cutanées de pilocarpine, provoquer la production de sueur après la mort ; mais il n'en reste pas moins définitivement établi que les effets nerveux excito-sécrétoires sont indépendants des effets vaso-moteurs.

Il y a donc probablement des *nerfs excito-sécrétoires*. Mais les résultats expérimentaux vont plus loin, et permettent de considérer l'existence de ces nerfs non plus comme une chose probable, mais comme une chose absolument démontrée. L'expérience la plus démonstrative, due à Luchsinger, se fait sur la sécrétion sudorale provoquée à l'aide de la pilocarpine. Ce physiologiste coupe sur un jeune chat un des nerfs sciatiques, nerf qui contient, comme l'on sait, la totalité des nerfs sudoraux se rendant à la patte, puis il injecte sous la peau une solution de pilocarpine. Au bout de trois minutes, une sudation abondante apparaît sur la pulpe des quatre pattes indistinctement, c'est-à-dire que le membre énervé se comporte à ce point de vue absolument de même que ceux qui ont conservé leurs connexions avec la moelle épinière. Il est donc évident que l'action de la pilocarpine s'exerce à la périphérie, soit sur les éléments glandulaires, soit sur les filets périphériques et terminaux des nerfs sudoraux ; pour démontrer que ces filets existent bien et que sur eux porte l'action sudorifique de l'alcaloïde du jaborandi, Luchsinger répète l'expérience précédente sur un chat dont le sciatique est sectionné depuis cinq ou six jours. Dans ce cas, la patte innervée ne sue pas, et dans une série d'expériences comparatives, on constate que les effets excito-sudoraux de la pilocarpine diminuent progressivement à partir du lendemain du jour de la section. Ces faits ont été confirmés par les expériences de Nawrocki et de Vulpian ; ils permettent d'affirmer que l'influence du principe actif du jaborandi ne s'exerce pas sur les cellules sudoripares elles-mêmes, car ce qu'on sait des résultats des sections de nerfs montre que les éléments anatomiques conservent leurs propriétés physiologiques pendant un temps très long, après que les fibres qui les innervent ont été coupées, tandis que ces fibres nerveuses elles-mêmes dégénèrent et perdent très rapidement leur excitabilité. Il y a donc des nerfs excito-sécrétoires pour les glandes sudoripares, comme pour les glandes salivaires ; l'atropine paralyse ces nerfs (Heidenhain) ; la pilocarpine les excite.

Quant aux *centres nerveux* qui président d'ordinaire à la sécrétion sudorale, ils paraissent situés dans l'axe gris de la moelle ; ainsi Luchsinger les place dans la moelle épinière, au dessus de la neuvième vertèbre dorsale. En détruisant cette partie de l'axe gris, les pattes postérieures (chien et chat) cessent définitivement de suer, les pattes antérieures continuant, au contraire, à suer activement. D'après Luchsinger, ce centre sudoral serait directement excitable par les conditions extérieures qui d'ordinaire provoquent la sudation. En effet, ayant coupé, sur un jeune chat, la moelle en travers entre la huitième et la neuvième dorsale, ce physiologiste mit a nu le segment postérieur de la moelle en enlevant les arcs vertébraux, et sectionna toutes les racines postérieures des deux côtés. La plaie ayant été fermée à l'aide d'une suture, l'animal, reposé pendant deux heures, fut placé dans une étuve, et on constata bientôt une sudation manifeste sur les deux pattes postérieures. Alors Luchsinger réséqua le segment médullaire dénudé, **et,** ayant replacé l'animal dans l'étuve, constata que cette fois les pattes antérieures suaient seules, les postérieures demeurant sèches [1].

Usages de la sueur. — La sueur, ainsi sécrétée par le peloton sudoripare, suit le canal excréteur et arrive jusqu'au niveau de l'épiderme, dont elle traverse les différentes couches par le canal sans parois propres creusé au milieu d'elles. La couche de Malpighi étant très riche en liquide, la couche cornée proprement dite étant très cohérente, aucune de ces couches n'empruntera rien à la sueur ; mais la couche la plus superficielle, la couche cornée pulvérulente, furfuracée, poreuse, en absorbera une grande quantité dans ses interstices. La sueur, en arrivant à ce niveau, est comparable à un fleuve qui se perd dans les sables ; presque tout le liquide disparaît. Aussi quand on touche la peau d'un homme en bonne santé, on la trouve légèrement humide et donnant une sensation indéfinissable, mais qu'on ne retrouve plus sur la peau en cas de fièvre, dans la période où la sueur est totalement supprimée. Ce n'est que dans les cas où la sueur est très abondante, qu'après s'être infiltrée dans la couche pulvérulente, elle déborde et apparaît sous la forme de gouttelettes au niveau des canaux excréteurs. Mais, dans les conditions les plus ordinaires, la sueur s'arrête dans les couches furfuracées, produit ainsi la *moiteur* de la peau, et, s'échappant à l'état de vapeur, constitue ce qu'on nomme l'*exhalation cutanée insensible.*

Cet état d'humidité d'une couche poreuse superficielle met la peau et l'organisme entier dans des conditions toutes particulières; il se fait là une évaporation continue, par suite une perte de chaleur, qui est en raison directe de l'abondance de la sueur. Sous ce rapport, le corps humain est comparable à ces vases poreux, à ces *alcarazas* qui servent à rafraîchir l'eau par l'évaporation produite à leur surface: or, comme la sudation est en général augmentée par l'élévation de la température extérieure, ou par toute action (travail musculaire) qui tend à produire de la chaleur en nous, nous possédons par cela même un moyen de nous défendre contre une accumulation trop considérable de calorique; et en effet, nous avons vu, en étudiant la chaleur animale, que notre température ne pouvait sans danger dépasser 40 et 41° (V. p. 459). Mais en même temps que la sueur

---

1 Voy. Straus (I.), *Des récents travaux sur la physiologie de l'appareil sudoral* (*Revue des sciences médicales*, 1880, t. XVI, p. 299). — Idem, *Contribution à la physiologie des sueurs locales* (*Comptes rendus Acad. des sciences*, 7 juillet 1879). — Mathias Duval, art. SÉCRÉTION du *Nouveau Dictionnaire de médecine et de chirurgie pratiques*, t. XXXIII, 1882.

constitue pour nous un précieux moyen de lutter contre la chaleur,
elle offre par suite un grand danger : elle peut en fonctionnant trop,
ou mal à propos, amener un *refroidissement*.

2° **Glandes et sécrétion sébacées.** — Les glandes sébacées se trouvent sur presque tous les points des téguments; en général elles
sont annexées aux poils (voy. fig. 135), comme nous l'avons dit
précédemment ; mais en quelques régions où il n'y a pas de poils,
elles peuvent se trouver isolées, comme sur le gland et la face
interne du prépuce, sur le mamelon et à l'entrée du vagin ; enfin
quelques points du tégument, comme la paume de la main, n'offrent
ni poils, ni glandes sébacées (mais seulement des glandes sudoripares). Autour des poils, les glandes sébacées forment des culs-
de-sac multiples, qu'on peut considérer comme des bourgeons du
follicule pileux (fig. 135 et 137) et qui entourent le collet du poil
quelquefois en si grand nombre qu'ils masquent complètement
l'appareil pileux. Ces glandes sont le type le plus simple des glandes
en grappe; leur contenu est formé par des cellules épidermiques
dont les plus extérieurs sont bien conformés et identiques aux éléments de la couche de Malpighi; mais, à mesure que ces cellules se
rapprochent du centre de la cavité glandulaire, on les voit s'infiltrer
de graisse, s'hypertrophier, et finalement se dissocier et laisser
échapper leur contenu, espèce d'émulsion de matières grasses et
albumineuses, qui remplit la cavité de la glande et est expulsé au
dehors ; la sécrétion des glandes sébacées est donc le type le plus
simple de la fonte cellulaire, de la *sécrétion holocrine* (ci-dessus
p. 297), et comparer avec la sécrétion de la sueur, p. 520.

Le *sébum* ainsi produit présente à l'examen microscopique un
grand nombre de gouttes huileuses réfractant fortement la lumière,
et des cellules épithéliales; il est formé de 2/3 d'eau ; le reste se
compose surtout de matières grasses, de quelques matières extractives et albumineuses, et de quelques sels minéraux. Les matières
grasses sont les plus importantes au point de vue physiologique.
C'est grâce à elles que le sébum jouit de la propriété d'imbiber les
poils d'une certaine quantité de graisse, et d'huiler semblablement
toute la surface de l'épiderme, de manière à augmenter son imperméabilité. Quelles que soient les variétés de forme et de disposition
des glandes sébacées, leur usage est toujours le même : les glandes
de Meibomius, glandes sébacées très allongées, placées dans l'épaisseur des paupières, ont pour usage de graisser le bord libre de ces
voiles, et d'empêcher ainsi le produit de la glande lacrymale de se
verser sur les joues à l'état normal. C'est ainsi que les cheveux conservent leur souplesse, et que notre peau ne peut être réellement

mouillée ni imbibée par l'eau ; et en effet, à la paume des mains et à
la plante des pieds, où il n'y a pas de glandes sébacées, et où l'épiderme ne reçoit d'autre principe gras que la très faible proportion
qu'en contient la sueur, le séjour prolongé dans un bain a pour effet
d'imbiber et de gonfler la surface de la peau.

Souvent les cellules des glandes sébacées n'atteignent pas régulièrement leur maturité : leur fonte se fait mal, le sébum, au lieu
d'arriver à l'état d'huile ou de graisse à demi liquide, s'arrête
à l'état d'épithélium desquamé : il ne s'écoule plus que difficilement au dehors, et son accumulation dans le cæcum glandulaire
qu'il dilate produit les kystes sébacés, les *tannes*, qui peuvent
parfois acquérir des dimensions prodigieuses. On trouve dans ces
cavités de grandes quantités de matières grasses, et une proportion
étonnante de cholestérine cristallisée. (Dans un kyste semblable,
contenant 2 kilogrammes de matière sébacée, il y avait 15 grammes
de cholestérine.)

3° **Mamelle et lait**. — La glande mammaire est une réunion de
15 à 20 lobes glandulaires (fig. 141), que l'on peut considérer comme
des analogues de glandes sébacées énor-
mément développées, car on trouve
toutes les formes de transition entre
ces deux ordres de glandes ; ainsi dans
l'*auréole du mamelon* se trouvent
d'énormes glandes sébacées, que l'on a
nommées *glandes lactées erratiques*,
et qui suivent exactement les variations
du développement de la glande mammaire, s'atrophiant et s'hypertrophiant
avec elle.

Les nombreux culs-de-sac des glandes lactées viennent se réunir en 15 ou
20 canaux qui montent vers le mamelon,

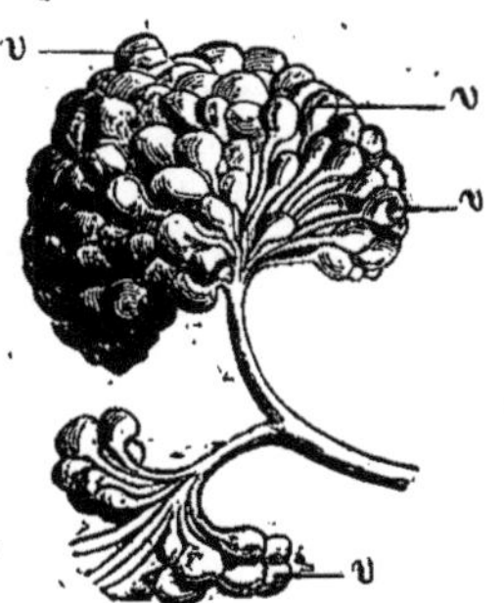

Fig. 141. — Lobule de la glande
mammaire *.

où ils s'ouvrent par autant d'orifices indépendants. La structure de cet
appareil est analogue à celle des glandes en général : les culs-de-sac
glandulaires sont remplis de cellules analogues à celles des glandes
sébacées ; mais le revêtement épithélial des *canaux galactophores*
tend à devenir cylindrique. Au moment où ces canaux traversent le
mamelon, ils sont plongés dans un tissu connectif sous-cutané très
riche en éléments musculaires lisses, transversaux ou circulaires ;
ces fibres musculaires, qui ne sont qu'une exagération des muscles

* *v, v, v*, Vésicules glandulaires formant un lobule par leur réunion.

lisses normalement annexés au derme, amènent par leur contraction
l'élongation et la raideur, en un mot ce qu'on a appelé improprement l'*érection du mamelon* (voy. p. 509).

Sécrétion du lait : Colostrum. — La sécrétion du lait se fait
d'après le même type que celle des glandes sébacées, c'est-à-dire
par une fonte cellulaire. (V. ci-dessus p. 524.) Dans les premiers
temps de la sécrétion, ce mode de production est très facile à
constater, car on trouve encore des cellules qui, après avoir subi
la dégénérescence graisseuse, ne se sont pas complètement fondues
et se présentent sous la forme de cellules contenant de nombreuses
gouttes de graisse. Ce sont les *globules du colostrum* (fig. 142, C).
Le colostrum est donc le résultat d'une sécrétion non encore
établie ou bien dérangée par une cause intercurrente, comme le
retour des règles ou la grossesse chez une nourrice.

Composition du lait. — Quand la sécrétion est parfaitement
établie, la fonte cellulaire est complète et extrêmement rapide.
Il ne faut donc pas s'attendre à trouver dans les culs-de-sac
glandulaires toutes les formes de transition, comme dans les glandes
sébacées, entre la cellule ordinaire, et la cellule qui, graduellement chargée de graisse, est prête à tomber en déliquium.
D'après les recherches de Nissen (1886), les culs-de-sac glandulaires
sont tapissés d'une seule couche de cellules ; dans chacune de ces cellules le noyau se divise, et, en même temps que le corps cellulaire
s'étrangle pour se subdiviser à son tour, des gouttelettes de graisse
apparaissent et s'accumulent dans la moitié de cellule la plus voisine
de la lumière du cul-de-sac, moitié de cellule qui tombe aussitôt en
déliquium ; le corps cellulaire restant adhérent à la membrane du cul-
de-sac, c'est-à-dire l'autre moitié de la cellule primitive, est aussitôt
le siège d'une nouvelle division et le processus que nous venons de
décrire se reproduit. Il s'agit donc bien d'une sécrétion holocrine,
mais dans laquelle l'évolution cellulaire est infiniment plus rapide que
dans les glandes sébacées.

Le lait est sécrété en quantités variables, mais on peut en
moyenne l'évaluer à 1ᶦⁱᵗ,300 par vingt-quatre heures. Le lait, dont
les caractères physiques (couleur) et organoleptiques (odeur, goût)
sont connus de tout le monde, présente, à l'examen microscopique,
de petites sphères réfringentes, les *globules du lait* (B, fig. 142);
les dimensions de ces globules varient de 1 à 20 μ. Ils représentent
des gouttelettes de graisse, lesquelles donnent au liquide sa couleur
blanche, car à ce point de vue, le lait n'est autre chose qu'une
émulsion, comme celle qu'on prépare en pharmacie sous le nom de
lait d'amandes. Ces petites sphères graisseuses contiennent de
l'oléine, de la margarine et de la stéarine.

Par le repos, les globules viennent à la surface, où ils forment la *crème*, crème dont on fait le *beurre* par le battage qui agglutine les globules. La partie transparente qui reste au fond du vase est un liquide louche qui représente le *plasma* du lait c'est-à-dire le lait sans les globules. (Nous employons ici le mot de *plasma* pour établir un parallèle entre l'analyse du lait et celle du sang.)

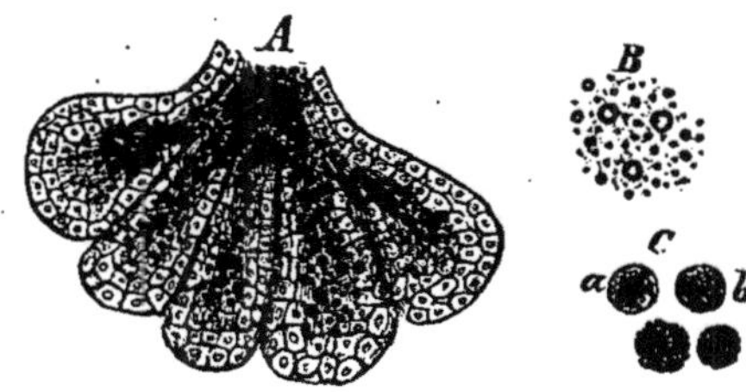

Fig. 142. — Glande mammaire pendant la lactation. Lait[*].

Le *lait écrémé* correspond au *liquor* du sang; il renferme une matière albuminoïde, coagulable, la *caséine*. Les acides la coagulent. La présure, le suc gastrique et la muqueuse de l'estomac possèdent aussi la propriété de coaguler la caséine. La chaleur ne coagule pas la caséine; c'est pourquoi le lait, en bouillant, ne se coagule pas. Lorsqu'on a mis dans le lait une substance qui coagule la caséine, on a le *fromage du lait*, dans lequel la caséine, en se coagulant, emprisonne les globules de graisse, comme nous l'avons vu pour la coagulation du caillot sanguin. Le liquide qui reste après la formation du fromage est le *sérum du lait*. Le sérum contient du *sucre de lait* ou *lactose* et des *phosphates* (2 pour 100 de matériaux solides).

Le lait est alcalin, comme tous les liquides du corps (excepté le suc gastrique, la sueur et l'urine, qui sont acides).

La glande mammaire paraît prendre la *graisse* toute formée dans le sang. Il est possible que la *caséine* soit la matière albuminoïde du sang transformée, et ce qui le prouverait, c'est que le premier lait, ou colostrum, ne présente pas encore la caséine toute formée. Le *sucre de lait* n'est pas dans le sang, il est formé par la glande mammaire. Lorsqu'on nourrit une chienne avec des amylacés, il est vrai qu'on trouve une grande quantité de sucre dans le lait; mais si l'on supprime les amylacés et qu'on ne donne à l'animal que de la

[*] A, Lobule glandulaire de la glande mammaire avec le lait qui s'en échappe. — B, globules laiteux. — C, colostrum: *a*, cellule à granules graisseux bien nets; — *b*, la même dont le noyau disparaît. — Grossis. 280 (Wirchow).

viande (aliments albuminoïdes), le sucre de lait diminue, puis sa quantité reste stationnaire, ce qui semble prouver que les cellules de la glande mammaire ont le pouvoir de fabriquer le sucre de lait, c'est-à-dire de transformer les matériaux albuminoïdes du sang en sucre de lait (analogie avec l'action glycogénique du foie[1]).

L'analyse du lait de femme fournit les proportions suivantes, pour 1 litre ou 1000 grammes :

Eau.	900 grammes.
Beurre (chez la femme).	30 —
Caséine.	28 —
Sucre de lait.	45 —
Phosphates.	2,50 —

Dans le lait de vache il y a 40 ou 50 grammes de beurre, 40 de caséine et seulement 40 de sucre de lait. En somme, le lait de vache est plus riche en matériaux nutritifs. Conclusion pratique : étendre d'eau le lait de vache et le sucrer légèrement pour nourrir les enfants dans l'allaitement artificiel, allaitement déplorable, mais quelquefois nécessaire[2].

Influence du système nerveux. — La sécrétion du lait est essentiellement intermittente, et ne se produit que sous l'influence de conditions spéciales, liées au fonctionnement des organes génitaux. Cette fonction s'établit chez la femme à l'époque de la parturition, et produit d'abord du *colostrum*, puis bientôt le véritable lait. Pendant ses longues époques de repos, la glande est comme atrophiée: c'est son état normal chez la jeune fille, chez la vieille femme et chez l'homme. A l'époque de la puberté, elle se développe chez la femme, mais les culs-de-sac mammaires et leur épithélium ne sont bien distincts et bien caractérisés que sous l'influence de la grossesse et de la parturition; la fonte qui produit le lait n'est que le dernier terme de cette hypertrophie. Cette hypertrophie et cette fonte peuvent se produire sous l'influence d'excitations directes et dans quelques circonstances particulières. Des jeunes filles ont vu, après avoir donné leur sein à un nourrisson, sous l'influence excitatrice de la succion, cette glande se développer

La mamelle, si elle se trouve sous la dépendance de l'utérus est inverse le point de départ de réflexes qui réagissent sur le syst. pelvien; la ... consécutifs à l'irritation du mamelon.

La lactose est réductrice elle réduit la liqueur de Fehling..

[1] La lactose ou sucre de lait a été considérée à tort comme une substance qui ne pourrait être produite que par un organisme animal. G. Bouchardat, en 1887 *(Bull. Soc. chim.)*, a montré que dans la sève du sapotillier (arbre des Antilles) existe un sucre absolument identique à la lactose.

Le sucre de lait peut donner, selon le mode de fermentation qui le décompose, soit de l'acide lactique (lait aigri), soit de l'alcool (koumys).

[2] Les laits d'ânesse et de jument se rapprochent, comme composition, du lait de la femme.

et produire du lait; des hommes même ont donné lieu à un phénomène analogue. Enfin, à l'époque de la naissance, des enfants mâles ou femelles sécrètent par cette même glande rudimentaire un liquide très analogue au lait, et qui est sans doute en rapport avec la présence d'une sécrétion graisseuse analogue sur toute la surface de la peau *(vernix caseosa)*.

Ces différents phénomènes, et surtout les premiers, prouvent que la sécrétion mammaire est un phénomène réflexe; mais la physiologie expérimentale n'a pu encore spécifier les voies nerveuses par lesquelles se fait cette action. On sait seulement que, comme pour la sécrétion salivaire, les nerfs vaso-moteurs jouent un certain rôle dans la sécrétion normale de la mamelle. Laffont, en mesurant, sur une chienne en lactation, l'état de la pression du sang dans l'artère mammaire alors qu'on a coupé le nerf mammaire et excité son bout périphérique, a constaté que la mamelle possède des nerfs dilatateurs types, analogues à ceux de la corde du tympan, nerfs dont l'excitation provoque la congestion de la mamelle en même temps qu'une augmentation dans la quantité de lait excrété. Après l'énervation consécutive à cette expérience, la sécrétion continue, mais très diminuée; c'est que la mamelle reçoit son innervation de plusieurs sources : et en effet il doit exister des nerfs vaso-dilatateurs dans toute l'étendue du névraxe, car il est certain que le mécanisme de la circulation mammaire est partout le même, bien que les nerfs des mamelles proviennent tantôt de la moelle cervicale, tantôt de la moelle dorsale et même de la moelle lombaire (selon que les mamelles sont pectorales ou abdominales[1]). L'alimentation paraît aussi avoir une grande influence sur la production et la nature du lait, comme il était facile de le prévoir. Enfin on a remarqué qu'un grand nombre de médicaments administrés à la nourrice se retrouvent dans le lait, ce qui nous offre un moyen excellent quoique indirect d'agir sur le nourrisson.

Le lait nous représente le type d'un *aliment complet* (V. p. 306), car, pendant une période de temps considérable, il forme la seule nourriture de l'enfant; il en est de même de l'*œuf*, qui pour l'oiseau constitue une provision alimentaire analogue au lait. Aussi l'analyse a-t-elle montré dans le lait (V. plus haut), comme dans l'œuf, tous les éléments nécessaires à la nutrition, sels, hydrocarbures, albuminoïdes. Cependant les proportions de ces diverses substances ne sont pas dans le lait exactement les mêmes que celles que l'on considère généralement comme constituant une nourriture bien *mélangée*. On admet en général (Moleschott, Voit) qu'un adulte doit

---

[1] Laffont, *Influence des nerfs sur la sécrétion du lait (Soc. de biologie,* octobre 1879).

consommer par jour 320 grammes de carbone et 21 grammes d'azote, ou, en d'autres termes, 130 grammes d'éléments albuminoïdes, et 183 grammes d'hydrocarbures et de graisses (graisse 84, hydrocarbures 404); il en résulte que dans ce cas le rapport normal, dans l'alimentation mélangée, des aliments azotés aux aliments non azotés est de 1 à 3,7. Or, dans le lait comme dans l'œuf, ce rapport est de 1 à 3 et de même de 1 à 2, c'est-à-dire qu'il y a beaucoup plus d'albuminates (azote) et moins d'hydrocarbures (moins de carbone). L'explication de ce fait est facile, quand on se rapporte à ce que nous avons dit précédemment (p. 141) sur l'importance des hydrocarbures au point de vue de la production des forces, et particulièrement de la force musculaire. « En effet, l'adulte puise ses forces dans la combustion des substances non azotées, les albuminates servant fort peu à cet usage. Dans les organismes en voie de développement, les substances azotées sont, au contraire, indispensables à l'accroissement des différents tissus. Il est donc facile de se rendre compte de l'erreur et du préjugé dans lesquels tombe le vulgaire qui condamne la majeure partie des enfants à une nourriture riche en amidon et presque dépourvue d'azote. » (Wundt, *Physiologie*; traduct. de A. Bouchard). Il est probable que les différences dans la composition du lait des divers mammifères (voy. p. 528) sont en rapport avec la plus ou moins grande quantité de forces vives que les jeunes animaux peuvent déjà produire dès leur naissance; ainsi les jeunes veaux et poulains marchent et courent presque aussitôt; ils produisent donc une dépense déjà considérable de force, et nous avons vu, en effet, que le lait de la vache et de la jument sont riches en hydrocarbures (beaucoup de graisse chez la vache, beaucoup de sucre chez la jument et l'ânesse). On trouverait sans doute des différences analogues dans la composition des œufs des divers oiseaux [1].

III. *Fonctions nerveuses de la peau.*

La peau possède encore des fonctions très diverses, grâce aux nerfs nombreux qui viennent s'y terminer. Nous connaissons déjà les nerfs centrifuges qui viennent innerver ses muscles lisses et produire leur contraction sous l'influence réflexe (érection du mamelon, par exemple), ou qui se terminent dans les glandes et en amènent la sécrétion, influence qui se montre surtout avec évidence pour les glandes sudoripares.

Mais la peau est surtout riche en nerfs centripètes ou sensitifs. Ceux-ci peuvent avoir des fonctions générales et difficiles à spécifier dans leurs sièges anatomiques, comme, par exemple, leur influence comme voie centripète et point de départ du réflexe respiratoire (voy. *Respiration*, p. 452). Mais la peau est surtout le siège

---

[1] Le lait est un aliment complet d'une digestion très facile. Aussi le régime lacté est-il un des moyens thérapeutiques les plus en faveur aujourd'hui. Le lait, à certains égards, est même un véritable médicament, puisque *la lactose agit comme diurétique.*

de la sensibilité au contact et à la chaleur. Quant à ces fonctions sensitives proprement dites de la peau, au *toucher* et au *tact*, leur étude sera mieux placée comme introduction à celles des organes des sens proprement dits.

RÉSUMÉ. — La peau, à l'état normal, ne présente que des phénomènes d'absorption à peu près nuls (excepté pour les corps à l'état gazeux). Elle est, au contraire, le siège de sécrétions très actives.

1° Par les *glandes sudoripares* (dont le nombre dépasse trois millions et la masse égale 1/2 rein), elle sécrète la sueur (1000 à 1300 grammes en moyenne en vingt-quatre heures), liquide acide (par un acide volatile l'*acide sudorique*), contenant une forte proportion de chlorure de sodium. La sueur a un *rôle physique*, qui consiste à rafraîchir le corps par le fait de la chaleur qu'elle emprunte pour se vaporiser. Elle joue de plus le rôle de produit excrémentitiel (urée et acides divers).

L'étude de l'influence du système nerveux sur la sécrétion de la sueur démontre qu'il existe des nerfs *excito-sécrétoires* indépendants des nerfs *vaso-moteurs*.

2° Par les *glandes sébacées*, en général annexées aux follicules pileux et représentant le type le plus simple des glandes en grappe, elle sécrète le *sébum*, matière grasse destinée à huiler le système pileux.

Nous rapprochons de la sécrétion sébacée celle de la *glande mammaire* (vu les *glandes sébacées* de l'aréole, que l'on pourrait nommer glandes lactées erratiques). Au début de sa sécrétion, le lait, encore imparfaitement élaboré, renferme un grand nombre de *globules de colostrum*. Quand sa sécrétion est bien établie, il se présente comme un liquide tenant en suspension une infinité de sphères graisseuses (*globules du lait*) visibles au microscope.

L'analyse de ce liquide y montre : 1° comme éléments figurés des sphères graisseuses (globules de lait) dont l'agglomération forme ce qu'on nomme le *beurre;* 2° un liquide, renfermant des substances analogues à celles du plasma du sang, dans des proportions assez simples : des sels (phosphates principalement) ; 3 pour 100 de *caséine;* 4 pour 100 de *sucre de lait* ou *lactose*.

La peau présente encore des fonctions en rapport avec la *sensibilité* (papilles nerveuses), qui seront étudiées à propos des *organes des sens* (du tact ou du toucher).

DIXIÈME PARTIE

ORGANES DES SENS

Nos surfaces, tant internes qu'externes, sont soumises aux actions des agents extérieurs : parmi ces actions, le plus grand nombre, sous la forme d'excitants mécaniques, physiques ou chimiques, impressionnent les origines périphériques du système nerveux centripète ou sensitif et donnent lieu à des phénomènes nerveux dont la plus grande partie a déjà été étudiée avec ce système. Ainsi nous savons qu'il y a des impressions qui peuvent passer inaperçues du centre cérébral, dont nous n'avons pas *conscience*, et qui néanmoins amènent des réactions en se réfléchissant au niveau de l'appareil médullaire. Ces impressions et leurs résultats rentrent dans les attributs du système décrit par Marshall Hall sous le nom de *système excito-moteur*, par Magendie sous celui de *sensibilité inconsciente*, et que nous avons étudié sous le nom de *phénomènes réflexes ;* telle est, par exemple, la sensation qui fait que la salive est sécrétée ; tels sont encore les phénomènes qui amènent les battements du cœur, car nous avons vu que cet organe entrait en contraction sous l'influence excitante, ou mieux excito-réflexe, du sang qui impressionne ses parois.

Nous avons également, en étudiant le système nerveux, indiqué ce qu'on doit entendre par *sensibilité* proprement dite (p. 99). Nous avons vu que les phénomènes de sensibilité pouvaient se diviser en phénomènes de *sensibilité générale*, comprenant les sensations qui nous avertissent, d'une façon vague (sentiment), ou plus ou moins localisée (sensation), des modifications qui se passent dans notre corps, et en phénomènes de *sensibilité spéciale* qui se produisant dans les organes particuliers, nous renseignent sur certaines qualités spéciales des objets qui nous environnent.

Mais il ne faudrait pas croire qu'il y a une limite bien tranchée entre chaque classe de ces sensations ; il existe, au contraire, une certaine confusion, due à une foule de sensations de transition. Et, d'autre part, divers organes peu sensibles à l'état normal, le deviennent lorsqu'ils sont enflammés ; c'est ainsi, par exemple, que l'estomac, qui en général ne nous donne que peu de sensations, peut, dans l'état pathologique, devenir très sensible pour notre conscience à la présence des aliments ou des corps étrangers.

Maintenant que nous connaissons et la nature des phénomènes sensitifs, et les surfaces qui sont leur point de départ, il nous faut étudier sur chacune de ces surfaces les *sensations générales* et les *sensations spéciales*.

I. — Sensations générales

Les sensations générales sont très répandues. Un grand nombre de surfaces ne donnent lieu qu'à ce genre de sensations, qui ne nous révèlent nullement les qualités des corps impressionnants, mais ne manifestent leur action que par des impressions difficiles à définir, telles que le *plaisir*, la *douleur*, ou même des effets encore plus difficiles à préciser et qui rentrent en grande partie dans les phénomènes réflexes, comme, par exemple, le *chatouillement*.

Ainsi les *surfaces muqueuses* en général ne nous donnent que des sensations très vagues. La *muqueuse digestive* ne nous avertit que peu, ou pas du. tout, de la forme, de la température et des autres propriétés des corps mis en contact avec elle, excepté vers sa partie supérieure (bouche), où elle présente une disposition toute particulière, de façon à devenir le siège d'une sensation spéciale, à constituer un organe des sens *(goût)* que nous étudierons bientôt. Mais dans les cas de fistule de l'estomac ou des intestins, on a pu introduire dans ces canaux divers corps, toucher leur surface interne avec divers excitants, sans que le sujet ait éprouvé aucune perception nette, aucune sensation, par exemple, de la nature de celles que nous étudierons sous le nom de *tact*.

La sensation vague qui nous avertit du besoin de nourriture semble être une sensation gastrique. On croit pouvoir localiser la *faim* dans la partie supérieure du tube digestif ; néanmoins nous avons déjà vu que cette sensation tient à un malaise général ; que c'est un appel fait par le sang devenu trop pauvre. La localisation de cette sensation tient peut-être simplement à cette connaissance que nous possédons, à savoir qu'elle cesse quand nous introduisons des aliments dans l'estomac [1]. Il en est de même dans la *soif*. Le sentiment

---

1 « J'ai eu occasion d'interroger sur ce point un certain nombre de militaires, me tenant de préférence à des individus sans connaissances anatomiques, pour ne pas obtenir des réponses influencées par une localisation

de sécheresse de la gorge tient à une diminution de sécrétion dans
ces parties et en général dans tout l'organisme, car la diminution
de la sueur et celle de l'urine coïncident avec cette sécheresse dans
la majorité des cas.

A l'autre extrémité du tube digestif, quelques sensations peuvent
devenir plus distinctes ; par exemple, la sensation du *besoin de
défécation*, dont le siège est cependant difficile à définir. Nous le
plaçons ordinairement au niveau du rectum, mais il paraît pouvoir
siéger dans le tube intestinal, comme le prouvent les cas d'anus
contre nature (V. p. 388). Cette sensation nous apprend seulement
que le rectum est prêt à évacuer les matières qui le remplissent. La
défécation, qui suit le besoin, est un phénomène entièrement réflexe,
et que nous avons longuement étudié déjà. La sensation agréable
qui suit la défécation est celle de la difficulté vaincue ; cependant au
lieu de cette sensation agréable, nous pouvons éprouver une douleur toute particulière connue sous le nom de *ténesme*, dans les cas
d'irritation intestinale ou rectale, qui fait que nous sentons le besoin
d'expulser les matières fécales alors même que nous n'en avons
plus dans l'intestin.

Sur la *muqueuse des voies pulmonaires*, un corps étranger ne
fait éprouver aucune sensation nette : ses aspérités, sa forme, sa
température, ne sont que peu ou pas senties ; mais le corps étranger
produit un sentiment très vague de douleur, de gêne, et amène
aussitôt un réflexe qui nous force à tousser même malgré nous, pour
en produire l'expulsion. Souvent des corps introduits dans ces voies
n'ont révélé leur présence qu'à l'autopsie. La surface pulmonaire
proprement dite semble être le siège de sensations agréables (respirer l'air pur) ou désagréables (l'air vicié et confiné), qui ont en réalité
un siège plus général, et qui, de plus, comme la faim et la soif, sont
en rapport avec le besoin qu'éprouve l'organisme entier d'une plus
ou moins grande quantité d'oxygène.

La *muqueuse génito-urinaire*, que nous étudierons en dernier
lieu, ne nous présentera aussi la plupart du temps qu'une sensibilité fort obtuse, toute subjective, d'ordinaire mal localisée, et
nullement propre à nous renseigner sur la nature des excitants.
Il n'y a pas de sensations proprement dites pour le rein, les testicules, l'ovaire. Nous analyserons plus tard le *besoin d'uriner ;* nous

involontaire de la sensation. Plusieurs m'indiquèrent vaguement le cou ou
la poitrine, 23 le sternum, 4 ne surent localiser la sensation dans aucune
région déterminée, et 2 seulement me désignèrent l'estomac comme siège
de la faim. C'étaient deux infirmiers ayant, par conséquent, une teinte de
connaissances anatomiques. » (Schiff, *Physiologie de la digestion,* Florence, 1866).

le trouverons en tout semblable à celui de déféquer ; et nous verrons même qu'il est bien moins nettement localisé, et se compose de
sensations excentriques que nous ne percevons jamais là où elles
se produisent en réalité. Le *besoin sexuel* lui-même peut-être
rapproché du besoin de respirer, de la faim ou de la soif, par
exemple. C'est un besoin général, produit sous l'influence d'un
grand nombre de circonstances tant intérieures qu'extérieures, et
que nous localisons dans les parties sexuelles, à cause de la connaissance des phénomènes qui s'y accomplissent et qui sont aptes à
le calmer.

La *matrice* est également une surface muqueuse d'une sensibilité
très obtuse. Elle ne donne guère lieu qu'à des réflexes, parmi lesquels celui de l'expulsion du fœtus est le plus important, et accompagné des violentes douleurs qui caractérisent toujours à un degré
plus ou moins prononcé les contractions énergiques des muscles
lisses. Cette expulsion est suivie du sentiment de la difficulté vaincue,
comme l'expulsion de l'urine, des matières fécales, etc. Le col de la
matrice ne jouit même pas, malgré la présence de nombreux nerfs,
de la sensibilité à la douleur : il ne peut être que le point de départ
de certains réflexes. Aussi peut-on le cautériser et l'inciser sans
presque provoquer de sensations : le cancer de cet organe ne devient
douloureux que par le développement de ce que nous avons appelé
des *sensations sympathiques* ou *réflexes*, et mieux *sensations*
associées (voy. p. 100) qui s'irradient vers le sacrum, les cuisses,
les parois abdominales, etc. (plexus lombaire et sacré).

Pour terminer l'étude des sensations générales il nous faut dire
encore un mot de la sensibilité des divers tissus annexés aux surfaces, ou placés entre elles dans la profondeur de l'organisme.
Comme il était facile de le prévoir, les *tissus musculaire, con*
nectif, osseux, glandulaire, ne sont que peu ou pas sensibles.
On peut couper et brûler le muscle sans provoquer de vives douleurs ;
mais s'il est très distendu, ou fortement contracté, il est le siège de
sensations vagues particulières et douloureuses, telles que les *cram*
pes, fréquentes surtout pour les muscles lisses (coliques intestinales ;
utérines, vésicales, etc.). Dans les cas d'inflammation, ce tissu
devient très sensible, et il en est de même pour les os, les tendons,
les ligaments articulaires, et le tissu des glandes elles-mêmes. Cette
sensibilité pathologique est si réelle qu'elle peut exister à l'exclusion des autres formes de sensibilité. Ainsi Ballet rapporte le cas
d'une hystérique frappée d'anesthésie complète des téguments du
côté droit ; on pouvait pincer ou piquer la peau, sans que la malade
eût conscience de ces excitations ; mais cette malade ayant été de
plus atteinte de rhumatisme aigu, on vit, quoique la peau fût demeu

rée aussi insensible que précédemment, la moindre pression exercée au niveau des ligaments du genou ou du cou-de-pied déterminer des douleurs excessivement vives [1].

Le muscle paraît posséder une sensibilité particulière, qui forme comme une transition des sensations générales aux sensations spéciales, c'est ce qu'on appelle le *sens de la contraction*, le *sens musculaire*, auquel nous devons la *notion des mouvements exécutés* (voy. p. 159). On n'est pas encore fixé sur le mécanisme et sur les organes de cette sensation (voy. plus loin : *Corpuscules de Pacini des muscles)*, mais le *sens musculaire* n'en est pas moins incontestable [2]. Claude Bernard l'a mis hors de doute par plusieurs expériences : En coupant tous les nerfs cutanés d'un membre, chez un animal, on peut rendre la peau parfaitement insensible, quoique l'animal marche alors encore assez bien, probablement, parce que la sensibilité musculaire est conservée. Lorsque, au lieu de couper les rameaux cutanés, on coupe les racines postérieures (c'est-à-dire tous les nerfs sensitifs, musculaires et autres), on voit que les mouvements ont entièrement perdu leur assurance. De même, chez l'homme, lorsque la paralysie est profonde et atteint les rameaux sensitifs des muscles, les malades ne semblent pouvoir faire agir leurs membres qu'avec difficulté et en regardant ces membres pour en diriger le mouvement (Cl. Bernard). Enfin, il est des observations pathologiques où l'on constate la paralysie du sens musculaire avec conservation de la sensibilité de la peau et inversement (Landry, Axenfeld). Cette sensibilité, ou pour mieux dire ce *sens musculaire*, nous permet de juger de la *force* et de l'*étendue* de nos mouvements. Nous jugeons de la force de nos mouvements, puisque nous distinguons les uns des autres des poids soulevés successivement, pourvu qu'ils diffèrent au moins de 1/17 de leur poids,

---

[1] Voy. G. Ballet, art. SENSIBILITÉ du *Nouv. Dict. de méd. et de chirurg. pratiques*, t. XXXIII, 1882.

[2] Voy. Duchenne (de Boulogne), *De l'électrisation localisée*, p. 389, Paris, 1872. — Cl. Bernard, *Leçons sur la physiologie et la pathologie du système nerveux*, t. I, p. 246. — Jaccoud, *Les Paraplégies et l'Ataxie du mouvement*, Paris, 1864.

Toujours est-il que les muscles possèdent des nerfs sensitifs ou centripètes ; le fait a été mis hors de doute par les expériences de Sachs, reproduites par François Franck. En effet, si l'on excite, comme l'ont fait ces physiologistes, le bout central du filet nerveux qui se rend au muscle couturier de la grenouille, on détermine des mouvements réflexes, de même que dans le cas d'excitation du sciatique. De plus Sachs, ayant pratiqué la section des racines motrices du sciatique chez la grenouille, a trouvé dans les muscles correspondants un certain nombre de fibres nerveuses non dégénérées, qu'il considère comme des fibres centripètes (Voy. G. Ballet, art. SENSIBILITÉ du *Nouveau Dictionnaire de médecine et de chirurgie pratiques*, t. XXXIII, 1882).

(Weber), et, chose remarquable, cette sensibilité pour soulever les poids est bien plus fine que celle pour la pression déterminée par ces poids (V. plus loin : *Sens du toucher*), ce qui prouve encore une fois que la sensibilité musculaire est bien distincte de la sensibilité de la peau.

Cependant l'étude du *sens musculaire*, dont l'existence et la signification nous paraissent incontestables, présente encore de grandes obscurités, ce qui fait que plusieurs auteurs ont refusé de l'admettre (Trousseau), et que quelques autres l'interprètent différemment. Ainsi, pour Wundt, « le siège des sensations du mouvement ne paraît pas être dans les muscles eux-mêmes, mais bien dans les cellules nerveuses motrices (de la substance grise antérieure de l'axe spinal), parce que nous n'avons pas seulement la sensation d'un mouvement réellement exécuté, mais même celle d'un mouvement simplement voulu ; la sensation de mouvement paraît donc liée directement à l'innervation motrice » (aussi Wundt lui donne-t-il le nom de *sensation d'innervation* [1]). Cependant il est probable que cette sensation, à laquelle nous sommes redevables de sentir le degré de contraction de nos muscles *(sens de l'activité musculaire*, Gerdy), est la même qui préside au sentiment de fatigue qui se produit à la suite des exercices modérés, mais très longtemps continués, et qu'elle a pour siège les fibres contractées. Le sentiment de fatigue qui se développe après un violent effort semble, au contraire, résider principalement dans les tendons (Sappey).

[1] V. encore les recherches de Bernhardt *(Zur Lehre von Muskelsinn,* analysé in *Revue des sciences médicales* de G. Hayem, janvier 1873). Cet auteur pense, comme J. Müller, Ludwig, Bernstein *(les Sens,* volume de la Bibliothèque scientifique internationale), que le sens musculaire se réduit à la faculté d'apprécier exactement l'intensité de l'excitation qui part de l'encéphale pour aller provoquer le mouvement voulu. Déterminant la contraction des muscles par la faradisation, il remarqua qu'il devenait plus difficile au sujet en expérience de reconnaître la différence des poids qu'il soulevait, différence qu'il appréciait très bien lorsque la contraction se faisait sous l'influence de la volonté. Bernhardt en conclut que le sens de la force est une *fonction psychique*; mais il reconnaît que les impressions sensitives nées des parties molles qui avoisinent les muscles contribuent puissamment à compléter la notion fournie par les centres volitifs. Le sens musculaire proprement dit n'existerait donc pas pour lui. C'est à un point de vue semblable que Trousseau a également nié l'existence du sens musculaire, rapportant tout à la sensibilité des parties molles déplacées par le mouvement. (Voy. art. ATAXIE in *Nouv. Dict. de méd. et de chir. prat.,* t. III, p. 776.) — D'autre part, dans ses *Recherches expérimentales et cliniques sur la sensibilité*, thèse, Paris, 1877, Ch. Richet, ayant étudié avec soin plusieurs amputés, a observé, relativement aux phénomènes connus sous le nom d'*illusion des amputés* (V. ci-dessus *Extérioration des sensations*, p. 100), que, pendant les premiers jours qui suivent l'opération, les malades accusaient une sensation bizarre

II. — Sensations spéciales

Les *sensations spéciales* nous révèlent les corps extérieurs et nous font apprécier leur propriétés. Elles nous sont fournies par les *organes des sens*, dont chacun suppose : 1° un *organe récepteur* de l'impression ; 2° un *nerf* qui transmet cette impression ; 3° une *partie centrale* du cerveau qui la reçoit et l'apprécie.

L'organe périphérique qui reçoit en premier lieu l'impression est toujours un appareil provenant d'une partie plus ou moins modifiée de l'écorce externe (épiderme) ou des parties les plus initiales de l'écorce interne (épithélium). Ainsi nous avons comme organes des sens provenant de la peau : les *organes* du *tact*, de la *vision*, de l'*audition ;* comme provenant des parties initiales des muqueuses digestives et respiratoires, nous avons les organes du *goût* et de l'*odorat*. Mais en réalité tous ces organes des sens proviennent de l'épiderme (de l'*ectoderme* ou feuillet externe de blastoderme, et jamais de l'entoderme), car les muqueuses buccale et olfactive sont des parties modifiées de l'ectoderme, de la peau, parties qui révèlent les cavités circonscrites chez l'embryon par les bourgeons de la face (bourgeon frontal, bourgeons maxillaires supérieurs).

I. DU TACT ET DU TOUCHER

Ce sens est un sens complexe, car il nous apprend à connaître : 1° la *pression* que les corps exercent sur nos téguments, et qui se traduit, si elle est faible, par les sensations de *contact (tact* et *toucher* proprement dit), et, si elle est forte, par les sensations de *pression*, de *poids ;* 2° la *température* de ces corps.

Organes du toucher. — L'organe du toucher comprend tout le tégument externe et une partie des muqueuses, surtout la portion

d'activité musculaire ; il leur semblait, par exemple, avoir des crampes dans les orteils qui se fléchissaient brusquement, ou bien ils croyaient sentir leur pied absent se porter en bas, en haut, en dehors. Le fait est des plus importants à noter, car il peut venir à l'appui de la théorie qui admet l'existence de nerfs spécialement consacrés à la sensibilité musculaire.

Ajoutons cependant, pour montrer combien la question est controversée, que, dans une étude critique sur ce sujet (*Revue philosophique*, 1885), Gley arrive à cette conclusion que le prétendu sens musculaire serait réductible à un ensemble de sensations provenant de la peau, des articulations, de la contraction des muscles eux-mêmes ; la disparition de la sensibilité superficielle et profonde entraîne la disparition du sens musculaire.

initiale de la muqueuse digestive (langue, dents). Ces organes se composent des deux parties essentielles de tout tégument, l'*épiderme* ou l'*épithélium*, et le *derme ;* en effet, le revêtement épithélial est indispensable pour le toucher, et, si ses éléments cellulaires sont altérés ou détruits, ce sens disparaît en même temps. C'est l'épiderme qui, par ses végétations vers l'extérieur, forme des crêtes, des papilles creuses dans lesquelles le derme pénètre pour y amener les vaisseaux et les nerfs. Certaines végétations épidermiques très considérables semblent essentiellement liées à l'exercice du tact : les dents, organes très durs, et recouverts d'une épaisse couche d'épithélium modifié *(émail)*, sont cependant le siège d'un tact très délicat ; les chats touchent avec les longs poils de leur museau (V. p. 514, *Poils tactiles) ;* les insectes ont des tentacules cornées ; la plante du pied est couverte d'une puissante couche d'épiderme corné, et cependant sa sensibilité est exquise à certains égards. Du reste les histologistes ont décrit dans l'épaisseur même de l'épiderme des terminaisons nerveuses, se faisant par de fins réseaux de cylindres-axes ramifiés entres les cellules épidermiques (dans l'épithélium de la cornée notamment, d'après les recherches de Conheim). Nous verrons dans un instant que la peau est sensible aux variations de température ; or, ce sont encore probablement ces terminaisons nerveuses intra-épidermiques qui sont plus spécialement le siège des impressions thermiques.

Mais outre ces terminaisons intra-épidermiques, qui paraissent se faire par des extrémités libres, les nerfs de sensibilité de la peau présentent de véritables *organes terminaux.* Ce sont les papilles du derme qui contiennent ces terminaisons nerveuses : cependant toutes les papilles ne renferment pas des éléments nerveux, il en est un grand nombre qui ne renferment que des réseaux vasculaires (fig. 143, B, C, D). Les papilles du derme sont elles-mêmes d'autant plus développées que la sensibilité de la région est plus exquise, et à la langue, par exemple, elles deviennent digitiformes ou présentent des divisions très nombreuses. On a longtemps cru que les nerfs viendraient s'y terminer par des anses, mais aujourd'hui qu'on a découvert en beaucoup de points de petits organes terminaux spéciaux, on tend à généraliser cette manière de voir, et, en effet, on trouve tous les jours ces organes dans des points où on ne les avait pas encore aperçus. Ces organes terminaux sont de petits corps ovoïdes, *corpuscules tactiles* (de Meissner et Wagner [1]), que l'on peut comparer en général à une *pomme de*

---

[1] Wagner (R.), anatomiste allemand (1805-1864) ; fut élève de Cuvier, puis professeur à Gottingue.

pin, ou d'une forme plus simple, et moins régulière *(corpuscules de Krause,* dans la conjonctive), à la base desquels on voit pénétrer un à quatre filets nerveux, qui paraissent se perdre dans la substance de ces corpuscules (fig. 143, A), après s'être enroulés en un plus ou moins grand nombre de tours à leur surface. Les recherches d'histologie comparée ont montré que ces corpuscules sont formés en réalité de cellules empilées comme des pièces de monnaie (dites *cellules de soutien)* entre lesquelles sont disposés des renflements

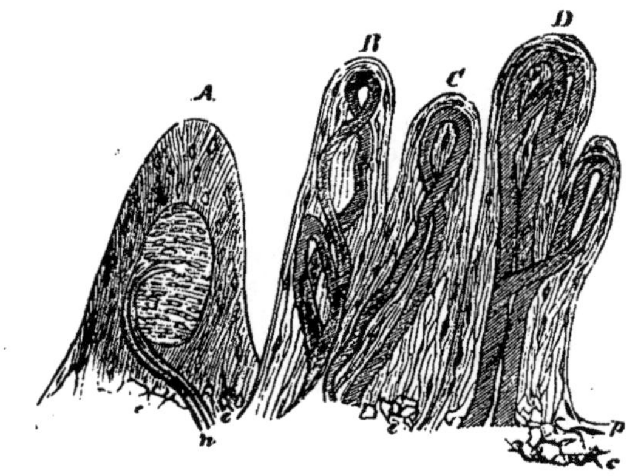

FIG. 143. — Papilles vasculaires et nerveuses de la pulpe des doigts *.

terminaux des cylindres-axes. Les *corpuscules tactiles* du bec du canard domestique, étudiés par Ranvier, présentent cette disposition sous sa forme la plus simple, car chacun d'eux est formé seulement (fig. 144) de deux cellules de soutien, superposées, et entre lesquelles est disposé le disque tactile ou renflement terminal du cylindre-axe de la fibre nerveuse appartenant au corpuscule. D'après leur distribution dans les parties de la peau qui servent essentiellement au toucher, on peut considérer ces diverses espèces de corpuscules de Meissner comme les organes terminaux spécialement affectés à la sensibilité tactile.

On observe, en outre, dans la profondeur du tissu connectif

* L'épiderme et le réseau de Malpighi ont été enlevés : — A, papille nerveuse avec un corpuscule du tact, dans lequel se perdent deux fibres nerveuses primitives *n ;* au bas de la papille, on voit de fins réseaux élastiques, *r,* desquels partent des fibres fines : entre ces dernières et au milieu d'elles se voient des corpuscules du tissu conjonctif ; — B, C, D, papilles vasculaires, simples en C, avec des anses de vaisseaux anastomosés en B et en D. A côté de ces vaisseaux se voient des fibres élastiques fines et des corpuscules du tissu conjonctif ; *p,* corps papillaire ayant la direction horizontale ; — *e,* éléments étoilés de la peau proprement dite. Grossiss., 300 diamètres (Wirchow).

sous-cutané et du derme, des corpuscules plus volumineux, appendus aux tubes nerveux comme des fruits aux branches de l'arbre, et visibles à l'œil nu. Ce sont les *corpuscules de Pacini* [1] ou *de Vater* [2]; ils sont entourés de plusieurs enveloppes fibreuses (fig. 145), et renferment une cavité allongée dans laquelle un ou plusieurs filets nerveux viennent se terminer par des extrémités libres. On les rencontre surtout à la paume de la main, sur le trajet des nerfs collatéraux des doigts; mais on les trouve aussi,

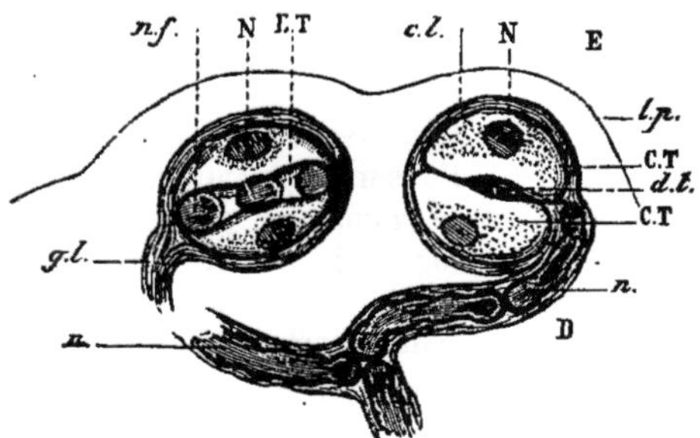

Fig. 144. — Corpuscules tactiles du bec du canard domestique *.

quoique moins nombreux, sur les nerfs du mésentère, sur les nerfs articulaires, les nerfs des os, et dans l'intérieur même des muscles. Ils paraissent très sensibles à la compression, et c'est sans doute à ce mode de sensibilité que se rapporte leur fonction; ils donneraient, par exemple, suivant le degré de compression qu'ils subissent de la part des muscles, des sensations indiquant la mesure de la contraction de ceux-ci. Ailleurs ils sont soumis à d'autres pressions. Ainsi les corpuscules situés dans les capsules articulaires sont comprimés par les os dans certains mouvements, ou par la tension des ligaments; dans le mésentère, ils subissent la pression des muscles abdominaux agissant sur les parois des viscères; sous les téguments, leur situation les dispose favorablement pour recevoir les pressions extérieures.

Modes de sensibilité de la peau. — Les fonctions du toucher sont d'autant plus développées que les régions considérées sont plus

[1] Pacini (L.), anatomiste italien (1812-1883), professeur à Florence.
[2] Vater, anatomiste allemand (1684-1751), professeur à Wittemberg.

* n, Tube nerveux à moelle; — CT, cellules de soutien; — N, leur noyau; — d, t, disque tactile; — ET, sa cavité; — n, f, ses noyaux; — gl, gaine lamelleuse du corpuscule; — E, épiderme (l, p, sa limite inférieure) (fig. d'après J. Renaut).

riches en nerfs et en corpuscules tactiles (corpuscules de Meissner). Ainsi les organes dont nous nous servons de préférence sont les mains, la langue, les dents. Cependant, pour la sensation de la *pression*, et pour la sensation de la *température*. les lieux d'élection ne sont pas exactement les mêmes, sans qu'il soit possible d'indiquer la cause de cette différence.

La *sensation de température* se fait en général et presque indifféremment par toute la surface du corps, et il semblerait *a priori* qu'il n'y a pas de région privilégiée sous ce rapport ; cependant il est d'observation vulgaire que l'on juge mieux de la chaleur, par les lèvres, les joues, le dos de la main ; le médecin qui veut apprécier la température de la peau d'un malade, applique sur lui le dos de la main et non la paume ; c'est pour la même raison que, si nous voulons juger de la chute de quelques gouttes de pluie imperceptible, c'est le dos et non la paume de la main que nous exposons du côté du ciel. Ce sens de température n'agit que par comparaison ; il ne nous indique pas la température de la peau, mais l'augmentation ou l'abaissement de celle-ci ; nous ne ressentons, par exemple, que notre main ou notre front sont plus chauds l'un que l'autre qu'au moment où nous mettons notre main sur le front.

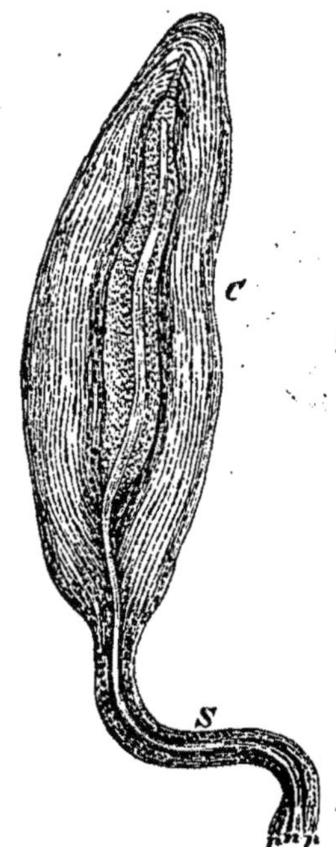

Fig. 145.— Corpuscule de Pacini ou de Vater, provenant du tissu adipeux de la pulpe des doigts *.

Pour que cette sensibilité thermique soit mise en jeu, il faut que les températures appréciées soient entre 0° et 70° ; en dehors de ces extrêmes, nous n'éprouvons que des impressions douloureuses de froid ou de chaud, et nous ne pouvons plus juger d'une différence de quelques degrés : c'est entre 30° et 50° que nous jugeons le mieux d'une faible variation dans la température d'un corps ; en

---

* S, Fibre nerveuse primitive contenant de la moelle, *n*, à contours marqués, avec une gaine nerveuse *p*, *p*, épaisse, possédant des noyaux longitudinaux et formant la queue du corpuscule ; — C, le corpuscule proprement dit, avec ses couches concentriques formées par l'enveloppe du nerf épaissie, en forme de massue, et une cavité centrale dans laquelle passe le cylindre de l'axe, qui se termine librement. — Grossiss. 158 diamètres (Virchow, *Pathologie cellulaire*).

d'autres termes, la température est d'autant mieux appréciée qu'elle se rapproche davantage de notre température propre. Elle l'est aussi d'autant mieux que nous observons à la fois une surface plus considérable de ce corps. En effet, un doigt plongé dans un liquide à 37° donne une idée de moins forte chaleur qu'une main entière dans un liquide à 30° seulement. L'anémie paraît augmenter la sensibilité de la peau aux différences de température, tandis que l'hyperémie la diminue.

La muqueuse buccale supporte sans douleur des températures supérieures à celle que peut endurer la peau. Ainsi on ne pourrait laisser son doigt dans du bouillon ou du café, qu'on boit facilement; c'est qu'en effet, la température normale de la bouche est au moins de 35°, tandis que celle du doigt atteint en général à peine 25°.

La *sensation de contact* (c'est-à-dire le *toucher* proprement dit, qui nous révèle les rugosités d'une surface, la forme d'un corps de petite dimension, les reliefs d'une médaille, etc.), la sensation de contact que peuvent nous donner les corps est très inégalement développée selon les régions; elle est le plus exquise à la pointe de la langue et au bout des doigts; aussi les *extrémités digitales* deviennent-elles pour nous le véritable organe où se localise le sens du tact. Pour reconnaître expérimentalement et d'une manière exacte quelle est l'excellence du toucher sur les diverses parties du corps, on se sert d'un compas (compas de Weber, ou *esthésiomètre*) et on recherche quel écartement il faut donner à ses deux pointes pour que, appliquées en même temps sur la peau, elles soient senties séparément; plus cet écartement est petit, plus la sensibilité est grande. Ainsi à la pointe de la langue, il suffit de 1 millimètre d'écartement, 2 millimètres sur la paume et 12 millimètres sur le dos de la main; sur la peau du tronc, particulièrement vers la partie dorsale, il faut 5 ou 6 centimètres; et 7 centimètres sur la cuisses.

En appelant *cercle de sensation* l'étendue de la surface de la peau où l'impression des deux pointes du compas se confond en une seule, on voit que l'étendue des cercles de sensation est très variable selon les parties du corps considérées : très petite à la pointe de la langue, elle devient très considérable vers les parties dorsales du tronc ; il est facile de voir aussi, par les données anatomiques, que cette étendue est dans un rapport inverse avec la richesse de la peau en corpuscules tactiles. Cependant il ne faudrait pas en conclure absolument qu'un cercle de sensation est une grandeur anatomique, comme, par exemple, le champ embrassé par les ramifications d'une fibre nerveuse : il nous suffira, pour démontrer le contraire, de rappeler que l'étendue d'un cercle de sensation peut varier par suite de l'attention, de l'exercice, de l'habitude, et d'autres influences. Comme en certaines régions la distance des pointes du compas embrasse plus de douze corpuscules du tact *(corpuscules de Meissner* et que cependant en ces régions deux cercles de sensation se touchent ou même se recouvrent en partie, de façon à ne pouvoir être séparés l'un de l'autre dans la *perception*, on doit admettre qu'il y a là des phénomènes d'*irradiation*, c'est à-dire qu'il y a transmission de l'excitation d'une fibre nerveuse sensitive à d'autres fibres voisines; et comme l'attention, l'habitude, l'exercice peuvent diminuer cette irridiation, il en faut conclure qu'elle est un fait, non d'*impression périphérique*, mais de *perception centrale*.

Pour la peau des divers segments des membres, et surtout du membre thoracique, des expériences nombreuses et très exactes ont amené Vierordt à cette conclusion que la sensibilité *(sens du tact* ou *sens du lieu)* varie en raison de la distance du point considéré à l'articulation qui se trouve immédiatement au-dessus de lui, en remontant vers la racine du membre. Les valeurs comparatives de la finesse du sens de lieu sont ainsi la somme de deux grandeurs : l'une, constante, c'est la sensibilité de la peau dans l'axe de l'articulation : l'autre, variable, est proportionnelle à la distance qui sépare le point considéré de l'articulation située au-dessus, proportionnelle par suite à la grandeur des mouvements de lieu autour de l'articulation.

Chose remarquable, mais qui s'explique facilement si l'on se reporte à l'étude que nous avons faite du système nerveux, les sensations de pression qui se prolongent, *persistent encore un certain temps*, même après que le corps qui les a produites a cessé d'agir ; les personnes qui portent des lunettes les sentent encore après qu'elles les ont ôtées; on se figure parfois encore entre les doigts un objet que l'on a lâché depuis longtemps. Ce sont là des espèces d'écho des sensations, ce sont des sensations purement subjectives.

La sensation de pression, selon la manière et la forme dont elle est exercée par les corps, nous donne sur ces derniers et sur leur nature une foule de renseignements précis, que l'on pourrait, sans une analyse exacte, prendre pour les produits de sensations spéciales. Ainsi, d'après la manière plus ou moins régulière dont un corps presse sur nos extrémités digitales, nous jugeons si sa surface est lisse ou rugueuse, s'il présente des anfractuosités; en promenant nos doigts sur ces surfaces, nous jugeons de leur forme. Les variations de pression et les réactions d'un corps contre nos propres efforts nous font juger s'il est dur ou mou; par des effets semblables, nous jugeons s'il est en gros fragments ou en poussière, s'il est solide ou liquide; en un mot, nous acquérons des notions précises sur l'état, la forme et l'étendue du corps.

Par l'effet de l'*habitude*, nous localisons ces sensations dans les points où elles se produisent d'ordinaire. Cette localisation nous rend compte d'illusions tactiles très singulières, dont l'une, très connue, nommée *expérience d'Aristote* (fig. 146), est due à l'habitude que nous avons de percevoir la sensation de deux corps différents, lorsque les bords radial de l'index et cubital du médius sont impressionnés. Or, si, après avoir senti entre l'index et le médius une petite boule unique, nous croisons ces deux doigts, comme le montre la figure 146, et roulons la boule unique entre le côté radial de l'index et le côté cubital du médius, nous éprouvons une sensasion double ou plutôt dédoublée par l'habitude, et nous croyons (en fermant les yeux) toucher deux boules distinctes, l'une en dehors de l'index, l'autre en dedans du médius.

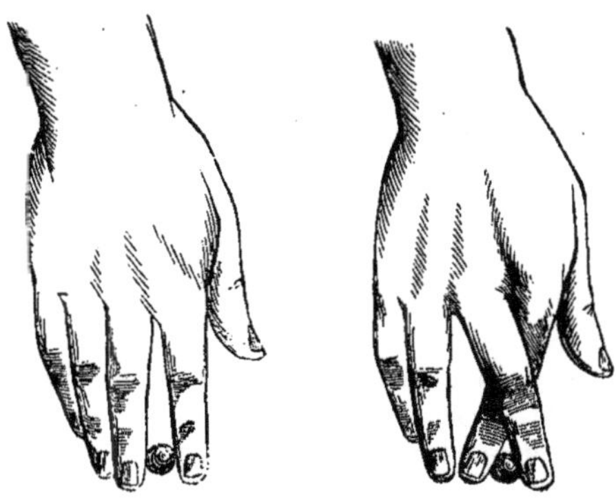

Fig. 146. — Expérience d'Aristote.

Les différences de pression nous font même juger du poids d'un corps ; mais dans cette appréciation, lorsque nous voulons la rendre aussi exacte que possible, nous faisons jouer un rôle important à l'appréciation de la force musculaire nécessaire pour contrebalancer le poids du corps (V. p. 537).

Enfin les sensations de pression, de forme, de poids et de température sont souvent liées entre elles ; de deux poids égaux, le plus froid paraît le plus lourd ; en plaçant sur le front deux pièces de 5 francs de température inégale, on trouve que la plus chaude paraît plus légère. D'autre part, les corps lisses nous semblent plus froids que les corps rugueux, et subjectivement parlant, ils le sont, en effet, puisque, présentant des surfaces de contact plus complètes, ils nous soutirent plus de calorique.

L'exemple le plus frappant de la perfection que peut atteindre le sens du tact est celui des aveugles qui parviennent à reconnaître, au toucher, les couleurs, grâce seulement à leurs divers degrés de rugosité ; aussi ne peuvent-ils jamais apprécier les couleurs naturelles lisses [1].

Il n'est guère admissible que la *sensibilité à la douleur* (coupure, cautérisation, piqûre de la peau etc.) soit une sensibilité particulière : *La douleur est due à l'excitation violente des nerfs sensitifs quels qu'ils soient* (Ch. Richet) ; sous l'influence de l'inflammation, toutes les impressions deviennent douloureuses, mais, dans le phénomène douleur, il faut reconnaître quelque chose de spécial, de mal défini encore, qui a son siège dans les centres nerveux, qui est peut-être en rapport avec l'intelligence ; peut-être aussi, dans la moelle épinière, les voies de conduction ne sont-elles pas les mêmes pour les sensations tactiles et les sensations de douleur (voir, page 60, les expériences de Schiff). Rappelons enfin qu'il peut y avoir abolition de la sensibilité à la douleur *(analgésie)*, avec conservation de la sensibilité tactile *(anesthésie)* ; ainsi le chloroforme et l'éther produisent d'abord l'analgésie, puis l'anesthésie ; l'anesthésie hystérique est souvent seulement de l'analgésie,

II. SENS DU GOUT

Le *sens du goût* nous transmet les impressions spéciales produites par certaines substances *sapides*, mais il est difficile de définir exactement ce que c'est qu'une substance sapide, et d'analyser le phénomène intime de l'impression qu'elle produit ; on n'est même pas parfaitement d'accord pour distinguer les substances vraiment sapides de celles qui ne font qu'exciter la sensibilité générale ou tactile de l'organe du goût.

Siège du goût. — La *gustation* a son siège exclusif dans la *bouche*. On parle vulgairement du *palais* comme siège de cette fonction ;

---

[1] Nous avons déjà indiqué, à propos de la physiologie de la moelle, ce qu'on admet aujourd'hui quant aux voies de conduction propres à chaque espèce de sensibilité. Nous ajouterons seulement le fait suivant : Dans ses *Recherches expérimentales et cliniques sur la sensibilité* (thèse, Paris, 1877), Ch. Richet, examinant l'action de la chaleur comme excitant des nerfs et des terminaisons nerveuses, a observé que la sensibilité à la chaleur semble s'exercer par des nerfs distincts des nerfs tactiles. Si, sur une grenouille empoisonnée par la strychnine, on approche de la peau un corps en ignition, on peut décomposer et détruire la peau sans provoquer de réflexes; pourvu qu'on ait soin de ne pas donner de sensation de contact. Sur le nerf sciatique on obtient les mêmes résultats, « et rien n'est plus curieux que de voir le plus léger effleurement de la membrane interdigitale produire un tétanos généralisé, tandis que le nerf qui conduit cette impression peut être entièrement détruit par le fer rouge sans provoquer le moindre réflexe ».

mais les expériences physiologiques ont montré que le siège du goût par excellence est très restreint, qu'il ne se trouve que sur la *langue*, et même que sur certaines parties de cet organe. En général, quand nous voulons goûter une substance, nous la plaçons sur la langue et nous appliquons celle-ci contre le palais, afin d'étaler la substance sapide et d'augmenter ainsi ses points de contact avec les éléments gustatifs ; de là l'erreur qui attribue au palais un rôle autre qu'un rôle mécanique dans la gustation.

Ce qui a encore souvent induit en erreur, et doit nous faire regarder comme non avenues un grand nombre d'expériences, c'est ce qu'on a souvent pris pour des *saveurs* certaines sensations qui n'en sont pas, et résultent simplement de la *sensibilité tactile* ou *générale* de la langue. Nous avons vu, en effet, que cet organe, et principalement sa pointe, doit être placée au premier rang parmi les appareils du tact ; c'est à cette sensibilité que sont dues certaines sensations décorées du nom de saveur, comme la *saveur farineuse*, qui résulte de l'impression mécanique produite par un corps très divisé : de même les *saveurs gommeuses*, qui résultent d'un état plus ou moins pâteux de la substance. Ce qu'on désigne sous le nom de *saveur fraîche* n'est autre chose qu'une impression thermique due à l'absorption de calorique que produit un corps en se dissolvant (telle est la saveur du nitre), ou en s'évaporant (saveur des huiles essentielles). On parle aussi de *saveurs âcres ;* mais c'est là un fait de sensibilité générale ; un corps de saveur âcre tend à attaquer la surface muqueuse, aussi appelons-nous âcres des substances qui modifient l'épithélium, qui l'attaquent, le dissolvent, ou le corrodent.

D'autre part, on prend souvent pour des impressions gustatives des sensations qui proviennent uniquement d'une impression faite sur l'organe de l'odorat, organe placé si près de celui du goût, que normalement leurs sensations semblent devoir s'associer. Les *saveurs aromatiques*, *nauséabondes*, etc., sont dans ce cas ; ainsi les viandes rôties, le fromage, certaines boissons vineuses et autres, doivent leurs propriétés sapides en partie au développement d'acides gras ou d'éthers particuliers qui sont odorants. Si on se bouche les narines en mangeant, ou bien sous l'influence d'un simple coryza, on s'aperçoit que beaucoup de substances alimentaires ne sont plus sapides.

Il est plus difficile de décider si les saveurs *salées*, *alcalines*, *acides* sont réellement des sensations gustatives ou des formes déguisées des sensations du tact. Schiff les considère comme des impressions réellement gustatives, parce qu'elles ne sont pas perçues également par les surfaces excoriées de la peau, et parce qu'elles prennent encore naissance sous l'influence excitante du courant galvanique. On sait, en effet, que ce courant donne lieu à des sensations gustatives qui ne sont pas dues à la décomposition électrolytique des liquides buccaux, et qui consistent essentiellement en un goût acide au pôle positif, et un goût alcalin au pôle négatif. Quoi qu'il en soit, les sensations acides et alcalines formeraient une transition vers les véritables sensations gustatives [1].

En éliminant toutes les prétendues saveurs qui tiennent à des impressions du genre de celles que nous venons d'énumérer, on arrive, en définitive, à établir qu'il n'y a que quatre espèces de saveurs : salées, sucrées, amères, acides ; mais que, de ces quatre saveurs, il en est deux surtout qui sont, plus incontestablement que les autres, le résultat de la mise en jeu de l'organe du goût, sans intervention d'aucune autre espèce de sensibilité ; ce sont la *saveur sucrée* et la *saveur amère ;* et il n'y a que deux espèces de corps vraiment sapides, les corps *amers* et les corps *sucrés*. Encore ne peut-on rien dire de général sur ces corps, et ne les voyons-nous liés par aucun rapport chimique, car, par exemple, nous trouvons dans la classe des substances sucrées les corps les plus disparates au point de vue chimique, tels que les sels de plomb, les sucres proprement dits, un grand nombre d'alcools (glycérine). *et la saccharine*

En expérimentant avec ces corps (amers ou sucrés), on reconnaît que la partie antérieure du dos de la langue, toute sa surface inférieure et le filet ne donnent lieu à aucune sensation (les substances salées agissent surtout à la pointe de la langue) ; ces sensations, et spécialement celle de l'amer, ne se produisent que sur ses bords, et surtout vers sa base. Et, en effet, nous trouvons dans ces régions, outre les *papilles filiformes*, qui sont répandues partout et dont nous avons parlé à propos du sens du tact, nous trouvons deux formes de papilles assez particulières : les *fongiformes* et les *caliciformes* (fig. 147). Les papilles *fongiformes* représentent assez bien un champignon, avec un pédicule court et une tête globuleuse, dans laquelle le derme forme une multitude de papilles

---

[1] Ch. Richet et Gley, pour se rendre compte du mode d'action des sels sur la muqueuse gustative, ont recherché les effets gustatifs des métaux ayant un poids atomique différent mais possédant des propriétés chimiques voisines ; ils ont choisi le groupe des métaux alcalins, lithium, sodium, potassium, rubidium, dont les poids atomiques sont dans les rapports de 7, 23, 39 et 85. Ils ont constaté que l'action physiologique des métaux alcalins est égale et qu'elle est proportionnelle non au poids absolu, mais au poids moléculaire de leurs sels : l'action dite sapide de ces sels est donc une action chimique, puisqu'elle s'exerce d'après les mêmes lois que les actions chimiques (Soc. de biologie, 19 décembre 1885.)

secondaires plongées dans une masse épithéliale, qui recouvre uniformément l'organe (fig. 147, B). Les papilles *caliciformes* sont semblables aux précédentes, mais plus volumineuses, plus larges, plus aplaties, et plongées dans une excavation de la muqueuse *(calices)* qu'elles débordent à peine; elles présentent aussi un grand nombre de papilles secondaires que l'épithélium recouvre (fig. 147, C). Un grand nombre de filets nerveux viennent dans ces papilles, et s'y terminent dans de petits organes microscopiques, dits *bourgeons gustatifs* ou *corpuscules gustatifs*, qui sont surtout nombreux sur les parois du sillon circulaire

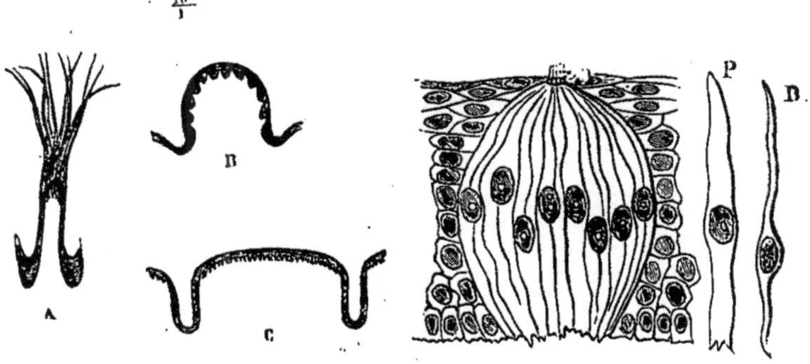

Fɪɢ. 147. — Papilles linguales
(Todd et Bowmann)[*].

Fɪɢ. 148. — Corpuscules gustatifs[**].

qui entoure et circonscrit les papilles caliciformes. Comme le montre la figure 148, ces bourgeons gustatifs, placés dans l'épithélium de la muqueuse, sont formés de cellules allongées disposées perpendiculairement à la surface épithéliale; de ces cellules, les unes, dites de *soutien*, forment comme la charpente du corpuscule et sont notamment disposées à la périphérie; les autres, dites *cellules gustatives*, placées dans le centre du corpuscule, sont en connexion par leur extrémité profonde avec les nerfs qui arrivent au corpuscule, tandis que, par leur extrémité superficielle, elles se terminent par un prolongement en forme de bâtonnet, lequel proémine en dehors du corpuscule et, plongeant dans le liquide sapide, est sans doute le lieu même de l'impression, de l'excitation

---

* A, Papille filiforme ; — B, papille fongiforme ; — C, papille caliciforme.

** A gauche l'ensemble d'un corpuscule gustatif en bourgeon du goût ; — à droite, en P, une cellule de soutien ; — en B, une cellule gustative.

produite par les saveurs. Nous trouverons des cellules analogues (cellules olfactives) pour l'organe de l'odorat.

Ces papilles sont rangées sur le dos de la langue. Les *fongiformes* sont plantées comme en quinconce sur les côtés de l'organe; elles sont plus ou moins abondantes selon les individus. Les *caliciformes* sont plus régulières et constituent à la base de la langue la figure bien connue sous le nom de V lingual.

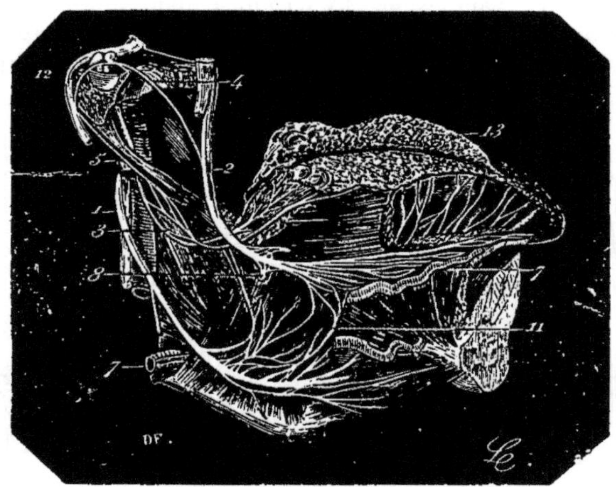

FIG. 149. — Langue, avec ses papilles et ses nerfs (L. Hirschfeld et Léveillé)*.

Nous avons déjà dit que le sens du goût ne siège que dans les points où sont ces papilles, et particulièrement les *caliciformes*, c'est-à-dire à la base de la langue; aussi les saveurs sont-elles perçues avec le plus d'intensité et de la manière la plus nette au commencement de la déglutition, lorsque les substances alimentaires frôlent le V lingual. *Cette traînée de grosses papilles* semble être le lieu particulier de l'impression produite surtout par des substances amères; car si l'on détruit leur innervation, les animaux avalent dès lors les corps amers sans manifester la moindre répugnance. Or les saveurs amères sont en général celles des substances toxiques; et comme les impressions très amères sont désagréables, on voit

* 1, Grand hypoglosse; — 2, branche linguale du trijumeau; — 3, branche linguale du glosso-pharyngien; — 4, corde du tympan; — 8, ganglion sous-maxillaire, — 11, anastomose du nerf lingual avec le grand hypoglosse; — 12, nerf facial; — 13, muqueuse linguale détachée et rejetée au haut: on voit en arrière les papilles caliciformes.

que le goût est ici une sorte de sentinelle de la digestion, comme l'olfaction est la sentinelle de la respiration (p. 556).

Les sensations *nauséeuses*, qui tendent à provoquer le mouvement antipéristaltique de la déglutition, le vomissement, se produisent aussi spécialement en ce point, mais ce sont là des phénomènes de sensibilité ordinaire, car le doigt introduit dans le fond de la bouche amène ce réflexe, et le produit encore mieux en touchant la luette qu'en frôlant la base de la langue.

Pour que les corps sapides soient appréciés, il faut qu'ils soient dissous; la sécrétion salivaire est donc nécessaire à la gustation, et une bouche sèche apprécie fort mal les saveurs. Aussi les impres-

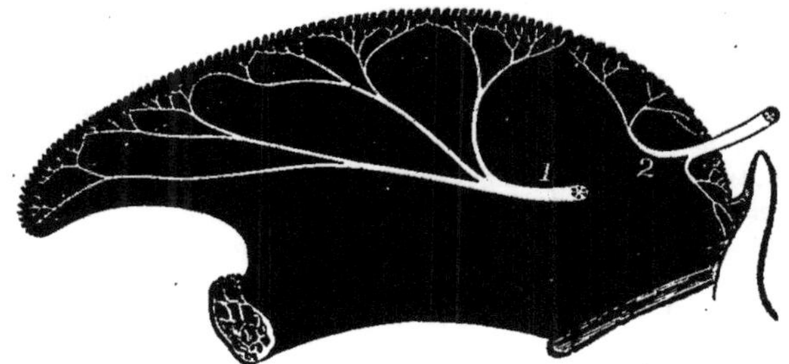

Fɪɢ. 150. — Schéma de la langue avec ses nerfs sensitifs et ses papilles*.

sions des corps sapides sont-elles éminemment propres à produire le réflexe de la sécrétion salivaire, surtout de la sécrétion sous-maxillaire, et l'on sait que la vue ou le souvenir d'un mets particulièrement agréable suffit pour *faire venir l'eau à la bouche;* dans ces circonstances, c'est-à-dire en montrant à un chien un morceau de viande, on voit la salive couler avec abondance des conduits de la sous-maxillaire; aussi Cl. Bernard a-t-il proposé de considérer la glande sous-maxillaire comme associée essentiellement aux fonctions de gustation (voy. p. 314).

Nerfs du goût. — Les nerfs du goût sont le *lingual* et le *glosso-pharyngien*. Le lingual, branche du trijumeau, se distribue à la partie antérieure de la langue, à laquelle il donne, avec le goût, la sensibilité générale et la sensibilité tactile. Le glosso-pharyngien se distribue à la base, et préside spécialement à la sensibilité gustative du V lingual (fig. 149 et 150). C'est essentiellement ce nerf qui nous

* 1, Branche linguale de la cinquième paire ; — 2, nerf glosso-pharyngien (Dalton, *Physiologie et hygiène).*

transmet les impressions des corps amers ; on a pu aussi l'appeler, mais trop exclusivement, d'après ce que nous avons vu précédemment, le *nerf nauséeux*. Ainsi *lingual* et *glosso-pharyngien* président également au sens du goût, et tous deux possèdent des fibres de sensibilité générale ; mais ce qui semblerait prouver que dans ces nerfs les fibres de tact ou de sensibilité générale sont distinctes des fibres gustatives, c'est que l'un de ces sens, le *goût*, par exemple, peut être complètement aboli, la *sensibilité générale* et le *tact* de la langue conservant leur intégrité.

On s'est demandé s'il ne serait pas possible d'isoler, dans le glosso-pharyngien et dans le lingual, les fibres du goût et les fibres du toucher : pour ce qui est du glosso-pharyngien, rien encore n'a mis sur la voie de cette séparation ; mais à la partie antérieure de la langue, dans la région innervée par le nerf lingual, l'étude des paralysies du facial accompagnées de lésions du goût a fait penser que l'on pourrait trouver la solution du problème dans l'étude de la *corde du tympan*, petit filet nerveux qui part du facial, traverse l'oreille moyenne et vient se joindre au lingual au niveau des muscles ptérygoïdiens (fig. 151 et 152).

L'étude des fonctions de la *corde du tympan* est des plus délicates : nous avons déjà parlé de son rôle relativement à la sécrétion salivaire. Mais il s'agissait de savoir si tous les filets de ce nerf s'arrêtent au niveau de la glande sous-maxillaire, et si aucun d'eux ne va au delà, jusque dans la langue. Aujourd'hui, après de nombreuses expériences contradictoires, tous les physiologistes sont à peu près d'accord pour reconnaître que la corde du tympan va jusqu'à la langue. Vulpian, Prévost, ont, en effet, toujours trouvé des fibres nerveuses dégénérées dans les branches terminales du nerf lingual, après destruction de la corde du tympan, soit par section dans l'oreille, soit par l'arrachement du facial. Ces fibres dégénérées ne peuvent provenir que de la corde du tympan.

Il s'agissait alors de savoir si la corde du tympan va à la langue comme nerf moteur ou comme nerf sensitif : c'est cette dernière fonction que lui assignent aujourd'hui un certain nombre de physiologistes, parmi lesquels il faut citer surtout Lussana et Schiff. Pour ces expérimentateurs, la corde du tympan est non seulement un nerf de sensibilité, mais même un nerf de sensibilité spéciale, le principal organe de la gustation. Lussana et Inzani rapportent *(Archives de physiologie*, 1869 et 1872) l'observation d'un individu qui, opéré dans l'oreille moyenne par un charlatan, avait subi la section de la corde du tympan. A la suite de cette lésion, les deux tiers antérieurs de la moitié correspondante de la langue avaient perdu le *goût*, tout en conservant parfaitement intacte leur *sensibilité tactile et douloureuse*. Depuis cette époque, Lussana a réuni plusieurs observations semblables où la perte partielle du goût accompagnait la paralysie du facial consécutive à une blessure où à une opération. Enfin, chez un chien auquel Lussana avait pratiqué l'extirpation bilatérale des glosso-pharyngiens, et auquel il coupa plus tard les deux cordes du tympan, le goût se montra entièrement aboli, tandis que les parties antérieures de la langue avaient

conservé leur sensibilité tactile et douloureuse. La contre expérience a été
faite par Schiff (*Physiologie de la digestion*, Florence, 1866, t. I), qui
parvint à couper le nerf lingual au-dessus de sa réunion avec la corde du
tympan, tout près de la base du crâne. La sensibilité tactile et douloureuse
de la partie correspondante de la langue fut entièrement abolie, tandis qu'il
resta des traces de goût, parfois très faibles, mais toujours reconnaissables
aux mouvements et aux grimaces des animaux, sous l'impression des corps
acides ou amers.

Lusanna et Schiff arrivent donc à conclure que le *nerf lingual ne pré-*
side qu'à la sensibilité générale de la portion de la langue à laquelle il
se distribue. Il ne possède pas par lui-même de fibres gustatives ; ces
fibres lui sont données par la corde du tympan.

Cette conclusion perd malheureusement de sa valeur, car elle renferme
un desideratum auquel il est difficile de répondre dans l'état actuel de la
science. Quel trajet suivent, pour se rendre aux centres nerveux, les
fibres gustatives de la corde du tympan? Sont-elles représentées par le
nerf intermédiaire de Wrisberg? Proviennent-elles d'une anastomose intracrânienne du facial avec un nerf sensitif, avec une branche du trijumeau?

Lussana n'hésite pas à adopter la première hypothèse, et il tend à la
confirmer par un grand nombre d'observations qui nous montrent les unes
des destructions complètes du trijumeau sans perte du goût, les autres des
altérations du goût accompagnant les lésions intra-crâniennes, les lésions
centrales du facial.

Cependant des observations bien plus nombreuses donnent un résultat
tout opposé. Les cas rapportés par Davaine, Gueneau de Mussy, Roux,
les expériences de Biffi et Morganti, les recherches de Schiff[1], tout semble
prouver que les lésions centrales du facial ne portent aucune atteinte au
sens du goût, et que, par suite, la corde du tympan représente, selon la
conclusion de Schiff, des fibres d'emprunt données au facial par le trijumeau,
car les lésions ou les sections complètes du trijumeau, avant sa division en
trois branches, produiraient sur le goût les mêmes résultats que la section de la corde du tympan.

Schiff est porté à voir dans le nerf *grand pétreux* l'anastomose par
laquelle le facial emprunte au trijumeau les fibres sensitives qui doivent
aller à la langue. Ces résultats sont encore trop controversés pour que
nous rapportions dans leurs détails toutes les expériences entreprises pour
les démontrer. Nous nous contenterons de résumer en une figure schématique la théorie de Lussana et celle de Schiff. Dans les figures 151 et 152,
G représente le ganglion de Gasser, développé sur le trijumeau (III), qui
se divise aussitôt en ophtalmique (1), maxillaire supérieur (2) et maxillaire inférieur (3) ; L représente le nerf lingual ; VII, le facial ; *i*, l'intermédiaire de Wrisberg ; CT, la corde du tympan ; Gg le ganglion géniculé.
On voit que, dans l'hypothèse de Lussana (fig. 151), les fibres gustatives,
dont le trajet est représenté par une ligne pointillée, iraient de la langue
aux centres nerveux en passant par le lingual (L), puis par la corde du

[1] Art. Gout du *Nouv. Dict. de méd. et de chirur. pratiques*, t. XVI.

tympan (CT), par le facial, et enfin par l'intermédiaire de Wrisberg. Au contraire, d'après Schiff, les voies de conduction des impressions sensitives suivent le lingual (L, fig. 152), la corde du tympan (CT), le facial (VII); mais elles abandonnent ce nerf au niveau du ganglion géniculé (Gg) pour suivre le nerf grand pétreux, se jeter dans le ganglion de Meckel (M), et, par suite, le maxillaire supérieur (2) et arriver finalement à la base de l'encéphale par le tronc du trijumeau (III).

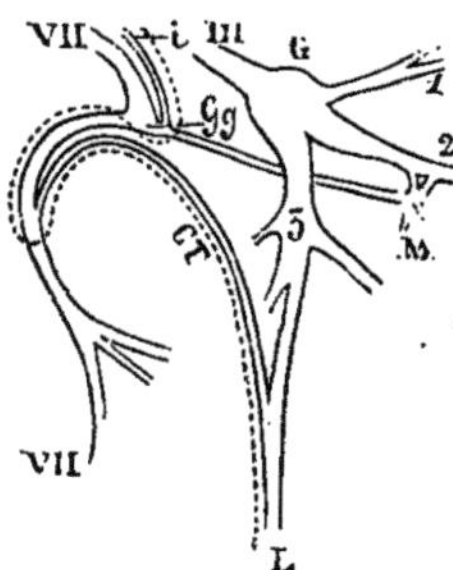

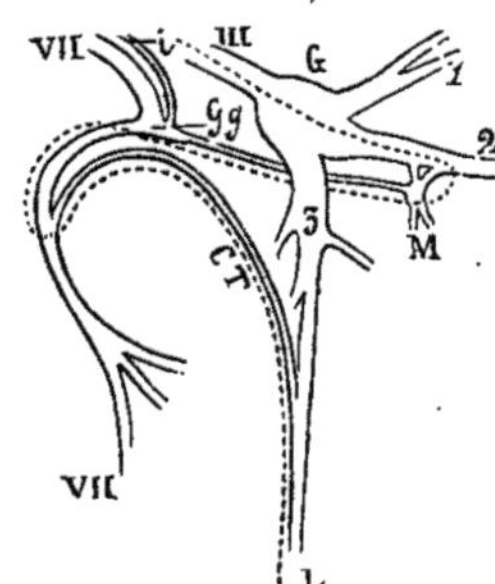

FIG. 151.   FIG. 152.

Pour notre part, et en ayant égard aux résultats fournis par l'étude microscopique des origines des nerfs crâniens, nous sommes amenés à nous rattacher à la théorie de Lussana, mais en la modifiant légèrement, quant à ce qui est de la signification du nerf de Wrisberg. En effet, dans un mémoire sur le nerf intermédiaire [1], nous avons démontré que ce nerf, émergeant entre le facial et l'acoustique, n'appartient cependant ni à l'un ni à l'autre de ces nerfs, mais représente une racine du glosso-pharyngien, racine toute supérieure, détachée des autres fibres radiculaires de la neuvième paire, et pour ainsi dire erratique. D'après les propriétés que cette racine doit présenter, en tant que partageant les origines centrales du glosso-pharyngien, et d'après les propriétés expérimentalement reconnues au petit nerf périphérique dit *corde du tympan*, on est amené à considérer la corde du tympan comme faisant suite au nerf de Wrisberg. Il en résulte, entre autres conclusions, qu'un seul nerf préside à la sensibilité gustative de la langue, le glosso-pharyngien, d'une part au moyen de fibres directes pour le tiers postérieur de la langue, et, d'autre part, au moyen de fibres indirectes, par la corde du tympan, pour les deux tiers antérieurs de la langue.

[1] Math. Duval, *Huitième Mémoire sur l'origine réelle des nerfs crâniens (Journ. de l'anat. et de la physiol*, numéro de septembre 1880).

III. SENS DE L'OLFACTION

L'olfaction est un sens qui donne lieu à certaines perceptions connues sous le nom d'*odeurs* ; mais ici, encore moins que pour le goût, il n'est possible de définir exactement ce que c'est qu'un *corps odorant*, et quelle est la nature des impressions qu'il provoque. Les *odeurs* ne peuvent pas même être classées, et à part les noms arbitraires et individuels d'*odeurs agréables* ou *désagréables* nous n'avons pour les désigner que les noms des corps auxquels elles sont propres.

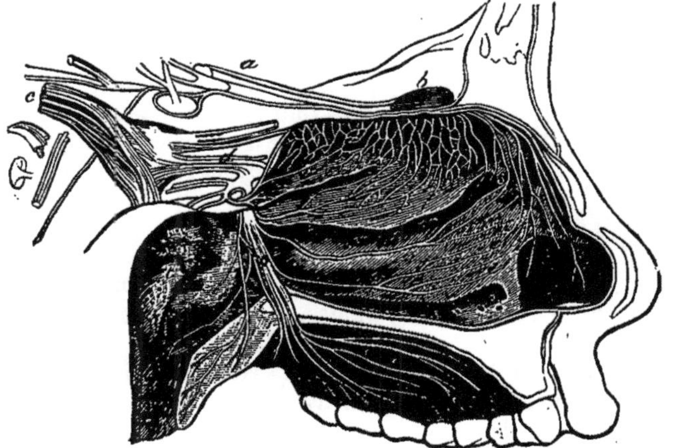

Fig. 153. — Paroi externe des fosses nasales avec les 3 cornets et les 3 méats *.

Siège de l'olfaction. — *L'olfaction* a pour siège les *fosses nasales* (fig. 153), mais il n'y a qu'une faible partie de ces cavités (leurs régions supérieures) qui serve à cette fonction ; le reste est utilisé soit à produire la résonance de la voix (surtout les cavités annexes ; sinus maxillaires, frontaux, etc.), soit à préparer l'air de la respiration, en le portant au degré de chaleur et d'humidité nécessaires à l'intégrité de la muqueuse respiratoire, comme nous l'avons vu en étudiant cette surface (p. 395). Ces régions sont

* *a*, Nerf olfactif ; — *b*, bulbe olfactif, sur la lame criblée de l'ethmoïde ; au-dessous, on voit la disposition plexiforme des rameaux olfactifs sur le cornet supérieur et moyen ; — *c*, nerf de la cinquième paire avec le ganglion de Gasser ; — *o*, ses rameaux palatins (du maxillaire supérieur *d*), et leurs filets pituitaires. D'après Soemmering, *Icones organorum olfactus.*

formées de *cornets* enroulés sur eux-mêmes et circonscrivant des *méats* plus ou moins étroits (fig. 154), le tout tapissé par une *muqueuse* très molle, très vasculaire, très épaisse, vu les riches plexus veineux qu'elle contient, et recouverte par un *épithélium cylindrique à cils vibratiles*, comme on le trouve, du reste, dans tout le tube conducteur de l'arbre aérien, dont cette partie des fosses nasales est le commencement. Dans cette muqueuse (membrane de Schneider[1]) se trouvent de nombreuses glandes qui contribuent à maintenir humide la surface que le passage de l'air tend sans cesse à dessécher. Ces glandes ont été décrites par le professeur Sappey en 1853 ; elles ont la forme de grappes allongées; aux plus longues Sappey a donné le nom de *glandes en épi*, car elles sont formées par un long conduit excréteur à peu près rectiligne autour duquel se disposent une foule de lobules.

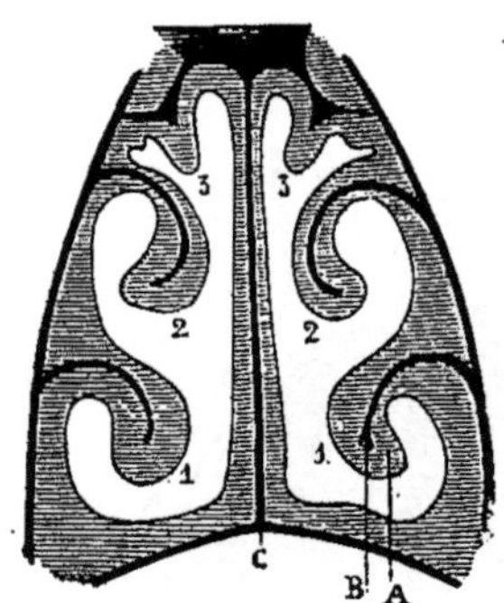

Fig. 154. — Coupe transversale schématique des fosses nasales *.

L'*olfaction* elle-même semble destinée à veiller sur la pureté de l'air de la respiration ; la plupart des substances qui pourraient le corrompre étant odorantes, sont naturellement soumises au contrôle de ce sens.

L'olfaction ne siège que dans la partie supérieure des fosses nasales, dans les zones où se distribue le *nerf olfactif*, nerf de la sensibilité spéciale, tandis que les parties inférieures ne reçoivent que des rameaux du nerf trijumeau, c'est-à-dire des nerfs de sensibilité générale (V. *Nerfs crâniens*, p. 42 et 47). Au niveau de cette région, dite région olfactive ou *région jaune* (elle présente cette couleur chez les animaux), la muqueuse change de nature ; en ces points (partie supérieure de la cloison en dedans, les deux cornets supérieurs en dehors), cette membrane est beaucoup moins vasculaire, moins riche en glandes, et enfin elle ne possède plus de cils vibratiles, mais un simple épithélium cylindrique; son élément caractéristique est représenté par les rameaux terminaux des nerfs olfactifs, rameaux si fins et si nombreux, que leur présence suffirait pour

---

[1] Schneider (C.), anatomiste allemand du xviie siècle, mort, en 1680, professeur à l'Université de Wittemberg.

* 1, Cornet inférieur; — 2, cornet moyen; — 3, cornet supérieur.
A, Épaisseur de la muqueuse et des parties molles (très vasculaires) qui la doub ent; — B, squelette (os ou cartilage).

faire reconnaître à un histologiste exercé un lambeau isolé de cette *muqueuse olfactive*. Ces rameaux nerveux paraissent venir se terminer vers la surface en se mettant en connexion avec l'extrémité profonde, effilée de certaines cellules cylindriques épithéliales ; c'est-à-dire qu'entre les cellules épithéliales de cette région se trouvent, d'après les recherches de Schultze, des cellules spéciales *(cellules olfactives* de Schultze), éléments fusiformes, allongés, présentant à leur partie moyenne un renflement arrondi avec noyau, et se prolongeant en fibrille à chacune de leurs extrémités. Le prolongement externe, plus épais, passe entre les cellules épithéliales, jusqu'à la surface libre; le prolongement interne paraît se continuer avec les fibres du nerf olfactif. Nous aurions donc ici un cas bien constaté des rapports des nerfs avec les épithéliums, et l'explication de l'importance de ceux-ci dans tous les organes des sens.

L'olfaction s'exerce uniquement sur des *corps gazeux* suspendus dans l'air, ou des molécules solides insaisissables que l'air emporte; aussi les corps volatifs sont-ils pour la plupart odorants. On peut remarquer que la présence de la vapeur d'eau aide à l'olfaction ; les fleurs sont plus odorantes par un temps humide que par un temps sec. Mais, d'autre part, une trop grande quantité de vapeur d'eau ou l'eau en substance introduite dans les fosses nasales, arrête l'olfaction et la suspend même pour quelque temps, jusqu'à ce que les choses soient revenues à leur état normal (olfaction peu développée par les temps de brouillard).

Les conditions dans lesquelles les vapeurs ou particules odorantes doivent être mises en contact avec la surface olfactive pour que la sensation se produise sont assez particulières et fort précises. Il faut quelles y soient amenées par un *courant d'air*, et elle n'agissent que tant que cet air est en *mouvement ;* ainsi quand on place un morceau de camphre dans le nez, et qu'on y laisse l'air immobile, il ne se produit aucune sensation ; il ne s'en produit pas plus si on remplit les fosses nasales d'un liquide volatil très odorant. Aussi pour sentir parfaitement, pour *flairer*, aspirons-nous l'air par petites inspirations successives. C'est qu'en effet, il faut en second lieu que le *courant d'air* soit *lent* et *faible*. Mais, chose plus particulière, ce courant d'air doit être un *courant d'air d'inspiration* : il doit se produire d'avant en arrière, sans doute parce qu'alors il se brise contre l'éperon que forme la partie antérieure du cornet inférieur, et monte ainsi facilement en partie vers la région olfactive. L'air expiré par l'arrière-cavité des fosses nasales, quelle que puisse être sa richesse en particules odorantes, ne produit presque aucune impression en traversant les fosses nasales; il en est de même si, par un moyen artificiel quelconque (injection,

insufflation), on projette un courant d'air odorant sur la muqueuse
olfactive, soit par l'orifice des narines, soit par un trajet creusé à
travers le frontal et les sinus frontaux. Les gourmets connaissent
bien ces particularités, et pour apprécier le fumet d'un vin introduit dans la cavité buccale, ils n'expirent pas dans les fosses nasales
par leurs orifices postérieurs, mais ils expirent doucement en avant
et en haut par l'orifice buccal, et aspirent doucement et par petites
saccades l'air mis en contact avec leurs narines.

Nerf de l'olfaction. — Nous avons vu que le siège de l'odorat,
correspondant exactement à la distribution du nerf *nerf olfactif*,
nous autorise à considérer ce nerf comme présidant à cette *sensation spéciale*. Magendie avait cru pouvoir placer le siège de l'odorat
dans le *trijumeau*, parce qu'ayant coupé à un chien le nerf de la
première paire (olfactif), puis ayant approché du nez de l'animal
de l'ammoniaque, il le vit reculer en secouant la tête ; mais ici,
comme pour la langue, c'était prendre un phénomène de sensibilité
générale pour une manifestation de sensibilité spéciale ; l'ammoniaque, par ses vapeurs caustiques, agissait non sur l'olfaction,
mais sur la sensibilité de la muqueuse de Schneider en général,
laquelle est, en effet, innervée par le trijumeau.

.Nous avons vu (p. 43) comment peuvent être expliqués ces cas
curieux où on a trouvé, à l'autopsie, une absence apparente des
nerfs olfactifs, alors que, pendant la vie, le sujet avait paru doué
d'une olfaction normale. Du reste, les expériences chez les animaux
confirment le rôle de sensibilité spéciale attribuée au nerf olfactif ;
Schiff, ayant pris cinq jeunes chiens, pratiqua sur quatre d'entre
eux la section intracrânienne de la première paire; le cinquième
ne subit qu'une section en arrière des racines du nerf olfactif; ce
dernier conserva l'odorat, tandis que les quatre premiers en furent
complètement privés.

Le sens de l'odorat est beaucoup plus délicat chez les animaux
que chez l'homme ; il est pour eux un guide précieux et le point de
départ d'un grand nombre de déterminations instinctives ou réfléchies. C'est ainsi qu'il se lie au sens du goût pour faire reconnaître
les aliments qui conviennent à chaque espèce; qu'il devient l'agent
d'une foule d'impressions relatives aux fonctions de reproduction [1], etc.

[1] V. G. Colin, *Physiologie comparée des animaux*, t. I, p. 310.

IV. sens de l'audition

Le *sens de l'audition* a pour effet de nous faire percevoir les ondes sonores, que les corps en vibration produisent dans le milieu ambiant (air ou eau).

L'*appareil de l'audition* est très compliqué; pour le comprendre, il faut d'abord voir ce qu'il est chez les animaux où il présente le plus de simplicité, chez les animaux qui vivent dans l'eau. La partie essentielle et fondamentale de l'organe de l'ouïe, tel qu'on le trouve constitué chez les poissons les plus inférieurs, se compose d'un *petit sac plein de liquide*, dans lequel des fibres nerveuses viennent se terminer en se mettant en rapport avec un épithélium particulier, muni de prolongements analogues à de grands *cils*, ou à de petites *verges* susceptibles de vibrer par les mouvements du liquide. Ainsi les ondes du milieu ambiant (liquide) se transmettent presque directement aux terminaisons nerveuses qu'elles ébranlent. Chez tous les animaux supérieurs, cet organe se retrouve; c'est le *saccule* et l'*utricule*. A ceux-ci viennent s'ajouter des diverticules analogues, représentant des *poches* de formes diverses, mais toujours pleines de liquide; ce sont, d'abord, chez les poissons supérieurs, les *canaux semi-circulaires ;* puis, chez les reptiles et surtout chez les oiseaux, un canal circulaire tout particulier, très long et très compliqué, qui se contourne sur lui-même en s'enroulant comme un escalier en *spirale*, le *limaçon* en un mot. Le tube de ce limaçon est même divisé, par une cloison que l'on nomme *lame spirale*, (simple en dedans, double en dehors) en trois rampes: la rampe moyenne, dite *rampe auditive*, communique avec le saccule, et contient les organes nerveux terminaux les plus essentiels; elle est comprise entre les deux autres rampes (espaces périlymphiques) qui communiquent l'une avec l'autre vers le sommet de l'organe, mais qui, vers la base, communiquent l'une avec le reste de l'*oreille interne* ou *vestibule (rampe vestibulaire)*, l'autre avec l'oreille *moyenne* ou *tympan* (par la fenêtre ronde, *rampe tympanique)*.

Cet ensemble des *sacs membraneux* (utricule et saccule), des *canaux semi-circulaires* et du *limaçon* forme l'*oreille interne* des vertébrés supérieurs. Le *nerf auditif*, ou nerf de la huitième paire, vient s'y terminer par des organes de formes diverses en apparence, mais qui se ramènent tous au même type, celui d'appareils susceptibles d'être ébranlés par les vibrations du liquide dans lequel ils baignent; ce sont, au niveau des *sacs membraneux* (utricule et saccule), des cellules épithéliales en contact avec des

cristaux de carbonate de chaux *(otolithes)*, qui viennent frapper
contre elles à chaque oscillation du liquide ; ce sont, dans les canaux
semi-circulaires *(ampoules* de ces canaux), des cellules épithéliales
munies de *cils* longs et raides et directement ébranlables. Au niveau
du limaçon, la disposition est plus compliquée : la branche cochléenne
du nerf auditif vient s'étaler sur la membrane spirale dans 3 ou
4000 petits organes articulés *(organes de Corti)*, dont la description ne peut trouver place ici, et qui, en définitive, se ramènent par
la pensée à des pièces soudées et pouvant subir un mouvement de
balancement sous l'influence des oscillations du liquide ambiant.
Toute cette oreille interne ou labyrinthe provient d'une végétation
profonde des téguments de la partie latérale de la tête de l'embryon,
végétation qui s'isole ensuite plus ou moins de la surface qui lui
a donné naissance. Ainsi l'organe de Corti lui-même est une production épidermique.

A l'oreille interne s'ajoute, chez les animaux à vie aérienne, un
appareil de perfectionnement : c'est l'*oreille moyenne* ou *caisse du
tympan*. Cette nouvelle partie, inutile chez les animaux aquatiques
où les ondes sonores se transmettent facilement du liquide ambiant
au liquide labyrinthique, est nécessaire pour faciliter le passage des
ondes d'un milieu gazeux dans le milieu liquide de l'organe ; on
sait, en effet, que le son éprouve une grande difficulté à passer de
l'air dans l'eau. L'*oreille moyenne* est une *caisse* creusée dans le
rocher, et contenant un appareil de conduction destiné à faciliter
cette transmission (fig. 155) ; c'est une tige osseuse plus ou moins
régulière, qui va de l'oreille interne *(fenêtre ovale)* vers la membrane du *tympan ;* cette dernière membrane est en contact direct
avec l'air extérieur, quoique placée au fond d'un appareil collecteur, appelé *oreille externe* (composée du pavillon de l'oreille et
du conduit auditif externe). D'une manière schématique, nous pouvons comprendre tout cet ensemble en réduisant l'*oreille interne* à
une goutte de liquide : sur ce liquide, nous supposons appliquée une
membrane qui peut vibrer (membrane de la fenêtre ovale et base
de l'étrier), et qui vibre, en effet, par l'intermédiaire d'une tige
solide, la *chaîne des osselets*, dont l'autre extrémité est en rapport
avec un appareil collecteur, la *membrane tympanique* et la cavité de la conque. Comme la deuxième membrane (la plus profonde,
fenêtre ovale) est beaucoup plus petite que la première (M. du
tympan), il en résulte que la moindre vibration communiquée à
celle-ci ébranle fortement celle-là. Nous pouvons maintenant étudier le rôle de ces parties en les prenant en sens inverse, c'est-
à-dire de dehors en dedans, dans le sens que parcourt la progression des ondes sonores elles-mêmes.

A. *Oreille externe.*

Le *pavillon de l'oreille* ou *conque* est un organe assez peu sensible par lui-même, et ne jouissant que d'une sensibilité générale et tactile assez obtuse; les ornements dont on le charge souvent, même chez les peuples civilisés, mettent à peine en jeu sa sensibilité. Il est essentiellement composé d'un cartilage à renversements et contournements particuliers, qui semblent devoir en faire un organe de *collection;* et en effet, chez les animaux, sa direction et sa forme peuvent être.

changées par l'action de muscles intrinsèques et extrinsèques, qui les mettent en rapport avec l'attention que les animaux prêtent à tel ou tel bruit. Chez l'homme, ces muscles sont rudimentaires, et tout au plus les extrinsèques se contractent-ils en même temps que l'appareil fronto-occipital dans les plus hauts degrés de l'attention.

Ce pavillon ne sert que peu à renforcer les sons, car ceux qui en sont privés n'éprouvent guère de modification sensible dans la finesse de l'ouïe. Mais le pavillon paraît être utile pour juger de la *direction* des sons; une personne qui en est privée, ou un expérimentateur qui le supprime momentanément, soit en l'aplatissant fortement contre la tête, soit en remplissant ses circonvolutions de cire, se trouvent relativement désorientés, quant à la direction dans laquelle viennent les sons; c'est sans doute par de légères modifications de l'intensité du son, produites par la manière dont les ondes sonores viennent frapper et se réfléchir sur le pavillon, que nous jugeons de leur direction, de leur origine. Nous jugeons aussi de cette *direction*, grâce à la *perception inégale* par les deux oreilles; aussi ne pouvons-nous que rarement distinguer si un son arrive droit devant nous ou droit derrière nous; dans ce cas, nous

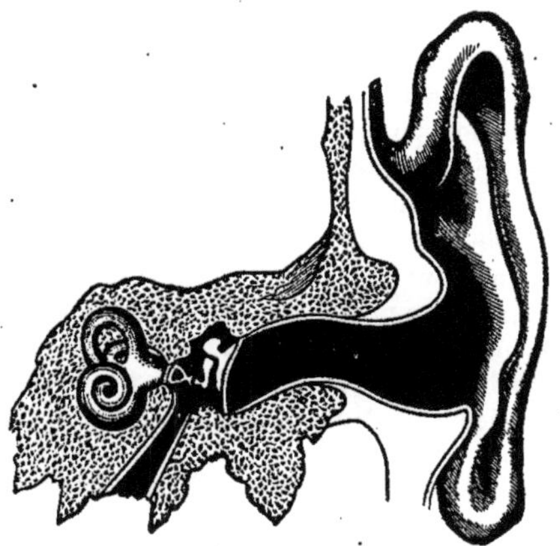

Fig. 155. — Schéma de l'ensemble de l'appareil auditif de l'homme*.

* On voit de droite à gauche l'oreille externe, le conduit auditif, la caisse du tympan avec la chaîne des osselets et la trompe d'Eustache, le labyrinthe (Dalton, *Physiologie et Hygiène*).

M. DUVAL, Physiol.   36

tournons légèrement la tête, et inclinons l'une des oreilles dans la direction de l'origine présumée du son [1].

Le conduit auditif externe est déjà plus important, car s'il est obstrué, l'audition est diminuée. Il offre *deux moyens de transmission* du son : la *colonne d'air* qui est dans son intérieur, et les *parois cartilagineuses et osseuses* qui le forment ; ces parois, entrant en vibration, peuvent transmettre directement leurs ondes aux os de la tête, et de là un liquide labyrinthique, et on conçoit qu'alors la transmission est beaucoup plus facile, puisque les vibrations se propagent dans des milieux solides. Ce conduit auditif est encore très remarquable par sa sensibilité toute spéciale ; à son entrée sont des poils de fortes dimensions, et dès que ces poils sont touchés, ou dès qu'une excitation se porte un peu plus profondément, il survient soit des réflexes singuliers et inattendus, comme l'envie de vomir, soit un sentiment de malaise et de trouble général, qui nous avertit du danger que court l'appareil de l'audition ; en un mot, ces phénomènes rentrent dans ceux de la sensibilité générale et nullement dans ceux du toucher. C'est dans ce canal (portion cartilagineuse et fibreuse) que se trouvent les glandes *cérumineuses*, glandes sudoripares particulières qui sécrètent un liquide plus dense que la sueur des autres régions du corps, et chargé de gouttelettes graisseuses. Mais l'humeur onctueuse, épaisse, analogue à une cire jaune, et qu'on trouve dans le conduit auditif, est formée en réalité par le mélange du produit des glandes cérumineuses et de celui des glandes sébacées annexées aux poils sus-indiqués. Ce cérumen a pour effet de fixer les corps qui pourraient s'introduire dans le fond du conduit auditif externe, et nuire aux fonctions de la membrane du tympan.

---

[1] C'est ce que Gellé a bien montré dans ses expériences avec son *tube inter-auriculaire;* cet appareil se compose d'un tube en caoutchouc, d'un calibre moyen, dont les deux extrémités sont armées d'embouts de buffle garnis de cire pour faciliter leur fixation dans les méats. Quand le tube est fixé dans les deux méats, les deux oreilles ne reçoivent plus de sons que ceux que leur transmet le tube avec une intensité que ne modifient pas les mouvements de la tête et sans vibrations possibles du pavillon. Or, dans ces circonstances, l'*orientation auditive* est entièrement supprimée, comme le prouve l'expérience suivante. L'anse du tube passant en face du sujet, une montre est mise en contact avec la partie moyenne de cette anse ; le sujet voit la montre devant lui, et annonce qu'il entend un son unique (fusion des impressions bi-auriculaires) qui vient d'en avant. On lui ordonne alors de fermer les yeux, on passe légèrement et rapidement par dessus sa tête l'anse de caoutchouc jusque derrière lui, et la montre, étant de nouveau mise en contact avec la partie moyenne du tube, le sujet, interrogé sur le lieu d'origine du tic tac, croit encore que la montre est en avant de lui. (Gellé, *Exploration de la sensibilité au moyen du tube interauriculaire*, Paris, 1877.)

B. *Oreille moyenne*.

La *membrane du tympam* est composé de fibres connectives et élastiques, et possède un grand nombre de vaisseaux ; cette richesse vasculaire paraît destinée, comme celle du pavillon de l'oreille, à maintenir la température de ces parties, qui doivent toujours rester découvertes et exposées à l'air dont elles reçoivent les vibrations. En effet, la membrane du tympan est essentiellement un appareil collecteur ; elle est placée au fond du conduit auditif externe, mais ne jouit plus comme lui d'une sensibilité remarquable ; un insecte qui pénètre jusqu'à elle, et qui la touche, ne provoque plus de réflexe, mais une sensation trompeuse de son, vu les vibrations qu'il lui communique. C'est donc uniquement un appareil de physique destiné à recevoir de l'air, ou des parois du conduit, les vibrations sonores.

Cette membrane n'est plus placée normalement (verticalement) pour recueillir les ondes sonores, car elle est *oblique* de haut en bas et d'arrière en avant ; en un mot, elle semble continuer la paroi supéro-postérieure du canal. Cette obliquité est d'autant plus prononcée que le sujet est plus jeune, et, chez le fœtus, la membrane est presque *horizontale*. De plus, cette membrane n'est pas plane ; elle représente un *cône* très bas, à sommet interne un peu émoussé et à bords attachés à l'embouchure profonde du conduit auditif externe, dans une sorte de cadre qui est distinct, sous forme de cerceau incomplet, chez les jeunes

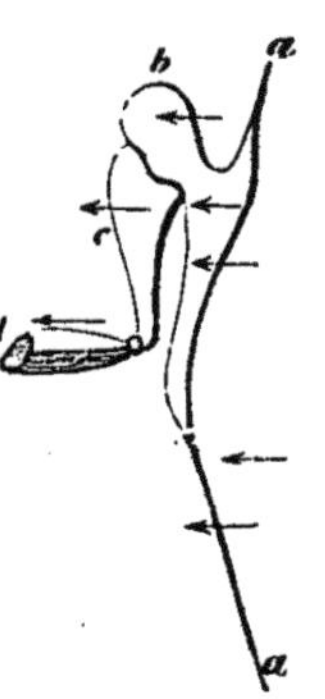

Fig. 156. — Membrane du tympan et osselets de la caisse *.

sujets. Cette membrane est donc *convexe vers l'intérieur*, et cette convexité est maintenue par la présence de la chaine des osselets, dont une partie *(manche* du marteau) est contenue dans l'épaisseur de la membrane et la tend vers l'intérieur (fig. 156) ; cette convexité, cette tension sont opérées soit par les variations de pression de l'air de la caisse, soit par l'action d'un muscle *(muscle interne du marteau)*. Si, par une cause quelconque, l'air de la caisse se raréfie, l'air extérieur presse sur la membrane, l'enfonce davantage dans la cavité tympanique, et, par suite, la tend en augmentant sa convexité (dans le sens indiqué par les flèches de la figure 156). Le *muscle interne du marteau* agit de même ; il tire en dedans le manche de cet os, et, par suite, la membrane, dont il augmente la convexité et la

---

* *aa*, Membrane du tympan ; — *b*, le marteau ; — *c*, l'enclume ; — *d*, l'étrier.

tension [1]. C'est là le seul muscle dont l'*action* ou l'*existence* soit bien démontrée ; les autres prétendus muscles de l'oreille moyenne, ou bien n'existent pas (muscles antérieur ou externe du marteau), ou bien ont une action encore peu connue (M. de l'étrier), et qui, en tout cas, ne consiste pas à relâcher la membrane, car celle-ci, vu son élasticité, revient d'elle-même à sa position de repos dès que son muscle tenseur cesse de se contracter.

Le but de ces tensions temporaires de la membrane est facile à comprendre aujourd'hui. Bichat croyait que, pour augmenter l'énergie du son, il faut augmenter la tension de la membrane ; mais cette hypothèse est contraire aux lois de la physique, et Savart a démontré que, si nous tendons la membrane, c'est pour diminuer l'effet du son sur elle (plus une membrane est tendue, moins ses vibrations sont *amples)* et amoindrir certaines impressions auditives désagréables. D'autre part, cette tension rend la membrane plus apte à vibrer avec les sons qui demandent le plus d'attention pour être perçus (plus une membrane est tendue, plus ses vibrations sont *nombreuses)*.

L'innervation de ces deux muscles de l'oreille moyenne est une question intéressante. Pour le muscle de l'étrier, il n'est pas douteux que le nerf facial soit sa source d'innervation, et l'anatomie suffit à le démontrer sans expériences de vivisections ou autres. Mais il n'en est plus de même pour le muscle du marteau. L'anatomie nous montre bien que ce muscle est innervé par un filet venu du ganglion otique ; mais ce ganglion a deux racines motrices, l'une provenant du facial (nerf petit pétreux) et l'autre provenant du masticateur. Longet n'hésite pas à faire du nerf qui va au muscle du marteau la suite du petit pétreux, de sorte que le facial innerverait tous les muscles de la caisse et mériterait le nom de *moteur tympanique.* Quelques faits pathologiques sembleraient parler en faveur de cette manière de voir. Ainsi la faculté anormale de percevoir les sons graves se rencontre particulièrement dans les cas de paralysie du facial ; c'est ce phénomène que Landouzy a décrit autrefois sous le nom d'exaltation de l'ouïe, et qui doit tenir à un défaut de tension de la membrane tympanique, c'est-à-dire à la paralysie du muscle du marteau. Mais, d'autre part, les recherches de la plupart des physiologistes allemands tendent à

---

[1] Plusieurs personnes jouissent de la faculté de contracter volontairement le muscle interne du marteau, et de tendre ainsi la membrane du tympan. Cette tension se manifeste par un léger claquement qui se produit dans l'oreille à chaque contraction du muscle : du reste, on peut très bien, à l'aide du spéculum, constater tous les mouvements qu'exécute la membrane sous l'influence de ces contractions volontaires. Presque tous les physiologistes qui ont porté leur attention sur ce fait, et qui se sont efforcés de produire cette contraction, y sont facilement parvenus ; on cite surtout Bérard, Müller, Wollaston, Bonnafont *(Traité des maladies de l'oreille,* p. 270).

démontrer que le nerf masticateur serait la source d'innervation de ce muscle. C'est ce que nous montrent les expériences de Politzer et de Fich, expériences dans le détail desquelles nous ne saurions entrer ici[1]. Fich a montré que toute contraction un peu énergique des muscles masticateurs s'accompagne d'une contraction du muscle interne du marteau, tenseur du tympan, qui recevrait donc, comme les muscles masticateurs, son innervation de la racine motrice du trijumeau. Cette manière de voir serait confirmée par les recherches de Vulpian *(Acad. des sciences,* 23 avril 1879), qui a constaté que, dans les cas de section intracrânienne du facial, les rameaux nerveux du muscle interne du marteau n'étaient pas dégénérés, tandis qu'ils étaient altérés toutes les fois que la racine motrice du trijumeau avait été coupée. Nous avons vu (p. 48) que cette manière de voir est confirmée encore par l'embryologie.

A la membrane du tympan fait suite la *chaîne des osselets*, qui la met en rapport avec la membrane de la fenêtre ovale (base de l'étrier). Chez les animaux inférieurs, cette chaîne est simplement représenté par une *tige* droite et rigide (tels sont certains batraciens anoures, les *pipa* par exemple) ; chez les grenouilles, elle a la forme d'une ligne brisée, d'un osselet unique long et recourbé, nommé *columelle ;* enfin chez l'homme elle est formée par la réunion de quatre petits os (marteau, enclume, os lenticulaire et étrier) articulés, mais que, pour la transmission du son, on peut considérer comme ankylosés, car il est démontré que ces articulations ne servent pas directement à la transmission des sons.

La chaîne des osselets, par laquelle se fait essentiellement le passage des ondes sonores, traverse une caisse remplie d'air, la caisse du tympan, aplatie de dehors en dedans, et présentant, comme la membrane du tympan, un plan oblique relativement au conduit auditif externe. On admet que, outre la transmission par la chaîne osseuse, l'air de la caisse peut encore servir à transmettre les ondes à la fenêtre ronde ; cela est possible, mais peu probable, et en tout cas ce mode de transmission doit être fort secondaire, car la *fenêtre ronde* fuit pour ainsi dire les ondes sonores, se trouvant cachée au-dessous du *promontoire* (saillie de la paroi interne de la caisse du tympan); de plus cette fenêtre ronde, correspondant à une des ouvertures du limaçon, qui communique, d'autre part, avec le vestibule, semble destinée à permettre un libre jeu aux ondes liquides qui parcourent cet appareil si compliqué. Enfin, le son étant mieux transmis par les solides que par les fluides, la chaine des osselets doit remplir un

---

[1] V. notre article Ouïe, du *Nouv. Dict de médec. et de chirur. prat.,* t. XXV, 1878.

rôle bien plus important que cet air, qui ne lui sert sans doute que d'appareil isolant.

Cependant la destruction de la membrane du tympan, ainsi que celle des osselets, à l'exception de l'étrier, n'abolit pas complètement l'ouïe ; elle ne fait que troubler plus ou moins les fonctions de ce sens. Mais la perte de l'étrier est beaucoup plus grave ; elle entraînerait toujours la surdité, d'après Bonnafont. Ce fait s'explique facilement : l'étrier adhère par sa base à la *fenêtre ovale*, qu'il ferme complètement. Comme ses adhérences y sont très intimes, il ne saurait être enlevé sans déchirer la membrane de la fenêtre ovale, et sans donner issue au liquide de l'oreille interne ; ce n'est donc pas, à proprement parler, la perte de l'os qui occasionne la surdité, mais bien la fuite du liquide qui s'échappe par l'ouverture résultant de cette ablation.

A l'oreille moyenne se trouvent annexés deux organes : en arrière, les *cellules mastoïdiennes*, cavités irrégulières, espèces de sinus creusés dans l'apophyse mastoïde du temporal ; en avant, c'est la *trompe d'Eustache*, qui va de la caisse du tympan à la partie nasale du pharynx.

Cellules mastoïdiennes. — On regarde généralement les *cellules mastoïdiennes*, pleines d'air, comme un appareil de résonance ; mais cette hypothèse ne s'appuie que sur l'idée que l'air de la caisse vibre, et par suite, renforce ses vibrations par celles de l'air des cellules mastoïdiennes. Or, nous venons de voir que les vibrations de l'air de la caisse sont tout à fait insignifiantes ; les maladies des cellules mastoïdiennes n'ont également fourni aucune indication sur le rôle de ces cavités. Nous accorderions volontiers la préférence à l'opinion qui ne voit dans les cavités mastoïdiennes que des espaces destinés à augmenter la cavité tympanique, sans rôle spécial. Nous allons voir, en effet, dans un instant que le tympan est, à l'état normal, fermé de tous côtés. Or, le tympan n'étant qu'une cavité fort petite, les changements trop brusques dans la tension de cette mince couche d'air appliquée à la face interne de la membrane tympanique auraient sans doute une influence fâcheuse sur cette membrane, influence qui sera palliée par la présence d'une nouvelle cavité, ajoutant sa capacité à celle de la chambre tympanique proprement dite ; et en effet, plus les animaux sont exposés à de brusques et considérables changements de pression atmosphérique, comme les oiseaux qui s'élèvent très haut dans les airs, plus leurs cellules mastoïdiennes sont développées et même en communication avec d'autres cavités osseuses surnuméraires.

Trompe d'Eustache. — La *trompe d'Eustache*, placée en avant

de l'oreille moyenne, c'est-à-dire à l'opposé des cellules mastoïdiennes, est un long canal qui s'étend de la caisse du tympan au
pharynx, et établit une communication entre ces deux cavités. On
a fait sur les fonctions de ce canal un grand nombre d'hypothèses.
On l'a considéré comme destiné à nous permettre d'entendre notre
propre voix ; mais les os de la tête suffisent à cette propagation
sonore, d'autant plus que la trompe est normalement fermée ;
lorsque, par une cause quelconque, elle se trouve ouverte d'une
manière continue, on entend alors non seulement sa propre voix
mais encore tous les bruits qui se passent dans la partie supérieure
du corps : souffles de la respiration, mouvements du voile du
palais, de la langue, etc., et on a pu dans quelques cas remarquer
que cette attention constamment fixée sur les phénomènes de l'organisme conduisait en définitive les malades à l'hypocondrie, comme
tout état qui attire trop particulièrement notre attention sur le
sentiment de notre existence organique intérieure.

La trompe d'Eustache est donc fermée normalement par la
juxtaposition de ses parois, et elle ne s'ouvre que quand un appareil
musculaire particulier vient écarter ces parois l'une de l'autre, en
agissant sur la *paroi externe*, membraneuse et mobile, qui est
alors écartée de l'*interne*, cartilagineuse et fixe. Ce rôle est rempli
par le *péristaphylin interne*, muscle du voile du palais, et l'ouverture ainsi établie a pour effet de mettre l'air de la caisse en
communication avec celui des fosses nasales, c'est-à-dire avec l'air
extérieur. Mais les muscles du voile du palais ne se contractent
que pendant les mouvements de déglutition ; la déglutition elle-
même ne peut se faire à vide et demande qu'au moins quelques
gouttes de salive soient dégluties : nous en revenons donc à ce que
nous avons déjà vu à propos de la salivation et de la déglutition,
lorsque nous avons considéré la première de ces fonctions comme
intimement liée au fonctionnement normal de l'ouïe, et lorsque
nous avons constaté que la sécrétion de la salive, presque inutile
chez les carnivores au point de vue digestif, était en rapport avec
les mouvements de déglutition intermittents, comparables au
clignement des paupières, et destinés à produire l'ouverture de la
trompe d'Eustache (V. p. 319). C'est pour cela que nous opérons
de semblables mouvements de déglutition même en dormant, et
surtout en faisant de hautes ascensions ; c'est qu'en effet, outre les
variations de l'air extérieur, nécessitant un rétablissement d'équilibre, l'air intérieur lui-même peut varier de tension à la faveur
d'échanges gazeux avec le sang, échanges parfois rapides et considérables, comme nous en avons constaté dans l'estomac et dans le
tube digestif en général. Nous avons, en étudiant la déglutition,

tiré parti de ce fonctionnement particulier et intermittent de la
trompe d'Eustache, pour démontrer combien est exacte l'occlusion
de l'isthme naso-pharyngien, en constatant la dureté de l'ouïe (par
raréfaction de l'air de la caisse) après une ou plusieurs déglutitions
accomplies avec les narines fermées, et la nécessité d'une déglutition avec les narines ouvertes, pour rétablir l'audition dans son
état normal (V. p. 322).

La caisse du tympan est traversée par un nerf (la *corde du tympan)* qui
va aux glandes salivaires et a pour fonction d'en amener la sécrétion ;
aussi certains sons, sans doute par action sur la corde du tympan par l'intermédiaire de la membrane contre laquelle est collé ce filet nerveux,
certains sons, surtout les sons très aigus, peuvent-ils amener la sécrétion
abondante de salive ; en tout cas, on ne peut s'empêcher de rapprocher ce
fait anatomique (passage du nerf de la sécrétion salivaire dans la cavité
tympanique) de ce fait physiologique que nous venons d'étudier, c'est-à-dire
du rapport essentiel de la sécrétion salivaire et de la déglutition avec l'ouverture de la trompe d'Eustache, et, par suite, avec le maintien de la
pression normale dans la cavité tympanique. Du reste, ces rapports entre
l'oreille moyenne et le pharynx nous sont expliqués par l'embryologie ;
chez le fœtus, ces parties sont confondues dans la première fente pharyngienne, et la trompe d'Eustache est le reste de cette communication fœtale
(V., p. 317, la *physiologie de la corde du tympan).*

C. *Oreille interne.*

Les vibrations arrivent au liquide du labyrinthe soit par la
columelle (chaîne des osselets), et c'est là le cas normal, soit par
les os de la tête, et particulièrement les parois des oreilles externe
et moyenne, comme cela se produit chez les personnes qui, ayant
perdu la chaîne des osselets, ne sont cependant pas complètement
sourdes. Même lorsque ces sujets paraissent complètement sourds,
ils entendent parfaitement le son d'un diapason qu'on leur applique
sur la tête. On a même montré récemment que ces sujets arrivent à
entendre les sons émis au loin, en tenant appuyée contre les dents
une feuille de carton qui recueille les ondes sonores et les transmet
aux parties solides du crâne ; on a donné le nom d'audiphone aux
appareils de ce genre. Dans tous les cas, le liquide labyrinthique
reçoit les vibrations et les communique aux différents organes
terminaux du nerf acoustique situés dans les sacs vestibulaires
(utricule et saccule), dans les canaux demi-circulaires (ampoules
et leurs crêtes auditives), et dans le limaçon (lame spirale, avec
l'organe de Corti).

Appareils nerveux terminaux.

Les appareils au niveau desquels les terminaisons du nerf acous .

tique reçoivent les ébranlements du liquide de l'oreille interne sont distribués dans l'utricule, le saccule, les ampoules des canaux semi-circulaires et dans le limaçon membraneux (canal cochléaire). Nous examinerons d'abord les fonctions probables du limaçon membraneux, car nous trouverons dans cet organe des dispositions qui, répondant exactement à certaines propriétés des sensations acoustiques, nous dispenseront de rechercher ailleurs l'explication du mécanisme de ces sensations (réception des vibrations).

Limaçon. — Les parties essentielles du limaçon membraneux se trouvent représentées par la lame qui sépare le canal cochléaire (rampe auditive) de la rampe tympanique du limaçon (8, fig. 157).

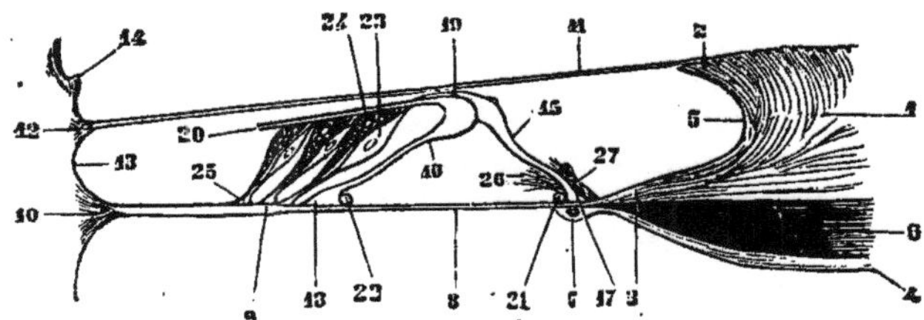

FIG. 157. — Rampe auditive (canal cochléaire) et organe de Corti [*].

Cette lame porte le nom de *lame basilaire*. Nous ne saurions ici entrer dans une description détaillée de cette lame basilaire, des éléments anatomiques complexes qu'elle supporte, ni en général dans une étude complète du canal cochléaire. Les recherches microscopiques faites sur ces appareils compliqués sont aujourd'hui si nombreuses, qu'il faudrait consacrer plusieurs pages pour en présenter même un rapide résumé. Renvoyant le lecteur à l'excellente monographie de Coyne [1], où se trouvent indiqués les résultats des récentes recherches de Schulze, Rudinger, Deiters,

[1] P. Coyne, *Des parties molles de l'oreille interne*, thèse de concours, Paris, 1876.

[*] 1, Limbe de la lame spirale; — 2, lèvre vestibulaire; — 3, lèvre tympanique; — 4, périoste de cette lame; — 5, sillon spiral interne; — 6, nerfs; — 7, vaisseau spiral; — 8, Membrane basilaire, sa zone lisse : — 9, sa zone striée; 10, ligament spiral; — 11, membrane de Corti, avec son insertion, en 12; — 13, sillon spiral externe; 14, saillie et strie vasculaires; — 15, article interne de l'organe de Corti; — 16, article externe; — 17, 18, insertions respectives de ces organes à la membrane basilaire; — 19, leur articulation; — 20, membrane réticulaire; — 21, 22, cellules basilaires, internes et externes; — 23, cellules de Deiters; — 24, cellules de Corti, insérées en 25 à la membrane basilaire; — 26, fibres nerveuses se terminant au-dessous et au-dessus (27) de l'article interne de l'organe de Corti.

Lœwenberg, Odenius, Hensen, Bœttcher, Schwalbe, Hasse, etc.,
nous indiquerons seulement en quelques mots les dispositions qui
paraissent le plus directement en rapport avec la théorie physiologique de l'audition; la figure ci-dessus (fig. 157) complètera ces
indications.

La *membrane basilaire* (8 et 9, fig. 157) est formée d'une partie
interne ou *zone lisse* (8) et d'une partie externe ou *zone striée* (9,
fig. 157). La zone lisse est constituée par une substance homogène;
la zone striée, au contraire, est formée de fibres droites et placées
en travers, que Nuel décrit comme rigides, vitreuses, élastiques,
et que Hensen compare à des cordes. Les fibres du rameau cochléen
du nerf acoustique, après avoir suivi un trajet plus ou moins long
dans la *columelle*, s'engagent successivement dans la lame spirale
osseuse, puis viennent se terminer dans l'épaisseur ou à la surface de la membrane basilaire (26, fig. 157); mais on ne connaît
pas encore le mode précis selon lequel se font ces terminaisons, non
plus que les connexions de ces fibres avec les formes cellulaires
diverses qui reposent sur la membrane basilaire. Parmi ces formes
cellulaires (cellules basilaires, cellules de Corti, cellules de Deiters,
de Claudius, etc.), celles qui ont particulièrement attiré l'attention
forment ce qu'on appelle les *arcades* ou *arcs de Corti*. Nous rappellerons seulement que ces arcs occupent toute la longueur de la
lame basilaire, depuis la base du limaçon jusqu'à son sommet,
qu'ils sont placés sur la partie interne de cette lame basilaire, et
qu'ils se composent de deux piliers, l'un interne, l'autre externe
(15 et 16, fig. 157).

Ces quelques rapides indications anatomiques nous suffiront pour
faire comprendre comment on peut concevoir que des terminaisons
nerveuses soient excitées par des vibrations communiquées aux
parties molles et liquides de l'oreille interne. On avait pensé tout
d'abord à voir dans les arcs de Corti les organes propres à exciter
les fibres nerveuses par des mouvements vibratoires. Les vibrations
communiquées au liquide compris dans les deux rampes se transmettent, disait-on, aux parois fibreuses de la lame spirale du
limaçon, et dans cette lame (qui est creuse et forme le canal
cochléaire) elles ébranlent les petits arcs de Corti; ceux-ci sont
en rapport, par leur base, avec les ramifications terminales des
nerfs, de telle sorte que les vibrations des organes de Corti se
transforment, en définitive, en excitations directes et mécaniques
des extrémités des nerfs cochléens. D'après certaines dispositions
anatomiques qu'il est inutile de rappeler ici, on admettait encore
que les piliers externes des arcades de Corti étaient seuls destinés
à vibrer.

Ces hypothèses séduisantes ont dû être abandonnées en présence d'un fait anatomique d'une grande signification, à savoir que les deux arcs de Corti font défaut dans l'appareil cochléen des oiseaux, lesquels possèdent cependant un sens auditif très fin et très musical (nous verrons bientôt qu'on ne peut chercher ailleurs que dans le limaçon le lieu des impressions musicales). C'est alors qu'en portant l'attention sur la zone striée de la membrane basilaire, on a reconnu que cette partie présente, chez les divers animaux pourvus de limaçon, des dispositions relavivement toujours les mêmes, et que ces dispositions sont de nature à remplir parfaitement les fonctions attribuées primitivement aux arcs de Corti. En effet, les fibres transversales ou, pour mieux dire, radiales de cette portion de la membrane basilaire peuvent être assimilées à un système de cordes tendues. Or, cette membrane, ou pour mieux dire, sa zone striée, n'a pas une largeur partout la même; on la trouve d'autant plus large qu'on examine une partie plus rapprochée de la coupole (du sommet) du limaçon, c'est-à-dire que les fibres radiales, les cordes sus-énoncées, présentent une longueur croissante de la fenêtre ronde au sommet du limaçon. Si on suppose la spirale de la membrane basilaire déroulée et étalée sur un plan, l'ensemble de la membrane aura la forme d'un coin, et les fibres transversales reproduiront assez bien la disposition des cordes d'une harpe. En tenant compte de ces différences de longueur des fibres radiales, il est bien légitime de supposer que les fibres les plus courtes, c'est-à-dire les plus voisines de la fenêtre ronde (de la base du limaçon), vibrent à l'unisson des sons aigus, et que les fibres les plus longues, celles voisines de la coupole, vibrent à l'unisson des sons graves.

Telle est l'hypothèse généralement admise par les physiciens et les physiologistes (Helmholtz, Bernstein, Gavarret [1]). A quoi servent donc les arcs de Corti? On les considère généralement comme formant des pièces qui alourdissent les fibres radiales et leur permettent de vibrer à l'unisson de sons plus graves qu'on n'aurait pu le supposer *a priori* d'après leur extrême brièveté. On peut encore, en raison de cette rigidité, considérer ces arcs comme très aptes à participer aux mouvements vibratoires de la membrane basilaire. Dans ce cas, ces arcs pourraient être les organes, les espèces de marteaux qui viennent frapper et exciter les terminaisons nerveuses, du moins chez certains animaux; mais les hypothèses à ce sujet n'auront de bases sérieuses que lorsque les recherches

---

1 J. Gavarret, *Acoustique physiologique (phonation et audition)*, Paris, 1877.

microscopiques nous auront révélé le véritable mode de terminaison
des filets nerveux cochléaires. Nous pouvons donc, sans entrer
dans de plus grands détails, considérer les fibres radiales comme
une série de cordes dont chacune est accordée pour un son différent, d'autant plus grave que la corde est plus longue. Or, en face
d'un instrument à cordes, nous nous demanderions combien d'octaves comprend cet instrument, quels demi-tons et quelles fractions
de demi-ton il permet de donner, et nous pourrions arriver à cette
détermination en comptant les cordes. En face du clavier qui nous
est représenté par l'appareil cochléen, nous devons nous poser une
question semblable, mais en procédant d'une manière inverse. Nous
savons par l'expérience combien est étendue l'échelle des sons
musicaux perceptibles; nous savons quel est l'intervalle musical
minimum que puissent percevoir les oreilles les plus exercées. Il
s'agit de voir si le nombre des fibres radiales est suffisamment grand
pour qu'il y ait une fibre accordée avec chacun des sons de
l'échelle musicale. Le nombre des sons musicaux distincts pour
l'oreille la plus exercée, laquelle, d'après Weber, ne peut pas
apprécier un intervalle inférieur à *un soixante-quatrième de
demi-ton*, ce nombre est facile à obtenir en calculant combien de
soixante-quatrièmes de demi-ton contient la série des sept octaves
comprenant chacun douze demi-tons ($64 \times 12 \times 7 = 5376$).
L'échelle des sons musicaux, pour les musiciens même les plus
exercés, ne renferme donc pas plus de 5376 intervalles. Or, le
nombre des fibres radiales de la membrane basilaire est porté, par
les estimations les plus modérées, à 6000 (on compte environ
3000 arcs de Corti, et au moins deux fibres radiales pour chaque
arc). On voit donc que le nombre des fibres radiales est plus que
suffisant pour que le clavier cochléen réponde par une corde
spéciale à chacun des sons que l'expérience nous montre comme
constituant l'échelle musicale des sujets les mieux doués. En supposant qu'à chaque fibre ou corde radiale corresponde une terminaison nerveuse, il est facile de comprendre qu'à la vibration de
chacune de ces cordes correspondra une excitation de cette fibrille
nerveuse, et, par suite, la perception distincte du son correspondant.

Utricule, saccule, ampoules. — Nous réunissons dans une même
étude toutes ces dernières parties de l'oreille interne, parce que les
terminaisons nerveuses paraissent s'y faire dans toutes également
d'après un mode à peu près semblable.

. La face interne de l'utricule est lisse dans toute son étendue,
sauf en dedans, où elle présente une saillie ovoïde, de couleur blan-

châtre, épaisse d'environ $0^{mm},4$ (Kölliker), large de 2 à 3 millimètres, désignée sous le nom de *tache auditive (macula acoustica)*. Dans la cavité du saccule, on trouve aussi une tache auditive, située également en dedans et correspondant à la terminaison du nerf sacculaire, comme la précédente correspond à celle du nerf utriculaire. Enfin, au niveau de la face postérieure de la surface interne de chacune des ampoules des canaux semi-circulaires on trouve une saillie en forme de repli, dite *crête auditive*.

Les *taches auditives* et les *crêtes auditives* sont recouvertes par des cellules cylindriques qu'on nomme *cellules de support*, parce qu'entre leurs faces latérales il existe des espaces au niveau desquels s'engagent de petits prolongements en forme de longs cils ou baguettes, qui dépassent le niveau de la surface épithéliale. En effet, au-dessous de la couche des cellules cylindriques on trouve une couche de cellules fusiformes, munies à chaque extrémité d'un prolongement ; l'un de ces prolongements se dirige vers la surface, c'est-à-dire vers la cavité du saccule, de l'utricule ou de l'ampoule ; l'autre se dirige en dehors dans l'épaisseur de la membrane sous-jacente, et paraît se mettre en continuité avec les fibrilles nerveuses terminales des nerfs utriculaire, sacculaire, ampullaire. Ce mode de connexion des nerfs avec des cellules épithéliales ou sous-épithéliales n'est pas sans analogie avec ce qu'on trouve dans d'autres organes des sens, et notamment dans la muqueuse olfactive (V. *Olfaction*, p. 557). Nous pouvons donc dire que les branches du nerf auditif, autres que la branche cochléenne, viennent se terminer au niveau des taches et crêtes auditives en se mettant en connexion avec de longs cils qui, d'après les études de Max Schultze, peuvent être comparés à des crins très fragiles et très élastiques. Ces crins sont, par suite, éminemment propres à participer aux mouvements des liquides de l'oreille interne, et à imprimer ainsi une excitation mécanique aux filets nerveux correspondants. On trouve, de plus, au niveau des parties que nous venons de décrire, des corpuscules cristallins de formes variables, qui adhèrent à la surface interne de ces cavités, et qui remplissent probablement, en vibrant par influence, le même rôle que les crins sus-indiqués. Ces corpuscules cristallins, dits *otolithes* ou *otoconies*, atteignent, chez les reptiles et les poissons osseux, un volume considérable, tandis que, chez les oiseaux, les mammifères et l'homme en particulier, ils forment de petits cristaux microscopiques ; par leur abondance au milieu des taches acoustiques, ils donnent à ces parties une couleur blanche caractéristique. Nous devons faire remarquer que ces formations cristallines ne sont pas

libres au milieu de l'endolymphe, comme le pensait Breschet ; elles
sont adhérentes aux parois, au niveau des crêtes et des macules,
par l'intermédiaire d'une sorte de formation fenêtrée, de nature
spéciale, étudiée par Hasse chez la grenouille. D'après quelques
auteurs, des terminaisons nerveuses s'enrouleraient autour de ces
otolithes ; mais ce fait a besoin, pour être admis, de nouvelles
démonstrations.

Nous n'avons que peu de chose à dire sur les fonctions de ces
appareils. Nous avons déjà trouvé dans le limaçon membraneux des
dispositions suffisantes pour nous rendre compte de la perception
de l'intensité, de la hauteur et du timbre des sons. Evidemment les
terminaisons nerveuses, dans les taches et les crêtes auditives, ne
sont point de nature à être le siège d'impressions aussi délicates et
aussi nettement définies. Les longs crins et les otolithes doivent
entrer en vibration, mais rien ne permet de supposer entre eux des
différences régulières et sériées dans la rapidité de leurs mouvements.
Ils doivent donc communiquer aux nerfs des excitations qui ne
présentent rien de la continuité, de la régularité, de la périodicité
qui caractérisent les impressions musicales ; en un mot, ces appareils
ne paraissent aptes à recueillir les mouvements que sous la forme
de *bruits*, dont ils permettent d'apprécier l'*intensité* seulement.

On a encore émis l'hypothèse que les trois canaux semi-circulaires, vu leur triple orientation, seraient aptes à juger de la
direction des sons, mais nous avons déjà vu que le pavillon de
l'oreille n'était pas lui-même étranger à cette orientation.

Quel que soit le rôle spécial de chaque partie de l'oreille interne,
toujours est-il que l'ébranlement des organes terminaux des nerfs
nous permet de distinguer dans les ondes sonores plusieurs conditions spéciales que la physique nous indique comme causes de la
différence des sons. C'est d'abord l'*amplitude* de ces vibrations,
ce qui constitue la *force*, l'*intensité* des sons ; puis c'est la *rapidité*
de ces vibrations, leur nombre dans l'unité de temps, ce qui
constitue l'*acuité* ou la *gravité* des sons depuis les plus bas
(32 vibrations par seconde), jusqu'au plus hauts (40.000 vibrations
par seconde). Enfin les sons nous laissent encore distinguer en
eux une qualité toute spéciale, le *timbre*, qu'il est plus difficile de
définir, et que la physique paraît devoir attribuer à la production
de plusieurs sons qui se combinent de manière à produire un son
résultant qui, selon les variétés de la combinaison, présentera tel
ou tel *timbre* (V. *Phonation*, p. 481). Toujours est-il que, par
un effet de l'habitude, le timbre nous permet de juger de la nature
du corps vibrant ; il constitue ce que nous pourrions appeler, au
point de vue physiologique, la *saveur* des sons : c'est lui qui nous

permet de reconnaître la voix d'une personne, de juger de son sexe d'après sa voix, enfin de juger même des sentiments qui agitent notre interlocuteur; dans tous ces cas, les sons, quoique pouvant être de même *intensité* et de même *hauteur*, sont produits par des combinaisons différentes de sons simples; les ondes résultantes n'ont pas la même *forme*, et en jugeant du timbre nous pouvons dire que nous jugeons de la *forme des vibrations*. C'est sans doute cette aptitude de l'organe de l'ouïe à juger de qualités si différentes *(amplitude, rapidité* et *forme* ou *combinaison* des ondes sonores) qui exige de la part de l'oreille interne cette complication si grande qui embarrassera encore longtemps les physiologistes.

Canaux semi-circulaires et sens de l'équilibre *(sens de l'espace).* — Peut-être faut-il considérer les canaux semi-circulaires comme constituant un appareil plus ou moins distinct de l'audition. En effet, Flourens a montré qu'ils jouent un rôle important dans l'*équilibration* de l'animal. Ce physiologiste a découvert que les lésions de ces canaux produisent des mouvements de *rotation.* Vulpian a confirmé ces résultats expérimentaux et montré que sur un pigeon on obtient des mouvements de rotation, ou de roulement, ou de culbute, selon que l'on agit sur le canal horizontal ou sur le canal vertical antérieur, ou enfin sur le vertical postérieur, et il a pensé donner une explication de ces phénomènes en invoquant une sorte de *vertige des sens.* Mais ces expériences ont été, dans ces dernières années, l'objet de recherches et d'interprétations nouvelles [1] qui méritent d'être indiquées; nous voulons parler de la théorie qui fait des canaux semi-circulaires les *organes périphériques du sens de l'espace,* c'est-à-dire de l'*équilibration.*

Il s'agit d'abord d'examiner l'interprétation de Böttcher, qui, se basant sur le défaut de précision dans les procédés opératoires de quelques physiologistes, a considéré les phénomènes de Flourens comme résultant d'une lésion du cervelet. Or, les symptômes d'une lésion du cervelet, qu'on observe de temps en temps sur les pigeons, n'apparaissent que plusieurs jours après l'opération, quand celle-ci a été mal exécutée; puis, comme les troubles des mouvements diffèrent considérablement entre eux, d'après le canal sur lequel l'opération a été faite; comme enfin, si au lieu de sectionner deux canaux symétriques, on opère, par exemple, d'un seul côté sur un canal horizontal, de l'autre sur un canal vertical, on n'observe alors aucun désordre du mouvement, il est évident que les lésions secondaires

---

[1] V. E. de Cyon, *Recherches expérimentales sur les fonctions des canaux semi-circulaires* (thèse de Paris, 1878).

et accidentelles du cervelet ne sont pour rien dans la production des phé -
nomènes de Flourens.

Le fait dominant dans les phénomènes de Flourens consiste dans la
diversité des mouvements qui se produisent après la section des différents
canaux semi-circulaires : la section de deux canaux circulaires symétriques
provoque des oscillations de la tête et des mouvements du corps entier dans
le plan des canaux opérés. Cette lésion, cette *excitation* (car, sans doute,
il n'y a pas ici paralysie, mais plutôt excitation des extrémités nerveuses
terminales) de chaque canal semi-circulaire provoque aussi des oscillations des globes oculaires dont la direction est déterminée par le choix du
canal excité. Si donc on tient compte de ce que, d'une part, nos représentations touchant la disposition des objets dans l'espace dépendent en partie
des sensations inconscientes d'innervation ou de contraction des muscles
oculo-moteurs, et de ce que, d'autre part, chaque excitation, même minime,
des canaux semi-circulaires produit des contractions et des innervations
des mêmes muscles, on est amené à penser que les centres nerveux dans
lesquels aboutissent les fibres nerveuses qui se distribuent dans les canaux
sont en relation physiologique intime avec le centre oculo-moteur, et que,
par conséquent, leur excitation peut intervenir d'une manière déterminante
dans la formation de nos notions sur l'espace. De là à cette autre conclusion
que les canaux semi-circulaires sont les organes périphériques du sens de
l'espace, il n'y a qu'une faible distance. En définitive, les sensations provoquées par l'excitation des terminaisons nerveuses dans les ampoules des
canaux serviraient à former nos notions sur les trois dimensions de l'espace,
les sensations de chaque canal correspondant à une de ces dimensions. A
l'aide de ces sensations, il se formerait dans le cerveau la représentation
(inconsciente) d'un espace idéal sur lequel sont rapportées toutes les perceptions de nos autres sens qui concernent la disposition des objets qui nous
entourent et la position de notre propre corps parmi ces objets. Les troubles
de mouvement après la lésion des canaux proviennent du vertige produit
par le désaccord entre l'espace vu et l'espace formé par les sensations dues
aux canaux semi-circulaires ; ces troubles sont dus encore aux fausses
notions qu'a dès lors l'animal sur la position de son corps dans l'espace. et,
par suite aux désordres dans la distribution de la force d'innervation. Mais
quelles sont les conditions de l'excitation normale des terminaisons nerveuses dans les canaux ? On peut sans doute les trouver principalement dans
les otolithes, chaque déplacement de la tête, soit actif, soit passif, devant
produire un ébranlement de ces particules, d'où excitation mécanique des
nerfs.

Il faudrait donc distinguer dans la huitième paire deux nerfs à fonctions
spéciales : le nerf cochléaire ou acoustique, et le nerf ampullaire ou nerf
de l'espace ; et en effet, les recherches sur l'origine des nerfs crâniens
montrent que les origines de la huitième paire se font par deux racines
provenant l'une de noyaux de petites cellules ganglionnaires du plancher
du quatrième ventricule, l'autre d'un noyau de grandes cellules placées dans
les pédoncules cérébelleux : c'est cette dernière qui représenterait le nerf
du sens de l'espace ; notons encore que cette racine va en grande partie se
perdre dans les parties centrales du cervelet : elle représenterait donc la

voie centripète des impressions d'équilibre vers le cervelet, qui est l'organe central de l'équilibration et de la coordination des mouvements.

Cette interprétation du rôle des canaux semi-circulaires comme organes du sens de l'espace devient encore plus probable si l'on se pose les deux questions suivantes :

1° Existe-t-il des sensations particulières qui nous donnent conscience de la situation, de l'état de mouvement ou de repos de notre corps dans l'espace? Pour répondre affirmativement à cette question, il n'y a qu'à se souvenir que couché, dans une obscurité complète, loin de tout bruit, de toute sensation des organes des sens spéciaux, nous sentons fort nettement si, par exemple, nous sommes placés horizontalement, ou bien si notre tête est plus élevée que nos pieds, si elle est inclinée d'un côté, ou en avant, etc.

2° Existe-t-il pareillement des sensations subjectives pour l'ordre de sensations que nous désignons sous le nom de sens de l'espace? Elles existent manifestement dans ce qu'on appelle le *vertige de Purkinje :* quand une personne a tourné pendant quelques instants sur son axe longitudinal, au moment où elle s'arrête, il lui semble voir les objets environnants se déplacer en sens inverse du mouvement qu'elle vient d'accomplir ; si elle ferme les yeux, il lui semble continuer de tourner dans le même sens que celui où elle avait tourné dans l'instant précédent. Il y a donc des parties excitées d'une manière particulière par le déplacement du corps. parties dans lesquelles, après cessation de ce déplacement, subsiste pendant quelques instants l'excitation, c'est-à-dire la sensation de déplacement. A ce moment, la marche est mal assurée, parce que l'équilibre est mis en défaut par suite de cette sensation subjective d'un déplacement qui n'a pas réellement lieu.

De même, quand on attache un animal (lapin) sur une planche et lui fait subir un rapide mouvement de rotation, l'animal détaché aussitôt après présente une marche incertaine, parce qu'il a des sensations subjectives persistantes de rotation. Sans doute, l'état des impressions visuelles n'est pas étranger à ces sensations subjectives ; mais comme le vertige de Purkinje se produit également quand on tourne très vite avec les yeux fermés, il faut en conclure que l'impression a lieu encore dans un autre organe des sens.

Or, comme les lésions des canaux semi-circulaires amènent chez l'animal des troubles d'équilibre semblables à ceux du vertige de Purkinje, il paraît rationnel d'admettre que ce sont ces canaux semi-circulaires qui sont le siège des excitations dans le vertige de Purkinje, comme ils sont le siège d'une excitation traumatique lors de leur lésion. Quand un canal semi-circulaire est blessé, l'animal éprouve une sensation subjective de rotation, qui, pour rétablir l'équilibre, l'amène à tourner ou culbuter en sens inverse.

Cette interprétation du phénomène expérimental est corroborée par l'étude des faits pathologiques connus sous le nom de maladie de Ménière ; les sujets atteints de cette affection éprouvent du vertige, c'est-à-dire une sensation subjective de déplacement ; ils souffrent en même temps de bourdonnements d'oreilles ; or, à l'autopsie on a toujours trouvé des lésions des canaux semi-circulaires.

Or, il se trouve que ces canaux sont au nombre de trois et disposés précisément de manière à répondre chacun à l'une des trois coordonnées de l'espace. Cette disposition, qui a frappé les physiologistes, les avait amenés à penser que ces canaux, faisant partie de l'oreille interne, serviraient à juger de la direction des sons. Il est prouvé aujourd'hui que nous jugeons de la direction, de l'origine, pour ainsi dire du relief des sons, par le fait des sensations bi-auriculaires combinées, comme nous jugeons du relief des objets (vue stéréoscopique) par la vision bi-oculaire. Si avec leur triple direction, ces canaux ne donnent pas l'orientation des sons, ils ne peuvent servir qu'à l'orientation d'équilibre de la station et du mouvement [1].

Telle est aussi la conclusion à laquelle est arrivée plus récemment le professeur Yves Delage (Acad. des Sciences, 26 octobre et 2 novembre 1886). Pour lui, ces canaux contribuent à nous renseigner sur l'orientation de la tête et du corps, car leur fonction essentielle est de nous donner la notion des mouvements de rotation accomplis par notre tête, soit seule, soit avec le corps, et de provoquer par voie réflexe les mouvements des yeux compensateurs de ceux de la tête et les contractions musculaires correctrices nécessaires pour assurer notre équilibre. En effet, les attitudes anormales de la tête donnent lieu, pendant les mouvements de rotation, à des illusions constantes sous l'influence desquelles nous portons sur ces mouvements les mêmes jugements que si l'axe de rotation avait tourné autour du même axe que la tête, en sens inverse et d'un angle égal. — Les *otocystes* des mollusques, organes formés d'une vésicule membraneuse dont les parois sont riches en terminaisons nerveuses et dont la cavité est remplie d'un liquide tenant en suspension des particules solides, ces otocystes ont des fonctions analogues à celles des ampoules des canaux demi-circulaires. Un poulpe qui nage encore régulièrement alors même qu'on l'a aveuglé, ne peut plus, quand on respecte les yeux, mais détruit les otocystes, conserver son orientation normale; il tourne tantôt autour de son axe longitudinal, tantôt dans son plan de symétrie. Il y a donc lieu d'assimiler les otocystes des invertébrés et les canaux semi-circulaires des vertébrés.

V. SENS DE LA VUE

Le sens de la vue nous fait juger des *propriétés lumineuses* des objets qui nous environnent et par suite de leur *couleur*, de leur *forme*, de leur *position*. L'organe de la vision *(œil)* se compose essentiellement : 1° d'une membrane *(rétine)* en rapport avec des terminaisons nerveuses, et sur laquelle viennent se faire les impressions des rayons lumineux; 2° d'un *appareil de dioptrique* destiné à amener et à condenser les rayons lumineux sur la membrane

---

[1] V. Laborde et Mathias Duval, *Sur le sens de l'espace (Société d'anthropologie*, t. V, 1882, p. 114).

précédente, où il viennent représenter en miniature les objets extérieurs, comme sur l'écran d'une chambre obscure ; 3° de *membranes annexées* aux deux appareils précédents, pour en assurer et en modifier le fonctionnement. Ces différentes parties (fig. 158) se rattachent, au point de vue physiologique, à l'étude des surfaces de l'organisme, comme les autres organes des sens, car elles proviennent en grande partie, chez l'embryon, de végétations profondes et fort compliquées du tégument externe. A ce globe oculaire, ainsi constitué, sont annexés des appareils accessoires destinés soit à le mouvoir (muscles de l'œil), soit à le protéger contre les injures extérieurs (paupières et appareil lacrymal).

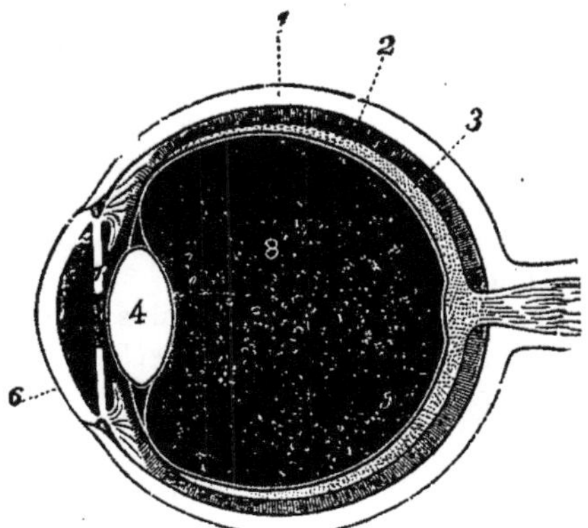

Fig. 158. — Ensemble du globe de l'œil (section verticale) *.

Nous étudierons successivement :

1° L'appareil physique de dioptrique ;

2° Les membranes accessoires destinées à en maintenir et à en modifier le fonctionnement ;

3° La membrane sensible ou *rétine ;*

4° Les annexes de l'œil.

I. *Appareil de dioptrique.*

A. *Milieux de l'œil.* — L'*appareil de dioptrique* de l'œil se compose de tous les milieux transparents que les rayons lumineux ont à traverser pour arriver jusqu'à la membrane sensible placée au fond de l'œil ; ce sont, en allant d'avant en arrière : la *cornée*, l'*humeur aqueuse*, le *cristallin* et l'*humeur vitrée ;* la cornée, qui, au point de vue anatomique, constitue une partie des enveloppes de l'œil, fait donc plutôt partie des milieux au point de vue physiologique.

La *cornée transparente* est formée d'une *membrane fondamentale* de tissu conjonctif (fig. 11, p. 21), revêtue en avant et en arrière d'une couche d'épithélium ; celui de la face postérieure

* 1, Sclérotique ; — 2, choroïde ; — 3, rétine ; — 4, lentille cristalline ou cristallin ; — 5, membrane hyaloïde ; — 6, cornée ; — 7, iris ; — 8, corps vitré.

est simple *(membrane de Demours* ou *de Descemet)* ; celui de la face antérieure est identique à l'épithélium de la muqueuse conjonctivale, qui elle-même est en continuité avec la peau et l'épiderme : aussi les maladies superficielles de la cornée ont-elles les plus grands rapports avec les maladies de la peau, les maladies épidermiques.

L'humeur aqueuse est comprise entre la face postérieure de la cornée et la face antérieur du cristallin, en un mot dans la *chambre antérieure* (où nous étudierons plus tard une dépendance de la choroïde, l'iris) ; c'est un liquide très analogue à l'eau, tenant en dissolution une quantité insignifiante d'albumine et de sels, et qui est sécrétée par la *membrane de Demours (membrane de l'humeur aqueuse)*.

Le *cristallin*, qui est le plus réfringent des milieux de l'œil, se compose d'une membrane enveloppante, *capsule du cristallin*,

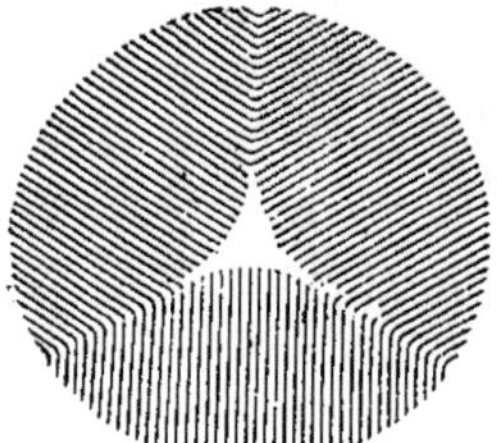
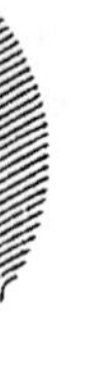
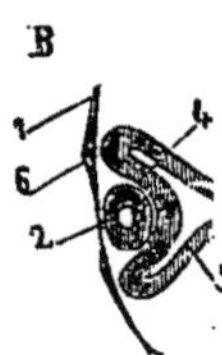
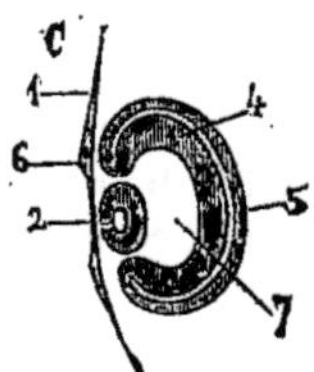

Fig. 159. — Disposition des fibres du cristallin*.

Fig. 160. — Développement du cristallin (d'après Remak) **.

et d'un contenu ou *corps du cristallin*. La *capsule* est un tissu amorphe, très élastique, qui incisé tend à se rétracter en expulsant son contenu (comme dans l'opération de la cataracte) ; sa face interne est revêtue de cellules qui peuvent reproduire son contenu, ou corps du cristallin. En effet, ce *corps* est formé d'éléments prismatiques en couches concentriques et à disposition très régulière (fig. 159), provenant de la métamorphose de cellules ; et

* Cette figure montre la disposition régulière des prismes du cristallin, qui, sur chaque face, viennent se rejoindre par leurs extrémités, de façon à constituer par l'ensemble de ces points de soudure une sorte d'étoile à trois branches : aussi un cristallin que l'on fait durcir soit par la cuisson, soit par des réactifs chimiques, éclate-t-il en général selon des lignes en étoile, correspondant aux lignes indiquées.

** A, B, C, Degrés de plus en plus complets d'invagination et d'isolement du bourgeon qui formera le cristallin : — 1, feuillet épidermique ; — 2, épaississement de ce feuillet, bourgeon du cristallin (isolé en B) ; — 3, fossette cristalline qui représentera plus tard le centre même du cristallin ; — 4, vésicule oculaire primitive (bourgeon nerveux venu du centre encéphalique) dont la partie antérieure déprimée correspond au cristallin ; — 7, cavité formée par le refoulement de la vésicule oculaire et qui sera occupée par le corps vitré ; — 6, endroit où le cristallin s'est séparé du feuillet épidermique.

l'embryologie nous montre que le bourgeon primitif, qui a donné
naissance au cristallin, est un bourgeon épidermique (fig. 160),
d'abord en connexion avec l'épiderme, et qui finit par rester isolé
au milieu du globe oculaire. La couche de cellules tapissant la face
interne de la capsule est donc l'analogue de la couche de Malpighi
de la peau ; c'est par elle que se fait la régénération du cristallin,
régénération qui ne peut se produire que si l'extirpation a laissé
subsister les cellules de la cristalloïde antérieure.

L'*humeur vitrée* ou *hyaloïde* est formée de tissu collagène
à l'état embryonnaire, d'autant plus analogue à la gélatine de
Warthon qu'on l'examine sur un sujet plus jeune; elle est contenue dans un sac très mince, anhiste et transparent, *la membrane
hyaloïde*.

B. *Réfraction*. — Cet ensemble de milieux forme, au point de
vue physique, une série de *trois lentilles très différentes :* la *première, constituée par la cornée et l'humeur aqueuse*, serait une
lentille convexo-concave, très compliquée, vu les diverses couches
de la cornée. La *seconde* ou *cristallin* est une lentille *biconvexe*
à face antérieure moins courbe (moins convexe) que la postérieure,
et également très compliquée, car ses couches concentriques vont
en augmentant de densité de la périphérie au centre. Enfin, en
troisième lieu, le corps vitré constitue une lentille *concavo-con-
vexe*, puisqu'il est creusé en avant pour loger le cristallin. C'est
immédiatement derrière cette dernière lentille que se trouve la
membrane sensible à la lumière, la *rétine*.
Pour plus de simplicité, on peut assimiler tout cet ensemble de
lentilles à une seule lentille ayant le même pouvoir convergent
total, et il est alors facile de se rendre compte du résultat final de
la marche des rayons lumineux. En un mot, tout l'appareil peut·être
représenté par une lentille formée d'une substance ayant un indice
de réfraction de 1,39 à 1,49, et d'une distance focale égale à 17^{mm},48.
Les rayons lumineux qui, partis d'un point extérieur, viennent
tomber en divergeant sur la cornée, convergent donc après avoir
traversé cet appareil de dioptrique, et viennent se réunir en un
point qui, à l'état normal, et dans des circonstances que nous préciserons, se trouve précisément sur la rétine : c'est là que viennent
se peindre dans de moindres dimensions les objets extérieurs. Or, si
la convergence ne se fait pas précisément sur la rétine, mais plus
en avant ou plus en arrière, il est facile de comprendre que chaque
point de l'objet mis en présence de l'œil viendra se peindre sur
cette membrane, *non par un point, mais par un petit cercle* correspondant au plan de section par la rétine du cône convergent que

forment ces rayons avant leur réunion, ou du cône divergent qu'ils
constituent après leur réunion (fig. 161).

Pour fixer les idées d'une manière simple, appelons *cône objectif*
le cône des rayons lumineux partant du point lumineux et venant
tomber en divergeant sur la cornée, et appelons *cône oculaire*
celui que représentent ces rayons après avoir subi l'action convergente de la lentille oculaire (fig. 161): il est évident, d'après les
plus simples notions d'optique, que si le point lumineux est situé
très loin, si les rayons lumineux viennent, par exemple, de l'infini,
d'une étoile, le *cône objectif* a sa longueur maximum, tandis que le
cône oculaire est le plus court possible. Si, au contraire, les rayons
lumineux viennent d'un objet très rapproché de l'œil, le *cône objectif* est très court, mais produit dans l'œil un *cône oculaire*

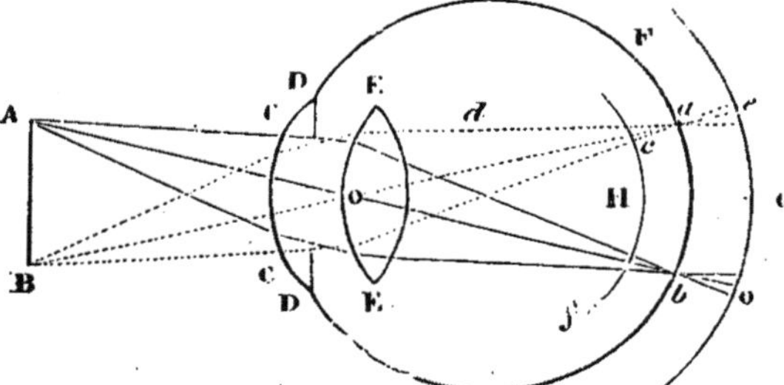

Fig. 161. — Cônes *oculaires* et cônes *objectifs* *.

beaucoup plus long que précédemment. On voit que dans ces circonstances, ce ne serait que pour une seule distance de l'objet lumineux
que le cône oculaire présenterait exactement la longueur nécessaire
pour que son sommet vînt tomber précisément sur la rétine ; dans tous
les autres cas, que le point lumineux fût plus loin ou plus près de
l'œil, il donnerait un cône oculaire ou trop court ou trop long, et dont
le sommet se trouverait par conséquent en avant ou en arrière de la
rétine : le point lumineux, en un mot, se peindrait sur la rétine,
non par un point, mais par un petit cercle, dit *cercle de diffusion*,
et les images obtenues dans ces conditions seraient confuses.

---

* A, B, Points lumineux considérés ; — c, c, cornée ; — DD, iris: — EE, cristallin.
D'abord les rayons lumineux partis des points A ou B, sont brisés par la cornée CC.
et par l'humeur aqueuse comprise entre cette membrane et le cristallin, c'est-à-dire
rapprochés du rayon médian qui marche parallèlement à l'axe. Une seconde réfraction s'opère à travers la lentille du cristallin, et il en résulte finalement les cônes
oculaires, qui ont leurs sommets en *a* et en *b*, c'est-à-dire précisément sur la rétine :
mais on voit aussi que si la rétine, au lieu de correspondre précisément au sommet
des cônes oculaires, venait les couper soit plus en avant (en H), soit plus en arrière
en (G), l'image qui se peindrait sur cette membrane ne serait plus un point, mais un
petit cercle *(cercle de diffusion)*.

Mais ce qui se passerait ainsi dans un appareil de physique tel que nous l'avons conçu, n'a pas lieu dans un œil normal. Quelle que soit (dans de certaines limites) la distance du point lumineux, nous pouvons toujours faire en sorte que le sommet du cône oculaire, produit par ses rayons, vienne tomber précisément sur la rétine : nous pouvons regarder alternativement, et voir presque avec une égale netteté, une étoile et le bout de notre nez. En un mot, nous pouvons *adapter*, *accommoder* notre œil aux distances.

C. *Adaptation*. — Le mode selon lequel se produit l'*adaptation* c'est-à-dire *la coïncidence toujours exacte du sommet du cône oculaire avec la rétine*, n'a pu être précisé que dans ces derniers temps. On a même longtemps nié l'existence de l'adaptation. La

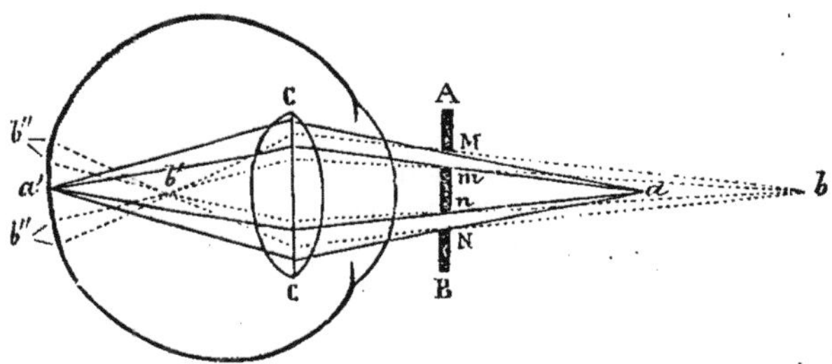

Fig. 162. — Expérience de Scheiner *.

preuve de l'existence de cette fonction peut être donnée par plusieurs expériences. Si l'on place, par exemple, en face de soi deux doigts, l'un derrière l'autre à une certaine distance, et qu'on fixe son attention sur l'un deux, on s'aperçoit alors que l'on ne voit distinctement que celui-ci, c'est-à-dire que l'œil n'est *adapté* que pour voir l'un des doigts, et ne l'est point pour l'autre, qui paraît vaguement dessiné ; c'est qu'en ce moment l'un des deux doigts se peint régulièrement sur la rétine, et les divers points de l'autre n'y produisent que des *cercles de diffusion*. Le fait est encore bien mieux démontré par une expérience célèbre due à Scheiner : elle consiste à placer devant l'œil une carte percée de deux petits trous rapprochés l'un de l'autre (M*m*, N*n*, fig. 162) et à regarder deux

* AB, diaphragme avec deux ouvertures (M*m* et N*n).*
a, Point pour lequel l'œil est adapté, et dont l'image vient se faire en *a′* (sur la rétine).
b, Point sur lequel l'œil n'est pas adapté ; les rayons lumineux qui en partent, après s'être rencontrés en *b′* (en avant de la rétine), divergent de nouveau et rencontrent la rétine en *b″*, *b″*, de sorte que le point *b* est vu double.

points lumineux (deux têtes d'épingle, par exemple) placés l'un devant l'autre à une certaine distance (comme les deux doigts dans l'expérience précédente) : *si l'on fixe attentivement l'un de ces points, on voit l'autre double.* Voici la raison de ce fait. Si par les deux ouvertures M*m* et N*n* (fig. 162) on fixe le point lumineux *a*, il se passe dans l'œil un phénomène d'adaptation, à la suite duquel le cône oculaire est tel, que son sommet tombe sur la rétine ; donc les sommets des deux cônes partiels passant par les deux ouvertures se confondent en un seul (en *a'*), puisque ces deux cônes font partie du cône total qui se produirait si l'on examinait le point lumineux avec l'œil découvert ; mais cette disposition est uniquement relative au point *a*, et quand au point *b*, son cône objectif étant plus long, il a un cône oculaire plus court, dont le sommet sera en avant de la rétine, et qui n'ira frapper cette membrane qu'en divergeant, après avoir opéré l'intersection de ses rayons ; si donc, comme dans l'expérience, on divise le cône en deux, en regardant par deux trous, l'objet qui n'est pas fixé, l'objet *b* viendra se peindre par *deux cônes distincts* (et sera vu *double*) puisque la rétine ne les rencontre pas au niveau de leur sommet commun *(b')*, mais plus en arrière, lorsqu'ils se sont de nouveau séparés *(b", b")*. Il est dont évident que l'œil était adapté pour voir *a* et non pour voir *b* ; l'inverse arriverait si l'on fixait attentivement *b ;* ce serait alors *a* qui paraîtrait double.

Ces faits suffisent pour prouver que nous avons la faculté d'adapter notre vue aux différentes distances. L'expérience de tous les jours nous montre, du reste, que nous pouvons distinguer des objets placés pour ainsi dire à une distance infinie, et que nous apercevons de la façon la plus nette les objets placés à 12 centimètres. C'est, en effet, à cette distance que nous recevons la plus grande quantité de lumière, et en général la faculté d'adaptation oscille entre l'infini et 12 centimètres. C'est-à-dire qu'un œil normal, à l'état de repos, sans effort d'accommodation (voir ci-après) est en état de distinguer nettement les objets situés à 65 mètres, distance telle que les rayons qui en partent peuvent être considérés comme parallèles, comme s'ils venaient de l'infini. On appelle cette distance, le *punctum remotum.* Puis, par un effort d'adaptation, nous pouvons arriver à voir distinctement des objets de plus en plus rapprochés, jusqu'à une distance qui pour un œil normal est à 12 centimètres de l'œil ; on appelle cette distance le *punctum proximum.* Le champ de l'adaptation est donc mesuré par la distance du *punctum remotum* au *punctum proximum.*

Myopie et hypermétropie. — Sous ce rapport, il y a cependant de grandes différences individuelles : les limites que nous venons d'indiquer sont celles des yeux normaux, dits *emmétropes*. Mais certaines personnes ont le globe oculaire constitué de telle manière que, quelle que soit la longueur du cône objectif, le cône oculaire n'est jamais assez court pour que son sommet tombe sur la rétine ; même quand l'objet lumineux est à l'infini, son image vient se faire plus loin que la rétine : ces personnes sont dites *hypermétropes*, c'est-à-dire qu'il faudrait que l'objet fût au delà de l'infini pour que le sommet du cône oculaire pût tomber sur leur rétine (fig. 163,1); pour ces yeux, le *punctum remotum* est au delà de l'infini : ces yeux sont nommés *hyper-métropes*, et ce défaut de convergence (de brièveté relative du cône oculaire) constitue l'*hypermétro-pie*. D'autres personnes, au contraire, ont le globe oculaire tel que le cône oculaire est toujours trop court, son sommet se fai-sant toujours en avant de la rétine, et il leur faut rapprocher beaucoup les objets, regarder de très près pour que, ce cône s'allongeant, son sommet vienne tomber sur la membrane sensible ; pour ces yeux le *punctum remotum* est plus près de l'œil que chez les sujets normaux : c'est là le cas des *myopes* (fig. 163, 2) et cette trop grande brièveté du cône oculaire constitue la *myopie*.

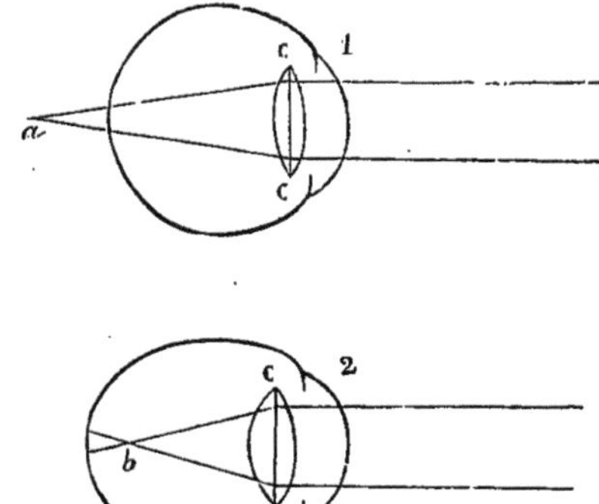

FIG. 163. — Œil hypermétrope et œil myope *.

On voit que l'*hypermétropie* et la *myopie* sont deux états opposés, dans le premier desquels l'œil, à l'état de repos, sans aucun effort d'adaptation, ne peut voir que des objets très éloignés, plus éloignés que l'infini, tandis que, dans le second, il ne peut, dans les mêmes circonstances, voir que des objets très rapprochés.

* 1, *Œil hypermétrope.* Les rayons lumineux, venus même de l'infini (parallèles) donnent un cône oculaire dont le sommet tombe en arrière de la rétine (en *a)*, soit que ce cône soit trop long (défaut de pouvoir convergent dans les milieux de l'œil), soit que la rétine soit trop en avant (œil trop court).

2. *Œil myope.* Les rayons lumineux, venus de l'infini (parallèles), donnent un cône oculaire dont le sommet tombe en avant de la rétine (en *b)*, soit que ce cône soit trop court (excès de pouvoir convergent des milieux), soit que la rétine se trouve placée trop en arrière (œil trop long; les travaux de Donders rattachent la myopie à cette dernière cause, que la figure fait bien saisir ; globe oculaire très allongé d'arrière en avant).

En d'autres termes, l'hypermétropie et la myopie consistent toutes
deux en un déplacement du *punctum remotum*, soit au delà
(hypermétropie), soit en deçà (myopie) de sa place normale. Une
autre défectuosité de la vision, bien différente des précédentes,
quoiqu'on l'ait confondue parfois avec l'hypermétropie, consiste en
un déplacement du *punctum proximum*, qui s'éloigne de l'œil ;
c'est la *presbytie*. En effet la presbytie consiste en ce que la faculté
de l'adaptation est diminuée et ne peut plus se produire pour les
objets très rapprochés : c'est ce qui arrive normalement avec les
progrès de l'âge, parce qu'alors le cristallin devient plus dur,
moins élastique, et ne se prête plus si bien aux changements de
courbure par lesquels, comme nous le verrons, se fait l'adaptation
aux courtes distances. Alors le *punctum proximum* se rapproche
du *punctum remotum*, et le champ de l'adaptation en est diminué
d'autant. Ainsi l'hypermétrope a fatalement un cône oculaire toujours *trop long*, le myope un cône toujours *trop court ;* mais l'un
et l'autre peuvent modifier ce cône par l'adaptation et notamment
le raccourcir, comme nous le verrons. Le *presbyte*, au contraire,
ne peut presque plus modifier ce cône pour la vision des objets
rapprochés ; on voit donc que si un œil normal peut devenir
presbyte, il en est de même d'un œil *hypermétrope* ou *myope*, et
que la myopie et la presbytie peuvent se trouver combinées. Chez
le myope devenu presbyte le champ de l'accommodation est très
court, puisque, comme presbytie, le *punctum proximum* s'est
éloigné de l'œil, et que, comme myopie, le *punctum remotum* est
rapproché de l'œil, c'est-à-dire qu'il y a peu de distance entre ces
deux points.

Mais l'art a trouvé, pour remédier à ces vices de la vue, des
moyens empruntés à l'optique : il s'agit de modifier les cônes
oculaires trop longs ou trop courts, et pour cela on place devant
l'œil un verre concave ou convexe. Les plus simples notions de
physique nous permettent de comprendre qu'un verre concave ou
divergent allongera le cône oculaire, puisqu'il diminuera le pouvoir
convergent de l'œil : les *myopes* feront donc usage de *verres concaves*. Au contraire, un verre convexe ou convergent raccourcira
le cône oculaire, puisqu'il augmentera le pouvoir convergent de
l'œil ; ce sera d'un *verre convexe* que feront usage les *hypermétropes* pour raccourcir le cône oculaire, de même que les pres-
bytes, lorsqu'ils veulent voir de près, et qu'alors leur adaptation est
devenue impuissante à produire cet effet.

Mécanisme de l'adaptation. — L'étude des variétés dans le pouvoir
convergent de l'œil et du mode artificiel par lequel on y remédie,

va nous permettre de comprendre comment peut se faire l'adaptation à l'état normal. En effet, l'emploi des verres dont nous venons de parler est une sorte d'adaptation artificielle, surtout chez le presbyte. Il est donc probable que, dans l'adaptation physiologique, il se passe dans l'œil quelque chose d'analogue, c'est-à-dire que le pouvoir convergent de cet organe est modifié.

Cependant on a cru longtemps que le mécanisme de l'adaptation pourrait consister en un changement de forme de l'œil, de manière à modifier, non le cône oculaire, mais la position de la rétine, qui viendrait alors se placer vers le sommet de ce cône; par exemple, l'œil se raccourcirait sous l'influence des muscles droits quand il fixe des objets éloignés, et s'allongerait sous l'influence des obliques quand il fixe des objets rapprochés. Mais cette fonction des muscles moteurs de l'œil est tout à fait hypothétique et, qui plus est, contraire à leur disposition anatomique et à toutes les expériences de phy-siologie.

On a aussi parlé de changements de place du cristallin, qui agirait alors comme une lentille que l'on éloigne ou que l'on rapproche, comme dans un microscope que l'on *met au point ;* mais la possi-bilité de ces déplacements du cristallin est également contraire aux notions anatomiques, et, du reste, l'expérience directe montre qu'il n'en est rien.

L'expérience directe montre que l'adaptation, comme le faisaient prévoir nos études sur l'adaptation artificielle, *consiste dans un changement de courbure et, par suite, dans un changement de force convergente d'un seul des milieux de l'œil, du cristallin.* L'expérience est basée sur l'étude des images fournies par les diverses surfaces des milieux oculaires fonctionnant comme des miroirs. En effet, il est facile d'observer que la surface de la cornée donne lieu

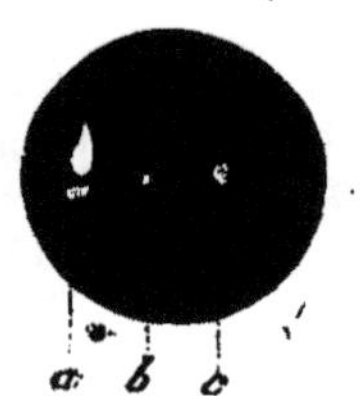

Fig. 164. — Images données par les surfaces des milieux oculaires fonctionnant comme miroirs (images de Purkinge)[*].

à une image, et qu'il en est de même de la face antérieure et de la face postérieure du cristallin, de telle sorte qu'en plaçant une lumière devant un œil (fig. 164) on peut observer dans cet œil trois images de la flamme : *deux droites (a et b)* dues à la cornée *(a)* et *(b)* à la face antérieure du cristallin (miroirs convexes), et *une renversée (c)* due à la face postérieure du cristallin (miroir concave). En com-

---

[*] *a*, Image droite produite par la cornée ; — *b*, image droite produite par la face antérieure du cristallin ; — *c*, image renversée produite par la face postérieure du cristallin.

mandant à une personne, sur laquelle on vérifie ce fait, de fixer les objets placés à des distances différentes, on verra que le seul changement qui s'opère dans les trois images a lieu dans l'image fournie par la face antérieure du cristallin (l'image *b*). On en conclut que, dans le phénomène de l'accommodation, les changements qui surviennent dans l'œil n'ont lieu que sur la partie antérieure du cristallin, et les mensurations de l'image en question prouvent (d'après les lois des miroirs convexes) que, quand on regarde un objet éloigné, cette convexité du cristallin diminue (puisque cette image augmente), que si, au contraire, on regarde un objet rapproché, cette convexité augmente (puisque les dimensions de cette image diminuent).

Ainsi l'adaptation se fait par une modification du cristallin. Quant aux puissances (muscles ciliaires) qui peuvent ainsi changer la forme de cette lentille, nous les étudierons avec les membranes accessoires destinées à maintenir et à modifier le fonctionnement des parties essentielles de l'œil, et notamment avec la choroïde et l'iris (muscle ciliaire, p. 591).

D. *Imperfection de l'appareil de dioptrique oculaire.* — Considéré comme appareil physique, l'œil est loin d'être parfait : aussi peut-on y constater les diverses imperfections qui se trouvent dans les appareils physiques analogues, et qui sont connues sous le nom d'aberration, soit de *sphéricité* soit de *réfrangibilité*.

L'œil n'étant qu'un appareil dont la partie essentielle est une lentille, il arrive que celle-ci, quoique très perfectionnée, ne réunit pas exactement au même point les rayons qui, partant d'une même source lumineuse, arrivent sur les bords ou sur le centre du cristallin. Le foyer de la lentille n'est donc pas unique, et c'est ce qui constitue l'*aberration de sphéricité*. Nous verrons que l'iris, comme les diaphragmes des instruments d'optique, remédie en partie à cet inconvénient.

L'*aberration de réfrangibilité* consiste en une inégale réfraction des divers rayons colorés qui composent la lumière blanche, de sorte que l'œil décompose la lumière ordinaire des objets incolores qui la lui projettent et nous les fait voir plus ou moins colorés : en un mot, *l'œil n'est pas un appareil achromatique parfait*. Ce défaut ne nous est pas sensible d'ordinaire, par l'effet de l'habitude, mais plusieurs expériences le rendent évident. Nous n'en citerons qu'une : Si on regarde le cheveu d'une lunette astronomique, en l'éclairant avec de la lumière rouge, on s'aperçoit que pour le voir avec un autre rayon du spectre (avec une autre couleur), il faut changer la place de l'oculaire; donc l'œil adapté pour voir avec la lumière rouge ne l'est plus exactement pour voir avec les autres rayons du spectre.

Enfin, une certaine *irrégularité* dans les courbures des surfaces des milieux de l'œil constitue ce qu'on nomme l'*astigmatisme* (ou *aberration monochromatique*). L'*astigmatisme* est une irrégularité de la réfraction de l'œil si fréquente qu'on peut regarder ses faibles degrés comme existant chez la majorité des individus ; mais d'ordinaire son existence ne trouble pas la vision au point d'attirer l'attention du sujet. L'*astigmatisme* consiste en ce que la courbure des surfaces de séparation des milieux de l'œil (et surtout la courbure de la surface antérieure de la cornée) varie plus ou moins sensiblement d'un méridien à l'autre. Supposons par la pensée une cornée parfaitement normale, séparée en deux moitiés suivant son axe vertical, les fragments conservant leur position primitive, la surface de section présentera une courbure d'un rayon déterminé; supposons cette même cornée divisée suivant son axe transversal : alors la surface de section présentera une courbure identique (œil normal, non astigmatique), c'est-à-dire que ces deux sections appartiendront à une même circonférence du même rayon. Au contraire, dans un œil astigmatique (et presque tous les yeux le sont), le rayon de l'une sera plus court que le rayon de l'autre; en un mot, les deux courbures seront inégales. Il est aisé de comprendre que cet écart, s'il vient à être suffisamment prononcé, troublera la marche des rayons lumineux au moment où ils pénètrent dans l'œil. En effet, si nous admettons que l'une des circonférences a un rayon notablement plus court que l'autre, nous concluons implicitement que l'œil est myope dans le premier sens, tandis qu'il peut l'être beaucoup moins, pas du tout, et qu'il peut même être hypermétrope dans l'autre sens. Il est facile de comprendre qu'il suffit, pour remédier à ce défaut dans la réfraction de l'œil, de faire traverser aux rayons lumineux une lentille taillée de manière à rétablir l'équilibre entre les méridiens inégaux, de sorte que les rayons lumineux, après avoir subi l'action de cette lentille et celle du milieu cornéen, adoptent une direction semblable à celle que présentent les rayons qui auraient traversé une cornée normale. On se sert pour cela de verres empruntés non plus à des surfaces sphériques, mais à des surfaces cylindriques, et on les dispose de manière que la convergence qu'ils produisent selon un seul plan coïncide précisément au plan du méridien suivant lequel la surface cornéenne de l'œil est moins convexe : c'est ainsi que se trouve corrigé ce défaut dans la convexité.

II. *Membranes ou enveloppes de l'œil.*

Les enveloppes de l'œil sont, en allant de dehors en dedans, la *sclérotique*, la *choroïde* et la *rétine*. La dernière est la membrane essentiellement douée de sensibilité. Nous avons à étudier les deux premières comme enveloppes protectrices, destinées à maintenir et même à *modifier* les fonctions des parties essentielles de l'œil.

1° SCLÉROTIQUE.

La sclérotique forme comme le squelette de l'œil. C'est la membrane destinée à maintenir la forme du globe oculaire, et à donner insertion aux muscles qui doivent le mouvoir. Fibreuse chez l'homme, cette enveloppe devient successivement cartilagineuse et même osseuse chez les oiseaux et les reptiles.

En avant, cette sclérotique se modifie. De blanche et opaque, elle devient transparente et incolore, et constitue la *cornée*, que nous avons déjà étudiée. La cornée est plus convexe, appartient à un segment de sphère d'un rayon plus court que la sclérotique, c'est-à-dire que le reste du globe oculaire (fig. 158, p. 579).

2° Choroïde.

La choroïde tapisse exactement la sclérotique, mais, au niveau de la ligne de jonction de la sclérotique et de la cornée, elle se sépare de ces membranes pour entrer dans la chambre antérieure de l'œil et former au-devant du cristallin un diaphragme appelé *iris*. Nous avons donc à étudier la *choroïde proprement dite* et l'*iris*.

A. La *choroïde* proprement dite est essentiellement une membrane *vasculaire ;* elle est de plus tapissée à sa face interne par une couche de *cellules pigmentaires* régulièrement hexagonales ; enfin elle renferme, surtout en avant, des éléments *musculaires*. De là trois rôles principaux assignés à cette membrane.

1° Comme *organe vasculaire* (nombreuses *artères ciliaires* ou *choroïdiennes*, et réseaux veineux formant les *vasa vorticosa)*, elle est destinée à servir d'appareil de caléfaction à la membrane nerveuse (rétine) sous-jacente. Nous avons vu, en effet, que la richesse en réseaux sanguins est la règle générale pour tous les organes qui contiennent de nombreuses terminaisons nerveuses et surtout des appareils des sens spéciaux, comme pour les papilles de la pulpe des doigts, pour la membrane olfactive, la langue, etc.

2° *Le pigment de la face interne de la choroïde* joue un rôle important dans la vision ; la rétine étant transparente, les rayons lumineux arrivent jusque sur le pigment choroïdien, qui se comporte vis-à-vis d'eux d'une manière encore difficile à interpréter. Peut-être cette couche absorbe-t-elle les rayons les plus irritants, et sert-elle de miroir réflecteur pour les autres, qui impressionnent alors les organes terminaux des fibres nerveuses de la rétine ; nous verrons, en effet, que les éléments sensitifs de la rétine ont leur extrémité libre tournée vers la choroïde et ne sont sans doute impressionnés que par les rayons que réfléchit cette sorte de miroir (Ch. Rouget). Cette couche pigmentaire n'est pas toujours absolument noire : il y a là de grandes variétés selon les animaux. Chez quelques-uns, comme, par exemple, chez le bœuf, elle présente des reflets métalliques (tapis) qui rappellent parfaitement la surface d'un miroir. Peut-être aussi que cette couche pigmentaire, si foncée et si opaque en d'autres points, est destinée à empêcher, comme le noir mat dont on revêt la face interne de nos chambres obscures, la réverbération irrégulière et en tous sens des rayons lumineux et

à assurer ainsi la netteté de la vue; en effet, les animaux qui manquent de pigment choroïdien *(albinos)* ne supportent qu'avec peine
l'action d'une lumière vive *(héliophobes)*. Toujours est-il que le
pigment choroïdien est accessoirement très utile à la vision, et que
si, dans la vieillesse, la face interne de la choroïde tend à se déco-
lorer, cette transformation, quoique secondaire, n'est pas étrangère
à l'affaiblissement de la vue à cet âge avancé.

3° Enfin, les *éléments musculaires* de la choroïde *(muscles
ciliaires)*, développés surtout dans sa partie antérieure et annexés
à des prolongements érectiles *(procès ciliaires)* sont destinés surtout à agir sur le cristallin, et à produire les changements de forme
que nous avons étudiés à propos de l'adaptation; mais on est loin
d'être d'accord sur le mécanisme par lequel l'action musculaire agit
sur la lentille (fig. 165). Le *muscle ciliaire* se compose de *fibres
longitudinales* et de *fibres circulaires*. Les premières peuvent
agir en prenant un point fixe à l'union de la sclérotique et de la
cornée (au niveau du canal de Schlemm), pour tirer en avant tout
le sac choroïdien, par suite la zone de Zinn (18, fig. 165) dont la
tension normale tient le cristallin aplati; la zone de Zinn se relâchant alors, le cristallin devient plus bombé par sa face antérieure,
la seule libre; d'autre part, il peut se faire que les *fibres circulaires*, en se contractant, viennent presser, par l'intermédiaire des
procès ciliaires, sur la circonférence du cristallin, qui cède dans ce
sens.

Nous voyons donc, en somme, que les *contractions de la partie
antérieure de la choroïde* (muscle ciliaire) *ont pour effet de
produire l'adaptation*. Cette *adaptation* est involontaire et toute
spontanée; elle résulte d'un réflexe; il semble que la rétine ou les
organes centraux de la vision, s'apercevant de la confusion de
l'image, réagissent sur les muscles ciliaires et en amènent la contraction. Le *ganglion ciliaire* ou *ophthalmique* a longtemps été
regardé comme le *centre* de ces réflexes, qu'on semble devoir
aujourd'hui rapporter plutôt à la partie céphalique de la moelle
(protubérance annulaire et tubercules quadrijumeaux. V. p. 98).
Les fibres musculaires de la choroïde sont des *fibres lisses :* de là
une certaine lenteur dans l'accomplissement de l'adaptation. Quant
au nerf qui vient innerver le muscle choroïdien, ce parait être la
troisième paire crânienne; en effet, Trautvetter a constaté chez
les oiseaux que, lors de l'excitation du moteur oculaire commun,
l'image cristallinienne antérieure devient plus petite et se rapproche
de l'image cornéenne; donc, chez les oiseaux, c'est le nerf de la
troisième paire qui préside à l'activité du muscle ciliaire, et il doit
en être de même chez l'homme, quoique ce muscle soit strié chez

les oiseaux et lisse chez les mammifères [1]. En effet, les paralysies du moteur oculaire commun s'accompagnent de paralysies de l'accommodation [2].

B. L'*iris* est un véritable [*diaphragme* placé dans la *chambre*

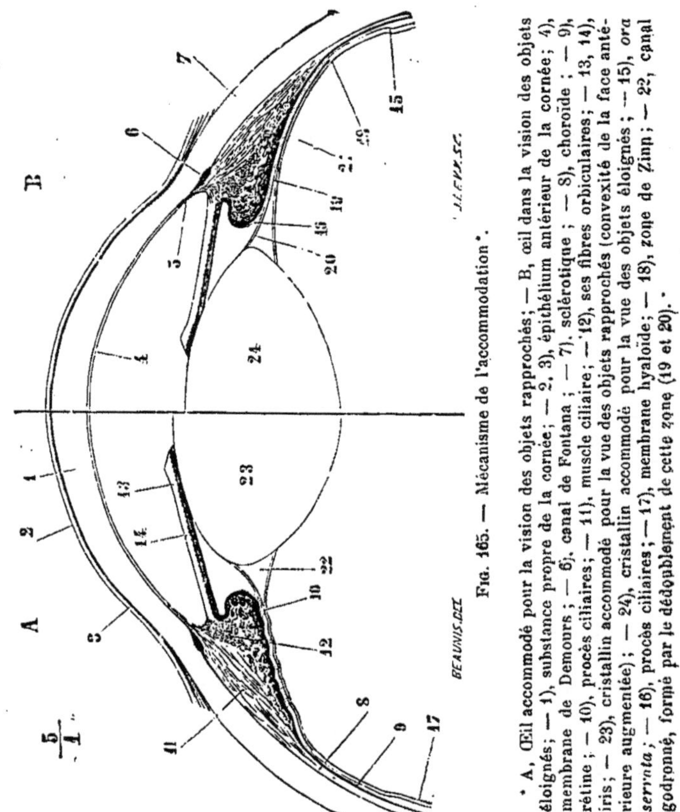

Fig. 165. — Mécanisme de l'accommodation [*].

[*] A, Œil accommodé pour la vision des objets rapprochés; — B, œil dans la vision des objets éloignés; — 1), substance propre de la cornée; — 2, 3), épithélium antérieur de la cornée; 4), membrane de Demours; — 6), canal de Fontana; — 7), sclérotique; — 8), choroïde; — 9), rétine; — 10), procès ciliaires; — 11), muscle ciliaire; — 12), ses fibres orbiculaires; — 13, 14), iris; — 23), cristallin accommodé pour la vue des objets rapprochés (convexité de la face antérieure augmentée); — 24), cristallin accommodé pour la vue des objets éloignés; — 15), *ora serrata*; — 16), procès ciliaires; — 17), membrane hyaloïde; — 18), zone de Zinn; — 22, canal godronné, formé par le dédoublement de cette zone (19 et 20). [*]

obscure que forme le globe oculaire; sa face antérieure est en contact avec l'humeur aqueuse et tapissée par un prolongement de la *membrane de Descemet* (de la face postérieure de la cornée,

[1] V. H. Chrétien. *La Choroïde et l'Iris*, thèse de concours, Paris, 1876.

[2] Dans des recherches récentes (Acad. des sciences, 8 juin 1891) Morat et Doyon, en expérimentant sur un lapin immobilisé par une injection de curare et en examinant les images de Purkinje, c'est-à-dire les images du miroir cornéen et du miroir cristallinien antérieur, ont constaté que la section du

V. fig. 165, en 4 et 13). Sa face postérieure est, avons-nous dit, immédiatement en contact avec la partie périphérique de la convexité antérieure du cristallin, de sorte que la prétendue *chambre postérieure* n'existe pas. La périphérie se continue avec la choroïde, dont ce diaphragme est une dépendance; son ouverture centrale correspond au centre du cristallin et constitue ce qu'on nomme la *pupille*.

Cette membrane a la structure de la choroïde; elle possède de *nombreux vaisseaux*, des *cellules pigmentaires*, qui forment également une couche épaisse à sa face profonde ou postérieure *(uvée)* et des *fibres musculaires*. Ce dernier élément est le plus important; il se compose de fibres disposées circulairement (sphincter de la pupille) et de fibres radiées (dilatateur de la pupille); ces fibres sont innervées par deux nerfs différents, les circulaires par le *moteur oculaire commun* (racine motrice du ganglion ophtalmique, nerfs ciliaires), les radiées par le *grand sympathique* [1].

sympathique cervical produit une diminution dans les dimensions de l'image cristallinienne, tandis que l'excitation de ce cordon produit plus nettement encore un grandissement de cette image. C'est dire que cette excitation fait accommoder l'œil pour les distances éloignées, pour l'infini, par aplatissement du cristallin. Mais quel est le mécanisme de cette déformation? D'après ce qui est connu du muscle ciliaire, on ne voit aucune de ses parties qui puisse, par sa contraction, produire un tel effet sur le cristallin. Mais on peut admettre que sur ce muscle, comme sur plusieurs autres (intestin, pupille), le sympathique agit par inhibition, et on trouve en effet, dans le voisinage immédiat et dans l'épaisseur même du muscle ciliaire, un plexus ganglionnaire, c'est-à-dire des cellules nerveuses, éléments qui sont le siège des phénomènes nerveux dits d'arrêt ou d'inhibition.

[1] Aussi quand on coupe le cordon cervical du sympathique, produit-on, en même temps que l'hyperémié de la moitié correspondante de la tête (V. *Vaso-moteurs*, ci-dessus, p. 256), le rétrécissement de la pupille (puisque les fibres dilatatrices sont alors paralysées et que le muscle constricteur se trouve sans antagoniste). Quelques auteurs avaient pensé devoir nier l'existence de fibres radiées (dilatatrices) de l'iris, et expliquer, par suite, le resserrement de la pupille consécutif à la section du cordon sympathique par une hyperémie, une véritable turgescence de ce diaphragme musculo-vasculaire. Mais les recherches de Fr. Franck *(Indépendance des changements du diamètre de la pupille et des variations de la circulation carotidienne; Compt. rend. Acad. des sciences*, 19 mai, 1879) ne laissent aucun doute sur cette question. Elles démontrent, en effet, que les variations importantes et durables de l'orifice pupillaire qu'on observe en excitant certains nerfs par voie directe ou réflexe ne sont pas subordonnées aux variations de la circulation; elles résultent de l'action des muscles de l'iris. Il est possible, en effet, d'obtenir des dilatations. et des resserrements de l'iris indépendamment des modifications de la circulation; ainsi, quand on coupe le cordon cervical du sympathique au-dessous. du ganglion cervical supérieur, on observe à la fois le resserrement de l'iris. et la dilatation des vaisseaux carotidiens; mais si l'on sectionne seulement le prolongement anastomotique entre le ganglion cervical supérieur et le ganglion.

La pupille se dilate quand l'objet fixé est très éloigné ou peu éclairé ;
elle se rétrécit dans les cas inverses (objet proche, lumière vive).
Ces mouvements sont *lents*, parce que les fibres sont des fibres
musculaires lisses, comme celles du muscle ciliaire : comme ceux
de ce muscle, les mouvements de l'iris sont de nature réflexe et ont
le même centre de réflexion (V. p. 98). Cependant l'iris paraît
directement sensible à l'action de la lumière. La volonté est impuissante à produire le mouvement de l'iris, mais on peut y arriver
par une voie détournée ; on peut, par exemple, dilater la pupille en
regardant un objet très éloigné, en regardant à l'infini, dans le vide ;
bien des fois, surtout dans les temps passés, on a employé ce simple
détour pour donner aux yeux l'expression de l'*extase*, qui se caractérise par une grande dilatation de la pupille. Ces effets de dilatation ou de rétrécissement peuvent encore être produits par des
agents médicamenteux précieux pour le médecin ; la fève de Calabar
rétrécit, la belladone dilate la pupille.

La pupille est encore dilatée dans certaines maladies du cerveau
et de la moelle. Enfin les mouvements normaux sont plus ou moins
faciles, plus ou moins vifs selon les personnes. Nous avons déjà
vu que ces contractions paraissent ne jouer qu'un rôle très secondaire dans l'adaptation, de sorte qu'on peut dire, en résumé, que
l'iris est simplement un *diaphragme qui règle lui-même et par
action réflexe le diamètre de son ouverture.*

III. *Membrane sensible ou rétine.*

Éléments de la rétine. — La *rétine* est une membrane très compliquée, qui tapisse exactement la face interne de la choroïde. Elle
se compose essentiellement de l'*épanouissement des fibres du
nerf optique*, à l'extrémité desquelles se trouvent annexés des
organes terminaux particuliers. En effet, le nerf optique traverse
toutes les enveloppes de l'œil en un point situé un peu en dedans

de Gasser, le resserrement de l'iris se produit seul, les branches profondes de
la carotide ne subissant pas de dilatation. D'autre part, on peut encore, en
comparant les phases du resserrement vasculaire et celles de la dilatation de
l'iris, produites par l'excitation du sympathique cervical, constater que la
pupille commence à se dilater avant le début du resserrement vasculaire,
qu'elle arrive à sa dilatation complète alors que les vaisseaux continuent à se
dilater, et qu'elle reprend son diamètre initial bien avant que les vaisseaux se
soient relâchés. Enfin en excitant le sympathique sur un animal qui vient
d'être tué par hémorragie artérielle, on voit que, d'une part, la pupille du
côté correspondant au sympathique sectionné reste resserrée, quoique l'iris
soit vide de sang, et qu'elle se dilate encore par excitation du sympathique,
tout comme avant la mort par hémorragie.

de l'extrémité postérieure de l'axe antéro-postérieur du globe oculaire, et, arrivé à la face interne de la choroïde (fig. 166, P), s'épanouit en rayonnant *(papille du nerf optique)* et forme par cet épanouissement la couche la plus interne de la rétine ; mais on voit successivement les fibres de cette couche se recourber pour se diriger de dedans en dehors (fig. 166), et former alors, par leur juxtaposition, l'épaisseur même de la membrane rétinienne. Ces fibres ainsi disposées présentent dans leur court trajet divers

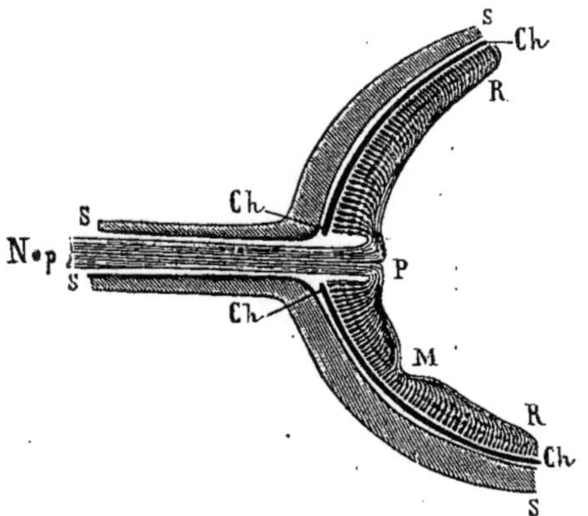

Fig. 166. — Schéma de la rétine et du nerf optique.

renflements dont la signification est encore discutée. Quelques-uns représentent de vraies cellules nerveuses. Ces fibres se terminent en se dilatant en un élément particulier, tantôt petit et mince *(bâtonnets)*, tantôt plus volumineux et plus large *(cônes)* (fig. 167) ; il est facile de comprendre, d'après cette disposition, que les *bâtonnets* et les *cônes* doivent former par leur juxtaposition la couche la plus externe de la rétine (fig. 167) ; cette couche facilement séparable, était connue depuis longtemps déjà sous le nom de *membrane de Jacob.*

Les derniers travaux des histologistes portent à dix le nombre des couches que l'on trouve ainsi stratifiées pour former l'épaisseur de la rétine. Ce sont, en allant de dedans en dehors (de l'humeur vitrée vers la choroïde) : une membrane limitante interne (fig. 167, *l*); la couche des fibres du nerf optique (fig. 167, *f*);

la couche des cellules nerveuses *(g)*; la couche granulée interne *(n)*; la couche granuleuse interne *(k)*; la couche granulée externe *(i)* ou intermédiaire; la couche granuleuse externe *(k')*; la membrane limitante externe; la couche des cônes et des bâtonnets (fig. 167, *s)*; et enfin une couche de pigment, qui s'infiltre entre les extrémités des cônes et bâtonnets, et qui provient des cellules pigmentaires de la face interne de la choroïde (du reste l'embryologie montre que ce pigment dit choroïdien fait partie de la rétine, bien plutôt que de la choroïde).

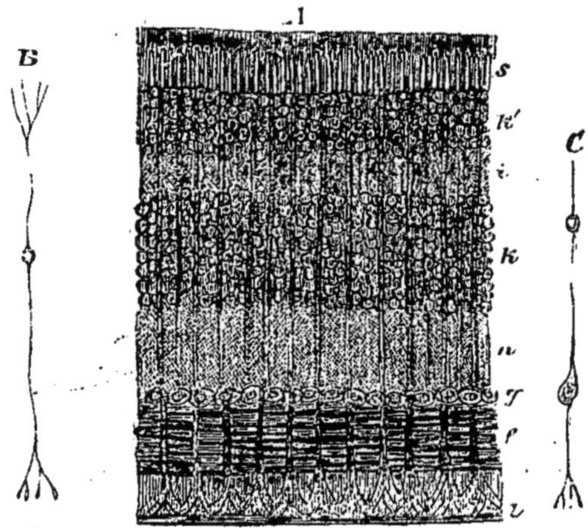

Fic. 167. — Éléments et structure de la rétine*.

Il est un point où la rétine est beaucoup plus mince, c'est-à-dire que les fibres nerveuses y ont un trajet de dedans en dehors beaucoup plus court, ne présentent aucun renflement sur leur trajet, et aboutissent directement à leur organe terminal; ce point, coloré en jaune, porte le nom de *tache jaune* et se trouve situé (fig. 168), un peu en dehors de la papille du nerf optique, c'est-à-dire précisément à l'extrémité postérieure du diamètre antéro-postérieur du globe oculaire. *En ce point, les organes terminaux sont tous représentés par des cônes,* tandis que dans les autres points, les

* A, Coupe verticale de toute l'épaisseur de la rétine, durcie par l'acide chromique: — *l,* membrane dite *limitante interne,* avec les fibres de soutien ascendantes; — *f,* couche des fibres du nerf optique; — *g,* couche des cellules nerveuses; — *n,* couche grise, finement granulée, traversée par des fibres radiaires; — *h,* couche granuleuse interne (antérieure); — *i,* couche inter-granulaire; — *k',* couche granuleuse externe (postérieure); — *s,* couche des bâtonnets et des cônes; — B et C, fibres isolées. Grossissement, 300 diamètres (Virchow).

·cônes et les bâtonnets sont entremêlés, les premiers devenant
d'autant plus rares que l'on considère une partie plus antérieure de
la rétine, c'est-à-dire une partie plus éloignée de la tache jaune;
·vers la limite tout antérieure de la rétine (région de l'*ora serrata*;
V. p. 592, fig. 165, 15), les éléments de nature nerveuse deviennent
de plus en plus rares et sont remplacés par des éléments connectifs
ou de soutien qui existent, du reste, mais en très petite quantité,
·dans toutes les autres parties de la rétine (fig. 167, en *l*).

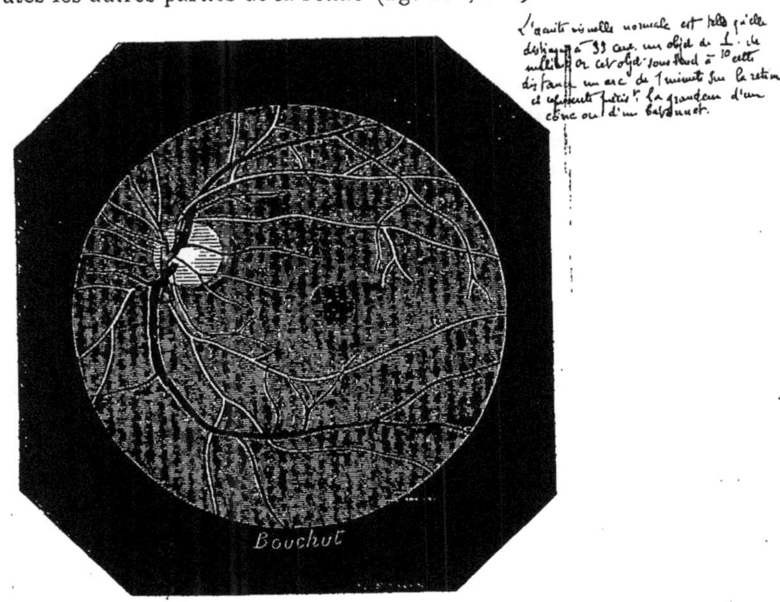

FIG. 168. — Aspect du fond de l'œil examiné avec l'ophthalmoscope.

Enfin la rétine possède des vaisseaux, branches terminales de
l'artère centrale du nerf optique, qui émerge au centre de la papille
·et vient entourer la tache jaune de ses ramifications (fig, 168).

Sensibilité spéciale de la rétine. — La rétine est essentiellement
la membrane sensible de l'œil; sa sensibilité, par quelque cause
·qu'elle soit provoquée, donne toujours lieu, comme phénomène
subjectif, à ce que nous connaissons sous le nom de *sensation
lumineuse.* La piqûre de la rétine (Magendie), sa compression
·*(phosphènes,* étudiés par Serre d'Uzès), son tiraillement lors des
brusques mouvements de l'œil, en un mot, toutes les excitations qui

portent sur elle, donnent lieu à des impressions de lumière; on obtient les mêmes effets par l'électricité. Ainsi la modalité particulière par laquelle la sensation lumineuse se distingue de toutes les autres ne réside pas dans les qualités particulières à la lumière extérieure; il n'existe aucune relation exclusive entre la *lumière* et la *sensation lumineuse*. Seulement la lumière en est l'excitant habituel, normal, physiologique : la rétine, située dans la profondeur du globe oculaire, protégée par la cavité de l'orbite, est presque entièrement soustraite à l'influence de tous les autres agents, tandis que les rayons lumineux peuvent lui arriver sans obstacles, en traversant les milieux transparents de l'œil. Nous avons déjà vu que, dans les cas où l'appareil réfringent des milieux de l'œil fonctionne normalement, les images des objets extérieurs viennent se peindre (renversées) sur la rétine; c'est alors, par un mécanisme particulier que nous chercherons à préciser, que la membrane est impressionnée et que son excitation est transmise aux centres cérébraux (tubercules quadrijumeaux, puis lobes cérébraux).

Mais la rétine n'est pas également sensible à la lumière dans toute son étendue; il est d'abord un point totalement insensible à cet excitant : c'est le lieu d'émergence du nerf optique, la *papille* nommée pour cela *punctum cæcum*. On démontre facilement ce fait par l'expérience suivante : Si l'on regarde deux petits objets, l'un blanc, par exemple, et l'autre rouge, placés sur un même plan à une certaine distance l'un de l'autre, on peut, en fixant l'un d'eux avec un seul œil, continuer à apercevoir l'autre; mais, si l'on fait mouvoir ce dernier, de manière à faire parcourir à son image tout le fond de la rétine, il arrive un moment où cette image vient se former précisément sur la papille du nerf optique; en ce moment l'objet en question cesse complètement d'être vu, parce qu'il se peint sur le *punctum cæcum*. Ou bien encore (expérience de Mariotte), si l'on trace sur le papier deux points noirs distants de 5 centimètres, qu'on ferme l'œil gauche, qu'on se place à une distance de 15 centimètres du papier, et qu'avec l'œil droit, on fixe le point du côté gauche (A), on n'apercevra pas le point droit (B)

dans cette position, tandis que dans toutes les autres positions, plus rapprochées ou plus éloignées, il devient visible; le calcul démontre que, dans la position indiquée, les conditions sont telles que le point du côté droit a son image sur le *punctum cæcum* et, par suite, ne peut être aperçu.

Pour les autres parties de la rétine, la sensibilité est très différente ; elle est à son maximum sur la *tache jaune* (qui est précisément au *pôle postérieur* de l'œil) et va en diminuant vers la partie antérieure ; ainsi au niveau de l'équateur de l'œil, elle est 150 fois moins considérable que vers la *macula lutea ;* en effet, en regardant deux fils très rapprochés, mais que l'on distingue cependant l'un de l'autre, si l'on dispose l'œil de manière à ce que leur image vienne se produire successivement sur la tache jaune et. puis. vers l'équateur de l'œil, on constatera que, dans ce dernier cas, pour que les deux fils restent distincts, il faut qu'ils soient 150 fois plus écartés l'un de l'autre que lorsqu'ils se peignent sur la tache jaune; cette expérience est tout à fait identique à celle des pointes de compas dont l'écartement nous a servi à mesurer le degré de sensibilité de la peau (V. p. 543).

La tache jaune doit donc être le point essentiel de la vision directe. Aussi ce n'est guère que d'elle que nous nous servons pour voir nettement, et les mouvements du globe oculaire sont destinés à amener toujours l'image des objets examinés sur ce point extrêmement sensible. La surface entière de la rétine est à peu près égale à 15 centimètres carrés ; la surface de la tache jaune n'est que de 1 millimètre ; nous ne nous servons donc, pour la vue distincte que de la 1500ᵉ partie de la surface rétinienne. Aussi, en lisant, ne voyons-nous distinctement à la fois que deux ou trois mots, dont l'image se fait précisément sur la tache jaune, et pour lire toute la ligne, il faut que l'œil la parcoure successivement, c'est-à-dire amène l'image de tous les mots sur le point sensible. Pour déterminer exactement le nombre de lettres, c'est-à-dire la longueur, la surface qui peut venir se peindre distinctement sur la rétine, on fixe, dans l'obscurité, les yeux sur la page d'un livre, puis à la lueur d'un éclair ou d'une étincelle électrique, on distingue un certain nombre de lettres; les dimensions calculées en partant de cette donnée correspondent exactement aux dimensions connues de la tache jaune.

Ce n'est pas tout que de connaître les variations de sensibilité que présentent les diverses régions de la rétine, il faut encore considérer cette membrane dans son épaisseur et voir si, parmi les nombreuses couches que nous avons précédemment énumérées, il n'en est pas une qui soit plus spécialement sensible, qui renferme l'élément essentiellement impressionnable à la lumière. Une expérience très simple nous permet d'arriver à une solution assez satisfaisante de ce problème : c'est l'expérience connue sous le nom d'*arbre vasculaire de Purkinge*, qui consiste dans la perception des vaisseaux ou plutôt de l'ombre des vaisseaux de la

rétine elle-même. Ces vaisseaux, situés dans les couches antérieures
de la rétine, projettent continuellement leur ombre sur les couches
postérieures de cette membrane, et il est à supposer *a priori* que
si nous ne percevons pas normalement cette ombre, c'est par le
fait de l'habitude; il s'agissait donc de savoir si elle ne peut pas
être visible par quelque artifice, qui consisterait à la projeter sur
des points autres que les points habituels. C'est ce qu'on obtient de
la manière suivante [1] : Si, dirigeant le regard vers un fond obscur,
on place une bougie allumée, soit au-dessous, soit à côté de l'œil
(fig. 169), les rayons partis de cette source lumineuse (B) sont
concentrés par le cristallin sur une partie très latérale de la rétine,

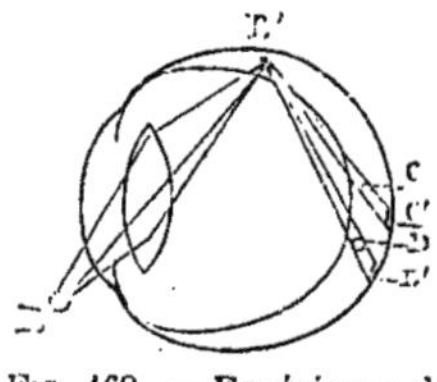

Fig. 169. — **Expérience de Purkinje** [*].

puisque la source lumineuse (la bougie) est
très en dehors du centre visuel. Cette image
rétinienne de la bougie constitue alors elle-
même une source lumineuse intérieure (B′)
assez forte pour envoyer dans le corps vitré
une quantité de lumière relativement considérable. Sous l'influence de cette lumière,
il est facile de le comprendre, les vaisseaux
rétiniens (C et D) projetteront leur ombre

sur les couches postérieures de la rétine, mais la projetteront
en des points autres que les points habituels (C′ et D′). Cette
ombre sera déplacée et portée du côté opposé à celui de la source
lumineuse rétinienne, c'est-à-dire du même côté que la bougie
(source lumineuse primitive). On voit alors apparaître dans le
champ visuel, éclairé d'un rouge jaunâtre, un réseau de vaisseaux
sombres qui représentent exactement les vaisseaux rétiniens, tels
qu'on les dessine d'après une préparation anatomique *(arbre
vasculaire de Purkinje)*.

Les *couches postérieures* de la rétine sont donc sensibles à la
lumière; mais cette même expérience nous permet d'indiquer avec
plus de précision quelle est, parmi les couches postérieures, la
couche sensible. Des mouvements que manifestent les ombres des
vaisseaux, quand on déplace la source lumineuse, c'est-à-dire de la
grandeur apparente du mouvement qu'effectue, dans le champ

[1] V. Helmholtz, *Optique physiologique*, Traduct. franç. par E. Javal et
Th. Klein, Paris, 1867, p. 214.

[*] B, Bougie placée à côté de l'œil, c'est-à-dire aussi latéralement que possible par
rapport au centre de la cornée; — B′, source lumineuse intérieure, formée par les
rayons lumineux que le cristallin concentre sur une partie très latérale de la rétine;
— C, D, deux vaisseaux de la rétine (l'épaisseur de la rétine a été extrêmement
exagérée ici, pour donner de la clarté à ce dessin schématique). On voit que l'ombre
de ces deux vaisseaux est projetée en D′ et C′.

visuel l'arbre vasculaire, Helmholtz, par un procédé mathématique que nous ne pouvons indiquer ici, a pu déduire que la couche qui perçoit ces ombres est éloignée de ces vaisseaux d'une distance précisément égale à celle que les mensurations microscopiques (sur les coupes de rétine) nous montrent entre la couche où se trouvent les vaisseaux et la membrane de Jacob ; *la couche sensible de la rétine est donc représentée par la couche des cônes et des bâtonnets.*

Du moment que nous arrivons à localiser la sensibilité dans l'une des couches de la rétine, dans sa couche la plus postérieure, nous ne pouvons plus nous contenter de cette vaine formule que *la rétine est un écran*, et nous regarder comme satisfaits après avoir conduit la lumière, à travers les milieux de l'œil, jusqu'à la surface de la sphère rétinienne. Ainsi que Desmoulins, puis Rouget l'ont établi, les rayons lumineux traversent sans les impressionner toutes les couches de la rétine ; ils arrivent ainsi jusqu'à la surface de contact des bâtonnets et de la choroïde ; là ils sont réfléchis, et, le centre optique coïncidant sensiblement avec le centre de courbure de la rétine, la réflexion a lieu sensiblement dans la direction de l'axe des bâtonnets et des cônes. Mais les *segments externes* des cônes et des bâtonnets, ainsi que l'a démontré Schultze[1], se composent de petites lamelles superposées, qui, vu leur structure et leurs propriétés optiques, ne peuvent être considérées comme des éléments impressionnables : ces appareils ne peuvent servir qu'à modifier la lumière. On tend généralement aujourd'hui à admettre qu'il se passe à ce niveau, au moment où la lumière reflétée par le *miroir choroïdien* (Rouget) revient à travers la rétine, une transformation particulière qui est comme l'intermédiaire obligé entre le phénomène physique de la lumière et le phénomène physiologique de l'excitation nerveuse. Sans vouloir préciser la nature intime de l'acte qui se produit à ce niveau, on peut penser qu'il s'agit là d'une *transformation de force;* en d'autres termes, le mouvement lumineux (vibrations de l'éther) se transforme en mouvement nerveux (vibration nerveuse, V. p. 33 et 142). Les portions externes des cônes et des bâtonnets sont incapables de recevoir elles-mêmes les impressions lumineuses, mais elles constituent des appareils de transformations des ondulations lumineuses, c'est-à-dire les agents spéciaux de transmission du mouvement de la lumière au nerf optique.

---

[1] V. le résumé de ces recherches *in* Duval, *Structure et usage de la rétine,* Paris, 1873, thèse d'agrég. et art. RÉTINE, du *Nouveau Dict. de médecine et de chirurgie pratiques.*

Pourpre rétinien. — Les récents travaux de Boll[1] et Kühne semblent de nature à fournir quelques renseignements sur cet acte de *transformation* du mouvement lumineux en mouvement nerveux, ou du moins sur un acte chimique corrélatif à cette transformation : nous voulons parler de la découverte du *rouge* ou *pourpre rétinien*, des conditions dé sa production et de sa destruction. Ces auteurs ont montré, en effet, que, dans l'obscurité, les segments externes des bâtonnets se chargent, par le fait de leur nutrition chez l'animal vivant, d'une matière rouge (pourpre rétinien) qui, lorsque l'animal est amené à la lumière, disparaît seulement dans les parties frappées par les rayons lumineux (parties claires de l'image rétinienne); c'est donc la destruction du pourpre rétinien qui représente l'acte chimique corrélatif à la tranformation en question. Ajoutons que ce fait a fourni à ces auteurs le sujet de très curieuses expériences : comme l'immersion dans une solution d'alun rend le pourpre rétinien inaltérable à la lumière, le fixe, en un mot, ils ont pu, après avoir placé un animal (grenouille ou lapin) devant une fenêtre vivement éclairée, en sacrifiant aussitôt après cet animal et immergeant le globe oculaire dans l'alun, obtenir des rétines qui donnaient une véritable épreuve photographique (rouge) de l'image de la fenêtre (avec ses barres transversales et ses ouvertures éclaircies); ils ont donné à ces images le nom d'*optographes*.

Les segments internes des cônes et des bâtonnets seraient donc les organes essentiellement impressionnables à la lumière. Quant aux différences de fonctions correspondant aux différences de formes et de structure que l'on trouve entre les *cônes* et les *bâtonnets*, elles paraissent se rapporter, d'après les recherches de Schultze, à ce que les bâtonnets percevraient seulement les *différences d'intensité* que peut présenter la lumière, tandis que les cônes seraient impressionnés par les *différences qualitatives* de la lumière, c'est-à-dire par les *couleurs*. Ainsi l'histologie comparée nous montre que les cônes manquent complètement chez les nocturnes (chauve-souris, hérisson, taupe). Or, nous savons que l'on ne peut dans l'obscurité distinguer les couleurs. De même les oiseaux de nuit manquent complètement de cônes et n'ont que des bâtonnets : cela doit leur suffire pour distinguer des différences quantitatives et non qualitatives de lumière. Au contraire, les oiseaux diurnes, surtout ceux qui font leur proie de petits insectes aux couleurs brillantes, possèdent un nombre relativement beau-

---

[1] Boll. Physiologiste d'origine allemande (1849-1879) fut professeur de physiologie à Rome, de 1873 jusqu'à sa mort.

coup plus grand de cônes que l'homme et les autres mammifères.
(Nous reviendrons ci-après sur cette question, après avoir donné
quelques détails sur la nature des couleurs et les conditions de leur
perception).

Et en effet les expériences de Charpentier ont montré que les
sensations de lumière et les sensations de couleur sont le résultat
de deux fonctions bien distinctes, qui, intimement fusionnées dans
l'exercice habituel de la vision, peuvent être nettement isolées l'une
de l'autre par l'analyse physiologique, la sensation de couleur étant
essentiellement variable suivant le point de la rétine considéré et
suivant de nombreuses conditions expérimentales, indépendamment
de la sensibilité lumineuse ; mais, réciproquement la sensibilité
lumineuse peut changer dans certaines conditions pendant que la
sensibilité aux couleurs reste constante. Ainsi l'œil reposé dans
l'obscurité jouit d'une sensibilité lumineuse très supérieure à celle
de l'œil qui n'a pas cessé d'être en activité, mais pour l'un comme
pour l'autre œil, on trouve le même minimum pour l'appréciation
de chaque couleur, c'est-à-dire que la sensibilité chromatique n'est
pas modifiée par l'exercice ou par le repos. Pour expliquer l'action
du repos de l'œil sur la sensibilité lumineuse, on peut invoquer les
faits signalés par Boll, à savoir qu'il existe dans la rétine une
substance chimique de couleur rouge, que la lumière décolore et
qui se régénère dans l'obscurité, et admettre par suite que le nerf
optique est excité, non pas directement par la lumière, mais indirectement par la modification chimique que la lumière produit
dans le rouge rétinien : le repos de l'œil, dans l'obscurité, produirait donc une augmentation de la sensibilité lumineuse par le fait
de la présence, dans cet œil, d'un excès de substance rouge
photochimique [1].

Cette hypothèse est confirmée par l'expérience suivante : Quand
on présente à un œil qui sort du repos de l'obscurité une couleur
pure, cet œil ne voit pas une couleur saturée, mais une couleur
fortement mélangée de blanc ; c'est qu'il s'ajoute à l'impression
chromatique pure une forte impression de lumière blanche, comme
on l'obtiendrait à l'aide des mélanges de couleur et de blanc par
les disques rotatifs de Chevreul.

Impressions colorées; vision des couleurs. — Pour entrer plus avant
dans l'analyse des impressions de la rétine par les couleurs, il nous faut
d'abord rappeler rapidement quelques notions de physique. On sait que la
lumière consiste dans les oscillations d'un milieu subtil nommé *éther*, dont

---

[1] Aug. Charpentier, *Les sensations lumineuses et les sensations chromatiques (Compt. rend. Acad. des sciences*, mai 1878, et nov. 1881).

Hooke, Huygens, Young, Fresnel, ont supposé, dont Foucault, Fizeau, Encke, par leurs expériences, ont presque démontré l'existence. Nous n'avons pas besoin de rappeler que le son est produit par les oscillations vibratoires de l'air (ou de tout autre corps) et que, selon que les ondes ainsi produites sont plus nombreuses, plus amples et diversement associées entre elles, on distingue dans le son trois qualités correspondantes : la *tonalité*, l'*intensité* et le *timbre*. De même, selon le nombre, l'ampleur et les associations diverses des vibrations de l'éther lumineux, on a appris à distinguer dans la lumière sa *tonalité* (couleurs), son *intensité* et sa *saturation* (saturation des couleurs correspondant à peu près au timbre plus ou moins pur des sons). Voyons d'abord quelles sont les limites de l'échelle de tonalité des couleurs, comparativement à l'échelle des sons

On sait que toutes les vibrations des corps sonores ne peuvent pas être perçues par l'organe de l'ouïe. L'excitation des organes terminaux du nerf optique présente une particularité analogue. On sait que le nombre des vibrations dans l'unité de temps est en raison inverse de la longueur d'onde : or, si l'on représente par 266 la longueur d'onde des premiers rayons lumineux capables d'exciter la sensibilité rétinienne (correspondant dans notre comparaison aux *sons les plus bas*), la longueur d'onde des derniers rayons visibles (correspondant dans notre comparaison aux *sons les plus hauts)* est représentée par 167.

D'autre part, l'œil, comme l'oreille, peut être frappé en même temps par plusieurs systèmes d'ondes ; mais dans l'oreille ces sons ne se mélangent pas : un musicien exercé est en état d'entendre immédiatement dans un accord la note produite par chaque instrument ; la rétine au contraire est impuissante à reconnaître immédiatement, sans artifice expérimental, la composition d'une lumière.

Cette décomposition se fait artificiellement par l'expérience bien connue du prisme de Newton. Tout le monde sait qu'un rayon de lumière blanche est divisé par le prisme en plusieurs rayons, chacun de couleur différente, en un *spectre*, où les couleurs font une *gamme* continue. La gamme commence par le rouge (premier rayon visible) ; puis viennent l'orangé, le jaune, le vert, le bleu, l'indigo et enfin le violet (dernier rayon visible).

Si nous considérons d'abord le *rouge*, nous remarquons qu'à mesure qu'on descend dans le spectre la sensation du rouge devient moins intense : il y a donc, comme correspondant à cette partie du spectre, une *excitation rétinienne élémentaire*, qui décroît à mesure que les ondes deviennent plus courtes et plus rapides. Mais on voit alors naître une nouvelle *excitation élémentaire :* car, s'il n'y avait que celle du rouge, à mesure qu'on avancerait vers l'autre extrémité du spectre (vers le violet), elle faiblirait avec le raccourcissement et l'accélération croissante des ondes, et le spectre tout entier ne présenterait que des degrés décroissants d'intensité du rouge, tandis que, en réalité, au minimum apparent du rouge, nous voyons se produire une nouvelle excitation distincte, celle du *jaune* (ou du *vert)*. Si nous considérons alors semblablement cette excitation, nous remarquons encore que cette couleur, après avoir présenté un maximum, au lieu de s'affaiblir indéfiniment jusqu'au bout du spectre, est bientôt remplacée, au moment où il atteint son minimum, par une nouvelle excitation élémentaire,

celle du *bleu* (ou du *violet*, comme nous aurons à le discuter plus loin).
En étudiant cette dernière excitation, comme nous avons fait pour les deux
précédentes, nous voyons, cette fois, le violet s'affaiblir indéfiniment
jusqu'au bout du spectre sans subir aucun autre changement, sans être
remplacé par aucune nouvelle excitation. Il y a donc dans le spectre *trois
excitations élémentaires* qui suffisent, en se combinant, pour produire
toute la série des couleurs ; c'est là ce qui constitue la *gamme des couleurs :* c'est ce que l'on a appelé les *trois couleurs élémentaires.* En
d'autres termes, toutes les sensations colorées que produit le spectre se
groupent autour de trois couleurs principales, rouge, jaune (ou vert), bleu
(ou violet), auxquelles nous rapportons toutes les autres, ces dernières
nous paraissant n'être que des formes de transition résultant du mélange
des couleurs principales. — Le spectre solaire se prolonge au delà du
rouge en rayons dits calorifiques obscurs et qui n'impressionnent pas la
rétine ; au delà du violet sont de même les rayons dits ultra-violets ou
rayons chimiques (remarquables par leurs actions chimiques) qui impressionnent encore la rétine, mais si faiblement, que cette excitation demeure
non perçue à côté de celle produite par les autres parties du spectre : en
effet, si, par un artifice, on supprime les autres couleurs du spectre, une
certaine étendue de rayons ultra-violets devient visible en offrant une couleur gris bleuâtre ou gris lavande.

Revenons à la détermination des trois couleurs fondamentales, sur le
nom desquelles nous avons évité de nous prononcer ci-dessus. C'est qu'en
effet le rouge, le jaune et le bleu, qu'on regardait autrefois, et que, quelques pages plus haut, nous avons provisoirement regardés comme représentant les trois couleurs élémentaires ou fondamentales, ne le sont pas en
réalité, d'après les recherches récentes des physiciens. Les peintres les
désignent encore comme telles, et, en effet, ils peuvent par leurs mélanges
reproduire avec assez de fidélité toutes les nuances et tous les tons ; mais
il n'en est pas ainsi, si l'on fait arriver sur la rétine les couleurs de même
nom empruntées au spectre solaire ; la différence la plus frappante entre
le mélange des couleurs pour la peinture et le mélange de lumière colorée
consiste en ce que les peintres obtiennent du vert par le mélange du bleu
et du jaune, tandis que le mélange de lumière jaune et de lumière bleue
donne de la lumière blanche (la lumière jaune est produite avec un mélange
du rouge et du vert du spectre). C'est qu'en effet les peintres mélangent,
non pas les impressions colorées, mais les matières colorantes elles-mêmes,
ce qui est bien différent : dans le mélange des poudres colorées il se passe,
en effet, des phénomènes d'absorption lumineuse qui interviennent pour
modifier les résultats : les liquides colorés, comme les poudres colorantes,
doivent leurs couleurs à l'absorption des rayons d'une longueur d'onde
déterminée, de sorte que par exemple, un liquide bleu doit cette couleur à
ce qu'il laisse passer tous les rayons bleus, un peu les rayons verts et pas
du tout les rouges. Dans les mélanges de poudres ou liquides colorés, au
lieu d'ajouter les unes aux autres des couleurs pures, on ne fait qu'opérer
par soustractions multiples de couleurs (aussi ces mélanges sont-ils toujours
plus foncés que les substances simples qui entrent dans leur composition).
Or nous n'étudions ici que l'excitant lumière et ses effets sur la rétine :

nous admettrons donc, d'après les résultats récents des physiciens et des physiologistes, que les couleurs fondamentales sont le *rouge*, le *vert* et le *violet*. — Du reste, on n'est pas encore parvenu à s'entendre bien exactement sur ces trois couleurs fondamentales. Tous les expérimentateurs sont d'accord pour le *rouge* ; on tend à admettre le *vert*; il y a pour le *violet* plus de discussions, dans le détail desquelles nous ne saurions entrer ici ; nous nous contenterons de rapporter une observation empruntée à Preyer : elle a trait à un sujet atteint de dyschromatopsie, cette singulière affection dont l'étude nous fournira plus loin nombre de faits intéressants. Une femme remarqua qu'elle voyait autrement les couleurs avec l'œil droit qu'avec l'œil gauche. L'essai fait avec les différents rayons du spectre montra que l'œil gauche voyait toutes les couleurs, tandis que le droit était complètement privé de la perception du *vert*. On rechercha aussitôt si ce sujet distinguait de cet œil le bleu et le violet du spectre comme bleu et comme violet. Si le bleu est une couleur fondamentale, l'œil privé de la perception du vert n'en devra pas moins reconnaître le bleu spectral comme tel. Si au contraire le bleu n'est produit, comme on tend à le croire généralement aujourd'hui, que par l'excitation simultanée des organes terminaux de la rétine aptes à percevoir le vert et le violet, le bleu devra naturellement être perçu comme du violet et non comme du bleu. C'est ce qui arriva en effet : tandis que l'œil gauche distingua bien le bleu et le violet, l'œil droit, privé de la perception du vert, confondit le bleu et le violet en accusant une couleur *lilas avec une pointe rose*. D'autre part, von Bezold a observé que, quand on diminue progressivement l'éclairage du spectre solaire, il arrive un moment où l'on ne distingue plus que le rouge, le vert et le violet, les autres couleurs intermédiaires ayant disparu, ce qui prouve bien que ces trois couleurs ont une valeur toute spéciale dans le spectre solaire.

De cette expérience nous pouvons conclure, avec Preyer, que le *violet est bien l'une des trois couleurs fondamentales*, comme Th. Young l'avait prétendu et comme Helmholtz avait démontré qu'il devait en être ainsi, selon toute vraisemblance.

Le mélange des couleurs fondamentales produit de la lumière blanche : c'est pourquoi le mélange de rouge avec du vert-violet donne du blanc (il va sans dire que nous parlons toujours du mélange de *couleurs spectrales*). On donne le nom de *couleurs complémentaires* à deux couleurs dont le mélange produit ainsi la sensation du blanc, et on dit, par exemple, que le vert-violet est complémentaire du rouge et réciproquement.

Hypothèse de Th. Young et Helmholtz. — La théorie de l'excitabilité distincte de la rétine par les trois couleurs élémentaires est un des points les plus délicats de la physiologie de cette membrane ; c'est ce qu'on a appelé de tout temps la *théorie des couleurs.* « C'était, dit familièrement Helmholtz (*Revue des cours scientifiques*, 1868, p. 322), un *morceau* qui avait échappé, non seulement à la sagacité de Goethe, mais encore aux physiciens et aux physiologistes. Je m'étais également consumé longtemps en efforts superflus, lorsque je découvris qu'une solution d'une simplicité surprenante avait déjà été trouvée et imprimée au commencement de ce siècle. Elle est de ce même Thomas Young, qui fit le premier pas dans la lecture des hiéroglyphes égyptiens. C'était un des génies les plus profonds qui aient jamais existé, mais il eut le malheur d'être trop avancé pour son siècle. »

La théorie de Th. Young, reprise et développée par Helmholtz, peut se résumer ainsi : chaque élément excitable de la rétine, et, par suite, chaque fibre nerveuse du nerf optique, est composée de trois fibres élémentaires, différemment excitables par chacune des trois couleurs élémentaires. L'une

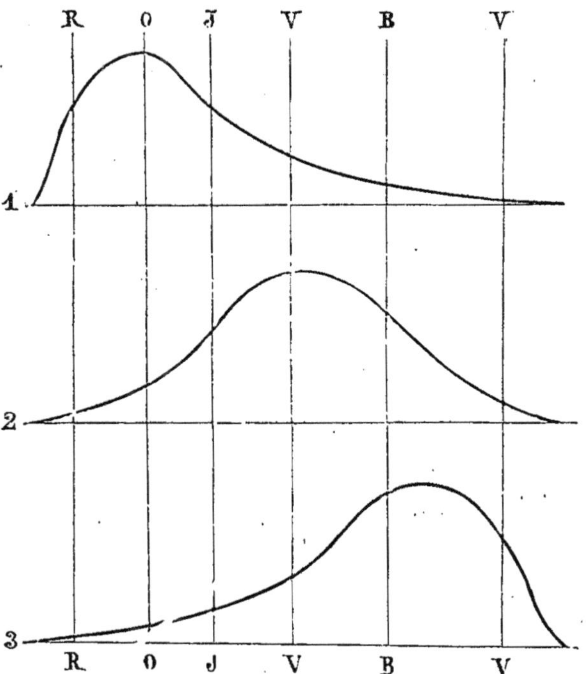

Fig. 170. — Irritabilité des trois espèces de fibres rétiniennes
(Hypothèses de Th. Young).

répond vivement à l'excitation du rouge et peu à celles du vert et du violet; la seconde répond très vivement à l'excitation du vert, et peu à celles du rouge et du violet ; enfin la troisième entre vivement en jeu sous l'influence des rayons violets, et très faiblement sous celles des rouges et des verts. Le mélange de ces trois excitations dans des proportions différentes fait naître la sensation de toutes les autres couleurs du spectre.

La figure 170 traduit, sous une forme graphique, l'hypothèse de Th. Young : les couleurs spectrales y sont disposées horizontalement, et par ordre, depuis le rouge R jusqu'au violet V ; les trois courbes superposées

représentent l'irritabilité des trois ordres de fibres, la courbe 1 pour les
fibres du rouge, la courbe 2 pour celles du vert, et la courbe 3 pour celles
du violet.

Cette théorie rend parfaitement compte des diverses particularités qu'on
observe dans l'excitabilité de la rétine par les couleurs; elle explique ce
qu'on appelle l'impression d'une *couleur saturée :* on dit qu'une couleur
est saturée lorsqu'elle est aussi *pure* que possible, c'est-à-dire *sans
mélange* d'aucun des autres éléments de la lumière colorée. Pour traduire cette proposition en langage physiologique, et en admettant l'hypothèse de Th. Young, nous dirions que, par exemple, nous avons la
sensation du *rouge saturé* lorsque la fibre élémentaire, l'organe terminal élémentaire qui correspond à l'excitation du rouge, entre complètement seul en activité. Or, si la théorie d'Young est vraie, nous ne
devrions jamais avoir la sensation d'une couleur saturée, puisque, d'après
cette hypothèse, si la lumière rouge excite énergiquement l'élément qui
correspond au rouge, elle excite aussi, quoique à un bien plus faible
degré, ceux qui correspondent au vert et au violet. Toute lumière rouge,
en produisant l'excitation du rouge, devra donc y mêler toujours une
quantité, infiniment petite, il est vrai, de vert et de violet. — C'est ce
qui a lieu en effet. Bien des personnes seraient étonnées, si on leur disait
qu'elles n'ont peut-être jamais eu la sensation élémentaire du rouge porté
à son maximum, sans qu'il y fût joint les deux autres, à leur minimum, il
est vrai. En effet, un artifice expérimental fort ingénieux permet d'isoler
le rouge maximum, que nous avons pris pour exemple, de toute trace des
deux autres couleurs : il suffit pour cela d'émousser la sensibilité de l'œil
pour ces deux dernières, c'est-à-dire de fatiguer, de rendre inexcitables
les éléments rétiniens du vert et du violet : alors la lumière rouge ne mettra
en action que le seul élément rétinien du rouge, et nous aurons la perception du *rouge saturé*. Si donc nous fatiguons une *partie* de la rétine par
une longue contemplation du vert bleuâtre du spectre, et que nous ren-
dions ainsi cette partie de l'œil aveugle à la fois pour le vert et pour le
violet, lorsque nous porterons immédiatement ensuite le regard sur un
rouge spectral aussi pur que possible, la portion de ce rouge qui viendra
impressionner la partie précédemment fatiguée de la rétine nous paraîtra
d'un *rouge saturé intense*, d'un rouge plus pur que le reste du rouge
spectral qui l'environne, et qui est pourtant le rouge le plus pur que le
monde extérieur puisse nous offrir.

Nous aurons à revenir plus loin sur les diverses expériences de ce genre
dans lesquelles sont mis en jeu la fatigue, l'épuisement de l'excitabilité de
la rétine pour certaines parties du spectre. Indiquons seulement ici ce fait
que, si une partie de la rétine est fatiguée pour une couleur, pour le
rouge, par exemple, lorsque sur cette partie viendra se peindre une image
blanche, la rétine ne donnera pas lieu à une impression de lumière blanche,
mais bien à une impression de lumière d'un vert violet, puisque dans le
blanc, composé de rouge, de vert et de violet, elle ne sera plus excitée
par le rouge, mais seulement par le vert et le violet ; en un mot, dans la
lumière blanche elle ne sera excitée que par la *couleur complémentaire*
de celle pour laquelle elle est fatiguée.

La théorie de Th. Young est également propre à expliquer les singulières anomalies connues sous le nom de *dyschromatopsies*. On sait que chez quelques personnes la rétine n'est sensible qu'à deux ou qu'à une des trois couleurs élémentaires. Ces observations sont très intéressantes pour établir la physiologie de la rétine. Parmi les nombreuses formes de cécité des couleurs étudiées par les ophthalmologistes, nous ne parlerons pas de l'*achromatopsie*, qui consiste dans une impossibilité complète d'apercevoir les couleurs, le sujet ne distinguant que les degrés de clair et de sombre et voyant, par exemple, les objets tels qu'ils sont représentés par la photographie ; nous nous arrêterons seulement sur les cas où l'excitabilité manque pour une seule couleur. — Parmi ces formes, le cas le plus fréquent est celui d'achromatopsie pour le rouge, d'*anérythroblepsie* [1]. Chez ces sujets, la lumière rouge est comme si elle n'existait pas ; par suite, toutes les différences de couleurs paraissent, pour les couleurs de peinture, des différences de jaune et de bleu ; pour les couleurs du spectre, des différences de vert et de violet : « Les fleurs rouge écarlate du géranium leur paraissent du même ton que les feuilles de cette plante ; ils ne peuvent distinguer entre elles les lanternes rouges et vertes qui servent de signaux sur les chemins de fer ; le rouge écarlate très saturé leur paraît presque noir, à tel point qu'un prêtre écossais, affecté d'anérytroblepsie, se choisit un jour par mégarde du drap rouge écarlate pour une soutane. » Tous ces phénomènes s'expliquent parfaitement grâce à la théorie de Th. Young. S'il y a en effet dans le nerf optique, ou dans ses éléments terminaux, des fibres affectées au violet, d'autres au rouge, d'autres au vert, il suffit que l'une de ces espèces de fibres manque ; et le sujet sera condamné fatalement à ignorer la couleur correspondante.

Enfin on peut aujourd'hui donner à la théorie de Th. Young de véritables bases anatomiques. En effet, on tend généralement à regarder les cônes comme le siège des énergies spécifiques dont l'excitation constitue le point de départ des sensations colorées ; or nous allons voir qu'en acceptant l'hypothèse de Young, tous les faits empruntés soit à la vision chez l'homme, soit à la physiologie comparée des vertébrés, paraissent devoir nous décider à placer dans les cônes la sensibilité aux couleurs. Nous allons passer ces faits en revue successivement, en allant de la physiologie de la rétine humaine à la physiologie comparée, qui nous fournira les arguments les plus décisifs.

1° Les régions de la rétine humaine les plus aptes à percevoir et à distinguer les couleurs sont celles qui sont les plus riches en cônes ; en première ligne vient la tache jaune, qui, nous le savons, ne renferme que des cônes ; à mesure que l'on examine les portions équatoriales, puis les parties antérieures de la rétine, l'excitabilité chromatique s'affaiblit et disparaît : « Chacun de nous est aveugle pour le rouge, près de la limite du champ visuel. Par la périphérie de la rétine, nous voyons le mouvement

---

[1] L'Achromatopsie pour le rouge est dite encore *Daltonisme*, du nom de Dalton, physicien et chimiste anglais (1766-1844), célèbre par ses découvertes dans les sciences physiques, et par l'étude qu'il fut le premier à faire de cette singulière infirmité de la vision dont il était atteint.

d'une fleur de géranium que nous faisons aller et venir dans le champ de la vision, mais nous ne distinguons pas sa couleur, laquelle se confond avec celle du feuillage de la même plante. » (Helmholtz). Or nous savons que les cônes deviennent très rares, sinon totalement absents, vers les zones antérieures de la rétine proprement dites. Woinow a fait de nombreuses recherches sur les divers degrés d'excitabilité de la rétine par les couleurs, dans les divers zones de cette membrane. De ses travaux et des recherches de Ruckhard il résulte, ainsi qu'on le savait du reste depuis longtemps, que les couleurs composées sont perçues tout autrement vers les régions antérieures que vers le pôle postérieur de la rétine. Expérimentant principalement avec la *couleur pourpre*, ces physiologistes ont montré que, vers le point de fixation (tache jaune) et dans une certaine étendue autour de lui, l'objet de couleur pourpre apparaît avec sa véritable couleur. Cette partie centrale est entourée d'une zone presque équatoriale, où la couleur pourpre est perçue comme bleue, très nette ; enfin, plus en avant, il n'y a plus de couleur, et l'objet paraît gris.

Landolt s'est attaché à établir la topographie de l'excitabilité de la rétine par les couleurs : en faisant mouvoir des papiers colorés dans le champ de fixation (l'œil étant immobile), et en leur faisant parcourir les diverses lignes qui rayonnnent en partant du point de fixation, on arrive à déterminer une série de cercles ou d'ovales concentriques autour de ce point (autour de la tache jaune, qui correspond au point de fixation du champ visuel), cercles dont le plus petit correspond à la couleur dont la vision s'étend le moins vers la périphérie, et le plus grand à la couleur qui est reconnue le plus loin vers les parties excentriques ; Landolt a trouvé ainsi que :

Le *vert* disparaît avec un écartement de.	. . . . . .	50°
Le *rouge* — —	. . . . .	57°.
L'*orangé* — —	. . . . .	62°
Le *jaune* — —	. . . . .	67°
Le *bleu* — —	. . . . .	74°

Ces chiffres sont obtenus par des mensurations faites du côté temporal (en dehors) ; du côté nasal (partie interne du champ visuel) on obtient des écartements un peu moins considérables, c'est-à-dire qu'en réalité ce ne sont pas des cercles, mais des ellipses, qui représentent les champs de visibilité (d'excitabilité rétinienne) pour chaque couleur. Si nous rapprochons ce fait d'affaiblissement et disparition des couleurs de cet autre fait de la diminution de l'acuité visuelle à la périphérie rétinienne (ci-dessus, page 599), nous pouvons dire, selon une comparaison employée par Hirschberg, que l'ensemble des excitations portées sur la totalité de la surface rétinienne y forme comme un tableau dont le centre est peint avec une grande précision de formes et de couleurs ; mais, à mesure qu'on s'éloigne du point central, les formes deviennent plus confuses en même temps que les couleurs disparaissent plus rapidement encore.

Pour expliquer ces faits, en considérant les cônes comme étant le siège des excitations colorées, il faut admettre, conformément à la théorie de Th. Young, que les éléments qui sont impressionnés par les couleurs élémentaires ne sont pas également distribués dans la rétine, mais présentent des départements d'inégale grandeur : à la partie où se trouvent réunis les trois éléments excitables, la sensibilité pour les couleurs est parfaite, mais en dehors de là elle ne l'est plus. Dans la bande périphérique où l'objet *rouge pourpre* paraît *bleu* manquent les éléments excitables par le rouge, de sorte que le bleu (ou violet ?), qui est un des éléments constituants du pourpre apparaît seul. Le rouge, l'orange, le jaune, paraissent tous d'une couleur jaunâtre, de sorte qu'on peut, même dans l'œil sain, considérer cette zone comme *aveugle pour le rouge.*

2° Parmi les mammifères, les cônes manquent complètement chez les nocturnes (chauve-souris, hérisson, taupe, etc.). Or nous savons que l'on ne peut dans l'obscurité distinguer les couleurs. Si les cônes sont les organes des impressions colorées, on ne doit pas s'étonner qu'ils manquent chez les chauves-souris, etc. D'autre part, si les cônes sont le siège de l'excitation par les couleurs, comme ces cônes sont plus clairsemés que les bâtonnets, il doit être nécessaire, pour qu'un objet soit perçu avec sa couleur, qu'il présente une dimension minimum plus considérable que pour être perçu seulement dans sa forme. C'est ce que démontrent en effet les expériences d'E. Fick. qui a constaté que les objets colorés vus sous un très petit angle ne donnent plus la sensation des couleurs, mais seulement la sensation d'un objet éclairé par la lumière blanche ; nous reviendrons du reste sur cette question en cherchant à établir une distinction presque absolue entre les impressions de lumière blanche et celles de lumière colorée. Pour nous en tenir pour le moment à l'examen des cônes considérés comme les organes doués des propriétés que suppose l'hypothèse de Th. Young, faisons encore remarquer que les oiseaux de nuit, de même que les mammifères nocturnes, manquent complètement de cônes et n'ont que des bâtonnets ; cela doit leur suffire pour distinguer des différences quantitatives et non qualitatives de lumière. Au contraire, ainsi qu'il a été dit, les oiseaux diurnes, surtout ceux qui font leur proie de petits insectes aux couleurs brillantes, possèdent un nombre relativement beaucoup plus grand de cônes que l'homme et les autres mammifères.

3° On a constaté en anatomie que les fibres de cônes (couche granuleuse externe) sont plus épaisses que celles des bâtonnets ; de plus, elles paraissent se décomposer en fibrilles, ce qui nous permettrait de comprendre, dans l'hypothèse de Th. Young, que dans ce nombre de fibrilles les unes répondraient au rouge, les autres au vert, d'autres enfin au violet : nous pourrions donc concevoir, toujours d'accord avec cette hypothèse, qu'un seul cône fut excitable à la fois et d'une manière distincte par chacune des trois couleurs élémentaires.

Persistance des images sur la rétine. — Les impressions produites sur la rétine présentent certaines particularités intéressantes à étudier : ainsi ces impressions *persistent* un certain temps après que l'objet lumineux a cessé d'agir, et si des impressions lumineuses très courtes se succèdent rapidement, elles finissent par se confondre en une impression continue. Tout le monde sait qu'un charbon ardent agité vivement devant les yeux produit l'effet d'un ruban ou d'un cercle de feu, parce que l'impression qu'il a produite en passant devant un point de la rétine persiste encore lorsqu'il y revient après une révolution, et qu'ainsi ces impressions successives se continuent les unes avec les autres de manière à représenter tout entier, et sous des traits de feu, le chemin parcouru par le point lumineux.

De même lorsqu'une fusée volante s'élance dans les airs, elle semble conduire à sa suite une longue traînée de feu; lorsqu'une voiture se meut avec une grande rapidité, les jantes qui réunissent la circonférence des roues avec les moyeux disparaissent; lorsque les cordes vibrantes résonnent, elles paraissent amplifiées à leur partie moyenne; si sur une telle corde on marque un point en blanc, ce point ressemble à une ligne.

C'est sur ce fait de la persistance des images rétiniennes qu'est basé l'emploi des disques rotatifs pour l'étude du mélange des couleurs. Supposons d'abord un disque divisé en secteurs blancs et noirs alternativement disposés : si l'on fait tourner le disque pendant qu'on le regarde, les parties rétiniennes qui, un instant auparavant, se couvraient avec les secteurs noirs et qui par conséquent n'étaient pas excitées, sont bientôt, par le fait de la rotation, impressionnées par les secteurs blancs et *vice versâ*. Si la vitesse de rotation est assez grande pour que deux excitations successives produites par deux secteurs blancs (séparés par un noir) soient telles que la seconde ait lieu alors que la première persiste encore, on aura l'impression d'une excitation continue, mais plus faible que s'il n'y avait pas eu interposition d'un secteur noir, c'est-à-dire que le disque ne paraîtra plus divisé en parties blanches et noires, mais bien uniformément teinté d'un mélange de blanc et de noir; il sera vu uniformément gris. De même quand on fait tourner des disques qui portent des secteurs différemment colorés ; quand la vitesse de la rotation est suffisante, les impressions produites par les différentes couleurs sur la rétine éveillent une impression unique, celle de la couleur mixte. Ainsi, quand on dispose sur le disque des secteurs colorés correspondant aux principales couleurs du spectre, comme dans la figure 171, la sensation résultante est celle de la lumière blanche.

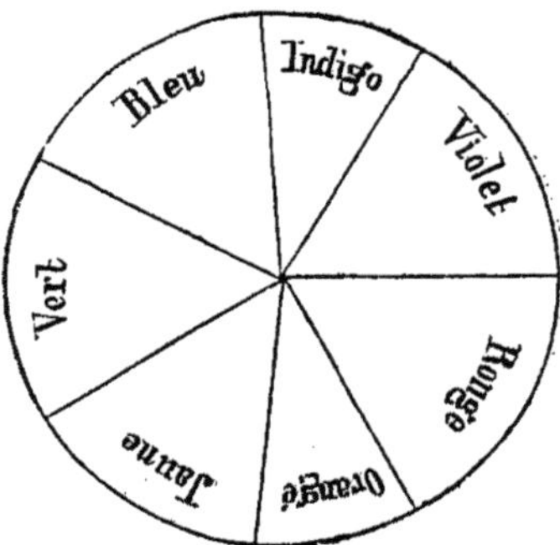

Fig. 171. — Disque relatif de Newton pour le mélange des couleurs.

C'est également sur le fait de la persistance des images sur la rétine qu'est basée la construction de divers appareils curieux connus sous les noms de thaumatrope, phénakisticope, anorthoscope, stroboscope, etc. : dans ces appareils on voit venir se peindre successivement sur une même partie de la rétine des images d'un sujet représenté dans les différents stades d'un mouvement accompli, de sorte que, l'impression rétinienne étant continue, on croit voir réellement l'image exécuter le mouvement en question. Le phénakisticope n'a été jusqu'à présent qu'un jouet ; nous avons pour notre part essayé d'en faire l'application à la physiologie, pour la synthèse de certains mouvements complexes dont la méthode graphique avait donné l'analyse : c'est ainsi que, sous la direction du professeur Marey, nous sommes parvenu à reproduire les allures du cheval et de la marche de l'homme (*Voy*. Marey, *La Machine animale*, 1873, pages 184-186). Nous croyons que le phénakisticope pourrait devenir un utile appareil de démonstrations physiologiques pour tout ce qui a rapport aux mouvements, non seulement de la locomotion, mais même de la circulation, par exemple, pour la théorie de la succession des contractions auriculaire et ventriculaire du cœur.

Images accidentelles ou consécutives, positives et négatives; fatigue de la rétine. — Cette persistance des images se constate alors même qu'on ferme les yeux ou qu'on porte le regard sur un fond obscur : l'excitation continuant un certain temps dans la rétine, nous voyons encore l'objet éclairé qui a produit cette excitation. C'est là ce qu'on a appelé les *images accidentelles* ou *consécutives;* le type le plus frappant en est donné par l'expérience suivante : après avoir regardé un instant le soleil ou une flamme très brillante, on ferme les yeux qu'on recouvre des deux mains, et alors on continue à voir pendant un court espace de temps une *image brillante* du soleil. On obtient le même résultat avec des objets moins lumineux, à condition de laisser d'abord l'œil quelque temps dans l'obscurité, et de regarder ensuite momentanément l'objet lumineux. L'image persistante ou accidentelle présente encore très nettement les divers détails de l'objet lumineux; bien plus, elle permet parfois de reconnaître, par le fait de sa longue persistance, certains détails qu'on n'avait pas eu le temps de remarquer lors de l'impression très courte faite par l'objet lui-même.

Ces images persistantes ou consécutives, ou accidentelles, qui se produisent aussitôt après l'impression, qui ne sont que cette impression continuée, et qui se peignent par des parties lumineuses correspondant aux parties lumineuses de l'objet, sont dites *images positives;* mais bientôt cette image positive pâlit peu à peu, puis est remplacée par une image *consécutive* dite *négative*, c'est-à-dire dans laquelle les parties précédemment lumineuses sont vues en noir, tandis que les parties noires sont vues en blanc, en un mot, cette nouvelle image est à la première ce qu'un cliché négatif de photographe est à une épreuve photographique. « Pour obtenir, dit Helmholtz, une image négative très nettement dessinée, il est nécessaire, pendant l'éclairement, de fixer invariablement un point déterminé de l'objet éclairé. Alors, dans l'image accidentelle négative obtenue, on peut, mieux encore que dans l'image positive, reconnaître des détails qu'on n'a pas remarqués dans l'observation directe. »

L'explication des images consécutives négatives n'est pas difficile, si l'on tient compte de la fatigue des éléments rétiniens (ou des éléments du nerf optique, ou même des éléments centraux), c'est-à-dire de ce que, après l'action de la lumière sur ces éléments, il y a d'abord en eux persistance de l'excitation (image consécutive positive), puis diminution de l'excitabilité : on sait que cette diminution d'excitabilité après une excitation se constate pour tous les nerfs, moteurs ou sensitifs, et c'est elle qu'on désigne en physiologie sous le nom de *fatigue :* dans tous les appareils nerveux ou autres elle doit être rapportée à l'usure de certains éléments chimiques, à la présence desquels est due la sensibilité de l'organe (pour la rétine en particulier, il n'est pas difficile de préciser quel peut être l'un de ces éléments chimiques, puisque nous connaissons aujourd'hui le rouge rétinien). — Partant de ces données sur la fatigue des éléments sensitifs, il faut, pour expliquer les images négatives, considérer successivement les deux cas où elles peuvent se produire.

1° L'image négative se produit surtout nettement lorsque, au moment où l'image positive observée les yeux fermés va disparaître, on ouvre les yeux et dirige le regard sur une surface uniformément claire, ou même simplement si, écartant les mains qui couvrent les yeux, on laisse pénétrer dans ceux-ci, à travers les paupières, une faible quantité de lumière. Il y a donc alors dans tous ces cas une lumière uniforme qui vient impressionner toute la rétine; c'est ce qu'on appelle la *lumière réagissante.* Or, tandis que la lumière réagissante excite les parties non fatiguées de la rétine, elle est impuissante à faire naître une excitation dans les parties fatiguées : ces parties se traduiront donc dans le champ visuel par des places obscures : c'est pourquoi, si après avoir regardé le soleil, et alors que son image consécutive positive a disparu, on regarde la voûte céleste uniformément claire, on croit voir dans le ciel une tache (image négative du soleil) qui accompagne partout le regard.

2° Mais on observe aussi les images consécutives négatives dans le champ visuel complètement obscur, les yeux fermés et recouverts des mains, et en apparence en l'absence de toute lumière réagissante. C'est que, dans ce cas, s'il n'y a pas de lumière réagissante venant de l'extérieur, il n'en existe pas moins une lumière réagissante pour ainsi dire intérieure. C'est qu'en effet l'appareil sensitif du nerf optique n'est jamais dans un repos absolu, mais est soumis, par le fait même de sa circulation et de sa nutrition, à des causes d'excitation propre qui y font naître une impression lumineuse constante plus ou moins prononcée. Lorsqu'une partie de la rétine a été épuisée par une forte excitation extérieure, cette partie devient moins sensible à la lumière propre, c'est-à-dire que celle-ci joue alors le rôle de lumière réagissante et, qu'en définitive, les conditions des images négatives dans le champ visuel dit obscur se trouvent ainsi identiques à celles de leur production dans le champ visuel uniformément clair ; il n'y a de particulier que l'origine de la lumière réagissante, qui est d'origine extérieure dans un cas, d'origine intérieure dans l'autre. On peut, du reste, et c'est là une expérience très démonstrative, emprunter à n'importe quelle source d'excitations artificielles (phosphènes, électricité) la lumière réagissante nécessaire pour développer les images consécutives négatives: ainsi, lorsqu'après avoir fait naître dans l'œil une image négative on fait traverser l'œil et le nerf optique par un courant électrique ascendant, ce qui produit l'éclairement bleuâtre du champ visuel, on voit l'intensité de l'image négative augmenter considérablement.

Nous l'avons dit précédemment, dans tous ces phénomènes d'images persistantes et d'images négatives, on ne saurait faire exactement la part de ce qui revient aux éléments rétiniens, nerveux (nerf optique) ou centraux (cerveau). C'est donc à tort que Plateau, dont nous résumerons plus loin les théories dans une vue d'ensemble, n'a voulu voir dans ces faits que des manifestations de l'excitabilité rétinienne. Il semblerait même qu'ici, comme pour les images consécutives colorées dont nous aurons encore à parler, c'est la rétine qui prend la moindre part au phénomène. Nous ne citerons à l'appui de notre manière de voir que deux expériences : — 1º Quand une image consécutive s'est produite, la grandeur de cette image paraît varier avec la distance de la surface sur laquelle on jette les yeux ; cette circonstance avait été invoquée par J. Plateau pour prouver que le fait de la persistance est bien un fait rétinien, quant à son siège : « Car, disait-il, la partie modifiée (de la rétine) ayant une étendue constante, si nous attribuons successivement aux images des distances différentes, en les projetant sur des surfaces plus ou moins éloignées, nous devons nécessairement juger leur grandeur absolue plus ou moins considérable ». Mais cela ne prouve rien : car, en admettant que le cerveau seul soit le siège de cette réviviscence de l'image, nous savons que tout organe central rapporte ses perceptions subjectives à l'extrémité des nerfs sensitifs correspondants et précisément dans une étendue périphérique en rapport avec l'étendue de l'organe central mis en action. Mais il est des preuves directes que la grandeur variable de l'image dépend d'un effet moral, et que, par suite, cette image elle-même est principalement de nature centrale. Van Breda a remarqué qu'il voyait, en se couvrant parfaitement les yeux, l'image accidentelle se rapetisser ou s'agrandir lorsqu'il exécutait des mouvements qui le rapprochaient ou qui l'éloignaient d'un objet réel occupant le lieu apparent de l'image. — 2º Si l'on examine une image stéréoscopique transparente, lorsque l'une des rétines est affectée par une image accidentelle, on voit celle-ci dans l'un des plans de l'image stéréoscopique sur lesquels on fixe particulièrement les yeux ; il est curieux de voir l'image suivre les reliefs donnés par le stéréoscope ; lorsqu'elle se rapproche des plans situés sur le devant, sa grandeur diminue ; elle est plus grande incontestablement quand on l'observe dans les derniers plans, dans ceux qui paraissent les plus éloignés. « Il semblerait, dit Melsens, auquel nous empruntons cette expérience, et qui se montre cependant très partisan de la théorie de Plateau, il semblerait donc que l'imagination a une part très considérable dans l'apparence, la petitesse et la grandeur de l'image accidentelle. »

Un phénomène très remarquable, et dont l'explication est également facile par les données de la physiologie générale des nerfs, est celui connu sous le nom d'*alternance des images consécutives*. Nous en empruntons à Helmholtz la description et l'explication : « Dans l'état où l'on a rendu visible pour un instant, sous sa forme négative, au moyen de la lumière réagissante, une image consécutive persistante, on voit quelquefois apparaître, aussitôt après, une image accidentelle positive dans le champ visuel obscur. Il faut conclure de là que l'excitation des parties fatiguées de la rétine, au moyen de la lumière réagissante, excitation qui est plus faible que celle des parties non fatiguées, présente cependant une durée plus longue, circonstance analogue à ce qui se passe pour les nerfs moteurs, puisque la secousse d'un muscle fatigué, moins énergique que celle d'un muscle qui ne l'est pas, présente une durée plus considérable. »

Couleurs des images consécutives et images consécutives des objets colorés. — Au moment où les images consécutives passent du positif au négatif, elles présentent des alternances de phases colorées dans leurs parties primitivement claires, c'est-à-dire que les parties blanches passent successivement par un bleu verdâtre à l'indigo, puis au violet, à l'orangé et finalement au vert jaunâtre. Il est facile de se rendre compte de ces phénomènes en admettant que, pour les fibres qui président à l'impression par chacune des couleurs fondamentales, les périodes d'excitation persistantes et d'épuisement ou fatigue consécutive, c'est-à-dire, en un mot, les différentes périodes des images consécutives (positive et négative) ont des durées différentes : ainsi une partie impressionnée par le blanc, c'est-à-dire par du rouge, du vert et du violet, présentera d'abord une image persistante positive blanche ; puis la persistance de l'excitation sur la fibre rouge cessant plus vite que sur les deux autres fibres, l'image positive perdra son élément rouge, c'est-à-dire passera au vert bleuâtre, etc. Mais l'arrivée d'une lumière réagissante pourra modifier l'aspect ou l'accentuer davantage. Si, pendant la présence de l'image accidentelle, dit Helmholtz, on laisse pénétrer peu à peu de la lumière réagissante, en écartant doucement les mains dont on a recouvert les yeux, on voit cette image accidentelle passer à des phases plus avancées de son développement chromatique ; elle revient au contraire à des phases moins avancées, lorsqu'on affaiblit la lumière réagissante. Si on laisse pénétrer la lumière au moment où les parties claires de l'image sont bleues, on les voit devenir jaunes ; si l'on recouvre alors les yeux, on retrouve le bleu.

C'est qu'en effet ce que nous avons dit pour les images consécutives des corps simplement lumineux se reproduit, avec une modification facile à comprendre, pour les objets colorés. Si l'on regarde un objet rouge, puis qu'on ferme les yeux, par le fait de la persistance de l'excitation, on continue à voir l'objet avec sa couleur rouge ; c'est ici l'image consécutive positive, dite dans ce cas *homochroïque* (de même couleur que l'objet) ; mais, dès que cette image disparaît et est remplacée par une négative, cette dernière prend la couleur complémentaire, c'est-à-dire que, dans l'exemple choisi, elle est vue verte ou d'un bleu verdâtre. Pour obtenir ce résultat, il faut que la lumière réagissante, qui développe le négatif, soit assez intense ; il faut, par exemple, après avoir regardé un objet coloré, porter le regard sur du papier blanc ou gris clair : si donc on a regardé du papier rouge, l'image consécutive négative obtenue en fixant du papier gris sera d'un bleu verdâtre. Du papier rose, au contraire, donnera une image négative complètement verte ; du vert en donnera une rosée, du bleu une jaune, et du jaune une bleue. La rétine (ou le nerf optique) peut donc éprouver une fatigue partielle pour les couleurs ; si, par exemple, d'après l'hypothèse de Th. Young, des fibres sensibles au vert ont subi une grande excitation et une grande fatigue en présence d'une lumière verte, lorsque cette même partie de la rétine reçoit ensuite de la lumière blanche, l'impression du vert est affaiblie ou supprimée, et celles du rouge et du violet sont vives et dominantes ; leur somme donne

alors l'impression du pourpre, qui en se mélangeant avec le blanc invariable
du fond, produit la couleur rose. Il va presque sans dire que, si l'on emploie
comme lumière réagissante non de la lumière blanche, mais de la lumière
colorée, l'image négative aura une couleur mixte, résultant de la couleur
du fond et de la couleur que doit avoir l'image négative en raison de la nature des fibres qui ont été précédemment épuisées par l'impression directe.

Contrastes. — C'est encore par la fatigue rétinienne que s'expliquent
la plupart des phénomènes connus sous le nom de *contrastes des couleurs.*
Cependant il faut distinguer ce que Chevreul a appelé le contraste successif
et le contraste simultané.

Tous les faits que nous venons d'indiquer relativement aux images consécutives colorées et négatives (non homochroïques) rentrent dans la classe
des *contrastes successifs;* ce sont des phénomènes grâce auxquels une
partie de la rétine, selon qu'elle vient d'être fatiguée par l'impression
d'une couleur, devient par cela même plus ou moins apte à être impressionnée par une autre couleur; si l'on a regardé une surface rouge, puis
qu'on regarde une surface bleu vert, les fibres du rouge étant fatiguées
par la première impression, il n'y a que les fibres du vert et du violet qui
entrent fortement en action, et alors le bleu vert est vu avec une netteté,
une saturation toute particulière; on dit alors que ce bleu vert est vu plus
fortement par un *effet de contraste,* ce qui revient à dire que l'impression
du bleu vert objectif est comme renforcée par l'image accidentelle négative
du rouge, puisque cette image négative est précisément complémentaire
du rouge, c'est-à-dire formée de vert et de violet. — C'est encore dans la
classe des *contrastes successifs* que rentrent les modifications qu'imprime
à une couleur une autre couleur placée dans son voisinage immédiat : c'est
qu'en effet, dans l'usage habituel de nos yeux, nous laissons toujours le
regard errer sans cesse d'un point à un autre; le regard glissant ainsi sur
des surfaces et des objets clairs, sombres et colorés, l'impression de chaque
couleur est modifiée, puisqu'elle vient successivement exciter des parties
de la rétine qui immédiatement auparavant avaient été frappées par d'autres
couleurs et dont la sensibilité est ainsi modifiée : chaque champ coloré
donne ainsi une image consécutive négative, qui, par suite des oscillations
du regard, arrive à être couverte par le champ coloré voisin et en change
la teinte perçue. — De même nature est le phénomène qu'on observe
lorsqu'un champ très petit, d'une couleur déterminée, se présente sur un
fond large d'une autre teinte : si, par exemple, il y a un espace rouge (un
petit carré de papier rouge) sur un fond gris, notre regard passant toujours,
par des oscillations presque insensibles de l'œil, par dessus le bord du
rouge au gris, les parties grises les plus voisines du rouge sont atteintes
par une image consécutive négative du rouge, et apparaissent avec une
faible teinte de vert bleuâtre. Inversement, si l'on fixe un morceau de
papier blanc ou gris avec un œil et qu'on glisse derrière un verre coloré,
le morceau de papier prend immédiatement la couleur complémentaire du
verre coloré, et la prend seulement sur ses bords, si le papier a une large
surface, sur toute son étendue, si cette surface est peu considérable. —
Tous ces phénomènes sont des *contrastes successifs,* quoiqu'à première
vue on soit tenté de les prendre pour des contrastes simultanés, si l'on ne

tient pas compte de ce fait que, dans l'usage habituel de nos yeux, nous laissons toujours le regard errer d'un point à un autre.

Quels sont donc les phénomènes qui méritent le nom de *contrastes simultanés*? Ce sont ceux dans lesquels les mouvements de l'œil sont absolument exclus, de sorte qu'il n'y ait pas modification de l'excitabilité d'une région rétinienne par la fatigue résultant d'une impression colorée antérieure. Ces contrastes sont rares, et nous n'en citerons qu'un exemple destiné à montrer qu'il s'agit, non pas de phénomènes rétiniens, mais d'actes purement psychiques dans lesquels le jugement joue le rôle le plus important. Nous voulons parler de la célèbre expérience des ombres colorées. Si, à la clarté du jour, on allume une bougie dont la lumière est rougeâtre, et si l'on fait tomber l'ombre d'un corps éclairé par cette bougie sur un papier blanc, l'ombre devrait paraître grise, puisqu'elle n'est due qu'à la lumière diurne, et cependant elle est bleuâtre. La cause en est évidemment dans la comparaison avec la lumière rougeâtre ambiante que provient de la bougie. Cette lumière nous semble blanche, parce que nous sommes habitués à considérer la lumière diffuse comme blanche. Or, du moment que notre jugement est altéré au point qu'une lumière rougeâtre nous semble blanche, toute lumière qui, en réalité, est blanche, doit nécessairement nous paraître vert bleuâtre. Si l'on ne produit l'ombre qu'après avoir rendu impossible toute comparaison avec la lumière ambiante de la bougie (en regardant, au travers d'un tube noirci à l'intérieur, l'ombre portée), cette ombre paraît grise (Fechner); mais, si on la regarde au contraire par le tube après que déjà on a jugé qu'elle est bleue, elle restera de cette teinte alors même que la lumière de la bougie est enlevée.

On voit que, à part les phénomènes dans lesquels le jugement ou acte psychique intervient d'une manière à peu près exclusive (il a certainement une part plus ou moins grande dans tous), nous pouvons expliquer toutes les particularités, parfois si bizarres, des images consécutives, positives ou négatives, ainsi que la plupart des phénomènes de contraste, par deux propriétés des éléments nerveux (terminaux ou conducteurs), à savoir la *persistance de leur excitation*, et la *diminution de leur excitabilité par la fatigue*. Cette théorie, développée par Helmholtz, et aujourd'hui adoptée par la majorité des physiologistes, a pris la place d'une autre théorie célèbre, qui régna longtemps sans conteste, la théorie de Plateau, à laquelle nous devons au moins une courte mention. D'après Plateau, il y aurait des transformations spontanées dans l'état de l'appareil nerveux terminal pendant la durée des effets dits consécutifs, c'est-à-dire que les images consécutives seraient dues à une nouvelle action de la rétine, action qui serait opposée à la première : après chaque sensation vive de lumière, la rétine ne reviendrait au repos qu'en accomplissant une série d'oscillations qui la feraient passer alternativement par des états opposés, et ces états opposés correspondraient aux sensations d'images consécutives négatives et d'images consécutives colorées avec couleurs complémentaires. « Lorsque la rétine, dit Plateau, est soumise à l'action des rayons d'une couleur quelconque, elle résiste à cette action et tend à regagner l'état normal avec une force de plus en plus intense. Alors, si elle est subitement soustraite à la

cause excitante, elle revient à l'état normal par un mouvement oscillatoire
d'autant plus énergique que l'action s'est prolongée davantage, mouvement
en vertu duquel l'impression passe d'abord de l'état positif à l'état négatif,
puis continue généralement à osciller d'une manière plus ou moins régulière
en s'affaiblissant. » Ce sont surtout les phénomènes d'alternance des images
consécutives, positives et négatives (ci-dessus p. 615), qui avaient amené
Plateau à concevoir cette théorie des oscillations rétiniennes, pour ainsi
dire autour du centre de gravité représenté par l'état de repos ; nous
avons vu que les notions de physiologie générale relatives à l'influence
de la fatigue sur la durée de l'excitation surajoutée nous permettent
d'expliquer ces faits sans hypothèses. Plateau avait été également amené
à sa théorie par l'étude des phénomènes d'*irradiation* sur lesquels nous
dirons encore quelques mots.

Phénomènes d'irradiation. — D'autre part, un objet très lumineux,
placé sur un fond noir, nous paraît toujours plus grand qu'il n'est en
réalité ; au contraire, un objet noir ou peu éclairé, placé sur un fond très
lumineux, nous paraît plus petit qu'il n'est. On admet pour expliquer ce

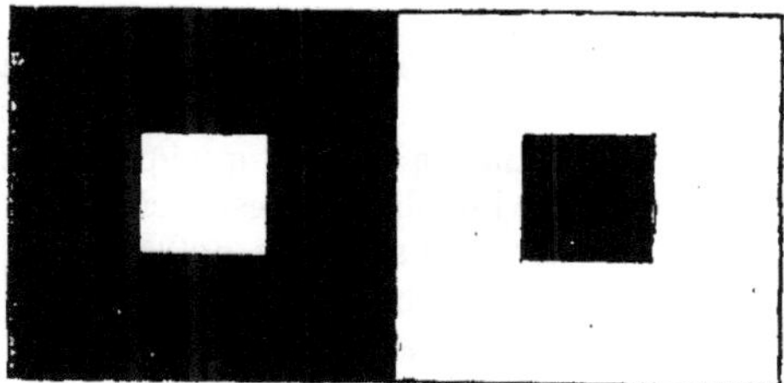

Fig. 172. — Irradiation.

fait que les parties très lumineuses ébranlent non seulement les points de
la rétine où elles viennent se peindre, mais encore les points les plus voisins,
de façon à empiéter sur les images des parties moins éclairées : aussi a-t-on
désigné ce phénomène sous le nom d'*irradiation*. C'est ainsi qu'un triangle
blanc, placé sur un fond noir, nous paraît plus grand qu'il n'est, et de
plus ne se présente pas avec des bords rectilignes, mais comme limité
par des lignes courbes, avec des bords convexes, en un mot ; un triangle
noir, sur un fond blanc, nous paraîtra, au contraire, plus petit et avec
des bords concaves. Dans la figure 172, le carré blanc sur fond noir
paraît plus grand que le noir sur blanc, quoique les deux carrés aient
exactement les mêmes dimensions. Une surface partagée en lignes également
épaisses et alternativement blanches et noires nous semblera cependant
contenir plus de blanc que de noir, les lignes blanches paraissant
plus larges que les autres : c'est pour cela que les monuments gothiques,
noircis par le temps, se projetant sur un ciel brillant, nous paraissent plus
légers, plus élancés que les monuments récents de pierres blanches.

Illusions d'optique. — Presque tous les phénomènes si nombreux
connus sous le nom d'*illusions d'optique*, peuvent se ramener aux phéno-

mènes de *persistance* et d'*irradiation* des images sur la rétine. Il faut y
ajouter des excitations qui ont leur source dans la rétine même *(images
subjectives, perceptions entoptiques).* Les principales sont dues aux
modifications de la circulation. Les vaisseaux de la rétine (p. 597) peuvent
se congestionner et exercer alors sur les éléments rétiniens des compressions qui, faibles, excitent la membrane sensible, fortes, la paralysent.
Ainsi quand on baisse et relève brusquement la tête, on obtient des
sensations visuelles subjectives, composées de points brillants et de points
noirs qui semblent se peindre dans l'œil. Beaucoup de cécités tiennent à des
troubles vasculaires de la rétine, troubles qu'on peut constater sur le vivant
par l'usage de l'ophthalmoscope. D'autres images entoptiques curieuses
se présentent lorsqu'on regarde au microscope, surtout lorsqu'on n'a pas
placé l'objet au foyer de cet instrument : ce sont des *mouches volantes,*
sous l'aspect d'amas de petits globules ronds, tous à peu près d'égal volume,
et mêlés à quelques filaments flexueux. Ch. Robin a démontré que ces
images sont dues à la production sur la rétine de l'ombre des globules et
des filaments (éléments du tissu muqueux, ou tissu connectif embryonnaire)
qui sont suspendus dans le *corps vitré.*

Vision droite *(avec images renversées).* — Un point qui a beaucoup intrigué les physiologistes, c'est que nous voyons les objets
droits et dans leur position normale, quoique sur la rétine les
images soient renversées ; l'explication est facile. Nous voyons les
objets droits et non renversés, parce que notre esprit transporte à
l'extérieur toutes les impressions qui se font sur la rétine, et en
transporte tous les points dans la direction que les rayons lumineux
ont dû suivre, pour venir impressionner telle ou telle partie de
la membrane sensible : en d'autres termes, à chaque partie du
champ rétinien correspond une partie du champ visuel extérieur, et
ces deux champs sont liés si nécessairement l'un à l'autre, que tout
ce qui se passe dans le premier est reporté au second dans la place
qu'il doit y occuper. Ainsi quand nous regardons un objet au point
de fatiguer la rétine et d'y faire persister l'image, alors même que
nous fermons les yeux, cette image continue à être vue droite et
non renversée. On ne saurait dire s'il y a là un effet de l'*habitude*
et de l'*éducation* des sens, car on rapporte des cas d'aveugles de
naissance qui, au moment où la vue leur fut rendue, virent aussitôt
les objets droits et non renversés [1].

---

[1] Nous nous sommes élevés plus haut (Voy. p. 601) contre la vieille formule
qui identifie la rétine à un écran pur et simple ; nous avons vu qu'il ne suffit
pas de conduire le rayon lumineux jusqu'à la rétine, qu'il faut le suivre et
l'étudier dans cette membrane. Or, cette étude, faite précédemment (p. 601),
nous donne précisément les éléments capables de nous expliquer la nécessité
de la *vue droite avec les prétendues images renversées.* On sait que la
compression mécanique d'un point de la rétine donne lieu à une image lumi-

Vision avec les deux yeux. — Il faut aussi rechercher quelles sont les conditions de *la vue simple avec les deux yeux :* pour qu'un point, qui vient faire son image dans les deux yeux et par suite donne lieu a deux impressions rétiniennes, ne produise qu'une seule impression dans les organes nerveux centraux, sur le cerveau, il faut qu'il vienne se peindre sur *deux points similaires* des deux rétines : chaque fois que nous voyons double, comme dans le *strabisme,* c'est qu'il y a défaut de symétrie entre les points ébranlés dans chaque rétine (Voy. p. 44). Mais il faut ajouter que la nécessité de l'impression *sur deux points similaires, identiques* des deux rétines, n'est que le résultat de l'habitude, que rien sous ce rapport n'est *préétabli* et fatalement lié à une disposition anatomique, comme le voulait la *théorie nativistique* de J. Müller. Aujourd'hui, après les belles études de Helmholtz, la théorie *empiristique* doit remplacer la théorie nativistique. Ne nous suffit-il pas de faire des préparations sous le microscope composé, qui renverse les images, pour apprendre à diriger, sans réflexion, nos mouvements d'après une perception visuelle qui est l'inverse de celle à laquelle nous sommes habitués? Les strabiques ne s'habituent-ils point à fusionner les images fournies par des

neuse (phosphène, p. 597), qui nous semble située dans le champ visuel du côté opposé à celui où se fait la compression (V. Serre d'Uzès, *Essai sur les phosphènes ou anneaux lumineux de la rétine;* Paris, 1853). « Cette situation de l'image subjective des phosphènes, dit Rouget, image diamétralement opposée à la région de la rétine excitée (quoique cette image soit complètement indépendante des phénomènes optiques de la vision), démontre que toutes les impressions communiquées aux extrémités des nerfs rétiniens par l'intermédiaire des bâtonnets (V. p. 600) *sont reportées au dehors de l'œil dans la direction des axes prolongés des bâtonnets.* Les axes prolongés s'entre-croisent au centre de courbure de la rétine (dans l'œil), puisque les bâtonnets sont ordonnés suivant les rayons de cette courbure; après leur entre-croisement, ils ont, en dehors de l'œil, dans la place où se produit l'image subjective, une direction inverse à celle des bâtonnets eux-mêmes, les axes prolongés des bâtonnets de la région supérieure de la rétine correspondant à la partie inférieure de l'image subjective (phosphène), ceux de la région inférieure à la partie supérieure, etc. Cette inversion se produit également quand, au lieu d'un corps solide (extrémité du doigt pour les phosphènes), c'est une image renversée formée sur le miroir choroïdien (p. 601) qui fait vibrer, après réflexion, les bâtonnets dans la direction de leur axe. De cette façon, le *renversement physique* (optique), résultant de l'entre-croisement des rayons lumineux au point nodal, est composé et annulé. En un mot, l'*image renversée par les conditions optiques de l'œil, est redressée par le mécanisme physiologique des sensations reportées à distance du point excité,* comme sont reportées loin du point excité les sensations de fourmillement périphérique (Voy. p. 100, *Excentricité des sensations*) résultant de congestions médullaires ou, mieux encore, comme les sensations des moignons des amputés sont rapportées à l'extrémité des doigts. »

points non identiques des deux rétines, et cette habitude ne devient-elle pas assez grande pour que la diplopie se manifeste lorsque, après opération et retour de l'œil à sa position normale, les images viennent se faire, cette fois, sur des points identiques[1]?

Vue des reliefs. — La vue des reliefs est due à ce que chacun des deux yeux voit le même objet sous un angle différent (fig. 173), impressions que les centres cérébraux fusionnent en une seule, laquelle donne la notion du relief. C'est ce que démontre l'emploi du stéréoscope, instrument dans lequel chaque œil regarde à travers un prisme l'image d'un objet prise pour chacun des yeux à un point de vue différent; la fusion de ces deux images donne la

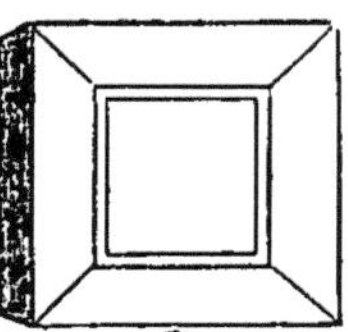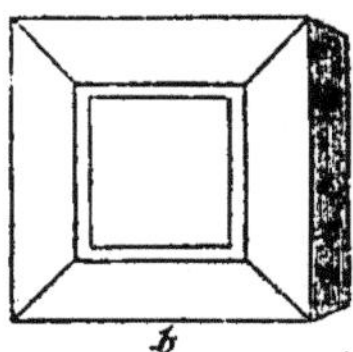

a   *b*

FIG. 173. — Objets solides (Relief).

sensation du relief de l'objet. En un mot, d'après la conclusion [...] deux sensations, recon- [...] multanément à notre con- [...] de l'objet extérieur ne se [...] l'excitation de l'organe [...].

M. *Marc Pujo*, à Berson (Gironde), nous envoie la note suivante : « Il existe un phénomène bien connu en physiologie sous le nom de « vue double » que j'ai pensé à appliquer à l'examen des images stéréoscopiques, supprimant par cela même l'emploi du stéréoscope. Fixez un objet quelconque éloigné de 5 ou 6 mètres. Sans cesser de regarder l'objet, placez votre doigt verticalement entre l'objet et vos yeux à 30 centimètres environ de ceux-ci; il vous semblera voir deux doigts. Ils paraissent transparents; vous voyez au travers l'objet éloigné et cependant vous distinguez leurs détails avec autant de netteté que ceux de l'objet lui-même. Si vous placez un second doigt à droite ou à gauche et à 7 ou 8 centimètres du premier, vous verrez quatre doigts et il vous sera facile, en tâtonnant un peu, de faire coïncider le second et le troisième. Remplacez vos doigts par une double image stéréoscopique, vous verrez quatre images et au moment de la superposition des deux images médianes, le merveilleux relief vous apparaîtra aussi intense que celui donné par le meilleur des instruments. Si les deux épreuves sont collées sur une même carte, il est bon de marquer un petit trait vertical au milieu du bord supérieur de chaque épreuve; l'instant où ces deux traits coïncideront sera celui où vous percevrez le relief. Plus les épreuves sont de petite dimension plus il est facile d'obtenir la coïncidence. Au bout d'un certain temps, les yeux se sont habitués à cette petite gymnastique et perçoivent le relief immédiatement et sans avoir besoin de fixer au préalable un point éloigné ». *Nature* Mars 1901

L'histoire des aveugles-nés [...] moment où ils recouvrent la [...] sensations visuelles que nous; [...] quelles n'ont pas fait, dans [...] la même éducation que les [...] que nous avons acquis. Le [...] première fois, ils voient le [...] les objets qu'ils aperçoivent [...] situer, ni interpréter leurs

ct. de méd. et de chir. prat ,

Cheselden, *in* H. Taine, *De*

III. *Annexes de l'œil.*

Les annexes de l'œil sont : les *muscles* destinés à mouvoir le globe oculaire ; et l'*appareil lacrymal*, qui protège la partie antérieure, la partie libre de ce globe.

Muscles de l'œil. — Si l'on réfléchit au peu d'étendue de la partie vraiment sensible de la rétine, on concevra de quelle utilité sont les mouvements du globe oculaire. En effet, l'œil peut être considéré comme un tube assez étroit, que nous tournons dans tous les sens, pour faire parvenir dans sa partie profonde médiane l'image des objets extérieurs. Ces mouvements sont opérés par les muscles du globe oculaire. Ce sont d'abord les *muscles droits*, dont l'action est facile à comprendre ; les uns sont *élévateurs* ou *abaisseurs* (droit supérieur et inférieur) ; les autres *abducteurs* ou *adducteurs* (droit externe et droit interne) ; les droits internes sont surtout importants, car ils servent à faire converger les deux axes visuels vers un objet que l'on regarde avec les deux yeux. Par leurs combinaisons, ces muscles donnent lieu à tous les mouvements possibles. Cependant on trouve un second groupe de deux muscles destinés à opérer les mouvements de *rotation du globe sur son axe antéro-postérieur.* Ce sont les deux *obliques.* L'étude exacte des points d'insertion ou de réflexion de ces muscles (poulie du grand oblique) montre qu'ils doivent tous deux diriger la pupille en dehors, et lui faire subir de plus un mouvement de rotation qui, pour l'œil droit, par exemple, sera dans le même sens que les aiguilles d'une montre sous l'influence du grand oblique, et en sens inverse sous l'influence du petit oblique. Ces mouvements de rotation paraissent destinés à contre-balancer ceux de la tête et à maintenir l'œil droit lorsque nous inclinons la tête d'un côté ou de l'autre.

De plus, les muscles obliques se dirigent d'avant en arrière, puisqu'ils vont s'insérer à l'hémisphère postérieur du globe de l'œil ; ils doivent donc tirer ce globe en avant, et si ce mouvement coïncide avec celui des muscles droits, qui tirent légèrement le globe en arrière, et surtout avec celui du sphincter palpébral qui le comprime d'avant en arrière, il doit en résulter une sorte de compression du globe de l'œil. Cette compression est destinée à éviter les trop violentes congestions de l'œil, qui est alors serré comme une éponge que l'on exprime. Et, en effet, dans les efforts violents qui congestionnent la tête, on ferme instinctivement les yeux et on contracte avec force toutes les puissances musculaires qui y sont annexées ; les enfants, qui crient parfois avec une telle violence que leur face en devient toute turgide, ferment alors énergiquement les yeux et contractent sans doute en même temps les muscles obliques [1].

[1] Voy. à ce sujet une étude très originale de Darwin sur les mouvements de la face, dans leurs rapports avec l'expression des émotions pénibles et tristes : « Quand lés enfants crient fortement, l'action de crier modifie profondément

A l'étude des muscles de l'œil se rattache celle des muscles des paupières ; ces muscles sont au nombre de deux ; le *releveur de la paupière* supérieure et le *sphincter palpébral* ou *orbiculaire*. Le *releveur* ne se repose à l'état de veille que dans des instants très courts, et par saccades, au moment du clignement. Le *sphincter palpébral* est, comme tous les sphincters, formé de fibres en anse ou en anneau, mais il présente de chaque côté, et surtout en dedans, des adhérences osseuses, de vraies insertions, de telle sorte qu'en se contractant il réduit l'ouverture palpébrale à une fente transversale et non à un point ; c'est que, de plus, les voiles palpébraux contiennent dans leur épaisseur de fortes couches de tissus fibreux résistants (dits *cartilages tarses*). Les fonctions de ce sphincter semblent supplémentaires de celles de l'orbiculaire de l'iris ; il se contracte comme ce dernier d'une manière réflexe, sous l'influence de sensations rétiniennes, par exemple, lorsque la lumière est trop vive ; mais il se contracte aussi sous l'influence de réflexes dont le point de départ est sur la cornée. Aussi est-il difficile de tenir l'œil ouvert quand un corps étranger touche la surface antérieure de la cornée ; les maladies de cette surface donnent souvent lieu à de véritables spasmes des paupières.

Appareil lacrymal. — Cet appareil se compose : d'une *glande* sécrétant le liquide lacrymal ou larmes ; des *paupières*, destinées à répandre ce fluide sur la surface antérieure du globe de l'œil ; et enfin d'une série de *canaux*, qui pompent ce liquide et le font passer dans les fosses nasales.

La *glande lacrymale*, formée de lobules analogues à ceux des glandes salivaires, est placée à la partie supérieure de l'angle externe de l'œil ; la pesanteur est donc suffisante pour conduire sur la partie externe du globe le produit de sécrétion, liquide limpide, incolore, alcalin, contenant un peu d'albumine et de sels,

la circulation, le sang se porte à la tête et principalement vers les yeux, d'où résulte une sensation désagréable ; on doit à Ch. Bell l'observation que, dans ce cas, les muscles qui entourent les yeux se contractent de manière à les protéger ; cette action est devenue, par l'effet de la sélection naturelle et de l'hérédité, une habitude instinctive. Parvenu à un âge plus avancé, l'homme cherche à réprimer en grande partie sa disposition à crier, parce qu'il a reconnu que les cris sont pénibles ; il s'efforce aussi de réprimer la contraction des muscles corrugateurs, mais il ne peut arriver à empêcher celle des muscles pyramidaux du nez, très peu soumis à la volonté, que par la contraction des fibres internes du muscle frontal ; c'est précisément la contraction du centre de ce muscle qui relève les extrémités intérieures des sourcils et donne à la physionomie l'expression caractéristique de la tristesse. » Léon Dumont, *Expression des sentiments d'après Darwin*, in *Revue des cours scientifiques*, mai 1873.)

surtout du chlorure de sodium. De l'angle externe de l'œil, les *larmes* sont étalées jusqu'à l'angle interne par les seuls mouvements de l'orbiculaire, qui, en produisant le clignement, les répand dans le sac conjonctival; en effet, les surfaces que lubrifient les larmes sont recouvertes par une muqueuse, la *conjonctive*, qui, passant de la face postérieure des paupières sur la face antérieure du globe de l'œil (culs-de-sac conjonctivaux supérieur et inférieur), tapisse la partie tout antérieure de la sclérotique, et même la cornée, comme nous l'avons vu à propos de cette membrane (épithélium antérieur). Ainsi le clignement des paupières assure la transparence de la cornée, car il y étale un liquide qui en prévient le desséchement, tout en restant en couche assez mince et assez égale pour ne pas troubler la vision. On peut donc dire que le *clignement* est à l'œil ce que la *déglutition* est à l'oreille (Voy. p. 567), et les deux mouvements se produisent d'une façon intermittente et très fréquente. L'un des premiers effets de la paralysie des paupières est l'inflammation de la cornée, qui, par défaut de circulation et d'étalement des larmes, se trouve soumise aux injures de l'air et des poussières ambiantes.

La sécrétion des larmes est continue; elle est augmentée parfois par des causes morales, ou des réflexes dont le point de départ est le plus souvent sur la cornée, mais parfois aussi sur la muqueuse nasale ou sur la rétine. Si un corps étranger vient s'arrêter sur la cornée et l'irrite, il y a aussitôt une hypersécrétion de larmes qui viennent le dissoudre ou l'entraîner. Cette sécrétion se fait par un phénomène réflexe identique à celui qui préside à la sécrétion de salive. Le nerf centrifuge de ce réflexe est le *nerf lacrymal* (de l'ophthalmique de Willis, première branche du trijumeau). En effet, l'hypersécrétion lacrymale, qui survient par action réflexe à la suite de l'excitation d'un grand nombre de nerfs crâniens (frontal, sousorbitaire, nasal, lingual, glosso-pharyngien, pneumogastrique), cesse de se produire après la section du nerf lacrymal. L'excitation du grand sympathique, d'après Demtschenko, produit aussi une hypersécrétion lacrymale, de même que nous avons vu qu'elle amène la production de la salive (V. p. 317); mais, dans ce cas, les larmes présentent des caractères particuliers, semblables à ceux de la salive dans les mêmes circonstances; elles sont troubles et épaisses, tandis que celles qui résultent de l'excitation du trijumeau sont limpides et transparentes [1] (comparer avec ce qui a été dit p. 317).

Les larmes s'évaporent en grande partie, mais il y en a toujours

---

[1] Demtschenko, *Zur Innervation der Thränendruse* (*Pflüger's Archiv. fur die gesammte Physiologie*, Bonn, sept. 1872).

un excès qui reste, et qui, ne pouvant s'écouler normalement sur les joues par le bord libre des paupières, vu la présence sur ces bords de la sécrétion grasse des *glandes de Meibomius* (V. *Glandes sébacées)*, s'accumule dans l'angle interne de l'œil, au niveau de cette excavation que l'on nomme le *lac lacrymal*. De là les larmes pénètrent par les *points lacrymaux* (fig. 174), et suivent les *canaux lacrymaux*, le *sac lacrymal* et le *canal nasal*, pour arriver dans les fosses nasales, au niveau de la partie antérieure du méat inférieur. Pour se rendre compte de la marche du liquide lacrymal, on a invoqué bien des raisons qui n'ont pas toutes une égale valeur; on a parlé de *capillarité*, mais cette force physique, capable de faire pénétrer un liquide dans un petit tube vide, devient

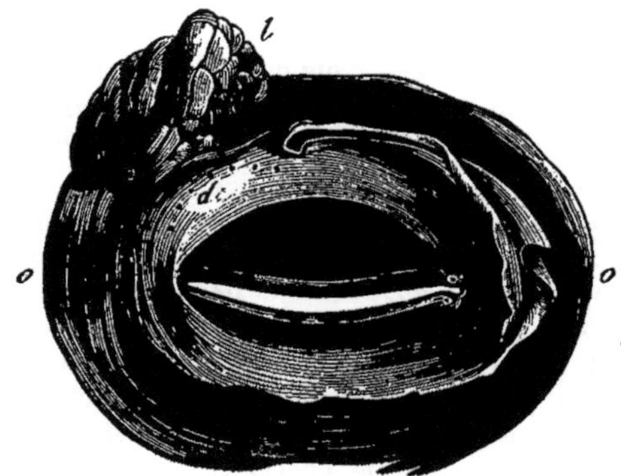

Fig. 174. — Appareil lacrymal*.

une cause d'arrêt plutôt que de mouvement dès que ce tube est plein [1]. Il en est de même de l'assimilation des conduits lacrymaux avec un *siphon*. Il est évident, au contraire, que dans les mouvements d'inspiration, la raréfaction de l'air des fosses nasales produit une *aspiration* sur le canal nasal et, par suite, sur toute la série des canaux et sac qui le précèdent, et que cette légère aspiration suffit pour établir le cours des larmes à l'état normal; aussi, lorsque les

[1] Voy. Foltz, *Des voies lacrymales (Journal de physiologie* de Brown-Séquard, t. V, Paris, 1862).

* Appareil lacrymal vu par la surface conjonctivale des paupières. Les glandes de Meibomius sont vues courant vers le bord des paupières; — *l*, glande lacrymale; — *d*, orifices de ses 7 ou 8 conduits excréteurs, dans l'angle externe du cul-de-sac conjonctival supérieur; à l'extrémité interne des bords des paupières, on voit les orifices des points lacrymaux (sur les tubercules lacrymaux); — *o, o*, muscle orbiculaire (portion orbitaire).

larmes sont plus abondantes, faisons-nous, pour faciliter leur passage, de brusques inspirations, comme dans le *sanglot*. Les voies lacrymales sont garnies de valvules dont le nombre est variable, mais qui sont toutes disposées de manière à ne permettre le cours des larmes que dans un seul sens, et à s'opposer à tout reflux.

Non seulement c'est le passage de l'air dans les narines qui permet de comprendre la progression des larmes dans le conduit nasal, mais il semble, d'autre part, que les larmes servent à lubrifier les voies respiratoires, et à s'opposer à l'action désséchante du courant d'air de la respiration; nous avons déjà vu que les fosses nasales sont un appareil destiné à échauffer et à rendre humide l'air inspiré; la présence des larmes, en humectant l'entrée des voies aériennes, contribue puissamment, par la vapeur d'eau qu'elles cèdent à l'air inspiré, à entretenir jusque dans les poumons l'humidité si favorable à l'échange des gaz (L. Bergeon). Les organes lacrymaux, dont le produit est déversé dans les narines, se rencontrent même chez les ophidiens, quoique leur globe oculaire, caché derrière le système tégumentaire, soit à l'abri de l'évaporation. Au contraire, les mammifères qui respirent un air saturé d'humidité, comme les cétacés, sont dépourvus de glandes lacrymales [1].

RÉSUMÉ. — Les différentes surfaces muqueuses ne nous donnent que des *sensations générales*, c'est-à-dire vagues, douloureuses ou agréables, mais nullement *localisées*. Les tissus musculaires, osseux, *tendineux*, etc., ne sont que très vaguement sensibles, et seulement sous l'influence de quelques formes spéciales d'irritation (le *tiraillement*, la *torsion*), mais ils deviennent très sensibles (sources de douleurs vives) lorsqu'ils sont atteints d'inflammation. Il faut cependant noter le *sens musculaire* (sens de la contraction) comme une sensibilité spéciale du muscle.

Sensations spéciales :

1° TACT OU TOUCHER. — Développé sur tout le tégument externe, mais spécialement à la pulpe des doigts, sur les lèvres et sur la langue, ce sens a pour organes : 1° les terminaisons nerveuses intra-épidermiques (pour les sensations de chaleur); 2° pour les impressions de contact, les papilles dermiques nerveuses contenant les *corpuscules tactiles* de Meissner; 3° les corpuscules de *Pacini* (placés, sous le derme, sur les nerfs collatéraux des doigts) et destinés à donner les impressions de compression.

La peau, par sa sensibilité, nous donne, en effet, des *notions spéciales de contact (toucher* proprement dit : forme des corps), de *pression*, et de *température*. Le dos de la main est plus apte à apprécier les différences

---

[1] V. A. Estor, *Physiologie pathologique des fistules lacrymales,* in *Journ. de l'anat. et de la physiol.* de Ch. Robin, janvier 1866.

de température; la paume de la main (pulpe des doigts) est plus apte à apprécier la forme des corps. L'habitude est pour beaucoup dans les notions de forme et de relief *(expérience d'Aristote)*.

2o GUSTATION. — Sens localisé à la surface de la langue : en distinguant les sensations qui nous sont données par le tact lingual, par le goût et par l'odorat, on voit qu'il n'y a de véritablement sapides que les corps dits *amers* et *sucrés*. Ces sensations, réellement gustatives, se localisent dans les papilles linguales (surtout les *papilles caliciformes)* et ont pour agents nerveux le *nerf lingual* et le *glosso-pharyngien* (celui-ci surtout apte à percevoir les saveurs amères). La *corde du tympan* joue, dans la gustation, un rôle important; le lingual doit sa sensibilité gustative à cette corde du tympan, laquelle peut être considérée comme une sorte de filet erratique du glosso-pharyngien : le glosso-pharyngien serait donc, dans ce cas, le seul véritable nerf de la sensibilité spéciale réveillée par les corps sapides.

3° OLFACTION. — Siège à la partie supérieure des *fosses nasales* (nerf olfactif); les branches du trijumeau, qui se distribuent à la muqueuse olfactive, lui donnent seulement la *sensibilité générale* (impression caustique de l'ammoniaque) et président à la nutrition de cette muqueuse. Ces nerfs sont donc indispensables à l'intégrité de l'olfaction, mais n'y servent que d'une manière indirecte.

4o AUDITION, OUÏE. *Oreille externe.* — Le pavillon de l'oreille sert à recueillir les ondes sonores, à les concentrer ; son intégrité paraît nécessaire pour une juste appréciation de la *direction des sons.*

Oreille moyenne. — La *membrane du tympan*, placée dans une position très oblique au fond du conduit auditif, recueille les vibrations de l'air et les transmet, par la *chaine des osselets*, à la *fenêtre ovale*. Sa convexité en dedans (sa tension) est variable et peut être modifiée (augmentée) par la contraction du *muscle interne du marteau;* il en résulte une sorte d'*adaption* de la membrane selon l'*amplitude* ou la *fréquence* (hauteur du son) des vibrations à recevoir. Les *cellules mastoïdiennes* ont pour effet d'augmenter la capacité de la caisse et de rendre moins sensibles les changements de pression atmosphérique. La *trompe d'Eustache*, qui ne s'ouvre qu'à chaque mouvement de déglutition, établit la communication entre la caisse et l'air extérieur de façon à amener l'*équilibre de tension* de l'air extérieur avec celui de la cavité tympanique.

Oreille interne — Le *limaçon* est l'organe essentiel de la *perception musicale* (par les fibres radiées de sa lame basilaire et les arcs de Corti), et les calculs établis entre le nombre des éléments de l'organe de Corti et l'échelle des sons musicaux confirment cette manière de voir. Les *sacs vestibulaires* jugent plus spécialement de l'intensité des sons, ou mieux des bruits. Peut-être les trois canaux semi-circulaires sont-ils disposés pour donner la notion de la situation de la tête dans l'espace; ils constitueraient alors un appareil sensitif spécial, distinct de celui de l'audition, présidant aux impressions qui régissent l'équilibration du corps, et mériteraient le nom d'*organe périphérique du sens de l'espace* (le cervelet étant l'organe central).

5º VISION. — Les milieux de l'œil forment un appareil de *réfraction* ; mais, pour que cet appareil amène sur la rétine le sommet des cônes formés par les rayons partis des différents points d'un corps qui peut être situé à diverses distances, il faut une *adaptation* pour chacune de ces distances (expérience de Scheiner). Cette adaptation se produit essentiellement par un *changement de forme du cristallin*, dont la *face antérieure* augmente de convexité quand on adapte l'œil pour la vision d'un objet très rapproché (expériences des *images de Purkinje*). Ces modifications du cristallin sont produites par le *muscle ciliaire* qui forme la partie antérieure de la *choroïde*, et peut agir sur la périphérie du cristallin par l'intermédiaire des *procès ciliaires*.

Le *pigment choroïdien* sert, comme surface noire, soit à absorber des rayons irrégulièrement réfractés, soit, comme miroir, à réfléchir les rayons dans la rétine.

L'*iris* joue le rôle de *diaphragme* à ouverture variable qui se dilate, sous l'influence du *nerf grand sympathique*, quand on regarde un objet *éloigné* ou *peu éclairé*, et se *rétrécit* sous l'influence du nerf *moteur oculaire commun*, dans les cas inverses (*vive lumière, objet proche*).

La *rétine* est la membrane *sensible spécialement à la lumière*; elle n'a sa sensibilité spéciale que par les organes terminaux des fibres du nerf optique *(cônes et bâtonnets)* ; aussi la *papille* (entrée du nerf et épanouissement) est-elle insensible à la lumière *(punctum cæcum*, expérience de Mariotte). La partie la plus sensible de la rétine est la *tache jaune*, placée exactement au pôle postérieur de l'œil, et remarquable par sa richesse en *cônes*. L'impression lumineuse se fait uniquement dans la couche des cônes, dont le *segment interne* paraît seul sensible, le segment externe représentant un appareil destiné à effectuer la *transformation* des vibrations lumineuses (études récentes sur le *rouge* ou *pourpre rétinien*).

La *persistance* et l'*irradiation* nous rendent compte d'un grand nombre d'illusions optiques; il faut encore tenir compte de *perceptions entoptiques* (circulation de la rétine, leucocytes du corps vitré, etc.).

La question de la *vue droite avec les images renversées* s'explique par l'étude des *phosphènes* et par le *mécanisme physiologique des sensations reportées à distance du point excité* (V. p. 620, en note). La vue des *reliefs* ne résulte pas d'un mécanisme préétabli; c'est un acte de conscience.

Le *cours des larmes* (sécrétion lacrymale), leur entrée dans le sac lacrymal et le canal nasal, a pour agent mécanique spécial l'*inspiration*, qui raréfie l'air dans les fosses nasales.

ONZIÈME PARTIE

APPAREIL GÉNITO-URINAIRE. — EMBRYOLOGIE

Il est impossible d'étudier les diverses parties de l'appareil génito-urinaire et de se rendre compte des homologies entre les organes mâles. et femelles sans examiner à fond les origines embryonnaires de cet appareil ; c'est pourquoi nous ferons dès maintenant ici l'histoire complète du développement du *corps de Wolff*[1], lequel commence par le *canal de Wolff*, et donne ensuite naissance, avec le canal de Müller (future *trompe utérine)*, à toutes les parties internes sexuelles et urinaires.

Pour se rendre compte de l'origine du canal de Wolff, il faut examiner les coupes d'embryon de poulet à l'époque où le feuillet moyen vient de se diviser en deux lames : l'une fibro-cutanée, l'autre fibro-intestinale. La figure (175, A) nous représente une coupe de ce genre sur un embryon de poulet environ à la quarante-huitième heure de l'incubation. La couche *e e* représente le *feuillet externe du blastoderme* (feuillet corné, épiblaste, ectoderme), qui par une involution particulière a formé le tube médullaire (M) ; la couche *i i* représente le feuillet interne (feuillet glandulaire, intestinal, hypoblaste, entoderme), constitué par une simple rangée de cellules. Tout le reste de la figure (175, A) représente des parties formées par le feuillet moyen (mésoblaste, mésoderme) : 1° Sur les parties latérales ce feuillet *m* est divisé en deux couches dont l'une est accolée au feuillet externe *(e e)*, c'est la lame fibro-cutanée ou musculo-cutanée (somatopleure, V. fig. C, en *m)*, dont l'autre est accolée au feuillet interne, c'est la lame fibro-intestinale (splanchnopleure, en *m'*, fig. C). Entre la somatopleure et la splanchnopleure se trouve l'espace (P) qui deviendra plus, tard la cavité péritonéale et la cavité pleurale (fente pleuro-péritonéale, cœlome). 2° La partie centrale du feuillet moyen est restée indivise, en ce sens que la fente pleuro-péritonéale ne pénètre pas jusqu'à l'axe du corps.

---

[1] Wolff (G. F.). embryologiste allemand (1733-1794); Elève de Meckel, il publia dès 1759 son célèbre traité *Théoria generationis;* méconnu dans son pays, il trouva asile en Russie, sous la protection de l'impératrice Catherine.

de l'embryon ; mais cette partie centrale s'est cependant partagée en
diverses formations, qui sont : d'abord la corde dorsale (C), puis les masses
vertébrales (protovertèbre, ou mieux *prévertèbre*, en 1, fig. A, B, C),
et enfin, en dehors de la prévertèbre, une masse particulière, qui confine
en dehors à l'extrémité interne de la cavité pleuro-péritonéale, masse à
laquelle Waldeyer donne le nom de *germe uro-génital* (en 2, fig. A, B, C),

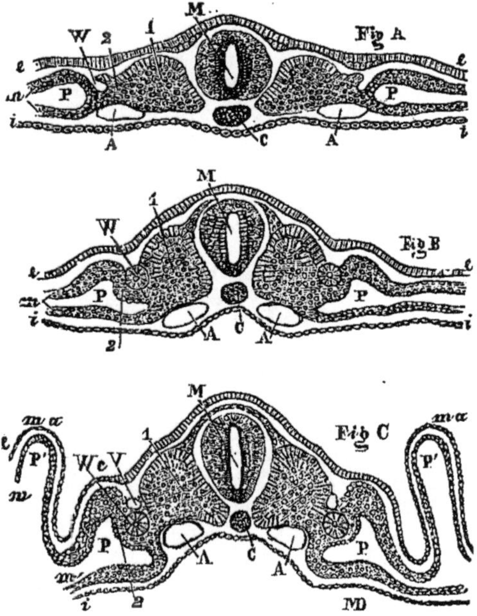

Fig. 175. — Coupes de l'embryon de poulet, montrant la formation du *canal de Wolff*.
(Ces coupes sont faites perpendiculairement à l'axe du corps)*.

Ce nom de germe uro-génital est justifié par ce fait que cette portion du
feuillet moyen va donner naissance à toutes les parties essentielles des
glandes urinaires et des glandes génitales aussi bien mâles que femelles.
   C'est tout d'abord le canal de Wolff qui se développe aux dépens du

* Fig. A (embryon au deuxième jour). — W, région du germe uro-génital, où va
apparaître le canal de Wolff.
   Fig. B (embryon au troisième jour). — W, canal de Wolff, constitué et isolé.
   Fig. C (embryon à la fin du troisième jour). — W, canal de Wolff. — V, veine
cardinale. — m a, replis amniotiques. — P, le cœlome dans ces replis.
   Dans ces trois figures : — e, e, feuillet interne ; — (m, son feuillet fibro-cutané ou
somatopleure ; — m', son feuillet intestinal ou splanchnopleure : fig. C) ; — P, cavité
pleuro-péritonéale ; — 2, germe uro-génital de Waldeyer ; — 1, masse prévertè-
brale ; — M, moelle épinière ; — C, corde dorsale ; — A, aorte ; — V, veine.

germe uro-génital, par la formation d'une traînée cellulaire spéciale (fig. 175, A et B, en W.), bientôt creusée en canal (l'embryologie comparée montre d'une manière évidente que ce canal est un diverticule de la cavité pleuro-péritonéale) [1]. On trouve, chez le poulet, à la cinquantième et soixantième heure de l'incubation, la coupe de ce canal de Wolff dans la partie centrale du germe uro-génital, tout contre la limite interne de la

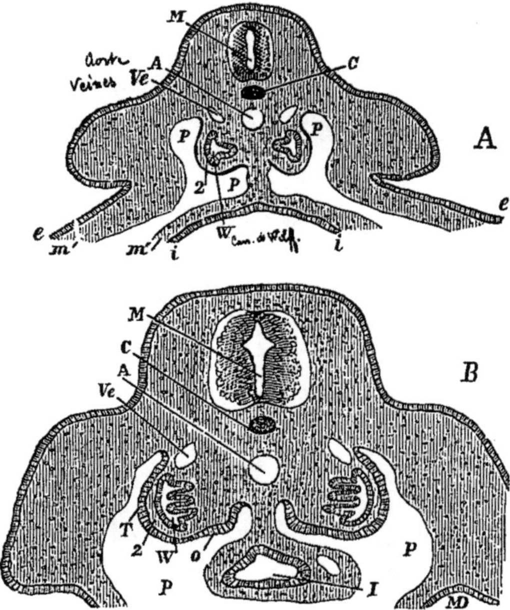

Fig. 176. — Coupes (perpendiculaires à l'axe du corps) sur des embryons de poulet au quatrième (A) et au commencement du cinquième jour (B) de l'incubation [*].

fente pleuro-péritonéale (fig. C). A ce moment le germe uro-génital présente un bord externe légèrement bombé et faisant saillie dans la fente pleuro-péritonéale.

[1] Mathias Duval, *Sur le développement de l'appareil génito-urinaire de la grenouille*, 1re partie, *le rein précurseur*. 1882.

[*] Fig. A. — *e, e,* feuillet externe du blastoderme; — *i, i,* feuillet interne; — *m,* feuillet fibro-cutané; — *m',* feuillet fibro-intestinal; — P, P, cavité péritonéale; — M, moelle épinière; — A, aorte; — Ve, veines; — C, corde dorsale; — 2, éminence génitale (corps de Wolff); — W, canal de Wolff avec un diverticulum en voie de développement.

Fig. B. — Mêmes lettres; de plus: I, tube intestinal fermé; — O et T, épaississements de l'épithélium germinatif destinés à former l'ovaire (en O) et le tube de Müller (en T).

Mais bientôt sur le canal de Wolff se disposent une série de tubes qui, par un processus de formation pour lequel nous renvoyons aux traités d'embryologie, prennent naissance par des diverticules creux émanés de la cavité pleuro-péritonéale, mais perdent très vite toute connexion avec cette cavité (du moins chez les vertébrés supérieurs); ces tubes apparaissent alors comme partant du canal de Wolff et se dirigeant en dedans (vers l'axe de l'embryon; fig. 176) et constituent ce qu'on nomme les *canaux du corps de Wolff*. Dès lors, le corps de Wolff se présente, sur les coupes perpendiculaires à l'axe de l'embryon, comme une masse nettement circonscrite, faisant fortement saillie dans la cavité péritonéale de chaque côté du mésentère (fig. 176 B). Cette masse est tapissée, à sa surface libre, par un épithélium différent de celui qu'on rencontre sur les autres surfaces limites du cœlome. Tandis que sur la surface interne des parois abdominales, sur la mésentère, sur la surface externe de l'intestin, etc., l'épithélium est mince et plat, revêtant déjà les caractères de l'endothélium des séreuses, l'épithélium qui tapisse la surface du corps de Wolff est formé de cellules longues et cylindriques (fig. B). Cette couche plus ou moins épaisse de cellules cylindriques a reçu de Waldeyer le nom d'épithélium germinatif (*Keimepithel*), parce que c'est elle qui, par deux processus en apparence très différents, mais qui sont au fond de même nature, donnera lieu à la formation de la trompe (canal de Müller), d'une part, et à celle des ovaires avec les ovules, d'autre part [1].

C'est sur la face externe du corps de Wolff que se forme le canal de Müller. Il a pour origine, d'après Waldeyer, un pli longitudinal de l'épithélium germinatif qui s'enfonce dans le tissu connectif de la partie latérale externe du corps de Wolff (en M, fig. 177). Ce pli, en s'isolant bientôt de la couche épithéliale superficielle, se ferme et constitue un tube ; mais en haut, c'est-à-dire à son extrémité antérieure, ce pli ne se ferme pas, et le tube reste largement ouvert en ce point. Ainsi se trouvent constitués la trompe et son pavillon.

Sur la face interne de la saillie du corps de Wolff apparaît le premier rudiment de la glande génitale, sous forme d'une petite proéminence que revêt une couche très épaissie d'épithélium germinatif (en O, fig. 176, B; et en O, fig. 177). Cet épaississement épithélial se rencontre aussi [bien chez l'embryon qui évoluera dans la direction du sexe femelle que chez celui qui deviendra un mâle. A ce moment, on aperçoit, au milieu des cellules de cet épithélium germinatif, des formes particulières, remarquables par leur contour sphérique, leur noyau très développé, leur nucléole facilement visible ; ces cellules sphériques ne sont autre chose que les premiers ovules formés *(ovules primordiaux)*, et on les rencontre, chose remarquable, aussi bien dans l'épaississement épithélial de la future glande mâle que dans celui de la future glande femelle. Enfin, à la partie profonde de la saillie génitale, et en contact intime avec elle, on aperçoit, sur les coupes, les tubes de la portion supérieure du corps de Wolff (*w, w*, fig. 177), tubes qui se distinguent de ceux de la portion inférieure par leur calibre plus étroit, et par leur épithélium plus clair. On donne à cette région supé-

---

[1] Waldeyer, *Eierstock und Ei*, Leipzig, 1879.

rieure du corps de Wolff le nom de *partie génitale* ou *sexuelle*, la région inférieure étant plus spécialement considérée comme *partie urinaire* (embryonnaire). Voyons comment cette première forme de glande sexuelle indifférente se tranforme en testicule ou en ovaire.

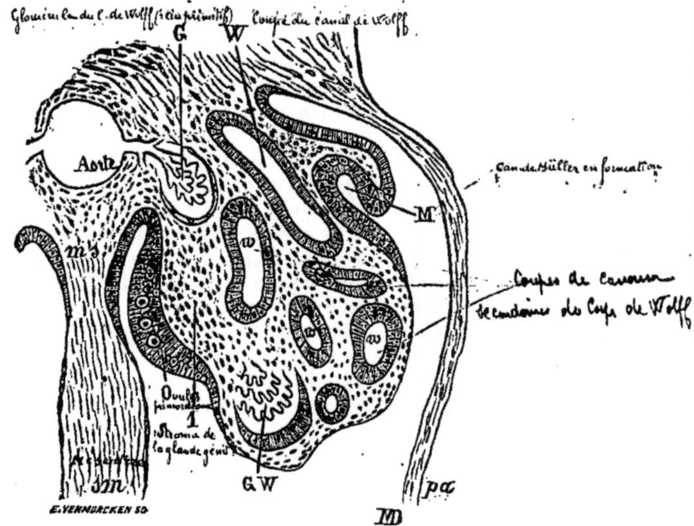

Fig. 177. — Corps de Wolff d'un embryon de poulet au cinquième jour de l'incubation[*].

Dans les premières phases suivantes de son développement cette glande reste encore un certain temps indifférente, ou pour mieux dire, hermaphrodite. En effet, qu'elle doive évoluer selon le type mâle ou le type femelle, on voit toujours l'épithélium germinatif avec les ovules primordiaux qu'il renferme, et qui se multiplient, former, dans le tissu mésodermique sous-jacent, des poussées qui donnent naissance à des cordons cellulaires ; ces cordons cellulaires, auxquels on donne le nom de *tubes de Pflüger*, sont donc formés par des amas cylindriques de cellules de l'épithélium germinatif, renfermant de place en place des ovules primordiaux.

Si la glande sexuelle doit évoluer selon le type testicule, on voit alors que, dans les tubes de Pflüger mâles, les ovules primordiaux s'atrophient,

* A, aorte ; — *ms, sm,* mésentère (l'intestin n'est pas compris dans la figure) ; — *pa,* paroi abdominale latérale ; — G, ramification vasculaire venue de l'aorte et allant former un *glomérule* du corps de Wolff (ou rein primitif) ; — W, coupe du canal de Wolff ; — *w, w, w,* coupes diverses des ramifications des canaux secondaires du corps de Wolff ; — GW, un de ces canaux en rapport avec un glomérule) ; — 1, stroma de la glande génitale ; — O, épithélium de la glande génitale (épithélium germinatif très épaissi et montrant déjà des ovules primordiaux) ; — M, involution de l'épithélium germinatif donnant naissance au canal de Müller.

de sorte que ces tubes finiront par n'être plus constitués que par des cellules de l'épithélium germinatif. Ces tubes représentent dès lors les tubes
seminifères, et c'est leur épithélium qui plus tard donnera naissance, par
des transformations spéciales, aux spermatozoïdes. Ces tubes se mettent,
en effet, en connexion avec les canaux de la partie sexuelle du corps de
Wolff, partie qui représente dès lors l'épididyme (V. ci-après, p. 679, la
fig. 192, côté A, en 1); la partie urinaire du corps de Wolff s'atrophie,
et ne laisse comme trace que le *corps innominé* de Giraldès, *paradidyme*
de Waldeyer (fig. 192, côté A, en 2 et en *x*). Pour Lauth, Follin et Robin,
le *vas aberrans* de Haller *(x,* fig. 192) n'est, lui aussi, autre chose qu'un
débris du corps de Wolff; le canal de Wolff devient canal déférent; quant
au canal de Müller, il s'atrophie, et ses deux extrémités seules subsistent
sous forme d'organes rudimentaires, incompréhensibles sans le secours
des données embryologiques ; son extrémité supérieure forme l'hydatide
de Morgagni *(h,* fig. 192, p. 679), petite vésicule kystique placée au-dessus
de la tête de l'épididyme ; son extrémité inférieure forme, en se réunissant
à celle du côté opposé, l'utricule prostatique qui s'ouvre au sommet du
verumontanum (fig. 184, p. 656).

Si, au contraire, la glande sexuelle primitive doit évoluer selon le type
femelle, les *tubes de Pflüger* ne restent pas sous la forme de tubes ; ils
s'étranglent de places en places, de façon à prendre la forme de chapelets
dont chaque grain est constitué par une masse d'épithélium germinatif
entourant un ovule primordial. Bientôt ces chapelets s'égrènent; les grains
devenus indépendants constituent alors autant de vésicules de de Graf ou
ovisacs, formés d'un ovule central entouré d'épithéliums germinatif (ou
membrane granuleuse de l'ovisac; voir ci-après). Il va sans dire que dans
ces conditions aucune connexion ne s'est établie entre les tubes de Pflüger
femelles et les canaux de la partie sexuelle du corps de Wolff. Nous
reviendrons plus loin sur quelques-uns de ces détails (V. *Ovaire*, ci-après,
p. 678) ainsi que sur les restes du corps de Wolff chez la femme.

Nous avons parlé du canal de Wolff et du canal de Müller ; pour en
compléter l'étude, il nous suffira d'ajouter que ces canaux viennent s'ouvrir, chez le mâle comme chez la femelle, dans la partie postérieure du
tube digestif, au niveau du point où ce tube donne naissance à un bourgeon
creux destiné à former la vésicule allantoïde (fig. 178, 1 en B, et 2 en S-U,
sinus uro-génital). En même temps, la partie tout inférieure du canal de
Wolff donne naissance à un bourgeon creux qui se développe en montant
derrière lui et va former la glande rénale (fig. 178, 2, en 3).

Si donc on considère surtout les connexions de ces différentes parties
avec le tube intestinal, on peut décrire de la manière suivante les dispositions de ce tube à cette époque. Il présente à son extrémité inférieure
(fig. 178) un bourgeon (B); et l'éperon E, qui sépare le tube primitif du
bourgeon récent, s'accentuant de plus en plus, on trouve bientôt à ce niveau
deux cavités : 1° l'ancienne cavité du tube digestif, qui formera le *rectum;*
2° en avant, une cavité *uro-génitale* ou *sinus uro-génital,* qui est en
connexion avec les tubes sus-indiqués de l'appareil génito-urinaire.

1° Le premier de ces tubes (fig. 178, 2, en 1) présente lui-même des
tubes latéraux qui en font un organe *penniforme.* C'est le *corps de*

Wolff, qui paraît jouer un rôle important dans la vie fœtale, car il se développe beaucoup et occupe une grande partie de la cavité abdominale. A cette époque, il renferme des éléments analogues aux *glomérules de Malpighi* du rein, et il paraît remplir les fonctions que remplira plus tard cet organe; aussi lui a-t-on donné le nom de *rein primordial* (Jacobson[1], Rathke). Mais vers la fin de la première moitié de la vie fœtale, ces organes s'atrophient et disparaissent presque totalement chez le fœtus femelle,

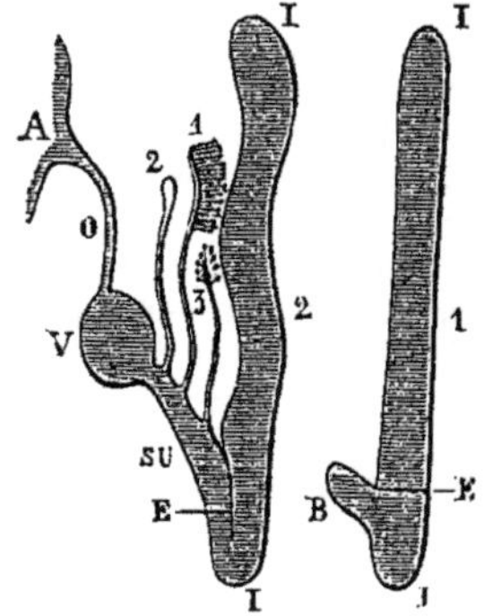

FIG. 178. — Schéma de la formation des organes génito-urinaires *.

tandis qu'ils contribuent à former, nous l'avons dit ci-dessus (p. 635), une partie des organes génitaux mâles.

2° Le second tube ne présente pas de végétations secondaires. C'est le simple tube connu sous le nom de *conduit de Müller* (fig. 178-2, en 2). Ce conduit est essentiellement appelé à constituer les parties les plus importantes des organes génitaux de la femme : les trompes et l'utérus ; chez l'homme, il ne forme que des organes relativement inutiles, vestiges de l'état embryonnaire, comme l'*utricule prostatique* et un petit appendice de l'épididyme (l'*hydatide pédiculée* de Morgagni).

3° Le troisième tube ou cæcum (fig. 178-2, en 3) présente un grand nombre de végétations secondaires, mais qui se font à l'extrémité du canal, et en irradiant. Ces bourgeons secondaires prennent eux-mêmes la forme canaliculée, se juxtaposent, s'entremêlent et vont finalement aboutir à un petit *peloton vasculaire* contre lequel vient pour ainsi dire buter leur extrémité en cæcum ; dès lors ils ne se développent plus. Ils embrassent, chacun par son extrémité cæcale, un peloton vasculaire, qui refoule le cul-de-sac dans l'intérieur du tube de façon à se loger dans une capsule terminale (V. fig. 180, p. 639). Telle est la formation des *tubes urinifères* et des *glomérules de Malpighi*, du *rein*, en un mot.

Enfin, outre ces trois tubes de chaque côté, le *sinus uro-génital* se développe par son extrémité antérieure[2] et va constituer le canal *allantoïdien (ouraque)* et la *vésicule allantoïdienne* (fig. 178, O, A), dont nous étudierons plus tard les fonctions à propos du placenta ; contentons-nous d'indiquer pour le moment que l'allantoïde et son canal, l'ouraque, dispa-

---

[1] Jacobson, chirurgien anatomiste né à Copenhague en 1783; étudia l'anatomie à Paris sous la direction de Cuvier.

[2] V. Mathias Duval, *Recherches sur l'origine de l'allantoïde*, Paris, 1877.

* 1) I, I, tube intestinal avec le bourgeon B, qui commence à s'isoler par l'éperon E.

2) L'éperon E s'est très accentué ; le bourgeon B s'est très développé et a donné au loin l'allantoïde A (dont on ne voit que le commencement, le pédicule), et successivement, en allant de l'allantoïde vers le tube intestinal, l'ouraque O, la vessie V, le sinus uro-génital SU, qui lui-même est en connexion avec trois conduits qui sont : 1, pour le corps de Wolff; — 2, pour l'organe de Müller ; — 3, pour le rein.

raissent chez l'adulte, et qu'il ne reste plus que la partie toute inférieure
du canal, laquelle se développe énormément sous la forme de réservoir et
constitue la *vessie*.

Ce rapide coup d'œil sur l'origine des appareils génitaux et urinaires
nous fait voir entre eux une grande parenté, et par conséquent nous devons
nous attendre à de grandes analogies entre leurs épithéliums.

Nous allons étudier successivement l'*appareil urinaire*, l'*appareil
génital de l'homme*, l'*appareil génital de la femme*. Pour ces deux derniers nous aurons à revenir sur les conditions embryologiques rapidement esquissées déjà, et qui seules nous permettront d'établir l'homologie
des organes des deux sexes.

I. — Appareil urinaire

A. *Sécrétion de l'urine.*

Tubes urinifères. — Les *canaux* ou *tubes* qui composent le parenchyme rénal sont des tubes à direction rectiligne dans la *partie
médullaire* du rein *(tubes de Bellini*[1] fig. 179), puis repliés et
contournés sur eux-mêmes *(tubes de Ferrein*[2]*)* dans la *substance
corticale* (fig. 180). L'union des tubes de Ferrein avec ceux de Bellini se fait non pas directement mais par l'intermédiaire de canaux
qui affectent la forme d'anses, et qu'on nomme *canaux à anse de
Henle*[3]. D'autre part, chaque tube se termine par une dilatation
ampullaire dans laquelle fait hernie un peloton sanguin *(glomérule
de Malpighi)*, formé par la capillarisation d'une artériole *(vaisseau afférent)* (fig. 180, *a*). Ces capillaires pelotonnés se réunissent
en un petit *tronc efférent* qui sort du glomérule par le même point

---

[1] Bellini, anatomiste italien (1643-1794); c'est à dix-neuf ans qu'il publia
sa découverte des tubes urinifères, à Pise, où il fut professeur dès 1663.

[2] Ferrein (Antoine), médecin français (1693-1769), fit ses études à Montpellier
et devint professeur à Paris.

[3] Les canaux en anse de Henle sont la suite des tubes de Ferrein, qui, à
un moment donné, *s'amincissent* considérablement, deviennent *rectilignes*
et descendent dans la substance médullaire des pyramides (à côté des tubes de
Bellini), puis se *recourbent* en se *dilatant* de nouveau pour remonter dans
la substance corticale; là ces canaux *s'infléchissent* de nouveau, puis se continuent finalement avec le commencement du vrai tube de Bellini. En un mot,
les tubes de Henle constituent des anses, en forme de siphons renversés, entre
le tube de Ferrein et le tube de Bellini. On n'a, au point de vue physiologique,
aucune notion sur le rôle de ces anses, non plus que sur la signification de
leur rétrécissement dans leur branche descendante et de leur dilatation dans
leur branche ascendante. Signalons enfin un dernier détail, c'est que leur épithélium est clair et transparent dans la branche étroite et descendante, foncé,
trouble et granuleux dans la partie large et ascendante.

ou par un point voisin de celui par où est entré l'afférent (fig. 180, *p*V). Mais ce qu'il y a de remarquable, c'est que le vaisseau efférent ne va pas de suite se réunir à ses congénères pour consti-tuer la veine rénale. Presque immédiatement après sa sortie du glomérule, il se divise de nouveau, se capillarise et forme dans le

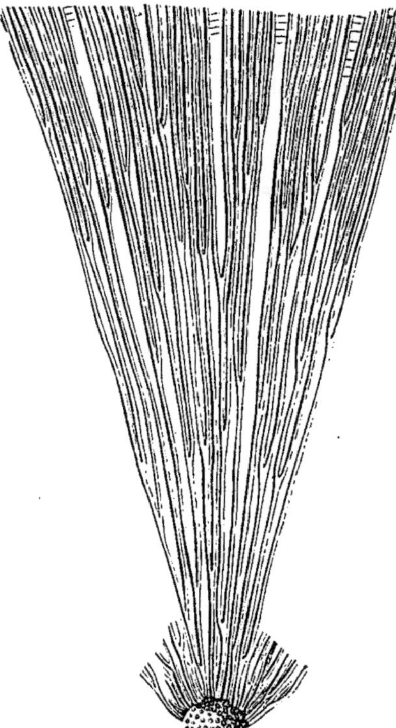

FIG. 179. — Tubes droits du rein*.

parenchyme rénal un ré-seau capillaire (RC, fig. 180) dont les mailles s'en-trelacent avec les canaux urinifères. Ce tronc effé-rent (*p* V) ne mérite donc pas le nom de veine pure et simple ; c'est un système à part qu'on peut à la ri-gueur considérer comme une *veine porte rénale*, puisqu'il est intermédiaire entre deux systèmes capil-laires, celui des glomé-rules et celui du paren-chyme rénal ; c'est à ces derniers capillaires que succèdent les vraies ori-gines de la veine rénale (fig. 180, V).

Circulation rénale. — Cette disposition du sys-tème vasculaire dans le rein doit être prise en sé-rieuse considération dans toute théorie ayant pour objet le mécanisme intime de la sécrétion urinaire.

Si, en effet, nous nous rappelons que les différences de pression existant dans les diverses parties du système circulatoire tiennent non seulement à la forme de ces parties (troncs, petits vaisseaux, ou capillaires), mais encore à leur distance des deux points extrêmes (ventricule gauche et oreillette droite) d'origine et de terminaison de l'appareil vasculaire (Voy. p. 232), il nous sera facile de voir que

---

* Origine et dichotomie des canalicules urinifères de la substance médullaire du rein humain (tubes de Bellini) — (D'après Schumlansky).

dans les deux sytèmes de capillaires rénaux, les pressions ne seront nullement ce qu'est la pression normale dans les capillaires ordinaires (des membres, par exemple). En effet (fig. 181), tandis que dans ces derniers, par suite de leur position moyenne (V. *Circulation*. p. 224) entre l'origine du cône artériel et la terminaison du cône veineux, la pression est elle-même moyenne entre les deux pressions extrêmes correspondantes, c'est-à-dire est représentée par

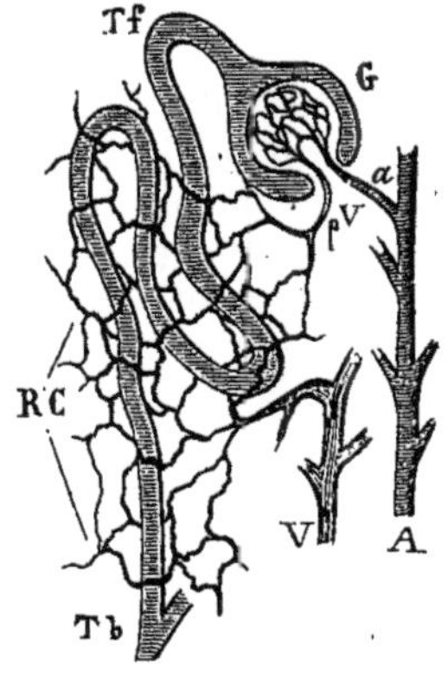

Fig. 180. — Schéma du rein et de sa circulation*.

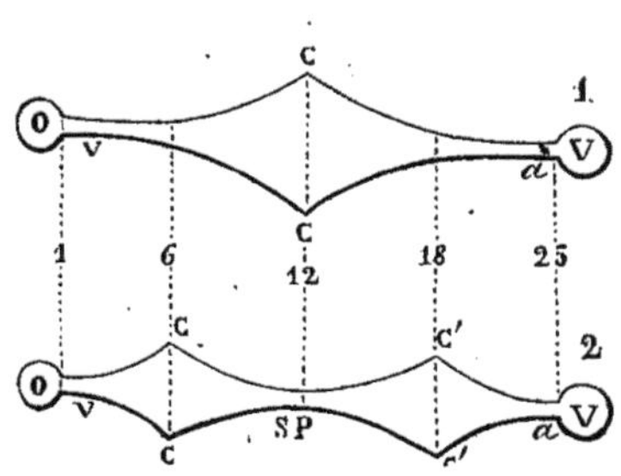

Fig. 181. — Schéma des deux systèmes de capillaires du rein (veine porte rénale)**.

12/100 (celle de l'origine de l'aorte = 25/100, et celle de la terminaison de la veine cave = 0 ou 1/100); dans le système rénal au contraire, ce nombre 12/100 représente non la pression de l'un ou de l'autre des deux ordres de capillaires, mais bien la pression du tronc éfférent glomérulaire (du vaisseau pV de la fig. 180), puisque, comme le montre le schéma (fig. 181), c'est précisément

* Tb, tube droit ou de Bellini ; — Tf, tube contourné ou de Ferrein (on n'a pas représenté les canaux à anse de Henle): — G, glomérule avec son peloton vasculaire; — a, artériole afférente aux capillaires du glomérule ; — pV, vaisseau efférent qui se capillarise de nouveau au milieu des tubes rénaux (en RC) avant d'aboutir dans le véritable vaisseau veineux (V).

** La superposition des figures montre que les *pressions* ne sont pas les mêmes dans les capillaires de la circulation générale, et dans chacun des systèmes capillaires du rein (au niveau du glomérule et dans les interstices des tubes).

1) circulation générale: — V, ventricule ; — O, oreillette ; — a, artère; — V, veines ; — C, capillaires (pression = 12).

2) Circulation rénale ; — V, ventricule; — O, oreillette; — a, artère rénale et vaisseaux afférents du glomérule; — c', c, capillaires du glomérule (pression = 18); — SP, vaisseaux efférents du glomérule (représentant le tronc d'une veine porte, le vaisseau pV, de la figure 180); — c, c, capillaires résultant de la dichotomie de ce tronc efférent au milieu des tubes rénaux pression = 6); — V, veine rénale proprement dite, succédant à ce second système de capillaires.

ce tronc efférent (SP) qui est placé au milieu de la distance entre le ventricule gauche (V) et l'oreillette droite (O).

Quant à la pression dans les capillaires rénaux, un calcul semblable nous montre que dans ceux du glomérule, c'est-à-dire dans ceux qui sont placés entre le système artériel proprement dit et le vaisseau efférent (SP, fig. 181), la pression doit être moyenne entre 25/100 et 12/100, c'est-à-dire de 18/100 (en C'C', fig. 181). Dans ceux qui succèdent au vaisseau efférent, serpentent au milieu des tubes unirifères pour donner naissance à la veine proprement dite (fig. 180, RC, et fig. 181. CC), la pression doit être moyenne entre 12/100 et 1/100, c'est-à-dire égale à 6/100. (V. *Circulation*, p. 224).

D'une manière plus générale, on peut donc dire que le *sang des capillaires du glomérule est soumis à une pression plus considérable, celui des capillaires interstitiels ou parenchymateux à une pression moins considérable* que le sang des capillaires ordinaires.

Théories de la sécrétion. — L'intensité de la pression dans le premier système a attiré l'attention de tous les physiologistes et tous admettent qu'à ce niveau doit se produire une *filtration* toute mécanique, qui sera la source de la première phase de la sécrétion urinaire ; mais on n'est pas d'accord sur la nature du liquide filtré. Pour les uns (Bowman), ce n'est que de l'eau ; pour les autres (Ludwig), c'est de l'urine complète, mais trop diluée, et n'ayant qu'à perdre une partie de son eau pour devenir l'urine telle qu'elle est versée dans la vessie.

Première théorie. — Aujourd'hui la plupart des auteurs se rattachent à la théorie de Bowman, et invoquent en sa faveur les expériences de Heidenhain. Cet auteur, ayant observé que le rein vivant est le lieu particulier d'élimination de l'indigo injecté dans le sang, a pensé que cette élimination de l'indigo devait se faire de la même manière et par les mêmes éléments anatomiques que celle des principes spécifiques de l'urine. Dans la pensée que le glomérule laisse passer seulement de l'eau, et qu'à cette eau, pendant qu'elle parcourt les tubes du rein, viennent s'ajouter les principes constitutifs de l'urine (urée, sels, matières colorantes), lesquels seraient fournis par l'épithélium des tubes, Heidenhain a recherché comment se faisait l'élimination de l'indigo chez les animaux auxquels on faisait une saignée très abondante, ou auxquels on pratiquait la section de la moelle au-dessous du bulbe. Par l'une comme par l'autre de ces opérations on diminue et rend presque nulle la pression du sang dans le rein, et on supprime la production de la partie aqueuse de l'urine, mais dans ces cas on voit cependant les canalicules contournés de Ferrein et les branches montantes des anses de Henle se gorger d'indigo, tandis que les glomérules restent incolores, ainsi que les tubes grêles de l'anse de Henle. Ces canalicules contournés et les branches montantes ou larges de l'anse ont donc fonctionné d'une manière indépendante pour éliminer l'indigo. Or ces parties sont précisément celles qui sont revêtues (voy la note page 637) d'un épithélium granuleux rappelant l'aspect des cellules des glandes. On en conclut donc que les glomérules président à la filtration de l'eau, et que cette eau devient urine en recevant de l'épithélium de certaines parties des tubes urinifères les principes caractéristiques de l'urine[1].

Seconde théorie. — Quoique la théorie précédente soit adoptée actuellement par la grande majorité des auteurs, et qu'elle paraisse appuyée sur des faits expérimentaux, nous croyons devoir donner ici quelques développements à une autre théorie (dite théorie de Kuss), qui sans doute repose bien plus sur des arguments que sur des faits, mais qui cependant tient un compte rigoureux de toutes les conditions si particulières de la circulation rénale.

Or, si nous appliquons au peloton vasculaire du glomérule les connaissances que nous fournit la physiologie des capillaires des autres parties du corps, en nous rappelant que les capillaires du glomérule présentent la même structure que ceux de toute autre région, nous devons conclure qu'ici doit se produire normalement, vu l'excès normal et permanent de pression, ce qui se produit anormalement dans toute autre région, lorsque la pression sanguine est exagérée. Or, lorsqu'une ligature comprime les veines du bras, lorsqu'une cause pathologique quelconque arrête la circulation veineuse abdominale, en un mot toutes les fois que la pression augmente dans des capillaires, ceux-ci laissent filtrer à travers leurs parois la partie liquide du sang, le sérum avec tous ses principes constitutifs, eau, albumine, etc. Nous sommes donc autorisés à penser qu'il en est de même normalement au niveau du glomérule, et que celui-ci laisse passer dans le tube urinifère, non de l'eau pure, mais le sérum du sang, sans distinction de ses éléments.

Tel serait donc le premier phénomène de la sécrétion de l'urine : *filtration du sérum sanguin.* Voyons maintenant comment le produit de la filtration glomérulaire se transforme en urine ; il est évident que cette transformation va se faire dans le trajet sinueux des tubes urinifères que parcourt le liquide filtré pour se rendre de son point d'origine vers le bassinet.

Les auteurs qui ne voient dans le liquide filtré que de l'eau pure ne peuvent concevoir l'achèvement de l'urine que par une *sécrétion* des parois des canalicules urinifères, sécrétion qui vient *ajouter* à l'eau les matières que l'urine doit contenir, comme il a été dit ci-dessus. Ceux qui, comme

---

[1] Voy. Charcot, *Leçons sur les maladies du foie et du rein*, 1877, p. 279

Ludwig et V. Wittich [1], voient, dans le produit filtré, de l'urine trop diluée, conçoivent, au contraire, l'achèvement de celle-ci par une simple *résorption aqueuse* effectuée par les parois des tubes urinifères et amenant l'urine au degré de concentration voulu.

De même, en admettant que le produit de la filtration glomérulaire est du sérum sanguin, comme, d'autre part, l'étude comparée de la composition du sérum et de l'urine montre que d'une manière générale le *premier liquide ne diffère du second que par de l'albumine en plus*, nous sommes amenés à concevoir *l'achèvement de l'urine par la résorption de cette albumine*, résorption qui se fera nécessairement dans le long circuit des tubes urinifères.

Cette manière de concevoir la *seconde phase* du travail rénal résulte nécessairement de l'idée que nous nous sommes faite de la première partie de ce travail; nous n'avons pas de moyen de vérification directe : mais nous pouvons examiner si ce que nous connaissons de la structure du rein est favorable à cette manière de voir.

D'abord la longueur, la forme si diversement contournée des tubes urinifères, forme qui rappelle si bien les circonvolutions intestinales, porte naturellement à y voir un appareil de résorption, où le cours du liquide est ralenti pour que l'absorption soit favorisée par un contact prolongé avec les parois. D'autre part, l'épithélium qui tapisse ces tubes est, au moins dans une partie de leur trajet, clair et transparent, et non granuleux comme les épithéliums des culs-de-sacs sécréteurs de glandes. Cet épithélium paraît donc plutôt destiné à présider à une *absorption*, et sans doute y préside-t-il d'une manière active en enlevant au sérum précisément le principe si nécessaire à l'organisme, et dont le sang ne peut être privé sans danger, l'albumine. Que cet épithélium soit malade, il ne fonctionnera plus, et alors l'albumine ne sera plus résorbée, elle paraîtra dans les urines : c'est ce qui arrive dans la maladie de Bright, qui porte précisément sur l'épithélium rénal. Les auteurs qui font jouer à cet épithélium un rôle de sécrétion, par lequel la paroi du tube ajouterait à l'eau filtrée les principes constituants de l'urine, se voient en face d'une singulière contradiction, quand ils veulent expliquer la pathogénie de l'albuminurie, car il résulterait de leur manière de voir que, quand cet épithélium est malade, il sécréterait non seulement les matériaux solides qui d'ordinaire entrent dans la constitution de l'urine, mais encore un nouvel élément, l'albumine [2].

D'autre part, nous savons qu'en général l'absorption est favorisée par une faible pression dans les vaisseaux sanguins qui doivent recevoir le produit de cette absorption. Or, nous avons vu que, dans les capillaires

---

[1] Wittich, *Virchow's Archiv für pathologische Anatomie*, Band X. — Donders, *Physiologie des Menschen*, Leipzig, 1859, Band I.

[2] Les considérations de pathologie qui se rattachent à la théorie de la sécrétion urinaire telle que nous venons de l'exposer, ont été développées, surtout au point de vue de l'albuminerie, dans la thèse de G. Fayet, *Essai sur la pathologie de l'albuminerie*, Montpellier, 1872. — V. aussi J.-B. Olinger, *Esquisse de la physiologie de la fonction urinaire*, thèse de Paris, 1873, n° 84.

voisins des tubes urinifères, la pression est moindre que dans les capillaires
ordinaires. Le réseau sanguin interstitiel est donc admirablement disposé
pour recevoir l'albumine résorbée par l'épithélium, de même que les capillaires glomérulaires le sont pour laisser filtrer le sérum, et en somme
c'est l'étude du système circulatoire, de ce que nous pouvons appeler la
veine porte rénale, qui nous donne la clef du double phénomène de *filtration* et de *résorption* qui constitue les deux phases essentielles de la
sécrétion urinaire. La physiologie comparée montre ce double phénomène
d'une manière encore plus évidente. Ainsi chez les ophidiens, dont les urines
sont concrètes, on les voit d'abord liquides au commencement des tubes
urinifères, puis s'épaississant peu à peu dans leur trajet jusqu'à acquérir
leur consistance si caractéristique.

Ainsi, en résumé, la sécrétion de l'urine se composerait de deux phases
bien distinctes : *un phénomène de filtration pure au niveau du glomérule*, filtration qui donne passage au sérum du sang, c'est-à-dire à de
l'urine, plus de l'albumine: 2° à ce phénomène purement mécanique
succède un *travail vital de la part des éléments cellulaires de l'épithélium des tubes urinifères* : ces éléments résorbent l'albumine, et cette
absorption est aidée par les conditions de faible pression du sang dans les
capillaires interstitiels.

Quelle que soit la théorie admise pour le mécanisme de la
sécrétion de l'urine, il est en tout cas démontré que le rein ne
forme pas, n'élabore pas les principes contenus dans l'urine, mais
ne fait que les séparer du sang. On a longtemps cru que le rein
formerait l'urée, comme les glandes salivaires forment la ptyaline,
l'estomac, la pepsine, etc. ; mais il est prouvé aujourd'hui que
toute l'urée que l'on trouve dans les urines était primitivement
contenue dans le sang. Les physiologistes ont été longtemps partagés à ce sujet; la question se réduisait à une question de dosage ;
il s'agissait de démontrer que l'urée préexiste dans le sang et ne se
forme pas dans le rein, c'est-à-dire que le sang de la veine rénale
possède normalement moins d'urée que celui de l'artère, et que la
ligature des uretères ou l'ablation des reins produisent le même
effet. En France, Prévost et Dumas, Ségalas et Vauquelin, Claude
Bernard et Barreswil, Picard [1], étaient arrivés à ces conclusions ;
mais, en Allemagne, on contestait le résultat de leur recherches en
attaquant leurs divers procédés de dosage de l'urée; Oppler,
Perls, Hermann, Hoppe-Seyler et Zalesky prétendaient que l'urée
se forme en grande partie dans le tissu rénal, comme la ptyaline se
forme dans les glandes salivaires ; une macération du rein aurait
donné naissance à de l'urée, comme une macération de la parotide

---

[1] J. Picard, *De la présence de l'urée dans le sang et de sa diffusion
dans l'organisme*, Strasbourg, 1856.

donne lieu à de la diastase animale. Enfin Zalesky prétendait que
l'ablation des reins (néphrotomie) et la ligature de l'uretère, produisaient des accidents différents ; que, dans la ligature de l'uretère,
l'urée se trouvait en bien plus grande abondance dans le sang, et
amenait plus rapidement les accidents urémiques.

La question n'a pu être tranchée que par l'emploi d'un procédé
de dosage d'une exactitude incontestable ; c'est le procédé qu'a
employé Gréhant ; il s'est servi du réactif de Millon ou nitrate
nitreux de mercure, qui décompose l'urée en volumes égaux
d'acide carbonique et d'azote, et il a donné à ce procédé de dosage
son caractère de rigueur et d'exactitude en s'attachant à recueillir
tout l'acide carbonique et tout l'azote provenant de cette réaction,
de sorte que, dans chaque analyse, l'égalité des volumes trouvés
d'acide carbonique et d'azote lui a donné la certitude que l'urée
seule avait été décomposée. Il a ainsi démontré que l'accumulation
de l'urée dans le sang, après la néphrotomie, se fait d'une manière
continue, et que dans ce cas, comme dans la ligature de l'uretère,
le poids d'urée qui s'accumule dans le sang est égal à celui que
les reins auraient excrété ; que, après la ligature des uretères, le
sang qui sort du rein contient exactement la même quantité d'urée
que celui qui entre dans cet organe ; que, à l'état normal, le sang de
la veine rénale contient moins d'urée que celui de l'artère, et que
ce déficit correspond précisément à la quantité d'urée qui est
rejetée pendant ce temps par les urines [1].

On est donc en droit de conclure aujourd'hui, d'une manière
incontestable, que le rein n'est, relativement à l'urée, qu'un *organe
d'excrétion* où ce produit s'élimine, après s'être formé dans toute
l'économie ; si la macération du rein a donné à Hermann une
certaine quantité d'urée, c'est que le filtre rénal peut être imprégné
de cette substance et en abandonner par le lavage. Mais on ne
saurait cependant assimiler complètement le rein à un filtre ; il se
passe en effet au niveau des épithéliums des tubes rénaux des
actes spéciaux d'élection sur certaines substances ; quelle que soit
la théorie admise pour le mécanisme de la production de l'urine, ce
sont ces phénomènes spéciaux localisés dans l'épithélium rénal qui
constituent par leur ensemble le phénomène de la sécrétion rénale,
et on ne saurait dire, à ce point de vue, que le produit de la sécrétion
rénale soit un produit de filtration pure et simple. C'est ce que
prouve la composition de l'urine.

---

[1] V. Gréhant, *Cours de l'école pratique de la Faculté de médecine de
Paris (Revue des cours scientifiques*, novembre, 1871).

B. *Composition de l'urine.*

L'urine est sécrétée dans les vingt-quatre heures en quantités variables, qui oscillent à l'état normal entre 1200 et 1500 grammes. La quantité d'urine produite est en raison inverse de la sueur; aussi l'urine est-elle moins abondante en été qu'en hiver. En moyenne, et en se reportant à l'unité de poids, on peut dire que chaque kilogramme d'être humain excrète 19 à 20 grammes d'urine par vingt-quatre heures, ce qui pour un homme de 60 kilogrammes donne une urine totale de 1200 grammes. Il est presque superflu d'indiquer ici l'influence qu'exerce, sur cette quantité d'urine, l'ingestion de boissons abondantes. Il sera peut être plus intéressant de noter l'influence de l'activité nerveuse, et c'est ainsi que s'explique la différence si sensible entre les heures de repos et les heures de travail. : il y a comme polyurie dans la journée, et anurie relative dans la nuit.

Cette urine est une solution acide de divers principes dans l'eau; les principes dissous varient fort peu en quantité; toutes les variations sont dues à la proportion d'eau ; en un mot, les urines sont à l'état normal plus ou moins *abondantes*, parce qu'elles sont plus au moins *diluées*.

La densité de l'urine est de 1015 à 1020 (la densité de l'eau distillée, prise par unité. étant représentée pour 1000); sa couleur normale est jaune ambré ou rougeâtre; son odeur spéciale, dite urineuse, est due à des acides volatils (phénique, taurilique, damalurique) ; sa saveur est amère et légèrement salée. Sa réaction est acide, et est due à la présence de l'acide urique et du phosphate acide de soude; un temps variable après son émission, elle tend à devenir alcaline, par décomposition de l'urée qui donne naissance à de l'ammoniaque. (L'urine est alcaline chez les herbivores; voir plus loin.)

Eau de l'urine. — La *quantité d'eau* contenue dans l'urine varie d'après l'état de la circulation et l'état du sang : la sécrétion urinaire se composant de deux actes, dont l'un est une filtration par pression, plus la tension artérielle sera grande, plus il y aura d'urine, c'est-à-dire d'eau éliminée; en un sens inverse, toutes les fois que la tension artérielle est faible, les urines sont rares. Les médecins savent parfaitement qu'il ne faut pas compter sur les diurétiques avec les malades dont le pouls est très mou et très faible, et qu'alors le meilleur diurétique sera le médicament capable de relever la force du cœur et la circulation. Sous ce rapport, la sécrétion urinaire est très importante; elle constitue une espèce de soupape de sûreté par laquelle le sang se débarrasse de son excès d'eau. Après les repas, il y a une sorte de pléthore générale, une augmentation dans la tension du sang, et, par suite, filtration d'une urine abondante et très diluée *(urina potus et cibi)*. Le matin, au contraire, l'urine, sécrétée pendant le repos de la nuit, est plus concentrée et plus rare, parce qu'aucune cause n'est venue augmenter ni la quantité du liquide sanguin, ni sa pression. Le rein est donc la principale surface où se dégage l'excès d'eau de l'organisme, et cela par un effet purement mécanique, en vertu même de l'existence de cet excès. Le poumon élimine aussi un peu d'eau, mais en très faible quantité ; la sueur est aussi une voie de départ pour l'eau, mais voie très capricieuse et nullement mécanique (V. p. 520) ; la sécrétion de la sueur est une vraie sécrétion, elle se fait par un travail épithélial sous l'influence du système nerveux, et n'obéit nullement à l'état de tension du système circulatoire ; c'est souvent au moment où le pouls est le plus bas que d'abondantes sueurs se produisent, comme, par exemple, dans l'agonie [1]. (V. *Fonctions de la peau, glandes sudoripares.*)

Résidu solide de l'urine. — Les substances dissoutes dans l'eau de l'urine sont, au contraire, représentées par une quantité à peu près constante pour les vingt-quatre heures. On peut établir une véritable proportion entre le poids de l'organisme et la quantité de résidu solide contenu dans l'urine d'un jour. Chaque kilogramme de l'animal secrète un peu moins de 1 gramme d'urine anhydre ; donc l'urine de l'homme, dont le poids est en moyenne de *65 kilogrammes*, contiendra en moyenne *60 grammes de matériaux solides*. Mais cette quantité peut varier selon les saisons, et surtout l'alimentation, de sorte qu'en général les physiologistes français ont trouvé un chiffre inférieur à celui constaté par les Allemands ou les Anglais (40 grammes en France, 67 à 70 grammes en Allemagne et en Angleterre [2]). La différence de ces résultats tient surtout à la différence de l'alimentation, de même que la

---

[1] Cependant, nous l'avons dit, la sécrétion de la sueur offre une intensité directement inverse de la sécrétion urinaire : en été, où la transpiration évacue une grande quantité d'eau et d'urée, les urines sont rares ; l'inverse a lieu en hiver. Sappey, qui insiste beaucoup sur cette alternance de la fonction cutanée et rénale, exprime le regret que des mensurations précises n'aient pas cherché à déterminer s'il existe chez les peuples du Nord, par exemple, un développement plus considérable du parenchyme glandulaire rénal, relativement à l'appareil sudoripare, que chez les habitants des pays tropicaux. Ce serait là un caractère ethnographique intéressant à fixer.

[2] Tableau des principaux principes contenus dans l'urine. Pour 1 litre d'urine

quantité d'eau de l'urine tient à la différence des boissons; dans les pays où la bière forme la boisson ordinaire, les urines sont beaucoup plus abondantes.

Urée. — Les *60 grammes d'urine anhydre* (des vingt-quatre heures) se répartissent d'une façon assez régulière entre divers matériaux constants, et qui proviennent du sang, puisque d'après la théorie, confirmée par les expériences, il ne doit rien se trouver dans l'urine qui ne préexiste dans le sang. Près de la moitié (30 grammes en vingt-quatre heures, environ 20 grammes par litre) est représentée par une substance que nous avons déjà signalée dans presque tous les liquides de l'organisme, c'est l'*urée*.

L'urée est un principe azoté; c'est, de tous les produits excrémentitiels de l'organisme, celui qui élimine le plus d'azote. Il est démontré que l'urée excrétée est presque toute l'urée à laquelle pouvaient donner naissance les aliments, ce sont les 4/5 d'après Lehmann ; on se rend compte du dernier 1/5 en se rappelant que la respiration en excrète un peu, ainsi que l'exfoliation épidermique et la sécrétion de la sueur.

On analyse la teneur de l'urine en urée par la réaction de l'hypobromite de sodium, qui, en solution alcaline, décompose l'urée en eau et en acide carbonique (qui reste dissous dans le liquide) *et en azote, qui se dégage*, et peut être mesuré en le recueillant, dans un tube gradué, chaque centigramme d'urée donnant $3^{cc},7$ d'azote. On se sert à cet effet d'un tube gradué (tube d'Yvon, fig. 182) portant vers son quart supérieur un robinet. Le tube plongeant dans une cuve à mercure de façon que sa partie inférieure soit remplie de mercure jusqu'au robinet, on verse dans la partie supérieure, avec une pipette, un centimètre cube d'urine. En

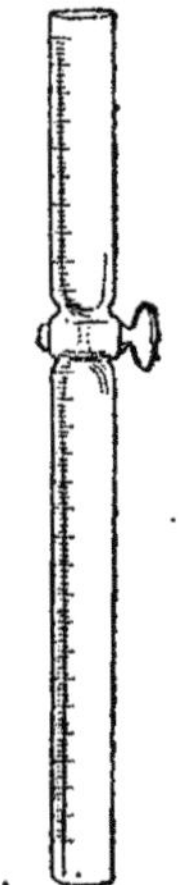

Fig. 182. Tube d'Yvon pour le dosage volumétrique de l'urée.

(1000 grammes) pris dans le mélange de l'ensemble des urines de 24 heures, on trouve :

Eau.		955 grammes.		
		Urée.	20	(30 en 24 heures).
		Ac. hippurique.	1	
Matières		Ac. urique.	0,4	
organiques.	30	Créatinine.	1,1	
		Créatine.	0,5	
		Divers.	7,0	
Matières		Na Cl.	10,0	(12 à 14 par 24 h.)
inorganiques.	15	Sulfates.	2,5	
		Phosphates.	2,5	
Total.		1000		

ouvrant le robinet avec précaution, on fait descendre l'urine dans la partie inférieure, au-dessus du mercure; puis on verse au-dessus du robinet un peu de lessive de soude, qu'on fait semblablement passer sous le robinet. C'est alors qu'on ajoute 5 centimètres cubes de solution d'hypobromite, qu'on fait également passer sous le robinet, qui est ensuite fermé. L'urée est décomposée, et l'azote qui se dégage se rassemble sous le robinet, où la graduation du tube permet d'évaluer la valeur de gaz produit.

La quantité d'urée peut varier sous l'influence de conditions bien déterminées ; comme elle est le résidu de la combustion des albuminoïdes dans l'organisme, elle sera d'autant plus abondante que la nourriture sera plus animale. En Angleterre, où la nourriture est très abondante et surtout très animale, on cite comme normaux des chiffres relativement très élevés. Dans l'abstinence complète, l'urée arrive à son minimum (17 grammes par vingt-quatre heures), mais il y en a toujours dans l'urine, parce que dans ces conditions l'animal se nourrit aux dépens de sa propre substance, et que, par suite, son régime est azoté.

Dans les maladies fébriles on peut dire qu'il existe en général un rapport direct entre le degré de la chaleur animale et la quantité d'urée éliminée (Hepp et Hirtz). Un fait à noter, c'est que la diète agit sur l'urée en sens inverse de la fièvre. Il peut donc arriver que, dans les fièvres qui ont duré longtemps, l'urée, sans cesser d'être considérable, le devienne moins, quoique la température se maintienne élevée. Dans certaines maladies, au contraire, la chaleur restant normale, l'urée s'élève accidentellement aux proportions que lui donne l'état fébrile : c'est particulièrement dans la cirrhose du foie que l'on a trouvé dans ces cas l'urée augmentée (Andral).

Acide urique, créatine, etc. (matières extractives). — Les 30 autres grammes d'urine anhydre (moins l'urée) se répartissent de la manière suivante :

Il y a 10 grammes de matières qu'on désignait autrefois sous le nom de *matières extractives* et qui sont aujourd'hui bien caractérisées par la chimie comme des produits incomplets de la combustion des albuminoïdes : ce sont la *créatine* (0,7 par vingt-quatre heures), la *créatinine* (1,30 par vingt-quatre heures), la xanthine (0,02), l'allantoïne (0,02), l'acide hippurique (1,28 par vingt-quatre heures), l'acide lactique (1,9), les matières colorantes (1,03), etc. ; mais le plus intéressant est l'*acide urique*, peu abondant, il est vrai, mais qui, dans certaines circonstances, peut s'accumuler en grande quantité dans l'urine ou être retenu dans les tissus (diathèse urique; goutte; *tophus* d'urate de soude).

Dans l'état normal, ce corps est peu abondant (6 décigrammes par vingt-quatre heures); du reste l'acide urique est surtout remarquable par son peu de solubilité. L'eau n'en dissout que 1/2000 de son poids. Cette solubilité est trop faible pour expliquer comment l'acide urique de l'urine est dissous ; il est, il est vrai, à l'état d'urates, mais ceux-ci étant presque aussi insolubles que lui (1/1500), on admet que l'acide urique ou les urates sont dissous à la faveur du phosphate acide de soude ou bien à la faveur de la matière colorante. Il est de fait que l'urine évacuée et abandonnée à elle-même subit une espèce de fermentation lactique, à laquelle semblent prendre une grande part les matières colorantes, qui se détruisent; et dès lors l'acide urique se précipite. Chez un grand nombre d'animaux, chez les herbivores, l'acide urique est remplacé par un acide analogue, l'*acide hippurique*, qui se compose d'acide benzoïque et de glycocolle; et, en effet, l'homme peut amener la présence de cet acide hippurique dans ses urines, en absorbant de l'acide benzoïque; la glycocolle ou sucre de gélatine est alors fournie par les métamorphoses des tissus connectifs.

Ainsi, des parties solides de l'urine (60 grammes par vingt-quatre heures), d'après les résultats sus-indiqués, 40 grammes sont représentés par des composés organiques (30 d'urée, 10 de créatine, créatinine, acide urique, hippurique, etc.).

Sels minéraux. — Il ne reste donc plus que 20 grammes d'urine anhydre dont nous ayons à indiquer la composition : ces 20 grammes sont représentés par des sels, dont 12,5 de chlorure de sodium, 4,0 de phosphates et 3,5 de sulfates ; ce sont donc des substances minérales ou inorganiques, qui, dans l'urine de vingt-quatre heures, sont, aux matières organiques, dans le rapport de 20 à 40. (Voir page 647, en note, ces mêmes proportions dans le tableau de la composition de 1 litre de l'urine des vingt-quatre heures.) Ces sels sont la plupart à base de soude; il y a aussi quelques sels de chaux, tenus en dissolution à la faveur d'un excès d'acide. Aussi les urines alcalines, celles des herbivores, par exemple, sont-elles très troubles, et l'urine du cheval a servi de type pour désigner les urines pathologiquement alcalines et très troubles, d'où le nom d'*urines jumenteuses.* Un fait intéressant, c'est que l'alimentation n'est pas sans influence sur la présence des phosphates et des sulfates : nous ingérons en général peu de phosphates et de sulfates, mais dans nos aliments il se trouve une certaine quantité de soufre et de phosphore contenus dans les matières organiques, albumine, protéine, gluten, etc. Quand les matières protéiques sont comburées et se transforment en urée, elles laissent le soufre et le phosphore s'oxyder et produire des acides sulfurique et phosphorique. (Voir ci-après : acides sulfo-conjugués.) Cela nous explique pourquoi les phosphates et les sulfates varient de quantité dans l'urine en même temps et d'après les mêmes lois que l'urée. Nous savons déjà qu'une certaine quantité de soufre (près de 4 grammes par vingt-quatre heures) se trouve dans la bile sous la forme d'acide taurocholique. Le travail cérébral et certaines maladies cérébrales font croître l'élimination des phosphates ; mais les phosphates diminuent souvent dans l'aliénation mentale ; leur élimination est aussi plus faible pendant la grossesse et chez les enfants à l'époque de la croissance.

Réaction de l'urine. — Les urines de l'homme et de tous les *carnivores* sont *acides :* cette acidité est due, d'après les uns (Rabuteau), au phosphate acide de soude ; d'après les autres (Byasson), à un phosphate urico-sodique. L'acide hippurique contribue aussi à donner à l'urine son acidité.

Les herbivores ont l'urine alcaline ; mais dans l'état d'abstinence, réduits à brûler leur propre substance, c'est-à-dire devenus carnivores, ils produisent également une urine acide. Inversement l'urine de l'homme peut devenir alcaline sous l'influence d'une alimentation exclusivement herbacée, ou après l'ingestion de substances médicamenteuses possédant une réaction alcaline.

Il y a déjà longtemps, Bence-Jones, puis ultérieurement Gorgès (1879), avaient signalé ce fait singulier que l'acidité de l'urine diminue pendant la période de digestion, et avaient pensé à la possibilité d'un rapport de cause à effet entre l'abondante sécrétion d'un liquide stomacal acide et cette diminution de l'acidité de l'urine. Récemment *(Revue biologique du Nord de France*, 1888), par de nombreuses expériences faites sur des sujets en bonne santé, Gley a confirmé le fait encore contesté du renversement de la réaction acide de l'urine, vers la quatrième ou la cinquième heure après le repas et en a déterminé les conditions : la quantité de principes acides éliminés par heure va en diminuant et, si l'alimentation n'est pas fortement azotée, la réaction finit même par devenir alcaline. Le minimum d'acidité de l'urine correspond au maximum de la sécrétion gastrique et ne persiste que pendant une heure environ, si la digestion se fait normalement. On pourrait peut-être appliquer ces faits à l'étude et au diagnostic de l'hyperchlorhydrie, c'est-à-dire de cette dyspepsie caractérisée par une surabondance d'acide dans la sécrétion gastrique, surabondance qui est à son maximum plusieurs heures après l'achèvement de la digestion stomacale ; il est donc à présumer qu'alors le minimum de l'acidité urinaire doit persister également pendant un temps beaucoup plus long.

Matières colorantes; *acides sulfo-conjugués*. — Les matières colorantes les mieux connues de l'urine sont l'*urobiline* et l'*indican*.

L'*urobiline* se trouve dans l'urine normale, où elle peut être cependant représentée seulement par une matière chromogène incolore, l'*urobiline réduite*, qui par oxydation se transforme en urobiline colorée ou *hydrobilirubine*. L'urobiline provient de la matière colorante biliaire, transformée dans l'intestin ; une partie de l'urobiline ainsi produite est rejetée avec les excréments, l'autre est résorbée, passe dans le sang, et de là dans les urines. Mais l'urobiline paraît pouvoir être produite aussi par transformation directe de la matière colorante du sang, de l'hémoglobine [1].

L'*indican* appartient à la classe des substances dites acides *sulfo-conjugués;* c'est une combinaison de l'indol avec l'acide sulfurique. L'indol se produit par la décomposition des matières albuminoïdes dans la digestion pancréatique. Toutes les causes qui augmentent la production de l'indol, en prolongeant le séjour de cette substance dans l'intestin, augmentent la production d'indican ; aussi l'indican est-il d'autant plus abondant dans les urines que l'alimentation est plus azotée, plus riche en viandes.

Nous venons de dire que l'indican est un acide sulfo-conjugué. Or, un grand nombre de substances, formées dans l'organisme, s'unissent à l'acide sulfurique provenant de la désassimilation des matières albuminoïdes et se retrouvent dans l'urine à l'état d'*acides sulfo-conjugués*, composés comparables à des éthers, car ils représentent la combinaison d'un acide et d'un alcool (phénol); tels sont : l'acide phénosulfurique, qui provient du phénol produit dans l'intestin aux dépens de la tyrosine produite dans la digestion pancréatique des albuminoïdes ; l'acide crésolsulfurique (le crésol se forme dans l'organisme dans les mêmes conditions que le phénol; l'acide scatolxylsulfurique (pour le scatol voir ci-dessus, page 386), l'acide sulfopyrocatéchique, etc.

---

1 Dans les cas d'ictère, d'obstruction des voies biliaires, la bile, n'étant plus versée dans l'intestin, est résorbée dans le sang et ses principes constituants apparaissent alors en abondance dans l'urine. On reconnaît dans l'urine la présence des pigments biliaires par *la réaction de Gmelin :* dans un tube à réaction on verse d'abord de l'acide nitrique, puis, au-dessus, l'urine ; au contact des deux liquides se forment des zones ou anneaux colorés (vert, bleu, pourpre, jaune) caractéristiques. — On reconnaît dans l'urine la présence des acides biliaires par la *réaction de Pettenkofer* : par l'addition d'un peu de sucre de canne en poudre et de quelques gouttes d'acide sulfurique, il se produit une belle coloration pourpre.

Toxicité des urines normales. — Les divers composés que nous venons d'énumérer sont des produits de désassimilation qui doivent être rejetés de l'organisme, où leur présence produirait des effets toxiques. De plus, Pouchet et Bouchard ont reconnu la présence dans l'urine d'alcaloïdes toxiques (ptomaïnes [1]). C'est pourquoi l'urine normale injectée expérimentalement dans le sang se montre douée d'un *pouvoir toxique*, plus ou moins grand selon les animaux. Ainsi l'homme élimine en vingt-quatre heures, et par kilogramme, une quantité de poison urinaire capable de tuer 425 grammes d'animal vivant. L'urine du lapin, celle du cochon d'Inde seraient plus toxiques encore. D'après Mairet [2] les matières colorantes sont la cause essentielle de la toxicité de l'urine.

Influence du système nerveux. — On ne sait rien de bien précis sur l'influence du système nerveux sur la sécrétion de l'urine : il est probable, d'après ce qui précède, que cette influence se réduit à une action vaso-motrice modifiant et l'afflux et la pression du sang dans les capillaires du glomérule et de la masse rénale. Et en effet, nous avons vu précédemment (p. 94) que les lésions du plancher du quatrième ventricule, où paraissent être disposés divers centres vaso-moteurs, agissent sur la sécrétion de l'urine.

Les conducteurs qui vont de ces centres vers le rein sont représentés par des filets du sympathique, comme il était facile de le prévoir et comme l'ont prouvé les expériences de Vulpian, expériences qui ont porté sur les *nerfs splanchniques.* Dès qu'on coupe l'un des nerfs splanchniques, le rein correspondant s'injecte, devient rose, augmente de volume; la veine se distend et le sang y paraît artériel; l'urine, sécrétée en beaucoup plus grande abondance, est alors albumineuse [3].

D'autre part Arthaud et Butte ont montré que le pneumogastrique exerce une action vaso-constrictive sur le rein. L'excitation de ce nerf, pratiquée au-dessous du cœur, arrête la sécrétion rénale, et arrête l'écoulement du sang par la veine rénale, tout en augmentant la pression générale du sang artériel.

C. *Excrétion de l'urine.*

Uretères. — La pression qui a fait filtrer l'urine continue à la

[1] Gabriel Pouchet, *Contribution à l'étude des matières extractives de l'urine,* Paris, 1880. L'auteur a trouvé dans l'urine un produit dont la composition se rapproche de celle du venin de Cobra-Capello, et dont l'action, éminemment toxique, est très analogue à celle du curare.

[2] Mairet et Bosc, *Recherches sur la toxicité de l'urine normale et pathologique,* 1891.

[3] Vulpian, *Société de biologie,* mai 1873.

faire marcher dans les tubes urinifères, et c'est cette espèce de *vis a tergo* qui amène le liquide jusqu'au sommet des *papilles rénales*, d'où il suinte par un grand nombre de petites fossettes *(lacunes papillaires)* dans les calices et le bassinet; c'est toujours cette même force *(vis a tergo)* qui lui fait parcourir le trajet des uretères jusqu'à la vessie, car il n'est pas prouvé que d'ordinaire la contraction des parois musculaires de ces canaux entre en jeu pour faire progresser l'urine par ondées; en effet, dans les cas d'exstrophie de la vessie, les uretères venant s'ouvrir au-devant de la partie inférieure de l'abdomen pour ainsi dire à ciel ouvert, on voit l'urine suinter goutte à goutte par ces orifices, au fur et à mesure de sa production, et nullement s'écouler par jets saccadés comme ceux que produirait une contraction. Cependant il est probable que la contraction des uretères doit jouer un rôle important dans certaines circonstances. Les uretères s'ouvrent dans la vessie en traversant très obliquement les parois de ce réservoir; il en résulte que, lorsque la vessie est très distendue, la pression exercée sur ces orifices est très considérable, et la résistance à l'arrivée d'une nouvelle quantité de liquide doit être grande. C'est dans ces cas que la contractilité des uretères doit être mise à contribution, afin d'y faire progresser l'urine par une espèce de mouvement péristaltique qui lui donne assez de force pour vaincre la résistance qu'elle trouve à son passage à travers les parois vésicales.

Vessie. — La *vessie* est un réservoir résultant de la dilatation de la partie inférieure de l'*ouraque* ou *pédicule allantoïdien* du fœtus (p. 636) : cette cavité est tapissée d'un *épithélium* et formée de *couches musculaires* plus ou moins régulières.

L'*épithélium vésical* est pavimenteux et stratifié, mais ses éléments cellulaires superficiels sont remarquables par l'irrégularité et la bizarrerie de leurs formes (fig. 183) : on trouve là toutes les formes si variables dont l'assemblage avait été regardé autrefois comme caractéristique des tumeurs malignes, du cancer en un mot. Au point de vue physiologique, cet épithélium est remarquable par son imperméabilité; il s'oppose absolument aux passages : ainsi on a pu maintenir longtemps dans une vessie parfaitement saine une solution de belladone sans constater d'empoisonnement par l'atropine : de même avec des solutions opiacées. Mais, si l'épithélium est altéré, il y a aussitôt absorption, et, par exemple, de l'eau alcoolisée, injectée dans une vessie atteinte de catarrhe, a donné lieu rapidement aux accidents de l'ivresse. Cet épithélium conserve encore sa vitalité et, par suite, son imperméabilité quelques heures après la mort; si on injecte, par une sonde, du ferro-cyanure dans la vessie d'un animal, qu'on le mette à mort, qu'on découvre la vessie, et qu'on dépose un sel ferrique sur la face externe de ce réservoir, on ne verra pas se former de bleu de Prusse, preuve que les deux sels sont séparés par une barrière infranchissable, l'épithélium[1]. Mais si, avec un fil de fer introduit dans la vessie par le canal de l'urètre, on gratte on détruit un peu la surface épithéliale, aussitôt on voit se former une tache bleue en ce point. Cette opposition au passage résulte donc uniquement de la présence de l'épithélium, et il ne suffit pas, pour expliquer la non-absorption, d'invoquer l'absence d'origines lymphatiques dans la muqueuse vésicale, d'autant plus que nous avons vu que dans les phénomènes d'absorption les vaisseaux sanguins sont pour le moins aussi importants que les lymphatiques[2].

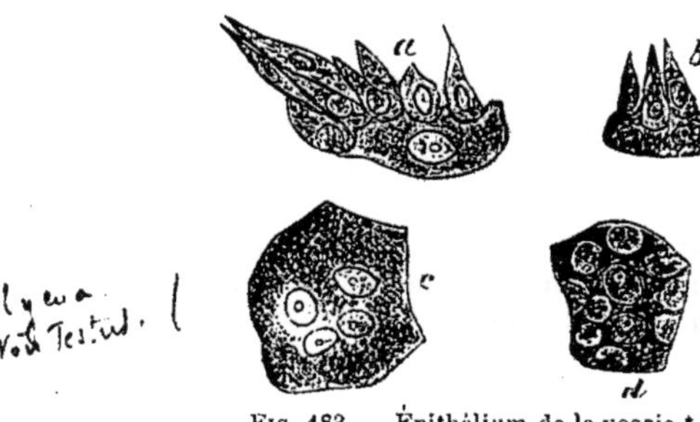

Fig. 183. — Épithélium de la vessie [*]

[1] Les recherches de MM. Cazeneuve et Livon viennent entièrement confirmer les résultats, aujourd'hui classiques, publiés par Küss et Susini. Dans ces nouvelles études, les expérimentateurs ont surtout cherché si l'urée traverse l'épithélium vésical, et ils ont à cet effet étudié la dialyse sur des vessies pleines d'urine, extirpées à des chiens et plongées aussitôt dans l'eau distillée. Dans plus de vingt expériences ils ont reconnu que la dialyse ne commençait que quatre heures après la mort de l'animal ; le raclage de la muqueuse avec le bec mousse d'une sonde amène la dialyse de l'urée à travers une vessie qui vient d'être extraite, ce qui permet bien d'affirmer que l'imperméabilité vésicale est due à la fonction physiologique propre de l'épithélium. L'élévation ou l'abaissement de la température ferait perdre à l'épithélium ses propriétés. Chez l'animal en pleine digestion, cette fonction épithéliale est très accusée ; mais dans l'état d'inanition, la fonction de l'épithélium est peu persistante après la mort. Enfin, certaines lésions des reins ou de la moelle épinière porteraient atteinte aux propriétés physiologiques de l'épithélium. (*Nouvelles Recherches sur la physiologie de l'épithélium vésical.* Note de Cazeneuve et Livon ; *Compt. rendus Acad. des sciences*, 16 sept. 1878.)

[2] V. J.-J.-C. Susini, *De l'imperméabilité de l'épithélium vésical*, thèse de Strasbourg, 1867, n° 30. — Dans l'urètre, au contraire, l'épithélium. beaucoup moins résistant, et de nature différente (cellules cylindriques et pavimenteuses), permet parfaitement l'absorption. (V. Alling, thèse de Paris, 1871.)

[*] *a*, Cellule volumineuse déchiquetée sur ses bords : des cellules plus petites en forme de coin et de fuseau sont attachées à ce bord ; — *b*, cellules analogues ; la plus volumineuse a deux noyaux ; — *c*, cellule plus volumineuse encore, irrégulièrement quadrilatère, avec quatre noyaux ; — *d*, cellule avec deux noyaux et des fossettes (échancrures) vues de face, répondant aux dépressions du bord. (Virchow, *Pathologie cellulaire* et *Archiv. für pathologische Anatomie*, Band III, Tabl. I, fig. 8).

Les *muscles* des parois vésicales sont lisses, et, par suite, à contractions lentes et paresseuses; mais ils sont aussi très élastiques, aussi la vessie est-elle très dilatable, et l'urine peut-elle s'y accumuler en quantité considérable. Quand cette distension du réservoir est poussée à l'extrème, elle devient une cause d'irritation pour la fibre musculaire, qui alors se contracte, et la vessie tend à expulser son contenu. C'est cette réaction de la vessie contre son contenu qui amène le *besoin d'uriner* [1].

Une question importante et d'ordinaire mal définie est celle de savoir comment l'urine, à l'état de repos de la vessie, est retenue dans ce réservoir et ne s'en échappe pas par l'orifice du col. On dit d'ordinaire que le col de la vessie est fermé par la *contraction* d'un sphincter vésical qui l'entoure; mais ces faisceaux musculaires sont très peu prononcés, et nous savons de plus qu'un muscle ne peut être continuellement contracté. Le col de la vessie est fermé parce que c'est là sa forme naturelle, c'est l'état normal de son sphincter, comme de tous les anneaux musculaires semblables : ils oblitèrent à l'état de repos, et en vertu de leur seule élasticité, l'orifice qu'ils circonscrivent. Mais pour peu qu'une cause quelconque tende à violenter ce sphincter, il devient impuissant à interdire le passage, et l'urine se fait jour à travers lui. La femme ne possède guère que cet appareil de contention, et aussi le moindre effort, un éclat de rire, font facilement sourdre quelques gouttes d'urine. Mais il faut noter un grand nombre de dispositions particulières et puissantes, surtout chez l'homme, qui font que réellement il n'existe pas d'orifice à la vessie à l'état de repos.

D'abord l'axe de la vessie (fig. 184) est loin d'être vertical, il est bien plutôt horizontal (cet organe étant couché sur la symphyse pubienne, elle-même presque horizontale); le conduit excréteur, le canal de l'urètre

---

[1] Il résulte des recherches de F. Guyon *(Leçons cliniques sur les maladies des voies urinaires*, 1885; et *Comptes rendus Acad. des sciences*, 14 mars, 1887), que, dans la vessie normale, la sensation au contact est nulle pour les liquides non irritants, obtuse pour les solides. Le besoin d'uriner ne dépend pas de la mise en action d'une sensibilité, en quelque sorte élective, ayant un centre spécial dans un point déterminé de la muqueuse du col ou du corps; cette sensation a son siège dans la totalité de l'organe, et ne se produit que sous l'influence de la tension des parois de la vessie. En étudiant la résistance du piston d'une seringue, en lisant sur un manomètre le degré de pression du liquide injecté, on constate l'établissement et l'augmentation progressive de la tension avant que le sujet témoigne le besoin d'uriner; la contraction suit immédiatement la mise en tension et le besoin d'uriner succède à la contraction. (Voir ci-après l'explication du *besoin cuisant* d'uriner.) — A l'état pathologique, la sensibilité de la vessie résulte d'une part de l'exaltation de sa sensibilité normale à la tension, et d'autre part, comme nouvel élément, de l'acuité plus ou moins vive de la sensibilité au contact. A ce dernier égard la réaction sensible est partout la même sur tous les points de la surface interne de la vessie, et même, s'il y a une différence, elle est en faveur du corps de la vessie.

est d'abord dirigé verticalement en bas, puis se redresse pour marcher directement en avant; il en résulte pour ce conduit une grande tendance à être comprimé quand la vessie vient à se remplir énormément.

Vient ensuite la présence de la prostate (P*p*, fig. 184), organe dur, composé de tissu fibreux, de glandes et d'éléments musculaires : cette prostate est traversée par l'orifice du canal de l'urètre, qu'elle entoure de façon à l'oblitérer complètement et à mettre ses parois opposées en contact. C'est là la principale cause de la rétention de l'urine dans la vessie à l'état de repos chez l'homme. Que la prostate s'hypertrophie, elle constituera alors une barrière de plus en plus efficace, trop efficace même, et c'est ainsi qu'elle devient, chez les vieillards, la cause du plus grand nombre des rétentions pathologiques, c'est-à-dire des rétentions que ne peuvent vaincre les efforts expulsifs de la vessie.

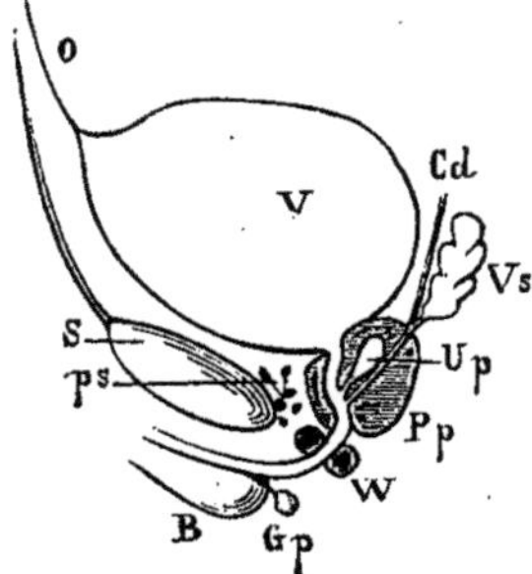

FIG. 184. — Vessie et organes
de la miction*.

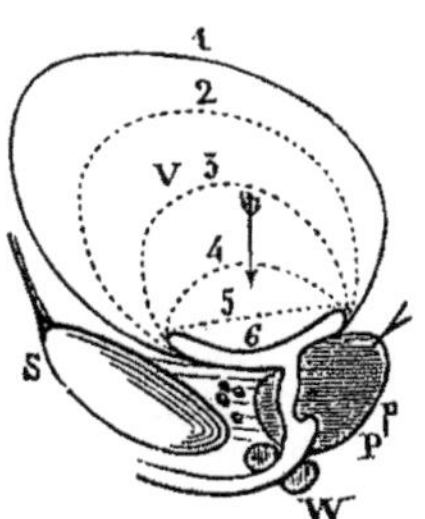

FIG. 185. — Schéma de la
miction**.

L'aplatissement du canal de l'urètre et le contact de ses parois sont encore effectués par la disposition des aponévroses périnéales, dont les faisceaux fibreux élastiques tirent de chaque côté sur ses parois en allant se fixer aux branches ascendantes de l'ischion et descendantes du pubis, de sorte qu'à ce niveau le canal est réduit à une fente transversale, et qu'il faut un certain effort expulsif pour en dilater la lumière.

Ainsi lorsque l'urine n'est pas poussée vers le canal de l'urètre, vers l'orifice vésical, avec une certaine force, cet orifice n'existe réellement pas, et il n'est pas étonnant que le liquide s'accumule dans la vessie, dont les parois musculaires sont si élastiques et si dilatables. Il n'y a donc

* S, symphyse du pubis ; — *ps*, plexus de Santorini ; — V, vessie ; — O, reste de l'ouraque: — P*p*, prostate ; — U*p*, utricule prostatique ; — C*d*, canal déférent ; — V*s*, vésicule séminale dont le col s'unit au canal déférent pour constituer le canal éjaculateur que l'on voit traverser la prostate en arrière de l'utricule prostatique ; — W, muscles de Wilson ; — G*p*, glande de Cowper ; — B. bulbe.

** Ce schéma montre comment la vessie se vide complètement.

1. Contour de la vessie distendue de liquide : par leur propre contraction ses parois prennent successivement les positions 2, 3, 4, 5 ; mais elles ne peuvent se rapprocher davantage du bas-fond, que par la contraction des muscles abdominaux, par l'effort qui les pousse dans le sens indiqué par la flèche et les amène dans la position 6.

aucune contraction, aucun acte physiologique proprement dit qui intervienne pour s'opposer à la sortie de l'urine : les conditions sont toutes mécaniques, et elles subsistent après la mort, car l'urine continue à être maintenue dans la vessie du cadavre.

Ce n'est pas à dire que jamais la contraction musculaire n'intervienne pour s'opposer au passage de l'urine : au contraire, il est un muscle destiné à cet usage : mais il n'est pas situé au col de la vessie, il est placé plus loin, sur la portion membraneuse de l'urètre ; c'est le *sphincter urétral*, le muscle de Wilson (W, fig. 184 et 185) ; il se contracte par action réflexe, ou sous l'influence de la volonté ; mais ce réflexe lui-même n'est pas de nature vésicale ; nous allons voir dans quelles circonstances il se produit.

Miction. — Quand l'urine a trop distendu les parois vésicales, celles-ci, avons-nous vu, réagissent, compriment leur contenu, qui alors triomphe de l'élasticité du col, de l'élasticité de la prostate, et pénètre dans l'origine du canal de l'urètre : là l'urine se trouve en contact avec une muqueuse très sensible, la *muqueuse prostatique*, que nous verrons présider à un grand nombre de réflexes génitaux. C'est le contact de cette muqueuse avec l'urine qui produit cette sensation cuisante connue sous le nom de *besoin d'uriner*, et que, comme presque toutes les sensations de cette région, nous rapportons à l'autre extrémité du canal, à la fosse naviculaire. Si nous ne sommes pas attentifs à ce sentiment de besoin, il se produit un réflexe, qui se traduit par la contraction du sphincter urétral ; l'urine ne peut aller plus loin, elle est même obligée de rétrograder, par la contraction des muscles de la paroi antérieure de la prostate, et elle rentre dans la vessie, dont les contractions ont cessé.

Les contractions coordonnées qui produisent la miction se font sous l'influence de la moelle épinière, et particulièrement de la région lombaire de la moelle. Budge a cherché à préciser encore davantage, et ses expériences le portent à placer le centre d'innervation de la vessie au niveau de la quatrième lombaire (chez le chien et le lapin) ; Kupressow place ce centre entre la cinquième et la sixième vertèbre lombaire.

La sensibilité de la muqueuse prostatique est donc très importante, puisqu'elle est le point de départ de ce réflexe essentiel ; la perte de cette sensibilité est l'origine de ce genre d'incontinence d'urine que l'on a nommé *énurésie*, de l'incontinence nocturne ; cette émission involontaire des urines, comme dans d'autres cas l'émission involontaire des fèces, atteste l'*insensibilité des membranes muqueuses au contact des produits excrémentitiels*, et, dans le cas particulier, *l'absence de la sensation prémonitoire du besoin d'uriner*.

Quelques instants après, la distension du réservoir vésical continuant, il réagit de nouveau, l'urine pénètre de nouveau dans la région prostatique, où elle provoque de nouveau le même réflexe, et ainsi de suite. Nous avons là l'explication de la forme intermittente que présente le besoin d'uriner. Si ces phénomènes se répètent souvent, le réflexe diminue d'énergie et il faut alors l'intervention de la volonté pour contracter le sphincter urétral et arrêter l'urine qui tend à s'ouvrir toute la longueur du canal : de là les efforts douloureux pour résister longtemps au besoin d'uriner. On voit donc que toutes les fois que l'obstacle qui s'oppose au passage de l'urine est vraiment actif, ce n'est pas dans le sphincter vésical mais bien dans le *muscle urétral*, le seul volontaire, que siège la puissance antagoniste de la contraction de la vessie[1]. Nous verrons plus tard que ce muscle joue aussi le principal rôle dans un des phénomènes mécaniques de l'appareil génital, dans l'éjaculation.

Mais en général nous obéissons aux premiers avertissements que nous donne la muqueuse urétrale, aux premiers besoins d'uriner. Ce besoin semble siéger au niveau de la fosse naviculaire ; mais en réalité il a son siège au niveau de la muqueuse prostatique. Une sonde introduite dans le canal provoque une sensation identique au besoin d'uriner, au moment où son bec se trouve en contact avec la muqueuse de la prostate ; si nous rapportons ce sentiment à l'autre extrémité du canal urétral, c'est par l'effet d'une de ces sensations associées dont nous avons déjà cité plusieurs exemples. (V. *Sensibilité générale et sensation*, p. 100.)

Quand nous cédons au besoin d'uriner, malgré l'absence de tout obstacle de la part du sphincter, l'impulsion que l'urine a reçue des muscles de la vessie serait impuissante à vaincre la résistance du canal, à en décoller les parois. Il faut un léger *effort* d'expulsion par lequel, sous l'influence des contractions des muscles de l'abdomen, les viscères viennent presser sur la vessie et augmentent son action sur son contenu. Nous fermons donc la glotte au début de toute *miction;* ensuite la contraction vésicale suffit pour expulser l'urine ; mais vers la fin de la miction, pour en expulser les dernières gouttes, un nouvel effort est nécessaire; le bas-fond de la vessie étant fixe et concave, ce réservoir ne pourrait se vider complètement, si les viscères abdominaux ne venaient presser sur la partie supérieure de la

[1] V. Carayon, *De la miction dans ses rapports avec la physiologie et la pathologie*, thèse de Strasbourg, n° 814.

Les observations de F. Guyon, sont entièrement confirmatives de cette manière de voir (*Leçons sur les maladies des voies urinaires*, 1885, p. 750). « Le sphincter de la portion membraneuse de l'urètre complète et perfectionne l'appareil sphinctérien de la vessie... Sa résistance triomphe de la contraction vésicale et détermine la cessation du besoin d'uriner ; nous l'éprouvons tous les jours lorsque nous luttons, dans le demi-sommeil, contre les sommations trop matinales de la vessie... Le sphincter de la portion membraneuse n'entre donc en jeu que lorsque la vessie se contracte; sa contraction répond aux siennes. Lorsque ces contractions se répètent, et surtout quand elles deviennent douloureuses, elles substituent à son état de vigilance physiologique, cet état particulier de vigilance pathologique, que nous connaissons en chirurgie sous le nom de contracture réflexe. Aussi est-ce bien dans cette partie de l'appareil sphinctérien que la clinique nous apprend à localiser ce que l'on appelle la contracture ou le spasme du col ; la physiologie pathologique et la physiologie normale sont parfaitement d'accord ».

vessie, et la forcer à descendre contre le bas-fond, de manière à oblitérer complètement sa cavité (fig. 185); la vessie complètement vide a donc, du moins chez l'homme (mais pas chez tous les animaux), la forme concave que l'on trouve sur le cadavre, quand ce réservoir est complètement vide (fig. 185).

Une fois la vessie vidée, le canal de l'urètre revient sur lui-même et expulse son propre contenu ; mais si ce canal est altéré, et si d'anciennes inflammations lui ont fait perdre son élasticité, il se vide mal, et l'urine qui reste par places au conctact de la muqueuse contribue à en entretenir l'état pathologique.

RÉSUMÉ. — Les voies urinifères sont représentées dans le rein, successivement et suivant l'ordre même de progression de l'urine, par le *glomérule de Malpighi* (constitué essentiellement par un peloton vasculaire), le *tube de Ferrein*, l'*anse de Henle*, le *tube de Bellini* (jusqu'au sommet de la papille rénale).

D'après la théorie le plus généralement admise aujourd'hui, le glomérule laisse seulement filtrer l'eau, la partie liquide de l'urine ; à cette partie liquide viennent s'ajouter, dans les tubes du rein. les principes constitutifs de l'urine, lesquels sont fournis par l'épithélium de ces tubes (cet épithélium les empruntant au sang). Le *résultat définitif de la sécrétion urinaire ne saurait donc être identifié à un acte de pure et simple filtration.* Toujours est-il que le rein ne forme aucun principe nouveau ; il ne forme pas de l'urée. Toute l'urée qu'il excrète était primitivement contenue dans le sang (Gréhant).

L'urine est un liquide dont il faut, pour toute analyse physiologique ou pathologique, faire l'étude sur la masse rendue en vingt-quatre heures, pour éliminer les différentes influences qui font varier surtout la proportion d'eau. L'urine des vingt-quatre heures est d'une densité de 1015 à 1020. Elle contient 60 grammes de résidu solide, lesquels se partagent en : *urée*, 30 grammes ; *chlorure de sodium*, 12 grammes ; *phosphates et sulfates*, 8 grammes. Le reste est représenté par les *urates et hippurates*, la *créatine*, etc. L'urine de l'homme et de tous les *carnivores* est normalement *acide* (phosphate urico-sodique).

L'urine, qui suinte par le sommet des papilles dans les calices et le bassinet, est conduite, par les uretères, dans la vessie, où elle s'accumule ; l'épithélium de la muqueuse vésicale s'oppose à ce que l'urine soit résorbée dans ce réservoir. Le besoin d'uriner a pour point de départ la sensibilité toute particulière de la vessie à la distension. La vessie trop distendue se contracte ; l'urine force le passage du col de la vessie (le sphincter de ce col offrant peu de résistance) et pénètre jusque dans la portion prostatique du canal. C'est la sensibilité de la *muqueuse prostatique* qui joue le principal rôle dans la sensation connue sous le nom de *besoin cuisant d'uriner*; et c'est le sphincter urétral (muscle de Wilson) qui joue seul le rôle de sphincter volontaire pour la vessie. La miction exige un léger effort, dans lequel la masse intestinale vient presser sur la vessie, surtout au début et à la fin, pour aider la tunique musculaire lisse du réservoir à expulser son contenu.

II. Appareil génital.

I. APPAREIL GÉNITAL DE L'HOMME

L'appareil génital de l'homme se compose d'une *glande (testicule)* et d'un ensemble de *canaux excréteurs*.

1° La *glande mâle*, le *testicule*, provient d'un organe qui se développe sur le bord interne du corps de Wolff. (V. plus haut p. 634.) Jusqu'à la fin du deuxième mois, cet organe ne présente pas encore de caractères qui puissent faire reconnaître s'il donnera naissance à un testicule ou à un ovaire ; mais vers le troisième mois, si c'est un testicule qui doit se former, nous savons que les *tubes de Pflüger mâles* (p. 635) vont se mettre en connexion avec le corps de Wolff et forment ainsi les *canalicules séminifères*. En même temps, le reste du corps de Wolff s'atrophie et les seules parties restantes, avec son canal excréteur, constituent, les unes des organes rudimentaires *(corps innominé* de Giraldès), les autres forment :

2° Les conduits excréteurs du testicule, *tête* et *corps de l'épididyme*, *canal déférent*, avec de nombreux tubes en forme de diverticulum, restes des appendices du corps de Wolff, et dont le plus remarquable et le plus constant est le *vas aberrans*. (V. p. 635.)

Ainsi les organes excréteurs de la glande génitale mâle résultent essentiellement du corps de Wolff et de son canal excréteur, qui constituent l'épididyme, le canal déférent, les vésicules séminales, et enfin les canaux éjaculateurs, en un mot, tout l'appareil qui s'étend depuis la glande séminale jusqu'au sinus uro-génital (portion prostatique du canal de l'urètre). L'organe de Müller (V. p. 635) s'atrophie complètement chez l'homme ; il n'en reste comme trace que ses deux extrémités, dont la périphérique forme l'*hydatide pédiculée* de Morgagni, et la centrale constitue, en se réunissant à celle du côté opposée, l'*utricule prostatique*. Nous verrons que, chez la femme, les conduits de Müller constituent la presque totalité des organes génitaux, et forment notamment la *matrice*, par la fusion des deux parties inférieures des conduits de chaque côté, de la même manière que se forme chez l'homme l'utricule de la prostate : *l'utricule prostatique et la matrice sont donc deux organes entièrement homologues.* (Voir ci-après la figure 192.)

Nous étudierons successivement : *les fonctions du testicule* (spermatogenèse et sperme), l'*érection* et l'*éjaculation ;* et c'est seulement après avoir examiné à son tour l'ovule ou produit génital femelle, que nous étudierons le rôle du spermatozoïde, ou produit génital mâle, dans la fécondation.

A. *Testicule et ses canaux excréteurs ; — formation du sperme.*

En 1677, un étudiant de Dantzig, Louis Hamm, ayant eu l'idée d'examiner au microscope du sperme, y découvrit de petits filaments doués de mouvements très vifs ; il communiqua ce fait à son maître Leuwenhoeck qui multiplia les observations de ce genre sur différents animaux et constata l'existence générale de *filaments* dits *spermatiques*, doués de mouvements, dans la liqueur séminale des

différentes espèces. Ces filaments spermatiques, ou *spermatozoïdes*, sont l'élément essentiel du liquide spermatique. Ils se forment dans les canaux séminifères du testicule.

Spermatogenèse. — Les *canaux séminifères* du testicule sont de nombreux tubes flexueux, entortillés comme les tubes de Ferrein de la substance corticale du rein, et venant tous aboutir, vers le bord postérieur du testicule, vers ce qu'on nomme le corps d'Highmore [1] (fig. 186, C*h)*, espèce de prisme de tissus fibreux compacte, à travers lequel les tubes séminifères se creusent un passage *(rete testis)* jusque vers les canaux excréteurs qui composent l'épididyme.

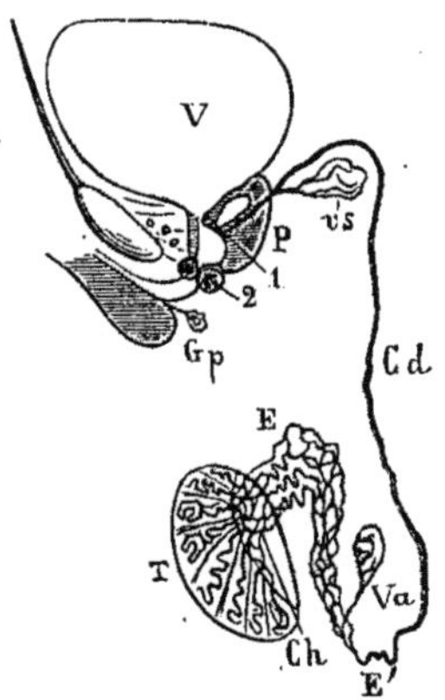

Fig. 186. — Appareil génital de l'homme *.

Les canaux séminifères sont très nombreux ; on en compte de 1000 à 1200 pour chaque testicule ; ils se présentent sous la forme de tubes à parois minces, presque entièrement remplis d'épithélium polyédrique. C'est cet épithélium qui produit le sperme, dont la sécrétion est temporaire. Le testicule est tout à fait inactif chez l'enfant et chez le vieillard décrépit. A l'époque de la puberté, on distingue, parmi les cellules épithéliales des tubes séminifères, des cellules plus volumineuses, *cellules mères*, résultant du développement des cellules primitives.

[1] Highmore (N.), anatomiste anglais (1613-1685).

* T, Testicule ; — *Ch*, corps d'Highmore et *rete testis :* — E, tête de l'épididyme formée par la réunion des cônes séminifères ; — E', queue de l'épididyme ; — Va, *vas aberrans* ; — Cd, canal déférent ; — Vs, vésicule séminale ; — P, prostate avec canal éjaculateur, utricule prostatique et verumontanum en érection (1) ; — 2, muscle de Wilson contracté et oblitérant le canal (en ce moment le sperme ne peut donc que s'accumuler dans la partie prostatique du canal de l'urètre, entre les points 1 et 2, où il est chassé par les contractions des canaux précédents depuis E jusqu'en Vs) ; — Gp, glande de Cowper ; — V, vessie.

Selon les espèces animales, ces cellules prolifèrent d'une manière *endogène* ou par *bourgeonnement*, et donnent naissance à un groupe de jeunes cellules dont chacune va se transformer en spermatozoïde, d'où le nom de *spermatoblastes* [1].

La production des spermatozoïdes aux dépens des spermatoblastes se fait d'une manière encore mal déterminée au point de vue de quelques détails, mais assez nettement connue pour ce qui est du processus général. Tout d'abord on voit le noyau du spermatoblaste se modifier dans sa forme et sa réfringence et former bientôt un corpuscule fortement réfringent qui déjà présente l'aspect qui caractérise le segment céphalique du spermatozoïde propre à l'animal chez lequel on fait cette étude. En même temps qu'apparaît ainsi le segment céphalique, on voit au milieu du protoplasma du spermatoblaste se former un filament qui s'allonge et, par son extrémité effilée émerge bientôt du spermatoblaste. Le protoplasma de celui-ci est successivement utilisé presque tout entier pour la formation de ce segment caudal qui augmente ainsi de longueur et d'épaisseur surtout vers sa partie initiale, adhérente à la tête. Le spermatoblaste est alors transformé en spermatozoïde, et il ne reste du premier que la petite portion effilée de protoplasma qui le rattachait au pédicule commun ; c'est pourquoi la *grappe de spermatoblastes* se trouve alors transformée en une *grappe de spermatozoïdes*. Bientôt, soit que, selon l'interprétation de quelques auteurs, ce pédicule ramifié subisse un mouvement de rétraction qui attire les spermatozoïdes en groupant toutes les têtes les unes contre les autres, soit que, comme il est plus rationnel de l'admettre, le protoplasma qui forme ce pédicule et ses branches soit peu à peu résorbé et utilisé pour l'achèvement des spermatozoïdes, ce qui amène semblablement les têtes de ceux-ci à se rapprocher, il résulte en tout cas que les spermatozoïdes appartenant à une même grappe se disposent bientôt côte à côte et parallèlement les uns aux autres : la grappe primitive de spermatoblastes, puis de spermatozoïdes est ainsi transformée en un *faisceau de spermatozoïdes*, faisceau observé depuis longtemps chez nombre d'animaux inférieurs et dont l'existence est facile à constater chez les vertébrés les plus élevés par les préparations à l'acide osmique.

Ces faisceaux de spermatozoïdes se détachent de la paroi du canalicule spermatique auquel ils étaient attachés par un filament de protoplasma et deviennent libres dans la cavité de ce cana-

---

[1] V. M. Duval, *Recherches sur la spermatogenèse*, Paris, 1878, et art. Spermatazoïdes du *Nouveau Dict. de médecine et de chirurgie pratiques*, t. XXXIII, 1882.

licule. Poussés par la *vis a tergo*, c'est-à-dire par l'exsudation de sérosité et par la continuation du processus spermatogénique dans les autres parties du canalicule, ils progressent vers les canaux excréteurs (réseau du corps d'Highmore, cônes séminifères, épididyme). Les spermatozoïdes se montrent alors composés d'un renflement antérieur *(tête)* piriforme, aplati, et d'un appendice filiforme (ou *queue),* se terminant en pointe très fine (fig. 187).

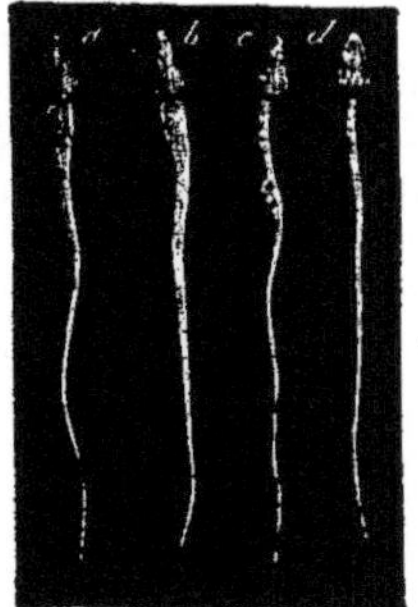

Fig. 187. Spermatozoïdes*.

Nous avons pu suivre cette formation des spermatozoïdes, dans toutes leurs phases, chez des invertébrés tels que les mollusques gastéropodes ; les choses se passent de même chez les vertébrés de tous les genres ; seulement chez les vertébrés supérieurs il est souvent difficile de bien distinguer, parmi les formes cellulaires qui encombrent les tubes séminipares, celles qu'il faut considérer comme représentant les phases de début et les phases terminales du processus. C'est pourquoi nous avons .pensé à reprendre ces recherches chez les batraciens, qui ne s'accouplent qu'une fois par an, et qui, en hiver, perdent toute activité. Cette étude présentait de plus l'intérêt de revoir certaines théories très singulières émises à ce sujet, par exemple l'idée bizarre qu'avait eue Liégeois *(Physiologie,* 1869, p. 196) d'attribuer à la grenouille deux formes distinctes de spermatozoïdes, les uns dits spermatozoïdes d'été, les autres spermatozoïdes d'hiver[1].

Pour saisir les premières phases de la formation des spermatozoïdes chez la grenouille *(Rana temporaria),* qui s'accouple en mars, il ne suffit pas d'en examiner les testicules en février ou en janvier. En effet, depuis le mois de novembre précédent, le processus spermatoblastique est à peu près terminé ; il a débuté dans les mois de mars et d'avril précédents, par le développement de grandes cellules mères dans lesquelles on constate l'apparition de nombreux noyaux (fig. 188). Plus tard (juillet), à chacun de ces noyaux correspond un bourgeon cellulaire ; mais ces bourgeons ne s'isolent pas à la surface de la cellule-mère ; cette cellule prend non pas la forme d'une grappe, mais celle d'un gros élément multinucléé (kyste spermatique). Plus tard, ce kyste s'ouvre ; ses éléments constituants restent adhérents entre eux par une de leurs extrémités (future tête du spermatozoïde), et sont libres par l'autre extrémité (filament caudal). Il semble, au premier abord, y avoir ainsi une grande différence dans le processus de la spermatogenèse chez les invertébrés (mollusques gastéropodes) et chez les batra-

[1] V. Mathias Duval, *Recherches sur la spermatogenèse chez la grenouille (Revue des sciences naturelles,* Montpellier, septembre 1889).

* *a, b,* Spermatozoïdes recueillis déjà dans le testicule ; — *c,* dans le canal déférent ; — *d,* dans les vésicules séminales.

ciens. Cependant l'homologie est rendue évidente par une étude plus
approfondie et devient bien saisissable par une comparaison empruntée à
la botanique. Une fraise et une figue paraissent, au premier abord, deux
fruits tout à fait différents, le premier présentant une surface extérieure
rugueuse où reposent les graines, tandis que le second possède une surface
lisse et des graines à son intérieur; cependant les botanistes établissent
facilement l'homologie des deux fruits, et, en partant d'une disposition
formée par un réceptacle plan, à la surface duquel seraient disposées des
graines, démontrent que, si ce réceptacle s'enroule de façon à circonscrire
une cavité dans laquelle seront les graines, il en résultera le type figue;
et si l'enroulement a lieu en sens inverse, de manière que les graines

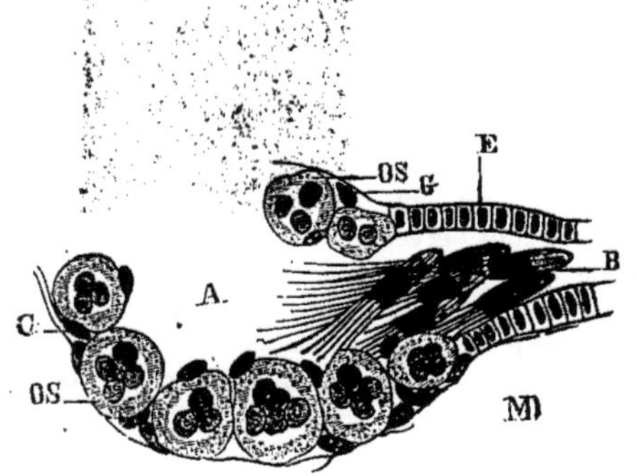

Fig. 188. — Tube séminipare de la grenouille,
en mars (gross., 300) *.

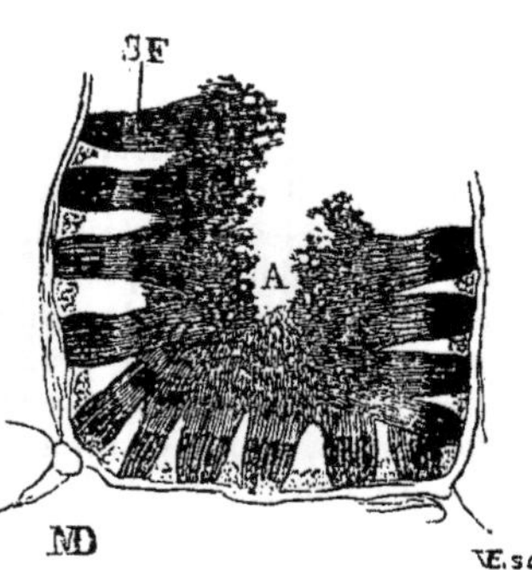

Fig. 189. — Cul-de-sac d'un canalicule
spermatique de la grenouille, enfin
septembre **.

restent, au contraire, à la surface de la masse conique ainsi formée, il en
résultera le type fraise; malgré la plus complète différence au premier
abord, ces deux fruits peuvent donc être ramenés à un même type. Il en
est de même des kystes spermatiques (déhiscents) de la grenouille, et des
grappes de spermatoblastes de l'hélix, les premiers sont aux secondes ce
que la figue est à la fraise. Chez le batracien, le type commun auquel les
deux formes peuvent être ramenées se réalise directement lorsque se
produit la transformation en faisceaux de spermatozoïdes, et alors surtout
que ce faisceau, non encore condensé, est représenté par un large plateau
de têtes spermatozoïdes disposées régulièrement côte à côte (fig. 189). La
figure 190 montre ces faisceaux plus condensés, ainsi que les détails de la
transformation des éléments qui les constituent.

* OS, cellules mères volumineuses et à noyaux segmentés; — G, cellules granuleuses à la surface de ces cellules; — B, canal excréteur avec ses cellules épithéliales. E; — des faisceaux libres de spermatozoïdes (B) sont engagés dans ce canal.
** Sa cavité (A) renferme des faisceaux de spermatozoïdes presque achevés, mais
encore largement étalés (gross , 300).

Chez les animaux qui ne jouissent des fonctions sexuelles qu'à
certaines époques de l'année, la sécrétion testiculaire ne se fait qu'à
ces époques : elle ne commence chez l'homme qu'à l'âge de la puberté. On ne trouve presque jamais de spermatozoïdes dans le sperme
avant l'âge de seize à dix-sept ans. Ils tendent de même à disparaître chez le vieillard.

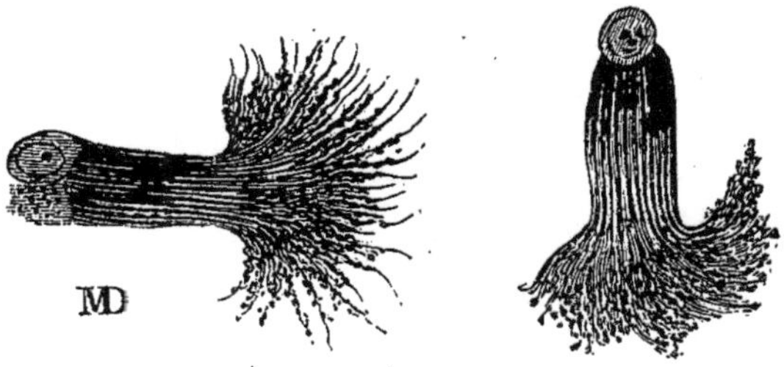

Fig. 190. — Deux faisceaux de spermatozoïdes, et éléments de ces faisceaux.

Spermatozoïdes. — C'est seulement dans l'*épididyme* (fig. 186, E)
et dans les *canaux* (E', Cd) qui lui font suite que le sperme s'achève,
c'est-à-dire que les faisceaux de spermatozoïdes se dissocient et qu'on
trouve les spermatozoïdes libres, sous formes de filaments avec renflement céphalique et queue bien distincts (fig. 187). Ces spermatozoïdes ont alors, chez l'homme, une longueur de 50 μ (5 μ pour la
tête et 45 μ pour la queue). On les voit animés de mouvements très
vifs de translation, mais qui, en somme, ne représentent que des
mouvements de cils vibratiles (V. p. 288).

A la jonction de la tête et de la queue du spermatozoïde est une
masse de protoplasma dite *segment intermédiaire*. L'étude de là
transformation de la cellule spermatoblastique en spermatozoïde
montre que la tête du spermatozoïde représente le noyau de la
cellule, que le segment intermédiaire est le reste du corps protoplasmique de la cellule, et enfin que la queue est un long cil vibratile, ou, plus exactement, un pinceau de cils vibratiles accolés et
fusionnés. Le spermatozoïde est une cellule vibratile devenue libre
et transformée de manière à aller porter et faire pénétrer son
noyau dans l'élément femelle, ou ovule ; nous verrons en effet que
c'est ce *noyau spermatique* (noyau mâle, pronocléus mâle, ci-
après) qui joue le rôle essentiel dans la fécondation.

Les spermatozoïdes des divers animaux diffèrent surtout par
la forme de la tête. Cette tête est piriforme chez l'homme ; chez
les rongeurs, elle est recourbée en crochet ; chez certains oiseaux
elle est cylindrique, chez d'autres elle est contournée en vrille,

décrivant des tours de spire plus ou moins nombreux. Chez les batraciens, la tête est généralement très allongée, terminée en une pointe très aiguë. Chez les mollusques, les spermatozoïdes ont une tête allongée et une queue extrêmement longue, comme on le voit par exemple chez l'escargot, dont les spermatozoïdes sont si longs, qu'il est souvent difficile de trouver les deux extrémités d'un de ces éléments dans le champ du microscope.

Au point de vue physiologique, ces spermatozoïdes, en leur qualité de cellules vibratiles modifiées, sont caractérisés par leurs mouvements. Ces mouvements sont surtout visibles dans le sperme éjaculé, c'est-à-dire qui a été mêlé aux produits de la sécrétion des diverses glandes que nous étudierons bientôt. Les mouvements se font toujours dans la direction de la tête; ils reçoivent leur impulsion de la queue. On peut dire que les spermatozoïdes nagent dans le liquide spermatique à peu près comme une anguille dans l'eau ; leurs mouvements sont relativement assez rapides. On constate au microscope qu'un spermatozoïde placé dans un milieu convenable parcourt en une seconde une distance égale à sa propre longueur, c'est-à-dire qu'en une minute il parcourra environ 3 millimètres.

Quand un spermatozoïde rencontre sur son chemin des cellules épithéliales ou de petits cristaux nageant dans la préparation, il les heurte vivement et les écarte ; il peut ainsi déplacer des cristaux dix fois plus gros que lui. Quand on examine le sperme d'un animal qui a succombé à une mort violente, on trouve les spermatozoïdes doués de mouvements, un temps relativement considérable après la mort, ce qui se rapporte à ce fait général qu'après la mort générale de l'organisme (cessation des mouvements cardiaques et respiratoires), quoique les grandes fonctions dont l'association forme la vie de l'individu soient éteintes, les éléments anatomiques n'en conservent pas moins, pendant un temps variable, leurs propriétés physiologiques, leur vie : c'est ainsi que les cils des épithéliums vibratiles continuent à se mouvoir encore un certain temps sur le cadavre. Pour les spermatozoïdes, cette persistance de la vie de l'élément anatomique est d'une durée relativement considérable : ainsi on a trouvé des spermatozoïdes encore capables de mouvements, dans le canal déférent d'un taureau, six jours après que cet animal avait été sacrifié. Sortis des voies génitales mâles et reçus dans les liquides alcalins des organes génitaux femelles, les spermatozoïdes conservent très longtemps leur vitalité dans ce dernier milieu qui paraît spécialement apte à exciter leur motilité.

Diverses conditions modifient de différentes manières la motilité, c'est-à-dire la vitalité des spermatozoïdes : le refroidissement et le maintien pendant un certain temps à une température inférieure à 30° les immobilisent. La chaleur excite leur motilité, de même qu'elle porte au plus haut degré la contractilité de l'élément musculaire, l'excitabilité de l'élément nerveux; mais, comme pour ces divers éléments anatomiques, si la chaleur produit son maximum d'effet excitant vers 40°, au delà de cette température, elle produit une action mortelle sur le spermatozoïde, comme sur le muscle dont elle coagule la substance contractile. Un effet remarquable est l'action comparée des liquides alcalins ou acides. Les solutions acides tuent brusquement le spermatozoïde dont les mouvements s'arrêtent en même temps que sa queue se replie et s'enroule par son extrémité terminale le long de sa portion initiale, à peu près comme la corde d'un fouet enroulée autour du manche. Les solutions alcalines faibles jouissent, au contraire, de la propriété d'exciter et de réveiller au plus haut degré les mouvements des spermatozoïdes; on peut même constater que, lorsque sur le porte-objet du microscope des spermatozoïdes ont perdu leurs mouvements par l'action d'un liquide très faiblement acide, si cette action a été de courte durée, on peut réveiller les mouvements par l'adjonction d'un liquide alcalin. *Les narcotiques, le chloral arrêtent les mouv[emen]ts et la fécondation par les spermato[z]. Cet arrêt est temporaire, les spermato[z]. pouvant se réveiller (Exp. d'Hertwig sur l'étoile de mer plongée dans l'eau de mer chloralée additionnée de spermato[z]. la féconderait, n'a lieu que lorsqu'on fait arriver lentement de l'eau de mer pure.)*

Sperme. — C'est la présence de ces filaments vibratiles et ondulants qui constitue le sperme de bonne qualité, c'est-à dire *fécondant.* Ce sperme est épais, blanchâtre, d'une odeur particulière; il contient une matière albuminoïde, la *spermatine*, qui n'est pas coagulable par la chaleur; on y trouve de plus divers sels (chlorures alcalins, phosphates, sulfates), et, comme éléments figurés, outre les spermatozoïdes, un grand nombre de granulations, de débris de cellules, et même des cristaux qui semblent analogues aux cristaux ammoniaco-magnésiens de l'urine, mais qu'on s'accorde à considérer comme des albuminates altérés et cristallisés.

Le sperme progresse dans l'épididyme (fig. 186, E) et le canal déférent (E', Cd) par *vis a tergo*, et par contraction des fibres musculaires de ces conduits. Les excitations génitales hâtent singulièrement sa production et son excrétion; mais quand ces excitations sont répétées à de trop courts intervalles, le sperme n'a pas le temps de se faire complètement, de se mûrir, et souvent alors dans le produit de l'éjaculation on trouve des spermatozoïdes encore en connexion avec leurs cellules mères.

Dans son trajet depuis le testicule jusqu'à la région prostatique, le sperme peut refluer dans les *vésicules séminales* (fig. 186, Vs) qui doivent être considérées comme un diverticulum du canal défé rent analogue au *vas aberrans* (fig. 186, Va) et provenant comme lui des cæcum latéraux du corps de Wolff; mais le rôle de réservoir du sperme assigné aux vésicules séminales n'est pas absolument général et chez beaucoup de mammifères on ne trouve dans ce diverticulum, formé d'un tube ramifié et pelotonné sur lui-même, qu'un mucus jaunâtre, qui parait destiné à venir donner au sperme plus de fluidité, comme les produits des glandes prostatiques et des glandes de Cowper (ou de Méry[1]) (V. plus bas). Ce liquide présente à l'examen microscopique des cellules épithéliales cylindriques, des globules blancs, des globules rouges du *sang* et des *concrétions*. Ces deux derniers éléments méritent de nous arrêter un instant. Les globules rouges sont fréquents dans le produit des vésicules séminales, surtout lorsqu'il n'y a pas eu de coït depuis longtemps (Ch. Robin), de sorte que leur présence dans le liquide éjaculé ne peut avoir rien d'alarmant. D'après les recherches d'A. Dieu[2], ils sont surtout abondants dans le sperme des vieillards. Quant aux concrétions, elle sont les unes calcaires, rares et presque pathologiques, les autres azotées, nombreuses et physiologiques. Ces dernières se présentent sous l'aspect de petits grains, très variables de volume, de consistance cireuse, se brisant en éclats par la pression, et formés d'une masse homogène; Ch. Robin, qui les a étudiées avec soin, leur a donné le nom de *sympexions*. Leurs réactions chimiques prouvent qu'elles sont formées de matière azotée autre qu'un mucus concret, car l'acide acétique les gonfle, les rend transparentes et les dissout. Les vésicules séminales seraient donc une glande annexe aussi bien qu'un réservoir, opinion confirmée par l'examen de leur muqueuse, qui présente de nombreux enfoncements et des saillies, des alvéoles en un mot, comme toute surface qui tend à se multiplier pour produire une sécrétion. Du reste, les vésicules séminales manquent chez le chien. Il est donc probable que chez lui le sperme s'accumule dans toute la longueur du canal déférent.

Sous l'influence des excitations génitales, le sperme, sécrété en plus grande abondance, grâce à la congestion de la glande, est chassé avec force par les contractions des muscles qui l'expriment du testicule (dartos, crémaster externe et interne), et des nombreuses fibres musculaires qui enveloppent les vésicules séminales.

---

[1] Cowper (Guill.). chirurgien anglais (1666-1709); c'est en 1702 qu'il a publié son mémoire sur les glandes qui portent son nom. — Ne pas le confondre avec Cooper (Astley) autre chirurgien anatomiste anglais (1768-1841).

Méry (J.), chirurgien et anatomiste français (1645-1722).

[2] V. A. Dieu, *Recherches sur le sperme des vieillards (Jour. de l'anat.,* Ch. Robin, 1867).

La contraction de ces muscles du testicule paraît très importante dans les fonctions spermatiques : l'impuissance et surtout l'infécondité, que Godard a signalées, tout en exagérant peut-être sa fréquence, dans les cas de cryptorchidie (absence, dans les bourses, des deux testicules restés dans le bassin), sont rapportées par cet auteur au défaut de secousses de la part d'une tunique musculaire; lorsque le testicule est dans les bourses, les secousses du crémaster, lors du coït, excitent la circulation dans la glande, et par cela même la sécrétion [1].

Par les mouvements péristaltiques de l'appareil déférent, le sperme se précipite dans la partie prostatique du canal de l'urètre en suivant les *canaux éjaculateurs*, qui vont, des vésicules séminales et de la fin du canal déférent, vers la paroi postérieure du canal de l'urètre (fig. 186, p. 661). Ces canaux traversent donc la moitié postérieure de la prostate; malgré leur nom d'*éjaculateurs*, ils ne prennent aucune part active à ce phénomène mécanique. Leurs parois minces et presque dépourvues d'éléments musculaires ne le leur permettent pas. Ils ne servent qu'à amener le sperme dans la région prostatique, où son contact avec la muqueuse amène un réflexe tout particulier, et d'un mécanisme difficile à étudier, l'*éjaculation*, destinée à projeter dans les organes de la femelle la liqueur fécondante mâle. Mais il nous faut d'abord étudier un phénomène qui précède celui-ci et qui est destiné à en assurer l'efficacité, c'est-à-dire l'*érection*, et les organes qui en sont le siège [2].

---

[1] Godard, *Études sur la monorchidie et la cryptorchidie chez l'homme*, Paris, 1857.

[2] Ch. Rémy a découvert chez le cochon d'Inde un nerf qui préside à la contraction des vésicules séminales, et qu'il nomme nerf éjaculateur. C'est un nerf du système sympathique se détachant d'un ganglion placé sur la veine cave inférieure au niveau des veines rénales, et descendant vers les organes génitaux internes en suivant le mésocôlon. L'excitation de ce nerf produit une contraction énergique des vésicules séminales et une contraction vermiculaire dans les conduits déférents, et aussitôt l'animal éjacule dans son prépuce, sans érection. Ce n'est pas là, à rigoureusement parler, une éjaculation, puisque le sperme n'est pas émis en un jet saccadé; c'est simplement l'un des éléments de l'acte de l'éjaculation, c'est la contraction des vésicules séminales. Quoi qu'il en soit, l'étude expérimentale de ce nerf, dit éjaculateur, est très intéressante, non seulement par le résultat de son excitation, mais encore par celui de sa section. En effet, sur des cochons d'Inde ayant subi cette section, et par suite la paralysie des vésicules séminales, Rémy a trouvé les vésicules séminales (tubes wébériens du cochon d'Inde) énormément dilatées, ainsi que les canaux déférents, et remplies de sperme. (Ch. Rémy, *Nerfs éjaculateurs; Société de biologie*, 19 juillet 1885; *Journal de l'anatomie et de la physiologie*, numéro de mars 1886, p. 2.5.)

B. *Erection.*

L'appareil de l'érection se compose de la *verge*, c'est-à-dire des *corps caverneux* et de toute la *portion spongieuse du canal de l'urètre* (avec le *bulbe* et le *gland*).

L'*érection* a pour but de rendre béant le canal de l'urètre, afin que le sperme le parcoure facilement, et de porter ce liquide dans les organes génitaux femelles.

L'érection se produit par voie réflexe ; le point de départ de cet acte nerveux peut prendre sa source dans le cerveau (imagination) et dans presque tous les organes des sens et les surfaces sensibles ; mais c'est l'excitation de la muqueuse du *gland* qui porte ce réflexe à son plus haut degré. En effet, le *gland* est garni de nombreuses papilles nerveuses, qui lui donnent une sensibilité toute spéciale, et qu'on pourrait appeler *génitale ;* c'est l'excitation de cette sensibilité qui est le point de départ de toute la chaine des actes qui composent le coït (érection, sécrétion abondante de sperme, excrétion, éjaculation), comme l'excitation de l'isthme du gosier est le signal de la série des réflexes de la déglutition. Le *nerf dorsal de la verge* est la voie centripète de ces réflexes, qui deviennent impossibles quand ce nerf a été coupé, comme on l'a expérimenté maintes fois sur les chevaux. Nous verrons que la muqueuse prostatique doit venir immédiatement après celle du gland, comme point de départ de ces réflexes.

Renvoyant aux traités d'anatomie descriptive pour ce qui est de la conformation des organes de l'érection, nous dirons ici un mot seulement de leur composition, c'est-à-dire de la signification du tissu érectile. Ce tissu, qui, sur des coupes d'organes insufflés et desséchés, montre de grandes aréoles circonscrites par des trabécules anastomosées, comme le tissu d'une éponge, est formé, en effet, de larges cavités aréolaires dans lesquelles le sang peut, à certains moments, affluer et s'accumuler sous une forte tension. La nature de ces cavités, qui communiquent, d'une part, avec des artérioles et, d'autre part, avec des veinules, a été l'objet de très diverses interprétations, mais il est démontré aujourd'hui que les aréoles des tissus érectiles ne sont autre chose que des capillaires très dilatés. C'est ce que montre leur constitution histologique, car leurs parois sont réduites à un endothélium vasculaire, identique à celui des capillaires, supporté par les trabécules du tissu interposé ; c'est ce que montre encore l'étude de leur développement, puisque cette étude permet de suivre les tissus caverneux et spongieux depuis le moment où ils ne sont formés que de vrais capillaires jusqu'à celui où la dilatation progressive de ces petits vaisseaux les rend méconnaissables sous leur aspect définitif de cavités, larges et irrégulières. Les artérioles qui viennent se terminer dans ces larges sinus capillaires sont remarquables par leur disposition contournée en tire-bouchon qui leur a valu le nom d'*artères héli-cines ;* mais c'est à tort qu'on a considéré cette forme des artérioles comme jouant un rôle essentiel dans le mécanisme de l'érection. Les artères hélicines sont bien, il est vrai, caractéristiques des tissus érectiles, mais uniquement parce qu'elles doivent revêtir cette forme pour se prêter aux changements de volume des organes et tissus dont elles font partie, de sorte qu'on pourrait dire que la disposition hélicine est non la cause, mais la conséquence des propriétés érectiles des organes en question.

L'érection, qui consiste dans l'ampliation avec dureté et rigidité caractéristiques des organes érectiles, est due à un mécanisme assez simple. A l'époque où les lois de la circulation du sang étaient encore ignorées, et où les esprits animaux jouaient un si grand rôle dans l'explication des divers actes de l'organisme, les physiologistes n'hésitaient pas à invoquer l'accumulation des esprits animaux dans le tissu de la verge pour expliquer la rigidité présentée par cet organe. Un des pères de la physiologie expérimentale, Régnier de Graaf, si connu par ses expériences sur le suc pancréatique (p. 354), et par la découverte des ovisacs qui portent son nom, voulut se rendre compte de l'accumulation de ces esprits animaux et les saisir pour ainsi dire sur le fait. Sur un chien en érection, il lia la verge au niveau de sa base et sacrifia l'animal. La verge demeura turgide jusqu'au moment où de Graaf, l'incisant profondément, en vit jaillir un jet de sang. Depuis cette époque, aucun physiologiste n'a songé à attribuer l'érection à un mécanisme autre que l'accumulation du sang à une forte tension dans les mailles du tissu érectile ; mais on a été embarrassé pour expliquer cette accumulation et cette rétention de sang à une haute pression. Cependant quelques circonstances peuvent éclairer l'étude de ces faits. Ainsi, il est facile de constater que l'érection des corps caverneux est parfois indépendante de celle du corps spongieux de l'urètre, et qu'elle se fait sans excitation génitale, par un simple mécanisme d'opposition au retour du sang veineux. Telle est l'érection qui se produit lorsque la vessie est gorgée de liquide, ce qui amène une compression des plexus veineux qui font suite à la veine dorsale du pénis *(plexus de Santorini,* situé entre la vessie et le pubis, *ps,* fig. 184, p. 656). Il est donc probable que, lorsque l'érection est vraiment active, il se produit sur toutes les veines émissaires des corps érectiles une constriction semblable, par contraction soit des parois veineuses elles-mêmes, soit des nombreuses couches de muscles lisses que traversent ces veines pour rentrer dans le bassin, de sorte que le sang est obligé de s'arrêter dans les mailles des tissus spongieux, et y arrive avec une tension égale à celle du sang artériel.

D'autre part, il faut reconnaître que les actions vaso-motrices (nerfs vaso-dilatateurs, V. p. 259) doivent exercer la plus grande influence sur le mécanisme de l'érection, en laissant les tissus érectiles se distendre facilement sous l'afflux du sang; mais il est évident que, si la voie du retour du sang veineux restait librement ouverte, la paralysie vaso-motrice serait insuffisante à produire une véritable érection, et amènerait tout au plus une turgescence plus ou moins prononcée.

Du reste, les phénomènes d'érection ne se manifestent pas seulement au niveau des organes génitaux. Le professeur Rouget [1], dans ses nombreux travaux sur les *mouvements* et les *appareils érectiles*, a d'abord établi qu'il n'existe ni *éléments* ni *tissus érectiles*, mais seulement des organes et des appareils érectiles constitués, comme les autres organes non érectiles, par des vaisseaux, des muscles, des nerfs. Précisant ensuite les différents degrés et les éléments essentiels de tout phénomène d'érection, il a établi que, dans tous ces cas, il y a dilatation des petites artères ; cela est évident dans les changements de couleur de la peau du visage, dans les turgescences de la crête et des caroncules (oiseaux); cela existe également dans l'hyperémie de l'ovaire et de la muqueuse utérine au début de la période menstruelle; enfin, l'observation directe du début de l'érection des organes copulateurs, et les expériences d'Eckhard sur la paralysie des petites artères caverneuses et bulbaires sous l'influence de l'excitation des *nervi erigentes*, démontrent également que la paralysie et la dilatation vasculaire sont le phénomène initial de l'érection même la plus complexe [2].

Mais ce phénomène, suffisant pour produire à lui seul la forme la plus simple de l'érection, la *turgescence*, serait tout à fait impuissant pour réaliser une forme plus complexe, comme l'érection du bulbe de l'ovaire et celle de l'utérus; il faut que la contraction des trabécules musculaires lisses qui compriment les troncs veineux vienne s'y ajouter, et il est certain qu'au moment de la menstruation cette contraction permanente des muscles utérins et des muscles ovario-tubaires coïncide avec l'adaption de la trompe à l'ovaire et la détermine. Il est certain aussi que les trabécules musculaires des corps caverneux et spongieux de la verge se contractent à la suite de la dilatation des petites artères. Quand cette contraction manque,

---

[1] Ch. Rouget, *Recherches sur les organes érectiles de la femme (Journal de physiologie*, t. I, 1858), et *Des mouvements érectiles* (même journal, 1868).

[2] Il ne faut pas confondre l'érection des tissus érectiles (gland, clitoris, etc.), avec ce qu'on a improprement appelé érection du mamelon. Quand le mamelon s'érige, il change de forme, s'allonge et s'amincit par le fait de la contraction de ses fibres musculaires ; mais il *n'augmente pas de volume;* il n'est pas *turgescent* comme les véritables organes érectiles (qui sont alors gorgés de sang). Voir page 509.

-sur le cadavre, par exemple, le volume de la verge prend des proportions tout à fait anormales, et *sa rigidité reste relativement incomplète.*

Enfin, dans l'érection des organes copulateurs, chez l'homme et chez la femme, intervient encore, pour donner à ce phénomène tout son développement, l'action des muscles extrinsèques, et l'on sait, en effet, que, sans la ligature et la compression des grosses veines du bassin, une injection sous la plus forte tension, est parfois impuissante à produire une véritable érection sur le cadavre.

A côté du rôle que jouent dans l'érection le sang, les petites artères dilatées, les muscles lisses et les muscles extrinsèques, il faut considérer aussi le rôle des nerfs (centrifuges) ; ceux-ci forment deux groupes dont l'action est distincte et opposée (Rouget).

1° Les nerfs *caverneux et spongieux*, fournis par le grand sympathique, nerfs qui portent sur leur trajet des corpuscules ganglionnaires, et dont l'excitation a pour résultat la paralysie des tuniques artérielles auxquelles ils se rendent (nerfs du plexus caverneux, *nervi erigentes* d'Eckhard).

2° Les nerfs qui se rendent, sans traverser de corpuscules ganglionnaires, aux muscles des trabécules et dont l'excitation a pour effet, comme l'excitation des nerfs directs (et sans ganglions) des muscles ischio-caverneux, bulbo-caverneux, transverse profond, de déterminer la contraction des muscles qu'ils animent (nerfs *urétro-péniens*, *plexus latéral*).

Les appareils érectiles sont munis, vers leur partie la plus profonde, la plus postérieure, de muscles qui les entourent et fonctionnent comme de *vrais cœurs périphériques* destinés à chasser le sang de la base de la verge vers son extrémité libre, qui doit présenter le plus haut degré d'érection. Ce sont les muscles *ischio-caverneux* et le *bulbo-caverneux* qui entourent, les premiers, la racine des corps caverneux, le second le bulbe de l'urètre, et chassent par des contractions rythmiques, vers le gland et la pointe des corps caverneux, le sang qui afflue à la racine de ces organes ; en un mot, ils font progresser l'érection de la base au sommet.

Ces muscles se contractent par action réflexe (voy. plus haut) sous l'influence des excitations du gland, et à chaque contraction, on pourrait dire à chaque *pulsation*, des bulbo-caverneux, le gland devient plus turgide et plus sensible, ses papilles étalées par l'érection étant plus impressionnées par le frottement. Lorsque enfin cette sensibilité a atteint son plus haut degré, elle provoque le phénomène réflexe de l'*éjaculation*.

C. *Éjaculation.*

L'éjaculation est le dernier terme de l'acte vénérien. Ce phénomène, avant de se produire, a été préparé par un grand nombre d'actes accessoires.

D'abord le canal de l'urètre se trouve ouvert et dilaté par le fait de l'érection comme le prouvent les préparations anatomiques. Ce canal, se dilatant, doit produire une certaine aspiration, et l'on peut se demander ce qui vient remplir le canal lorsque, d'aplati et linéaire, il devient cylindrique et béant. On a tenté d'invoquer l'introduction de l'air, et cette hypothèse aurait parfaitement expliqué les cas de chancres situés dans la profondeur du canal, l'aspiration qui se produit ou s'exagère dans le coït ayant amené l'introduction des liquides virulents de la femme contaminée. Mais l'observation directe prouve que l'air ou un liquide extérieur ne sont que rarement appelés dans le canal. On sait que le sperme agité avec l'air mousse très facilement, et si, au moment de l'éjaculation, il se trouvait dans le canal en conflit avec ce gaz, il sortirait mêlé à de nombreuses bulles d'air, ce qui ne se produit jamais. Du reste, nous avons un appareil sécréteur destiné à fournir un liquide qui remplit le vide du canal. Ce sont les *glandes de Cowper*, petites glandes analogues aux salivaires, placées au milieu des muscles striés et lisses du périnée (aponévrose moyenne) derrière la saillie du bulbe urétral (fig. 184, p. 656) et dont le canal excréteur vient s'ouvrir dans le canal de l'urètre, vers la jonction du bulbe avec la portion spongieuse proprement dite. Le produit de ces glandes, exprimé par les contractions des muscles du périnée au moment de l'érection, vient remplir le canal de l'urètre et servira à diluer le sperme, qui, nous le savons, est primitivement très épais. Quànd une forte érection n'est pas suivie d'éjaculation, on voit, au moment où l'érection cesse et où le canal revient à ses dimensions primitives, s'écouler par son ouverture antérieure (méat urinaire) un liquide clair et muqueux qui n'est autre chose que le produit des glandes de Cowper et de quelques autres organes sécréteurs.

Ces autres produits de sécrétion, déversés dans le canal pour en remplir le vide, et pour se mêler au sperme et le diluer à son passage, sont les produits des *glandes de Littre*[1] et des *glandes prostatiques*.

Les *glandes de Littre* sont de très petites glandes en grappe, végétations de la muqueuse de la portion spongieuse de l'urètre, disséminées dans le chorion de la muqueuse de toute.cette portion du canal, et dont le produit de sécrétion, peu connu et difficile à isoler, paraît analogue à celui des glandes de Cowper : elles seraient à ces dernières ce que les glandes buccales (dites muqueuses) sont aux glandes salivaires proprement dites.

Les *glandes prostatiques* sont de nombreux culs-de-sac glandulaires disposés en grappes et rayonnant du canal de l'urètre dans toute la moitié postérieure de la prostate. Elles sécrètent un liquide visqueux analogue à celui des glandes de Cowper et des vésicules séminales. L'*utricule prostatique* (fig. 184, p. 656)

---

[1] Littre (A.), anatomiste français (1658-1726).

ne paraît pas fournir de liquide spécial, ni jouir d'un rôle important. C'est un rudiment de l'utérus de la femme, un reste embryonnaire (V. plus haut p. 635), dont la cavité est, comme l'utérus de
la femme, tapissée par un épithélium à cils vibratiles ; aussi
a-t-on pu parfois, étant donné des produits de végétation prostatique (polypes de la prostate), reconnaître que ces néoformations
avaient leur origine dans l'utricule, en y constatant des éléments
d'épithélium cylindrique vibratile.

Le sperme, mêlé au produit des vésicules séminales, arrive donc,
par les contractions de ces vésicules et des canaux déférents, dans
la région prostatique de l'urètre. Là, sa présence détermine par
réflexe une action mécanique qui le projette au dehors avec force et
par saccades, qui l'*éjacule* en un mot.

On attribue généralement la force et la forme saccadée de l'éjaculation aux contractions du muscle *bulbo-caverneux*, qu'on a
appelé *accelerator seminis et urinæ;* mais si l'on tient compte de
ce qu'en ce moment ce muscle est séparé du canal de l'urètre par
toute l'épaisseur du bulbe en érection, et que par conséquent il ne
peut agir sur le contenu du canal ; de ce que, d'autre part, il est
situé bien en avant de la prostate, c'est-à-dire du point où est
déversé le sperme, et que, par suite, il ne peut qu'ultérieurement
agir sur lui, pour l'accélérer peut-être, mais non pour lui imprimer
le premier mouvement, on a peine à comprendre comment ce
muscle pourrait produire l'éjaculation.

Nous nous rendons bien mieux raison de ce mécanisme en tenant compte
des dispositions particulières que présente la région prostatique du canal
et spécialement le *muscle de Wilson*, que nous avons vu déjà jouer un
rôle si important dans la rétention et l'excrétion de l'urine. Au moment
où le sperme vient se déverser dans la prostate, cette portion du canal est
isolée de la vessie par l'érection du *verumontanum* (fig. 186, p. 661), petit
tubercule de tissu érectile situé sur la paroi postérieure du canal, et qui à
l'état de turgescence s'élève et vient en contact avec la paroi antérieure, de
façon à oblitérer toute communication entre la vessie et le canal urétral ;
et tout le monde sait, en effet, que la miction est impossible pendant
l'érection [1]. Le sperme, au contraire, par les canaux dits improprement

---

[1] « Derrière le sperme, l'urètre est complètement fermé par l'action du
sphincter prostatique, d'après Sappey ; et d'après Kobelt par l'érection du verumontanum qui s'applique étroitement à la paroi supérieure ; mécanisme qui,
d'après mes propres recherches, me paraît être le véritable mode de fermeture du canal en arrière des orifices éjaculateurs. Pendant l'érection, chacun
le sait, la miction est difficile ou impossible ; la fermeture momentanée de la
partie profonde de l'urètre, par emboîtement passager de ses parois, explique
ce fait ». (F. Guyon, *Leçons cliniques sur les maladies des voies urinaires*, 1885, p. 745.)

éjaculateurs, qui s'ouvrent *en avant et un peu sur les côtés du véru-montanum*, peut arriver dans le canal de l'urètre et en envahir toute la portion prostatique, mais il ne peut aller plus loin, parce qu'en ce moment le muscle de Wilson se contracte et oblitère la partie membraneuse (fig. 186, 2). La liqueur séminale s'accumule donc dans l'étroite portion du canal comprise entre le verumontanum et le sphincter urétral ou muscle de Wilson (fig. 186 de 1 à 2); il s'y accumule avec une grande force, car les contractions des muscles lisses qui l'y chassent (canal déférent et vési-cules séminales) sont très énergiques, quoique lentes. Il ne peut refluer vers la vessie, à moins de destruction du verumontanum, et ce fait, qui s'observe dans quelques cas pathologiques, explique pourquoi dans ces cas le sperme est ultérieuremeut rendu avec les urines; il ne peut non plus s'échapper tout d'abord en avant, vu l'état de contraction du sphincter urétral. Mais ce muscle ne peut rester longtemps dans cet état de con-traction; il se relâche, et aussitôt, sous l'influence de la haute tension qu'il a acquise, le sperme se précipite et se projette avec force; aussitôt le muscle se contracte de nouveau et arrête l'éruption spermatique, pour la laisser bien vite se reproduire en se relâchant encore, et ainsi de suite tant que dure l'éjaculation.

Nous voyons donc ainsi à quoi tiennent et le *rythme* et la *puissance* de l'éjaculation : la puissance du jet spermatique est due à la haute tension qu'ont donnée les muscles lisses des canaux excréteurs au liquide accumulé dans un étroit espace ; le rythme est dû à des relâchements rythmiques du sphincter urétral, qui forme comme une écluse livrant par saccades passage au liquide retenu en arrière d'elle.

Ainsi la *région prostatique* du canal de l'urètre, si importante déjà au point de vue de la miction, ne l'est pas moins relativement aux fonctions génitales : c'est encore ici le contact du sperme avec cette muqueuse qui détermine cette sorte de tétanos intermittent du sphincter urétral. Aussi les altérations de la muqueuse prostatique ont-elles une grande influence sur le fonctionnement de l'appareil génital, et l'on voit ses affections causer tour à tour, et selon leur nature, le satyriasis, ou l'impuissance, ou les pertes séminales. Depuis longtemps, la chirurgie, reconnaissant le rôle prépondérant de cette région, a trouvé dans les modificateurs de cette sur-face, et particulièrement dans la cautérisation (sonde de Lallemand) un des plus puissants moyens de réagir contre cette dernière affection.

La quantité de sperme rendu par une éjaculation varie entre 1 et 6 grammes; mais il y a, sous ce rapport, de grandes variétés indivi-duelles, et même pour le même homme, dans des circonstances diverses, les différences peuvent être comme 1 est à 8.

La destinée ultérieure du sperme sera étudiée avec les organes génitaux de la femme. Nous verrons que ce liquide, et particulière-ment les spermatozoïdes qu'il contient, sont destinés à aller donner à l'élément femelle correspondant, à l'*ovule*, l'impulsion fécondante qui en déterminera le développement.

Il n'est pas inutile de rappeler ici(V. ci-dessus, p. 667) les diverses circonstances qui peuvent influer sur les mouvements, sur la vie des spermatozoïdes du sperme éjaculé. L'eau froide, l'étincelle électrique (Prévost et Dumas), les liqueurs acides tuent les spermatozoïdes ; les solutions légèrement alcalines, les solutions de substances neutres leur sont favorables et augmentent la vivacité de leurs mouvements. Le mucus vaginal ne les tue que lorsqu'il est très acide; dans les circonstances ordinaires, les spermatozoïdes restent longtemps vivants dans le col de l'utérus, huit jours après le dernier coït[1]. Enfin, d'après Godard, le sang des règles augmente l'activité de leurs mouvements.

Du reste, les spermatozoïdes peuvent vivre dans le pus, dans le sang, et divers autres fluides. Sims a souvent vu la conception se produire là où le col de l'utérus était le siège d'une suppuration abondante, de sorte que le pus en lui-même ne leur fait point obstacle. Selon Kölliker, le phosphate de soude est particulièrement favorable aux mouvements des spermatozoïdes.

Après ce rapide aperçu sur l'érection qui est l'acte initial et indispensable d'un coït régulier, et sur l'éjaculation qui en est l'acte final et essentiel, nous n'insisterons pas ici sur le coït lui-même et sur les sensations voluptueuses qui l'accompagnent. Nous dirons seulement que ces sensations, indispensables chez l'homme, car ce sont elles qui amènent le réflexe de l'éjaculation, paraissent tout à fait inutiles chez la femme, du moins au point de vue de la fécondation. C'est ce que démontrent surabondamment les observations de femmes fécondées pendant le sommeil chloroformique, pendant le sommeil de l'ivresse, et enfin les observations de fécondations artificielles, c'est-à-dire dues à la simple introduction du sperme jusque dans la cavité de l'utérus au moyen d'une petite seringue ou de tout autre des nombreux appareils qui ont été, dans ces dernières années, proposés à cet effet.

Mais il sera intéressant, au point de vue de la physiologie générale, de jeter un rapide coup d'œil sur les divers modes selon lesquels s'accomplit le rapprochement sexuel dans quelques types de la série animale (vertébrés). Chez les mammifères, il y a copulation complète, fécondation interne, c'est-à-dire que l'organe érectile du mâle (pénis) va porter la liqueur fécondante jusque dans l'intérieur des organes femelles (vagin, utérus). Si nous sautons brusquement au degré inférieur de l'échelle des vertébrés, nous voyons que chez les poissons, du moins chez la très grande majorité des poissons osseux, il n'y a pas même de rapports directs entre le mâle et la femelle : celle-ci évacue spontanément ses œufs à la surface de l'eau ou contre les herbes aquatiques, les abandonne, et c'est alors seulement qu'un mâle quelconque, attiré sans doute par l'odeur de ce frai, vient

---

[1] V. Marion Sims, *Notes cliniques sur la chirurgie utérine*, traduction française, Paris, 1872.

passer à plusieurs reprises contre la masse d'œufs pondus, en émettant sa liqueur séminale dont il les arrose. Aussi rien n'est-il plus facile aux pisciculteurs que d'imiter par la fécondation dite artificielle le mode naturel de fécondation des poissons osseux. Il suffit de prendre une femelle prête à frayer, de comprimer son abdomen de façon à faire sortir les œufs par le pore génital, puis, renouvelant une semblable opération sur le mâle, de lui faire excréter sa laitance sur la masse d'œufs fraîchement pondus. Comme intermédiaire entre ces types de fécondation interne et de fécondation externe, on peut citer le mode de copulation des batraciens anoures (grenouilles). Chez ceux-ci, à l'époque des amours, qui ne se produisent qu'une fois par an, le mâle se place sur le dos de la femelle qu'il tient étroitement embrassée entre ses deux membres antérieurs. A cela se borne le rapprochement sexuel, c'est-à-dire qu'il n'y a rien qui rappelle l'intromission d'un pénis dans un canal vaginal. Notons cependant que des sensations voluptueuses très intenses paraissent accompagner cet accouplement et qu'elles ont pour siège, chez le mâle, des papilles cutanées alors très développées occupant la région de la racine du pouce (membre antérieur); la compression de ces papilles, par le mouvement énergique au moyen duquel le mâle tient la femelle embrassée, est sans doute le mode particulier d'excitation des terminaisons nerveuses correspondantes. Toujours est-il qu'à un moment donné, la femelle émet ses œufs par son orifice anal, où, pour mieux dire, cloacal ; au même instant, le mâle laisse échapper sa liqueur séminale par son orifice homologue, et les œufs sont ainsi arrosés de sperme au fur et à mesure qu'ils sont émis à l'extérieur.

II. APPAREIL GÉNITAL DE LA FEMME

L'appareil génital de la femme se compose d'une *glande* (*l'ovaire*) et de *canaux excréteurs (trompe, matrice, vagin,* etc.), qui présentent un intérêt tout particulier, les uns comme organes de la copulation (vagin et ses annexes), les autres comme lieu de développement du produit de la fécondation (matrice).

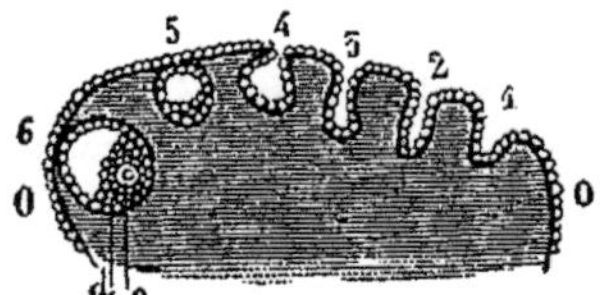

FIG. 191. — Développement de l'ovisac ou vésicule de Graaf*.

1° L'*ovaire* provient de ce germe que nous avons vu situé sur le bord interne du corps de Wolff (V. p. 633) et rester indifférent jusqu'à la fin du deuxième mois de la vie embryonnaire. Nous avons vu comment cet organe se développait pour devenir testicule; comment, lorsqu'il devenait ovaire, les *tubes de Plüger* femelle s'étranglaient en chapelets, puis s'égrenaient en nombreux grains (p. 635) qui forment autant de petites vésicules closes,

* OO, surface de l'ovaire avec son épithélium, qui en 1 forme un bourgeon profond, une sorte de glande en tube; — cette glande tend à s'isoler de plus en plus en 2, 3, 4, 5; en 6, elle est complètement isolée et forme une cavité close tapissée d'un épithélium qui s'est hypertrophié en un point (*d*, disque proligère) et dont une des cellules est devenue l'ovule (*o*).

dont les éléments proviennent de l'épithélium germinatif (p. 635). Du reste, chez quelques mammifères, la formation des ovaires se poursuit pendant la période adulte, et a pour source l'épithélium péritonéal qui recouvre l'ovaire et qui est l'homologue de l'épithélium germinatif. On voit alors cet épithélium de la surface de l'ovaire envoyer dans la profondeur de l'organe des végétations en cul-de-sac (fig. 191) qui forment de véritables glandes en tubes (fig. 191, 1, 2, 3); mais bientôt l'orifice de ces glandes en tubes (tubes de Pflüger) s'oblitère (id., 4, 5) et il ne reste plus qu'une petite cavité (id., 6) tapissée d'épithélium et parfaitement close. Ces cavités très nombreuses constituent les *vésicules de Graaf* ou *ovisacs* (fig. 191, en 6); leur épithélium est donc un produit de l'épithélium péritonéal; c'est lui qui donne naissance à l'ovule.

2° Les *canaux excréteurs* se forment par le développement des conduits de Müller (p. 633) : la partie supérieure de ces deux conduits constitue la trompe de Fallope en restant isolée de chaque côté; la partie inférieure se soude avec la partie correspondante du côté opposé pour former l'utérus, et cette soudure souvent incomplète constitue chez les animaux les *utérus bicornes* ou les *matrices doubles* et indépendantes, comme chez les rongeurs. Ainsi chez la femme, à l'inverse de l'homme, c'est essentiellement l'organe de Muller qui se développe pour constituer les organes génitaux; le corps de Wolff s'atrophie; on en retrouve comme trace quelques restes de canaux borgnes situés dans le repli péritonéal qui unit la trompe à l'ovaire, et désignés sous le nom de *parovaire* ou *organe de Rosenmüller :* parfois son canal excréteur persiste à l'état rudimentaire chez la femme, et presque toujours chez la vache, sous le nom de *canal de Gartner.*

Pour bien fixer toutes ces questions d'homologie des organes génitaux internes mâle et femelle, homologie dont nous avons parlé à plusieurs reprises, à propos de chaque organe (V. p. 635, 660), nous donnons ici

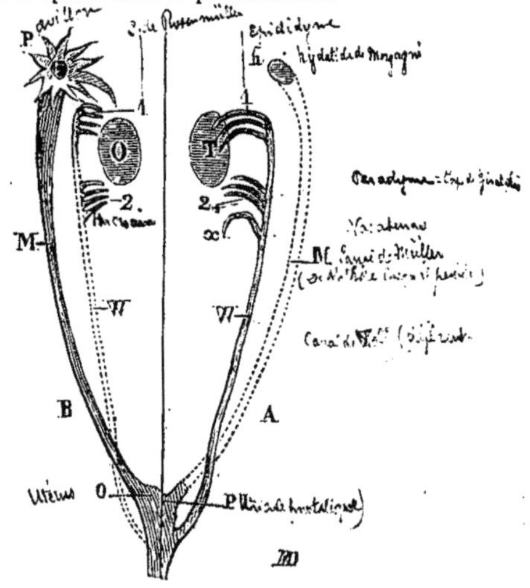

Fig. 192. — Schéma de l'homologie des organes génitaux internes du mâle (A, côté droit) et de la femelle (B, côté gauche) *

* O, Ovaire. — T, testicule. — W, canal de Wolff; chez la femelle il s'atrophie; chez le mâle il forme le canal déférent. La partie génitale (1) du corps de Wolff est représentée chez le mâle par l'épididyme, chez la femelle par l'*époophore* (corps de Rosenmuller). La partie urinaire du corps de Wolff (2) forme chez le mâle le paradidyme (corps de Giraldès) et chez la femelle le paroophore (ou parovaire); elle forme de plus chez le mâle le *vas aberrans* (x). — M, canal de Müller : il disparaît chez le mâle. Son extrémité libre, qui forme chez la femelle le pavillon (P), forme chez le mâle *l'hydatide de Morgagni (h).* Son extrémité inférieure forme chez la femelle l'utérus (O) et chez le mâle l'utricule prostatique (P).

une figure qui résume tout ce que nous avons indiqué à ce sujet (V. l'explication de la figure 192).

Quant aux *organes génitaux externes*, ils résultent, comme chez l'homme, d'une fente périnéale, qui se met en communication avec la muqueuse des organes profonds ; seulement, tandis que cette fente se forme chez l'homme de façon à constituer un canal (portion membraneuse et spongieuse de l'urètre) qui n'est ouvert qu'à son extrémité antérieure et supérieure (méat urinaire), chez la femme cette fente reste ouverte, bornée par les deux repris cutanés (grandes lèvres), qui ne se sont pas rejoints et qui circonscrivent ce que l'on appelle l'orifice vulvaire. Ainsi toutes les parties de la femme ont en général leurs homologues dans les parties de l'homme. Le canal de l'urètre de la femme correspond à la partie du canal de l'homme qui va depuis le col de la vessie jusqu'au *verumontanum* (au sommet et en avant duquel s'ouvre l'utricule prostatique ou utérus mâle [1]).

Nous étudierons : 1° les phénomènes qui se passent dans l'ovaire *(ovulation)* ; 2° ceux qui les accompagnent dans les voies génitales femelles *(menstruation)*.

A. *Ovaire et Ovulation.*

En somme, l'ovaire est un organe constitué, au point de vue physiologique, par des culs-de-sac devenus vésicules closes et tapissés d'un *épithélium* dit *membrane granuleuse* (ou *granulosa)*. Nous trouverons, du reste, trois formes épithéliales bien distinctes dans les trois grands segments de l'appareil génital de la femme : la forme globulaire dans l'ovaire ; l'épithélium cylindrique vibratile dans l'utérus ; et enfin l'épithélium pavimenteux stratifié dans le vagin.

Dans l'étude de la physiologie de ces organes, nous verrons que ces épithéliums doivent être considérés comme les éléments les plus importants. Presque sans vie pendant l'enfance et l'adolescence, ils se réveillent presque subitement au moment de la puberté; c'est l'*épithélium ovarique* qui donne le signal et produit l'*ovulation ;* l'*épithélium utérin* prend alors en même temps une vie plus active, soit dans la simple *menstruation*, soit dans la *gestation ;* enfin l'*épithélium du vagin* lui-même ne reste pas indifférent, ainsi que ses organes annexes (organes génitaux externes).

Nous commencerons cette étude par celle de l'ovaire, qui est le point de départ de la plupart des réflexes physiologiques et pathologiques.

Ovulation. — Les *ovisacs*, ou *vésicules de Graaf*, sont constitués par une petite poche de tissu connectif à la face interne de laquelle

---

[1] Voy. notre article OVAIRE *(Nouv. Dict. de médecine et de chirurgie)*.

se trouve une couche épaisse de petites cellules *(membrane gra-nuleuse*, fig. 193); en un point, cette couche est un peu plus épaisse et *forme* ce qu'on appelle le *disque proligère* (G); l'un des globules (E) du disque proligère prend dès le début (ovules primordiaux apparaissant déjà dans l'*épithélium germinatif*, p. 633) un développement plus considérable, est appelé à une plus haute destinée que ses congénères, et il constitue l'*ovule*, le type le plus parfait de la cellule (fig. 194); l'ovule mesure de 1/10 à 2/10 de millimètre; il est presque visible à l'œil nu. Cet ovule se compose d'une enveloppe cellulaire ou *membrane vitelline* (ou *chorion*, D); d'un contenu de protoplasma ou *vitellus* (fig. 194, C); dans le vitellus se trouve un noyau ou *vésicule germinative* (B), qui contient lui-même un nucléole ou *tache germinative* (A).

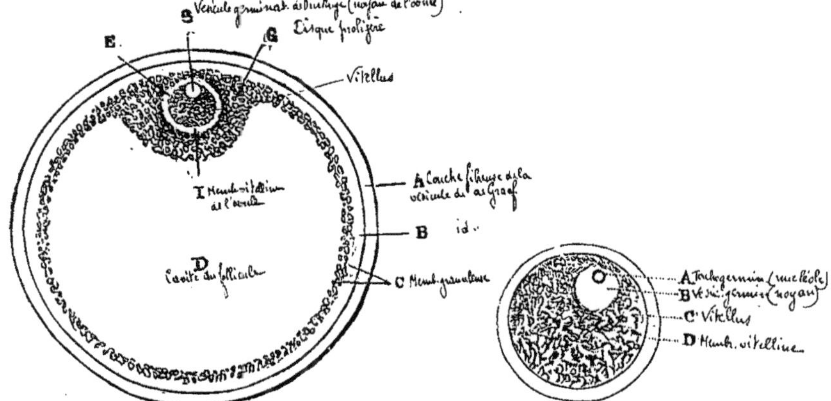

FIG. 193. — Vésicule de Graaf renfermant l'ovule *.　　　FIG. 194. — Ovule **.

Toutes les *vésicules de Graaf* d'un ovaire ne sont pas arrivées en même temps à ce degré de développement et ne contiennent pas toutes des ovules à cet état de maturité.

A la naissance, il est probable, comme l'a constaté Rouget, et comme l'indique la sécrétion du lait, si fréquente et si inexplicable à cette époque de la vie (V. p. 529), qu'il se fait une congestion ovarique et une *poussée* incomplète d'œufs à l'ovaire (Courty);

---

* A, B, Couches fibreuses de la vésicule; — C, membrane granuleuse; — D, cavité du follicule; — G, disque proligère portant l'ovule (E); — 1, membrane vitelline; — 2, vitellus; — 3, vésicule germinative de Purkinje.
** A, nucléole (tache germinative); — B, noyau (vésicule germinative); — C, vitellus; — D, membrane vitelline.

une pareille impulsion, mais bien plus remarquable, se fait à la puberté.

Ce n'est qu'à partir de l'époque de la puberté que l'on voit chaque mois, ou pour mieux dire à chaque époque menstruelle, *un* ou *deux ovisacs* se développer complètement. Ces vésicules de Graaf, d'ordinaire celles qui sont le plus près de la surface de l'ovaire, se gonflent, s'accroissent; leur contenu augmente, s'épaissit; la partie de la paroi qui avoisine la surface de l'ovaire est pressée contre cette surface. Il en résulte en ce point un arrêt de nutrition et une usure des parois; cet état, aidé par la turgescence de la partie centrale de l'ovaire *(bulbe de l'ovaire)*, amène facilement une rupture, de sorte que le contenu de l'ovisac s'échappe, entraînant l'ovule au milieu des débris du disque proligère.

Après l'expulsion de la plus grande partie de son contenu, la vésicule de Graaf revient sur elle-même et se cicatrise, en laissant une faible trace, colorée en jaune par des granulations pigmentaires qui proviennent en partie du pigment sanguin résultant de la petite hémorragie qui accompagne la rupture de l'ovisac. Chose remarquable, si l'ovule qui a été expulsé est fécondé, et qu'arrivé dans l'utérus il y amène les phénomènes de la gestation, il se produit dans l'ovaire, par un acte sympathique ou réflexe difficile à expliquer, une évolution hypertrophique de l'ovisac déchiré, hypertrophie à laquelle succède très ultérieurement (fin de la grossesse) une atrophie donnant naissance à une cicatrice analogue à la précédente, mais beaucoup plus considérable et plus persistante. On donne à ces cicatrices le nom de *corps jaunes:* les premières sont dites *corps jaunes de menstruation,* ou *faux corps jaunes :* les secondes, *corps jaunes de fécondation* (de la grossesse), ou *vrais corps jaunes.*

Ce qui prend, du reste, la plus grande part à la formation des corps jaunes, c'est moins le caillot sanguin qu'un épaississement hypertrophique de la membrane propre de la vésicule de Graaf. Les cellules de cette vésicule *(cellules de l'ovariule* de Ch. Robin) se multiplient et s'accroissent énormément de façon à obliger la membrane à se plisser et à remplir tout l'ovisac, dont le contenu présente des espèces de circonvolutions. Ces cellules sont envahies en même temps par une production granuleuse, graisseuse, colorée en jaune et qui est la principale cause de la coloration caractéristique des corps jaunes. Cette production n'a, du reste, rien de bien spécial, et Courty a vu dans des cystosarcomes de l'ovaire cette production envahir la membrane propre de plusieurs kystes vésiculaires et donner naissance à des masses considérables de matières jaunes.

B. *Trompe de Fallope, matrice et menstruation.*

L'ovule est donc expulsé de l'ovaire, et tombe en dehors de cet organe; il peut tomber dans le péritoine et y disparaître, et même, s'il y a eu fécondation, s'y développer (grossesses péritonéales); mais ce n'est pas là le cas normal. Dans les conditions physiologiques, l'*ovulation* s'accompagne de phénomènes particuliers qui font tomber l'ovule dans le pavillon de la *trompe de Fallope* ou *oviducte*. La *trompe*, en effet, est un organe mobile, contractile et érectile. Sa contratilité, et celle des fibres musculaires lisses qui se trouvent dans les *ligaments larges* et dans le *ligament tubo-ovarique*, doit favoriser l'*adaptation* de l'orifice des trompes à l'ovaire (Ch. Rouget); mais son érection ne doit pas être non plus sans influence, car on trouve dans la trompe une abondante trame érectile disposée de telle manière qu'en son état de turgescence elle amène probablement le pavillon de la trompe à embrasser la presque totalité de l'ovaire dans sa cavité. L'ovule y tombe donc [1];

[1] Pour notre part, il nous semble probable que ce sont encore *des cils* vibratiles qui assurent l'arrivée de l'ovule dans la trompe, et que, par suite il n'y aurait plus guère à invoquer la théorie, du reste si peu facile à comprendre, de l'*adaptation tubaire*. En effet, chez nombre d'animaux, et entre autres chez la grenouille, le pavillon de la trompe est fixe, rattaché par des ligaments tout en haut, au niveau du péricarde. Ici, par suite, il ne peut être question d'adaptation du pavillon venant coiffer l'ovaire. Or, en examinant des grenouilles femelles à l'époque du rut, on constate que le péritoine de la paroi abdominale antérieure présente des traînées de cellules à cils vibratiles, et en déposant de la poudre de charbon sur cette surface, on voit que cette poudre est entraînée dans la région des orifices tubaires. Nous avons répété plusieurs fois cette expérience sur le mâle à la même époque sans constater rien d'analogue. L'examen microscopique d'un fragment du péritoine, même du mésentère (toujours sur un sujet femelle), permet de voir ces cils, et leurs mouvements agitant les particules qui nagent dans le liquide de la préparation.

Il est donc bien évident que ces cils doivent servir au transport des ovules détachés de l'ovaire, et si l'on éprouvait quelque doute à ce sujet, en raison du volume de ces corps, il est facile, en déposant des ovules sur la muqueuse pharyngienne, de se convaincre que des cils vibratiles quelconques effectuent très facilement ces transports. (V. ci-dessus, p. 288, ce que nous avons appelé l'*expérience de la limace artificielle.)*

On peut se demander si, chez les mammifères, il n'y aurait pas quelque chose de semblable, et si l'ovule, sorti en bavant de la vésicule de Graaf, ne serait pas recueilli par des cils vibratiles tapissant l'ovaire, et dirigé ainsi jusque dans le pavillon, d'autant que Waldeyer a signalé l'existence de cils vibratiles sur le ligament tubo-ovarique. Comme les cils vibratiles péritonéaux de la grenouille femelle n'existent en grande abondance qu'à l'époque du rut, il en serait sans doute de même chez les femelles des mammifères, et entre autres chez la femme; l'époque de la menstruation coïnciderait avec le développement de ces cils (on sait que la menstruation est accompagnée d'une série de phénomènes de mues épithéliales, notamment dans l'utérus). Cette hypothèse paraîtra encore plus vraisemblable si nous ajoutons que, dans la séance

il parcourt l'oviducte, grâce au mouvement des cils de l'épithélium vibratile et grâce peut-être aussi aux mouvements péristaltiques de la trompe, et arrive dans la matrice, où il donne lieu à des phénomènes tout particuliers s'il a été fécondé, et d'où il est rejeté, dans le cas contraire, avec les produits de la menstruation.

Menstruation. — On a reconnu, en effet, que la chute de l'ovule coïncide à peu près exactement avec l'époque de la *menstruation* (tous les vingt-huit jours en moyenne). La chute de l'œuf est donc périodique ; ce phénomène s'accompagne d'autres phénomènes accessoires appelés *molimina menstrualia*, qui sont une congestion de la moelle épinière, un endolorissement de la région lombaire, des phénomènes de sensibilité excentrique, des douleurs périphériques qu'il faut rapporter à la moelle : puis enfin le phénomène utérin caractéristique, l'*hémorragie menstruelle*.

L'*hémorragie menstruelle* mérite d'être analysée avec soin, car nous y découvrirons un phénomène essentiellement épithélial. L'utérus, organe musculeux, mais dont l'élément musculaire ne joue de rôle important que pendant et surtout à la fin de la gestation, l'utérus présente une cavité tapissée par une muqueuse ; cette *muqueuse utérine* se compose d'un *épithélium cylindrique vibratile*, appliqué sur un chorion très vasculaire. Cet épithélium est très abondant, doué d'une grande vitalité, et forme par ses végétations profondes des glandes en tubes, analogues comme forme aux glandes de Lieberkühn, et qui s'enfoncent dans l'épaisseur des parois utérines ; nous verrons que, lors de la fécondation, cet épithélium forme d'énormes végétations papillaires qui donnent naissance à la *caduque*. En pathologie, il est aussi la source d'un grand nombre de néoplasmes utérins. Mais ce que cet épithélium présente de plus remarquable, c'est qu'il est soumis à une *chute*, à une *mue mensuelle*, coïncidant exactement avec l'ovulation ; une mue semblable se fait de même chez les femelles des mammifères à l'époque du *rut*. Or, comme cet épithélium recouvre le chorion et le muscle utérin, riches en vaisseaux et même érectiles, il en résulte que la chute épithéliale laisse à nu un grand nombre de petits canaux vasculaires qui, sous l'influence de la turgescence générale des organes à ce moment, se rompent et donnent lieu, surtout chez la femme, à une hémorragie plus ou moins abon-

où nous en avons fait part à la Société de biologie (18 mars 1880), M. Sinety a déclaré avoir constaté, sur des tumeurs des ligaments larges, et sur des kystes de l'ovaire qu'il a opérés, la présence d'un épithélium cylindrique à cils vibratiles, abondant surtout au voisinage des trompes. Ces cils, paraît-il, n'apparaissent chez la femme qu'au moment de la puberté.

dante[1]. Ainsi, quoique l'hémorragie soit le phénomène le plus
frappant, il n'est pas moins vrai que l'essence même de la menstruation est une mue épithéliale, sympathique du développement
épithélial ovarique d'où résulte la chute des ovules, de l'ovulation
en un mot[2].

Ce n'est pas à dire que, dans l'hémorragie menstruelle, les vaisseaux eux-mêmes ne jouent aucun rôle. Il y a, à cette époque, des
modifications de l'innervation vaso-motrice telles que, si l'écoulement du sang ne s'effectue pas par la surface utérine, le flux
hémorragique se fait jour par d'autres vaisseaux. C'est ainsi qu'on
voit des femmes avoir, à l'époque des règles, des hémorragies
nasales, pulmonaires, intestinales. Récemment encore on a apporté
l'observation singulière d'une femme dont les seins étaient tous les
mois le siège d'une tuméfaction douloureuse, puis d'un écoulement
d'abord séreux, puis sanguinolent, qui durait huit jours.

[1] Ch. Rouget, en découvrant les fibres musculaires lisses qui sont contenues
dans l'épaisseur des ligaments larges et qui englobent tous les vaisseaux placés
dans ces organes, a aussi indiqué cette disposition comme la source principale
du mécanisme de l'hémorragie menstruelle; il est, en effet, incontestable que
ces faisceaux musculaires, en se contractant, compriment les vaisseaux veineux
qu'ils enlacent, et s'opposent ainsi à la circulation de retour, sans nuire à
l'afflux par les artères, qui, grâce à leur petitesse et à leur résistance, ne sont
que peu ou pas modifiées par la compression. De là, augmentation de pression
et déchirure dans les capillaires utérins. La contraction de ces faisceaux musculaires prend aussi la plus grande part à l'érection de l'ovaire, et à l'adaptation de la trompe (V. p. 683), de sorte qu'une seule et même cause préside
aux trois phénomènes essentiels de l'époque menstruelle, rupture de la vésicule
de Graaf, adaptation du pavillon tubaire, hémorragie cataméniale : dans ces
circonstances, l'adaptation de la trompe doit se faire la première et précéder
fort heureusement la rupture de l'ovisac; elle doit se produire à l'instant où
cette rupture, devenue imminente, par hypertrophie de la vésicule de Graaf,
provoque dans tout l'appareil génital interne cet état particulier (contraction
des muscles péri-utérins), qui constitue le molimen menstruel. (V. Ch. Rouget,
Les Organes érectiles de la femme; Journal de Physiologie, t. I, 1858.)
[2] Parfois la desquamation de l'épithélium utérin se fait tout d'une pièce, et
les règles sont accompagnées de l'expulsion d'une fausse membrane reproduisant exactement le moule de la cavité utérine *(dysménorrhée membraneuse
exfoliante)*. La muqueuse utérine se sépare du tissu sous-jacent comme au
moment de l'accouchement et est expulsée, tantôt entièrement sous forme de
sac, à villosités externes ou internes, suivant qu'elle sort directement ou
retournée sur elle-même, tantôt par lambeaux plus ou moins considérables.
Quelques auteurs ont nié le *détachement menstruel* de la muqueuse, et prétendu que ce n'est là qu'un avortement des premiers jours ou des premières
semaines (Haussmann); mais Courty a réuni plusieurs observations incontestables de *menstruation membraneuse* chez des vierges et chez des femmes
mariées, chez lesquelles, malgré l'interruption avérée des rapports conjugaux,
le phénomène se reproduisait avec une persistance qui ne saurait laisser de
doute sur sa nature.

Le sang menstruel évacué est pauvre en matériaux solides ; il n'est pas coagulable ; plus clair et plus mélangé de mucus dans les premiers jours, il offre de nouveau ces mêmes caractères lorsque l'écoulement est près de cesser. Il n'est pas nécessaire de dire ici qu'il ne possède aucune des propriétés nocives dont se sont plu à le doter les superstitions de tous les temps et de tous les pays.

Cet écoulement dure en moyenne quatre jours; la quantité de sang perdu ne dépasse généralement pas 500 grammes. Il se reproduit en moyenne tous les vingt-huit jours, c'est-à-dire tous les mois lunaires. La menstruation commence, c'est-à-dire la première ovulation se produit, dans nos climats, vers quinze ans ; elle cesse vers quarante-cinq à cinquante ans, en même temps que les fonctions de l'ovaire. Elle s'arrête également pendant toute la durée de la grossesse. La menstruation disparait chez la femme qui a subi l'ablation complète des deux ovaires ; on cite cependant à cet égard des observations contradictoires.

Vagin. — L'épithélium pavimenteux du vagin et du col de la matrice ne reste pas indifférent au phénomène de la menstruation. Là aussi se produit, mais sur une bien plus petite échelle, une desquamation épithéliale, d'où résulte un produit liquide épais et blanchâtre. Dans certains états pathologiques très fréquents, cette desquamation est permanente et constitue les écoulements connus sous le nom de *flueurs blanches*, qui ont leur source dans le vagin et surtout le col de l'utérus.

Les *parties génitales externes* offrent aussi des desquamations épithéliales analogues, mais qui se rapprochent du produit sébacé ou plutôt du smegma préputial.

Le vagin et les parties génitales externes servent surtout à la *copulation*, qui a pour but la *fécondation;* nous les étudierons donc avec ce phénomène, que nous pouvons aborder maintenant, connaissant les produits mâles et femelles, c'est-à-dire les deux éléments dont la mise en présence constitue la fécondation.

III. Fécondation et développement de l'œuf fécondé.

I. FÉCONDATION, PHÉNOMÈNES PRÉPARATOIRES

La fécondation résulte de la rencontre de *l'ovule* et des *spermatozoïdes*. Nous connaissons l'appareil mâle destiné à éjaculer le sperme. L'appareil femelle destiné à le recevoir comprend :

a) Les *organes génitaux externes,* qui possèdent des appareils érectiles *(bulbe du vagin et corps caverneux du clitoris)* analogues à ceux de l'homme, quoique rudimentaires ; ces organes, et surtout la région clitoridienne, analogue au gland de la verge, sont le siège principal des sensations génitales voluptueuses.

b) Le *vagin*, à l'entrée duquel (entre les petites lèvres et les caroncules myrtiformes) s'ouvre de chaque côté le canal excréteur des deux *glandes de Bartholin* [1], glandes analogues, et par leur position et par leur produit, aux glandes de Cowper, que nous avons étudiées chez le mâle. Leur produit paraît destiné à lubrifier l'entrée du vagin. Ces glandes sont intéressantes au point de vue pathologique ; c'est en elles que siège, chez la femme, l'inflammation analogue à la blennorragie de l'homme. Dans ces cas, il n'y a presque jamais vaginite; *blennorragie* chez la femme se traduit par ce qu'on peut appeler une *bartholinite*.

Le vagin est esssentiellement l'organe de la *copulation* : ses rides et plis transversaux excitent au plus haut degré la sensibilité du gland et amènent le réflexe de l'éjaculation ; c'est donc dans le vagin que sont versés les spermatozoïdes. Aussi l'état de cette muqueuse peut-il avoir une certaine influence sur la vitalité de ces éléments fécondateurs : si la desquamation vaginale est notablement acide, son contact avec les spermatozoïdes peut être fatal à ces filaments vibratiles, car on sait qu'ils sont frappés de mort, comme toutes les cellules à cils vibratiles, au contact d'un liquide acide. Au contraire, la présence d'un mucus alcalin, comme celui que produit normalement l'épithélium pavimenteux du col de l'utérus, est éminemment favorable à la vie et aux mouvements des spermatozoïdes. (V. p. 667 et 677.)

Les sensations génitales voluptueuses qui accompagnent l'acte du coït chez l'homme, et qui sont nécessaires pour amener le réflexe de l'*éjaculation*, ne paraissent pas, ainsi qu'il a été dit précédemment (p. 677), devoir accompagner nécessairement cet acte chez la femme, afin d'amener la *fécondation;* les seules conditions que doivent remplir les organes génitaux externes de la femme, c'est de permettre que la semence soit introduite dans le vagin et puisse y être retenue. La membrane hymen, qui présente toujours une perforation de forme variable (hymen semilunaire, hymen en fer à cheval, hymen annulaire, hymen bilabié), n'oppose pas d'obstacle à cette introduction, et, du reste, elle est d'ordinaire brisée dans le premier coït ; mais parfois cette membrane présente une *sensibilité* toute particulière, qui, mise en jeu par les plus

[1] Bartholin. — La famille suédoise des Bartholin compte cinq membres qui se sont illustrés par leurs travaux en médecine ; celui qui a donné son nom aux glandes vulvo-vaginales est Thomas Bartholin, le plus célèbre de la famille, né à Copenhague en 1616, mort en 1680. .

légers attouchements, amène par action réflexe une contraction énergique du sphincter du vagin, contraction accompagnée de violentes douleurs et mettant obstacle à tout coït.

C'est ce phénomène, si curieux au point de vue physiologique, que Mar. Sims (de New-York) a étudié sous le nom de *vaginisme*. Sims compare avec raison le vaginisme au blépharisme ou contraction spasmodique douloureuse et involontaire de l'orbiculaire des paupières, accompagnée d'une extrême sensibilité ou photophobie[1]. Ce chirurgien a de plus montré que le vaginisme ne pouvait être détruit ni modifié par la dilatation forcée ou graduelle, tant qu'on ne s'adressait pas au point de départ du réflexe, c'est-à-dire à l'hymen ou à ses débris (caroncules myrtiformes), mais que l'excision et la cautérisation de ces membranes sensibles (surtout à leur surface externe) font disparaître aussitôt les contractions spasmodiques qui étaient la suite de leur hyperesthésie.

Il est possible que le sperme soit lancé directement jusque dans l'utérus, car l'ouverture du méat urinaire du gland étant verticale, et celle du col de l'utérus transversale, il y a là une condition qui doit favoriser le passage dans la seconde ouverture du liquide qui sort avec violence de la première. Ce passage est peut-être favorisé par un état d'érection de l'utérus et de son col, érection qui ouvrirait largement l'ouverture de ce dernier ; on a dit aussi que cette érection, dilatant la cavité de la matrice, amenait de la part de celle-ci une véritable aspiration sur le sperme.

Cependant l'observation directe chez les animaux (lapine) fait voir que le sperme n'est versé que dans le vagin [2] ; Coste a montré

---

[1] V. pour plus de détails sur la physiologie pathologique du vaginisme : Stoltz, *Contracture spasmodique de l'orifice vaginal par hyperesthésie (vaginisme).* — *Gazette médicale de Strasbourg*, janvier 1872.

[2] Nous ne pouvons toutefois nous dispenser de rapporter une observation très curieuse faite chez la femme et qui confirmerait singulièrement la théorie d'une aspiration active de la matrice sur le sperme pendant l'orgasme vénérien. Cette observation, due à un médecin anglais, a été reproduite dans tous les journaux de médecine. *(Mouvement médical* du 8 mars 1873.) Il s'agit d'une femme atteinte de chute de la matrice et chez laquelle le moindre contact sur le col utérin amenait l'orgasme vénérien : « Je glissai la pulpe de mon indicateur trois ou quatre fois le long du col de l'utérus ; immédiatement l'orgasme survint. Le col utérin, au début était dur, ferme et avait l'aspect normal ; son ouverture était close et n'aurait pu admettre la sonde. Presque aussitôt après le contact, le museau de tanche s'ouvrit largement et bâilla cinq ou six fois, pendant que l'ouverture externe était attirée vigoureusement dans l'intérieur de la cavité du col ; ces phénomènes durèrent environ vingt secondes, puis tout rentra dans l'état normal, l'ouverture se referma et le col reprit sa place... Quand j'aurai ajouté que la malade était très intelligente, qu'il n'y avait aucun état inflammatoire ni à l'ouverture, ni dans le col utérin,

même qu'il s'écoule dix à vingt minutes avant que les spermatozoïdes commencent à se montrer dans l'ouverture du museau de
tanche et dans la cavité du col. Aussi toute cause, naturelle ou
artificielle, qui viendra atteindre la vitalité des spermatozoïdes
(comme l'acidité du mucus vaginal) pendant le séjour dans le vagin,
mettra obstacle à la fécondation. Les recherches de Coste [1] lui ont
montré, chez la lapine, l'existence d'une sécrétion particulière au
niveau du col de la matrice, sécrétion qui vient diluer le sperme
et augmenter la vivacité des mouvements des spermatozoïdes. Le
sperme aurait donc à subir dans cet antichambre de la matrice
une élaboration comparable à celle qui résulte déjà, dans les voies
génitales du mâle, de son mélange avec les produits des vésicules
séminales, des glandes bulbo-urétrales, etc. Il en serait de même
dans l'espèce humaine, d'après les recherches de Arm. Desprès
(*Académie de médecine*, décembre 1869). Le col de l'utérus
renferme des glandes en grappe ou tubuleuses ramifiées, siégeant
en partie dans le tissu musculaire de l'utérus, comme les glandes
prostatiques au milieu des fibres musculaires de la prostate. Ces
glandes sécrètent un liquide clair, visqueux, albumineux, analogue
au liquide prostatique, qui sort du col d'une façon intermittente et
produit l'*éjaculation de la femme*. Ce liquide sort lentement du
col et reste sur le museau de tanche et dans la cavité du col :
cette éjaculation de la femme est destinée à fournir un véhi
cule aux zoospermes pour leur permettre d'arriver sûrement
dans le col de l'utérus [2].

Dans ces circonstances, il est incontestable que ce qui joue le
rôle essentiel pour faire parvenir les spermatozoïdes jusqu'à
l'ovule, ce sont les mouvements propres de ces éléments vibratiles ;
il a suffi parfois que le sperme fût déposé à l'orifice vulvaire pour
que les spermatozoïdes, par leurs propres mouvements, arrivassent
à l'ovule, en suivant le vagin, le col et le corps de la matrice, et
enfin les trompes de Fallope. Dans ce voyage plus ou moins long
des spermatozoïdes, qu'on a appelés *animalcules*, il n'y a cependant ni spontanéité ni instincts ; ils sont très nombreux, doués de

ni dans le vagin, et que toutes les parties étaient saines, qu'il n'existait qu'un
déplacement, on pourra penser avec moi que j'ai été témoin de ce qui se passe
pendant le coït, et que le passage du liquide spermatique dans l'utérus peut
de cette façon s'expliquer clairement. »

[1] Coste (J.-V.), embryologiste français (1807-1875), professeur au collège de
France depuis 1841.

[2] Arm. Desprès, *Études sur quelques points de l'anatomie et de la*
physiologie du col de l'utérus (*Bull. de l'Acad. de méd*, 1869, t. XXXIV,
p. 1131).

mouvements très vifs, et, du moment qu'ils se trouvent dans un liquide alcalin, ils se répandent de tous côtés et quelques-uns arrivent, par suite, jusqu'à la dernière extrémité des trompes de Fallope; c'est ainsi qu'un peu de sperme de batracien, déposé à l'extrémité d'un de ces longs chapelets d'œufs que pondent ces animaux, va féconder jusqu'aux derniers ovules de l'autre extrémité de cette chaine.

II. PHÉNOMÈNES INTIMES DE LA FÉCONDATION

C'est sur le trajet de l'ovaire à la trompe, ou mieux encore au niveau du pavillon de la trompe, que se produit la rencontre des spermatozoïdes avec l'ovule, la *fécondation*, comme le prouvent les grossesses péritonéales et tubaires.

Quant au phénomène même de la fécondation, il résulte de la pénétration des spermatozoïdes dans l'épaisseur même de l'ovule.

Rôle du spermatozoïde. — Le rôle du spermatozoide dans la fécondation et sa pénétration au sein de l'ovule ont été longtemps méconnus. Après la découverte des filaments spermatiques et à l'époque même où quelques auteurs exagéraient l'importance de cet élément au point d'y voir une miniature de l'être futur, d'autres auteurs, peut-être par réaction contre l'opinion précédente, tendaient à restreindre singulièrement le rôle du spermatozoïde. Pour eux, la partie liquide du sperme aurait seule joui de la propriété fécondante, et si l'on trouvait dans ce liquide des éléments, des *animalcules*, doués de mouvements, on n'attribuait à ces mouvements d'autre rôle que celui d'agiter perpétuellement la liqueur fécondante, d'y entretenir la vie, d'y empêcher la putréfaction! Bien plus, quelques-uns plaçaient la faculté fécondante non pas même dans le liquide, mais seulement dans une émanation subtile, dans une vapeur qui s'en serait dégagée, et cette théorie, dite de l'*aura seminalis*, était si généralement admise vers la fin du dix-huitième siècle, que Spallanzani, auquel nous devons les premières tentatives expérimentales sur la génération, crut devoir en faire une réfutation en règle. L'expérience de Spallanzani fut très simple, mais très démonstrative (1787). Ayant pris deux cupules en forme de verres de montre, il plaça dans l'une du sperme de grenouille et dans l'autre des œufs de grenouille fraîchement pondus ; l'albumine qui entoure ces œufs les rendait adhérents à la cupule, de sorte qu'il put renverser celle-ci et la superposer dans cette position à celle qui renfermait le sperme. Or, dans ces

conditions, quoiqu'il laissât longtemps ces éléments de la génération dans cet état de voisinage, mais non de contact, la fécondation
n'avait pas lieu, quoique rien n'empéchât l'*aura seminalis* de
s'exhaler et d'atteindre les œufs. Mais si, prenant ensuite un peu de
sperme et quelques-uns de ces œufs, il les mélangeait dans un autre
vase, il voyait la fécondation s'opérer, c'est-à-dire que les œufs se
développaient ultérieurement (segmentation et apparition de la
gouttière médullaire, etc.). Une autre expérience de Spallanzani,
non moins démonstrative que la précédente, et qui a été bien souvent
répétée depuis lors, notamment par Prévost et Dumas, consiste à
filtrer du sperme au-dessus d'un vase renfermant des ovules. La
partie liquide du sperme traversant seule le filtre à l'exclusion des
spermatozoïdes, la fécondation ne se produit pas ; plus le filtre est
épais, moins il y a d'ovules fécondés (avec un filtre mince, le
microscope montre qu'il passe quelques spermatozoïdes). Ces
expériences sont suffisamment claires par elles-mêmes pour qu'il
soit inutile d'y insister ; elles démontrent qu'il faut absolument le
contact direct de l'élément mâle avec l'élément femelle pour que
ce dernier soit fécondé.

Voyons maintenant comment l'élément mâle pénètre l'ovule. De
deux choses l'une : ou bien l'ovule est entouré extérieurement
d'une coque, c'est-à-dire d'une membrane d'enveloppe résistante,
ou bien il est dépourvu de toute enveloppe solide. Dans le premier
cas, qui est celui des poissons osseux, par exemple, la coque est
percée, en un point, d'un orifice extrêmement petit, le *micropyle*,
orifice infundibuliforme disposé de telle façon qu'il ne peut livrer
passage à plus d'un spermatozoïde à la fois. Quant au cas où il
n'existe pas de coque autour de l'ovule, c'est de beaucoup le plus
général, c'est celui de l'ovule de la femme et des mammifères en
général. Mais, dira-t-on, n'y a-t-il pas alors la membrane vitelline
qui fait obstacle à la pénétration du spermatozoïde ? Il est prouvé
aujourd'hui qu'un grand nombre d'ovules sont simplement entourés,
au moment où la fécondation va s'accomplir, d'un zone pellucide,
c'est-à-dire d'une couche plus dense, d'aspect particulier, mais
qui, à l'état normal, est toujours fluide et perméable. Fol (de
Genève) a montré que, en mettant en contact avec l'ovule des liquides
contenant des vibrions, ceux-ci traversaient cette couche pellucide
et se retrouvaient dans le vitellus ; à plus forte raison, la zone
pellucide est-elle perméable pour les spermatozoïdes. Quant à la
membrane vitelline, en tant que membrane résistante et imperméable aux corpuscules figurés, c'est une formation secondaire
qui n'existe pas sur l'œuf non fécondé ; à peine le premier spermatozoïde a-t-il pénétré dans le vitellus, qu'on voit l'ovule s'enkyster

presque subitement, par condensation de sa couche périphérique, et en vertu d'une sorte de phénomène catalytique dont on ne saurait préciser davantage la nature.

Il nous reste à voir maintenant comment s'opère la fusion de l'ovule et du spermatozoïde, et quels sont les résultats de cette fusion, phénomènes jusqu'à ces derniers temps mal connus et longtemps réputés mystérieux. C'est sur l'œuf des animaux à fécondation externe qu'il a été tout d'abord possible de suivre toute la série de ces phénomènes. L'œuf des limnées et des planorbes, mollusques qui vivent dans nos étangs, et qu'on peut se procurer facilement, a surtout servi à ces observations, qui ont été reprises et complétées récemment sur l'œuf des oursins et des étoiles de mer, ainsi que sur celui des poissons. Mais notons tout de suite un fait important. Certaines phases du processus qu'on a pu saisir sur l'œuf des animaux supérieurs s'y sont montrées absolument les mêmes que sur l'œuf des espèces à fécondation externe, si bien que nous sommes pleinement autorisés à conclure de cette similitude partielle à une identité complète, et, partant, à combler les lacunes que présente encore l'histoire de la fécondation chez les vertébrés les plus élevés, par la connaissance plus complète que nous en avons chez les êtres placés plus bas dans la série.

Parmi ces processus, le plus général est celui dit de la production des *globules polaires*, phénomène resté longtemps mystérieux, et dont on connaît aujourd'hui les rapports intimes entre les deux actes essentiels dont l'un constitue la maturation de l'œuf, et l'autre la fécondation proprement dite.

Rappelons d'abord la série de phénomènes dès longtemps décrits par Ch. Robin, et que les recherches récentes sont venues confirmer en montrant leur signification intime. Ces phénomènes, qui préludent à la fécondation, l'accompagnent et la suivent, sont, d'après les études sur les œufs d'invertébrés : 1° *disparition de la vésicule germinative;* 2° *excrétion des globules polaires;* 3° *apparition du noyau vitellin;* 4° *segmentation du vitellus.* La fécondation proprement dite, c'est-à-dire la pénétration du spermatozoïde, se placerait, et cela est parfaitement exact d'après les nouvelles recherches, soit entre la première et la deuxième phase, soit entre la deuxième et la troisième.

1° Il était reconnu depuis longtemps que la *disparition de la vésicule germinative* est le signe de la maturité de l'œuf. Quant à la question de savoir si cette disparition est réelle, s'il s'agit d'une véritable dissolution, ou si la vésicule devient simplement moins visible en changeant de place, on n'était pas jusqu'ici parfaitement d'accord là-dessus. Dans l'opinion de Ch. Robin, la vésicule disparaîtrait; nous verrons qu'il n'en est rien.

2° Après la disparition de la vésicule germinative, le protoplasma

devient transparent en un pôle de l'œuf. Cette calotte sphérique, au niveau
de laquelle les granulations vitellines ont absolument disparu, se soulève
bientôt sous forme d'une saillie hyaline et translucide, d'abord hémisphé-
rique, puis conoïde, sorte de bourgeon résultant d'une véritable gemmation
de la substance du vitellus. Puis la saillie s'étrangle à sa base, et, cet
étranglement se prononçant de plus en plus, elle finit par être complètement
séparée du vitellus, et se présente alors sous forme d'un globule de
protoplasma amorphe; c'est le premier *globule polaire*, dont la formation
peut être presque aussitôt suivie de celle d'un second globule identique.
Rien n'est plus facile à observer que cette émission des globules polaires
sur l'œuf des limnées et des planorbes, vers le mois de février. Ces globules,
dont la signification n'a pas laissé que d'intriguer les observateurs, ont été
qualifiés de polaires, parce que le premier sillon de segmentation du
vitellus a pour point de départ constant le pôle au niveau duquel ils se
forment; on les a appelés encore, pour la même raison, *sphères de
direction*, *globules de direction;* ils sont nommés aussi quelquefois
globules de rebut, parce qu'une fois excrétés ils tombent en deliquium
et ne servent plus à rien.

3° Peu de temps après la sortie du dernier globule polaire, on voit
apparaître par *genèse*, — nous en sommes toujours à l'ancienne description,
— au centre du vitellus, un corps sphérique, brillant, dense et homogène;
c'est le *noyau vitellin*, qui marque une ère nouvelle dans l'existence de
l'œuf. Son apparition n'a lieu, en effet, qu'après que la fécondation s'est
opérée.

Acte intime de la fécondation. — Cherchons maintenant à connaître
les choses telles qu'elles sont réellement, et à mettre face à face
les faits tels qu'on les décrivait jusqu'ici, et tels que nous les
montrent aujourd'hui les travaux des observateurs récents. Ces
travaux, qui ont si profondément modifié l'état de la science sur
cette question, ont été poursuivis simultanément par trois embryo-
logistes qui observaient isolément et sans avoir réciproquement
connaissance de leurs recherches : H. Fol (de Genève), dans le
golfe de Messine et au laboratoire de zoologie maritime de Naples ;
O. Hertwig, dans les mêmes parages, et Selenka, à Rio-Janeiro.
Les résultats auxquels ils sont arrivés sont parfaitement concordants; et, leurs observations se complétant les unes par les autres,
c'est une description moyenne en quelque sorte que nous allons
donner, sans nous attacher à suivre l'un d'eux de préférence. Nous
distinguerons ici deux ordres de phénomènes : A, phénomènes
reliant la disparition de la vésicule germinative à l'émission des
globules polaires ; B, phénomènes reliant la sortie des globules
polaires à l'apparition du noyau vitellin.

A. Sur l'œuf récemment pondu d'un stelléride *(Asterias glacialis*, O. F. Müller), œuf présentant une couche périphérique

plus molle, non condensée en membrane, un contenu granuleux, mais transparent, avec une vésicule germinative presque toujours excentrique, on voit cette vésicule, après quelques minutes de séjour dans l'eau de mer, se transformer en une tache plus claire. Cette tache change alors de forme : elle s'allonge en un *fuseau* qui se met à voyager dans l'intérieur du vitellus et se déplace vers le pôle supérieur de l'œuf ; ce fuseau est à ce moment tantôt transversalement, tantôt verticalement dirigé, et si alors on fait agir sur lui l'acide acétique (ou picrique), ou même sans avoir recours à aucun réactif, on peut voir chacune des extrémités de ce fuseau devenir foncée et former comme un centre d'attraction autour duquel les granulations vitellines viennent se grouper en formant des traînées rayonnantes. En même temps, dans l'intérieur du fuseau se dessinent des filaments qui relient ses deux pôles l'un à l'autre, et qui semblent formés d'un protoplasma plus réfringent que le milieu dans lequel il est plongé. On a appelé ces filaments *rayons* ou *filaments bipolaires*, en raison de leur direction. La figure tout entière du fuseau, avec ses extrémités en étoiles, constitue ce que Fol a nommé un *amphiaster ;* chacune de ces étoiles est un *aster*.

On voit alors l'amphiaster se rapprocher de plus en plus de la périphérie de l'œuf, périphérie avec laquelle, à un moment donné, un des asters se trouve en contact. Cet aster repousse devant lui une petite portion du protoplasma ovulaire, et la surface de l'œuf se soulève à son niveau pour former une sorte de bosse parfaitement transparente ; cette protubérance s'allonge de plus en plus puis elle s'arrondit au sommet, tout en resserrant à la base, et finit par se détacher du vitellus pour constituer le premier globule polaire (fig. 195). Les réactifs montrent que la moitié interne seulement de l'amphiaster est restée dans le vitellus, tandis que sa moitié externe en est sortie avec le globule polaire qu'elle constitue essentiellement. Après une période de repos assez brève, l'aster disparu se reforme dans le vitellus, l'amphiaster se reconstitue avec ses deux étoiles et son fuseau à filaments bipolaires, en sorte que nous obtenons exactement la même image qu'au moment où le premier globule polaire allait se former ; puis la même série de phénomènes se reproduit, et un second globule de rebut est excrété, entraînant avec lui, comme précédemment, une moitié d'amphiaster. Il reste dans l'œuf, en définitive, la moitié à peu près de la vésicule germinative, ou plus exactement la moitié du second *amphiaster de rebut*, sous forme d'une vésicule dans laquelle les réactifs montrent une disposition rayonnée (aster, fig. 196).

A ce moment, ce reliquat de la vésicule germinative se condense
pour former un petit noyau arrondi qui abandonne la périphérie
de l'œuf et se déplace lentement d'abord, puis de plus en plus vite,
vers le centre du vitellus. Ce corpuscule est ce qu'on appelle le
pronucleus femelle ou *aster femelle ;* ce n'est pas encore le noyau
vitellin, mais seulement la moitié de ce noyau, que nous allons
voir provenir de la fusion du pronucléus femelle avec un pronucléus
mâle émané du spermatozoïde.

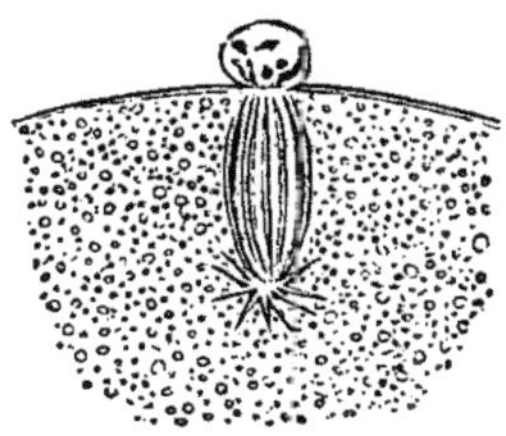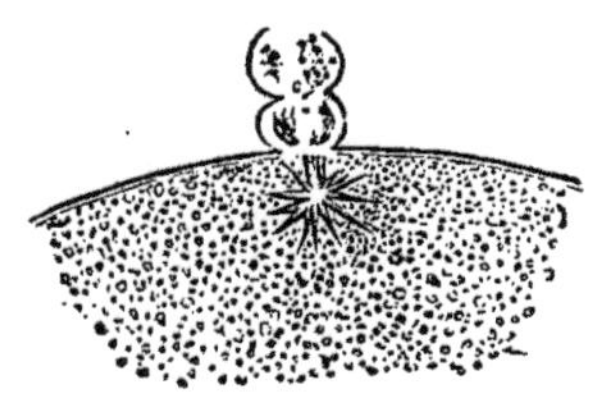

FIG. 195. — Portion d'œuf d'*Asterias glacialis* au moment où le premier globule polaire se détache et le reste du fuseau se rétracte dans l'œuf.

FIG. 196. — Portion de l'œuf d'*Asterias glacialis* immédiatement après la formation du second globule polaire. — (Empruntée à Fol, *Fécondation*).

Tels sont les phénomènes qui rattachent la prétendue disparition
de la vésicule germinative à l'émission des globules polaires ; il est
maintenant certain que la vésicule germinative ne se liquéfie pas,
comme on le croyait il n'y a pas longtemps : nous venons de voir,
en effet, que, même après que les globules polaires s'en sont
détachés, il reste encore quelque chose d'elle à l'intérieur de l'œuf.
Ce quelque chose, c'est le *pronucléus femelle*. Avant d'aller plus
loin, donnons la signification d'une dénomination de date récente,
celle de *fuseau de direction*. Le fuseau de direction, — ainsi
nommé pour le distinguer du *fuseau de segmentation* dont nous
allons avoir à parler (p. 702), — n'est pas autre chose que
l'*amphiaster* précédemment décrit.

B. Nous arrivons maintenant à ce moment si important du
processus de la fécondation où, les spermatozoïdes abordant l'ovule,
une vie nouvelle semble être communiquée à celui-ci. Cette question
de la pénétration dans le vitellus de l'élément fécondadeur a été
parfaitement étudiée, dans ces derniers temps, par Fol et par
Selenka. Ces observateurs, faisant tomber sur des œufs d'oursin
parvenus à maturité la semence du mâle, ont vu se dérouler sous
leurs yeux le spectacle le plus intéressant auquel il puisse être
donné à un naturaliste d'assister. Si l'on place sous le microscope
des œufs ainsi fécondés artificiellement, on voit le champ parcouru

par les spermatozoïdes qui avancent lentement et droit devant eux
grâce aux mouvements ondulatoires de leur flagellum vibratile.
Toutes les fois que la tête d'un spermatozoïde arrive au contact de
la couche périphérique, molle et pellucide, de l'œuf, le spermatozoïde reste pris, et les mouvements de sa queue ne tendent
qu'à le faire s'enfoncer davantage dans cette couche molle. Toutefois,
la plupart des zoospermes ne pénètrent que peu avant dans
l'épaisseur de cette couche, et restent près de sa surface ; quelques-
uns seulement, en petit nombre, réussissent à se frayer peu à peu
un chemin. Parmi ces quelques prévilégiés, il y en a un qui réussit
à devancer ses rivaux et qui arrive premier au but. Le voici
parvenu au voisinage du vitellus (fig. 197, en A). Aussitôt qu'il

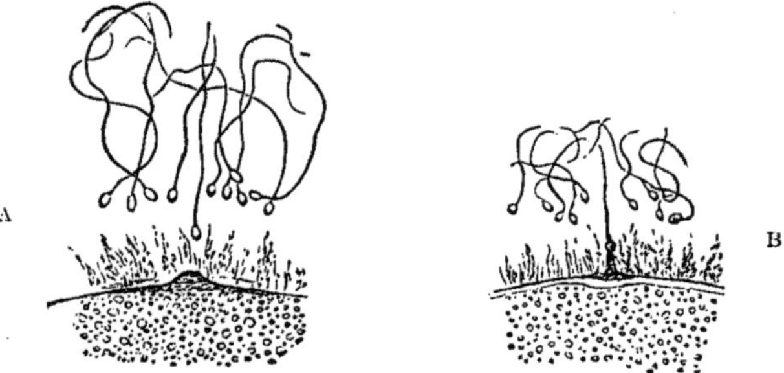

FIG. 197. — Spermatozoïdes arrivés dans la membrane mucilagineuse
(œuf d'*Asterias glacialis*)*.

en approche, la couche superficielle du protoplasma ovulaire se
soulève en forme de cône plus ou moins effilé, sorte d'apophyse
hyaline qui marche à la rencontre du spermatozoïde et s'allonge
jusqu'à ce qu'elle l'ait atteint. Dès qu'il y a contact (fig. 197, en B),
le *cône d'attraction*, ainsi que l'a nommé Fol, cesse de s'étirer et
commence, au contraire, à rentrer dans le vitellus. Ce mouvement
de retrait, succédant au mouvement d'extension du cône d'attraction, est-il dû à une rétraction active de ce cône ou à l'énergie
propre du spermatozoïde, c'est ce qu'on ignore, mais toujours est-il
qu'à un moment donné cône et spermatozoïde finissent par se
trouver englobés dans la masse vitelline. Hâtons-nous d'ajouter
ici que la tête seule du spermatozoïde pénètre dans le vitellus ; la
queue reste embourbée dans la couche mucilagineuse périphérique.
C'est, en effet, un organe de locomotion devenu désormais inutile.

* En A, formation du cône d'attraction ; — en B, rencontre de ce cône avec le spermatozoïde.

Avant de suivre le spermatozoïde dans ses transformations ultérieures, notons un fait qui reste encore inexpliqué dans sa cause,
mais dont l'importance est considérable : à peine le contact entre le
sommet du cône d'attraction et la tête du spermatozoïde est-il établi
depuis quelques instants, que la couche hyaline de sarcode qui
occupe la surface du vitellus, et avec laquelle le cône d'attraction
semble être en continuité de substance *(couche enveloppante* de
Fol), prend des contours plus foncés et plus nets ; elle se transforme
en une véritable membrane entourant le vitellus. Il y a là un phénomène catalytique tout particulier, déterminé bien évidemment
par le contact de l'élément fécondateur, mais dont la nature ne nous
est pas autrement connue.

L'extrémité céphalique du spermatozoïde (tête proprement dite,
c'est-à-dire le *noyau* de la cellule mâle) parvenue dans le vitellus,
se gonfle et forme une petite tache claire qui reste d'abord immobile et sans changements apparents pendant plusieurs minutes.
Abandonnant ensuite la surface du vitellus pour se rapprocher du
centre de l'œuf, cette tache s'entoure de rayons constitués par des
granules vitellins qui se disposent en lignes droites, convergeant
toutes vers le centre de la tache, et séparées les unes des autres
par des lignes claires et transparentes, affectant la même disposition ; celles-ci sont, suivant toute apparence, des courants de sarcode
vitellin venant confluer en un amas central. La figure qui prend
ainsi naissance est un *aster mâle;* de même que l'aster femelle que

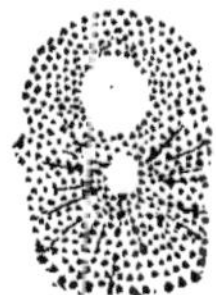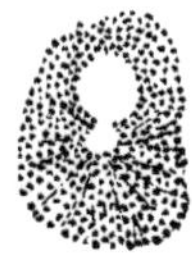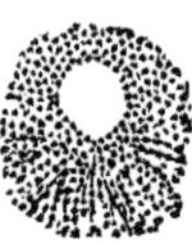

Fig. 198, 199, 200. — Trois **stades** successifs dans la fusion des pronucléus mâle
et femelle chez l'*Asterias glacialis*. — Œuf vivant (emprunté à Fol, *Fécondation*).

nous avons vu résulter du fractionnement du second amphiaster de
rebut, l'aster mâle se rapproche de plus en plus du centre de l'œuf,
c'est-à-dire marche à la rencontre du pronucléus femelle. Parvenu
au voisinage de celui-ci, il se dépouille en partie de ses rayons, et
c'est sous la forme d'un noyau plus ou moins bien circonscrit qu'il
arrive au contact du corpuscule femelle. Ce noyau, c'est le *pronucléus mâle.*

On assiste alors au phénomène suivant: les deux pronucléus se
fusionnent; il se fait une véritable conjonction, le pronucléus
femelle se creusant parfois en forme de croissant, de manière à

embrasser le pronucléus mâle dans sa concavité; puis il arrive un moment où toute trace de séparation entre les deux noyaux a disparu (fig. 198, 199, 200). La fusion achevée, il n'existe plus qu'un seul noyau rond dont le volume semble correspondre à la somme des deux noyaux réunis. C'est le *noyau vitellin*, le véritable noyau de l'œuf, celui qui va présider à l'évolution du nouvel être (segmentation, etc.).

Si de l'étude de la fécondation chez les animaux inférieurs nous passons à cette même étude chez les animaux supérieurs, nous trouvons des données moins complètes, parce que les difficultés de l'observation sont plus grandes; mais, toutes les fois que l'observation a été possible, elle a révélé des faits si semblables à ceux que nous connaissons déjà, qu'il est facile de reconstituer, au moyen de ces quelques jalons, toute la succession des phases du processus.

Chez les mammifères, les phénomènes intimes de la fécondation ont été spécialement étudiés chez la lapine, la chienne et la chauve-souris.

En 1873, Hensen a étudié, chez la lapine, la disparition de la vésicule germinative et l'apparition des globules polaires. Il s'est assuré que ces globules se forment d'ordinaire dans l'ovaire, et que leur apparition coïncide avec le moment même où la vésicule germinative disparaît, mais ce qu'il n'a pas vu, c'est que la vésicule germinative leur donne naissance. C'est ce que van Beneden a parfaitement constaté. Mais à l'époque où il entreprit ses recherches, en 1874, les travaux de Fol n'étaient pas encore publiés; c'est ce qui nous explique la nomenclature quelque peu différente dont fait usage van Beneden. Il a vu, en effet, six ou sept heures après le coït, la vésicule germinative, se composant alors d'un contenu granuleux à réticulum (ce qu'il appelle le nucléo-plasma), et renfermant dans son intérieur la tache germinative. La vésicule ainsi constituée progresse vers la périphérie de l'œuf. On voit alors la tache germinative s'aplatir dans sa portion qui touche à la membrane cuticulaire du noyau, puis sortir de la vésicule germinative pour constituer le premier globule polaire. Le second globule polaire se formerait aux dépens du nucléo-plasma. Van Beneden n'a pas vu qu'après l'émission de ces globules il reste dans l'œuf un dernier débris de la vésicule germinative, qui devient le pronucléus femelle, ainsi que Fol devrait le démontrer; mais déjà il avait parfaitement noté l'apparition au centre de l'œuf, peu de temps après l'acte d'excrétion des globules polaires, d'un petit noyau auquel il donnait le nom de *pronucléus central*. Depuis lors, ayant eu connaissance des travaux de Fol, van Beneden a repris et complété ses premières observations.

En ce qui concerne la pénétration des spermatozoïdes dans l'œuf de la lapine, Bischoff et Barry, en 1842, avaient constaté leur présence dans la zone pellucide, mais jamais ils n'étaient parvenus à les voir dans l'intérieur de l'œuf, dans le vitellus. Or, si l'on examine les figures qu'ils ont données, on peut s'assurer que le vitellus y est représenté déjà segmenté ou commençant à se segmenter; il est dès lors certain que la pénétration de l'élément mâle était un fait accompli et que les spermatozoïdes qu'ils ont figurés dans la zone pellucide étaient des retardataires pour lesquels la porte ne pouvait plus s'ouvrir. En 1873, Weil a publié sur cette question des observations qui ne tendraient à rien moins qu'à détruire toutes les connaissances acquises jusqu'à ce jour. Il prétend avoir vu dans l'œuf de la lapine, après la fécondation, deux noyaux unis l'un à l'autre par une traînée ou gerbe de spermatozoïdes. Sur des œufs segmentés en deux ou quatre sphères de segmentation, il aurait observé de même des faisceaux de spermatozoïdes au centre de chaque sphère. Il y a là manifestement une erreur d'interprétation; ce que Wiel a observé, ce n'est pas la fécondation, c'est la segmentation de l'œuf. Et, en effet, quand l'œuf se segmente, son noyau se transforme en un amphiaster, dont les deux moitiés sont réunies par un faisceau de rayons bipolaires, pour employer l'expression de Fol. Il est donc absolument inexact d'avancer, comme on l'a fait en s'appuyant sur les travaux de Barry et de Bischoff, et sur ceux plus récents de Weil, qu'il est nécessaire qu'un grand nombre de spermatozoïdes pénètrent dans l'œuf, pour qu'il y ait fécondation. Cette assertion repose tout entière sur des faits mal interprétés.

C'est ce qu'ont démontré directement les recherches plus récentes de Hensen (1875), et de van Beneden (1876). Le premier a vu un spermatozoïde arriver jusqu'au vitellus, et, à peine y avait-il pénétré, sa tête se gonfler, puis disparaître. Il n'a pas pu constater autre chose. Mais là où Hensen avait échoué, van Beneden a poussé plus loin ses investigations. A cette même place où semblait disparaître la tête du spermatozoïde, il a vu se former une tache claire, ce qu'il appelle le *pronucléus périphérique*, qui doit être, dit-il, la tête du spermatozoïde modifiée. Cette tache, qu'il n'a pas observée entourée de rayons à l'état d'aster mâle, s'avance vers le centre de l'œuf, où elle rencontre le pronucléus central, qui, à ce moment, se déprime en manière de calotte pour s'appliquer par sa concavité au pronucléus périphérique avec lequel il se fusionne ensuite. C'est absolument ce qu'avait vu Fol chez l'oursin et chez l'étoile de mer.

L'étude de la fécondation sur l'œuf de la chienne a donné quelques résultats qui ne diffèrent pas sensiblement des précédents, mais qui sont encore insuffisants.

Enfin, chez la chauve-souris, la fécondation a pu être suivie par Eimer et par Fries, en 1879 *(Journal de zoologie* de Carus), et elle a été l'objet d'un travail tout récent de van Beneden *(Archives de biologie belge,* août 1880). Ces observateurs, van Beneden surtout, ont bien vu les globules polaires se former dans l'ovaire (pour l'œuf de la lapine, le premier seul est excrété dans l'ovaire): ils ont assisté aussi à la formation du pronucléus central ou femelle, et ils ont retrouvé ici cette formation qui nous est maintenant connue, le pronucléus périphérique; malheureusement van Beneden n'a pu saisir l'entrée du spermatozoïde. Ils ont constaté enfin que la fusion des pronucléus se fait d'après le mode précédemment étudié[1].

De tous ces faits si concordants, recueillis sur des animaux aussi distants

---

[1] Pour plus de détails et pour les nombreuses indications bibliographiques. V. notre article Spermatozoïdes (et Fécondation) du tome XXXIII du *Nouv. Dict. de médecine et de chirurgie pratiques.*

dans la série que l'étoile de mer et la chauve-souris, et dont les uns sont morphologiquement nos voisins presque immédiats, il ressort une conclusion qui s'impose, c'est que les choses ne sauraient se passer différemment chez l'homme. Chez lui, comme chez les cheiroptères, les globules polaires doivent être excrétés dans l'ovaire (peut-être cependant ce ressouvenir d'une dérivation philogénique lointaine disparaît-il dans notre espèce). Après que la vésicule germinative a subi les tranformations qui l'amènent à l'état de pronucléus central, l'ovule est mûr ; alors a lieu l'ovulation, c'est-à-dire la déhiscence du follicule graafien, et la chute de l'ovule dans la trompe. Alors aussi <u>les spermatozoïdes</u>, retenus dans les *morsus diaboli* ou replis du pavillon, et qui attendent l'ovule au passage, se précipitent sur lui, et l'un d'eux pénètre jusqu'au vitellus. Les phénomènes ultérieurs ne diffèrent pas non plus, on peut l'affirmer, de ce que nous avons vu ailleurs.

III. PHÉNOMÈNES CONSÉCUTIFS A LA FÉCONDATION

L'ovule fécondé subit des métamorphoses que nous étudierons dans un instant ; mais si nous le suivons dans son trajet, du pavillon de la trompe vers la matrice, nous voyons que les organes qu'il parcourt ne se comportent plus de la même manière qu'ils le faisaient pour l'ovule non fécondé. Sous l'influence excitante de ce corps en voie de développement, l'épithélium utérin entre dans un état de vie tout particulier ; la muqueuse forme de vastes bourgeons, et lorsque l'ovule arrive dans la matrice, il se loge dans la cavité, dans le fond de l'espèce de vallée circonscrite par deux bourgeonnements ou villosités de ce genre ; celles-ci continuent à se développer de tous côtés autour de l'ovule, qu'elles finissent par entourer, de manière à lui constituer une enveloppe continue, que l'on nomme la *caduque* (fig. 201, *c*, *ee*, *f*, *k*).

Toute la muqueuse utérine prend alors le nom de caduque ; la partie qui tapisse l'utérus se nomme *caduque utérine* (fig. 201, *c*); la partie qui est venue former à l'œuf une enveloppe complète se nomme *caduque fœtale (ee, k);* la surface par laquelle cette dernière se continue avec la première (c'est-à-dire le point même où l'œuf est venu s'attacher à l'utérus) porte le nom de *caduque sérotine* (fig. 201, *ee*), d'après des idées erronées que l'on avait conçues autrefois sur son mode de développement. Cette caduque sérotine n'en est pas moins importante à considérer, car c'est à son niveau et en partie à ses dépens que se formera le *placenta* (fig. 201 et 202).

Nous avons déjà (p. 632) vu comment l'organe que l'œuf vient de quitter subit, par sympathie, une hypertrophie temporaire semblable, comment, en un mot, se forment les vrais *corps jaunes*, ou *corps jaunes de grossesse*.

La partie musculaire de l'utérus s'hypertrophie également ; il se forme de nouveaux éléments musculaires (lisses), en même temps que les fibres préexistantes prennent des dimensions énormes. Enfin les vaisseaux eux-

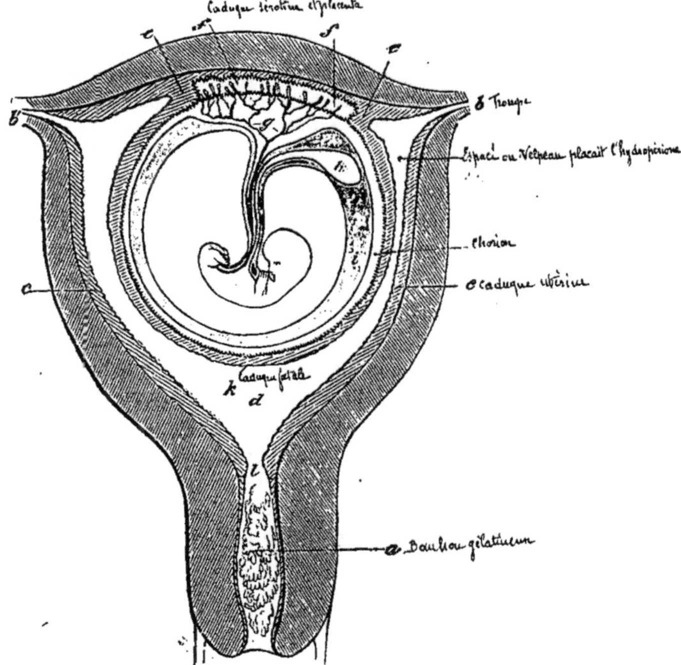

Fig. 201. — Matrice, œuf et caduque*.

mêmes participent à ce développement, et la richesse nouvelle de l'utérus en artères et veines est en rapport avec la nécessité de la nutrition du nouvel être qui va se développer. Quant à sa richesse en éléments musculaires, elle est en rapport avec le phénomène d'*expulsion* (parturition) qui doit se produire quand le nouvel être sera complètement développé (fœtus

* Coupe verticale de la matrice contenant un œuf développé ; — *a*, col plein d'un bouchon gélatineux ; — *bb'*, ouvertures des trompes ; — *cc*, caduque utérine ; — *d*, cavité utérine que l'œuf remplit presque entièrement ; — *ee*, points où la caduque utérine se continue avec la caduque fœtale ; — *f*, caduque dite *sérotine* et *placenta ;* — *g*, allantoide ; — *h*, vésicule ombilicale avec son pédicule dans le cordon ombilical ; — *i*. amnios ; — *k*, caduque fœtale et chorion.

à terme). Nous n'avons pas à faire ici la physiologie de l'accouchement.
Indiquons seulement que cet acte est, comme tous ceux que nous avons
étudiés jusqu'ici, sous la dépendance du système nerveux ; nous retrouvons
ici des réflexes analogues à tous ceux qui ont pour but les actes d'expulsion
ou d'excrétion. Le point de départ de ces réflexes est normalement dans
l'utérus lui-même ; mais des excitations très diverses peuvent y donner
lieu, même dans des points éloignés des organes du bassin. Il résulte des
recherches de W. Schlesinger (sur des lapines) que, lorsqu'on excite le
bout central des nerfs rachidiens, il se produit des contractions utérines.
On obtient le même effet par l'excitation du bout central du pneumogastrique ; du reste, l'observation clinique montre que l'excitation mécanique
du mamelon favorise les contractions utérines, et que l'involution du l'utérus
s'accomplit plus facilement chez les femmes qui allaitent. Schlesinger,
excitant, chez les animaux, les mamelons, a également obtenu des contractions utérines, démontrant ainsi une corrélation entre le mamelon et
l'utérus, corrélation qui avait été fort exagérée chez les anciens, et peut-
être trop facilement dédaignée chez les modernes.

IV. DÉVELOPPEMENT DE L'ŒUF FÉCONDÉ

Le résultat de la fécondation est pour l'ovule la *segmentation du
vitellus*. Le noyau vitellin, que nous avons vu se former par fusion
des deux pronucléus (p. 697), donne le signal de la segmentation
du vitellus, et à cet effet commence à se diviser lui-même, en présentant successivement la forme d'un fuseau, à chaque extrémité
duquel se forme un aster, c'est ce qu'on nomme le *fuseau de segmentation* et l'*amphiaster de segmentation*, les choses se passant,
du reste, d'une manière tout à fait semblable à ce que nous avons
vu pour le *fuseau de direction* (qui se divise pour donner successivement les globules polaires) ; la masse de l'œuf suit la division
du noyau. Du reste, le phénomène de segmentation de l'œuf se
produit selon le processus général de *karyokinèse* que nous avons
étudié dès le début comme type de la *prolifération globulaire*
(p. 12 et 15). Dans la simple segmentation du vitellus, il n'y a rien
de particulier, et cette segmentation peut avoir lieu parfois sans la
fécondation ; mais en général l'arrivée des spermatozoïdes semble·
constituer l'excitation physiologique propre à amener la division du
protoplasma vitellin ; en tout cas, si l'ovule peut se segmenter sans
fécondation, cette segmentation ne va pas très loin, et n'arrive
jamais à constituer une *membrane blastodermique*[1].

[1] Par contre, le fait de la pénétration de plusieurs spermatozoïdes (et non
d'un seul) paraît amener une sorte de suractivité de l'évolution, d'où formation d'un monstre double. On est, en effet, beaucoup revenu aujourd'hui de
la théorie qui considérait ces monstres comme résultant de la fusion de deux.

Le point de départ de notre étude de l'organisme a été l'*ovule*, sa *segmentation*, la *formation du blastoderme*, et sa *division en trois couches distinctes*, en *feuillet interne, externe* et *moyen*, etc. (V. p. 16, 17 et 18); de plus, en commençant l'étude de chaque système, de chaque grand organe, nous avons toujours pris comme point de départ son *développement embryonnaire* (V. : *Poumon. muqueuse intestinale, muqueuse génitale*, etc.); il est donc inutile de revenir ici sur ces faits, et de tracer en entier le *développement du fœtus*, étude qui, par sa *partie purement descriptive*, se rattache plutôt à l'*anatomie* proprement dite. En un mot, nous devons, pour terminer, étudier non l'embryologie de l'homme, mais la *physiologie de l'embryon*, du *fœtus*, et encore avons-nous déjà, au fur et à mesure de notre étude chez l'adulte, donné sur l'état embryonnaire des diverses surfaces épithéliales, des détails qui nous permettront d'être très concis et de rappeler brièvement des faits déjà énoncés.

Nous ne ferons donc ici qu'indiquer rapidement comment se forment les enveloppes du fœtus, comment se constituent les différentes parties de son corps, et nous insisterons au fur et à mesure sur le mode selon lequel ces diverses parties prennent part à l'accomplissement des fonctions de la vie embryonnaire.

embryons primitivement distincts, et les observations directes tendent à les faire considérer comme existant dès l'apparition de la ligne primitive (qui se montre bifurquée); bien plus, le monstre double existe pour ainsi dire en puissance dès la segmentation du vitellus, car tout démontre que, par exemple pour l'œuf d'oiseau, les influences qui s'exercent sur l'œuf pendant la durée de l'incubation sont de nulle action sur la production des monstres doubles : c'est donc plus haut qu'il convient de remonter pour rechercher les causes qui ont pu donner au germe l'impulsion vicieuse diplogénétique. Ces causes, évidemment, doivent résider dans les conditions particulières qui ont présidé soit à la formation première de l'œuf, soit à sa fécondation. Coste avait cru pouvoir admettre qu'il existe dans ce cas deux vésicules germinatives, mais, dans ses nombreuses observations, Lereboullet n'a jamais pu constater cette conformation anormale de l'œuf. Reste donc l'hypothèse que ce serait la fécondation qui s'est accomplie d'une façon troublée pour les cas de monstres doubles. C'est ce que Dareste déjà avait supposé, mais sans apporter à l'appui de son opinion des faits entièrement démonstratifs. Aujourd'hui l'observation directe chez les animaux inférieurs nous semble avoir apporté des faits qui ne permettent plus de doute à cet égard. Les études de Fol et de Selenka sur la fécondation de l'œuf des invertébrés ont établi, nous l'avons vu, que l'imprégnation normale est le résultat de la pénétration dans l'œuf d'un seul spermatozoïde; elles ont montré que, dans quelques cas exceptionnels, il y a pénétration simultanée de deux spermatozoïdes; les deux pronucléus mâles qui en proviennent se conjuguent tous les deux avec le pronucléus femelle d'où formation d'un noyau vitellin plus gros que le noyau normal, et auquel succède un tétraster de segmentation et finalement un monstre double. Il est certain que telle doit être également chez les animaux supérieurs l'origine de ces monstres.

I. *Enveloppes de l'embryon, respiration, nutrition.*

Les enveloppes de l'embryon sont différentes selon les époques de son développement, et comme elles sont le *lieu des échanges* entre l'organisme fœtal et le milieu extérieur (organisme maternel) il en résulte que ces échanges (nutrition et respiration) se font d'une manière très différente aux diverses époques de la vie embryonnaire.

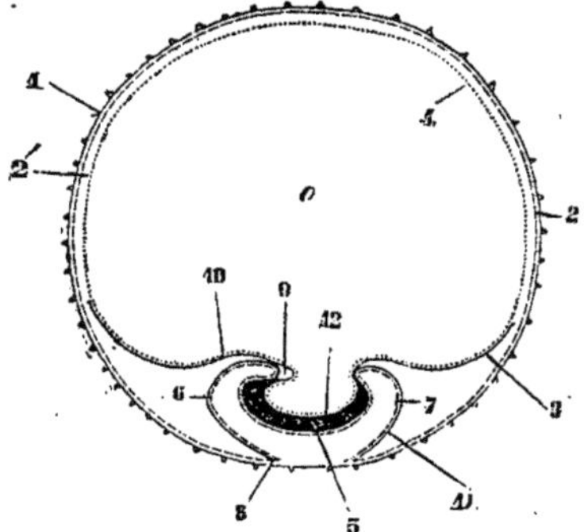

FIG. 202. — Œuf dans le commencement de son développement *,

Chorions. — On nomme *chorion* l'enveloppe la plus externe de l'œuf. Or, l'œuf, aux diverses périodes de son développement, est différemment constitué quant à ses limites extérieures, de sorte qu'on a pu distinguer *trois chorions* qui se succèdent :

1° Pendant que l'œuf fécondé parcourt le canal tubaire et que la segmentation du vitellus s'accomplit, l'œuf n'a encore pour enveloppe que sa *membrane vitelline* ou *zone pellucide* (V. fig. 203), sur la surface de laquelle se développent de petites villosités homogènes, c'est ce qu'on a appelé le *premier chorion* (fig. 202 — 1), *chorion vitellin* ou *ovulaire*. Cette enveloppe laisse passer par endosmose et imbibition les liquides albumineux qui baignent le canal de la trompe et la cavité de l'utérus et qui sont attirés par le vitellus en voie de segmentation.

Quand la segmentation est terminée, et que le blastoderme est constitué, les rapports entre la mère et l'embryon vont s'établir d'une façon plus régulière par la formation de nouvelles enveloppes et d'un *placenta;* mais à ce moment de transition, il s'établit, temporairement chez l'homme, d'une façon plus durable chez les ovipares, un mode de nutrition qui a pour source et pour organe la *vésicule ombilicale;* enfin le corps de l'embryon, en se développant, s'enveloppe dans une poche protectrice, l'*amnios*, dont le contenu liquide le met à l'abri des brusques compressions. L'étude

* 1, membrane vitelline ; — 2, feuillet externe du blastoderme ; — 3, feuillet moyen, — 4, feuillet interne du blastoderme ; — 5, ébauche de l'embryon ; — 6, capuchon céphalique de l'amnios ; — 7, capuchon caudal de l'amnios ; —8, extrémité du capuchon céphalique tendant à rejoindre l'extrémité correspondante du capuchon caudal ; — 9, point où se forme le cœur ; — o, vésicule ombilicale ; —12, portion du feuillet interne du blastoderme qui formera l'intestin.

successive de la vésicule *ombilicale* et de l'*amnios* nous permettra
donc de comprendre comment se forment les enveloppes définitives
de l'embryon, et son organe définitif d'échange avec le milieu
ambiant, le *placenta*, qui sert à la nutrition et à la respiration.

Nous indiquerons donc brièvement ici quelle est la signification
de ce qu'on appelle *deuxième* et *troisième chorion*, renvoyant à
ce qui suivra, pour plus de détails sur ces membranes.

2° A mesure que se forment les replis amniotiques (voir ci-après),
la membrane vitelline ou premier chorion est résorbée et le feuillet
externe de l'œuf *(ectoderme)*, doublé d'une couche mésodermique,
forme l'enveloppe la plus extérieure de l'embryon et de ses annexes.
C'est le *second chorion (chorion blastodermique)* qui est en effet
une dépendance du feuillet externe du blastoderme. Ce second
chorion est celui qui seul mérite ce nom, car il est organisé (formé
de cellules) et permanent, c'est-à-dire qu'il subsiste, plus ou moins
modifié, comme membrane externe de l'œuf, jusqu'à la fin de la
gestation.

3° A un moment donné, entre ce deuxième ou vrai chorion et
l'amnios, s'insinue l'*allantoïde* (voir ci-après), vésicule richement
pourvue de vaisseaux, lesquels pénètrent le deuxième chorion et le
transforment ainsi en *troisième chorion* ou *chorion vasculaire*.
Nous verrons dans un instant que le *placenta* est une dépendance
de ce chorion vasculaire.

Vésicule ombilicale. — Quand le blastoderme (V. p. 17) s'est
constitué à la périphérie de l'œuf, celui-ci, par la simple nutrition
indiquée précédemment, prend dans son ensemble un accroissement
plus considérable, en vertu duquel sa cavité intérieure devient plus
considérable, en même temps que le développement du feuillet
moyen et du feuillet externe (épaississement de ces feuillets) est
surtout marqué vers la région qui doit former le corps de l'embryon
(fig. 203). On donne le nom de *vésicule blastodermique* à l'œuf se
présentant sous cette apparence. Mais à mesure que l'épaississement
qui doit former le corps de l'embryon se développe, la région circulaire par laquelle il fait partie de la vésicule blastodermique
générale se rétrécit peu à peu (de 9 en *al*, fig. 204), de sorte que
bientôt la cavité primitive se trouve divisée en deux cavités secondaires (fig. 202 — *o* et 12), dont l'une fait partie du corps de l'embryon (12), c'est sa future cavité intestinale (V. p. 327), et l'autre
constitue une vésicule placée à la face ventrale de l'embryon
(fig. 202 — *o*) : c'est la *vésicule ombilicale*, ne communiquant
bientôt plus avec l'intestin que par un canal appelé *conduit omphalo-
mésentérique* (fig. 205, 206 et 207) : l'endroit où ce conduit se

continue avec l'intestin est l'*ombilic intestinal*, et les parois du corps, en se resserrant autour de ce conduit, forment l'*ombilic cutané* ou *ombilic* proprement dit.

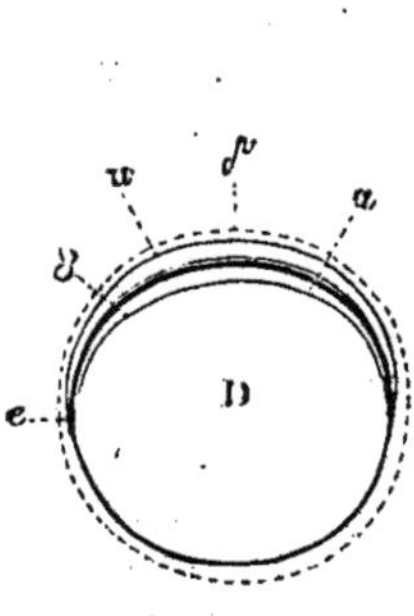

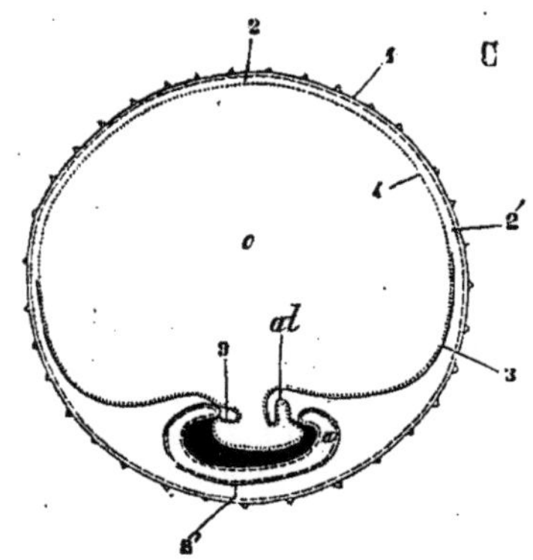

FIG. 203. — Vésicule blastodermique *.

FIG. 204. — Œuf avec la vésicule ombilicale complètement développée **.

La vésicule ombilicale est remplie d'un liquide albumino-graisseux, qui représente toute la partie extra-embryonnaire du vitellus. Ce liquide sert à la nutrition du fœtus des mammifères pendant que se développe le *placenta*, destiné à assurer cette nutrition d'une façon plus certaine. Pour la résorption du liquide de la vésicule ombilicale, un système de vaisseaux sanguins *(première circulation*, V. plus loin) se développe dans la paroi de la vésicule *(vaisseaux omphalo-mésentériques)*, et, au moyen de l'épithélium de la face interne de la vésicule, absorbe le contenu de cette cavité, absolument comme chez l'adulte les vaisseaux mésentériques *(veine porte)*, par l'intermédiaire de l'épithélium des villosités, absorberont le contenu du canal intestinal (et en effet on trouve à la face interne de la vésicule ombilicale de fines villosités vasculaires).

* D, jaune ; — δ, membrane vitelline ; — *w*, membrane du feuillet externe du blastoderme ; — *a*, feuillet moyen ; — γ, feuillet interne.

** 1) membrane vitelline ; — 2) feuillet externe du blastoderme ; — 3) feuillet moyen du blastoderme ; — δ, soudure des deux capuchons de l'amnios (comparer avec fig.2ι.2), — 4) feuillet interne ; — *o*, vésicule ombilicale ; — *al*, bourgeon allantoïdien ; — *a*, cavité amniotique.

Dans cette figure, comme dans les figures 202, 206, 207, les lignes ponctuées indiquent les parties qui appartiennent au feuillet interne du blastoderme ; les lignes pleines appartiennent au feuillet moyen ; les lignes à traits interrompus au feuillet externe. (Kölliker, *Embryologie ou traité du développement de l'homme et des animaux supérieurs.)*

Mais l'existence et les fonctions de la vésicule ombilicale, si importantes chez le poulet [1], sont de peu de durée chez l'homme et les mammifères : la provision nutritive ombilicale qu'elle renferme est peu considérable. Elle se trouve bien vite épuisée ; déjà, vers la quatrième semaine, la vésicule ombilicale tend à s'atrophier, et vers le cinquième mois on n'en trouve plus que quelques traces (fig. 208). Chez les ovipares, au contraire (et surtout chez les

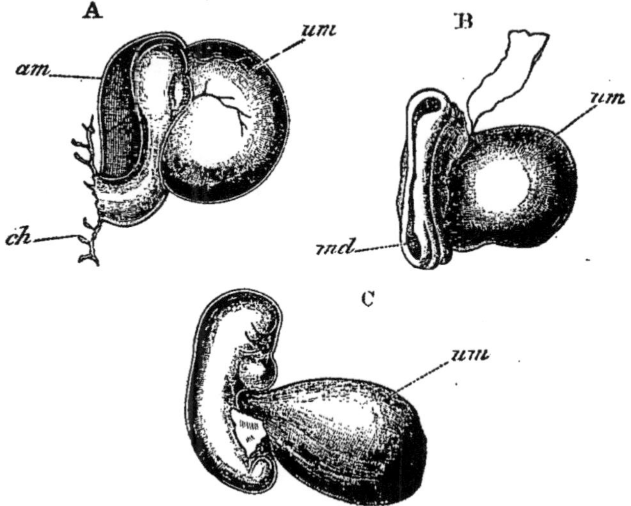

Fig. 205. — Trois jeunes embryons humains, d'après His [*].

oiseaux), la vésicule ombilicale persiste bien plus longtemps et joue un rôle bien plus important dans la nutrition de l'embryon. Elle renferme la *masse du jaune*, provision nutritive qui suffit au fœtus pour son développement dans l'œuf, et qui lui sert encore quelque temps après son éclosion, car dans ce moment encore cette masse d'aliments n'est pas épuisée ; la vésicule existe encore, mais renfermée dans l'intérieur de la cavité abdominale, jusqu'à ce que le jeune poulet s'en soit entièrement nourri.

[1] Voir Mathias Duval, *Atlas d'embryologie*, Paris, 1889. Cet atlas représente, sur des coupes et sur des dessins d'ensemble, toutes les phases du développement du poulet.

[*] A, Jeune embryon vu de profil ; — *am*, amnios ; — *um*, vésicule ombilicale ; — *ch*, chorion représenté seulement en partie. — B, embryon montrant la gouttière médullaire (*m d*). — C. Embryon plus avancé ; *um*, vésicule ombilicale.

Amnios. — A mesure que la vésicule ombilicale et le corps de l'embryon se sont nettement séparés par l'étranglement que nous avons étudié (ombilic intestinal et cutané), le feuillet externe du blastoderme a donné lieu à une formation particulière, à l'*amnios* et au deuxième *chorion*. En effet, en même temps que commence à se rétrécir la région de l'ombilic cutané, et à ce niveau même, le feuillet externe (cutané) du blastoderme végète de façon à entourer l'embryon en lui formant latéralement deux lames qui tendent à se rejoindre vers sa région dorsale (V. ci-dessus les fig. 202, 204 et les fig. 206, 207 et 211, p. 717), et en constituant vers ses extrémités deux capuchons *(capuchon céphalique* et *capuchon caudal,*

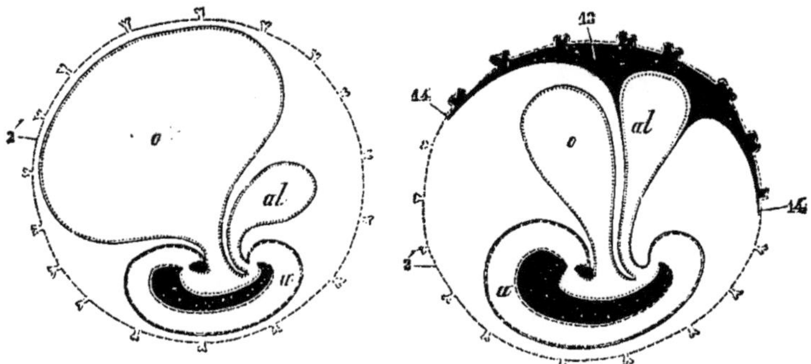

Fig. 206. — Vésicule ombilicale et déve-   Fig. 207. — Développement de l'allantoïde
loppement de l'allantoïde*.   et du troisième chorion **.

fig. 202 — 6 et 7), qui coiffent sa partie caudale et sa partie céphalique. Il n'y a donc plus qu'une partie médiane du dos de l'embryon qui reste à découvert : mais bientôt ces capuchons et ces lames, par les progrès de leur développement, se rejoignent (fig. 202 et 204) jusqu'à ne plus circonscrire qu'une ouverture *(ombilic amniotique),* qui se ferme complètement (fig. 204, en 3'). Dès lors, l'embryon est inclus dans une cavité, la *cavité amniotique* (fig. 206, 207 — *a*), dans laquelle il est suspendu au milieu d'un liquide, le *liquide amniotique,* exhalé par les parois qui forment cette cavité.

La surface interne de la cavité amniotique est formée par toute la partie du feuilet externe du blastoderme qui a été isolée du reste

---

* *o*, vésicule ombilicale ; — *al*, allantoïde : — *a*, cavité de l'amnios ; — 2', deuxième chorion.

** *o*, Vésicule ombilicale en voie d'atrophie ; — *al*, allantoïde. — 13, 14, allantoïde s'étendant à la face interne du 2º chorion ; — *a*, cavité de l'amnios. (Kölliker, *Embryologie.*)

de ce feuillet par l'encapuchonnement successif de l'embryon et la
soudure de l'ombilic amniotique. Cette surface est revêtue par une
couche épithéliale doublée d'une couche de tissu connectif embryonnaire (lame externe du feuillet moyen, dite *somatopleure*), dans
laquelle on trouve des fibres musculaires lisses (fig. 206 et 207;
ligne pleine et ligne à traits interrompus). Par suite de cette formation, tout le reste du feuillet externe du blastoderme se trouve
désormais complétement isolé du corps de l'embryon et forme une
vaste enveloppe sous-jacente au premier chorion (à la membrane
vitelline ou pellucide) et renfermant le fœtus et tous ses annexes
(amnios, fœtus, vésicule ombilicale). Cette vaste enveloppe va
prendre un développement particulier : repoussée peu à peu contre
la membrane vitelline elle la double, en amène la résorption, se
substitue à elle, et devient par ce fait l'enveloppe la plus extérieure
de l'œuf; elle présente à son tour de petites végétations sous forme
de villosités, et constitue ainsi le *deuxième chorion* (fig. 206, 2′).
Ce deuxième chorion (V. p. 705) n'est pas plus vasculaire que le
premier; jusqu'ici le fœtus n'emprunte que par imbibition les éléments nutritifs à l'organisme maternel, ou se suffit à lui-même au
moyen de la provision nutritive du jaune (vésicule ombilicale).
Mais la formation de ce deuxième chorion va permettre l'organisation
d'un centre définitif d'échange entre la mère et l'embryon, par la
formation de l'*allantoïde*, dont une partie constituera le *placenta*.

Allantoïde. — L'origine de la vésicule allantoïde a été très
diversement interprétée. Nous avons montré que, conformément à
l'opinion la plus ancienne émise à ce sujet[1], l'*allantoïde* est un
bourgeon creux de la partie inférieure du tube intestinal (V. fig. 204;
al, et la fig. 178, p. 636). Quand ce bourgeon apparaît (fig. 204, *al*),
la cavité amniotique est tellement développée qu'elle entoure tout
le fœtus et enserre déjà le pédicule de la vésicule ombilicale, de
façon à former un cordon qui suspend le fœtus dans les eaux de
l'amnios. Le bourgeon allantoïdien s'insinue dans ce cordon

---

[1] *Études sur l'origine de l'allantoïde*, par Mathias Duval (*Revue des
sciences naturelles*, t. IV, septembre 1877). Conclusions : L'allantoïde se
forme par une involution du feuillet interne ou hypoblaste (feuillet muqueux,
feuillet intestinal), vers la fin du second jour de l'incubation, alors que rien
encore ne circonscrit le futur intestin. Mais dès que les limites de l'intestin
postérieur apparaissent, l'allantoïde, en raison du point où a commencé son
évolution, se présente comme un bourgeon creux, médian et unique de la
paroi antérieure (inférieure) de cet intestin. Beaucoup plus tard (fin du quatrième jour de l'incubation chez le poulet), le point de jonction de l'intestin et
de l'allantoïde est mis en connexion avec une involution de feuillet corné du
repli cutané sous-caudal, pour la formation de l'orifice ano-génital.

(fig. 206, *al*), le parcourt en se plaçant, à côté du pédicule de la vésicule ombilicale (conduit omphalo-mésentérique), puis arrive ainsi jusqu'au contact de la face profonde du deuxième chorion, que nous venons d'étudier (fig. 207, en 13). L'allantoïde s'étale sur la face profonde de ce deuxième chorion, de manière à se substituer à lui, ou du moins à le pénétrer dans toute la périphérie de l'œuf, entre la face externe de l'amnios et la face interne du chorion (fig. 207, 13, 14). En effet, l'allantoïde, primitivement vésiculeuse, s'étale en une membrane qui se charge de villosités, lesquelles pénètrent les villosités du deuxième chorion. Ces villosités de l'allantoïde sont vasculaires, et, en se fusionnant avec le deuxième chorion, elles constituent à l'œuf une membrane d'enveloppe, qui remplace définitivement le deuxième chorion (fig. 208 — 15) et en diffère en ce que cette nouvelle membrane est vasculaire, et capable, par suite, d'aller chercher directement, et au moyen d'une circulation régulière (deuxième circulation), les éléments nutritifs fournis par la mère et puisés dans la *membrane caduque*, dont nous avons précédemment étudié la formation (V. fig. 201, p. 701). C'est pour cela que quelques auteurs donnent le nom de troisième *chorion* ou *chorion vasculaire* (V. p. 705), à cette membrane formée par l'allantoïde devenue la plus externe des enveloppes propres à l'œuf, en se revêtant des restes du deuxième chorion (fig. 208 — 15).

Mais de ces formations produites par l'allantoïde, la plus grande partie ne persistent que peu de temps, surtout dans l'espèce humaine. Nous avons déjà vu que les parties de l'allantoïde les plus voisines du fœtus forment successivement la vessie et l'ouraque (V. p. 636); quant à la partie qui, par son étalement, a produit le troisième chorion (15, fig. 208), elle ne demeure pourvue de vaisseaux que sur la portion qui correspond à la *caduque sérotine* (V. p. 700), et où se forme le placenta; partout ailleurs les anses vasculaires des villosités s'atrophient, et, en ces points, les enveloppes fœtales ne subissent plus de changement jusqu'à la naissance (fig. 209).

Il nous est donc facile d'établir, d'après les données précédentes, le nombre, la nature et la disposition des *enveloppes de l'œuf parfait;* ces enveloppes sont partout les mêmes, excepté au niveau du placenta, où elles présentent une disposition que nous préciserons bientôt. On trouve, en allant de dehors en dedans (fig. 209) : 1° la *caduque*, ou plutôt les caduques (V. p. 700), car, en raison du développement qu'a acquis l'œuf, la caduque fœtale est arrivée au contact de la caduque maternelle *(c*, fig. 201), et les deux membranes se sont à peu près confondues ; cependant on peut encore les séparer par la dissection, et l'on trouve parfois entre elles une

certaine quantité de liquide (*hydropérion* de Velpeau) (21 et 23,
fig. 209) ; 2° vient ensuite le chorion (deuxième et troisième chorions confondus : 19, fig. 209), dont les cellules et les villosités,
après la disparition des vaisseaux, se sont soudées et fusionnées
de manière à former une membrane homogène, plus ou moins granuleuse, parsemée de noyaux (Robin) ; 3° au-dessous du chorion,

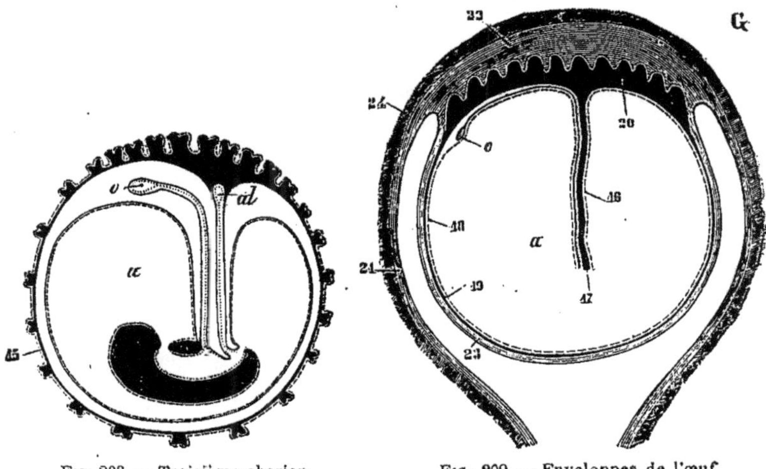

FIG. 208. — Troisième chorion   FIG. 209. — Enveloppes de l'œuf
ou chorion vasculaire *.   parfait, placenta. **

on trouve, comme vestige du corps même de l'allantoïde, une couche
de cellules irrégulières, étoilées, mêlées de quelques fibres connectives, et plongées dans une substance demi-liquide; c'est le *magma
réticulé* des auteurs ; 4° enfin on rencontre l'*amnios* formant la
poche amniotique, qui contient le liquide du même nom (fig. 209
— 18). La membrane amnios rappelle par sa structure celle de la
peau, avec laquelle elle se continue et dont elle partage l'origine
(feuillet externe du blastoderme) ; elle se compose en effet d'une

* *a*, Cavité de l'amnios très développée ; — *o*, vésicule ombilicale presque complètement atrophiée ; — *al*, vésicule allantoïdienne proprement dite ; — 16, ses villosités
vasculaires complètement développées et formant le troisième chorion ou chorion
vasculaire tout autour de l'œuf. (Voy. l'explication de la figure 204, pour la valeur
des lignes pleines, ponctuée et à traits interrompus.) (Kölliker, *Embryologie ou traité
du développement de l'homme et des animaux supérieurs*.)

** *a*, Cavité de l'amnios (on n'a pas représenté le corps du fœtus ; — le cordon
ombilical, 16, est coupé au point où il s'attache à l'ombilic; en 17); — *o*, reste de la
vésicule ombilicale; — 18, amnios; — 19, chorion définitif; — 20, placenta fœtal; —
21, muqueuse ou caduque utérine; — 22, placenta maternel; — 23, caduque fœtale;
— 24, tissu musculaire de l'utérus; comparer avec la figure 201, p. 701.

couche épithéliale à cellules pavimenteuses, et d'une sorte de derme, formé de tissu cellulaire et renfermant quelques éléments musculaires lisses.

Placenta, nutrition du fœtus. — Le rôle essentiel de l'allantoïde est de former, au point où ses villosités persistent et où elles prennent même un développement exagéré (au niveau de la *caduque sérotine*), l'organe principal de la nutrition du fœtus, le *placenta*. A ce niveau, en effet, les villosités *chorio-allantoïdiennes* se développent, se ramifient *(placenta frondosum)* et plongent dans la caduque sérotine (fig. 209 — 20 et 22), qui, à ce même niveau, subit une hypertrophie caractérisée par la présence de villosités tout aussi vasculaires et tout aussi ramifiées. Ces villosités, d'origine opposée, vont à la rencontre les unes des autres, s'enchevêtrent et constituent finalement ce gâteau plus ou moins circulaire, d'apparence compacte, qui forme le lieu d'échange entre l'organisme fœtal et l'organisme maternel [1] (fig. 209 — 20).

[1] Chez les animaux à placenta diffus (jument), les villosités choriales, qui revêtent la surface de l'œuf sur toute son étendue, sont reçues dans des cavités ou cupules de la muqueuse utérine : ces cupules ne sont pas des glandes hypertrophiées ; c'est ce que H. Planteau s'est attaché récemment à démontrer ; ces cavités de réception résultent de ce que la muqueuse s'est très épaissie, poussant vers l'intérieur de la cavité utérine des prolongements en forme de cloisons qui circonscrivent des cupules : l'étude de ces cupules est particulièrement intéressante, vu les nombreuses interprétations auxquelles elles ont donné lieu ; aussi H. Planteau s'attache-t-il à établir que ces cupules ne sont pas des cavités creusées dans le tissu préexistant de la muqueuse, mais résultent de ce que la muqueuse utérine a fait saillie dans les intervalles des vilosités choriales ; qu'au niveau de ces cupules et de leurs cloisons, l'épithélium est devenu pavimenteux et irrégulièrement stratifié ; que jamais les glandes ne viennent s'ouvrir au fond de ces cupules, mais bien sur les plis saillants qui en dessinent les interstices. Ces faits étaient importants à constater, car, si depuis longtemps il est démontré que les glandes utérines ne jouent aucun rôle chez la femme soit dans la placentation, soit dans la nutrition du fœtus, on a souvent (Sharpey, Turner) avancé que, chez les animaux à placenta diffus, les glandes utérines sécréteraient un liquide spécial, un prétendu lait utérin. Pour ce qui est des glandes, les faits anatomiques sus-indiqués les mettent suffisamment hors de cause, et on peut encore signaler ce fait remarquable que, chez les ruminants, dès la naissance, les points où iront s'insérer plus tard les cotylédons placentaires sont déjà marqués par des caroncules fongiformes qui deviendront les cotylédons maternels, et que précisément la muqueuse qui les recouvre cesse, au niveau de leur base, de renfermer aucune espèce de glande. Restent les cupules que Planteau a décrites avec soin, et qui, d'après Ercolani, représenteraient des glandes de nouvelle formation. Mais le développement de ces cupules, dit l'auteur, est tel qu'aucune assimilation de ce genre n'est possible, et, du reste, ces cupules, pas plus que les glandes proprement dites, ne sécrètent un liquide particulier pendant la gesta-

La figure 210 fait mieux comprendre que toute description quelle idée il faut se faire du mode selon lequel s'effectuent les échanges entre la mère et le fœtus. C'est par échange endosmomotique au travers des capillaires de chaque villosité que le fœtus, à cette période de son existence, emprunte et rejette les matériaux nutritifs ; par là se font la *nutrition* et la *respiration*. Mais il n'y a pas communication directe des vaisseaux de la mère avec ceux du fœtus. (A une certaine époque, les globules rouges de l'embryon sont autrement conformés que ceux de la mère. La proportion des globules au liquor

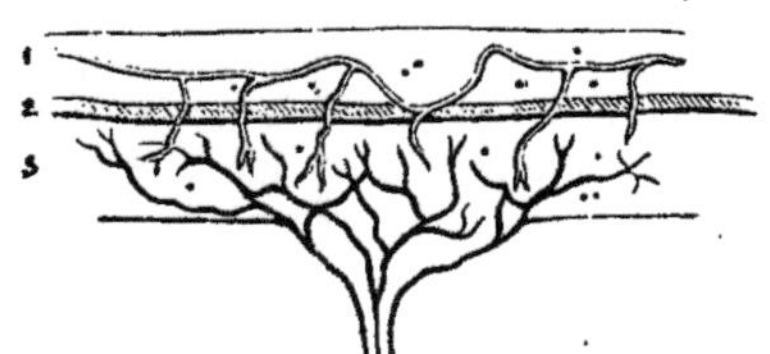

Fig. 210. — Schéma des vaisseaux du placenta *.

n'est pas la même dans le sang de l'embryon et dans celui de la mère, etc. D'autre part, une femme grosse succombant à une hémorragie traumatique, tandis que son cadavre est exsangue et ses vaisseaux vides, le système circulatoire de l'embryon sera trouvé, au contraire, normalement rempli de sang).

La *respiration fœtale* s'effectue par le placenta ; nous avons déjà insisté sur ce fait (V. p. 437), et l'analyse exacte du rôle du sang dans la respiration nous a permis de comprendre que la différence entre la respiration de l'adulte et celle du fœtus se réduisait à la présence d'un intermédiaire de plus, d'une station de transit de plus chez le second que chez le premier, entre les tissus et le milieu extérieur. La nécessité de la respiration placentaire est, du reste, mise en évidence par les accidents graves qui résultent de la suppression des fonctions du placenta. Quand la circulation du cordon, qui relie le placenta au fœtus (V. *Circulation fœtale*), est interrompue, le fœtus périt, non par défaut de nourriture, mais par une véritable asphyxie : à la naissance, le cordon ne cesse de battre que quand l'enfant a respiré par le poumon, parce qu'alors

tion. (V. H. Planteau, *Recherches sur la muqueuse utérine de quelques animaux à placenta diffus :* mémoire accompagné de deux planches. *Journ. de l'anat. et de la physiol.*, juillet 1881.)

Nous devons du reste déclarer que les notions classiques relatives au mode de formation du placenta ont besoin d'une revision complète, que nous avons commencée pour quelques animaux (Mathias Duval, le *Placenta des Rongeurs, Journal de l'Anat. et de la Physiologie*, années 1889, 1890, 1891 et 1892).

* 1, Utérus ; — 2, tissu intermédiaire ; — 3, placenta (caduque sérotine) où se ramifient les vaisseaux maternels et fœtaux. (Chailly-Honoré.)

cette nouvelle forme de respiration remplace définitivement celle qui a lieu par le contact utéro-placentaire.

La *nutrition* du fœtus, à l'époque placentaire de son existence, se borne aussi à un échange de matériaux entre le sang fœtal et le sang maternel, au niveau des villosités du placenta. C'est ici encore l'organisme maternel qui fait tous les frais des actes préparatoires de l'assimilation (digestion, absorption); les matériaux arrivent au placenta, et, par suite, au sang et aux tissus de l'embryon, dans un état tel que ces derniers peuvent les employer directement à leur formation.

Mais ce n'est pas à dire qu'il n'y ait que simple endosmose du sang maternel au sang fœtal : les éléments épithéliaux des villosités fœtales président à ces échanges, comme ils président partout ailleurs (glandes, muqueuse intestinale) aux phénomènes de passage. Ainsi des expériences déjà anciennes ont appris que les sels contenus dans le sang maternel ne passent pas indifféremment dans le sang fœtal; plus récemment Wertheimer et Meyer ont décrit deux cas d'intoxication mortelle par l'aniline et par la toluidine observés chez des chiennes pleines. Dans les deux cas la substance toxique existait en quantité notable dans le sang de la mère, mais n'avait pas passé dans le sang des fœtus qui n'en contenait pas trace. De même le professeur L. Frédériq, de Liège, a constaté que chez les poissons la membrane branchiale n'est pas non plus une cloison poreuse inerte (et les rapports des villosités placentaires dans le sang maternel sont tout à fait comparables à ceux de la branchie du poisson dans l'eau); cette membrane branchiale laisse passer les gaz oxygène et acide carbonique qui servent aux échanges respiratoires, mais elle arrête les sels de l'eau de mer; elle fait donc un véritable choix parmi les substances dissoutes dans le milieu qui la baigne.

D'autre part il faut remarquer que les rapports qui unissent, chez l'adulte, la nutrition et la respiration sont beaucoup plus simples chez le fœtus; l'adulte consomme surtout des matériaux qu'il brûle pour produire des forces (V. *Equivalent mécanique de la chaleur*, p. 141) et de la chaleur. Le fœtus n'a pas de travail à produire, pas de force à dépenser; il n'a pas à produire de chaleur, qu'il emprunte à la mère. Il ne prend des matériaux alimentaires que pour produire ses tissus et développer ses organes (V. p. 530). Aussi les combustions, les oxydations sont-elles très peu prononcées dans son organisme; la différence entre son sang artériel et son sang veineux est loin d'égaler celle que l'on constate entre le sang artificiel et le sang veineux de l'adulte. Nous avons déjà insisté sur toutes ces particularités en étudiant la respiration des tissus (V. p. 448), et le faible degré des combustions respiratoires au niveau des tissus fœtaux se continuant encore pendant quelques heures .après la naissance nous a permis de nous rendre compte de la grande résistance relative du nouveau-né à l'asphyxie. ʻ

Cependant dés oxýdations, quelque faibles qu'elles soient, se produisent chez l'embryon ; ainsi son cœur travaille, et doit donner lieu à des produits de combustion; du reste, toutes les formations de tissus s'accompagnent de phénomènes d'oxydation, qui doivent aussi donner lieu à des produits excrémentitiels. Ces produits sont éliminés principalement par le foie et par les organes urinaires. (d'abord les corps de Wolff, puis les reins) ; aussi le foie est-il relativement très développé chez l'embryon, et on est porté à admettre qu'il remplace jusqu'à un certain point le poumon comme organe d'excrétion des déchets organiques. Nous avons vu, du reste, que, chez l'adulte, il joue encore ce rôle relativement à la cholestérine et aux déchets produits par l'activité des centres nerveux. V. p. 369). D'autre part, on trouve dans la vessie de l'embryon une certaine quantité d'urée, qui est de là versée avec l'urine dans la cavité de l'amnios.

Le liquide de l'amnios contient donc, à la fin de la vie embryonnaire, un grand nombre de produits excrémentitiels, car, à l'urine qui y est versée, il faut joindre les produits de desquamation de la peau, qui fonctionne déjà d'une façon relativement active. La présence de ces produits excrémentitiels dans les eaux de l'amnios doit faire rejeter toute idée que ce liquide, avalé par l'embryon ou pénétrant jusque dans ses poumons, puisse jouer un rôle de quelque importance, soit dans la nutrition, soit, comme l'ont même prétendu quelques auteurs, dans les échanges respiratoires du fœtus [1].

---

[1] On s'est demandé si l'origine primitive du liquide amniotique est un produit de transsudation emprunté aux vaisseaux maternels, ou bien s'il faut y voir une accumulation d'urine fœtale. Dœderlein a récemment étudié la question chez les fœtus de l'espéce bovine, où le liquide allantoïdien (provenant de la sécrétion rénale du fœtus) reste séparé, pendant toute la durée de la gestation, du liquide amniotique proprement dit. Il résulte des analyses qu'il a faites de ces deux liquides, aux différentes périodes de la gestation, que le liquide amniotique proprement dit ne contient pas d'albumine et présente une composition saline constante semblable à celle du sérum sanguin. Ce liquide paraît se former uniquement pendant la première moitié de la vie intra-utérine, par transsudation aux dépens des vaisseaux maternels (?). Dans la seconde moitié de la gestation, ce liquide diminue peu à peu en quantité ; il est avalé par le fœtus, comme le prouve l'analyse du contenu stomacal, mais on ne peut pas le considérer comme un véritable liquide nutritif, puisqu'il ne contient pas d'albumine. Quant au liquide allantoïdien, il présente une compo-

II. *Développement du corps de l'embryon.*

La région de la vésicule blastodermique qui doit se transformer
en embryon, présente un épaississement qu'on nomme *tache embryonnaire;* cette tache embryonnaire est entourée d'une zone où
les feuillets blastodermiques sont plus minces ; c'est la *zone trans -
parente* (aire transparente, *area pellucida)* qu'encadre une zone
plus foncée, dite *aire opaque.* L'aire opaque est importante en ce
qu'elle sera le siège de la formation d'un riche réseau vasculaire,
et méritera ainsi plus tard le nom d'*aire vasculaire* (V. ci-après :
Première Circulation, et fig. 215).

Bientôt l'aire transparente et la tache embryonnaire prennent une
forme allongée, ovoïde, dont la grosse extrémité correspond à
la future extrémité antérieure de l'embryon. Si maintenant on se
reporte à ce que nous avons décrit relativement à la division, par
étranglement, de la vésicule blastodermique en vésicule ombilicale
et corps de l'embryon, on comprendra que, par le fait de cet étranglement, les bords de la tache ou aire embryonnaire forment en se
recourbant des *lames latérales* et des *capuchons céphalique* et
caudal (fig. 202, 204, 206), qui tendent à se rejoindre, et constituent
ainsi une cavité. Cette cavité est tout à fait comparable à la cavité
d'un soulier, et communique avec celle de la vésicule ombilicale,
comme nous l'avons indiqué précédemment (fig. 204, p. 706). Telle
est la *cavité primitive de l'embryon*, ou plutôt sa cavité intestinale
(fig. 202 — 12). Comment de cette première et grossière ébauche
naissent ensuite (aux dépens des trois feuillets qui entourent cette
cavité) et les divers tissus et les organes de l'embryon, nous l'avons
déjà étudié à propos de ces tissus et de ces organes en particulier ;
nous nous sommes aussi déjà arrêté sur la formation de l'allantoïde
comme bourgeon du tube intestinal (p. 636 et 709). Les descriptions
de détail ne seraient pas ici à leur place. Nous nous contenterons
donc de renvoyer le lecteur aux figures 211 et 212 qui représentent
l'ensemble du développement d'un poulet, et, pour compléter cette
esquisse embryologique, nous étudierons la formation de deux grands

sition saline semblable à celle de l'urine du jeune veau et très différente de
celle du plasma sanguin. Ce liquide, dont la quantité augmente progressivement jusqu'au moment de la naissance, doit être considéré comme formé par
une accumulation de l'urine du fœtus. Le fait qu'il contient de l'albumine en
quantité notable n'est nullement contraire à cette manière de voir, puisque les
premières urines du jeune veau sont albumineuses. En appliquant ces données
à l'espèce humaine, il faut considérer le liquide amniotique (comprenant le
liquide amniotique proprement dit et le liquide allantoïdien) comme ayant une
double origine : ce serait un mélange de transsudation sanguine et de produits
de la sécrétion rénale du fœtus.

systèmes : le *système nerveux* et le *système de la circulation ;* l'étude de ce dernier nous est indispensable pour compléter les notions sur la nutrition et la respiration du fœtus.

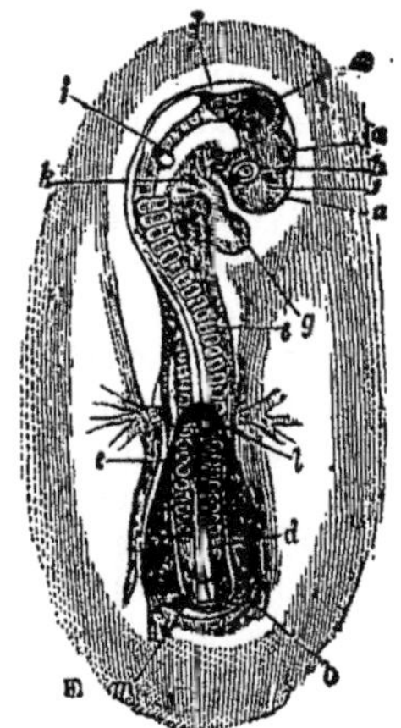

Fɪɢ. 211 — Embryon de poulet au troisième jour de l'incubation *.

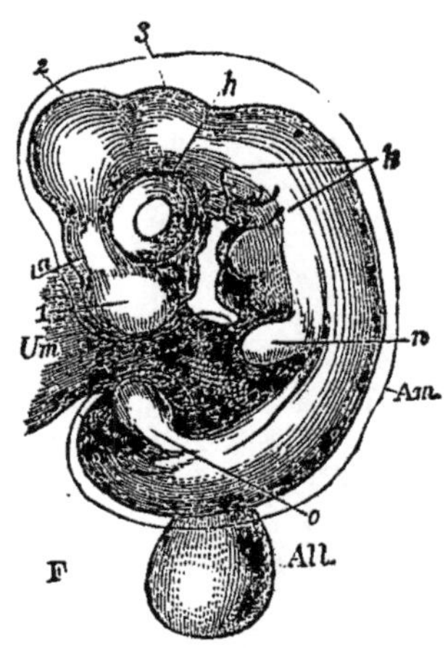

Fɪɢ. 212. — Embryon de poulet au cinquième jour **.

a) — *Système nerveux central.* — Dès que la tache embryonnaire (ou aire embryonnaire) a pris la forme d'une tache allongée (d'un biscuit ou d'une semelle de soulier), on voit apparaître en son centre un épaississement longitudinal, appelé *ligne primitive,* en avant duquel se forme une gouttière, qui donnera naissance au système nerveux central[1] *(gouttière médullaire* ou *nerveuse).*

---

[1] La *ligne primitive* (qui se creuse bientôt en *gouttière primitive)* a été longtemps confondue avec la *gouttière médullaire.* C'est sur cette distinction que nous avons insisté dans notre Mémoire *sur la ligne primitive (Annales des sciences naturelles,* 1879, t. VII). La gouttière primitive n'a pas de rapport direct avec la formation du système nerveux : sa signification morphologique se rattache à la théorie générale de la *gastrula* et du *blastopore* (Voy. p. 17), question que nous ne saurions aborder ici (Voy. Mathias Duval, *De la formation du blastoderme dans l'œuf d'oiseau. Annales des sciences naturelles,* 1884, t. XVIII).

* *a,* Extrémité antérieure de la tête, première vésicule cérébrale ; — *b,* extrémité postérieure du corps ; — *d,* parties non encore divisées en protovertèbres ; — *e, e,* protovertèbres ; — *g,* cœur ; — *h,* œil ; — *i,* oreille ; — *k,* arcs branchiaux et fentes branchiales ; — *l, m,* plis antérieur et postérieur de l'amnios]non encore réunies au-dessus du corps.

** 1, Vésicule d'hémisphère cérébral ; — 1*a,* vésicule des couches optiques ; — 2, vésicule des tubercules bijumeaux ; — 3, vésicule du cervelet ; — *h,* œil ; — *k,*arcs branchiaux ; — *n, o,* rudiments des membres ; — A*ll,* allantoïde ; — A*m,* amnios ; — U*m,* vésicule ombilicale.

Cette gouttière (fig. 213) est circonscrite par deux soulèvements *crêtes médullaires*, (fig. 213,3) qui s'accentuent de plus en plus et tendent à se rejoindre en circonscrivant un canal, le *canal médullaire* (représenté en coupe dans la fig. 175, p. 631). Le vestige de ce canal se retrouve chez l'adulte dans le canal central de la moelle, dans le quatrième ventricule et dans les ventricules du cerveau (et l'aqueduc de Sylvius). Les éléments histologiques propres au système nerveux central se développent aux dépens des parois de ce canal, c'est-à-dire de la partie du feuillet externe du blastoderme qui a été ainsi englobée dans le canal médullaire ; à ce compte, les cellules nerveuses ont donc une origine épithéliale (ectodermique). C'est à tort qu'on a longtemps prétendu que le feuillet externe (parois du tube médullaire primitif) forme seulement l'épithélium du canal central de la moelle (et des ventricules cérébraux, — épithélium vibratile), et que les éléments nerveux proviendraient de la partie du feuillet moyen sous-jacente à cet épithélium.

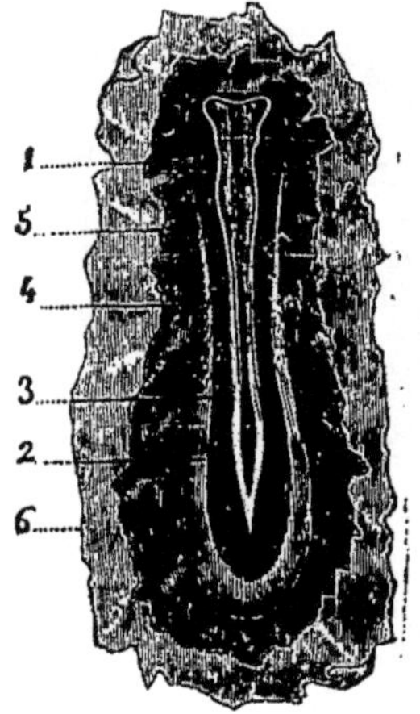

Fig. 213. — Origine du système nerveux *.

La partie supérieure du tube médullaire forme la masse encéphalique; à cet effet, cette partie se renfle en trois vésicules *(vésicules* ou *cellules cérébrales)*, que l'on nomme, en allant d'avant en arrière, la *cellule* ou *vésicule cérébrale antérieure, moyenne* et *postérieure* (I, II, III, fig. 214, en A).— 1° La *vésicule cérébrale antérieure* se divise elle-même en deux parties, dont la plus antérieure *(cerveau antérieur)* forme, en recouvrant la suivante, les hémisphères cérébraux avec le corps calleux, etc., et la postérieure *(cerveau intermédiaire)* constitue les couches optiques, avec le troisième ventricule (suite du canal médullaire). 2° La *vésicule cérébrale moyenne* reste indivise *(cerveau moyen)* et constitue la région des tubercules quadrijumeaux, avec l'aqueduc de Sylvius (suite du canal médullaire). 3° La *vésicule cérébrale postérieure* se divise comme l'antérieure en deux parties, dont l'une, la plus rapprochée du cerveau moyen, formera la protubérance et le cer-

---

* 1, Gouttière médulaire ; — 2, élargissement inférieur de la gouttière médullaire (sinus rhomboïdal); — 3, 4, crètes ou lames médullaires; — 5, feuillets moyen et externe du blastoderme ; — 6, feuillet interne du blastoderme (Bischoff).

velet *(cerveau postéeieur)*, et l'autre, en continuité directe avec la
moelle *(arrière-cerveau)*, constituera le bulbe; c'est à ce niveau
que la paroi du tube médullaire, très mince en arrière et en haut,

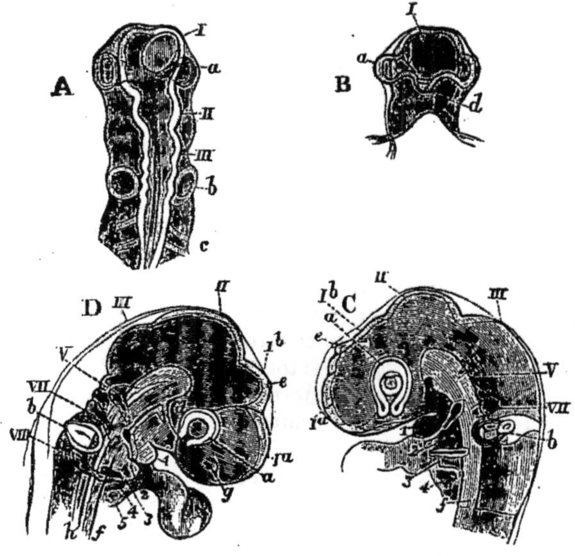

Fig. 214. — Degrés successifs du développement des vésicules cérébrales
(chez le poulet); leurs rapports avec les autres parties de la tête*.

s'épaissit en bas et en avant où elle constitue le plancher du quatrième
ventricule[1].

Quant aux nerfs périphériques, ils se forment, au moins pour

[1] Dans notre traité d'anatomie descriptive (Ch. Morel et Mathias Duval,
Manuel de l'Anatomiste, Paris, 1883), nous avons donné (page 741 et suivantes) l'exposé schématique des faits de développement qui jettent un si grand
jour sur la morphologie complexe des centres nerveux.

* A, Moitié antérieure, vue de dos, d'un embryon de poulet à la fin du second jour
de l'incubation; — I, II, III, les trois vésicules cérébrales; — *a*, vésicule oculaire; —
b, vésicule auditive; — *c*, une protovertèbre.

B, Extrémité antérieure des mêmes parties, vue par la face antérieure; — I, vési-
cule-cérébrale antérieure; — *a*, vésicule optique; — *d*, infundibulum (origine du corps
pituitaire).

C, Tête, vue latérale, au troisième jour de l'incubation; — I*a*, vésicule de l'hémisphère; — I*b*, vésicule des couches optiques; — II, vésicule cérébrale moyenne; —
III, vésicule cérébrale postérieure; — V, origine du nerf trijumeau; — VII, origine
du facial; — *a*, vésicule optique; — *b*, vésicule auditive; — *e*, origine de la glande
pinéale; — 1, 2, 3, 4, arcs branchiaux.

D, Même partie, au commencement du quatrième jour; — mêmes lettres; de plus:
— VIII, nerfs glosso-pharyngien et pneumo gastrique; — *g*, fossette olfactive; —
h, corde dorsale; — *d*, infundibulum; — 5, cinquième arc branchial.

leurs parties essentielles (les cylindres-axes), par des **végétations** provenant du système nerveux central.

b) — Circulation de l'embryon. — La circulation de l'embryon est en rapport avec son mode de nutrition. D'après ce que nous avons vu précédemment, la nutrition de l'embryon s'effectue successivement selon trois modes différents : 1° par simple assimilation directe des liquides albumineux au milieu desquels baigne l'œuf ; à ce mode de nutrition ne correspond aucun système circulatoire ; 2° par assimilation du contenu de la vésicule ombilicale ; ce contenu est apporté au corps de l'embryon par un système circulatoire qui constitue la *première circulation* ou *circulation omphalo-mésentérique ;* 3° par échange avec le sang maternel au niveau du placenta ; à ce mode de nutrition correspond la *seconde circulation* ou *circulation placentaire.*

1° L'appareil de la *première circulation* commence à se développer par le *cœur ;* cet organe est tout d'abord un tube cylindrique, unique et médian, qui, bientôt se tordant en S (fig. 215), commence à se contracter et à lancer son contenu dans les vaisseaux périphériques.

Les vaisseaux se forment sur place, et non par végétation du centre à la périphérie. Ce sont d'abord *deux arcs aortiques* qui se détachent de l'extrémité antérieure du tube cardiaque, se recourbent au-dessous du capuchon céphalique *(artéres vertébrales antérieures),* se réunissent en un seul tronc *(aorte)* au niveau de la partie moyenne de la colonne vertébrale, pour se diviser bientôt de nouveau, en descendant vers l'extrémité caudale de l'embryon, en deux branches nommées *vertébrales postérieures* et qui représenteront plus tard, en se reportant encore plus en arrière, les *artères iliaques.* De ces vertébrales postérieures (fig. 215-5) naissent de nombreux rameaux artériels qui se distribuent dans tous les tissus de l'embryon, et parmi lesquels deux artères plus remarquables par leur développement considérable vont à l'intestin et à la *vésicule ombilicale ;* ce sont les deux artères essentielles à cette première circulation, les deux *artères omphalo-mésentériques* (6 — 215). Par elles, le sang va dans les parois de la vésicule ombilicale, s'y répand dans un riche réseau, qui n'occupe cependant qu'une partie de la vésicule ombilicale *(area vasculosa,* fig. 215), s'y charge des éléments nutritifs du jaune, et après s'être versé dans un sinus qui occupe la périphérie de l'*area vasculosa (sinus terminal,* fig. 215-1), revient par deux veines dites *omphalo-mésentériques* à l'extrémité postérieure du cylindre cardiaque (fig. 215-2, 3). Cette première circulation n'a chez

il'embryon humain que peu de durée ; la vésicule ombilicale cesse
bientôt ses fonctions et s'atrophie (V. p. 707) ; dès lors, la partie
correspondante des vaisseaux omphalo-mésentériques subit le
même sort, et les artères ainsi que les veines omphalo-mésentériques
se réduisent à une *artère mésentérique* et à une *veine mésentérique* (future *veine porte*).

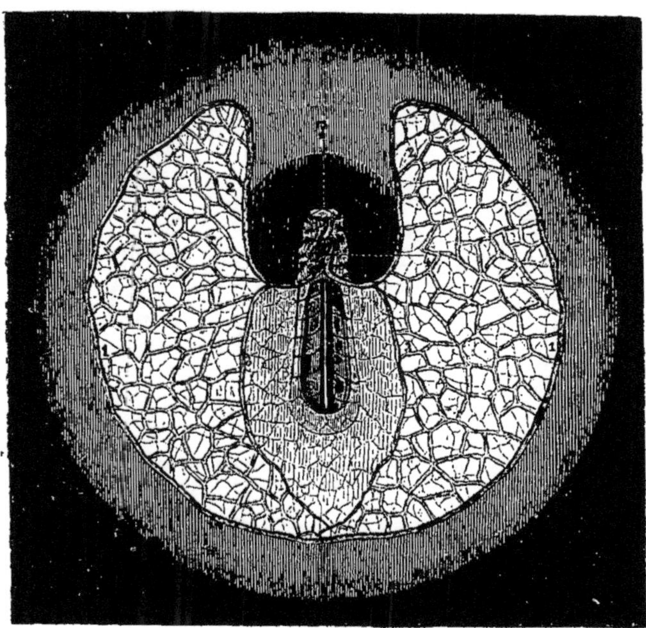

Fig. 215. — Première circulation*.

2° Ces restes de la première circulation vont, en se modifiant et
par l'addition de nouveaux vaisseaux, constituer la seconde circulation, ou *circulation placentaire*. Nous allons étudier la formation des organes de ce nouveau système en partant du placenta et
allant au cœur du fœtus par le système veineux, pour retourner
du cœur du fœtus au placenta par le système artériel.

a. *Système veineux placentaire*. — Le sang, qui s'est chargé

* Aire vasculaire d'un embryon ; l'embryon est vu par le côté ventral ; — 1, sinus
terminal ; — 2, veine omphalo-mésentérique ; — 3, sa branche postérieure ; — 4, cœur
déjà incurvé en S ; — 5, aortes primitives et artères vertébrales postérieures ; —
6, artères omphalo-mésentériques. (Bischoff, *Développement de l'homme*, pl. XIV).

au niveau du placenta des principes reconstituants empruntés au sang de la mère (V. p. 713), se rend au corps du fœtus par deux veines développées sur le pédicule de l'allantoïde, et qui pénètrent dans l'embryon par l'ombilic, d'où le nom de *veines ombilicales* (5, 6, fig. 216). L'un de ces deux vaisseaux s'atrophie presque aussitôt, et il ne reste plus qu'une veine ombilicale, qui vient se jeter dans l'extrémité postérieure du cœur en se fusionnant avec le bout central de la veine mésentérique, de sorte que ce bout central, qui primitivement représentait le tronc de la veine omphalo-mésentérique, puis le tronc de la veine mésentérique, représente actuel-

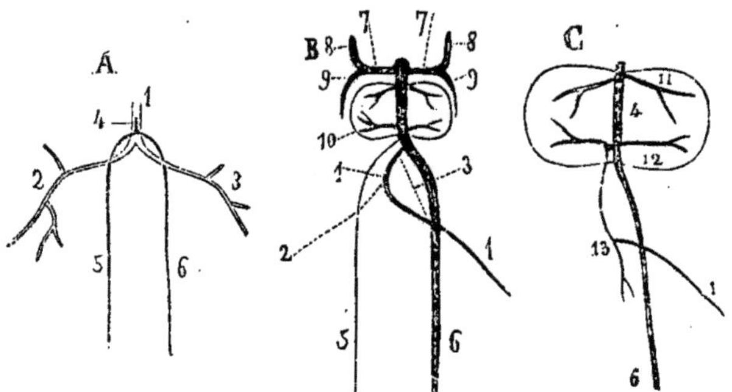

Fig. 216. — Schéma du développement des veines omphalo-mésentériques, ombilicales, et de la veine porte *.

lement le tronc commun de la veine ombilicale et de la veine mésentérique (fig. 216, A, en 1); mais les transformations ne s'arrêtent pas là. En effet, dans l'épaisseur des parois de ce tronc commun pénétre un diverticule de l'intestin, qui s'y développe bientôt en prenant un volume considérable ; c'est le foie ; dès que le foie se forme autour du tronc commun de la veine ombilicale et de la veine mésentérique, chacune de ces veines envoie, dans ce

* A, *Stade correspondant à la fin de la première circulation et au commencement de la seconde;* — 1, tronc commun des veines omphalo-mésentériques; — 2, veine omphalo-mésentérique droite; — 3. la gauche; — 4, tronc commun des veines ombilicales en voie de formation ;—5, veine ombilicale droite; — 6, la gauche.

B, *Formation du foie;* — 1, veine mésentérique persistante (future veine porte) ; — 2, 3, troncs des veines omphalo-mésentériques disparues. — 5, veine ombilicale droite en voie de disparition; — 6, veine ombilicale persistante; — 7, canaux de Cuvier; — 8, veines cardinales antérieures; — 9, veines cardinales postérieures; — 10, foie avec les veines afférentes et efférentes.

C. *Formation de la veine porte et du canal d'Aranzi* (état parfait de la circulation placentaire);— 1, reste de la veine omphalo-mésentérique; — 13, veine mésentérique (veine porte);— 6, veine ombilicale; — 4, canal veineux d'Aranzi; — 12, veines hépathiques afférentes; — 11, veines hépathiques efférentes. (Kölliker, *Entwickelungsgeschichte des Menschen...*, Leipzig, 1878.)

bourgeon glandulaire de plus en plus volumineux, des ramifications
vasculaires qui constituent : celles venues de la veine mésentérique,
les *veines hépatiques afférentes;* et celles venues du tronc
commun, les *veines hépatiques efférentes.* Il résulte de cette
disposition, mieux indiquée par la figure 216 (B et C) que par
aucune description, que la veine mésentérique avec les veines
hépatiques afférentes constitue le système de la veine porte se
ramifiant dans le foie pour se continuer, par les veines hépatiques
efférentes, sous le nom de veines sus-hépatiques, et déboucher
finalement dans la partie du tronc commun restée libre au delà du
foie (fig. 216, en C). Cette partie de l'ancien tronc commun constitue
alors la partie supérieure de la veine cave inférieure, qui se complète inférieurement par le développement d'un tronc qui résume la
circulation de retour des membres postérieurs en voie de formation. Quant à la partie de la veine ombilicale et de la veine mésentérique intermédiaire entre l'abouchement des veines hépathiques
afférentes et efférentes, elle constitue un canal veineux qui longe
librement la surface du foie, et n'est autre chose que ce qu'on
connaît en anatomie descriptive sous le nom de *canal veineux
d'Aranzi* et de *sinus de la veine porte* (fig. 216, C, 4).

Nous ne pouvons insister sur les résultats définitifs de cette
disposition, qui constitue l'une des parties les plus importantes de
l'anatomie descriptive du foie chez le fœtus. Il nous suffit de comprendre que la veine ombilicale (6, fig. 216, C), arrivée au niveau
du foie, se jette en partie dans la veine porte (partie gauche de la
veine porte) et communique d'autre part, grâce au canal d'Aranzi,
directement avec la veine cave inférieure, et de là avec le cœur.

A ce niveau (près du cœur), s'abouchent en même temps et de
chaque côté, par un canal commun (canaux de Cuvier, 7, fig. 216, C),
les veines qui ramènent le sang du corps de l'embryon (veines
cardinales antérieures et postérieures et veine cave inférieure;
8 et 9, fig. 216; et 3, 12, 13, fig. 217) ; mais cette disposition
de la circulation veineuse générale ne dure que peu de temps :
bientôt les veines cardinales postérieures s'atrophient en partie et
ne laissent plus comme trace de leur existence que les *veines
azygos* (grande et petite azygos, V. fig. 218, B). Entre les veines
cardinales antérieures se forme un conduit transversal (tronc
brachio-céphalique gauche, 7, A et B, fig. 218), en même temps
que le canal de Cuvier du côté gauche (qui a mérité un instant le
nom de *veine cave supérieure gauche* par sa disposition, voir
fig. 218), s'atrophie et disparait. Le conduit de Cuvier du côté
droit persiste au contraire et constitue la veine cave supérieure
(fig. 218, A et B, 6). Nous comprenons ainsi la disposition de la

veine · azygos droite (grande azygos) qui vient chez l'adulte se jeter dans la veine cave supérieure, car elle représente l'extrémité centrale de la veine cardinale droite postérieure, et la disposition du tronc brachio-céphalique droit représentant l'extrémité centrale de la veine cardinale droite supérieure.

b. Cœur. — L'organe central de la circulation, qui se présentait d'abord sous la forme d'un tube rectiligne, puis contourné en S (fig. 211, 214, 215) se divise, au moyen de rétrécissement, en trois cavités : cavité auriculaire, cavité ventricu-

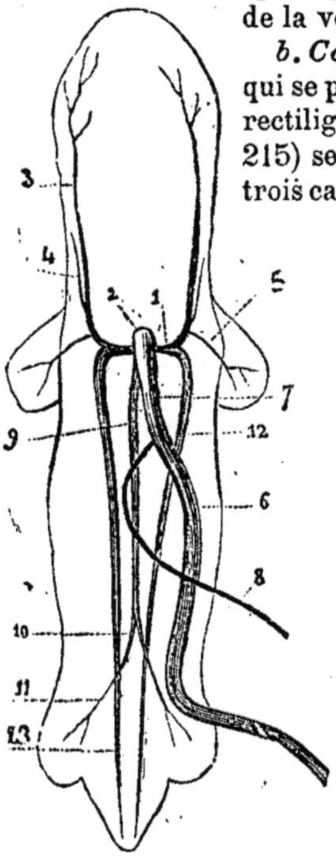

Fig. 217. — Système veineux de l'embryon *.

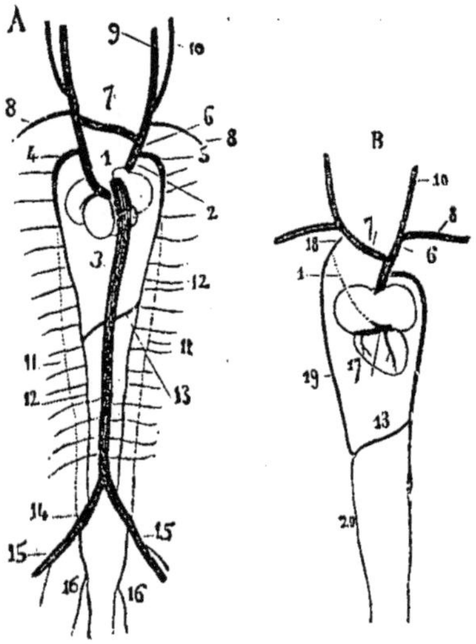

Fig. 218. — Formation du système veineux définitif **.

* 1, Canal de Cuvier; — 2, point où toutes les veines viennent se jeter dans l'extrémité inférieure du cœur (future oreillette); — 3, veine cardinale antérieure; — 6, veine ombilicale; — 7, la même veine au niveau du foie, lequel n'est pas figuré, non plus que les veines hépatiques afférentes et efférentes; — 8, veine omphalo-mésentérique; — 9, veine cave inférieure ; — 12, 13, veines cardinales postérieures.

** A, *Période de formation :* — 1, veine cave supérieure gauche ; — 2, veine cave supérieure droite (l'embryon est supposé vu par la région postérieure); — 3, cave inférieure ; — 4, 5, veines cardinales inférieures (futures azygos); — 6, Canal de Cuvier droit (future veine cave supérieure droite voir la fig. B); — 7, anastomoses entre les deux veines cardinales antérieures, futur tronc brachio-céphalique gauche ; — 8, 9, 10, futures jugulaires et sous-clavières.

B, *Troncs veineux persistants* (comme chez l'adulte). — (Ces vaisseaux, comme dans la figure A. sont représentés comme s'ils étaient vus par la partie postérieure du corps.) — 1, veine cave supérieure gauche oblitérée ; — 6, veine innominée droite; — 7, veine innominée gauche ; — 8, sous-clavière ; — 13, tronc de la demi-azygos; — 18, intercostale supérieure gauche ; — 19, 20, parties supérieure et inférieure de l'azygos gauche.

laire et cavité artérielle (ou bulbe aortique). Alors il se recourbe de plus en plus en forme d'S, de telle sorte que le ventricule qui d'abord était situé en haut, se trouve en bas et en avant, et l'oreillette en haut et en arrière. En même temps que s'établit la circulation placentaire, de la pointe du ventricule part une cloison médiane qui divise la cavité ventriculaire primitive en un ventricule droit et un ventricule gauche. Dans le bulbe aortique, qui se tord en spirale, se forme également une cloison qui le partage en deux conduits tordus sur eux-mêmes, dont l'un communique avec le ventricule droit, c'est l'origine de l'*artère pulmonaire* future, l'autre avec le ventricule gauche, c'est l'origine de l'*aorte*.

La cavité auriculaire tend aussi à se diviser, par une cloison qui part de la région auriculo-ventriculaire, en deux oreillettes, droite et gauche. Mais pendant tout le reste de la vie fœtale, cette séparation demeure *incomplète*, et il existe toujours une ouverture *(trou de Botal [1])*, qui fait communiquer les deux oreillettes. Les rapports de ce trou inter-auriculaire avec les embouchures des deux veines caves dans l'oreillette droite présentent une disposition toute particulière, et qui constitue l'un des points les plus essentiels de la circulation placentaire. L'embouchure de la veine cave inférieure est pourvue d'une valvule, la *valvule d'Eustache*, très développée à cette époque et disposée de telle manière que le sang qui arrive par la veine cave inférieure ne fait que parcourir la partie postéro-inférieure de l'oreillette droite et se trouve presque directement dirigé par cette valvule vers la cloison inter-auriculaire, de façon à être déversé par le trou de Botal dans l'oreillette gauche, et de là dans le ventricule gauche, etc. (V. plus loin); le sang, au contraire, qui arrive par la veine cave supérieure, laquelle est dépourvue de toute valvule, passe de l'oreillette droite, qu'il remplit comme chez l'adulte, par l'orifice auriculo-ventriculaire droit, dans le ventricule droit, etc. (V. plus loin.) Nous verrons dans un instant comment se fait la circulation cardiaque placentaire par cette série d'orifices et de cavités, dont les communications semblent, au premier abord, constituer un véritable labyrinthe. Mais il nous faut auparavant étudier, pour compléter le cercle circulatoire, la formation du système artériel.

c. *Artères*. — Nous avons vu précédemment partir de l'extrémité antérieure du tube cardiaque deux branches qui se recourbaient bientôt en arrière et constituaient ce qu'on nomme la pre-

---

[1] Botal (ou Botalli), médecin italien du xvi° siècle, fut médecin à la cour de Charles IX et d'Henri III. Son travail sur le cœur du fœtus a été publié à Venise en 1640.

mière paire d'*arcs aortiques*. (V. p. 720.) Bientôt au-dessous de ce premier arc aortique, réuni plus bas en une aorte impaire, se développent successivement deux ou trois autres paires d'arcs aortiques, qui se réunissent aussi dans le tronc médian de l'aorte descendante (fig. 219) ; mais l'existence de ces arcs n'est que très transitoire, et ils s'oblitèrent bientôt pour la plupart, ne laissant persister que quelques-unes de leurs branches pour former les gros troncs permanents de la circulation : c'est ainsi que les arcs les

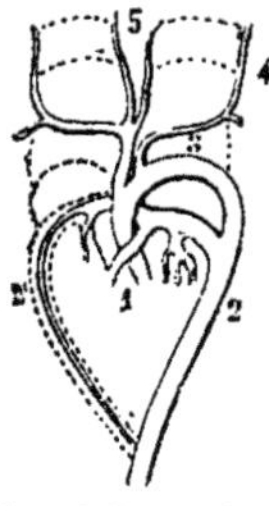

Fig. 219. — Arcs aortiques, troncs artériels perma-nents *

plus supérieurs disparaissent complètement (5, 4. fig. 219) ; le troisième forme le tronc brachio-céphalique droit, la carotide et la sous-clavière gauche ; le quatrième arc disparaît à droite, mais forme à gauche la crosse de l'aorte définitive (3) ; le cinquième (le plus inférieur) émet de chaque côté une branche qui va se ramifier dans le poumon correspondant ; et tandis que la partie qui est au delà de ce bourgeon à droite s'atrophie (2', fig. 219), sa congénère du côté gauche persiste et fait communiquer l'artère pulmonaire avec la partie descendante de la crosse de l'aorte (2, fig. 219), sous le nom de *canal arté-riel*. Ce canal artériel forme une disposition particulière et caractéristique de la circulation placentaire, au même titre que le trou de Botal et le canal veineux d'Aranzy (V. p. 723).

Ajoutons qu'en se divisant, le bulbe de l'aorte s'est disposé de manière que la partie de sa cavité qui communique avec le ventricule gauche se trouve d'autre part en continuité avec les restes des deux premières paires d'arcs aortiques (carotides, sous-clavières et crosse de l'aorte persistante), tandis que la partie de sa cavité qui communique avec le ventricule droit se continue d'autre part avec les restes du dernier arc aortique, c'est-à-dire avec l'artère pulmonaire (et le canal artériel, fig. 219, 1).

Si nous poursuivons la disposition du système artériel du centre à la périphérie, nous voyons l'aorte descendante s'allonger (V. p. 720) et les artères vertébrales postérieures devenir les *artères iliaques :* de ces artères iliaques partent deux branches relativement énormes, les *artères ombilicales* qui, suivant le

---

* 1, Troncs qui naissent de chaque ventricule (bulbe aortique divisé en origine de l'aorte et origine de l'artère pulmonaire) ; on voit au-dessus jusqu'à 5 paires d'arcs aortiques ; les deux plus élevés disparaissent complètement ; les trois plus rapprochés du cœur laissent seuls des parties permanentes, c'est-à-dire les sous-clavières et carotides droites et gauches, 5, 4 ; la crosse de l'aorte 3 ; l'aorte descendante 2 ; au point de jonction de la crosse et de la partie descendante de l'aorte droite on voit aboutir le canal artériel droit, qui n'a qu'une existence très transitoire (comme l'aorte droite elle-même, 2').

pédicule de l'allantoïde, et s'enroulant dans le cordon autour de la veine ombilicale unique, portent le sang du fœtus vers le placenta, où il se répand dans les capillaires des villosités, et se met avec le sang de la mère dans les rapports d'échange que nous avons précisés plus haut (p. 713). Nous sommes maintenant revenus à notre point de départ et nous avons parcouru successivement tous les divers segments du cercle de la circulation placentaire. Nous pouvons donc, dans un coup d'œil d'ensemble, préciser la manière dont le sang se meut dans ces canaux, du fœtus au placenta et du placenta au fœtus, et comment cette circulation placentaire proprement dite se mêle à la circulation des diverses parties de l'embryon (tête, membres, viscères).

Résumé (fig. 220). — Le sang venu du placenta (P, fig. 220), arrive par la veine ombilicale jusqu'à la face inférieure du foie ; là il se rend dans la veine cave inférieure par deux chemins différents : une partie s'y rend directement par le canal veineux d'Aranzi ; le reste se rend dans la branche gauche de la veine porte, se répand dans le lobe gauche du foie, d'où il arrive finalement encore à la veine cave inférieure par les veines sus-hépatiques correspondantes ; mais on voit que, grâce à cette disposition, tandis que le lobe droit du foie ne reçoit que le sang veineux intestinal (veine porte) le lobe gauche reçoit un mélange de sang veineux intestinal (veine porte) et de sang vivifié par son passage dans le placenta (veine ombilicale). C'est ce qui nous explique la prédominance qui, chez le fœtus, donne à ces deux moitiés du foie des dimensions dans un rapport inverse de ce qu'elles seront chez l'adulte.

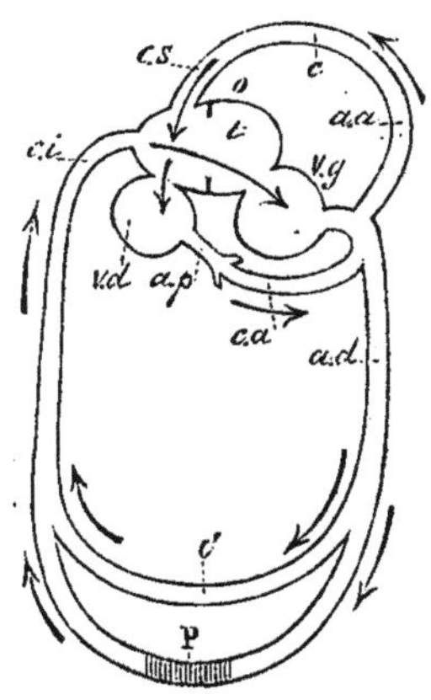

Fig. 220. Schéma de la seconde circulation (Carlet) *.

Le sang de la veine cave inférieure *(ci*, fig. 220) arrive dans l'oreillette droite ; mais il ne fait pour ainsi dire qu'effleurer cette cavité sans presque se mêler au sang qui y est versé par la veine cave supérieure. En effet (V. p. 725), le sang de la cave inférieure, guidé

---

* Figure empruntée à G. Carlet (art. CIRCULATION in *Dict. encyclop. des sciences médic.*, 1ʳᵉ série, t. XVIII, 1875, p. 482) : — *a, a.* aorte ascendante (portant le sang à la tête et aux membres supérieurs) ; — *a, d*, aorte descendante ; — *a, p*, artère pulmonaire. — C, C′, capillaires des extrémités supérieures (C) et inférieures (C′) ; — *c, a*, canal artériel ; — *c, i*, veine cave inférieure ; — C, S, veine cave supérieure ; — *o*, oreillettes ; — P, placenta ; — *t*, trou de Botal ; — V*d*, ventricule droit ; — V*g*, ventricule gauche.

par la valvule d'Eustache, traverse le trou de Botal *(t*, fig. 220),
arrive dans l'oreillette gauche, dans le ventricule gauche (V, *g)*,
et directement dans la crosse de l'aorte. Là une faible partie de ce
sang s'engage dans l'aorte descendante *(ad)* où nous la trouverons
tout à l'heure se mêlant au sang fourni par le canal artériel ; la
plus grande partie du sang qui est arrivée dans la crosse de
l'aorte s'engage dans le tronc artériel brachio-céphalique, dans la
carotide et la sous-clavière gauche (aorte ascendante : *a, a*, fig. 220),
et va nourrir la tête et les membres supérieurs. N'oublions pas
que ce sang, ainsi fourni à l'extrémité supérieure de l'embryon,
est presque entièrement artériel, c'est-à-dire que c'est du sang
vivifié par l'hématose placentaire, avec fort peu de sang veineux
(de la veine cave inférieure et des veines sus-hépatiques). Devenu
veineux, ce sang de la tête et des membres supérieurs, revient au
cœur par la veine cave supérieure (CS), arrive dans l'oreillette
droite, le ventricule droit (voy. p. 725), l'artère pulmonaire *(a, p)* ;
comme le poumon forme à cette époque une masse compacte, c'est-
à-dire très peu perméable, le sang de l'artère pulmonaire s'engage
en entier dans le canal artériel *(c, a*, fig. 220), et de là dans l'aorte
descendante *(a, d)*, qu'il parcourt en se mêlant à une faible quantité
du sang artériel qui, de la crosse de l'aorte, ne s'est pas dirigé vers
l'extrémité supérieure du fœtus. Arrivé aux artères iliaques primitives, ce sang s'engage en grande partie dans les artères ombilicales,
pour aller subir l'hématose au niveau du placenta (P), tandis qu'une
plus faible partie continue son trajet dans les iliaques pour aller
nourrir le bassin et les membres inférieurs du fœtus (C', fig. 220).

Au point de vue de la nature du sang que reçoivent les différentes parties du corps de l'embryon, nous voyons que sa partie
supérieure reçoit du sang artériel mêlé de très peu de sang veineux, tandis que sa partie sous-ombilicale reçoit du sang veineux
mêlé de très peu de sang artériel. C'est une différence analogue à
celle que nous avons constatée entre le sang du lobe droit et celui
du lobe gauche du foie ; aussi trouvons-nous encore une différence
identique au point de vue du développement relatif des parties inférieure et supérieure de l'embryon, c'est-à-dire que la partie sus-
ombilicale du corps l'emporte de beaucoup sur la partie sous-ombilicale.

Cette circulation placentaire, ou seconde circulation, persiste,
avec le mode de nutrition et de respiration auquel elle est adaptée,
jusqu'à la naissance. A ce moment les fonctions du placenta cessent,
pour être remplacées par les fonctions de nutrition et de respiration que nous avons étudiées chez l'adulte. La circulation placentaire est alors remplacée par la circulation définitive, la *circula-*

tion de l'adulte (ou *troisième circulation*). A cet effet, les parties caractéristiques de système placentaire disparaissent en s'oblitérant. Ce sont successivement, et en suivant le même ordre que dans l'étude précédente : d'abord le placenta qui est rejeté après l'expulsion du fœtus (sous le nom de *délivre* ou *arrière-faix*); la veine ombilicale qui est sectionnée et oblitérée par mâchonnement du cordon chez les animaux, et par section directe et ligature chez la femme. La partie de cette veine qui va de l'ombilic au foie s'oblitère également par rétraction de ses parois, ainsi que le canal veineux d'Aranzi; ces vaisseaux sont remplacés par des cordons fibreux que l'on étudie en anatomie descriptive. Dans le cœur, la valvule d'Eustache s'atrophie, le trou de Botal s'oblitère et les deux oreillettes se trouvent dès lors parfaitement séparées, l'oreillette droite transmettant au ventricule correspondant aussi bien le sang de la veine cave inférieure que celui de la veine cave supérieure.

D'autre part, le poumon est devenu perméable, et, le canal artériel s'oblitérant, le sang du ventricule droit va tout entier dans le poumon [1]; il parcourt, eu un mot, le cercle que nous avons étudié sous le nom de petite circulation (V. p. 210). Enfin, dans la partie artérielle de la grande circulation, les artères ombilicales s'oblitèrent par hypertrophie et rétraction de leurs parois, et sont représentées par les cordons fibreux que l'on trouve sur les côtés de la vessie; l'aorte ne porte plus alors de sang qu'aux membres, aux parois du corps et aux viscères; les deux cercles de la circulation définitive sont constitués avec leur complète indépendance.

RÉSUMÉ. — Les tubes séminifères du testicule produisent des *spermatoblastes*, qui se transforment en *spermatozoïdes*, éléments caractéristiques du sperme. Ces éléments sont en forme de long *cil vibratile* (queue du spermatozoïde) avec une extrémité renflée (tête du spermatozoïde). Ces spermatozoïdes ne deviennent libres (dissociation de *faisceaux de sperma-*

---

[1] Quelques auteurs ont pensé que la circulation de l'adulte s'établit graduellement et que dans le canal artériel passent encore, pendant deux ou trois jours, des quantités de sang décroissantes. Les expériences de Contejean, faites sur des chiens une heure après la naissance, lui ont montré que dès ce moment le canal artériel ne fonctionne plus. L'étude anatomique lui a montré le canal artériel accolé aux troncs pulmonaires, de sorte que lorsque le sang allant aux poumons gonfle ces troncs, le canal artériel se trouve oblitéré par compression. Du reste, déjà deux heures après la naissance, les cellules de la membrane interne du canal artériel sont gonflées, avec noyaux sphériques, et dès lors cette tunique prolifère et pousse des bourgeons jusqu'à l'oblitération du canal, résultat atteint le cinquième jour. Les artères ombilicales s'oblitèrent par le même mécanisme, mais le processus est plus lent (Ch. Contejean : *Sur la circulation des mammifères au moment de la naissance. Acad. des sciences,* 23 déc. 1889).

tozoïdes provenant de la *grappe de spermatoblastes)* qu'au niveau du canal de l'épididyme ; dès lors, ils présentent des mouvements caractéristiques, que les acides arrêtent, que les liquides alcalins excitent (comme pour les cils vibratiles).

Les vésicules séminales sécrètent un liquide destiné à diluer le sperme. L'*érection* se produit par un phénomène réflexe dont les points de départ sont très variables. Le mécanisme de l'érection est complexe ; les tissus érectiles (corps caverneux et portion spongieuse de l'urètre) se remplissent de sang à une forte tension, vu : 1° un acte de dilatation vaso-motrice ; 2° l'obstacle à la circulation en retour.

L'*éjaculation* est produite, d'une manière saccadée, par le muscle de Wilson, qui laisse échapper, en se relâchant par saccades, le sperme accumulé avec une forte tension derrière lui.

L'ovaire est un organe où se forment, à une époque embryonnaire très primitive, des tubes épithéliaux ; ces tubes successivement étranglés comme en chapelets, s'égrènent pour ainsi dire en *vésicules closes* (follicules de Graaf) dans lesquelles se trouve (au milieu du *disque proligère*) la cellule *ovule* (membrane vitelline, vitellus, vésicule germinative, tache germinative). A chaque période menstruelle (érection de l'ovaire et hémorragie utérine) il y a déhiscence d'une vésicule de Graaf, dont le contenu est projeté dans le *pavillon de la trompe* alors appliqué sur l'ovaire. La vésicule ouverte et vidée devient, en se cicatrisant, un corps jaune.

La *fécondation* résulte de la rencontre de l'ovule avec les spermatozoïdes et de la pénétration de l'élément femelle par l'élément mâle. Cette rencontre a lieu dans le tiers externe de la trompe, au niveau du pavillon ou au niveau de l'ovaire lui-même (?) ; la vésicule germinative, après avoir donné naissance aux globules polaires, s'étant réduite à un *pronucléus femelle*, la tête du spermatozoïde forme dans l'ovule le *pronucléus mâle*. Ces deux pronucléus se fusionnent et il en résulte le *noyau vitellin*, qui va présider à la segmentation de l'œuf.

L'*ovule fécondé*, arrivé dans l'utérus, y provoque, par sa présence, une hypertrophie de la muqueuse utérine, d'où résulte là formation de la *caduque* : en même temps que dans l'ovaire, par un travail sympathique, se produit l'évolution caractéristique des *vrais corps jaunes* (corps jaunes de grossesse).

L'œuf fécondé subit lui-même une série de métamorphoses : Segmentation du vitellus, formation de la *vésicule blastodermique*, apparition de la tache *embryonnaire*, puis de la *ligne primitive*. (Il nous est impossible de résumer la formation des membranes de l'œuf ; une simple énumération ferait double emploi avec la table des matières ; nous renvoyons donc le lecteur aux chapitres consacrés à ces sujets, chapitres, qui, pour les *membranes*, pour la *formation du corps*, pour la *circulation fœtale*, sont eux-mêmes un résumé aussi succinct que possible de ces questions importantes d'embryologie.)

FIN

TABLE DES MATIÈRES

Préface de la septième édition. . . . . **V**

I. Physiologie générale.

I. Physiologie. — Historique. **1**
Bichat, 2; Magendie, 3; Claude Bernard, 3.

II. Physiologie spéciale et physiologie générale; Physiologie cellulaire, ... **4**
Distinction de la physiologie générale et de la physiologie spéciale, 4;
Physiologie cellulaire, 5; La cellule, ses propriétés, ses dimensions
microscopiques, 6; Forme, 6; Propriétés du *protoplasma*, 8; Couleur,
élasticité, 8; composition chimique, 9; Pouvoir électro-moteur, 9; Ténacite
de composition, 10; Vie et évolution, 10; Naissance : théorie de la
genèse, 11; Segmentation et Caryokinèse, 12; Fonctionnement; Mort,
14; Excitabilité, 15.

III. Différentes espèces de cellules; leurs roles particuliers; Schéma
de l'organisme; Plan de cette physiologie. **16**
Segmentation du vitellus et formation du blastoderme, 16; Feuillets du
blastoderme, 18; Quatre espèces de globules : 1° Epithéliaux, 19:
2° Nerveux, 20; 3° Sanguins, 20; 4° Embryonnaire, 21; Schéma de
l'organisme, 22; Division de l'étude de la physiologie, 23.

Résumé sur la physiologie générale. **23**

II. Système nerveux.

I. Éléments anatomiques et physiologie générale du système nerveux. **25**
Éléments anatomiques, 24; Recherches de Ranvier, 27; Nutrition du
système nerveux, 29; Force électro-motrice, 29; Propriétés générales
et fonctionnement général des éléments nerveux, 30; Action réflexe,
fibres centripètes et centrifuges, 30; Conductibilité indifférente : expériences de Vulpian et P. Bert, 31; Excitants du système nerveux, 33;
Excitation des nerfs par l'électricité, 34; Théorie de l'interférence nerveuse de Cl. Bernard, et nerfs d'arrêt, 35; Excitants physiologiques, 36;
Excitabilité des éléments nerveux, 36; Expérience de Cl. Bernard avec
le curare, 37; Électrotonus, 38.

732   ·   TABLE DES MATIÈRES

II. Dispositions générales des centres (masses grises) et des conducteurs (nerfs et cordons blancs). 39

Centre nerveux, 40; Substances grises, 41; Commissures nerveuses, 41.

III. Physiologie spéciale du système nerveux; fonctions des nerfs
périphériques.. 42

1° Nerfs crâniens. 42

Nerf olfactif, 42; Nerf optique, 43; Nerf moteur oculaire commun, 44;
Nerf pathétique, 45; Nerf moteur oculaire externe 45; Nerf trijumeau, 46;
Fibres dites trophiques, 47; Nerf facial, 48; Nerf acoustique, 49; Nerf
glosso-pharyngien, 50; Nerf pneumo-gastrique, 50; Nerf spinal, 51;
Nerf grand hypoglosse, 53.

2° Nerfs rachidiens. 54

Racines antérieures et postérieures, 54; Rôle des racines rachidiennes, 54;
Sensibilité récurrente, 55; Ganglions rachidiens, 57.

IV. Physiologie spéciale du système nerveux; Fonctions de l'axe
cérébro-spinal. 57

A. *Moelle épinière.* 57

1° Voies de conduction dans la moelle. 58

Faisceaux postérieurs, 59; Opinion de Schiff, 60; Cordons de Goll et de
Burdach, 61; Faisceau sensitif latéral, 61; Cordons antérieurs et latéraux, 62; Faisceaux pyramidaux, 63; Faisceau de Turck, 65; Schéma
d'ensemble, 65; Substance grise de la moelle, 66; Expériences de
Vulpian, 68.

2° La moelle centre nerveux : centres réflexes en général. 69

Mouvements réflexes : mouvement de défense, éternuement, mouvement
respiratoire, 70; sécrétions, 71; Classification des actes nerveux réflexes, 72; Lois des actes nerveux réflexes, 73; Variations d'intensité
des mouvements réflexes, 74; Centres modérateurs, 75.

3° Des centres réflexes spéciaux de la moelle. 76

Localisations fonctionnelles médullaires, 76; Centre cardiaque (Cl. Bernard), 76; Centre cilio-spinal (Chauveau), centre ano-spinal (Masius),
centre vésico-spinal (Gianuzzi), Centre génito-spinal (Büdge), 77.

B. *Bulbe, protubérance annulaire.* 78

1° Substance blanche, 78; Formation réticulée de Deiters, 78; Portion mo
trice et portion sensitive des pyramides, 79; Fonctions des faisceaux
blancs faisant suite à ceux de la moelle, 82; Mouvements de rotation
(Beaunis), 83; Expériences de Vulpian, de Prévost, 85.

2° Substance grise, 85; Masses grises qui prolongent les cornes anté-
rieures, 86; Masses grises qui prolongent les cornes postérieures, 88;
Base de la corne postérieure, 88; Tête de la corne postérieure, 89;
Fonctions des parties grises faisant suite à l'axe gris de la moelle, 90;
Paralysie labio-glosso-laryngée (Trousseau), ou bulbaire progressive
(Leyden), 91; Expressions émotives excito-réflexes, 92; Respiration, 93;
Cœur et circulation, 93; Déglutition, phonation, centres sécrétoires, 94;
Olives, noyaux rouges de Stilling, substance du locus niger, 95.

C. *Pédoncules cérébraux et Tubercules quadrijumeaux.* 96

Étage supérieur ou calotte, 96; Étage inférieur et faisceau pyramidal
(Schéma), 97; tubercules quadrijumeaux, 78.

D. *Hémisphères cérébraux*.. . . . . : . . . 99
 a. Fonctions générales des centres cérébraux proprement dits, 99; Sensations, 99; Mémoire et volonté, 101.
 b. Fonctions spéciales de quelques centres cérébraux ou encéphaliques proprement dits, 103; Couches optiques: opinions de Luys et Meynert, 104; Corps striés, 106; Substance des hémisphères proprement dits, 107; Localisations dans la substance blanche : capsule interne,107; Schéma, 108; Faisceau pyramidal, 109; Localisations dans la substance grise corticale, 109; Opinions de Broca, 109; Mémoire auditive et visuelle, 111; Mémoire graphique, 112; Expériences de Fritsch, Hitzig et Ferrier, 113; Objections de Brown-Séquard, 115; Résumé sur les localisations cérébrales, 116.
 c. Sommeil, rêves.. 118
 E. *Cervelet.* 120
V. Liquide céphalo-rachidien 121
 Situation et distribution du liquide céphalo-rachidien, 122; Usages,122.
VI. Système du grand sympathique 124
 Conduction centripète et centrifuge, 125; Fonctions vaso-motrices, 128.
Résumé sur le système nerveux. 128

III. Éléments contractiles, muscles et leurs annexes.

I. Des muscles en général.. 132
II. Des muscles striés.. 133
 Fibrille musculaire, 134.
 A. Du muscle à l'état de repos, 135; Élasticité, 135; Tonicité, 136; Phénomènes chimiques, 137; Pouvoir électro-moteur, 137; Théorie des molécules péripolaires électriques, 138.
 B. Du muscle sous la forme active, 138; Élasticité, 138; Phénomènes chimiques, 140; Équivalent mécanique de la chaleur, 141; Pouvoir électro-moteur, 144; Variation négative, 144.
 C. Rôle du muscle dans l'économie, son fonctionnement, 144; Élasticité, 145; Irritabilité ou contractilité, 145; Ses variations, 146; Rigidité cadavérique, 146; Poisons musculaires, 148; Agents excito-musculaires et paralyso-musculaires, 148; Irritants et excitants, 149; Analyse de la contraction, 149; Myographe de Marey, 150; Secousse ou convulsion musculaire, 151; Tétanos physiologique, 152; Force de contraction, 154; Modifications moléculaires de la fibre musculaire dans le passage de la forme du repos à la forme active, 155; Ondes musculaires, pinces myographiques, 156; Contraction idio-musculaire, 158; Opinion de Rouget, 158; Théorie du ressort spirale, 158; Sensibilité du muscle, 159; muscles striés pâles et foncés, 159.
III. Muscles lisses. 160
 A. Composition histologique.. 160
 Fibres cellules, 161.
 B. Propriétés et fonctions. 161
 Ce sont des muscles involontaires, 162; Excitation électrique, 162; Muscles thermosystaltiques et athermosystaltiques, 163.

IV. Cellules contractiles. 164
    Mouvements des chromoblastes, 164; Observations de P. Bert et de
    C. Pouchet, 165.
    Résumé sur les muscles. 165
V. Annexes du système musculaire; tissu conjonctif, os, tendons, méca-
    nique animale, locomotion, etc. 167
    A. Mécanique générale des muscles, 167; Pression et traction, 167; Tissu
        conjonctif et lamineux proprement dit, 168; Périmysium et aponévrose
        d'enveloppe, 168; Os, 169; Tendons et ligaments, 169; Tissu jaune élas-
        tique, 170.
    B. Mécanique des os considérés comme leviers, 172; Levier de la station,
        173; Levier interrésistant, 173; Levier interpuissant ou levier de la
        locomotion, 174; Articulations, 175; Synovie, mucosine, 175; Liga-
        ments articulaires, 176; Locomotion et marche, 177; Théorie de
        Weber; Jambe active et jambe passive, 178; Observations de Duchenne
        (de Boulogne), 178; Emploi de la méthode graphique par Carlet, 179;
        Recherches de Marey, physiologie de la course, 180.
Résumé sur les annexes du système musculaire. 180

IV. Sang et circulation; système lymphatique.

I. SANG. 181
    Quantité de sang, 182; Évaluation par les procédés de Herbst, Heidenhain,
    Valentin, 183; Welcker, 183; Variations de la masse du sang, 184;
Composition du sang. 184
  Cruor et liquor, 185.
    Cruor, 185; *a*. Globules blancs ou incolores (leucocytes), 186; Leucémie
      ou leucocytémie, 186; — *b*. Globules rouges ou hématies, 186; Numé-
      ration des globules rouges, 187; Globules du fœtus humain, des mam-
      mifères adultes, des invertébrés, 189; Élasticité des globules rouges, 190;
      Globuline ou stroma, 191; Hémoglobine ou hématocristalline, 191;
      Dérivés de l'hémoglobine; hémine et hématoïdine, 192; Analyse spec-
      trale, 193; Bande de réduction de Stockes, 193; Rôle physiologique des
      globules rouges. 194; Transfusion du sang, 195; Transformation des
      globules blancs en globules rouges (Recklinghausen, Kölliker, Sappey),
      195; Travaux de Hayem et Pouchet; Hématoblastes, 197; Noyau
      d'origine, 198; Fonction hématopoiétique de la moelle des os, 198;
      De la rate, 199; Du foie, 200.
    Liquor, 200; Fibrine, coagulation du sang, 201; Couennes fibrineuses, 202;
      Hyperinose, 204; Sérum : sérine, paraglobuline, peptone, cholestérine,
      matières extractives, matières colorantes, 205; Sels, 205.
    Gaz du sang, 206; Oxygène, acide carbonique, 206.
    Résumé sur le sang. 206
II. CIRCULATION DU SANG. 208
    Appareil circulatoire : cœur et vaisseaux (artères, veines, capillaires), 208;
    Historique de la circulation, 209.
I. De l'organe central de la circulation, du cœur. 210
    Oreillettes, 210; Ventricules, 212; Valvules auriculo-ventriculaires, 212;
    Systole ventriculaire, 212; Nodules d'Arantius, 215; Méthode cardio-
    graphique de Marey, 215; Bruits et choc du cœur, 217; Théorie du

recul, du choc en retour (Hiffelsheim), 218; Cardiographe, 219; Bruits
du cœur, 220; Tableau des mouvements du cœur, 221.

II. Des organes périphériques de la circulation.. 221

A. Dispositions mécaniques de ces organes, 221; Cônes vasculaires, 222;
Grande et petite circulation, 223; Pression du sang, 223; Hémodynamomètres ou cardiomètres, 225; Vitesse du sang, 226; Lois de Poiseuille, 227; Hémodromomètre de Volkmann, 228; Hématachomètre de
Vierordt, 228; Hémodromographe de Chauveau, 230; Dispositions
particulières du système circulatoire dans quelques organes, 231.

B. Propriétés et fonctions des vaisseaux, 232.

1. *Artères*, 232; Élasticité, 233; Tonicité, 235; Du pouls, 234; Kymograhion
de Ludwig, 237; Sphygmographe de Marey, 239; Contractilité des
artères, 239. — 2. *Capillaires*, 240; Diapédèse, 242; Circulation dérivative, 243. — 3. *Veines*, 243; Contractilité, 244; Valvules, 245; Bruits
vasculaires, 246.

III. Influence du système nerveux sur la circulation du sang. . 247

Innervation du Cœur, 247; Nerfs modérateurs, 247; Nerfs accélérateurs,
248; Nerfs de Cyon, 250; Ganglions de Remak, de Bidder et de Ludwig, 251; Causes du rythme du cœur, 252. — *Innervation des Vaisseaux*, Nerfs vaso-moteurs, 255; Physiologie expérimentale du grand
sympathique comme vaso-moteur, 256; Tonus vasculaire, 258; Interférence nerveuse, 260; Hyperémies actives des vaisseaux (Schiff), 261;
Centres nerveux des vaso-moteurs, 262; Trajets des vaso-moteurs, 263.

IV. Usages généraux et particuliers de la circulation. 265

Fonctions générales, 265; Dispositions spéciales dans certaines régions, but
accessoire et particulier, 266; La circulation s'oppose à la coagulation
du sang, 267.

Résumé sur la circulation. 268

III. SYSTÈME LYMPHATIQUE. 270

Schéma du système lymphatique, 270; La lymphe, 270; Vaisseaux lymphatiques, 272; *a*, Origine des lymphatiques, 273; *b*, capillicules et
lacunes de Sappey, 277; Innervation des vaisseaux lymphatiques, 279;
De la rate, 280.

Résumé sur le système lymphatique. 282

V. Cellules épithéliales et sécrétions en général.

Importance des épithéliums. 284

I. Anatomie générale des épithéliums. 285

a, Membranes séreuses, 285; *b*, Membranes tégumentaires, 286; Téguments externes, 286; Téguments internes ou muqueuses, 286; Epithéliums
cylindriques vibratiles, 287; Mouvements des cils vibratiles, 289.

II. Physiologie générale des épithéliums. 290

A. Les épithéliums président aux échanges au niveau des surfaces libres,
290; Rôle des épithéliums dans les maladies, 291; Greffes épidermiques, 292.

III. Sécrétion en général. 292

Historique, 293.

A. Théorie actuelle de la sécrétion, 295; Glandes holocrines et mérocrines, 297.

B. Influence du système nerveux sur les sécrétions, 300.

C. De quelques agents modificateurs des sécrétions, 301.

D. Sécrétions externes et internes, 302.

Résumé sur les épithéliums et les sécrétions. 303

VI. **Appareil de la digestion.**

I. But de la digestion, Inanition, Aliments. 305

Inanition 305; Aliments, 306; Transformation des aliments, 305; Principes organiques et sels minéraux, 306; Albuminoïdes, 307; Substances
glycogènes, 308; Graisses, 308; Aliments dynamogènes et thermogènes,
310; aliments d'épargne, 310.

II. Première partie de l'acte digestif. 311

A. *Mastication*, 311; Jeu de la mâchoire inférieure, 312.

B. *Insalivation*, 313; Diverses sortes de salive, 313; Ptyaline ou diastase
animale, 314; Présence du sulfocyanure de potassium dans la salive, 316;
Sécrétion salivaire, 316; Influence du grand sympathique, 317; Quantité
de salive sécrétée, 319.

C. *Déglutition*, 319; Théorie dite du pont-levis, 321; Théorie de Maissiat,
323; Epiglotte, 324; Influence du système nerveux sur la déglutition, 326.

III. Portion sous-diaphragmatique du tube digestif. 327
Formation du tube digestif chez le fœtus, 327.

A. *Estomac*, 330; Musculature stomacale, 330; Elément moteur, 330; Vomissement, 333; Sécrétion gastrique, chimisme stomacal, 334; Elément
sécrétoire épithélial, 334; Suc gastrique, 335; Pepsine ou gastérase, 337;
Ferment *lab*, 338; Acides du sac gastrique, 339; Production de certains gaz dans l'estomac, 345; Sécrétion des liquides de l'estomac, 345;
Théorie des matières peptogènes de Schiff, 345; Résultats de la digestion
gastrique; Opinion de Cl. Bernard, Robin et Leven, 348; Opinion de
Schiff, Brucke et Meissner, 349; liquéfaction, 349; Peptones ou albuminoses, 349; Dyspeptones, parapeptone et métapeptone, 350.

B. *Intestin grêle*, 352; Sécrétions, digestions intestinales, 352; suc entérique (Colin et Leven), 352; Influence du système nerveux sur la production des liquides intestinaux, 352; Suc pancréatique, 354; Pancréatine,
355; Sécrétion du pancréas, Pancréatogènes, 356; Mouvements de l'intestin, 357.

Résumé. 358

IV. Absorption. 356

A. *Absorption en général*, rôle des épithéliums, fonctions des villosités,
359; Diffusion, 359; Absorption des graisses, 360; Rôle des cellules
lymphatiques, 365.

B. *Bile et foie*, 367; Bile, 368; Sels de la bile, 369; Cholestérine, bilifulvine, 369; Rôle de la bile, 370; Fonctions du foie, 372; Structure
du foie, 373; Glycogenèse, 376: Travaux de Cl. Bernard, 376; Glycémie
et glycosurie, 377; Le foie est l'organe régulateur de la distribution dans
le sang du sucre absorbé par l'intestin, 378; Piqûre du quatrième ven-

.tricule pour la production du diabète, 379; Voies de l'absorption, rôle des chylifères, 381.

Résumé. 383

V. Gros intestin. 384
Valvule iléo-cæcale, 384; Matières fécales, 385; Défécation, 387.

VII. **Respiration, muqueuse pulmonaire, chaleur animale.**

I. RESPIRATION. 390

I. Structure de la membrane respiratoire, disposition de ses éléments. 392
Epithélium pulmonaire, 392; Substratum de tissu conjonctif, 393.

II. Phénomènes mécaniques de la respiration. 396
Avantages de la représentation par un graphique schématique de la forme de l'appareil respiratoire, 396.

A. *Inspiration*, 397; Dilatation du cône pulmonaire, 398; Cage thoracïque et côtes, 399; Muscles, 399; Fonctions des muscles intercostaux, 400; Classement des opinions sur ce sujet (Beau et Maissiat, Sappey), 401; Schéma de Hamberger, 402; Jeu du diaphragme, 403; Types respiratoires, 405; Le poumon est entièrement passif, 405.

B. *Expiration*, 406; Sructure et fonctions du parenchyme pulmonaire, 406; Contractilité du tissu pulmonaire (Bert), 406; Forme naturelle du poumon, 407; Mécanisme de l'expiration, 408; Expiration ordinaire et expiration forcée, 409; Rapports du poumon et de la cavité thoracique (Funke), 410: pneumographes et pneumographie, 411.

C. *Rôle des voies aériennes dans la respiration*, 412; Cerceaux cartilagineux, 413; Toux, éternuement, action de se moucher, 415.

III. Résultats physiques et mécaniques de la respiration. 415

A. Effets mécaniques produits au niveau du poumon. 415; Spirométrie, Capacité respiratoire, 419; Anapnéographe, 419; Chiffre de la respiration ordinaire, 419; Spiromètre de Schnepf, 420; Ventilation pulmonaire 420; Air résidual, air de réserve, etc., 420; Forme et force de l'inspiration et de l'expiration, différences de pression, 424; Bruits de l'inspiration et de l'expiration, Murmure respiratoire, 425.

B. Effets mécaniques produits par la respiration dans les organes voisins du poumon, 426.

IV. Phénomènes chimiques de la respiration. 430
A. Modification de l'air expiré, 430.
B. Modification du sang qui a traversé le poumon, 432.
C. Théorie de la respiration, 434: 1° Respiration des tissus, 435; 2° Rôle du sang dans la respiration, 436; 3° Rôle de la surface pulmonaire, 438; Historique, 439; Recherches de P. Bert, 440.
D. Asphyxie, 441; *a*, Asphyxie par défaut d'air respirable, 442; Ascensions des montagnes et ascension en ballon, 442; *b*, Asphyxie par intoxication, 444; Influence de l'excès d'oxygène, 445.
E. Résultats généraux de la respiration, 446; Influence des constitutions, des âges et des sexes, 448.

M. Duval. Physiol.

738 TABLE DES MATIÈRES

V. Influence du système nerveux sur la respiration. 450

1º Centre nerveux respiratoire, 450.

2º Voies centripètes, 451 ; Pneumogastriques, 451 ; Influence de la peau et de ses nerfs, 452.

3º Voies centrifuges, 453.

II. CHALEUR ANIMALE. 453

1º Sources de la chaleur animale, 453.

Animaux à température constante et animaux à température variable, 454 ; Source de la chaleur animale, 455 ; Siège des combustions, 455 : Topographie de la chaleur (Cl. Bernard), 455 ; Opinions de Ludwig et Pflüger, 458 ; Répartition de la chaleur, lutte contre le froid, 458 ; Voies de déperdition, 458 ; Lutte contre l'excès de chaleur, rôle de la sueur, 459 ; Influence diverses, âge, volume du corps, 460.

2º Influence du système nerveux, 461.

Production de la chaleur, 461 ; Répartition et déperdition de la chaleur, 463 ; Lutte contre le froid, 464 ; contre le chaud, 465.

Résumé sur la respiration et la chaleur. 467

III. LARYNX ET PHONATION. 469

Larynx, 470 ; Forme, Structure, 470 ; Orifice glottique, 471 ; Mécanisme de la phonation, 475 ; Cordes vocales, 475 ; Voix ordinaires et voix de tête, 478 ; Parties annexées à l'appareil de la phonation, 478 ; Voix et parole, 479 ; Intensité du son glottique, 480 ; Timbre de la voix, 481 ; Voyelles, 482 ; Consonnes, 482 ; Innervation de l'appareil laryngien, 483 ; Centres nerveux de la phonation, centre du langage articulé, 484 ; Aphasie et amnésie, 485.

Résumé. 485

VIII. **Nutrition en général.**

Rapports entre les phénomènes de la digestion, de la circulation et de la respiration et ceux des sécrétions et des excrétions, 486 ; Du sang dans la nutrition, 486 ; Distinction des actes successifs de la nutrition, 488.

I. Matières de réserve. 490

Rôle du foie, emmagasinement du glycogène, 490 ; Diabète et glycosurie alimentaire, 491 ; Expérience de Cl. Bernard, 492 ; Réserves des sels calcaires, 493 : Réserves et fabrication des graisses, 493 ; Réserves d'oxygène, 495.

II. Assimilation et désassimilation. 496

Assimilation, 496 ; Désassimilation, 497 ; Stade de fixation, stade de transformation et stade d'intégration, 498.

III. Actes complémentaires de la désassimilation. 500

Foie, 500 ; Désintégration des substances albuminoïdes et transformation de ces substances en urée dans le parenchyme hépatique, 501 ; Pancréas, 503 ; Corps thyroïde, 504 ; Corps pituitaire, capsules surrénales, 507 ; Thymus, 507.

Résumé. 507

IX. **Tégument externe. — Peau.**

I. Structure de la peau; Productions épidermiques. 509

Derme, 509 ; Epiderme, 510 ; Vie des éléments cellulaires de l'épiderme, ·511 ; Couche de Malpighi, 511 ; Productions épidermiques, 513.

II. Phénomènes d'échanges au niveau de la peau. 514

Absorption, 514 ; Sécrétions, 516 ; Glandes sudoripares et Sueur, 518 ; Sécrétion sudoripare, 519 ; Influence du système nerveux, 520 ; Usages de la sueur, 523 ; Glandes et sécrétion sébacées, 524 ; Sébum, 524 ; Mamelle et lait, 525 ; Sécrétion du lait, colostrum, 526 ; Composition du lait, 526 ; Influence du système nerveux, 528.

III. Fonctions nerveuses de la peau. 530

Résumé. 831

X. **Organes des sens.**

Sensations générales et sensations spéciales 532

I. SENSATIONS GÉNÉRALES. 533

Sensations fournies par les surfaces muqueuses, 533 ; Muqueuse digestive : faim, soif, satiété, besoin de défécation, 534 ; Muqueuse des voies pulmonaires, 534 ; Muqueuse génito-urinaire, 534 ; Besoin d'uriner, besoin sexuel, 535, Sensibilité des tissus annexés aux surfaces, 535 ; Sens de la contraction ou sens musculaire, 536.

II. SENSATIONS SPÉCIALES. 538

Organe des sens, 538.

I. Tact et toucher. 538

Sens mixte, 538 : Organes du toucher, 538 ; Epiderme et derme, 539 ; Papilles vasculaires et nerveuses, 539 ; Corpuscules de Meissner et Wagner, de Krause, de Pacini, 540 ; Modes de sensibilité de la peau, 541 ; Sensation de température, 542 ; Sensation de pression, 544 ; Expérience d'Aristote, 545 ; Liaison des sensations de pression, de forme, de poids et de température, 545.

II. Sens du gout. 546

Siège du gout, 546 ; Différentes·sortes de saveurs, 547 ; Papilles gustatives, 548 ; Corpuscules gustatifs, 549 ; Nécessité de la sécrétion salivaire, 551 ; Nerfs du goût, 551 ; Fonction de la corde du tympan, 552 ; Expériences de Lussana et Schiff, 553.

III. Sens de l'olfaction. 555

Odeurs, 555 ; Siège de l'olfaction, 555 ; Fosses nasales, 555 ; Nerf olfactif, région jaune, 556 ; Conditions nécessaires à la production de la sensation, 557 ; Nerf de l'olfaction, 558.

IV, Sens de l'audition. 559

Appareil de l'audition, 559 ; Schéma de cet appareil, 559 ; *Oreille externe*, 561 ; Pavillon, 561 ; *Oreille moyenne*, 563 ; Membrane du tympan, 563 ; Osselets de la caisse, 565 ; Fenêtres, 565 ; Cellules mastoïdiennes, 566 ; Trompe d'Eustache, 567 ; Péristaphylin interne, 567 ; Corde du tympan, 568 ; *Oreille interne*, 568 ; Appareil nerveux terminaux, 568 ; Limaçon,

569 ; Membrane basilaire, 570 ; Arcades de Corti. 571 ; Utricule, saccule, ampoules. 572 ; Taches auditives et crêtes auditives, 573 ; Otolithes, 573 ; Analyses des sons, 574 ; Canaux semi-circulaires et sens de l'équilibre, sens de l'espace, 575.

V. Sens de la vue. 578

I. *Appareil de dioptrique.* 579

A. Milieux de l'œil, 579 ; cornée, humeur aqueuse, cristallin et humeur vitrée, 580.

B. Réfraction, 581 ; Trois lentilles, 581.

C. Adaptation, 583 ; Expérience de Scheiner, 583 ; Emmétropes, hypermétropes et myopes, 584 ; Presbytie, 586 ; Verres concaves et verres convexes, 586 ; Adaptation (mécanisme). 586 ; Image de Purkinje, 587.

D. Imperfection de l'appareil de dioptrique oculaire, 588 ; Aberration de sphéricité et de réfrangibilité, 588 ; Astigmatisme, 589.

II. *Membranes ou enveloppes de l'œil.* 589

1o Sclérotique, 589.

2o Choroïde et iris, 590 ; A. Choroïde : système vasculaire, 590 ; Pigment de la face interne, 590 ; Eléments musculaires, 591. — B. Iris, 592 ; Recherches de Fr. Franck. 593.

III. *Membrane sensible ou rétine.* 594

Éléments de la rétine, 594 ; Papille, cônes et bâtonnets, 595 ; Tache jaune, 596 ; Sensibilité spéciale de la rétine, 597 ; Punctum cœcum, 598 ; Expérience de Mariotte, 598 ; Arbre vasculaire de Purkinje, 600 ; Couches sensibles, 601 ; Transformation du mouvement lumineux en mouvement nerveux, 601 ; Pourpre rétinien, 602 ; Vision des couleurs, 603 ; Hypothèse de T. Young, 606 ; Persistance des images, 611 ; images, accidentelles ou consécutives, positives et négatives, fatigue de la rétine, 613 ; couleurs des images consécutives et images consécutives des objets colorés, 616 ; contrastes, 617 ; Irradiation, 619 ; Illusions d'optique, 619 ; Mouches volantes, 620 ; Vision droite avec images renversées, 620 ; Vision avec les deux yeux, 621 ; Vue des reliefs, 621.

IV. *Annexes de l'œil.* 623

Muscles de l'œil, 623 ; Muscles des paupières, 624. Appareil lacrymal, 624 ; Glande lacrymale, 624 ; Sécrétion des larmes, 625 ; Glandes de Meibomius, 626.

Résumé sur les organes des sens. 627

XI. **Appareil génito-urinaire. — Embryologie.**

Origine et développement de l'appareil génito-urinaire. . . . 630

Corps de Wolff, 630 ; Coupes de l'embryon du poulet, 632 ; Germe urogénital, 632 ; Epithélium germinatif (Waldeyer), 633 ; Evolution de la glande sexuelle, 634 ; Formation des organes génito-urinaires, 635.

I. Appareil urinaire. 637

A. Sécrétion de l'urine, 637 ; Tubes urinifères, 637 ; Tubes de Henle, 637 ; Disposition du système vasculaire dans le rein, 638 ; Circulation rénale, 639 ; Pressions dans les capillaires du glomérule et dans les capillaires interstitiels, 639 ; Théories de la sécrétion, 640 ; Première théorie, 640 ; Transformation du produit de la filtration glomérulaire en urine, 641 ; Seconde théorie, 641 ; Préexistence de l'urée dans le sang, 643 ; Procédé de Gréhant, 644.

B. Composition de l'urine, 645; Eau de l'urine, 645; Quantité d'eau, 645; Résidu solide de l'urine, 646; Quantité d'urée, 647; Matières extractives, 648; Acide urique, 649; Acide hippurique, 649; Sels minéraux, 649; Réaction de l'urine, 650; Acidité de l'urine, 650; Matières colorantes, 651; Toxicité de l'urine, 652; Rôle du grand sympathique dans la sécrétion urinaire, 652.

C. Excrétion de l'urine, 652; Uretères, 652; Vessie, épithélium vésical, 653; Muscles des parois, 655; Comment l'urine est retenue dans la vessie, 655; Prostate, 656; Sensibilité de la muqueuse prostatique, 657; Énurésie; 657; Miction, 657.

Résumé. 659

II. APPAREIL GÉNITAL. 660
I. *Appareil génital de l'homme.* 660
A. Testicule et ses canaux sécréteurs, 661; Spermatogenèse, 651; Sécrétion du sperme, 662; Spermatozoïdes, 665; Sperme, 667; Trajet du sperme, 668.
B. Érection, 669; Mécanisme de l'érection, 670; Rôle du sang et des muscles, 671; Rôle des nerfs, 672.
C. Éjaculation, 673; Glandes de Cowper, glandes de Littre et glandes prostatiques, 674; Utricule prostatique, 674; Muscle de Wilson, 675; Vie des spermatozoïdes du sperme éjaculé, 677.

II. *Appareil génital de la femme.* 678
Embryologie, 678; Ovaire et vésicules de Graaf, 679; Canaux excréteurs homologies des organes génitaux internes mâles et femelles, 679.
A. Ovaire et ovulation, 680; Ovisacs ou vésicules de Graaf, 681; Déhiscence de la vésicule de Graaf, 682; Corps jaunes, 682.
B. Trompe de Fallope. matrice et menstruation, 682; Hémorragie menstruelle; 684; Vagin, 686.

III. FÉCONDATION ET DÉVELOPPEMENT DE L'ŒUF FÉCONDÉ. 686
I. *Fécondation, phénomènes préparatoires.* 686
II. *Phénomènes intimes de la fécondation.* 690
Rôle du spermatozoïde, 690; Acte intime de la fécondation, 693.
III. *Phénomènes consécutifs à la fécondation.* 700
IV. *Développement de l'œuf fécondé.* 702
Segmentation du vitellus, 702; Physiologie de l'embryon, 702.

1° Enveloppes de l'embryon, 704; Premier chorion, 704; Vésicule ombilicale, 705; Amnios, 708; Deuxième chorion, 709; Allantoïde, 709; Troisième chorion, 711; Placenta, 712; Respiration fœtale, 713; Nutrition fœtale, 714.
2° Développement du corps de l'embryon, 716; Système nerveux central, 717; Circulation de l'embryon, 720; Circulation omphalo-mésentérique, 720; Circulation placentaire, 721; Système veineux placentaire, 722; Cœur, 724; Artères, 725; Résumé, 727.

Résumé sur l'appareil génital. 729
TABLE DES MATIÈRES 731
TABLE ALPHABÉTIQUE. 742

FIN DE LA TABLE DES MATIÈRES

TABLE ALPHABÉTIQUE

Aberrations oculaires. 588
Absorption cutanée. 514
Absorption en général. . . . 20,357
Absorption intestinale. . . . 371,381
Absorption (voies de l'). . . 361,382
Accélérateurs (nerfs). 248
Acide carbonique. 206,443
Acide pneumique. 440
Acide sudorique. 519
Acides biliaires. 369,651
Acides du suc gastrique. . . . 339
Acoustique (nerf). 49,576
Acruorie. 196
Adaptation oculaire. . 583,587,591
Adaptation tubaire. 682
Adipeuses (cellules). . . . 9,492
Aglobulie. 196
Agraphie. 112
Air comprimé. 446
Air résidual, de réserve. . . 420
Aire vasculaire. 720
Albinos 591
Albinus. 322
Albumine. 307
Albuminose. 349
Alcool. 310
Aliments. 305,307,529
Allantoïde. 709
Alternes (paralysies). . . 91,103
Alvéoles pulmonaires. . . . 391
Amblyopie croisée. 44
Amiboïde (mouvement). . . 8,186
Amidon. 308,315
Amnios. 708
Analgésie. 546
Analyse spectrale. 193
Anapnéographe. 419
Anche vocale. 475
Anesthésiques. . . . 75,301,546
Ano-spinal (centre). 76
Anoxyhémie. 443
Antipéristaltique. . . . 357,387
Anus. 388
Aphasie. 97,110
Aponévroses. 168

Arantius. 215
Aranzi (canal d'). 723
Arbre vasculaire de Purkinje. . 600
Arcades de Corti. 570
Archée. 1
Arciformes (fibres). 83
Arcs aortiques. 726
Aristote. 545
Arrêt (nerf d'). . . . 35,262,383
Artères. 208,222,233
Artériel (sang). 206,432
Articulation de la voix. . . 479
Articulations. 175
Aselli. 270
Asphyxie. 441
Aspiration thoracique. . . . 428
Assimilation. 496
Aster. 12
Astigmatisme. 589
Astruc. 71
Athérome. 234
Audition. 559
Auriculo-ventriculaires (valvules) 212
Automatisme nerveux. . . . 36
Avalanche (théorie de l'). . . 33
Axe gris de la moelle. . . . 57
Azygos (veines). 724
Bandes d'absorption du sang. . 193
Baryton (voix de). 481
Basilaire (membrane). . . . 569
Bassinet. 653
Bâtonnets rétiniens. . . 594,601
Beaumont. 336
Bell (Ch.). 54
Belladone. 594
Bellini (tubes de). 637
Bernard (Claude). 4
Bert (Paul). 22
Besoin. 388,657
Beurre 527
Bichat. 2
Bidder. 251
Bilan de l'organisme. . . . 489
Bile. 367
Bilifulvine. 369

Blainville. 23
Blastème. 11
Blastoderme. 18,631
Botal (trou de). 725
Bourgeonnement. 12
Bradyfibrine. 272
Broca. 111
Bronches. 413
Bruit musculaire. 153
Bruit respiratoire. 425
Bruits du cœur. 217,220
Bruits vasculaires. 246
Brunner (glandes de) 328
Bulbe. 77
Bulbe aortique. 726
Burdach. 61
Burdach (faisceau de). . . . 61
Caduque (membrane) 700
Caféine. 310
Cage thoracique. 399
Caillot du sang. 202,267
Caisse du tympan. 563
Caliciforme. 549
Calorifiques (nerfs) 265
Canal artériel. 726
Canal veineux. 723
Canaux de Cuvier. 723
Canaux semi-circulaires. . . 575
Capacité pulmonaire. . . . 422
Capillaires biliaires. . . . 374
Capillaires sanguins. . 208,226,240
Capillicules lymphatiques. . 277
Capsule interne. 108
Capsules surrénales. 506
Cardiaque (centre). 76
Cardiaques (nerfs). 51,247
Cardinales (veines). 723
Cardiographie. 215,218
Cardiomètre. 225
Caryokinèse. 12
Caséine. 309,527
Cataméniale (hémorragie). . 683
Caverneux (corps). 670
Cécité verbale. 111
Cellules (en général) . . . 6,19,288
Cellules adipeuses. 169
Cellules contractiles. . . . 165
Cellules mastoïdiennes. . . 566
Cellules nerveuses. 20
Cellulose. 7
Centres modérateurs. . . . 75
Centres moteurs. 113
Centres nerveux. 37,106
Centres réflexes. 69,76

Centres respiratoires. . . . 70,450
Centres sécrétoires. 94
Centres nerveux. 39
Centrifuges, centripètes (nerfs). 30
Céphalo-rachidien (liquide). . 121
Cercle de sensation. 543
Cercles de diffusion. 582
Cérumen. 562
Cérumineuses (glandes). . . 562
Cerveau. 99
Cervelet. 41,120
Chair de poule. 508
Chaleur animale. . . 139,453,461
Chambres de l'œil. 580
Chiasma optique. 43
Chimisme stomacal. 343
Choc du cœur. 218
Cholates. 369
Choléates. 369
Cholestérine 29,369
Chorion. 704
Choroïdes. 590,601
Chromoblastes. 164
Chyle. 381
Chylifères. 362,381
Chyme. 349,370
Ciliaire (muscle). 591
Cilio-spinal (centre). 76
Cils vibratiles. 287
Circonvolutions cérébrales. . 113
Circulation. 208,221
Clasmotocytes. 199
Clignement (des paupières). . 625
Clitoris. 686
Coagulation du sang. . 201,203,267
Coca. 310
Cæcum. 385
Cœur. 210,427
Colonies animales. 78
Colostrum. 526
Combustions organiques . . 455
Commissures nerveuses. . . 31,47
Conductibilité indifférente. . 31
Conduction indifférente. . . 30
Conduit auditif. 562
Cônes rétiniens. 594,601
Cônes vasculaires. 222,233
Conjonctive. 625
Conque (de l'oreille). . . . 561
Consonnes. 482
Contact. 543
Contractilité. 145
Contraction induite. 153
Contraction musculaire. . 149,155

Contractions péristaltiques. . . 161
Contrastes.. 617
Copulation. 677,686
Corde dorsale. 631
Corde du tympan. . 49,310,552,563
Cordes vocales. 476
Cordons blancs de la moelle. . 39,58
Cornée (de l'œil). 575
Cornée (couche). 531
Cornets (nasaux). 556
Corps jaunes.. 681
Corps striés. 106
Corpuscules de Malpighi.. . . 280
Corpuscules tactiles. 541
Côtes. 398
Couche inerte. 226
Couches optiques. 104
Couenne fibrineuse.. . . . 201,267
Couleurs (perception des). . 602,603
Couronne radiante.. 42
Course.. 180
Cowper. 668,673
Crâniens (nerfs).. 42
Cravate de Suisse. 331
Créatine. 648
Crème (du lait). 527
Cristallin. 581
Cruor (du sang).. 184
Curare.. 36
Cylindre-axe.. 26
Cyon (nerf de). 250
Cytoblastème.. 11
Daltonisme. 609
Dartos.. 509
Décussation des pyramides. . . 76
Défécation. 385
Déglutition. 92,319
Deiters.. 78
Denis. 195
Dépresseur (nerf). 250
Dérivative (circulation). . . . 243
Derme.. 508
Désassimilation. 496,500
Desquamation cutanée. . . . 513
Diabète. 379,493
Diapédèse.. 242
Diaphragme.. 403
Diastase animale. 315
Diastole. 221,235
Dicrotisme. 238
Diffusion (de la lumière).. . . 583
Digestion.. 305
Dilatation vasculaire. . . . 256,261
Diplopie. 583

Disques musculaires. 133
Division des cellules. 11
Douleur. 99,546
Droits (muscles) 623
Duchenne (de Boulogne).. . . 53
Duodénum. 357
Dynamophores (aliments). . . 309
Dyspepsies. 341
Dyspeptones. 350
Dzondi.. 322
Echanges. 290
Echange respiratoire. 440
Ecorces de l'organisme animal 18,19,24
Ectoderme. 18,631
Effort. 333,388,658
Ejaculateurs (canaux).. . . . 669
Ejaculation. 673
Elasticité. 8,135,171,408
Elastique (tissu). 170
Electro-motrice (force). . . 9,29,137
Electrotonus. 38
Eléments anatomiques. . . . 24
Embryonnaires (globules). . 18,168
Emétine. 334
Emulsion.. 355
Enclume. 165
Endogenèse. 12
Endothélium vasculaire. . . 241,266
Entérique (suc).. 352
Entoderme. 18
Eutoptiques (images).. . . . 620
Epargne (aliments d'). . . . 313
Epiderme. 510
Epididyme. 660,665
Epiglotte. 324
Epithélium cylindrique. . 19,192,285
Epithélium pavimenteux.. . 19,285
Epithélium stratifié. 286
Epithélium vibratile. 287
Equilibre (sens de l'). . . . 525
Erectiles (tissus). 672
Erection. 663
Espace (nerf de l'). 575
Espaces périvasculaires. . . . 476
Esthésiomètre. 543
Estomac. 530
Eternuement. 70,415
Etrier. 565
Eustachi. 211
Evaporation cutanée. 524
Excitation latente. . 149, 151,161
Excito-sécrétoires (nerfs). . . 522
Excrétine.. 386
Exhalation cutanée. 523

Expiration. 406
Expression émotive excito-ré-
flexe. 92
Fabrice d'Aquapendente. . . 209
Facial (nerf) 48,87,90
Faim. 533
Faisceau de la moelle. . . . 61
Fallope. 49.682
Fasciculus teres. 87
Fatigue musculaire. . . . 155,163
Fèces. 385
Fécondation. 686,690
Fenêtre ovale. 566
Ferments solubles. 315
Ferrein. 637
Feuillets du blastoderme . . . 18
Fibres cellules. 161
Fibres nerveuses. 27
Fibres de Remak. 28
Fibres striées. 134
Fibrilles musculaires. . . . 134
Fibrine du sang. 201
Fibro-plastiques (corps). . . 168
Fistules gastriques. 336
Flairer (action de). 557
Flourens. 49
Foie. 200,367,500
Follicules pileux. 514
Force musculaire. 154
Force vitale. 2
Formation réticulée. 78
Fosses nasales. 555
Frénateurs (nerfs). . . . 35,51,248
Frigorifiques (nerfs). . . . 457
Funcke. 148
Furfur épidermique. 513
Fuseau de segmentation. . . 13
Gaine de Schwann. 26
Gaines lymphatiques. . . . 276
Galien 4
Gall. 109
Ganglion sous-maxillaire. . . 127
Ganglions du cœur. 251
Ganglions lymphatiques. . . 276
Ganglions rachidiens. . . . 57
Ganglions sympathiques. . 40,124
Gastérase 337
Gastrula. 17
Gaz de la lymphe. . . . 272,458
Gaz du sang. 206
Genèse des cellules. 11
Géniculé (faisceau). 97
Génito-spinal (centre). . . . 76
Gerdy. 322

Gerlach. 24
Germinatif (épithélium). . . . 633
Germinative (vésicule). . . . 681
Giratoire (mouvement). . . . 84
Gland. 670
Glandes. 293,328
Globe oculaire. 579
Globules blancs. 185
Globules (cellules). 7
Globules de la lymphe. . . . 185
Globules nerveux. 20,32
Globules pyoïdes. 315
Globules sanguins (roug.) 3,20,185,187
Globuline. 191
Glomérules de Malpighi. . . 637
Glosso-pharyngien (nerf). . 50,551
Glotte. 470
Gluten. 307
Glycémie alimentaire. . . 374,491
Glycocolle. 360
Glycogène (matière). 308
Glycogenèse. 372,379
Glycose. 319
Goll (faisceau de). 61
Goodsir. 295
Goût 546
Gouttière primitive. 717
Gowers (faisceau de). 67
Graaf. 354,679
Graisses. 308,493
Grand hypoglosse (nerf). . 53,86,87
Grand sympathique (nerf). . 124,456
Granuleuse (membrane). . . 681
Graphique du cœur. 716
Graphique musculaire. . . 150.152
Gratiolet. 50
Greffe épidermique. 216
Gros intestin. 384
Gustation. 546,549
Haller. 145
Hallucinations. 100
Hamberger. 402
Harmoniques (sons). 481
Harwey 209
Hauteur de la voix. 481
Hélicines (artères). 671
Hématies. 186
Hématoblastes. 197
Hématocristalline. 191
Hématoïdine. 191
Hématose. 430
Hémine. 192
Hémisphères cérébraux. . . 94,107
Hémodromographe. 229

Hémodromomètre. 228
Hémodynamomètre. . . . 224,238
Hémoglobine. 191,168
Hémotachomètre. 228
Henle (tubes de). 637
Hépatiques (cellules). . . . 371
Hérophile. 119
Highmore. . , ... 601
Holocrines (glandes). 297
Humeur aqueuse. 581
Humeur vitrée. 581
Hyaloïde (humeur). . . . 581
Hydrémie. 196
Hyperémie. 261
Hyperinose. 204
Hypermétropie. 584
Hypinose. 204
Hypoglosse (noyau). . . . 84
Illusions optiques. 619
Images de Purkinje. 600
Images subjectives. 620
Inanition. 305
Indican. 651
Indol. 386
Influx nerveux. 31
Inhibition. 36,262
Insalivation. 313
Inspiration. 397
Instinct. 95
Intelligence. 98,103
Intercostaux (muscles). . . . 400
Interférence nerveuse. . . 35,260
Intermédiaire (feuillet). . . . 18
Intermédiaire (nerf). 49
Intestin grêle. . . . 327,352,357
Instincts. 98
Inversif (ferment). 353
Iris. 592
Irradiation. 619
Irritabilité. 16,141
Irritabilité musculaire. . . . 145
Isthme du gosier. 319
Jéjunum. 357
Karyokinése. 12
Kératine. 511
Kymographion. 237
Lab. 333
Lacrymal (appareil). 624
Lactés (vaisseaux). 270
Lactose. 527
Lacunes lymphatiques. . . . 277
Lait. 526
Lallemand. 72
Langage. 105

Langue. 538
Larmes. 624
Laryngés (nerfs). 483
Larynx. 478
Lavoisier. 1
Leeuwenhoek. 187
Legallois. 39
Lereboullet. 374
Leucocytémie. 186
Leucocytes. 176
Leviers du squelette. 171
Lieberkühn (glandes de). . 332,351
Ligaments articulaires. . . . 166
Ligne primitive. 717
Limace artificielle. 288
Limaçon. 569
Lingual (nerf). 551
Liquide céphalo-rachidien. . . 121
Liquor (du sang). 184,200
Liquor lymphatique. 271
Littre (glandes de). 674
Lobule pulmonaire. 391
Localisations cérébrales. . . 107,113
Locomotion 177
Lois des actes réflexes. . . . 73
Longet. 50
Lower. 195
Ludwig. 251
Lutte vocale. 484
Lymphatiques. 270
Lymphe. 278
Macula lutea. 596
Magendie. 3
Mal des montagnes. 438
Malpighi. 186
Malpighi (couche de). . . . 511
Malpighi (glomérules de). . . 637
Mamelle. 525
Mamelon. 509
Manège (mouvements de). . . 84
Marche. 177
Marteau. 565
Masséter (muscle). 313
Masticateurs (nerfs). . . . 46,89
Mastication. 311
Mastoïdiennes (cellules). . . 566
Matrice. 683
Matteucci. 144
Maxillaire (nerf). 47
Méats (nasaux). 556
Mécanique des muscles. . . . 167
Mécanique des os. . . . 167,172
Méconium. 385
Meibomius. 626

Meissner. 539
Membrane cellulaire. 7
Mémoire. 36,101,117
Menstruation. 683
Merlatti. 306
Mérocrines (glandes). 297
Mery. 668
Mésoderme. 18
Micropyle. 691
Miction. 657
Milieu intérieur. 181
Mimique. . . . , ... 484
Modérateurs (nerfs). . 36.49,250,452
Moelle épinière. 40 59
Morphine. 301
Moteur oculaire commun (nerf). 44
Moteur oculaire externe (nerf). 45
Moteurs (nerfs). 30
Mouches volantes. 620
Mouvement amiboïde. 8
Mouvements associés. . . . 76,103
Mouvements de défense. . . . 70
Mouvements réflexes. . 30,69,90,123
Mouvements de rotation. . . 84
Mueller. 79
Muqueuses. 286
Murmure respiratoire. . . . 426
Muscarine. 302
Muscles en général. 132
Muscles lisses. 160
Muscles striés. 133
Myéline. 29
Myographes. 150,156
Myopie. 584
Narines. 413
Nausées. 326,334,551
Nerfs crâniens. 42
Nerfs modérateurs. . . . 246
Nerfs rachidiens. 54
Nerveux (éléments). 25
Nervi nervorum. 28
Neurilité. 30
Névrilème. 28
Nodules d'Arentius. 215
Nœud vital. 93
Noyaux des nerfs crâniens. . 85
Noyaux masticateur. 88
Numération des glob. du sang. 187
Nutrition. 486
Obliques (muscles). 623
Octaves de la voix. 481
Odeurs. 555,557
Œil. 568
Œsophage. 327

Olfactif (nerf). 42,558
Olfaction. 555
Olives bulbaires. 95
Ombilic intestinal. 706
Ombilicale (vésicule. . . . 327,705
Ombilicaux (vaisseaux). . . . 722
Omphalo-mésent. (vaisseaux). . 720
Omphalo-mésentérique (conduit) 705
Onde artérielle. 235
Onde musculaire. 156
Onde sanguine. 235
Ongles. 511
Ophthalmique (nerf). . . . 43,47
Optique (nerf). 43,595
Optographes. 602
Oreille. 560
Oreillettes. 210
Orifice glottique. 329,465
Os. 168
Oscillation négative. 29
Otolithes. 573
Ouïe. 559
Ouraque. 636
Ovaire. 679
Ovisacs. 635,681
Ovulation. 680,682
Ovule. 634,681
Oxyde de carbone. . . 194,440
Oxygène. 206,432,445
Oxyhémoglobine. 191
Pacini. 541
Pancréas. 354
Pancréatine. 355
Pancréatogènes. 351
Panicule adipeux. 168
Papille optique. 595
Papilles de la peau. 539
Papilles linguales. 548
Paralysies alternes. 103
Parapeptones. 350
Parole. 479
Parotidienne (salive). 313
Parovaire. 679
Parturition. 701
Pathétique (nerf). 45
Paupières. 624
Pavillon de l'oreille. 561
Payen. 337
Peau. 508
Pédoncules cérébraux. . . 83,96
Pédoncules du cervelet. . . . 83
Pendule. 178
Pepsine. 337,338
Pepsiques (glandes). 335

Peptogénie.. 346
Peptones. 349
Perceptions. 71,95
Périnèvre.. 28
Péristaltiques (contractions). 161,357
Péristaltisme 325
Péristaphylins (muscles) . . . 567
Pflüger (lois de). 73
Pharynx.. 320
Phonation 469
Phosphènes. 597
Phrénique (nerf). 453
Phrénologie 109
Physiologie cellulaire . . . 5
Physiologie générale. . . . 2,5
Pigment. 8
Piliers du voile du palais. . . 321
Pilocarpine.. 302
Pinces myographiques. . . . 156
Pituitaire (corps). 506
Placenta. 713
Plaques motrices. 28
Plasmatiques (cellules) . . . 21
Pleuro-péritonéale (fente). . . 632
Plèvre 403
Plexus solaire. 387
Pneumo-gastrique (nerf) .. . 50,451
Pneumographe. 410
Poils. 514,539
Poiseuille (lois de). 227
Poisons musculaires. 148
Porte (veine). 232,382
Portes (systèmes) 231
Pouls, artériel. 234,429
Poumon. 405,438
Pourpre .rétinien. 602
Pouvoir réflexe.. 75
Presbytie. 586
Presse abdominale 333
Pression, du sang. 223
Pression, atmosphérique 176
Pression,(sensation de). . . . 542
Pression,du sang. 223
Présure.. 338
Prévertébre. 631
Principe vital.. 1
Prochaska. 74
Proligère (disque) 671
Prostate. 656,674
Prostatiques (glandes). . . . 674
Protéiques (matières) 307
Protoblastes 6
Protoplasma 7
Protovertèbres. 631

Protubérance. 78
Ptyaline. 315
Puits lymphatiques.. 274
Punctum cæcum. 599
Pupille 593
Purkinje. ., ... 587,601
Pyloriques (glandes). . . .; . 335
Pyramidal (faisceau). . . 63,79,82
Pyramides (du bulbe). . . . 63
Rachidiens (ganglions). . . . 57
Rachidiens .(nerfs) 54
Racines des nerfs. 55
Rate. 199,280
Ration alimentaire 530
Recul du cœur 218
Récurrent (nerf). 59
Récurrente (sensibilité) . . . 56
Réflexe patellaire. 157
Réflexes (actes ou phén.).30,69,90,127
Réfraction.. 581
Refroidissement 524
Registres de la voix. . . . 481
Rein. 638
Rein primordial 636
Relief. 622
Remak 11
Remak (fibres de) 27
Réserve nutritive. 490
Résidual (air).. 420
Respiration 390,435
Rétine 594
Rêves. . . . . . ., . . 120
Révolution cardiaque . . . 215,221
Rigidité cadavérique. ., . . 145,148
Rolando. 89
Rotation (mouvement de) . . . 84
Rouge rétinien 589
Ruysch. 294
Rythme du cœur,. 253
Saccule. 570
Sacs lymphatiques 274
Salive 313,148
Sandifort. 322
Sang. 121,432,437,454
Sang chaud (animaux à) . . . 454
Sanglot.. 627
Santorini 671
Saveurs. 547
Scalènes (muscles) 400
Scatol. 386
Schéma de l'organisme. . . . 22
Schleiden 10
Schneider 556
Schwann. .. .: 10

Sclérotique. 589
Scrotum. 509
Sébacées (glandes). 524
Sébum 524
Secousse musculaire 151
Sécrétions en général . . 20,292,303
Sécrétoires (nerfs et centres). . 94
Segment nerveux 27
Segmentation. 17,11,702
Seigle ergoté. 148
Séminifères (tubes). 661
Sens (organes-des) 532
Sens musculaire 537
Sensations. 99,125,543
Sensations associées 100
Sensations d'innervation . . . 537
Sensations générales . . 99,125,533
Sensations spéciales. . . . 99,538
Sensibilité de contact. . . . 543
Sensibilité musculaire . . . 158,536
Sensibilité récurrente 55
Sensibilité thermique 542
Sensorium commune. 74
Sentiments. 99
Séreuses. 285
Sérine 204
Sérotine (caduque) 700
Sérum du sang 204
Servet (Michel) 209
Sigmoïdes (valvules). 215
Sinus frontaux 479
Smegma 511
Soif 533
Sommeil. 178
Sons laryngiens 480
Sons musicaux 574
Sous-maxillaire (salive) . . . 314
Spectroscope musculaire . . . 134
Spectroscopie du sang. . . . 192
Spermatoblastes 662
Spermatozoïdes 661
Sperme 303,665,689
Sphincter anal. 588
Sphygmographe. 238
Spinal (nerf) 51,484
Spirème 12
Spiromètre. 421
Spiroscope. 410
Splanchniques (nerfs) 249
Splanchnopleure. 630
Stilling 53
Stercorine 386
Stéréoscope 622
Sublinguale (salive). 314

Substance corticale du cerveau. 49
Subst. grise des centres nerv. 39,69
Substance grise de la moelle. 39,69
Suc entérique. 351
Suc gastrique. 336
Suc pancréatique. 354
Sucre de foie. 376
Sucre de lait 527
Sudoripares (glandes) 517
Sueur 459,518
Surdité verbale 311
Swammerdam. 186
Sylvius 110
Sympexions. 668
Synovie. 175
Système nerveux. 24
Système porte. 231
Systole cardiaque. 211,214
Tache jaune 396
Tact. 538,543
Tanner. 306
Tarses (cartilages) 624
Tartre dentaire 314
Taurine. 369
Téguments. 286
Température du corps. . . . 454
Tendons. 169
Tension artérielle. 235
Testicule. 660
Tétanos. 149
Tétanos physiologique 152
Thélotisme. 508
Thermique (sens) 543
Thermosystaltique 159
Thorax. 398
Thyroïde 504
Thymus. 307
Timbre (de la voix). 481
Tissu cellulaire 168
Tissu conjonctif 21,168
Ton musculaire 168
Tonicité musculaire. . . . 136,235
Tonus vasculaire. 258
Topographie calorifique . . . 456
Toucher. 538,543
Toux. 415
Trachée. 413,479
Trachées (des insectes). . . 435,432
Transfusion 195
Transpiration cutanée. . . . 543
Travail du cœur. 250
Travail musculaire. . . . 139,141
Trijumeau (nerf). 46,558
Trompe d'Eustache. 566

Trompe de Fallope. 682
Trophiques (centres). 57
Trophiques (nerfs) 46
Trou de Botal. 725
Trypsine 355
Tube intestinal 327
Tubercule cendré de Rolando. 89
Tubercules quadrijumeaux . . 98
Tubes nerveux 25,26
Turck (faisceau de). 64
Tympan, ... 563
Types respiratoires. . . . 405,429
Urée. 501,647
Urétères 652
Urine. 645
Urique (acide). 648
Urobiline 651
Uro-génital (germe) 632
Uro-génital (sinus). 635
Utérus 683
Utricule (oreille interne). . . 573
Utricule prostatique 660,674
Uvée. 593
Vagin 686
Vaginisme. 688
Vaisseaux lactés. 270
Vaisseaux sanguins 221,232
Valvule iléo-cæcale. 384
Valvules artérielles. 215
Valvules conniventes 361
Valvules du cœur. 212,215
Valvules des veines. 244
Variation négative 29
Vaso-dilatateurs. 259
Vaso-moteurs. . . 47,128,255,261
Vater. 541
Veine porte. 232,332
Veine porte rénale 638

Veines 208,233
Ventilation pulmonaire. . . . 422
Ventricules. 212
Vératrine 148
Vermiculaire (mouvement). . 161,359
Vernix caseosa 529
Vertige des sens. 563
Verumontanum 675
Vésico-spinal (centre). . . . 75
Vésicules cérébrales. 718
Vésicules pulmonaires. . . . 391
Vésicules séminales. 669
Vessie 653
Vestibule du larynx. 470
Vibratile (mouvement). . . . 289
Vibration nerveuse 33
Vibrations sonores 559
Vide articulaire 176
Villosités intestinales . . . 328,361
Vis a tergo 245,621
Vision 528,620
Vitelline (membrane) 681
Vitesse du sang 226
Voile du palais 321
Voix 479
Volonté. 36,102
Vomissement 333
Vomitifs 334
Voyelles. 482
Vue 578
Vulpian. 50
Wagner. 539
Wilson 657,675
Wolff (canal de). 636
Wrisberg (nerf de). 49
Young. 607
Zoamyline 377

FIN DE LA TABLE ALPHABÉTIQUE

Lyon. — Imp. Pitrat Aîné, A. Rey Successeur, 4, rue Gentil. — 3845

Cervelet

Les notions acquises sur sa physiol. peuvent se résumer ainsi

__Rôle moteur__ .. { 1° Coordinateur : Rolando, Flourens, Ferrier premiers expérim.

Démarche titubante est due à l'abs. de coord. et d'équilib. des cent. du cervelet.

2° Equilibration : Vertiges ds les tumeurs du cervelet.

3° Tonique et sthénique : Luciani. (Russel admet l'inverse

les lésions du cervelet amèneraient de l'exagér. des réflexes.)

La clinique semble donner raison à Luciani (asthénie ds lésions cérébelleuses extrapyramidales)

Ce qu'il y a de certain c'est que 1° Chaque hémisph. cérébelleux exerce une
action bilatérale sur la motricité bien que l'act. prédominante soit
homolatérale (à l'inverse des fonctions cérébral.) 2° Chaque hémisph. cérébelleux
est en connexion prédominante avec l'hémisph. cérébral du côté opposé
et la moitié de la moelle du même côté. Ces 2 proposit. sont des
axiomes sanctionnés par la Physiologie, l'histologie, la clinique.

__Rôle sensitif__ Sens.Psychique : Commune

Sens. Génitale : Gall, Budge, Valentin, Lussana

__Rôle Trophique__ L'ablation du lobe moyen est suivie de la dégénérescence des trois
pédoncules cérébel. (Russell.) l'Inférieur seul (Ferrier et Turner)

Digestion

La digestion aseptique existe. Nuttal et Thierfelder l'ont réalisée en 1897 sur des
cobayes extraits aseptiq. de l'utérus et nourris avec des aliment stérilisés.
L'acide benzoïque peut néanmoins se former dans ces conditions. sans fermentat. microb. intestinale
Donc c.à.d. que les micr. soient inutiles p. la digestion. Pasteur croyait le contraire. De
plus Charrin et Guillemonat (S. med. 1901 p. 156) considér. que la vie en milieu aseptique fait
fléchir la résistance organique — Id. Scholtelius.
Metchnikoff (Pr. med. 1901 p. 337.) considère comme nuisible la flore du gros intestin et p.
conséq. le gros intestin lui même. La longévité serait en relation inverse de la longueur du
gros intestin. Ex herbivores: Cheval. Par contre oiseaux qui expulsent leurs mat.
fécales immédiat. vivent longtemps. L'homme expulse 30 à 50 milliards de microbes
p. jour. La bouche contient 30 espèces. La peau qq. rares cocci ds les follic. pileux
3 ou 4 pour l'estomac (à cause acidité contient surtout des champignons.) L'intest. grêle
14 espèces. Le gros intestin 45 espèces. — Donc sur 60 à 70 esp. de microbes de
l'organisme le gr. intestin en contient les 2/3. ce qui justifierait idées philos. de
Metchnikoff —

2.

Physiol. des ggl. lymphatiques (Ch. Ratti '98)

La lymphe contient environ 8000 leucocytes par mill. cube. Chiffre d'ailleurs très variable, bien plus fort naturell.[t] ds le vaisseau efferent.

Le ggl. fabrique donc des leucocytes; il se fait en effet une karyokinèse abond.[te] ds les follicules et cord. folliculaires mais est-ce comme le veut Ranvier de la manière suiv.[te] : Les leucocytes s'arrêtent en passant ds le follicule et s'y multiplient ou bien est-ce comme le veut Flemming le follicule qui par sa subst. propre centres germinatifs fait des lymphocytes qui deviennent grandes mononucléaires puis se subdivis.[t] eux mêmes par mitose. Les centres 1[t] très vascul. fort bien irrigués contiennent des cell. embryonn. en quantité et simulent tout à fait comme les corpusc. de Malpighi de la rate pour cette formation de glob. blancs. Ratti penche pour l'opin. de Flemming parce que ces centres germinatifs ont de gros capill. à parois bien perméables et s[t] bien nourris, que l'ordonnancement anatomique montre la fixité des formes cellul. au follicule

à la périphérie couronne de lymphocytes
au centre gros mononucléaires

et le polymorphisme des cellules à circuler dans les sinus. ce qui n'existerait pas si les cellules de la lymphe pouv[t] pénétrer dans le système folliculaire.

Les éosinophiles provienn[t] égal[t] de ces centres germinatifs.

Tous les follicules ne semell[t] J. pourvus de centres germinatifs bien nets (hasards de la coupe ?)

Une expérience de Toldt et Stöhr montre l'importance des capill. entourant, leur perméabilité. Il laissent bien mieux diffuser une masse à injection en cet endroit.

Physiol. pathologique Ds toutes les mal. infect. les ggl. 1[t] altérés   coup de l'infection

Ds une infect. locale le ggl. tributaire est naturell[t] surtout altéré mais les autres ggl. subiss[t] ± le contre

lésions   Ds les follicules nécrose cellulaire boules de chromatine et fragmentation du noyau.

Ds les voies lymphat. (sinus) altérat. des leucocytes mononucl. et tuméfact. trouble des cell. endothéliales couvrir diffus

obstruct. complèt par ces débris des voies de la Lymphe

Si l'agent infect. est virulent nécrose en bloc du ggl. ou suppuration.

Les microorganismes s'rares ds le ggl. (il faut ensemencer largement.) à l'encontre de ce que l'on observe pour la rate.

Ds une infection expérimentale on voit mieux le détail des phases du processus.

D'abord congestion, diapédèse des polynucléaires qui encombrent les voies du sinus tuméj. plus alléuin que

4

le follicule lui même. Ces phénom. s. qqfois passagers (ne sont définitives que les lésions mentionnées plus haut et reconnaissables aux autopsies de malades) on ne peut les reconnaitre donc qu'expérimentalement.

En résumé le ggl. fait la police de la circul. lymphat. comme la rate fait celle de la circul. sanguine et les infect. cellul. endothel. et conjonctives (macrophages) achèvent l'englobement des bactéries qui ont échappé aux leucocytes au point d'inoculation et débarrassent la lymphe des débris cellulaires microbiens et pigmentaires.-

<u>Mécanisme phonétique des voyelles</u> (Marey. Rev. des sc. 98) et voir p. 182. notes.

L'ancienne théorie des harmoniques (buccaux ou d'origine autre) comme agents de différenciation des sons eu musicaux simples en sons spéciaux de la parole (voyelles) a été attaquée du jour où l'on a constaté : que le phonographe qui peut transposer un morceau de musique instrumentale sans altérer le timbre des instruments ne peut transposer les voyelles sans en altérer le caractère (anecdote de Donders et Marey à la salle du phonogr. du Bd des Capucines où ils firent échouer involontair.t une audition publique.) Et cet appareil la vitesse de rotation du cylindre doit être la même pour la reproduction que p.r l'inscription dès qu'il s'agit de paroles.— Voici la dernière explication d'Helmoltz modifiant la 1re théorie :

Les harmoniques du résonnateur rhino buccal sont de deux ordres : les harmoniques individuels caractérisant le timbre personnel de la voix (de nombre et d'intensités relatives divers.t combinés ce qui donne à chaque individu une voix propre) et des harmoniques fixes pour une même voyelle appelés pour cette raison harmon. caractéristique ou vocable qui sont les suivants d'après Kœnig.

ou   si b_2

o   si b_3

a   si b_4

u   ?

e   si b_5

i   si b_6

Cette fixité de la caractéristique a pour conséquences : qu'il faut que parmi les harmoniques du timbre personnel se trouve l'harmonique vocable d'une voyelle déterminée p.r que cette voyelle puisse être bien prononcée par la personne . De fait on sait que cert. individus prononcent mal certaines voyelles

Il en résulte aussi que le ton de si b sera éminemment propre au chant avec paroles puisqu'il comporte la caract. de presque toutes les voyelles

Que chaque voyelle se chantera mieux sur une note que sur une autre (certains chanteurs savent si bien cela p. expérience qu'ils remplacent instinctiv.t ds un même mot une voyelle p. une autre p.r la facilité de l'émission .)

Qu'un son donné p. une voix de basse ne pourra jamais figurer les voyelles à vocable élevé comme e, i car cela supposerait au renforçateur rhino buccal la faculté de faire vibrer vingt ou trente harmoniques . L'expérience nous apprend que les basses tailles dénaturent toujours ces voyelles . —

Les expériences de M. Marage ont montré que cert. voyelles s.t la résultante de la combinaison de deux autres voyelles. Ainsi en prononçant simultanément i et a on obtient e. Cet effet cacophonique s'observe dans certains chœurs où des paroles différentes sont simultanément prononcées par différents choristes—

La Cholestérine provient également de la muqueuse biliaire. On en trouve aussi dans la muqueuse des bronches chroniq.t enflammées, enfin aussi dans le pus.

La lithiase est une conséquence ±directe de l'infection des voies biliaires (colibacille surtout et b. d'Eberth) comme le prouve d'ailleurs la fréquence des calculs après la f. typhoïde (Hanot et Livi Bull. méd. Janv. 9? — Présence du b. d'Eberth au centre des calculs, friabilité et quantité des calculs.)

Cellules desquamées (par cholecystite antérieure même légère) libèrent chaux et cholestérine d'où le bilirubinate de chaux insoluble de subst. albuminoïdes qui ane [enveloppe?] forme le noyau, primitive.t mou. Adjonction secondaire de pigments, aiguilles de cholestérine forment la coque.

Le chien et le lapin ne font p. spontanément de lithiase biliaire. Elle est au contraire fréquente chez les bovidés.

La stagnation aseptique de la bile (ligat. du cholédoque) ne favorise nullet. la cristallisation. Il faut que l'infection s'en mêle.

 Mais il faut que ce soit une infection atténuée (Mignot)

Aujourd'hui on en arrive jusqu'à douter de l'existence des lithiases diathésiques, non infectieuses.

www.ingramcontent.com/pod-product-compliance
Ingram Content Group UK Ltd.
Pitfield, Milton Keynes, MK11 3LW, UK
UKHW020956140726
13695UKWH00001B/14